決定版
MRI
Magnetic Resonance Imaging
完全解説

第2版

荒木 力 著

秀潤社

第2版の序

「そろそろMRI完全解説の改訂を考えていただけますか？」

「あれは，MRIの基礎というか基本を説明した本だから，改訂するといっても誤字脱字とか間違いを訂正するくらいしかできないと思うけど，とりあえず最初から見直してみるよ」

1回目の見直しでは，思った以上に訂正する部分が多いことがわかりました．「これはまずい」ということで，2回目の見直しをすると，今度は「あれも加えなくては，これも大幅に書き換えなければ」となり，見直すごとにページ数が増え，1冊でまとまるのかと心配しました（実は初版もページ数が多すぎて，薄めの紙を使用して製本したのです）．結局，訂正や書き換え以外に新たに追加した項目は次のようになりました．

 Q3–15 $T_1\rho$

 Q5–17 圧縮センシング

 Q6–3–6 可変フリップ角FSE（VA–FSE）

 Q6–3–7 3D–FSE

 Q6–3–8 GRASE

 Q6–3–Annex II FRFSE（Fast Recovery FSE）

 Q6–4–3 Heavily T_2WI

 Q6–13–Annex MB–EPI（multiband EPI）

 Q6–15–Annex III Gd造影FLAIR

 Q6–15–4 T_1強調FLAIR

 Q6–15–5 DIR（二重反転回復法）

 Q7–9–2 3PD（3 point Dixon）とMPD

 Q7–12 CEST（化学交換飽和移動）

 Q11–15 パラレルRF送信

 Q12–13–2 ① MSDE（motion–sensitized driven–equilibrium）–MRA

 Q12–17–Annex III 4D造影MRA（TRICKSなど）

 Q12–21–Annex II pCASLとtASL

 Q14–2–2 心臓ペースメーカー

このなかには別に新しくないことも含まれていますが，それにしてもMRIは「魔法の玉手箱」というか「魔物」だと思い知らされました．

とにかくMRIの世界は略語（頭文字語acronym）であふれています．もともとNMRでも，「NMR分光学者が頭文字から新造語をつくり出したがる悪癖*」といわれていましたが，MRIとなり，各メーカーが次々と独自の略語を創出するので，他のメーカーの装置ユーザーには「それ何のこと？」という時代になってしまいました．というわけで付録11，12を加えました．

 付録11 MRI用語/acronym比較表

 付録12 MRI略語集

2009年の日本医学放射線学会と日本腎臓学会の「NSFとガドリニウム造影剤使用に関する合同委員会」による"腎障害患者におけるガドリニウム造影剤使用に関するガイドライン"，ならびに2010年のIEC規格第3版（IEC60601–2–33, 3rd edition），これに沿った2012年6月のJIS Z 4951第3版の発表にともない次の2項目を改訂しました．

 Q14–4 腎性全身性線維症（NSF）

 Q14–6 IEC規格

もう一つ，全体を通じて磁場傾斜と傾斜磁場が紛らわしいので，後者を磁場勾配に統一しました．なお，磁場傾斜と傾斜磁場の違いが判然としない方は，まず「Q10-1　磁場傾斜と傾斜磁場」をお読みください．

　最後になってしまいましたが，快く画像を提供してくださいました東北大学 大田英揮先生，順天堂大学 青木茂樹先生，堀 正明先生，帝京大学ちば総合医療センター 大久保敏之先生，山梨大学 石亀慶一先生，本杉宇太郎先生，佐野勝廣先生，ならびに改訂の声をかけ，度重なる書き直しに応じていただいた原田顕子さんに感謝申し上げます．

　114cmの大雪の下から紅い梅の蕾が顔を出した朝に

2014年2月
荒木　力

＊ Akitt JW（広田穣訳）．NMR入門 第3版．p.190, 東京化学同人, 1994.

著者略歴
荒木　力 (Tsutomu Araki)

1973年3月	東京大学医学部医学科卒業
1973年4月	東京大学文部教官 助手（医学部放射線医学教室）
1976年7月	米国オハイオ州シンシナティ大学 クリニカルフェロー
1977年7月	米国コロラド州デンバー小児病院 クリニカルフェロー
1979年4月	東京大学医学部附属病院放射線科 医局長
1979年	放射線科専門医（日本医学放射線学会）
1981年	医学博士（東京大学）
1983年4月	山梨医科大学 助教授（附属病院放射線部副部長）
1991年4月	東京大学 助教授（附属病院放射線部副部長）
1995年4月	山梨医科大学 教授（放射線医学教室主任，附属病院放射線科長，附属病院放射線部長）
2000年3月	臨床修練指導医（厚生労働省認定）
2002年10月	山梨大学大学院医学工学総合研究部 教授
2002～2007年	山梨大学医学部附属病院 副病院長
2006～2008年	日本磁気共鳴医学会会長（理事長）
2013年6月	健康科学大学 副学長

序（初版）

　1980年に国産初のMRI装置開発のお手伝いをすることになりました．当時はNMR-CTと呼ばれており，大きなコイル4個を球殻上に配置した常伝導装置でした．チームは皆，工学，理学系のPhDで，MDは私一人でした．ディスカッションを聞いていても，チンプンカンプン，どこか見知らぬ国の会話のようでした．それもそのはず，フーリエ変換，デルタ関数，コンボリューションは聞いたこともなかったし，ファラデーの電磁誘導，ハイゼンベルクの不確定性原理，パウリの排他律は遥か記憶の彼方，高校で習った簡単な指数関数，三角関数，微積分問題もできないのですから当たり前です．もちろん私の担当は臨床治験なので，チンプンカンプンでも構わないのですが，きっと軽蔑されているのだろうなと忸怩たる思いでいっぱいでした．

　当時はNMRの教科書はあっても，MRIの教科書はおろかMRIという用語すら存在しません．30年近くを経た今，たくさんのMRIの教科書があります．しかし，読んでも理解が尻切れトンボになってしまうことが多いのです．消化不良です．それは1）自分（読み手）の知識が足りない，2）そもそも，どうせわからないだろうと肝心のところを著者が省略している，あるいは著者にも肝心のところが曖昧だからだと気がついたわけです．

　撮像するだけでMRIの信号がフーリエ変換されるのはなぜか？　k空間の1マスに撮像断面すべてのボクセル情報が入っているのはなぜなのか？　k空間の左上と画像の左上には特別の関係はないのか？　位相シフトと位相分散は同じなのか，磁場傾斜と傾斜磁場のどこが違うのか？　アイシャドウや刺青が加熱する原因である鉄損とは何なのか？　誘導加熱が体表面に多いのはなぜなのか？　なぜ3TになるとRF磁場が不均一になるのだろう？　量子的に規定されている原子核磁気モーメントが自由気ままに励起パルスで倒れたり，反転パルスで飛び移ったりするのは理屈に合わないのでは？　同じFe^{2+}を擁するのにオキシヘモグロビンは反磁性でデオキシヘモグロビンが常磁性なのはなぜ？　高磁場ほどT_1が長くなるのはなぜ？　EPIで位相エンコード方向に化学シフトアーチファクトが現れるのはなぜ？　Gd造影剤投与後に信号が低下することなんてあるの？　静磁場が被写体内に誘導電流を生じるのはなぜ？　RFの圧倒的に高いdB/dtが問題にならないのはなぜ？

　次々と湧いてくる疑問は尽きません．数学，物理学，化学，生化学，生理学，電磁気学，画像診断学，さまざまな領域の知識が必要です．なるほどMRIは学際領域の学問あるいは分野なのですね？　そんなことはありません．既成の多数の分野にわたる，いわばMRI学という新しい領域であって，隙間を埋めるニッチ分野ではありません．そもそも学問にも医療にも領域などないのです．これらの，そして経済も政治もすべての領域，分野は崇高な目的のために人間が作った手段に過ぎません．人類を，そして地球を幸せにするという目的のために．

　物性物理学の一手段であったNMRが臨床医学という場を得て，MRIとして大きな舞台に立っています．MRIの役者はもちろん原子核磁気モーメントです．パルスシーケンスという脚本に則って，静磁場という大舞台で演じます．演出するのは，もちろんあなたです．華麗な舞台を演出するためにさまざまな疑問，障壁を乗り越えて行きましょう．

　最後になりましたが，込み入った図表，数式と悪戦苦闘（かどうか分かりませんが）していただいた秀潤社の原田顕子さんと，地味な内容にも関わらず出版を快く（かどうか分かりませんが）了承してくれた須摩春樹氏に心から御礼申し上げます．

　梅雨の晴れ間にピンと天空（そら）指す擬宝珠（ギボウシ）の花を見つめて

2008年6月

荒木　力

CONTENTS

Q1 原子核磁気モーメント ― 役者は量子の世界に住んでいる ―

- Q1-1　^{1}H 以外は MRI の対象外か? 16
- Q1-2　^{1}H 原子核からの信号をすべて検出しているか? 19
- Q1-3　どうして ^{1}H 原子核が磁気モーメントなのか? 20
  - Annex　電気的に中性の中性子が磁気モーメントを持っているのは? 21
  - Annex II　磁気モーメントの単位は A・m^2 = J/T or Wb・m? 23
- Q1-4　水が磁石? 24
  - Annex　酸素原子は水の磁性に関係ない? 25
- Q1-5　スピンは「自転」? 26
- Q1-6　^{1}H の γ はどのくらい? 27
  - Annex　電子の磁気モーメントは陽子の何倍? 28
- Q1-7　外部磁場にさらされた ^{1}H 原子核磁気モーメントの向きは? 29
- Q1-8　2 群に分かれた ^{1}H 原子核は,どちらが多い? 32
  - Annex　わずかな α 群と β 群の差を外部から検出できるか? 34
  - Annex II　超偏極で両群の差を大きくすることができるか? 34
- Q1-9　磁気モーメント μ は本当に回転しているか? 37
  - Annex　μ の歳差運動は間違っている? 39
- Q1-10　熱平衡状態とは? 42
- Q1-11　共鳴させるのに必要なものは何? 42
  - Annex　磁気回転比 γ の単位は? 44

Q2 巨視的磁化 ― その振る舞いは古典力学に則って ―

- Q2-1　磁気モーメント μ と巨視的磁化 M の関係は? 48
- Q2-2　RF を照射すると巨視的磁化 M はどう動く? 49
- Q2-3　回転座標って何? 52
  - Annex　回転座標で誤魔化している? 53
- Q2-4　回転座標で巨視的磁化 M はどう動く? 54
- Q2-5　90°,180°パルスはどう決まるのか? 60
- Q2-6　90°パルス照射時の μ の振る舞いは? 63
- Q2-7　NMR 信号は巨視的磁化 M の回転によるものか? 65
  - Annex　90°パルス以外のフリップ角の NMR 信号は? 68

目 次

Q3 磁気緩和 — 演技の決め手は緩和時間 —

- Q3-1　緩和とは？　72
- Q3-2　緩和時間と緩和速度の関係は？　72
- Q3-3　T_1 と T_2 の違いは？　74
  - Annex　180°パルス後の横緩和の減衰は？　77
- Q3-4　T_1 の間に縦磁化はどの程度回復し，T_2 の間に横磁化はどこまで減衰するか？　78
- Q3-5　緩和過程で原子核磁気モーメント μ はどうなっているのか？　81
- Q3-6　縦(T_1)緩和と横(T_2)緩和は同時に進行するか？　83
- Q3-7　緩和のメカニズムは？　84
  - Annex　DDI は分子内でしか生まれない？　85
  - Annex II　水分子の局所揺動磁場 ΔB はどのくらい？　87
  - Annex III　±7 ガウスの局所揺動磁場 ΔB は何秒で位相を分散する？　88
- Q3-8　縦緩和のメカニズムは？　89
  - Annex　T_1 は高磁場ほど長くなる？　91
- Q3-9　T_2^* と T_2 の違いは？　91
- Q3-10　どうして $T_1 \geq T_2 \geq T_2^*$ なのか？　93
- Q3-11　BPP 理論って何？　93
- Q3-12　緩和時間を短縮するには？　96
- Q3-13　緩和能と緩和速度は同じか？　99
  - Annex　$mM^{-1}s^{-1}$ と $(mmol/L)^{-1}s^{-1}$ は同じ？　101
- Q3-14　緩和時間の測定法は？　101
- Q3-15　$T_{1\rho}$ も組織に特有な緩和時間なのか？　102

Q4 MR 信号 — 台詞は暗号化されている —

- Q4-1　NMR 信号は角周波数 ω_0 の正(余)弦波なのか？　108
- Q4-2　実信号が本当の信号で，虚信号は偽物なのか？　111
  - Annex　実信号と虚信号が反対？　114
- Q4-3　NMR 信号と横緩和の関係は？　114
- Q4-4　NMR 信号の吸収モードと分散モードとは？　116
  - Annex　単一の周波数で成り立っている波のスペクトルに幅があるのはなぜ？　118
- Q4-5　NMR 信号はもっと複雑？　120
- Q4-6　NMR 信号の種類は FID, SE, GRE, STE ？　122
  - Annex　量子化された原子核磁気モーメント μ が x-y 面を回転したり，x'軸を半周したりするなんて？　125
  - Annex II　SE が T_2^* を排除できるのに T_2 緩和を排除できないのは？　127
- Q4-7　信号は何個生まれるのか？　132
- Q4-8　NMR 信号の S/N は静磁場の強さに比例するか？　133
- Q4-9　緩和時間はどのように測定されるのか？　134
  - Annex　1 つの t で測定して大丈夫？　136
  - Annex II　FID の初期値は測定しにくいのでは？　137

		AnnexⅢ　2つのTEで測定すれば大丈夫?	139
	Q4-10	MRI信号と傾斜磁場の関係は?	142
	Q4-11	MRI信号はすでにフーリエ変換されている?	142
	Q4-12	NMR信号とMRI信号と画像の信号はどう違う?	147

Q5　k空間と画像構成 — 暗号を解読する舞台裏空間 —

Q5-1	k空間のkは何のこと?		150
	Annex	波数と周波数は違う?	150
Q5-2	k空間の座標軸は?		151
Q5-3	フーリエ画像構成法とk空間の関係は?		152
Q5-4	磁場勾配のタイミングは?		154
	Annex	$G_{RO} = G_x$, $G_{PE} = G_y$?	155
Q5-5	G_{RO} が反転するのはなぜ?		157
	Annex	SEでは G_{RO} の反転は不要?	158
	AnnexⅡ	片流れの信号ではMR画像を作成できない?	159
Q5-6	周波数エンコードと位相エンコードはどこが違う?		159
	Annex	どうして加算回数(NSA)を1/2にするのか?	163
Q5-7	MRI信号の左端はx座標の左端?		163
Q5-8	k空間はどのように埋められるのか?		165
	Annex	$\Delta\phi$ は±π(rad)を超えてはいけない?	168
Q5-9	MRI信号はどのようにデジタルサンプリングされるのか?		170
	Annex	−(マイナス)の周波数?	172
Q5-10	k空間からMR画像はどのように作られるのか?		173
	Annex	フーリエ級数は近似式?	175
Q5-11	強度画像と位相画像があるのですか?		178
Q5-12	k空間の中心部と周辺では画像作成の役割が違う?		180
	Annex	keyhole imaging は何のこと?	181
	AnnexⅡ	実空間周辺部のボクセルほど内部のisochromatの位相差 $\Delta\phi$ が大きい?	181
Q5-13	k空間が大きいほどボクセルは小さい?		188
	Annex	0充填法は何のこと?	191
Q5-14	k空間のエルミート対称?		192
	Annex	k空間の1/4あれば画像はできる?	195
Q5-15	k空間軌跡?		197
Q5-16	パラレルイメージング?		203
Q5-17	圧縮センシングは画像圧縮と違う?		212
	Annex	部分フーリエ法やパラレルイメージングも少数サンプリングによる高速撮像法?	215

Q6　パルスシーケンス — 好みのテーマを演出する魔術師 —

Q6-1	パルスシーケンスって何?		218
	Annex	外的因子(TR, TE…)の信号への影響は?	221
Q6-2	SEは信号形態じゃなかったの?		222
	Annex	180°再収束パルスは縦磁化の回復を妨げる?	224

Annex II	SE は不均一な静磁場の影響を受けない?	225
Q6-3	FSE と TSE は同じか?	226
Annex	FSE の画像は SE の画像と同じか?	231
Annex II	FRFSE の画像は FSE と同じか?	233
Q6-4	T_1(画)像と T_1 強調(画)像, T_2(画)像と T_2 強調(画)像は同じ?	236
Annex	T_1 強調(画)像で高信号を見たら?	238
Q6-5	さまざまな GRE 系シーケンスはどう違う?	239
Annex	GRE シーケンスでは, なぜ部分フリップ角 α を使うのか?	244
Annex II	SE シーケンスでは, なぜ部分フリップ角 α が使われないのか?	246
Q6-6	スポイルド GRE は T_1 強調?	248
Annex	スポイルド GRE で大きい α(60 〜 90°)ではなく中程度の α(30 〜 50°)を使うのはなぜ?	250
Q6-7	共鳴オフセット角 β と FLASH band の関係は?	250
Q6-8	横磁化のスポイリング法は?	254
Q6-9	MP-GRE を説明してください	258
Q6-10	コヒーレント GRE の FISP, PSIF, TrueFISP はどう違う?	260
Annex	RARE ROAST と ROAST の違いは?	263
Q6-11	DESS, CISS と balanced SSFP の違いは?	264
Annex	SSFP は腹部でも大丈夫?	267
Q6-12	EPI で位相エンコード方向に化学シフトアーチファクトが現れるのはなぜ?	268
Annex	EPI の実効 TE(TE_{eff})は?	273
Q6-13	EPI が最速のパルスシーケンス?	274
Annex	MB-EPI はどのようなシーケンス?	275
Q6-14	反転回復(IR)パルスは T_1 強調の予備パルスなのか?	279
Annex	IR シーケンスでバックグラウンドより低い信号があるのはなぜ?	281
Q6-15	STIR と FLAIR も IR シーケンス?	283
Annex	STIR と SPIR はどこが違う?	286
Annex II	FLAIR で CSF が部分的に高信号になるのはなぜ?	287
Annex III	Gd 造影 FLAIR で髄膜病変が明瞭になるのはなぜ?	288
Q6-16	DE パルスの目的は?	294
Annex	二項 RF パルスは T_2 強調以外にも使われる?	295
Q6-17	SWI は T_2^* 強調像とはどこが違う?	295
Annex	SWI で T_1 を短縮する Gd 造影剤を使うと, 血管内の信号が上昇して静脈が見えなくなる?	299
Q6-18	BOLD 法で賦活部が高信号になるのはなぜ?	300

Q7 脂肪と蛋白質 — 目立ちすぎる三枚目と密かに蠢く黒子 —

Q7-1	水と脂肪のプロトン(^{1}H)の化学シフトの差は?	304
Annex	中性脂肪の ^{1}H の化学シフトはすべて水より約 3.5ppm 低い?	307
Q7-2	化学シフトアーチファクトは周波数エンコード方向だけ?	308
Q7-3	脂肪抑制と脂肪飽和は同じ?	311
Annex	STIR で信号が低下すれば脂肪?	312
Annex II	CHESS 法で脂肪の信号は完全に抑制される?	318

Q7-4	Dixon法は水と脂肪の化学シフト差を利用しているの?	319
	Annex　Dixon法は何に使われるの?	322
	AnnexⅡ　同位相画像よりTEの長い逆位相画像は使えない?	322
Q7-5	逆位相画像で脂肪の信号が低下しないのはなぜ?	323
Q7-6	逆位相画像で臓器が黒く縁取られるのはなぜ?	324
	Annex　Dixon法は低磁場でも可能か?	325
Q7-7	造影後に逆位相法で信号が低下するのはなぜ?	326
	Annex　逆位相法以外に造影後に信号が低下するのは?	326
Q7-8	副腎皮質腺腫の信号が逆位相法で低下するのは?	328
Q7-9	Dixon法はSEにはないのですか?	331
Q7-10	Jカップリングと脂肪はどんな関係にあるのですか?	336
	Annex　Jは静磁場強度によって変化する?	340
Q7-11	「MT効果」とは何?	341
	Annex　MT効果は$T_1\rho$に似ている?	346
Q7-12	「CEST」とは何?	347
Q7-13	「高分子水和効果」とは何?	351
	Annex　「表面効果」とは何?	352
Q7-14	「魔法角(magic angle)」とは何?	353
	Annex　魔法角になるとT_2強調像で高信号になるのでは?	354

Q8　静磁場 — 役者を生かす檜舞台 —

Q8-1	北極の方向にN極があるのですか?	358
	Annex　地球磁場の強さは?	359
Q8-2	地球のN極が北極にほぼ一致していた?	360
Q8-3	静磁場の「静」は何のこと?	361
Q8-4	MRI装置の静磁場はどのように作られるの?	362
	Annex　超伝導コイルには無限の電流を流せる?	367
Q8-5	「クエンチ」って何?	368
Q8-6	液体ヘリウム1Lは気化すると何Lになるか?	370
Q8-7	「シムコイル」って何?	372
	Annex　MRIにおける静磁場の均一性の程度は?	373
	AnnexⅡ　静磁場を0.1ppmまで均一にすると画像はよくなる?	373
Q8-8	ガウスとテスラの関係は?	374
Q8-9	磁場強度と磁束密度は同じなの?	374
Q8-10	磁場強度と磁束密度は比例関係?	381
Q8-11	磁化は磁場強度と磁束密度のどちらと同じ単位なの?	385
Q8-12	磁気の基本的物理量は磁荷(磁気量)ではないの?	386
Q8-13	静磁場の力学的作用は?	387
	Annex　力学的作用以外の人体への影響は?	391
Q8-14	1ニュートンはどのくらいの力?	391
Q8-15	磁場はどのように遮蔽されるのか?	392
	Annex　永久磁石の能動磁気遮蔽は?	395

目次

- Q8-16 5ガウスラインは何の線? ……… 396
- Q8-17 アクティブシールド（能動遮蔽型）MRI装置は安全か? ……… 396
- Q8-18 3Tと1.5Tの画像はどう違う? ……… 398
  - Annex 3Tの生体への影響は? ……… 404
- Q8-19 3Tになると誘電効果が現れるのはなぜ? ……… 406
  - Annex 肥満者のRF磁場不均一が目立たないのは? ……… 409

Q9 磁性 ─ 役者を生かす名化粧 ─

- Q9-1 紙や水にも磁性がある? ……… 412
  - Annex 磁化率が大きいとなぜ周囲への影響が大きくなるのか? ……… 413
  - AnnexⅡ 磁化率効果を左右する因子は何? ……… 415
- Q9-2 反磁性体にはどんなものがあるのか? ……… 416
  - Annex 反磁性体のMRIでの役割は? ……… 418
- Q9-3 常磁性体にはどんなものがあるのか? ……… 420
  - Annex NaとNa$^+$の磁性は同じか? ……… 423
  - AnnexⅡ 常磁性体のMRIでの役割は? ……… 424
- Q9-4 強磁性の特徴は磁化率が大きいことだけ? ……… 425
  - Annex キュリー点とは何? ……… 428
- Q9-5 強磁性体にはどんなものがあるのか? ……… 428
  - Annex 強磁性体のMRIでの役割は? ……… 431
- Q9-6 鳩の生体内で磁場を感知しているのは強磁性体? ……… 432
- Q9-7 体内にある「鉄」は強磁性? ……… 435
- Q9-8 なぜデオキシヘモグロビンは常磁性で，オキシヘモグロビンは反磁性なのか? ……… 436
  - Annex さまざまな「鉄」の磁性をまとめると? ……… 440
- Q9-9 ヘモジデリン，フェリチンは$T_2(T_2^*)$短縮効果が強く，メトヘモグロビンはT_1短縮作用が強いのはなぜ? ……… 441
  - Annex 血腫の信号強度の時間経過は? ……… 443
- Q9-10 Gdは常磁性体? ……… 446
  - Annex Gd^{3+}をそのままでは造影剤としては使えない理由は? ……… 449
  - AnnexⅡ NSF（腎性全身性線維症）の原因は遊離Gd^{3+}? ……… 449
  - AnnexⅢ 肝細胞特異性造影剤は腎からは排泄されない? ……… 453
- Q9-11 Gd^{3+}溶液やFe^{3+}溶液が高濃度になると低信号になるのはなぜ? ……… 454
  - Annex Gd造影剤が陰性造影剤として使われる? ……… 458
  - AnnexⅡ SPIOがT_1短縮（陽性）造影剤として使われないのはなぜ? ……… 459
  - AnnexⅢ 血液プール造影剤には何がある? ……… 459
  - AnnexⅣ 経口造影剤は常磁性体? ……… 460
- Q9-12 脂肪はなぜ造影されないのか? ……… 461
  - Annex Gd^{3+}は圧倒的に多い水分子のT_1をどのようにして短縮するのか? ……… 461
- Q9-13 メラニンがT_1強調像で高信号になるのはなぜ? ……… 462
- Q9-14 酸素分子（O_2)が常磁性なのはなぜ? ……… 466
  - Annex O_2の磁化率効果が目立たないのはなぜ? ……… 468

Q10 傾斜磁場 — 舞台を彩る大道具 —

- **Q10-1** 磁場傾斜と傾斜磁場は違うの? ……………………………………………………… 474
  - Annex　磁場勾配が強い? 負の磁場勾配? 磁場勾配は何方向? ……………………… 475
- **Q10-2** 傾斜磁場 B(x) の方向は x 方向? ……………………………………………… 478
- **Q10-3** 磁場勾配はどのように作られる? ……………………………………………… 479
  - Annex　傾斜磁場コイルの電流は? ………………………………………………… 483
  - Annex II　斜め方向のスライスを撮影する時の磁場勾配は? ……………………… 483
- **Q10-4** 渦電流は傾斜磁場に影響する? ………………………………………………… 484
- **Q10-5** グラディエントモーメント (gradient moment：GM) ? ……………………… 487
- **Q10-6** 「スルーレート」と dB/dt は同じか? ………………………………………… 489
- **Q10-7** 高性能傾斜磁場コイルは何が高性能なの? ……………………………………… 491
- **Q10-8** 断層面はどのように決まるの? ………………………………………………… 492
  - Annex　断層を薄くするには送信バンド幅 (BW) を狭くすればよい? ……………… 494
- **Q10-9** スライス選択磁場勾配 G_{SS} の負のローブは何のため? ……………………… 495
- **Q10-10** MR 検査中のトントントンという音は何? ……………………………………… 496
  - Annex　傾斜磁場コイルの受ける力は? …………………………………………… 497
  - Annex II　RF コイルからの音は? ………………………………………………… 498
- **Q10-11** 傾斜磁場の人体への影響は? …………………………………………………… 498
  - Annex　傾斜磁場による誘導電流は加熱の原因にはならない? ……………………… 504
  - Annex II　静磁場は被写体内に誘導電流を生じない? ……………………………… 505

Q11 RF — 阿吽の呼吸の舞台照明 —

- **Q11-1** RF って何? …………………………………………………………………… 508
- **Q11-2** RF はどのように作られる? …………………………………………………… 510
  - Annex　RF コイルを流れる電流は? ……………………………………………… 513
- **Q11-3** 送信と受信は同じコイルを使うのか? ………………………………………… 515
  - Annex　RF コイルの向きを制限するのは? ……………………………………… 516
- **Q11-4** RF 磁場が x-y 平面を回転するのはなぜ? ……………………………………… 519
- **Q11-5** 直角位相コイル? ……………………………………………………………… 521
  - Annex　直角位相コイルそれぞれが逆方向の 2 つの回転磁場を形成する? ……… 523
  - Annex II　直角位相コイルで S/N が $\sqrt{2}$ 倍になるのはなぜ? ……………… 525
- **Q11-6** RF 送信機は何をしているの? ………………………………………………… 525
- **Q11-7** シンク波が使われるのはなぜ? ………………………………………………… 527
- **Q11-8** 実際に送信される RF パルスはどんな波? ……………………………………… 533
- **Q11-9** 共振回路とインピーダンス整合? ……………………………………………… 535
- **Q11-10** RF の単位は J, W それとも T ? ……………………………………………… 539
- **Q11-11** RF 加熱と SAR の関係は? …………………………………………………… 541
- **Q11-12** RF 磁場による dB/dt の人体への影響は? …………………………………… 546
  - Annex　静磁場, 傾斜磁場, RF 磁場の特徴と人体への影響は? …………………… 548
- **Q11-13** フェーズドアレイコイル? …………………………………………………… 549
  - Annex　磁化が誘導する起電力はコイルの大きさに関係ない? …………………… 550

Q11-14 コンポジットパルスと断熱高速通過パルスの目的は? ... 552
Q11-15 パラレル RF 送信の利点は? ... 558
Q11-16 RF スポイリング,RF 遮蔽などについて説明してください. ... 562

Q12 流れの MRI ─ 役者の動きを舞台に生かす ─

Q12-1 「流れ」によって信号強度はどのように変化するのか? ... 564
Q12-2 血管内は栓流,層流,乱流あるいは渦流のどれ? ... 565
 Annex 直径 1cm の血管で層流が保たれる速度は? ... 567
Q12-3 飛行時間(time of flight)効果とは何か? ... 569
 Annex high velocity signal loss と flow void は同じ? ... 572
 AnnexⅡ GRE で血管内が高信号になるのはなぜ? ... 573
Q12-4 血管の中心部分だけ低信号になるのはなぜ? ... 573
Q12-5 TOF 血管造影は TOF 効果を利用している? ... 575
 Annex G_{PE} に FC を使わないのはなぜ? ... 578
Q12-6 3D TOF-MRA は 2D とどこが違う? ... 579
Q12-7 ^{1}H 原子核が流れていると位相がシフトする? ... 583
 Annex $2G_x$ を時間 T 受けた時と,G_x を 2T 受けた時の位相シフトは同じ? ... 584
 AnnexⅡ G_x を時間 2T 受けた時,前半の T と後半の T に受ける位相シフトは同じ? ... 585
Q12-8 流れによる位相分散とは? ... 586
 Annex 位相シフトと位相分散は違うのでは? ... 586
Q12-9 流速補正はどのようにするのか? ... 589
 Annex 偶数番エコー再収束とは? ... 592
Q12-10 PC-MRA? ... 593
 Annex BPG の正負のローブが離れていても位相シフトは同じ? ... 598
Q12-11 bright blood MRA の血管内腔径は正確か? ... 599
Q12-12 空間飽和・反転パルスを MRA ではどう使う? ... 600
Q12-13 black blood MRA も TOF 効果を利用している? ... 603
 Annex GRE では black blood MRA にはならないのか? ... 604
Q12-14 流速によるゴーストはなぜ位相エンコード方向に現れるのか? ... 607
 Annex 高信号と低信号のゴーストがあるのはなぜ? ... 610
Q12-15 拡張期偽同期とは? ... 611
Q12-16 FBI は bright blood MRA なの? ... 613
 Annex Time-SLIP も非造影 MRA? ... 615
Q12-17 造影 MRA? ... 619
 Annex 造影 MRA の撮像タイミングは? ... 620
 AnnexⅡ MR-DSA は造影 MRA? ... 620
 AnnexⅢ 4D 造影 MRA とは? ... 622
Q12-18 DSC 灌流画像における信号低下と造影剤濃度は比例するか? ... 624
 Annex DSC で造影剤による T_1 短縮は関係ない? ... 626
 AnnexⅡ DSC-PWI のパルスシーケンスは? ... 626
Q12-19 転送関数 h(t),蓄積関数 H(t),残余関数 R(t) の関係は? ... 627
 Annex 平均通過時間(MTT)の意義は? ... 630
Q12-20 DSC 灌流画像で組織の血流量を測定できる? ... 631

   Annex $C_{VOI}(t)$ 曲線から F と MTT が求まるか? ················ 636
   Annex II 要約パラメータは何? ················ 637
   Annex III 脳以外の DSC は? ················ 637
Q12-21 CASL と PASL は何ですか? ················ 639
   Annex EPISTAR で最初に飽和パルスを照射するのは何のため? ················ 648
   Annex II pCASL, tASL は何? ················ 649
Q12-22 MRI で水の拡散や生体の硬さがわかる? ················ 650

Q13 アーチファクト ― 舞台を損なう迷役者 ―

Q13-1 MRI のアーチファクトをまとめると? ················ 654

Q14 安全性 ― 舞台を護るガードマン ―

Q14-1 静磁場の人体への影響はないのか? ················ 658
Q14-2 傾斜磁場の安全性に関して考慮すべきことは? ················ 660
Q14-3 RF の安全性で考慮すべきことは? ················ 661
Q14-4 MRI の Gd 造影剤は安全か? ················ 662
Q14-5 妊婦が MRI を受けても問題ないか? ················ 666
   Annex Gd 造影剤は胎児に移行する? ················ 666
Q14-6 IEC 規格は何? ················ 666
   Annex 音圧レベルと等価騒音レベルの違いは何? ················ 671

付録 1 主な物理定数 ················ 673
付録 2 MKSA (SI) 単位と E-H, E-B 対応 ················ 674
付録 3 オイラーの公式 ················ 675
付録 4 フーリエ級数 ················ 675
付録 5 フーリエ変換 ················ 677
付録 6 周波数と波数 ················ 680
付録 7 三角関数 ················ 681
付録 8 デルタ関数 ················ 683
付録 9 偶関数と奇関数 ················ 684
付録 10 たたみこみ積分(接合積) ················ 684
付録 11 MRI 用語/acronym 比較表 ················ 685
付録 12 MRI 略語集 ················ 686

索 引 ················ 692

Q1 原子核磁気モーメント
― 役者は量子の世界に住んでいる ―

Q1-1	^{1}H 以外は MRI の対象外か？	
Q1-2	^{1}H 原子核からの信号をすべて検出しているか？	
Q1-3	どうして ^{1}H 原子核が磁気モーメントなのか？	
	Annex	電気的に中性の中性子が磁気モーメントを持っているのは？
	Annex II	磁気モーメントの単位は $A \cdot m^2 = J/T$ or $Wb \cdot m$？
Q1-4	水が磁石？	
	Annex	酸素原子は水の磁性に関係ない？
Q1-5	スピンは「自転」？	
Q1-6	^{1}H の γ はどのくらい？	
	Annex	電子の磁気モーメントは陽子の何倍？
Q1-7	外部磁場にさらされた ^{1}H 原子核磁気モーメントの向きは？	
Q1-8	2群に分かれた ^{1}H 原子核は，どちらが多い？	
	Annex	わずかな α 群と β 群の差を外部から検出できるか？
	Annex II	超偏極で両群の差を大きくすることができるか？
Q1-9	磁気モーメント μ は本当に回転しているか？	
	Annex	μ の歳差運動は間違っている？
Q1-10	熱平衡状態とは？	
Q1-11	共鳴させるのに必要なものは何？	
	Annex	磁気回転比 γ の単位は？

Q1-1 原子核には多数の核種があるのに，MRIの対象になっているのは ^{1}H だけです．なぜですか？

A1-1 他の核種の検出感度が低いからです．

▶▶▶ 1 磁性核と非磁性核

原子核の磁性は陽子（proton）と中性子（neutron）に備わった磁気モーメントによるものです（p.20 Q1-3）．ただし，反対方向の磁気モーメントを持つ陽子同士，中性子同士が2つずつ対（ペア）になって磁性を打ち消し合うので，陽子数と中性子数のどちらか一方，あるいは両方が奇数の核種でないと磁性を持つ原子核（**磁性核**）にはなれません．すなわち，**陽子と中性子がともに偶数の核種は非磁性核**なのでNMR（nuclear magnetic resonance：核磁気共鳴）やNMRを利用した画像診断法であるMRI（magnetic resonance imaging：磁気共鳴イメージング）の対象にはなりません．

▶▶▶ 2 磁性核の感度

同位体も含めればすべての元素に磁性核が存在します．例えば，核分裂性核種の ^{235}U, ^{239}Pu も甲状腺被曝が問題になる ^{131}I も磁性核です．しかし，^{1}H 以外の磁性核は極端に検出感度が低いので，NMRの対象になるとしても臨床的に有用な画像（MRI）にはなりません．

主な磁性核の検出感度（S）を見てみましょう．検出感度とは，同じ密度（単位体積あたり同数）の原子核を同じ条件で磁気共鳴させた場合の信号の強さで，次式で示されます．

$$S \propto I(I+1)\nu_0^3 \qquad 1\text{-}1\text{-}1$$

ここでI，ν_0 は各核種のスピン量子数（p.26 Q1-5）と共鳴周波数で（**表1-1-1**），スピン量子数Iはスピン角運動量を規定する値です（Q1-3）．

各核種のSを ^{1}H のSと比べた相対感度をみると，相対感度が10％以上なのは ^{3}He, ^{11}B, ^{19}F, ^{27}Al, ^{59}Co, 5〜10％でも ^{23}Na, ^{31}P, ^{43}Ca, ^{63}Cu, ^{79}Br しかありません（**表1-1-1**）．次に天然存在比[†1]を考慮します．例えば上記核種の中で天然存在比が 0.135％と低い ^{43}Ca の場合，天然存在比を考慮したSは極端に低下してしまいます．さらに人間を対象とするMRIでは，生体内存在比を考慮した生物学的感度を考えなければなりません．上記のうち，^{19}F の天然存在比は100％ですが人体内にはほとんど存在しませんし，他の核種も ^{1}H（水や多くの生体組織の構成要素）と比べると桁違いに微量なので，生物学的感度はさらに何桁も低下することになります．ただし，特定の核種を濃縮して外部から選択的に与えてその体内動態を見るような場合には，天然存在比も生体内存在比も問題になりません（p.34 Q1-8 Annex Ⅱ）．

表1-1-1　主な磁性核と検出感度

核種	スピン($\hbar$)	共鳴周波数(MHz/T)	相対感度	天然存在比(%)	天然存在比を考慮した感度
^{1}H	1/2	42.58	1	99.985	1
^{2}H	1	6.39	9.65×10^{-3}	1.5×10^{-2}	1.45×10^{-6}
^{3}He	1/2	32.44	4.42×10^{-1}	1.38×10^{-4}	6.10×10^{-7}
^{11}B	3/2	13.66	1.65×10^{-1}	80.42	1.33×10^{-1}
^{13}C	1/2	10.71	1.59×10^{-2}	1.108	1.76×10^{-4}
^{14}N	1	3.08	1.01×10^{-3}	99.63	1.01×10^{-3}
^{15}N	1/2	4.31	1.04×10^{-3}	0.37	3.85×10^{-6}
^{17}O	5/2	5.77	2.91×10^{-2}	3.7×10^{-2}	1.08×10^{-5}
^{19}F	1/2	40.05	8.33×10^{-1}	100	8.33×10^{-1}
^{23}Na	3/2	11.26	9.25×10^{-2}	100	9.25×10^{-2}
^{25}Mg	5/2	2.61	2.67×10^{-3}	10.13	2.71×10^{-4}
^{27}Al	5/2	11.09	2.06×10^{-1}	100	2.06×10^{-1}
^{29}Si	1/2	8.46	7.84×10^{-3}	4.70	3.69×10^{-4}
^{31}P	1/2	17.24	6.63×10^{-2}	100	6.63×10^{-2}
^{35}Cl	3/2	4.17	4.70×10^{-3}	75.53	3.55×10^{-3}
^{39}K	3/2	1.99	5.08×10^{-4}	93.10	4.73×10^{-4}
^{43}Ca	7/2	2.86	6.40×10^{-2}	0.135	9.28×10^{-5}
^{59}Co	7/2	10.05	2.77×10^{-1}	100	2.77×10^{-1}
^{63}Cu	3/2	11.29	9.31×10^{-2}	69.09	6.43×10^{-2}
^{77}Se	1/2	8.12	6.93×10^{-3}	7.58	5.25×10^{-4}
^{79}Br	3/2	10.67	7.86×10^{-2}	50.57	3.97×10^{-2}
^{113}Cd	1/2	9.44	1.09×10^{-2}	12.26	1.34×10^{-3}
^{129}Xe	1/2	11.78	2.12×10^{-2}	26.4	5.60×10^{-3}
^{199}Hg	1/2	7.59	5.67×10^{-3}	16.84	9.55×10^{-4}

▶▶▶3　^{23}Naを画像化してみる

組織液の中で水に次いで多い^{23}Na原子核（143mEq/L）の，水分子を構成する^{1}H原子核に対する生物学的感度を見てみましょう．^{23}Naは＋イオンとして存在しますが原子核は同じです．両者の組織液1L中の個数は（N_Aはアボガドロ数），

^{23}Na : $0.143 (\text{Eq}) \times N_A$
^{1}H : $[1{,}000/18] \times 2 \times N_A$

18は水分子の分子量，2は1分子の水に^{1}Hが2個あるからです．両者の個数比R_N（＝生物学的存在比）は$R_N = 1.287 \times 10^{-3}$，これに^{23}Naの相対感度をかけると^{23}Naの^{1}Hに対する生物学的感度になります．

$$R_N \times S(\text{Na}) = 1.287 \times 10^{-3} \times 9.25 \times 10^{-2} = 1.19 \times 10^{-4}$$

およそ1/10,000ということですね．空間分解能（ボクセルサイズ）1×1×1mmの^{1}H-MRIと同じ信号雑音比（S/N）にするためには，^{23}Na-MRI（図1-1-1）の空間

分解能は23×23×23mmにしなければならないわけです．軟骨の成分であるGAG（glycosaminoglycan）は負に帯電しているため，Na⁺イオン（^{23}Na⁺）を引きつけます．実際に*in vitro*では^{23}Na-MRIを使って軟骨内のGAG量を間接的に観察でき，軟骨病変を検出可能なことが示されましたが，分解能の低さのため臨床応用には至っていません[1]．

また，式1-1-1ではIが大きいと感度が上昇しますが，I＞1/2の核は球形でないため，電気四極子モーメント[†2]を有します．このためにT₂（横緩和時間，p.74 Q3-3）が短縮して，減衰した信号を検出することになるので，I＞1/2の原子核の実際のNMR検出感度は表1-1-1で示す値よりはるかに低下してしまいます．^{23}NaはI＝3/2なので実際の感度はさらに低下しているわけですね．

図1-1-1　^{23}Na-MRI脳矢状断像

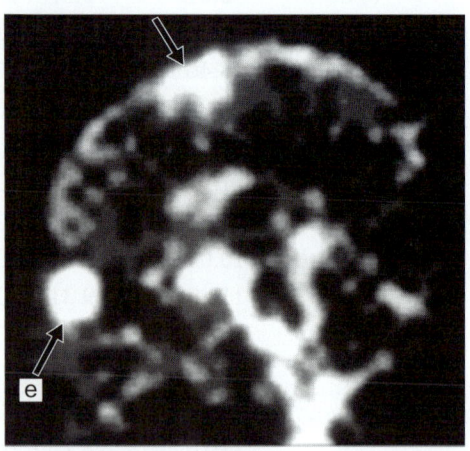

→：星細胞腫，e：眼球．

ひとくちMEMO

†1　天然存在比（natural abundance）

同じ元素（陽子数が同じ）でも中性子数の異なる同位元素があります．同じ元素の中でその同位元素が占める割合が天然（自然）存在比です．水素（H）では^{1}Hの天然存在比が99.985%，^{2}Hが0.015%で両方とも磁性核ですが，炭素（C）では非磁性核の^{12}Cが98.89%で磁性核の^{13}Cは1.11%に過ぎません．ナトリウム（Na）では磁性核の^{23}Naが100%ですが，カルシウム（Ca）では非磁性核の^{40}Caなどが99.865%で，磁性核の^{43}Caは0.135%しか存在しません．したがって，個々の核種の感度と天然存在比の積が**物理的感度**，さらに対象とする生物（MRIでは人間）内でのその元素の存在比（生物学的元素存在比）をかけて始めて**生物学的感度**になります．

†2　電気四極子モーメント（electric quadrupole moment）

I＞1/2の原子核は球形でないため，電荷が不均一に分布し，正電荷が相対的に低い部位から高い部分へ向かう電気双極子モーメントが形成されます（図1-1-2）．なかでも最も生じやすいのが2つの電気双極子モーメントからなる電気四極子モーメントです．電気四極子モーメントは分子運動によって生み出さ

図1-1-2　電気四極子モーメント

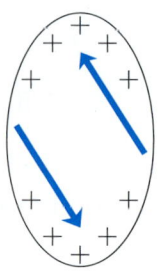

れる局所の電場勾配と相互作用をして緩和を促進します．^{1}HのIは1/2なので電気四極子モーメントを考慮する必要はありません．

■参考文献
1) Insko EK, et al: Sodium NMR evaluation of articular cartilage degradation. Magn Reson Med 41: 30–34, 1999.

POINT 1-1

■ ^{1}H以外の原子核の検出感度は桁違いに低い．

1-2 ^{1}H原子核はさまざまな分子に含まれています．^{1}H-MRIはすべての^{1}H原子核からの信号を検出しているのですか？

1-2 検出されるのは，水と脂肪を構成している^{1}H原子核の信号だけです．

　生体内で^{1}H原子核は水，脂質（脂肪），蛋白質，炭水化物，ビタミン類など，ほとんどの分子に含まれています．しかし，MRIの信号に寄与しているのは水と脂肪の^{1}Hのみです．理由は，水と脂肪以外からの信号は，①絶対量が少ないため信号が小さく雑音に埋もれてしまうか，②T_2（横緩和時間，p.74 Q3-3）が短いため受信時にはすでに信号が雑音以下に減衰しているためです．ビタミンなどの微量な物質が①に，蛋白質などの高分子が②に属します．炭水化物（糖質）のうち単糖類（ブドウ糖など）は①，グリコーゲンなどの多糖類は②のためにやはり受信されません．同じ脂肪（脂質）でも細胞膜を構成するリン脂質のような高分子の^{1}Hは②のために受信されず，受信される脂質信号のほとんどは中性脂肪（主にtriglyceride）を構成する脂肪酸の^{1}Hです．

　脳の^{1}H-MRS（MR spectroscopy）では，水や脂肪と比べてはるかに微量のNAA（N-アセチルアスパラギン酸），コリン，グルタミン酸，乳酸なども検出可能です．しかし，このMRSは中性脂肪のない脳の一部（ボクセル体積はMRIの約1,000倍）を，きわめて均一に調整した磁場において，しかも水からの信号を抑制して初めて得られるもので，^{1}H-MRIとは別物です．

POINT 1-2

■ ^{1}H-MRIにおいて検出されるのは，水と脂肪の^{1}H原子核だけ．

Q 1-3 どうして ^{1}H原子核が磁気モーメント（磁石）になるのですか？

A 1-3 電荷を持ち，自転（スピン）しているためです．

▶▶▶1 磁気モーメントの原因は円電流

^{1}H原子核には正に荷電した陽子が1つ存在します．陽子はスピン角運動量（$\boldsymbol{L}$）を持っているため，自転していると考えられています．したがって，正の電荷が回転することになり，円電流が発生します．一般に円電流は棒磁石と同等の磁場を形成する（図1-3-1）ため，ミクロの円電流が磁気モーメント（$\boldsymbol{\mu}$）の原因と考えられています．電荷は正電荷と負電荷が単独で存在できますが，磁気でこれに相当する磁荷はNとSが必ず両端に同量出現して単独には存在しません．このために磁性を示す基本物理量は，磁荷（の強さ）と両磁荷（磁極NとS）間の距離の積である**磁気モーメント**なのです（p.385 Q8–11）．したがって，^{1}Hのようなミクロの粒子であっても，磁性を有する（周囲に磁場を形成する）ものは，N極とS極がある距離を隔てて向かい合っている磁気モーメントとみなされるわけです．つまり，**磁気的性質を考える時は，磁性原子核を磁気モーメントとみなせる**のです（図1-3-2）．と説明すると，原子核がなぜ磁性（の基本物理量である磁気モーメント）を持っているのか解明されているように見えますが，さらに突っ込まれると困るのです．

図1-3-1　円電流（A）は棒磁石（B）と同等の磁場を形成する

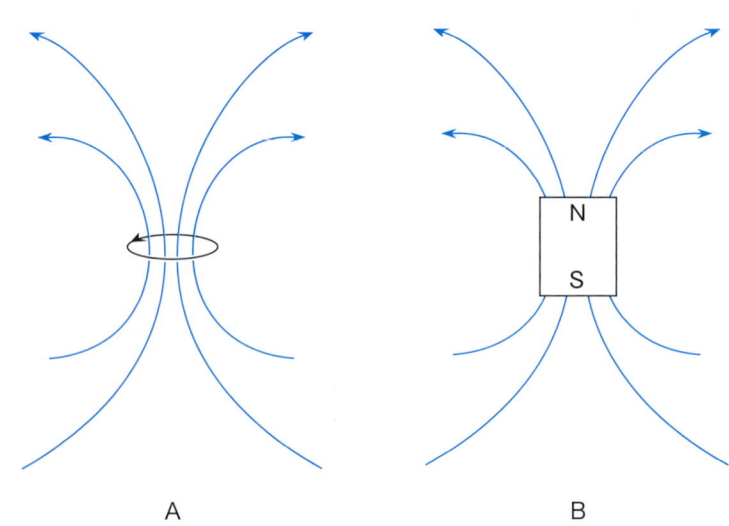

図1-3-2　磁性原子核は磁気モーメントとみなされる

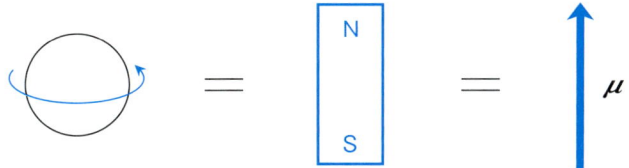

Annex Q1-3　電気的に中性の中性子が磁気モーメントを持っているのはなぜですか？

Annex A1-3　確かに陽子や電子は電荷を持ちスピン角運動量を持っているので，前述のような説明で十分なのですが，上記のように質問されると返答に窮するのです．これに対しては一応，「中性子1個は電気的に中性ですが，その内部は必ずしも均一ではなく不均一に電荷が分布しています．そのため，回転することにより磁気モーメントが形成されるのです．」　あるいは「中性子は，正に荷電した陽子と負に荷電した中間子に分離している時がある（湯川秀樹の解離理論）ため，磁気モーメントが形成されるのです．」これで納得いただけるでしょうか？

▶▶▶2　角運動量と磁気モーメント

ともかく，角運動量（L）を持つ核子（陽子，中性子）や電子は磁気モーメント（μ），すなわち磁性を持っています．ここでLとμは方向と大きさを持つベクトル[†1]で次式の関係にあります．

$$\mu = \gamma L \qquad 1\text{-}3\text{-}1$$

このγ（ガンマ）は角運動量Lと磁気モーメントμとの比例定数で**磁気角運動量比**と呼ばれ，核種に固有のスカラー量です．また**磁気回転比（gyromagnetic ratio）**とも呼ばれる（実はこちらの方が一般的）のですが，その理由は後述します．式1-3-1からγが正（>0）なら角運動量Lと磁気モーメントμは同じ方向（例えば陽子），負（<0）なら反対を向いている（電子や中性子）ことになりますが，いずれにしても両者は同一直線上にあります．^{1}H原子核には陽子が1つだけなので，その角運動量Lと磁気モーメントμは同じ方向を向いています．

角運動量は動径ベクトルrと運動量ベクトル（$p = mv$）の外積（$L = r \times mv$）なので，その単位は$kg \cdot m^2/s = J \cdot s$，一方$\mu$の単位は$A \cdot m^2 = J/T$です[†2]（p.674 付録2）．したがって，$\gamma$の単位は$A \cdot m^2/(kg \cdot m^2/s) = (J/T)/(J \cdot s) = T^{-1}s^{-1}$になります．ただし$s^{-1}$は1秒あたりの回転数（＝周波数）を表しているので，実際には無次元のcycleあるいはradian をつけて，cycle/(Ts) = Hz/Tあるいはrad/(Ts)と表記します（p.60 Q2－5）．つまりγは1T（テスラ：磁束密度の単位）あたりの周波数（回転数/秒）を示しているので"磁気回転比"と呼ばれているわけです．

ここでいきなり回転数が出てきても，「何の回転数だ？」と言われそうです．実はこれがNMRではきわめて重要な原子核磁気モーメントμの歳差運動の回転数なので

すが，これについてはQ1-9, 11（p.37, 42）を参照してください．

ひとくちMEMO

†1　ベクトルとスカラー（vector & scalar）
　大きさと方向を持つ物理量がベクトル，大きさだけの物理量がスカラーです．速さや質量はスカラーですが速度や体重はベクトルです．磁気モーメントも角運動量も方向があるのでベクトルですが，その大きさだけを取り上げればスカラーです．本書ではベクトルはイタリック太文字（$\boldsymbol{\mu}, \boldsymbol{L}, \boldsymbol{M}$など）で，スカラーは並文字（$\mu$, L, Mなど）で示します．ご注意ください．体重がベクトルだって？と思った方は居られませんか？体重は質量×重力加速度です．重力加速度は地球の中心に向かうベクトルですからね．重力加速度0の宇宙船の中では貴方の質量は変わりませんが体重は0ですね．

†2　物理量の記号と単位
　$\boldsymbol{p}$は物理量である運動量，$\boldsymbol{p} = m\boldsymbol{v}$のmは質量，$v$は速度を表す記号（symbol）です．一方，kg·m²/s = J·sのkgはキログラム，mはメートル，sは秒，Jはジュール，A·m² = J/TのAはアンペア，Tはテスラでいずれも物理量の単位（unit）を表しています．同じmなのに質量であったり，メートル（長さ）であったりと紛らわしいので，物理量を表す記号なのか，単位なのかに注意する必要があります．

ここまでこだわらなくてもよいのですが！

1）g因子

　式1-3-1の代わりに，核磁子（μ_N：p.27 Q1-6）を単位とした磁気モーメント（μ/μ_N）と$\hbar$（p.26 Q1-5ひとくちMEMO）を単位とした角運動量（$L/\hbar$ = スピン量子数）の比例定数をg因子（g factor，無名数）と呼び，γの代わりに使われることがあります．すなわち，

$$\frac{\mu}{\mu_N} = g_N \left(\frac{L}{\hbar}\right) \qquad 1\text{-}3\text{-}2$$

式1-3-1, 2から，

$$g_N = \gamma \frac{\hbar}{\mu_N} \qquad 1\text{-}3\text{-}3$$

　電子の場合にはボーア磁子（μ_B：Q1-6）を単位とした磁気モーメント（μ/μ_B）を使って，

$$\frac{\mu}{\mu_B} = g_B \left(\frac{L}{\hbar}\right) \qquad 1\text{-}3\text{-}4$$

$$g_B = \gamma \frac{\hbar}{\mu_B} \qquad 1\text{-}3\text{-}5$$

　ここでsuffixのN，Bは，それぞれ原子核，電子を指しています．

▼ 2）円電流が磁気モーメントと等価になる条件

さきほど「一般に円電流は棒磁石と同等の磁場を形成する（図1-3-1）ため，ミクロの円電流が磁気モーメントμの原因と考えられています」と説明しました．とは言っても，ある円電流（円でなくても四角でもループ状の電流であればなんでもよい）が，ある磁気モーメント（棒磁石）と等価であるためには次に示す条件を満たさなければなりません．

$$\mu I\Delta S = Q\ell \qquad\qquad 1\text{-}3\text{-}6$$

ここでμは磁気モーメントとは関係なく媒体（通常は空気）の透磁率［単位はWb/(A·m)］，Iは電流［A］，ΔSは電流ループ（円や四角）の面積［m^2］，Qは磁極の強さ［Wb］，ℓは磁極間距離［m］です．したがって右辺が磁気モーメントになります．この関係を満たすループ電流と磁気モーメントが等価ということですね．［　］内に単位を表示しておきましたから，式1-3-6の両辺の単位が同じになることを確かめてください．

Annex II Q1-3

式1-3-1の磁気モーメントの単位はA·m^2 = J/Tなのに，式1-3-6の右辺の磁気モーメントの単位はWb·mになってしまいます．間違いではないでしょうか？

Annex II A1-3

よく気がつきました．この疑問に至らなかった人は単位を確かめなかったからです（横着してはいけません）．電磁気学には，電場（電界）に磁束密度を対応させる系（E-B対応）と電場に磁場（磁界）を対応させる系（E-H対応）とがあり（p.385 Q8-11, p.674 付録2），しばしば混乱の原因になっています．磁性の原因を電流とする系がE-B対応で，磁気モーメントを電流素片（単位はA·m）と距離（m）の積として単位がA·m^2 = J/Tになり，原因を磁荷とする系がE-H対応で，磁気モーメントは磁荷（Wb）と距離（m）の積なので単位がWb·mになります（Wb·mを磁気双極子モーメントと呼んで区別することもあります）．式1-3-6の右辺はE-H対応の磁気モーメント，左辺の$I\Delta S$がE-B対応の磁気モーメントになっています．当然そのままでは単位の異なる両者が＝で結ばれることはありえません．両者はWb＝μA·mという関係にあるので，左辺に透磁率μを乗じて単位を揃えたわけです．

$$I\Delta S = \frac{Q\ell}{\mu} \qquad\qquad 1\text{-}3\text{-}6'$$

と書き換えれば両辺がE-B対応の磁気モーメントになります．このように電磁気においてはE-B対応とE-H対応で混乱することがあるので注意してください．

Q1 原子核磁気モーメント — 役者は量子の世界に住んでいる —

POINT 1-3

- ¹H原子核はスピン角運動量 L と磁気モーメント μ を持つ．
- ¹H原子核の角運動量 L と磁気モーメント μ は同じ方向を向く．
- μ と L の比例定数が磁気回転比 γ ($\mu = \gamma L$)

Q 1-4
¹H原子核が磁性の基本である磁気モーメントになっているのに，¹Hを大量に含むコップの水はどうして磁石にならないのですか？

A 1-4
個々の¹H原子核磁気モーメントが勝手な方向を向いて磁気モーメントを相殺しているからです．

▶▶▶1 水の¹H原子核磁気モーメントは相殺されている

確かに個々の¹H原子核は磁気モーメントを持っており，微弱とはいえ棒磁石と同じ性質を持っています．しかしおのおのが勝手な（ランダムな）方向を向いているから，磁気モーメントのベクトル総和は0になっているのです．綱引きもチーム全員が同じ方向に引っ張るから大きな力になるのであって，各自が思い思いの方向に引っ張ったら何の力にもなりませんね．磁気モーメントの方向を揃えるには磁場が必要なのです（p.26 Q1-5, p.29 Q1-7）．つまり，**磁場にさらされていない¹H原子核の磁気モーメントは相殺されているため，コップの水は磁石にならないのです．**と説明すると納得してしまいそうですね．上記の太字部分までは問題なく正解です．問題はそのあとで，「コップの水は磁石にならない」の原因は「磁場にさらされていない¹H原子核磁気モーメントが相殺されているから」ではありません．

▶▶▶2 物質の磁性は電子で決まる

確かに物質（水，蛋白質，金属鉄，ガドリニウム，木，プラスチック，鉄イオン，ガドリニウムイオンなど）の磁性は，原子の磁気モーメントがその基本になっています．しかし，原子には原子核（陽子，中性子）と電子があり，どちらも磁気モーメントを持っており，しかも電子の磁気モーメントは原子核のそれに比べて桁違いに大きいのです（p.27 Q1-6）．このために，一般に**物質の磁性は，原子核ではなく電子の磁気モーメントの状態で決まる**のです．水分子を構成する各水素原子の電子は酸素の電子とペアになっており（共有結合），電子磁気モーメントが相殺されています．つまり，水分子を構成する¹H原子核磁気モーメントは勝手な方向を向いているため，電子磁気モーメントはペアになっているため，いずれも相殺されているわけです．したがって正しい答えは次のようになります．訂正します．

correction
A1-4

個々の水素原子の磁気モーメントが相殺されているからです．

▶▶▶3　磁場にさらされた水は？

磁場にさらされた時，水の ^{1}H原子核磁気モーメントは磁場方向を向くものが少し多い（p.49 図2-1-1）のですが，軌道電子の運動変化により，磁場と逆方向に磁化されるため，水全体としては弱い反磁性を示します（p.416 Q9-2）．もちろん磁場にさらされていない水は，前述の通り磁気モーメントが相殺されており，磁性を示しません．

Annex
Q1-4　水分子を構成する酸素原子に磁気モーメントはないのですか？

Annex
A1-4

えっ，相棒の酸素原子Oはどうしたのかって？　水はH_2Oですからね．まず，Oの99.963%は^{16}Oで，その原子核は陽子も中性子も8個（偶数）なのですべて相殺されて，原子核の磁気モーメントは0です．次は電子です．単体の酸素原子は8個の電子を持っており，6個は3対となって磁気モーメントを相殺していますが，残る2個は対（ペアー）になっていない孤立電子なので磁気モーメントを持っています（p.466 図9-14-1）．しかし，水分子を構成すると，この孤立電子（2個）が，水素原子Hの（孤立）電子（2個）とそれぞれ共有結合するため，結局Hの電子とOの電子が磁気モーメントを相殺して，電子の磁気モーメントも0になります．つまり，水分子を構成する酸素原子Oの磁気モーメントは0です．ただし，単体の酸素原子Oおよび酸素分子O_2は孤立電子を持つ常磁性体です（p.466 Q9-14）．

POINT 1-4

■磁場にさらされていない^{1}H原子核磁気モーメントは向きがランダムなために相殺されている．
■物質の磁性は，原子核ではなく電子の磁気モーメントで決まる．

Q 1-5　スピンは「自転」ではないのですか？

 A 1-5　スピン角運動量のことです．

▶▶▶ 1　スピン

　スピン（spin）の本来の意味はもちろん自転で，まず思い浮かべるのは女子フィギュアスケートのビールマンスピンです．片足を頭の後ろに上げて両手で持ちながら回転する，あれですね．しかし素粒子（陽子，中性子，電子など量子力学的粒子）に関してスピンといえば，"スピン角運動量"を指します．粒子の全角運動量は，このスピン（角運動量）と軌道角運動量のベクトル和になります．スピン角運動量 $\boldsymbol{L}$ を規定するのがスピン量子数Iです．Iは整数か半整数に量子化されていて，$-1/2, 0, 1/2, 1, 3/2$ というふうに1/2の倍数の値しか許されません（p.17 表1-1-1）．そしてIはスピン角運動量 $\boldsymbol{L}$ の外部磁場方向（z方向）成分 L_z の最大値を $\hbar$ を単位として表しています†．すなわち，I = 1/2とは，外部磁場にさらされた時にとりうる L_z（量子化されているので限られた値だけが可能）の最大値が $1/2 \cdot \hbar = \hbar/2$ という意味です．

　ただし，スピン量子数やスピン角運動量を持つ素粒子そのものをスピンと呼ぶこともあるので注意してください．

ひとくちMEMO

†$\hbar$

　$\hbar$（エイチバー）はプランク（Planck）の定数hを 2π で割った値で"ディラック（Dirac）の定数"と呼ばれ，素粒子の角運動量の単位として使われます．$\hbar = h/(2\pi) = 1.0545 \times 10^{-34}$ Js．Js = kg·m²/s = kg·m/s·mなので，h および $\hbar$ と J·s は質量×速度×距離で角運動量の単位になるわけです．

▶▶▶ 2　スピン量子数とスピン角運動量

　スピン量子数Iの素粒子は理論的に $\sqrt{I(I+1)}\,\hbar$ の角運動量を持っていることがわかっています．MRIで対象とする ^{1}H の場合はI = 1/2なので，$L = (\sqrt{3}/2)\hbar$ になります．しかし，実際にこれを直接測定することはできません．磁場がかかっていない状態では個々の ^{1}H は勝手な（ランダムな）方向を向いており，測定可能な体積内におけるスピン角運動量の総和は磁気モーメントと同様0になっているからです．

　実際に測定されるのは外部磁場を印加したときの外部磁場方向（z方向）成分のスピン角運動量 L_z であり，磁気モーメントのz成分 μ_z なのです．したがって，数式1-3-1とともに次式が成り立ちます．

$$\boldsymbol{\mu}_z = \gamma \boldsymbol{L}_z \qquad\qquad 1\text{-}5\text{-}1$$

　このz成分は一般に複数存在しますが量子化されていて，L_z を規定する量子数m（これを磁気量子数と呼び，$L_z = m\hbar$ になる）は　$-I, -I+1, \cdots I-1, I$ という離散値

しかとれません．前述した通り，最大（絶対）値がIになっています．
　といってもわかりにくいので，具体的にMRIの対象である¹Hを見てみましょう．¹Hのスピン量子数Iは1/2なので，m = −1/2 or 1/2，したがってL_z = ±ℏ/2になります．つまり外部磁場にさらされた¹H原子核はL_z = ℏ/2とL_z = −ℏ/2の2群に分かれることになります．

POINT 1-5

- スピン量子数I：外部磁場にさらされた時にとりうるz方向のスピン角運動量成分L_zの最大値が$I\hbar$．
- 外部磁場にさらされた¹H原子核は$L_z = \hbar/2$と$L_z = -\hbar/2$の2群に分かれる．

Q 1-6 ¹Hのγはどのくらいですか？

A 1-6 42.58MHz/Tあるいは267.4 × 10⁶ rad/(T·s)です．

　式1-5-1（$\mu_z = \gamma L_z$）を使って算出してみましょう．$L_z = \hbar/2$の時のμ_zの実測値は14.105×10^{-27}J/Tです．$h = 6.6255 \times 10^{-34}$Jsなので（p.673 付録1），$L_z = \hbar/2 = h/(4\pi) = 5.272 \times 10^{-35}$Js．$\gamma = \mu_z/L_z = 14.105 \times 10^{-27}$J/T ÷ ($5.272 \times 10^{-35}$Js) $= 267.4 \times 10^6$T⁻¹s⁻¹．これはラジアン（rad）単位なので，Hzに直すには2πで割って，42.58MHz/T．

● ここまでこだわらなくてもよいのですが！

▼ 異常磁気モーメント

　A1-6に出てきた通り，¹H原子核の磁気モーメント（μ_z）の実測値は14.105×10^{-27}J/Tです．ところで古典物理学において，回転する点電荷の磁気モーメント$\boldsymbol{\mu}$は次式で示されます［荷電粒子（電子や陽子＝¹H原子核など）の磁気モーメントもディラック（Dirac）の相対論的量子論によって，同様の結果になることが示されています］．

$$\boldsymbol{\mu} = \frac{q\boldsymbol{L}}{m} \qquad 1\text{-}6\text{-}1$$

Q1 原子核磁気モーメント ― 役者は量子の世界に住んでいる ―

ここでqは電荷，$\boldsymbol{L}$ は角運動量，mは質量です．例えば，これに電子の電荷 (e) = 1.6021×10^{-19}C，$L = \hbar/2 = 1.0545/2 \times 10^{-35}$Js，m = 9.1090×10^{-31}kg（p.673 付録1）を代入すると電子の磁気モーメント（のz成分）μ_B（**ボーア磁子**と呼ぶ）はμ_B = 9.2733×10^{-24}J/Tと算出されます．実測値は$1.00116\mu_B$で理論値とほぼ合致します．では，^{1}H原子核（陽子が1つだけ）の場合はどうでしょう．陽子の電荷（e，電子の電荷と絶対値は同じ），$L_z = 5.2725 \times 10^{-35}$Js（電子と同じ），m = 1.6725×10^{-27}kgを代入すると^{1}H原子核の磁気モーメント（のz成分）は5.0506×10^{-27}J/Tと算出されます．これはμ_Nと記述され**核磁子**と呼ばれ，原子核磁気モーメントの単位になっています．ところが，^{1}H原子核（陽子）の磁気モーメントの実測値（μ_p）は前述の通り，14.105×10^{-27}J/Tでμ_Nの2.793倍です．つまり，$\mu_p = 2.793\mu_N$．さらに，中性子の実測値（μ_n）は，$\mu_n = -2.913\mu_N$．このように理論値と実測値が大きく異なる磁気モーメントは**異常磁気モーメント**と呼ばれ，特に陽子と中性子で理論値との差が大きいことが知られています．今でも説明のつかない謎です．事実は小説（理論）より奇なり．

ただし，この^{1}H原子核では角運動量$\boldsymbol{L}$に比べて異常に磁気モーメント$\boldsymbol{\mu}$が大きい，つまり^{1}H原子核のγ (= $\boldsymbol{\mu}/\boldsymbol{L}$) が異常に大きいという事実が，MRIを可能にしているとも言えるのです．式1-1-1の通り，信号検出感度は共鳴周波数ν_0の3乗に比例し，同じ磁場ならν_0はγに比例するからです（p.43 式1-11-2）．

Annex Q1-6 電子の磁気モーメントは陽子の何倍ですか？

Annex A1-6 電子の磁気モーメントは陽子の磁気モーメントの**658倍**です．
$$9.2733 \times 10^{-24} \times 1.00116 / (14.105 \times 10^{-27}) = 658$$
電子は原子核より圧倒的に大きな磁気モーメントを持っているのです．

POINT 1-6

- ^{1}H原子核の磁気回転比γは42.58MHz/T．
- ^{1}H原子核の磁気モーメントμとγは理論値と比べて異常に大きい（$\mu_p = 2.793\mu_N$）．
- とはいえ，電子の磁気モーメントは^{1}H原子核の658倍と圧倒的に大きい．

Q1-7 外部磁場(B_0)にさらされた^{1}H原子核磁気モーメントはどちらを向いているのですか？

A1-7 外部磁場(B_0)方向（＋z軸）から55°と125°の方向を向いています．

▶▶▶ 1 磁場にさらされたμは2群に分かれる

^{1}H原子核の角運動量Lと磁気モーメントμは同じ方向を向いており（p.20 Q1-3），外部磁場（B_0）がない状態ではランダムな方向を向いて相殺されていました（p.24 Q1-4）．それでは外部磁場（B_0）にさらされた時どちらを向いているのかという質問ですね．通常の磁石なら当然磁場方向を向く（p.412 Q9-1-1）わけですが，素粒子の場合には，A1-5（p.26）で説明したようにB_0方向（z軸方向）のスピン角運動量L_zがスピン量子数I（したがって磁気量子数m）で規定されています．^{1}H原子核では$L_z = \hbar/2$ or $-\hbar/2$の2つに限られます．

ここでz軸（＋z方向）との角度を考えます．A1-4で述べた通り，スピン量子数Iの素粒子は$\sqrt{I(I+1)}\hbar$のスピン角運動量を持っているので，$I = 1/2$の^{1}H原子核では$L = \left(\sqrt{3}/2\right)\hbar$になります．z軸との角度を$\theta$とすると（図1-7-1），

$$\cos\theta = \frac{L_z}{L} = \frac{\pm 1}{\sqrt{3}} = \pm 0.5773\cdots$$

$$\theta = \cos^{-1}(\pm 0.5773) = 54.739\cdots° \text{ or } 125.26\cdots° \fallingdotseq 55° \text{ or } 125°$$

規定されているのはz軸との角度だけですから，^{1}H角運動量ベクトルL（および磁気モーメントベクトルμ）はz軸との角度，すなわち半頂角が55°あるいは125°（−z軸から55°）の円錐上ならどこでもよいことになります（図1-7-2）．$L_z = \hbar/2$の原子核磁気モーメントは55°の円錐上に，$-\hbar/2$の原子核磁気モーメントは125°の円錐上に分かれるわけですね．ここで前者をα群，後者をβ群と呼ぶことにします．

図1-7-1　^{1}H角運動量Lは$\left(\sqrt{3}/2\right)\hbar$，$L_z = \hbar/2$ or $-\hbar/2$なので角運動量ベクトルとz軸との角度が55°あるいは125°になる．

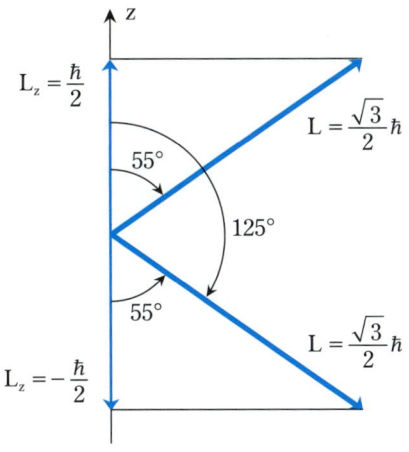

図1-7-2　¹H角運動量ベクトル**L**および磁気モーメントベクトル**μ**はz軸との角度が55°あるいは125°の円錐上のどこかにある.

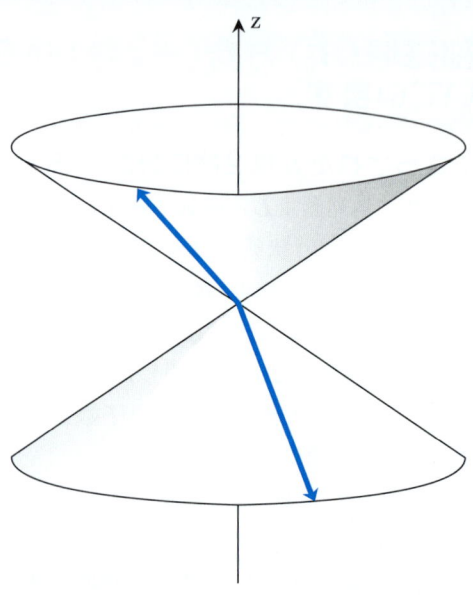

▶▶▶ 2　μのエネルギー

α群の核磁気モーメント**μ**は，磁石が磁場方向を向くのと同じように磁場方向（z方向）を向いています（といっても55°を保っています）．川の流れに任せて楽をしているわけです．これに対してβ群の核磁気モーメントは磁場と反対方向を向いています．川の流れに逆らっているわけで，大変なエネルギーを必要とします．川の流れが速くなればなるほど，つまり磁場が強くなればなるほど，余計なエネルギーを必要とします．α群よりβ群のエネルギーレベルが高く，その差（TE）は磁場の強さ（B_0）に比例するだろうと予測されます．式1-5-1はベクトルになっていますが，ここではスカラー量として扱います．

$$\mu_z = \gamma L_z \qquad 1\text{-}7\text{-}1$$

ここで印加した磁場（磁束密度）をB_0とします．両辺にB_0を掛けます．

$$\mu_z B_0 = \gamma L_z B_0 \qquad 1\text{-}7\text{-}2$$

左辺の単位は(J/T)(T) = J，右辺は$(T^{-1}s^{-1})(J \cdot s)(T)$ = Jとともにエネルギーで，B_0にさらされた磁気モーメントのエネルギーレベルEになります．

$$E = \gamma L_z B_0 \qquad 1\text{-}7\text{-}3$$

ところで，α群とβ群の違いはL_zの差（ΔL_z）でした．したがって両群のエネルギー差ΔEは，

$$\Delta E = \gamma \Delta L_z B_0 \qquad 1\text{-}7\text{-}4$$

$L_z = \hbar/2$と$-\hbar/2$なので$\Delta L_z = \hbar$です．代入して，

$$\Delta E = \gamma \hbar B_0 \qquad 1\text{-}7\text{-}5$$

γと$\hbar$はともに定数なので，ΔEはB_0に比例することを示しています（図1-7-3）．「川の流れ」も結構使えますね．

図1-7-3　α群とβ群のエネルギー差ΔEは磁場B_0に比例する（$\Delta E = \gamma \hbar B_0$）．

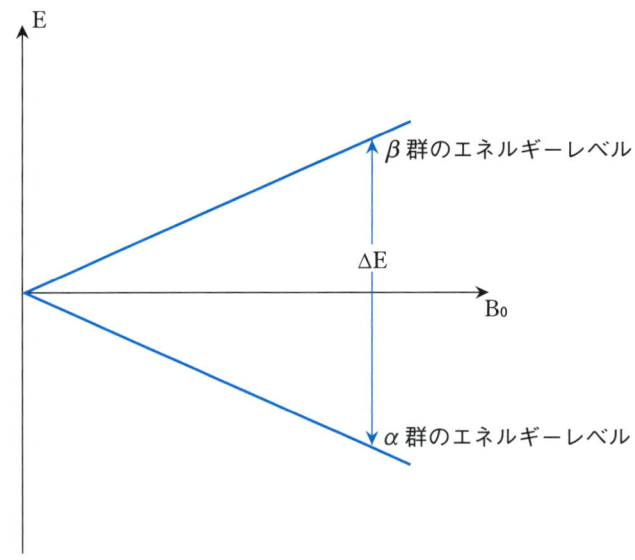

POINT 1-7

- ¹H角運動量ベクトル**L**および磁気モーメントベクトル**μ**はz軸との角度が55°（α群）あるいは125°（β群）の円錐上にある．
- 両群のエネルギー差ΔEは磁場B_0に比例する（$\Delta E = \gamma \hbar B_0$）．

Q 1-8 α群とβ群，どちらに属する¹H原子核が多いのですか？どちらにも属さない¹H原子核はないのですか？

A 1-8 α群 ($L_z = \hbar/2$) の¹H原子核の方が多い．どちらにも属さない¹H原子核はない．すなわち，$L_z = \hbar/2$ あるいは $L_z = -\hbar/2$ 以外のスピン角運動量を持つことはありません．

A1-5 (p.26) で説明した通り，磁場にさらされた磁性原子核のスピン角運動量は量子化されており，可能な磁気量子数mで規定される角運動量以外を持つことはありません．¹H原子核の場合は，すべてが，$L_z = \hbar/2$ の群 (α群)，$L_z = -\hbar/2$ の群 (β群) のいずれかに属します (原子核にフリーターはいない)．

両群に属する¹H原子核数の相対比は次式のボルツマン (**Boltzmann**) 分布則によって決まります．

$$\frac{N_\alpha}{N_\beta} = \exp\left[\frac{\Delta E}{\kappa T}\right] \qquad 1-8-1$$

Tは絶対温度 (K) です．式1-7-5から $\Delta E = \gamma \hbar B_0$ なので，

$$\frac{N_\alpha}{N_\beta} = \exp\left[\frac{\gamma \hbar B_0}{\kappa T}\right] \qquad 1-8-2$$

$B_0 = 1.5T$ と $3.0T$，体温37℃ (310K) の時の N_a/N_b を算出します．

1.5T：[ ] 内は，[2π(rad) × $42.58 × 10^6$(T⁻¹s⁻¹) × $6.6255 × 10^{-34} ÷ 2\pi$(Js) × 1.5T]/[$1.3805 × 10^{-23}$(J/deg) × 310deg] = $9.888 × 10^{-6}$．$N_a/N_b = \exp[9.888 × 10^{-6}] = 1.00000988 ≒ 1.00001$．

3.0T：$N_\alpha/N_\beta = \exp[19.776 × 10^{-6}] = 1.00001977 ≒ 1.00002$．

つまり，β群の¹H原子核10万個に対して，B_0が1.5Tの時α群が10万1個，3.0Tの時，α群が10万2個というわずかな差なのです．

ここで，tが小さい場合には $\exp(t) ≒ 1 + t$ という近似式[1]を使うと，式1-8-1，2は次のようになります．

$$\frac{N_\alpha}{N_\beta} = \exp\left[\frac{\Delta E}{\kappa T}\right] ≒ 1 + \frac{\Delta E}{\kappa T} \qquad 1-8-1'$$

$$\frac{N_\alpha}{N_\beta} = \exp\left[\frac{\gamma \hbar B_0}{\kappa T}\right] ≒ 1 + \frac{\gamma \hbar B_0}{\kappa T} \qquad 1-8-2'$$

こちらを使って $B_0 = 1.5T$ と $3.0T$，体温37℃ (310K) の時の N_a/N_b を算出しても最初の結果とまったく同じになります (実際に計算してみてね)．式1-8-1′，1-8-2′から，

$$\frac{(N_\alpha - N_\beta)}{N_\beta} = \frac{\Delta E}{\kappa T} = \frac{\gamma \hbar B_0}{\kappa T} \qquad 1-8-3$$

$$N_\alpha - N_\beta = N_\beta \frac{\Delta E}{\kappa T} = \frac{\gamma \hbar N_\beta B_0}{\kappa T} \qquad 1\text{-}8\text{-}4$$

単位体積あたりの全原子核数は$N_\alpha + N_\beta$ですが，$N_\alpha - N_\beta \ll N_\beta$なので，式1-8-4の$N_\beta$を$(N_\alpha + N_\beta)/2$で置換できます．

$$N_\alpha - N_\beta \fallingdotseq \frac{(N_\alpha + N_\beta)\Delta E}{2\kappa T} = \frac{\gamma \hbar (N_\alpha + N_\beta) B_0}{2\kappa T} \qquad 1\text{-}8\text{-}5$$

$$\frac{(N_\alpha - N_\beta)}{(N_\alpha + N_\beta)} = \frac{\gamma \hbar B_0}{2\kappa T} \qquad 1\text{-}8\text{-}6$$

左辺は対象とする全原子核数に対するα群に余計に含まれる原子核数の比で，**偏極率**[†2]と呼ばれます．偏極率は磁気回転比γと静磁場B_0に比例し，絶対温度Tに反比例することがわかります（他はすべて定数ですからね）．^{1}Hの場合には，β群の^{1}H原子核10万個に対してα群が1.5Tで10万1個，3.0Tで10万2個だったので，偏極率はそれぞれ，0.5×10^{-5}，1×10^{-5}です．

ひとくち MEMO

†1　exp(t)の近似

よく使われる近似式で，exp(t)はtが小さい場合にはexp(t) ≒ 1 + tになります．exp(0) = 1で，exp(t)の微分もexp(t)なので，t = 0における傾き（微分）も1になるからです（図1-8-1）．

図1-8-1　tが小さい場合にはexp(t) ≒ 1 + t

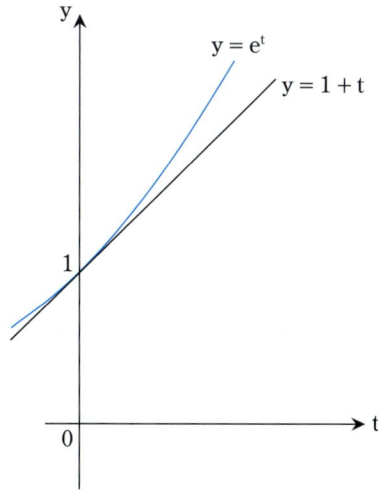

†2　hyperpolarization

一般にpolarizationは正負の電荷や磁荷が両端に分かれることで分極と訳されています．hyperpolarizationはこれが過度に生ずることで"過分極"と呼ばれます．NMRではα群と

β群の差がある状態（熱平衡状態）がpolarizationで，両群の数が偏っているという意味で"偏極"と呼んでいます．これに比べて極端に両群の差が大きくなった状態がhyperpolarizationになります．一般に**高偏極**，**超偏極**などと呼ばれています．

Annex Q1-8
こんなにわずかなα群とβ群の差を外部から検出できるのですか？

Annex A1-8
　疑問は当然です．でもご安心ください．実はこの差がものすごいのです．水1molは18gなので，このなかにアボガドロ数（6.0225×10^{23}）の水分子があり，水分子1個に2つの^{1}H原子核があります．したがって，水1g（= 1mL）に，$2 \times 6.0225 \times 10^{23}/18 = 6.69 \times 10^{22}$個の^{1}H原子核があります．$\alpha$, β両群の差の全体に対する割合は1.5Tの時，20万個に1個です．したがって水1g（= 1mL）の中で両群の差は$6.69 \times 10^{22} \div (2 \times 10^5) = 3.35 \times 10^{17}$個，1mg（= 1mm^3）の中でも$3.35 \times 10^{14}$個が余計に$\alpha$群に含まれているわけです．335兆個ですよ．これだけあれば安心です．

　なぜ安心なのかというと，**外部から観測できる信号は，この余計にα群に含まれている^{1}H原子核磁気モーメントに基づいている**からなのです（p.48 Q2-1）．α, β両群に含まれる同じ数の磁気モーメントはすべて打ち消しあって，磁気を外部から感知できないからです．信号に寄与するのは両群の差だけなので，どんなに対象とする原子核が多くても，この差，したがって偏極率が小さければ意味がないわけです．

Annex II Q1-8
超偏極法で偏極率を大きくすることができるのではないですか？

Annex II A1-8
　超偏極法が可能な核種は限られています．

1）^{3}Heと^{129}Xe

　前述したように^{1}H原子核でも両群の差は10万個に1〜2個に過ぎません．それでも^{1}Hのように体内の絶対量（$N_\alpha + N_\beta$）が多く，γも最大の核種なら上記のように信号取得に十分な$N_\alpha - N_\beta$が得られます．しかし他の核種は体内量もγも低いためMRIの対象にはなっていませんでした（p.16 Q1-1）．超偏極でこの差を大きくする，つまり式1-8-6で示す偏極率を大きくすることが可能なら，MRIの対象核種になれるわけだし，^{1}Hを対象とするMRIの信号雑音比（S/N）も桁違いに上昇します．しかし，この**超偏極法が可能なのは^{3}Heや^{129}Xeのようなスピン量子数が1/2で電子軌道が完全に閉じている（閉殻の）希ガスの同位体だけです**．^{3}Heも^{129}Xeも体内には存在しないので外部から供給されます．吸入された^{3}Heは気腔にとどまるので肺の喚起[1),2)]，^{129}Xeは肺胞から血中に移行するので脳局所灌流[3)]や血中酸素飽和度の研究[4)]などに利用されます．

2）超偏極法

　スピン量子数1/2の希ガス（^{3}Heあるいは^{129}Xe）とルビジウム（Rb）蒸気を表面が清浄なガラス容器に封入します（図1-8-2）．この容器を弱い（数ガウスの）静磁場に

置いて波長795nmの円偏光レーザーを静磁場方向に照射します．そうすると，このレーザーによってRbの最外殻電子が5s軌道から5p軌道に励起されるとともに，レーザーの角運動量がこの電子に移行します．これを**光ポンプ（optical pumping）** と呼びます．さらにこの角運動量はRbと希ガス原子の衝突により後者の原子核のスピン角運動量と交換されます．つまり，レーザーの持つ静磁場方向の角運動量がRbを経て ^{3}He や ^{129}Xe の原子核に移り，次第に静磁場方向の角運動量を持つ原子核（α群）が増えていきます．この過程は ^{3}He で数時間，^{129}Xe では分の単位で終了し，最終的には ^{3}He で50％，^{129}Xe で30％近くまで偏極率を上げることができます．しかし，常温ではそれぞれ数十時間，数十分で脱偏極するので，^{129}Xe を長時間保存するには液体窒素で冷却する必要があります（数十時間超偏極が保たれる）．

図1-8-2 超偏極法

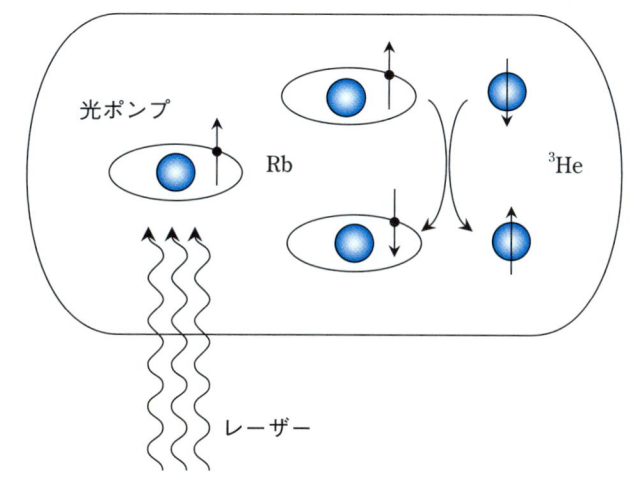

レーザーの持つ静磁場方向の角運動量がRbを経て ^{3}He の原子核に移り，静磁場方向の角運動量を持つ原子核（α群）が増加する．

3）偏極率

^{1}H の熱平衡状態における偏極率は，3.0Tで 1×10^{-5} でしたね．これに対して ^{3}He の偏極率が30％（＝0.3）に上昇したとすれば，^{1}H の3万倍になります．^{1}H に対する相対感度は0.442なので（p.17 表1-1-1），同じ密度であれば 1.33×10^4 倍の縦磁化，したがって信号が得られることになります．もちろんHeはガスで ^{1}H（ここでは水の ^{1}H）は液体なので密度は大違いです．前述のように3Tの場合，1mLの水に「余計に含まれる」α群の（信号に寄与する）^{1}H は 6.70×10^{17} 個です（6.70×10^{20}/L）．一方 ^{3}He は22.4Lの気体にアボガドロ数（6.02×10^{23}）含まれているので，1Lに「余計に含まれる」α群の ^{3}He は $0.3 \times 6.02 \times 10^{23}/22.4 = 8.1 \times 10^{21}$ です．^{1}H の12.1倍ですね．相対感度をかけて5.3倍になります．^{3}He を30％まで超偏極すると同じ体積の水の5.3倍の信号が得られる計算になります．十分臨床に使えます（ただし ^{4}He も安くありませんが，その1/100万程度しか自然に存在しない ^{3}He を超偏極したら，とにかくすごく高価です，念のため）．^{129}Xe を20％まで超偏極すると，その相対感度は 2.12×10^{-2} なので，同じ体積の水の0.26倍の信号になります．天然存在比は26.4％なので，こち

らの方が安そうです．

4）一方通行

　ここはQ2（p.48〜）とQ3（p.72〜）を読んだ後でないと理解しにくいかもしれません．通常の^{1}H（の集合）は励起RFパルスで横磁化を形成して信号を出した後，縦緩和で熱平衡状態まで回復して再び信号を出すことができ可逆的です．これに対して，超偏極法により巨大化した縦磁化は，信号放出後最初の大きさまで回復できません［それにはまた2）の操作をしなければなりません］．飽和したら最後，ほんの小さい（誤差範囲）熱平衡状態の縦磁化までしか回復できません．超偏極法の縦磁化は一方通行（不可逆性）なのです．したがって，SE（スピンエコー）で信号を取得すると，1回の励起パルスで飽和して，The ENDです．フリップ角の小さなGRE（グラディエントエコー）で小出しに何回も信号を取らないと画像になりません．

POINT 1-8

- β群の^{1}H原子核10万個に対して，α群はB_0が1.5Tの時10万1個，3.0Tの時10万2個で，偏極率はそれぞれ，0.5×10^{-5}，1×10^{-5}．
- それでも，1.5Tの磁場にさらされた水1mgの中の両群の差は335兆個にのぼる．
- 外部で検出する信号は，余計にα群に含まれている^{1}H原子核磁気モーメントに基づいている．
- 偏極率は磁気回転比γと静磁場B_0に比例し，絶対温度Tに反比例する．
- 超偏極法が可能なのは^{3}Heや^{129}Xeのような希ガスの同位体だけ．

■ 参考文献

1) Middleton H, et al: MR imaging with hyperpolarized ^{3}He gas. Magn Reson Med 33: 271–275, 1995.
2) Saam BT, et al: MR imaging of diffusion of ^{3}He gas in healthy and diseased lungs. Magn Reson Med 44: 174–179, 2000.
3) Mugler JP 3rd, et al: MR imaging and spectroscopy using hyperpolarized ^{129}Xe gas: preliminary human results. Magn Reson Med 37: 809–815 1997.
4) Wolbler J, et al: Hyperpolarized ^{129}Xe NMR as a probe for blood oxygenation. Magn Reson Med 43: 491–496, 2000.

Q 1-9　z軸との角度が55°あるいは125°の円錐上にある磁気モーメントμは静止しているのですか？

A 1-9　円錐上を回転（歳差運動を）しているとみなしてください．

歯切れの悪い答えですね．実際に陽子や電子のような素粒子がどのような運動をしているかなんて，誰も見たことがないわけです．ずいぶんと研究しつくされているような電子軌道だって，ここで太陽系の惑星のように図示されていると思えば，あちらでは雲のように図示されているといった具合でしょう．これらは確率論的な量子力学でしか説明できないものなので，古典力学ですべてを説明しようとすると何かと綻（ほころ）びが生じてしまいます．**核磁気モーメントは量子の世界の住人なのです**．

Q1-7（p.29）では「μはz軸との角度が55°のα群と125°のβ群に分かれる」とか，Q1-8（p.32）では「1.5Tにおいてはβ群の^{1}H原子核が10万個に対してα群が10万1個」と，見てきたかのように説明しましたが実はこれ，「碁が一局終了したので，碁盤上の石を白石と黒石に分ける」という文字通り白黒はっきり分かれている場合とは違います．確率的にα群とβ群の原子核数の相対比が1.00001であるというにすぎません．しかも個々の原子核は一方に固定されたものではなく，α群とβ群を行ったり来たりしていてもなんら構わず，全体としてこのような比になる確率が最も高いということなのです．個々の粒子が量子的な規制を受けている反面，集団としては結構フレキシブルなのです．

という前提に立っているということをご理解いただいて，あえて古典力学的に説明します．その方が，イメージとして原理を把握しやすいからです．μとB_0（z軸）との角度は55°か125°です．信号に寄与するのはα群に属するμの一部だけなので，ここでは55°を例にしましょう．

静止している剛体（例えば棒）が偶力F，$-F$（大きさが等しく方向が逆平行な一対の力）を受けると両端は力の方向に動くので，棒は図1-9-1Aのように回転します．棒を横にして同時に右手で右端を下に，左手で左端を上に押せば，棒が回転するのと同じです．ところがスピン角運動量を持つ（自転している）剛体が偶力F，$-F$を受けると，角運動量ベクトルLとFあるいは$-F$との作る平面（図1-9-1Bではこの紙面）に垂直な方向（LからFへ右ねじの進む方向）の力を受けます．自転する独楽（こま）が鉛直方向からずれると歳差運動（味噌すり運動）をするのはご存知ですね（図1-9-2A）．これは重力と床からの抗力による偶力F，$-F$とスピン角運動量ベクトルLの双方に垂直な力を受けるためです（図1-9-2A）．B_0に平行でない（角度を持つ）μはB_0から偶力F，$-F$を受けます（図1-9-2B，p.390 図8-13-2A参照）．μにかかるこの偶力が，独楽にかかる重力による偶力に相当します．したがってμは歳差運動をすることになります．ここではz軸に近づく力も遠ざかる力も働いていないので，z軸との角度は55°を保ったまま歳差運動をすることになります．ただし，偶力の方向が逆なので独楽とは歳差運動の回転方向が逆になります（図1-9-3）．

Q1 原子核磁気モーメント ― 役者は量子の世界に住んでいる ―

図1-9-1 剛体（棒）にかかる偶力（F, $-F$）と剛体の動き

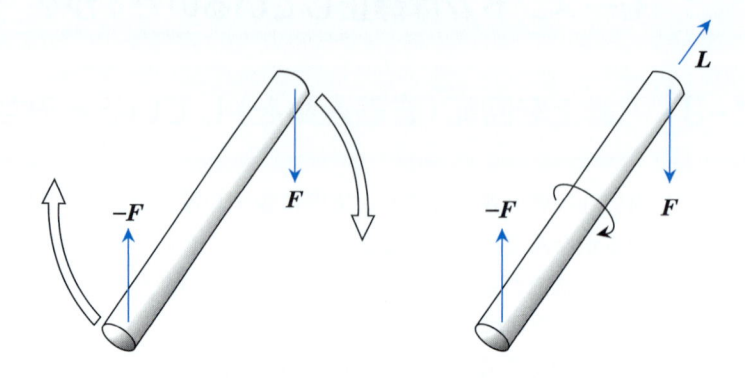

A　静止剛体の場合
B　自転剛体の場合

A：静止剛体の場合．両端はFと$-F$方向に力を受け回転する．
B：自転剛体の場合．角運動量LとFまたは$-F$（3者は紙面上にある）の双方に垂直な右ねじの進む方向の力を受ける．右端では読者から紙面の裏方向，左端では紙面の裏から読者の方向への力となり，剛体は歳差運動をする．

図1-9-2 独楽と磁気モーメントμの受ける偶力F, $-F$

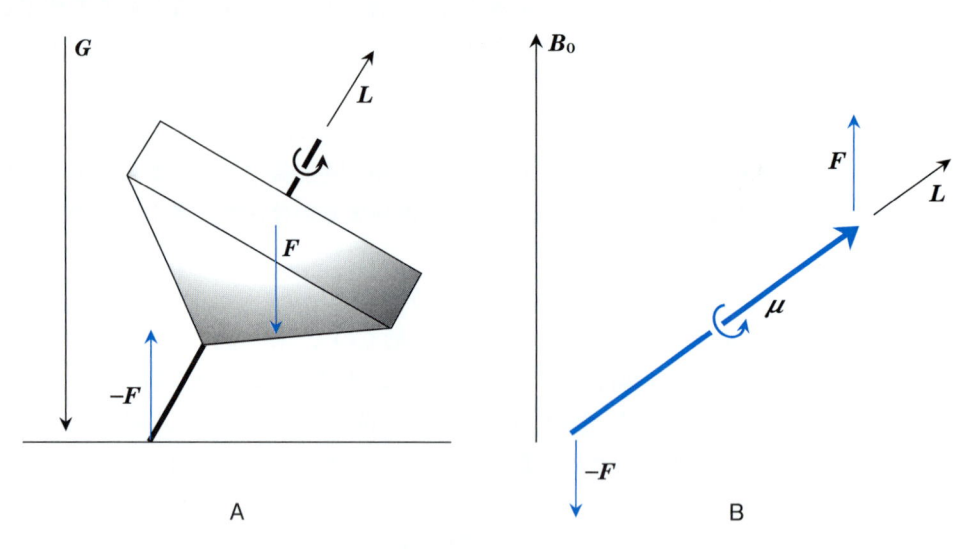

A
B

独楽の上部は読者から紙面の裏方向（A），μの上部は紙面の裏から読者の方向（B）への力を受ける．

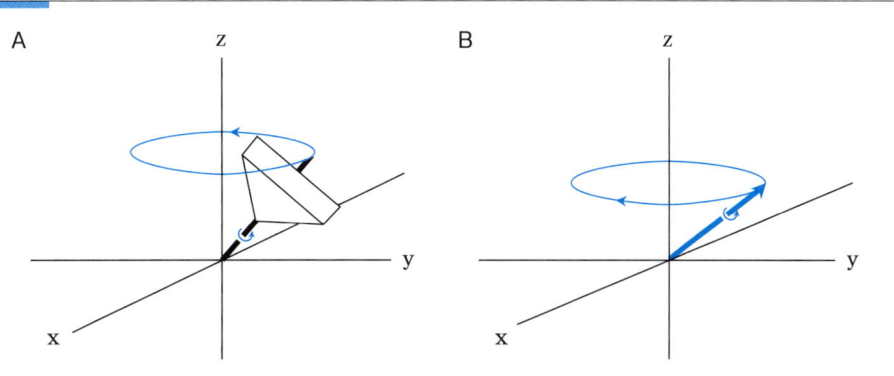

図1-9-3　独楽（A）とμ（B）の歳差運動

Annex Q1-9

「ちょっと待った！ μの上端（z側）がB_0から偶力Fを受けて，下端（−z側）が$-F$を受けるのなら，上端と下端は反対方向に移動するはずだから，μの運動は図1-9-3Bではなく図1-9-4のようになるのではないですか？」

Annex A1-9

　的を射た質問です．というより，このような疑問を持たない方が注意力散漫の誹りを免れないでしょう．ご質問の通り，図1-9-4のようになります．そもそも図1-9-3Bの動きでは味噌すり運動になりません．すりこぎ棒の下端がすり鉢の底の一点から動かなかったら味噌もゴマもすれません．でも，ほとんどの教科書に図1-9-3Bのような図が掲載されています．これは図1-9-4だと複雑になって余計わかりにくいからでしょう．例えばα群とβ群に含まれる多数のμのベクトル和を図示するというような場合を想定してください．個々のμを図1-9-4のように示すと，かえってわかりにくくなることがおわかりでしょう．いずれにしても結果は変わらないので，ここでは「図1-9-4が正しいのだけど，わかりやすさを重視して図1-9-3B」ということにします．本書でも以下図1-9-3のように記します．

図1-9-4　μの正しい歳差（味噌すり）運動

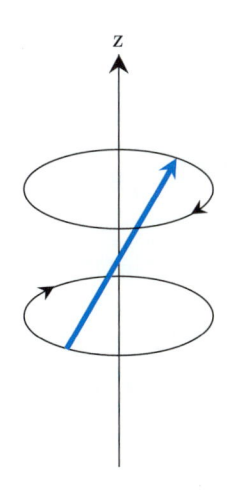

Q1 原子核磁気モーメント ― 役者は量子の世界に住んでいる ―

● ここまでこだわらなくてもよいのですが！

▼ μ の運動方程式

μ が歳差運動することを運動方程式で示します．B_0 にさらされた μ は偶力 F，$-F$ を受けます．F は回転力として働きます．一般に回転力の大きさは剛体の長さベクトル（原点からの位置ベクトル）r と F のベクトル積であるトルク（力のモーメント N）で表され（$N = r \times F$），角運動量 L の時間変化（微分）になります（$dL/dt = N$）．

μ が B_0 から受けるトルクは $\mu \times B_0$ です．したがって，

$$\frac{dL}{dt} = \mu \times B_0 \qquad \text{1-9-1}$$

式 1-3-1 から $\mu = \gamma L$ なので，

$$\frac{d\mu}{dt} = \gamma \mu \times B_0$$

ここからベクトルの成分で考えます．$\mu = (\mu_x, \mu_y, \mu_z)$，$B_0 = (0, 0, B_0)$ になります．B_0 は z 軸に平行で x，y 成分はありませんからね．したがって[脚注]，

$$\left(\frac{d\mu_x}{dt}, \frac{d\mu_y}{dt}, \frac{d\mu_z}{dt}\right) = (\gamma \mu_y B_0, -\gamma \mu_x B_0, 0) \qquad \text{1-9-2}$$

つまり，

$$\frac{d\mu_x}{dt} = \gamma \mu_y B_0 \qquad \text{1-9-3}$$

$$\frac{d\mu_y}{dt} = -\gamma \mu_x B_0 \qquad \text{1-9-4}$$

$$\frac{d\mu_z}{dt} = 0 \qquad \text{1-9-5}$$

式 1-9-4 の両辺に i（虚数単位 $= \sqrt{-1}$）を乗じて式 1-9-3 を加えると，

$$\frac{d(\mu_x + i\mu_y)}{dt} = -i\gamma B_0 (\mu_x + i\mu_y) \qquad \text{1-9-6}$$

微分して同じになるのは指数関数なので定数を C とおいて，

$$\mu_x + i\mu_y = C \exp(-i\gamma B_0 t) \qquad \text{1-9-7}$$

μ は円錐上のどこにいても構わないので，t = 0 の時 x − z 面にいるとすると，μ_y は 0，μ_x は μ の x 軸への投影（一般的には x − y 面への投影 $\mu_{xy} = \mu \sin 55° =$ 一定）になります（図 1-9-5）．式 1-9-7 に t = 0，$\mu_y = 0$，$\mu_x = \mu_{xy}$ を代入して，$C = \mu_{xy}$．

さらに指数を三角関数に直して（オイラーの式[脚注]），$\gamma B_0 = \omega_0$ とおくと，

$$\mu_x + i\mu_y = \mu_{xy}\exp(-i\omega_0 t) = \mu_{xy}[\cos(\omega_0 t) - i\sin(\omega_0 t)] \quad 1\text{-}9\text{-}8$$

したがって，

$$\mu_x = \mu_{xy}\cos(\omega_0 t) \quad 1\text{-}9\text{-}9$$

$$\mu_y = -\mu_{xy}\sin(\omega_0 t) \quad 1\text{-}9\text{-}10$$

$$\mu_z = \mu\text{のz軸への投影} = \mu\cos 55° = 一定 \quad 1\text{-}9\text{-}11$$

となって，図1-9-3Bのようにμがz軸の周りをx軸から−y軸方向（y軸からx軸方向）へ角周波数ω_0（$=\gamma B_0$）で歳差運動することを示しています．

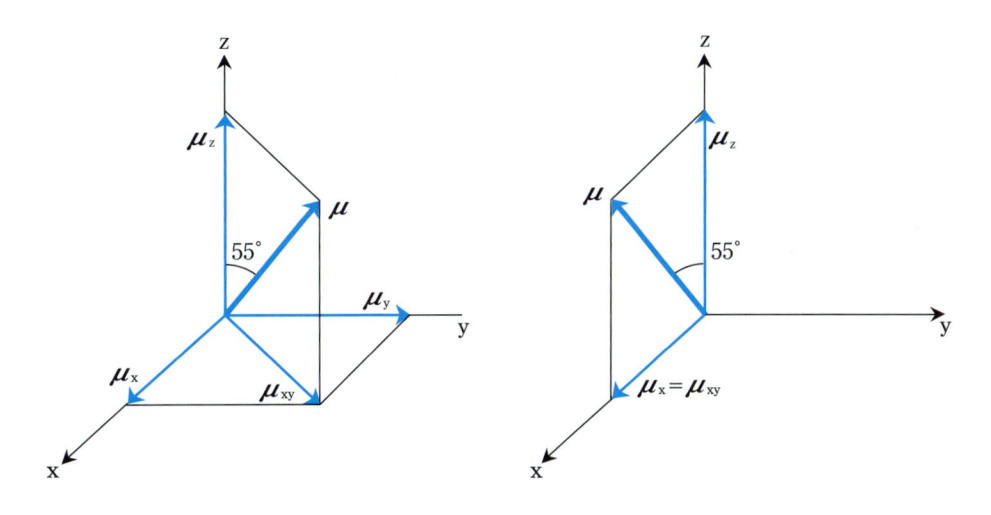

図1-9-5　μの各成分

A　一般的な場合　　　　　　B　μがx−z面にある場合

POINT 1-9

- 核磁気モーメントは量子の世界に住んでいる．
- 原子核磁気モーメントμはz軸を軸とする円錐上をy軸からx軸方向へ歳差運動しているとみなせる．
- μの歳差運動の角周波数は磁場に比例する（$\omega_0 = \gamma B_0$）．

●脚注●
ベクトル積(外積)：ベクトル(a_1, a_2, a_3)と(b_1, b_2, b_3)の外積は$(a_2b_3 - a_3b_2, a_3b_1 - a_1b_3, a_1b_2 - a_2b_1)$．
オイラーの式：$\exp(i\theta) = \cos\theta + i\sin\theta$．p.675 付録3参照．

Q1 原子核磁気モーメント ― 役者は量子の世界に住んでいる ―

Q 1-10 熱平衡状態とはどのような状態ですか？

A 1-10 α群とβ群に属する^{1}H原子核が最も安定した動的平衡状態にあることです．

磁場（例えばB_0）にさらされた^{1}H原子核はα群とβ群に分かれます．どちらに属する原子核も一方に固定されたものではなく両群を行ったり来たりしていますが，全体としてはボルツマン（Bolzmann）則に従って決まった割合で分布しています（p.32 Q1-8）．両者は異なったエネルギー（熱）状態にまたがって動的な平衡状態にあるので，"熱平衡状態"と呼ばれます．これが磁場にさらされた環境では最も安定した（全体のエネルギーレベルが低い）状態になります．したがって，この状態から電磁波などで乱されても，やがてはこの熱平衡状態に戻ってきます．α群とβ群に属する磁気モーメントのほとんどは相殺されるので，熱平衡状態ではα群のほんの一部だけが外部から観察されるz（B_0）方向の巨視的磁化を形成します（p.49 図2-1-1）．これについてはQ2-1（p.48）で説明します．

POINT 1-10

■磁場にさらされた磁性核にとって最も安定しているのが熱平衡状態．

Q 1-11 原子核磁気モーメントを共鳴させるには何が必要ですか？

A 1-11 磁場と特定の周波数の電磁波です．

^{1}H原子核は磁気モーメントμを持っていますが，磁場がないところではランダムな方向を向いているためにμは相殺され，外部からその磁性を感じる（観察する）ことはできません（p.24 Q1-4）．磁場B_0にさらされると，異なったエネルギーレベルのα，βの2群に分かれ，エネルギー差$\Delta E = \gamma \hbar B_0$が生まれます（熱平衡状態 p.29 Q1-7, p.42 1-10）．ここで，このΔEに相当する電磁波を照射すると，電磁波に共鳴してそのエネルギーを吸収し，低いエネルギーレベル（α群）から，高いエネルギーレベル（β群）に遷移する原子核が増加します（図1-11-1）．これが核磁気共鳴です．また，このように熱平衡状態から電磁波を照射してより高いエネルギー状態にすることを励起（excitation）と呼びます．ただし，Q1-9（p.37）でも説明したように，B_0にさらされただけの状態（図1-11-1B）でも，個々の原子核は一方に固定されたもの

ではなく α 群と β 群を行ったり来たりする動的熱平衡状態にあります．電磁波に共鳴すると上のエネルギーレベルへ遷移するものも下へ遷移するものも増えるのですが，**全体として上のレベル（β 群）への遷移が多くなる**のです．電磁波の照射を続けると，次第に α 群の μ が減り β 群の μ が増加して，やがて両者が同数になります．この状態を**飽和（saturation）**，この時に照射した電磁波を**飽和パルス**あるいは **90°パルス**と呼びます（p.60 Q2–5）．

図1-11-1　^{1}H 原子核磁気モーメント μ の振る舞いとエネルギーレベル

A　磁場のない状態

B　磁場 B_0 にさらされた状態

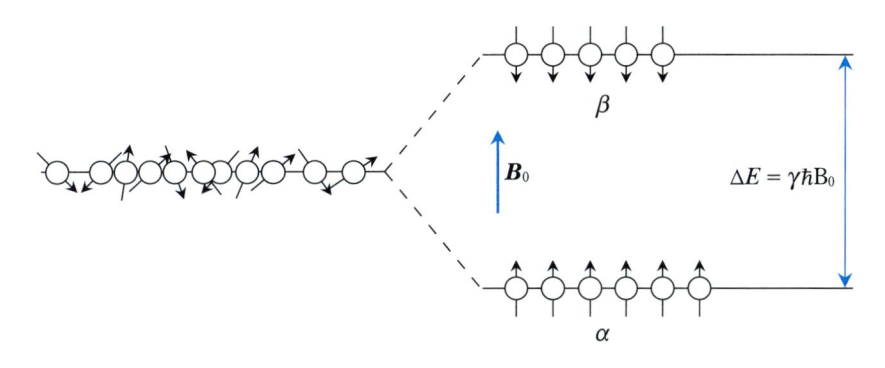

$\Delta E = \gamma \hbar B_0$

C　さらに電磁波（RF）を照射した状態

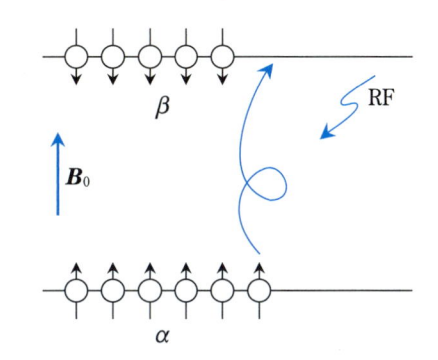

電磁波のエネルギーは $h\nu$ です（h：プランクの定数，ν：周波数）．したがって，ちょうど共鳴する周波数を ν_0 とすれば，式1–7–5から共鳴条件は次式で示されます．

$$\Delta E = \gamma \hbar B_0 = h\nu_0 \qquad 1\text{–}11\text{–}1$$

$$2\pi\nu_0 = \omega_0 = \gamma B_0 \qquad 1\text{–}11\text{–}2$$

ここで $2\pi\nu_0 = \omega_0$ とおきました．ν_0 を**共鳴周波数**（単位はHz），ω_0 を**共鳴角周波数**（単位はrad/s，ラジアン毎秒）と呼びます．B_0 の単位はT（テスラ），γ の単位はrad/(T·s) です．**式1–11–2は核磁気共鳴において最も基本となる数式**です．

Q1–6（p.27）で説明したように，$\gamma = 267.4 \times 10^6$ rad/(T·s) なので，MRIやNMRで使われている磁場（0.1〜10T）における ν_0 は4.258MHz〜426MHz程度で

す．これらは電磁波の中でもラジオ波（radiofrequency：RF）の範疇に属するため，**MRIやNMRで使用する電磁波はラジオ波あるいはRF**と呼ばれています．

Annex Q1-11

式1–3–1と式1–11–2には比例定数 γ が使われていますが，両者は同じものなのですか？

Annex A1-11

2つの式を比べてみましょう．

$$\boldsymbol{\mu} = \gamma \boldsymbol{L} \qquad\qquad 1\text{–}3\text{–}1$$

$$\omega_0 = \gamma B_0 \qquad\qquad 1\text{–}11\text{–}2$$

式1–3–1は角運動量 $\boldsymbol{L}$ と磁気モーメント $\boldsymbol{\mu}$ の，式1–11–2は磁場（磁束密度）B_0 と共鳴角周波数 ω_0 の比例関係を示しており，両者は同じ比例定数 γ で結ばれています．γ は式1–3–1から磁気モーメント角運動量比（Q1–3），式1–11–2から"磁気回転比"と呼ばれています．はたして両式の γ が同じものなのか？ 式1–7–1〜1–7–5（p.30〜31）と式1–11–1, 2から同じであることは証明されますが，ここでは γ の単位を比べてみましょう（p.674 付録2）．

$$\mu[\text{A·m}^2] = \gamma L[\text{kg·m}^2\text{s}^{-1}] \qquad\qquad 1\text{–}3\text{–}1'$$

したがって γ の単位は，

$$\frac{[\text{A·m}^2]}{[\text{kg·m}^2\text{s}^{-1}]} = [\text{A·s·kg}^{-1}] \qquad\qquad 1\text{–}3\text{–}1''$$

$$\omega_0[\text{s}^{-1}] = \gamma B_0[\text{T}] \qquad\qquad 1\text{–}11\text{–}2'$$

こちらの γ の単位は，

$$\frac{[\text{s}^{-1}]}{[\text{T}]} = [\text{s}^{-1}\text{T}^{-1}] \qquad\qquad 1\text{–}11\text{–}2''$$

2つの γ は一見別物のようですが，T = N/(A·m) と N = kg·m/s^2 の関係（Nはニュートン，p.674 付録2参照）を式1–11–2″の右辺に代入すると [A·s·kg^{-1}] になります．やはり両式の γ は同じものでした．このように電磁気学ではさまざまな単位が使われるので，一見別人のように見えることがよくあります．**単位の変装にご注意を！！**

POINT 1-11

- 原子核磁気モーメントμを共鳴させるには,磁場と電磁波が必要.
- 電磁波の共鳴周波数は磁場の強さに比例する($2\pi\nu_0 = \omega_0 = \gamma B_0$).
- 共鳴周波数の電磁波を照射すると,α群のμが減りβ群のμが増加する.
- 電磁波を照射して熱平衡状態からより高いエネルギー状態にすることを励起という.
- MRIで使用する電磁波はラジオ波(RF)に属する.

Q2 巨視的磁化
― その振る舞いは古典力学に則って ―

Q2-1 磁気モーメントμと巨視的磁化Mの関係は？
Q2-2 RFを照射すると巨視的磁化Mはどう動く？
Q2-3 回転座標って何？
   Annex　回転座標で誤魔化している？
Q2-4 回転座標で巨視的磁化Mはどう動く？
Q2-5 90°，180°パルスはどう決まるのか？
Q2-6 90°パルス照射時のμの振る舞いは？
Q2-7 NMR信号は巨視的磁化Mの回転によるものか？
   Annex　90°パルス以外のフリップ角のNMR信号は？

Q2 巨視的磁化 ― その振る舞いは古典力学に則って ―

Q 2-1 磁気モーメントと巨視的磁化はどのような関係になるのですか？

A 2-1 単位体積あたりの磁気モーメント μ のベクトル和が巨視的磁化ベクトル M です．

μ の大きさの単位は A·m² = J/T なので，M の単位は A·m²/m³ = A/m = N/Wb になります（p.674 付録2）．磁場にさらされた ¹H 原子核磁気モーメント μ は α，β 両群に分かれます．これらのほとんどを占める両群にある同じ数の μ はすべて打ち消し合うので，外部から観察できる（信号に寄与する）のは両群の差だけです．とは言っても 1.5T の磁場にさらされた水 1mg の中の両群の差は 335 兆個に上りました（p.34 Q1-8 Annex）．そこで，これらを単位体積あたり（MRI ではボクセルあたりと考えてよい）の磁化（**magnetization**）として大きな1つのベクトルで表そうというわけです．こうすると，量子力学に支配されていた個々の ¹H 原子核からひとまず離れて，(巨視的) 磁化を古典物理学で扱うことができるわけです．実際に観測できるのは，この巨視的磁化 M の行動であって，個々の ¹H 原子核磁気モーメント μ の振る舞いではありません．

磁場 B_0 にさらされた熱平衡状態にある単位体積内の ¹H 原子核磁気モーメント μ のベクトル和（＝ α 群に余計に含まれている μ のベクトル和）である巨視的磁化 M は，B_0 方向のスピン角運動量を持ち，B_0 方向（+z 方向）を向く大きなベクトルになります（図2-1-1）．式 1-8-5 から，

$$M \propto N_\alpha - N_\beta \fallingdotseq \frac{N_{(\alpha+\beta)}\Delta E}{2\kappa T} = \frac{\gamma \hbar N_{(\alpha+\beta)} B_0}{2\kappa T} \qquad 2\text{-}1\text{-}1$$

すなわち，M の大きさ M は単位体積あたりの ¹H 原子核数 $N_{(\alpha+\beta)}$（＝ ¹H 原子核密度 ρ）と B_0 に比例することになります．

POINT 2-1

- 巨視的磁化ベクトル M は単位体積あたりの磁気モーメント μ のベクトル和．
- M は古典物理学で扱える．
- 観測できるのは巨視的磁化 M の行動であって，個々の ¹H 原子核磁気モーメント μ ではない．
- B_0 にさらされた熱平衡状態では，巨視的磁化 M は B_0（+z）方向を向く．
- M は ¹H 原子核密度 ρ と B_0 に比例する．

図2-1-1 巨視的磁化ベクトルMは単位体積あたりの磁気モーメントμのベクトル和で，熱平衡状態ではB_0(+z)方向を向く．

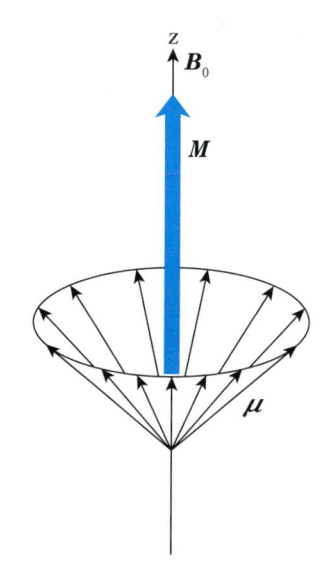

Q2-2 RFを照射すると巨視的磁化ベクトルMはどのように動くのですか？

A2-2 B_0(z)方向を軸とする歳差運動とRF方向を軸とする回転が同時進行する複雑な行動をとります．

巨視的磁化Mは磁気モーメントの集合体ですから，基本的に磁気モーメントが磁場B_0から受ける(p.37 Q1-9)のと同様の力を受けるはずです．スピン角運動量を持つ磁気モーメントμはB_0から偶力を受けて円錐上を歳差運動していました(図1-9-2, 3)．これはμとB_0がと55°あるいは125°の角度を持っていたことによって生じた偶力とμ自体の持つスピン角運動量のなせる業でした．

ところが，MはB_0と平行です．これでは偶力は生じません．したがって，B_0にさらされただけのMはz軸に平行なままで，x成分(M_x)もy成分(M_y)もx-y成分(M_{xy})も0です．ここでM_{xy}，すなわちMのx-y平面への投影を横磁化，z軸への投影M_zを縦磁化と呼びます．この$M_{xy}=0$の状態では，外部からMを検知することはできません．z方向にはB_0というMとは比べ物にならないほど巨大な磁場が存在します．したがって平行するB_0の陰に隠れてMは検出されないのです．Mを検出するにはB_0と直交する成分M_{xy}が不可欠なのです．

M_{xy}を生じさせるには，z軸と角度がつくようにMを傾ければよいことはおわかりでしょう．このMをz軸から傾けるのが共鳴周波数を持つ電磁波(RF)なのです．

電磁波(RF)は回転する磁場と同じ磁気的性質を持っています(p.519 Q11-4)．

これを x–y 平面に平行（z 軸に垂直）に照射すると x–y 平面を回転する磁場（B_1）になります．回転したままだとわかりにくいので，x 軸上で一瞬止まってもらいましょう（B_1 を照射した瞬間と考えてください）．M と B_1 は垂直なので B_1 から M に偶力がかかります．偶力は磁気モーメント μ の場合（p.38 図1-9-2B）と同様に，M の先端に加わる磁場方向（ここでは B_1 方向）の F と起始部に加わる逆方向の $-F$ の組み合わせです（p.390 図8-13-2A参照）．したがって M の動きも図1-9-4（p.39）のようになりますが，複雑になるので $-F$ を省略します（結果は同じです）．M はスピン角運動量を持っていますから，磁気モーメント μ の場合と同様に，偶力の方向ではなく，スピン角運動量ベクトル L（M と同じ向き）から偶力（の片方 F）への右ねじの進む方向（ベクトル外積 $L \times F$ 方向）へ動きます（図2-2-1）．すなわち M の先端が z–y 平面上を y 軸方向へ倒れていくことになります．

B_1 の回転が始まります．すると回転する B_1 の方向から常に 90°遅れた方向に M が倒れていくことになるので，結局は z 軸から x–y 平面に倒れながら z 軸を中心に B_1 と同じ速さ（共鳴角周波数 ω_0）で回転することになります（図2-2-2）．かなり複雑ですが，おわかりいただけたでしょうか？ 「わかりにくい」という声が聞こえてきそうです．「わかりにくい」のはごもっともで，そのために回転座標系が登場します．

図2-2-1　B_0 にさらされた M に B_1 を照射した時，偶力 F と M の先端（z 端）が最初に動く方向（⇨）．

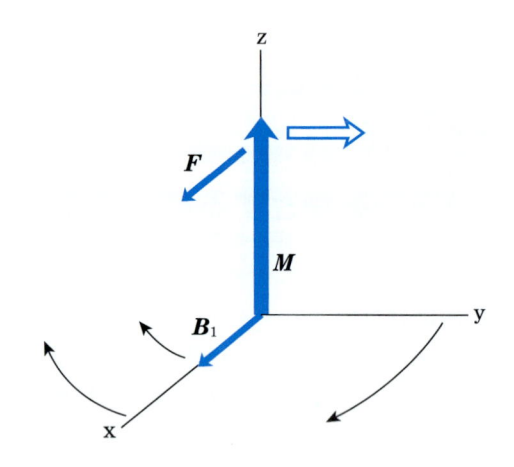

図2-2-2 **B_1** を照射し続けた時の **M** の動き. z軸からx–y平面に倒れながらz軸を中心に **B_1** と同じ速さ（共鳴角周波数 ω_0）で回転する.

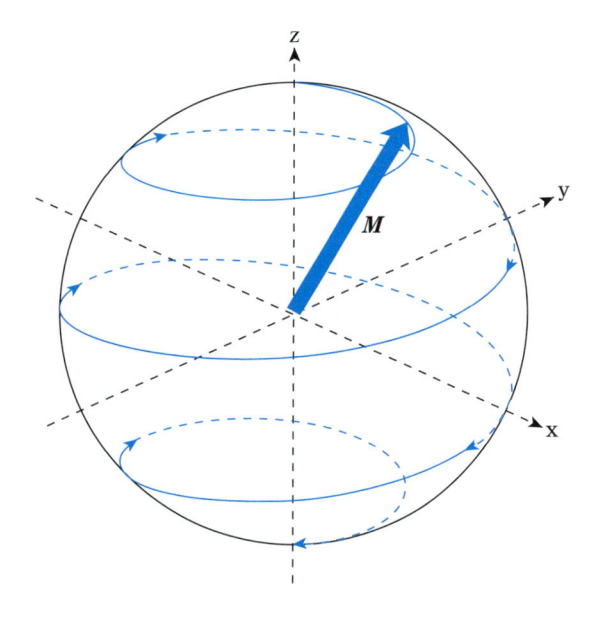

POINT 2-2

- 巨視的磁化 M を検出するには B_0 と直交する成分 M_{xy} が不可欠.
- M をz軸から傾けるのが共鳴周波数を持つ静磁場に垂直方向のRF（= B_1）.
- B_1 を照射された M はz軸からx–y平面に倒れながらz軸を中心に B_1 と同じ速さ（共鳴角周波数 ω_0）で回転する.

Q2 巨視的磁化 ― その振る舞いは古典力学に則って ―

Q 2-3 回転座標を説明してください.

A 2-3 メリーゴーラウンドの内部だと思ってください.

あなたはメリーゴーラウンド(merry-go-round, 回転木馬)の木馬に乗って回転しています.メリーゴーラウンドの外からあなたを見れば,確かにあなたは回転しています.また,あなたが周りを見るとやはり木馬の進行方向と逆に風景は動いていきます.しかし,同じメリーゴーラウンドのちょうど反対側の木馬に乗っている人はいつもそこにいて,あなたとの位置関係は変わりません.反対側でなくてもすぐ前あるいはすぐ後ろの木馬に乗っている人との位置関係もいつも同じです.もちろん,実際には風を受け,遠心力を受けるので回転していることは感じられますが,重要なことはメリーゴーラウンド内で同じ速度で回転しているもの同士の位置関係は変わらない.つまり,メリーゴーラウンドの回転を無視した(差し引いた)座標系が成り立つということです.

このように定速で回転する座標[例えばz軸を中心にしてx軸およびy軸が1秒間に100万回転(1MHz)する座標]を回転座標,そのようなシステムを**回転座標系**と呼び,これを外から見ている場合(静止座標を使うシステム)を**実験室系**と呼びます.メリーゴーラウンドの木馬に乗っているあなたが1つ前の木馬に乗っているお嬢さんを見るのが回転座標系で,メリーゴーラウンドの外に立ってお嬢さんを見るのが実験室系なのです.

z軸を中心に角周波数ω_0で回転する回転座標系を考えます.メリーゴーラウンドがこの角速度で回転しているというわけです.これと同じ角速度でz軸を中心に回転する物体(あるいはお嬢さん)が,この回転座標系では静止していることになるのは前述した通りです.一般化すると,実験室系において角周波数ω_pでz軸の周りを回転している物体は,この回転座標系では,

$$\omega = \omega_p - \omega_0 \qquad 2\text{–}3\text{–}1$$

で回転することになります.したがって$\omega_p = \omega_0$なら$\omega = 0$となって,この物体はこの回転座標系では静止しています.$\omega_p > \omega_0$なら,実験室系ではこの物質が回転する座標を追い越して先に進む,つまり回転座標系では$\omega_p - \omega_0$で順回転することになります.$\omega_p < \omega_0$ならωは負になります.つまりこの物体は座標の回転速度より遅いため,実験室系では回転する座標から次第に遅れていき,回転座標系では逆回転することになります.

実験室系では複雑な物体の運動(関係)**が,**(物体の運動から回転座標の回転分を差し引くことにより)**回転座標系では単純な**運動(関係)**になるわけです.**

図2-3-1　実験室系においてω_pで回転する物体の，回転座標系（角周波数ω_0）における動き

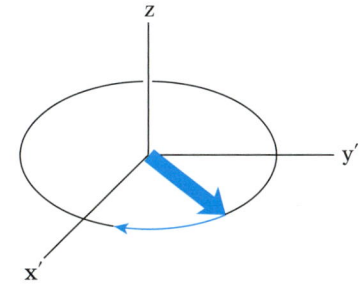

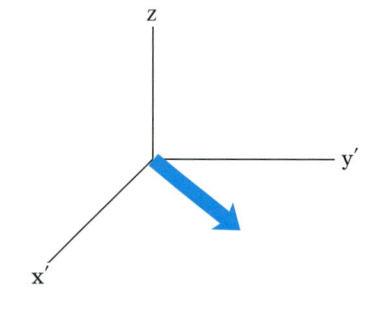

A　$\omega_p > \omega_0$

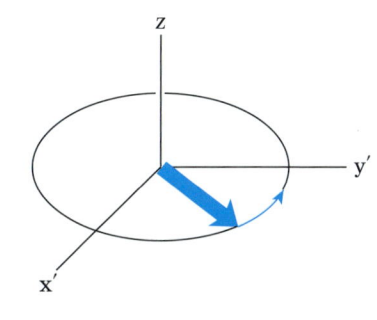

B　$\omega_p = \omega_0$

C　$\omega_p < \omega_0$

A：$\omega_p > \omega_0$なら順回転，B：$\omega_p = \omega_0$なら静止，C：$\omega_p < \omega_0$なら逆回転．

Annex Q2-3

回転座標系なんか持ち出して，うまく誤魔化しているのではないですか？

Annex A2-3

　何か誤魔化されたような気がするって？ そんなことはありません．あなたの家と通勤電車と勤務地の関係も，東京と札幌の位置関係も，毎日の生活すべてが回転座標系なのですから．だって地球という回転座標に乗っているでしょう．別の惑星から見れば，あなたの動きははるかに複雑になります．回転座標系とか実験室系とか言っても実は相対的な問題に過ぎないわけです．何が絶対静止座標かなんてわかりませんからね．適切な回転座標系を見つけて複雑化する世の中をシンプルにしましょう．

POINT 2-3

- 複雑な運動（関係）が，回転座標系では単純な運動（関係）になる．
- 実験室系でω_pで回転する物体は，角周波数ω_0の回転座標系では$\omega = \omega_p - \omega_0$で回転する．

Q2-4 回転座標では巨視的磁化ベクトル M はどのように動くのですか？

A2-4 M は z軸から y′軸に向かって単純に倒れます．

▶▶▶1 回転座標における M の動き

　回転座標をうまく使って，図2-2-2（p.51）に示す実験室系における複雑な動きを単純化します．ここでは，実験室系を（地球の自転を無視した）静止座標系，z軸を中心として共鳴角周波数 $\omega_0 = 2\pi\nu_0$ で回転する座標系を回転座標系とします．そうすると，この座標系にはみかけの磁場 $\omega_0/\gamma = B_0$ が $-z$ 方向にかかることになり（次項），静磁場 B_0 が相殺され，z（$-z$）方向の磁場を無視することができます．

　したがって巨視的磁化 M に影響を与える磁場は B_1 だけになります．B_1 は共鳴周波数のRFなので実験室系では共鳴角周波数 ω_0 で回転していますが，回転座標系では静止しています（図2-4-1）．この B_1 が静止している方向をx′（x–y平面上ならどこでもよい），このx′軸と直交するx–y平面上の軸をy′軸とします．すなわち，この回転座標の座標軸はx′, y′, z軸です．くどいようですが，外から（実験室系として）みれば，このx′, y′軸と B_1 は ω_0 でx–y平面上を回転しています．また，回転座標と元の静止（実験室系）座標のz軸は同じです．この回転座標系（x′, y′, z）において M がどのように動くか見てみましょう．

　A2-2（p.49）ではx軸にほんの一瞬だけ停止して頂きましたが，回転座標のx′軸はずっと停止しており，B_1 は常にこの軸上にあります．M と B_1 は垂直なので B_1 から M に偶力がかかります．M はスピン角運動量を持っていますから，スピン角運動量ベクトル L から偶力（の片方 F）への右ねじの進む方向（ベクトル外積 $L \times F$ 方向）へ動きます（図2-4-2）．すなわち M の先端がz–y′平面上をy′軸方向へ倒れていくことになります．これは B_1 が照射されている限り続くので，z軸との角度が次第に大きくなります．そして，B_1 が照射されている時間をtとすれば，この角度 θ は $\gamma B_1 t$ になります[†]．

$$\theta = \gamma B_1 t \qquad 2\text{-}4\text{-}1$$

つまり B_1 を照射されている間，M はx′軸を中心として，z–y′面上をzからy′方向へ角周波数 γB_1 で回転することになります．

ひとくちMEMO

[†] B_1 照射時の M の角周波数

　B_0 だけにさらされた μ の角周波数が $\omega_0 = \gamma B_0$（p.41 POINT 1-9）なのと同様に，B_1 だけにさらされた（回転座標における）M の回転角周波数は γB_1，したがってt時間照射した時のz軸との角度を θ とすれば，$\theta = \gamma B_1 t$．B_1 の単位をT（テスラ），γ の単位をrad/(T·s)，tの単位をs（秒）にすると，θ はrad（ラジアン）になります．

図2-4-1　実験室系（A）と回転座標系（B）

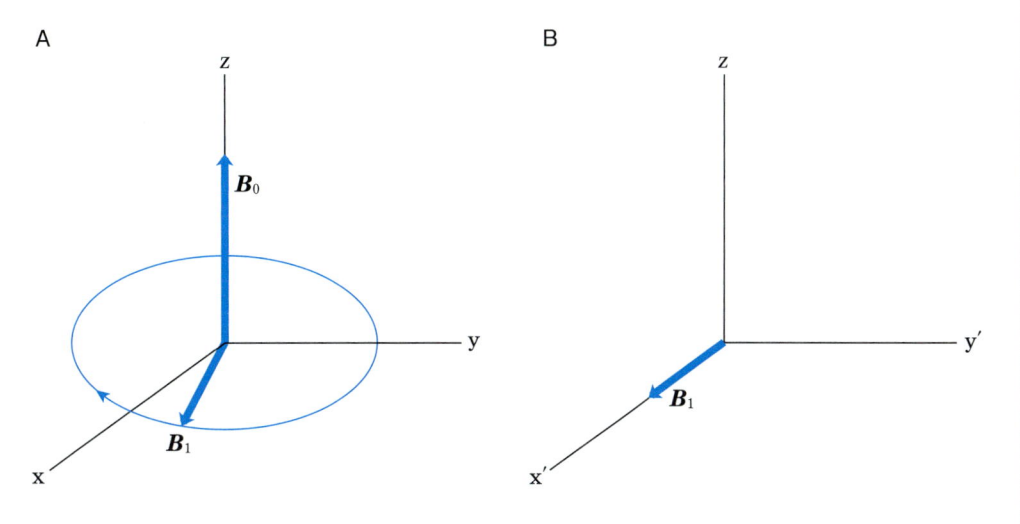

図2-4-2　角周波数ω_0でz軸周囲を回転する回転座標系において，「B_1を照射されているMはx′軸を軸にしてz–y′面上をzからy′方向へ角周波数γB_1で回転する（倒れる）」．

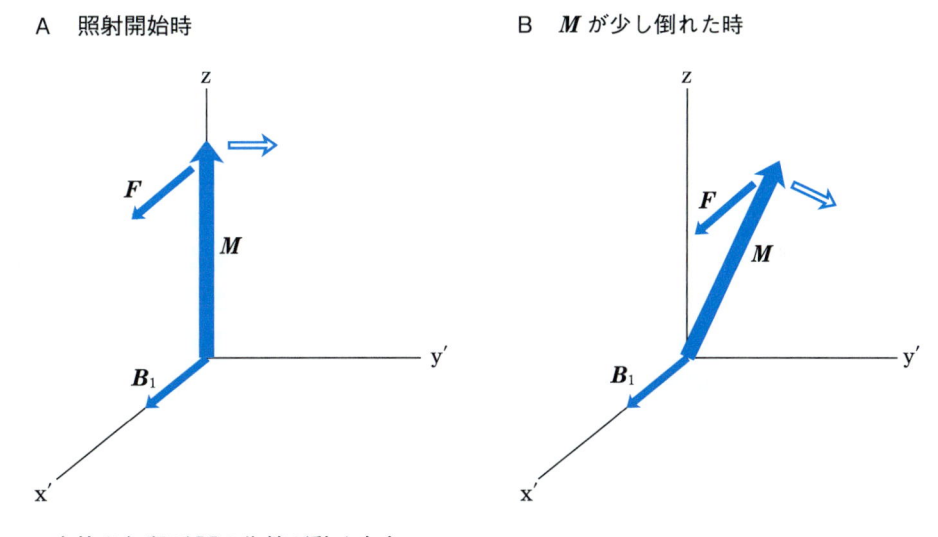

A　照射開始時　　　　　　　　　　B　Mが少し倒れた時

白抜き矢印がMの先端が動く方向．

▶▶▶ 2　回転座標系におけるみかけの磁場と実効磁場

　実験室系において角周波数ω_0で回転（歳差運動）するすべての核磁気モーメントμが，同じω_0で回転する回転座標系においては停止しているとみなされます．実験室系におけるμの回転はB_0によるものなので，回転座標系においてはB_0が存在しない，すなわちB_0を相殺する大きさω_0/γで−z方向の「みかけ」の磁場（$-B_0$）が存在することになります（図2-4-3）．ここでの「みかけ」とは，実験室系では存在しないが，回転座標を導入すると現れるという意味です．この「みかけ」の磁場はω_0で回転するRF磁場B_1によるものです．すなわち，ω_0で回転するRF磁場B_1が，角周波数ω_0の回転座標に「みかけ」の磁場（$-\omega_0/\gamma = -B_0$）を作り，B_0が相殺されてB_1だけが残るわけです．したがって，z方向の磁化M（核磁気モーメントμのベクトル和）は唯一の

磁場であるB_1を軸に回転してy'方向に倒れていきます。

　一般化すれば，角周波数ω_{RF}で回転するRF磁場B_1は，ω_{RF}で回転する回転座標系にz軸に沿った$-\omega_{RF}/\gamma$の（みかけの）静磁場を与えることになります。この座標系には（みかけの）磁場$-\omega_{RF}/\gamma$が加わるのでz方向の磁場の大きさB_zは，

$$B_z = B_0 - \frac{\omega_{RF}}{\gamma} = \frac{\omega_0}{\gamma} - \frac{\omega_{RF}}{\gamma} = \frac{\omega_0 - \omega_{RF}}{\gamma} \qquad 2\text{-}4\text{-}2$$

になり，$\omega_{RF} < \omega_0$の状態をω_{RF}で回転する回転座標系で見ると図2-4-4になります。実験室系では角周波数ω_{RF}で回転している磁場B_1(RF)は，ω_{RF}で回転しているこの回転座標系では常に一定の方向を向いているので，これをx'軸とします。つまり，この回転座標系に存在する磁場は①z方向で大きさ$B_z = M_0 - \omega_{RF}/\gamma$と②$x'$方向の大きさ$B_1$の2つです。したがって両者のベクトル和が，この回転座標で磁化Mを支配する磁場になり，**実効磁場**(B_{eff})と呼ばれます。+z軸とB_{eff}との角度をαとすれば，

$$\boldsymbol{B}_{eff} = \boldsymbol{B}_z + \boldsymbol{B}_1 \qquad 2\text{-}4\text{-}3$$

$$B_{eff} = (B_z^2 + B_1^2)^{\frac{1}{2}} \qquad 2\text{-}4\text{-}4$$

$$\tan\alpha = \frac{B_1}{B_z} \qquad 2\text{-}4\text{-}5$$

MはこのB_{eff}を軸として回転することになります。$\omega_{RF} > \omega_0$ならB_{eff}が下方を向いて$x'-(-z)$面に存在することになります。$\omega_{RF} = \omega_0$なら，z方向の磁場が$M_0 - \omega_0/\gamma = 0$，したがって$B_{eff} = B_1$（図2-4-3）となって，図2-4-2のように$B_1$方向($x'$軸)を中心に$M$が回転します。ということは，**RFの角周波数**(ω_{RF})**がきちんと共鳴周波数**(ω_0)**に合っていないと，実効磁場がx'軸と離れてMが正確にy'方向に倒れてくれないわけです** (p.60 Q2-5)。

図2-4-3 実験室系（A）においてω_0で回転する磁場B_1は，角周波数ω_0の回転座標（B左）に「みかけ」の磁場（$-\omega_0/\gamma = -B_0$）を作り，B_0が相殺されてB_1だけが残る（B右）．

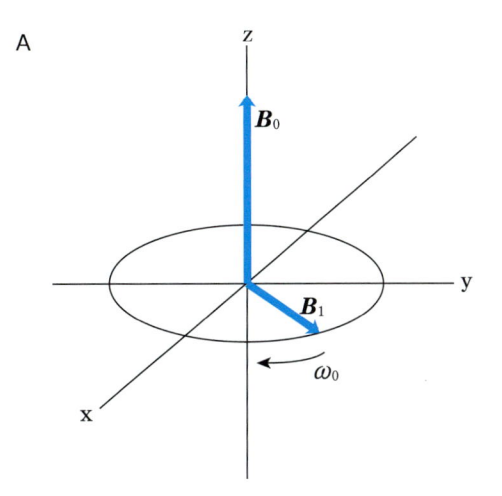

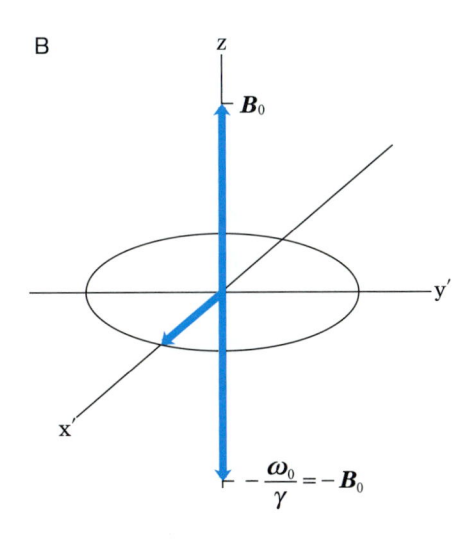

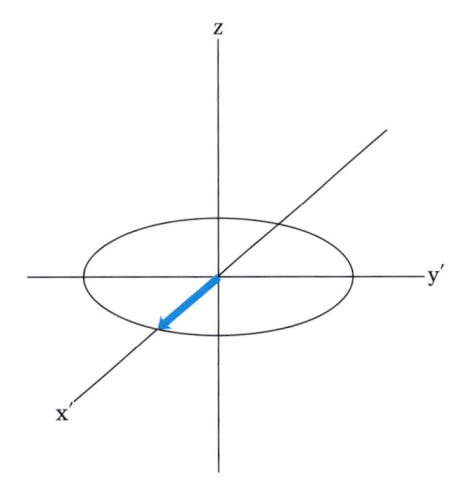

図2-4-4 実効磁場（B_{eff}）はz方向の大きさ$B_0 - \omega_{\text{RF}}/\gamma$とx′方向の大きさ$B_1$の2つのベクトルの和

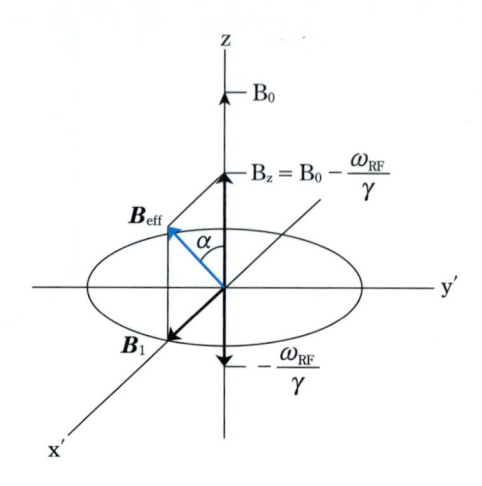

ここまでこだわらなくてもよいのですが！

▶ Mの回転座標における運動方程式

角周波数ω_0で回転する回転座標系において，Mがx′軸を中心としてy′軸，そして−z軸へと回転することを運動方程式で示します．B_1にさらされたMはB_1から偶力F，$-F$を受けます．Fは回転力として働きます．Mは単位体積に含まれるμのベクトル和であり，Mのスピン角運動量L_Mは単位体積に含まれるμの角運動量Lのベクトル和で，しかもμとLは同じ方向のベクトルなので，式1-3-1（p.21），式1-9-1（p.40）の代わりに式1-3-1′，式2-4-1が成り立ちます．

$$M = \gamma L_M \qquad 1\text{-}3\text{-}1'$$

MがB_1から受けるトルクは$M \times B_1$なので，

$$\frac{dL_M}{dt} = M \times B_1 \qquad 2\text{-}4\text{-}6$$

$$\frac{dM}{dt} = \gamma M \times B_1$$

ここからベクトルのx′，y′，z成分で考えます．$M = (M_{x'}, M_{y'}, M_z)$，$B_1 = (B_1, 0, 0)$になります．$B_1$はx′軸に平行でy′，z成分はありませんからね．したがって，

$$\left(\frac{dM_{x'}}{dt}, \frac{dM_{y'}}{dt}, \frac{dM_{z'}}{dt}\right) = (0, \gamma M_z B_1, -\gamma M_{y'} B_1) \qquad 2\text{-}4\text{-}7$$

つまり，

$$\frac{dM_{x'}}{dt} = 0 \qquad 2\text{-}4\text{-}8$$

$$\frac{dM_{y'}}{dt} = \gamma M_z B_1 \qquad 2\text{-}4\text{-}9$$

$$\frac{dM_{z'}}{dt} = -\gamma M_{y'} B_1 \qquad 2\text{-}4\text{-}10$$

以下 $\boldsymbol{\mu}$ の場合（p.41）と同様にして，

$$M_y + iM_z = C \exp(-i\gamma B_1 t) \qquad 2\text{-}4\text{-}11$$

$\boldsymbol{M}$ は $t = 0$ の時 z 軸にいるので，この時の値を M_0 とします．

$$M_y + iM_z = M_0 \exp(-i\gamma B_1 t) = M_{yz}[\cos(\gamma B_1 t) - i\sin(\gamma B_1 t)] \qquad 2\text{-}4\text{-}12$$

したがって，

$$M_x = 0 \qquad 2\text{-}4\text{-}13$$

$$M_y = M_0 \cos(\gamma B_1 t) \qquad 2\text{-}4\text{-}14$$

$$M_z = -M_0 \sin(\gamma B_1 t) \qquad 2\text{-}4\text{-}15$$

となって，図 2-4-2（p.55）および図 2-5-1（p.60）のように「$\boldsymbol{B_1}$ を照射されている $\boldsymbol{M}$ は x' 軸を軸にして z-y' 面上を z から y' 方向へ角周波数 γB_1 で回転する」ことを示しています．

POINT 2-4

- $\boldsymbol{B_1}$ を照射すると，$\boldsymbol{M}$ は x' 軸を中心として z-y' 面上を z から y' 方向へ角周波数 γB_1 で回転する．
- ω_0 で回転する RF 磁場 $\boldsymbol{B_1}$ が，角周波数 ω_0 の回転座標に「みかけ」の $-z$ 方向の磁場（$-\omega_0/\gamma = -B_0$）を作り，B_0 が相殺される．
- $\boldsymbol{M}$ は実効磁場 B_{eff} を軸として回転する．
- RF の角周波数がきちんと共鳴周波数に合っていないと，B_{eff} が x' 軸と離れて $\boldsymbol{M}$ が正確に y' 方向に倒れない．

Q2 巨視的磁化　— その振る舞いは古典力学に則って —

Q 2-5　90°パルスと180°パルスはどのように決まるのですか？

A 2-5　B_1の強さと照射時間によって決まります．

B_1から受ける偶力と自己のスピン角運動量により，Mは回転座標のz–y′平面上をy′軸方向へ倒れていきます（p.54 Q2-4）．すなわちx′軸を軸にして角周波数γB_1で回転するのでした．この関係を示す式2-4-1を再掲します．

$$\theta = \gamma B_1 t \tag{2-4-1}$$

このθを**フリップ角**（flip angle：FA）と呼びます．90°パルス，180°パルスは，このθがそれぞれ90°，180°になるRF（B_1）のことで，ラジアン単位で$\pi/2$パルス，πパルスと呼ばれることもあります（図2-5-1）．これらはスピンエコー（SE）法で繁用されるフリップ角ですが，グラディエントエコー（GRE）法では10°，30°，60°など小さなフリップ角のRFも使われます．

図2-5-1　回転座標系において，Mは90°パルスでy′軸，180°パルスで−z軸に重なる．

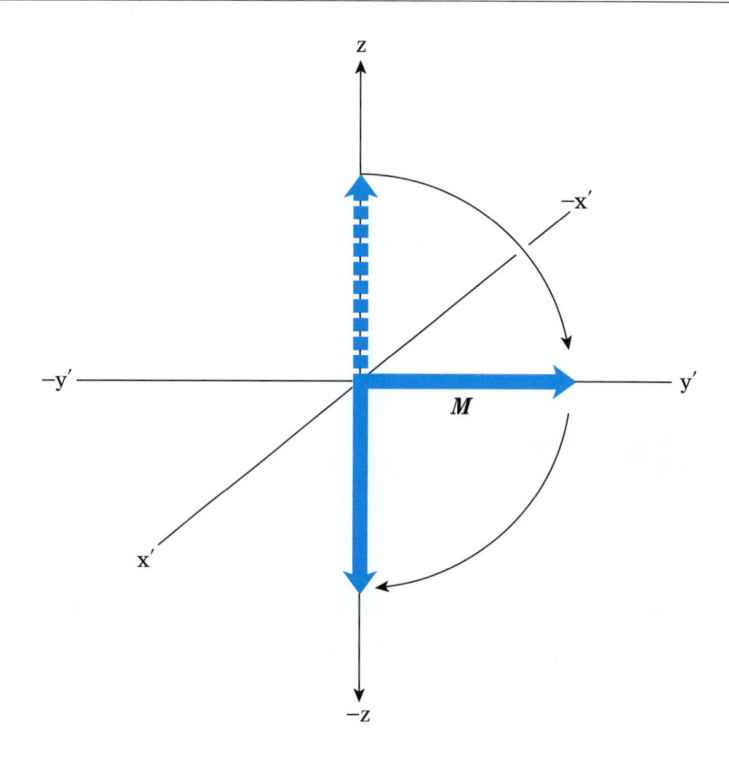

式2-4-1で示す通り，γは定数なのでθはB_1の強さと照射時間tに比例しますが，より正確に設定可能なtで調節されます．ここでB_1の強さは磁束密度［単位はテスラ（T）］で表されます．tとともにMはy′軸に倒れていき，横磁化（Mのy′成分$M_{y'}$，実験室系ではM_{xy}）が次第に大きくなっていき，$\theta = 90°$のところで横磁化が最大になり

ます．これが90°（$\pi/2$）パルスです．ここでは縦磁化（M_z）は0です．原子核磁気モーメントでいえば，α群とβ群のμが同数になった飽和状態なので**飽和パルス（saturation pulse）**とも呼ばれます[脚注]（だから縦磁化が0，p.42 Q1-10）．さらに照射を続けるとMは$-z$軸に向かい，横磁化は減少してやがて0になります．Mが$-z$軸に重なったためで，これが180°（π）パルスで，熱平衡状態の反対を向かせるRFパルスなので**反転パルス（inversion pulse）**とも呼ばれます．このようにB_1の照射を続けていくと$\pi/2$，$3\pi/2$，$5\pi/2$というように$\pi/2$の奇数倍ごとに横磁化が最大になり，π，2π，3πというようにπの整数倍ごとに0になります．

　NMR信号は横磁化の大きさに比例します．そこで，B_1の照射を続けながら信号をモニターしていき，最初に信号が最大になった時の照射時間がt_1，最初に0になった時の照射時間がt_2であれば，$\gamma B_1 t_1$が90°（$\pi/2$）パルス，$\gamma B_1 t_2$が180°（πパルス）になります．もちろん，$t_2 = 2t_1$ですね．

> **ここまでこだわらなくてもよいのですが！**
>
> ### ▼ 正確なフリップ角
>
> 　フリップ角は式2-4-1で決まるのですが，実は広い範囲の磁化を正確に90°，180°などFA通りに倒すのはそう簡単ではありません．第1はRFが必ずしも対象（被写体）に均一に分布しないという**RF磁場不均一性**の問題があります．これは送信コイルの形態，性能やコイルと撮像部位の距離（p.515 Q11-3），RF周波数（$\propto$静磁場強度）と被写体の大きさ（p.406 Q8-19）などに依存します．第2は**オフレゾナンス効果（off-resonance effect）**です．これはp.55 Q2-4の2で触れた「RFの角周波数（ω_{RF}）がきちんと共鳴角周波数（ω_0）に合っていないと，実効磁場がx'軸と離れてMが正確にy'方向に倒れてくれない」ことです．$\omega_{RF} \neq \omega_0$の場合には図2-4-1（p.55）の$B_1$に実効磁場（$B_{eff}$，p.58 図2-4-4）が置き換わって実効フリップ角θ_{eff}は，
>
> $$\theta_{eff} = \gamma B_{eff}\, t \qquad 2\text{-}5\text{-}1$$
>
> 式2-4-2，3（p.56）および式2-5-1から，角周波数ω_{RF}のRFを照射した時の磁化Mの動き（ω_0の回転座標における）は図2-5-2のようになり，Mの各成分の動きは次式で表されます．

●脚注●
正確には縦磁化と横磁化が0の状態が飽和です．

Q2 巨視的磁化 ── その振る舞いは古典力学に則って ──

図2-5-2　ω_0の回転座標における$\boldsymbol{B}_{\text{eff}}$と$\boldsymbol{M}$の動き

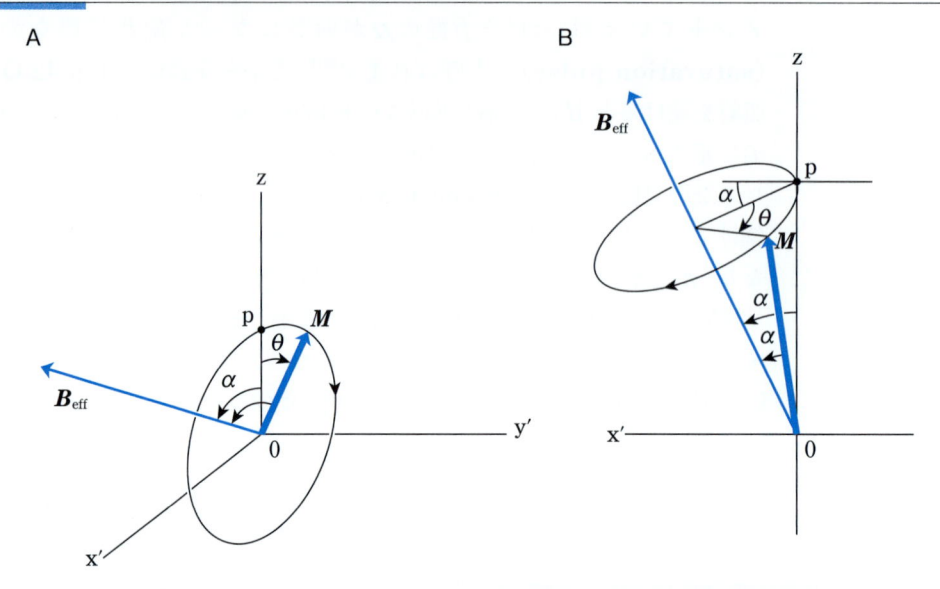

A：$\boldsymbol{M}$は$\boldsymbol{B}_{\text{eff}}$を軸として，角度$\alpha$を保って回転する．　B：y'軸方向から見た図．
p：熱平衡状態の$\boldsymbol{M}$の位置．θ：θ_{eff}

$$M_{x'} = M_0(1 - \cos\theta_{\text{eff}})\sin\alpha\cos\alpha \qquad 2\text{-}5\text{-}2$$

$$M_{y'} = M_0 \sin\theta_{\text{eff}} \sin\alpha \qquad 2\text{-}5\text{-}3$$

$$M_z = M_0(\cos^2\alpha + \cos\theta_{\text{eff}} \sin^2\alpha) \qquad 2\text{-}5\text{-}4$$

式2-5-4からM_zが0になる，すなわち正確に90°パルス（$\theta_{\text{eff}} = 90°$）であるためには，$\cos^2\alpha + \cos\theta_{\text{eff}} \sin^2\alpha = 0$でなければなりません．したがって，

$$\sin^2\alpha\,(1 - \cos\theta_{\text{eff}}) = 1 \qquad 2\text{-}5\text{-}6$$

$\sin\alpha = 1 \rightarrow \alpha = 90° \rightarrow B_{\text{eff}} = B_1 \rightarrow \omega_{\text{RF}} = \omega_0$が必須条件になります．

同様にM_zが$-M_0$になる，すなわち正確に180°パルス（$\theta_{\text{eff}} = 180°$）であるためには，$\cos^2\alpha + \cos\theta_{\text{eff}}\sin^2\alpha = -1$でなければなりません．したがって，

$$\sin^2\alpha\,(1 - \cos\theta_{\text{eff}}) = 2 \qquad 2\text{-}5\text{-}6$$

$\sin\alpha = 1 \rightarrow \alpha = 90° \rightarrow B_{\text{eff}} = B_1 \rightarrow \omega_{\text{RF}} = \omega_0$が必須条件になります．つまり$\boldsymbol{\omega_{\text{RF}}} = \boldsymbol{\omega_0}$でなければフリップ角を**90°，180°**にする（$\boldsymbol{M}$を**x-y**平面，**−z**方向に倒す）ことは不可能なのです．ということは，上記のようにRF分布が実際には不均一なので，被写体全体の$\boldsymbol{M}$を90°，180°など正確なフリップ角に倒すことは不可能ということになります．ただし，これは単独のRFパルスでは不可能ということで，正確性を求める場合には複数のRFパルスを組み合わせたコンポジットパルス（composite pulse；p.527 Q11-7）などが必要です．とは言ってもこの正確性は高分解能MRS（MR spectroscopy）などで必要とされるもので，MRIでは一般に単独のRFパルス

で十分ですが，高磁場になるとRFの不均一性が増大するので(p.406 Q8–19)，静磁場3T以上のMRI装置ではコンポジットパルスやパラレル送信が必要になります(p.558 Q11–15).

POINT 2-5

- フリップ角はRF磁場の強さ（磁束密度）と照射時間に比例する（$\theta = \gamma B_1 t$）.
- 横磁化は90°パルスで最大になり，180°（π）パルスで0になる.
- 90°パルスを飽和パルス，180°パルスを反転パルスともいう.
- RFの角周波数が共鳴角周波数に一致しなければ（$\omega_{RF} \neq \omega_0$）フリップ角が正確に90°，180°にはならない.

Q 2-6 Mが90°パルスでy′軸に倒れていく過程で，μはどのようになっているのですか？

A 2-6 次第にβ群が増えるとともに，位相が揃ってくると考えてください.

またまた歯切れの悪い答えですね．A1–9（p.37）でも言い訳しましたが，もう一度.「原子核磁気モーメントμは確率論的な量子力学でしか説明できないものなので，古典力学的にすべてを説明しようとすると何かと綻びが生じてしまいます.」

量子論的な条件を満たしながら，古典力学的に説明できる十分なモデルが見つかりません．ここでは2つのモデルを紹介します.

▶▶▶ 1 モデルA

回転座標系（B_0がないと仮定した状態）で個々のμに古典力学（スピン角運動量と偶力）を当てはめた場合です．すると図2-1-1（p.49）のμを乗せた円錐がそのままz-y′面をy′軸方向へ倒れていき（図2-6-1A），90°パルスではy′軸を中心とした円錐になります．これはわかりやすいモデルなのですが，z軸との角度55°を保つという量子論上の条件が満たされないし（B_0がないという仮定に立っているので当たり前ですが），RFのエネルギーを吸収してα群からβ群へ遷移するという磁気共鳴の本質が欠けています.

図2-6-1　RF照射時のμの行動

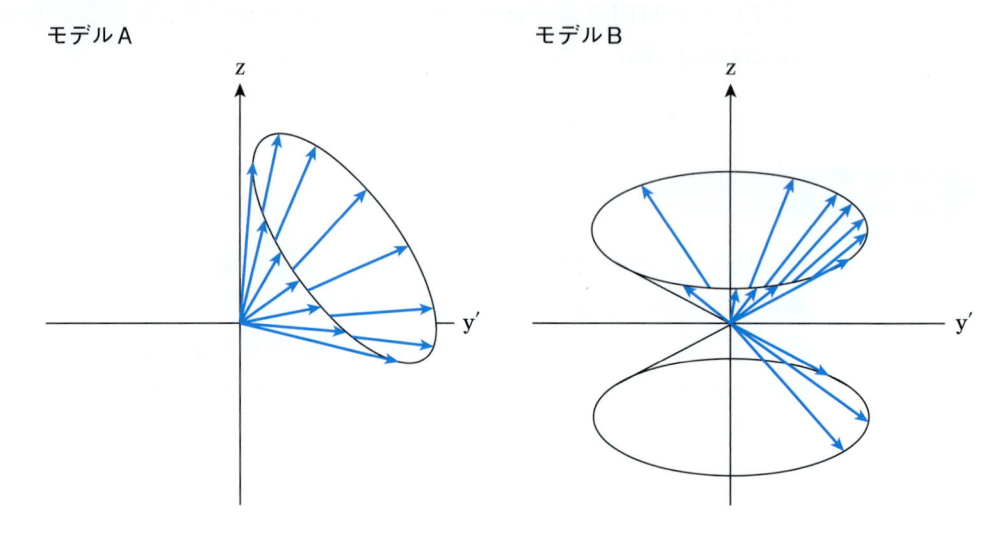

モデルA　　　　　　　　　　　　　　モデルB

▶▶▶ 2　モデルB

　量子条件を重視したモデルです（図2-6-1B）．次第にα群からβ群へ遷移するμが増えるとともに位相が y′ 軸方向へ次第に揃ってくると考えます．90°パルス終了時にはα群とβ群のμが同数になり，各μの和が y′ 軸上のMになります．横磁化と縦磁化の状態を分けて理解するには適していますが，このモデルではμのベクトル和であるMの大きさが常に同じであることが説明できません．

　と，一長一短あるのですが，ここでは横磁化の位相の収束や分散，縦磁化（エネルギー状態）を理解するのに適しているモデルBに沿って，「次第にβ群が増えるとともに，位相が揃ってくる」を回答にしておきます．

POINT 2-6

■90°パルスを照射すると，β群のμが増えるとともに，μの位相が揃ってくる．

Q 2-7　NMR信号は巨視的磁化の回転によるものなのですか？

A 2-7　NMR信号は巨視的磁化の回転による誘導電流です．

▶▶▶1　誘導起電力

90°パルスを照射すると，回転座標系ではMが倒れて y′軸上に存在します（p.60 図2-5-1）．実験室系ではMが共鳴角周波数ω_0で回転しながらz軸からx–y平面に倒れました．これをM_{xy}とします．90°パルス照射直後もしばらくはx–y平面上を角周波数ω_0で回転しています．M_{xy}は巨視的磁化ですから文字通り目に見える棒磁石と同じです．ここでx–y平面上にコイルを設置します（図2-7-1）．x–y平面上ならどこでも良いのですがx軸上にしてみましょう（90°RFパルスを送信するコイルと受信コイルは同じものでも良い）．コイルから見るとMという棒磁石（Mのx成分M_x）が近づいたり遠ざかったりしているわけですね．そうするとコイルには起電力（V）が誘導され［ファラデー（Faraday）の電磁誘導］，電流が生まれます．この**磁化ベクトルMの回転によって誘導された起電力がNMR信号**です（実際にはコイルに流れる誘導電流になります）．

図2-7-1　90°パルス後の誘導電流

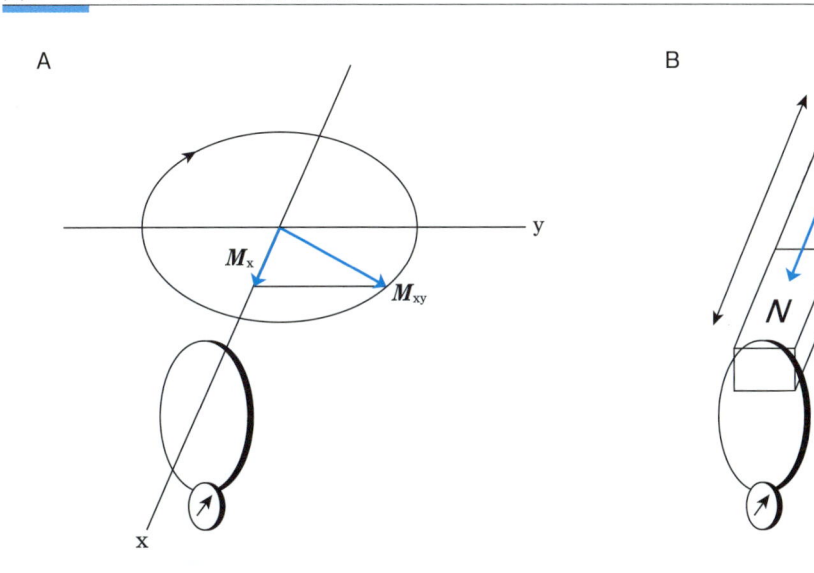

A：x–y面上を回転する磁化Mによりコイルに電流が誘導される．
B：磁化のx成分M_xはコイルに近づいたり遠ざかったりする棒磁石と同じ．

$$V = -\frac{d\Phi}{dt} \qquad 2\text{–}7\text{–}1$$

この数式は「誘導起電力Vはコイルを貫く磁束（Φ）の時間的変化（微分）に比例する」

という意味ですね．負符号は，起電力による誘導電流が（この誘導電流によってもたらされる磁束が）もとの磁束の変化を相殺する方向に流れる［**レンツ（Lenz）の法則**］という意味です．つまり磁束が減る時に誘導される電流方向を正にしているわけですが，起電力の大きさだけを問題にする時は関係ない符号です．ここでは磁束が増える時に流れる電流方向を正とします．その方が感覚的に理解しやすいですからね．

$$V = \frac{d\Phi}{dt} \qquad 2\text{-}7\text{-}1'$$

磁化 **M** は単位面積あたりの磁束（Wb/m^2）なので，コイルを貫く磁束は（コイルと **M** の距離などによって異なりますが）**M** に比例します．A を比例定数として，

$$V = A\frac{dM}{dt} \qquad 2\text{-}7\text{-}2$$

V はコイルに誘導された起電力です．ところで，**M** は x–y 平面を角周波数 ω_0 で回転しているので各軸方向成分は次のようになります．

$$\boldsymbol{M}_x = \boldsymbol{M}\sin(\omega_0 t) \qquad 2\text{-}7\text{-}3$$

$$\boldsymbol{M}_y = \boldsymbol{M}\cos(\omega_0 t) \qquad 2\text{-}7\text{-}4$$

$$\boldsymbol{M}_z = 0 \qquad 2\text{-}7\text{-}5$$

ここでは t = 0 の時点で M が y 軸上にあると仮定して，位相（$\omega_0 t$）を y 軸からの角度に設定しています（図2-7-2）．実際には必ずしもこうなるわけではありませんが，後述するように NMR 信号は直角な 2 方向からの相対的な強度と位相から成り立っているので，結果的には同じになります．

図2-7-2　位相（$\omega_0 t$），$\boldsymbol{M}_{xy}$，$\boldsymbol{M}_x$，$\boldsymbol{M}_y$ の関係

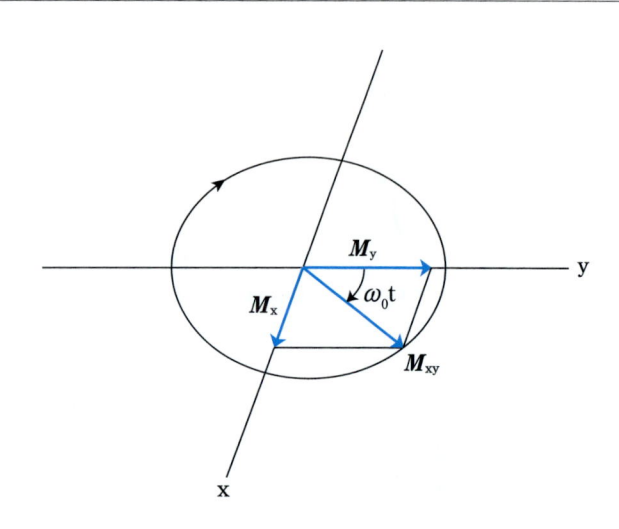

▶▶▶ 2　Mを複素数で表示する

ここでMの大きさと位相（y軸からの角度）を扱うのに便利な複素数表示を導入します．すなわち磁化ベクトルの大きさをx成分とiy成分の和とします（図2-7-3）．

図2-7-3　磁化の複素数表示

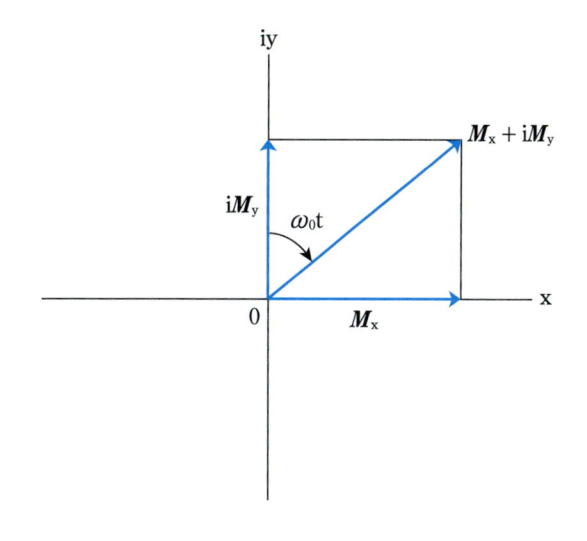

$$M = M_x + iM_y \qquad 2\text{-}7\text{-}6$$

$$M = M_x + iM_y = M\sin(\omega_0 t) + iM\cos(\omega_0 t) \qquad 2\text{-}7\text{-}7$$

iは虚数単位$\left(i = \sqrt{-1}\right)$です．

ベクトルMの大きさは90°パルス照射前の熱平衡状態の縦磁化と同じです．この大きさをM_0とすると，

$$M = M_x + iM_y = M_0\sin(\omega_0 t) + iM_0\cos(\omega_0 t) \qquad 2\text{-}7\text{-}7'$$

これを式2-7-2に代入して，

$$\begin{aligned}
V = A\frac{dM}{dt} &= AM_0\frac{d\sin(\omega_0 t)}{dt} + iAM_0\frac{d\cos(\omega_0 t)}{dt} \\
&= AM_0\omega_0\,[\cos(\omega_0 t) - i\sin(\omega_0 t)] \\
&= AM_0\omega_0\,[\cos(-\omega_0 t) + i\sin(-\omega_0 t)] \\
&= AM_0\omega_0\exp(-\omega_0 t) \qquad 2\text{-}7\text{-}8
\end{aligned}$$

ここで奇妙なことに気がつきます．磁化Mの位相は$\omega_0 t$なのに，起電力Vの位相は$-\omega_0 t$と互いに正負逆になるということです．これは，Mの微分がVだからなのですが，紛らわしい事実です．

$$V_x = AM_0 \frac{d\sin(\omega_0 t)}{dt} = AM_0\omega_0 \cos(\omega_0 t) \qquad 2\text{-}7\text{-}9$$

$$V_y = AM_0 \frac{d\cos(\omega_0 t)}{dt} = -AM_0\omega_0 \sin(\omega_0 t) \qquad 2\text{-}7\text{-}10$$

とおけば，

$$V = V_x + iV_y \qquad 2\text{-}7\text{-}11$$

V_x，V_yはそれぞれx，y軸上にコイルを設置した場合に誘導される起電力に相当しますが，実際に2つのコイルからV_x，V_yを取得するわけではありません（p.109 Q4-1-2）．

▶▶▶ 3　NMR信号は$\rho\omega_0^2$に比例する

このように誘導起電力V，すなわちNMR信号は正余弦曲線で周期的に増減するのですが，その振幅は$A\cdot M_0\omega_0$です．ところで，巨視的磁化ベクトル**M**はα群に余計に含まれる磁気モーメント**μ**のベクトル和で，その大きさM（ここではM_0としました）は^{1}H原子核密度ρとB_0に比例します（p.48 Q2-1）．すなわち$M_0 \propto \rho B_0$かつ$\omega_0 = \gamma B_0$なので，$M_0 \propto \rho\omega_0$となります．したがって$AM_0\omega_0 \propto \rho\omega_0^2$．つまり，誘導起電力V，すなわち**NMR**信号は，^{1}**H原子核密度ρ**と共鳴角周波数の二乗ω_0^2に比例するわけです．ただし実際のMRIにおける信号のS/N（信号雑音比）はω_0（$= \gamma B_0$）に比例します（p.133 Q4-8）．またNMR信号はこれに緩和（p.72 Q3）が加わり，さらに式2-7-6，7で示される角周波数ω_0の正余弦波でもありません（p.108 Q4-1）．

Annex Q2-7　90°パルス以外のフリップ角でもNMR信号は同じですか？

Annex A2-7　これまでは90°パルス照射時を例として説明しましたが，一般的にフリップ角をθとするとどうなるでしょう．この場合は**M**がx-y平面ではなくz軸との角度θを保って回転します．そこで**M**のx-y成分M_{xy}がx-y平面上を回転していると考えます．そうすると，

$$\boldsymbol{M}_{xy} = \boldsymbol{M}\cdot\sin\theta \qquad 2\text{-}7\text{-}12$$

となるので，式2-7-3，4の**M**を$\boldsymbol{M}\cdot\sin\theta$に置換して，

$$\boldsymbol{M}_x = \boldsymbol{M}\cdot\sin\theta \sin(\omega_0 t) \qquad 2\text{-}7\text{-}3'$$

$$\boldsymbol{M}_y = \boldsymbol{M}\cdot\sin\theta \cos(\omega_0 t) \qquad 2\text{-}7\text{-}4'$$

M_zは0ではなく$\boldsymbol{M}\cdot\cos\theta$です．

$$M_z = M \cdot \cos\theta \qquad 2\text{-}7\text{-}5'$$

そして，式2-7-8〜10は，

$$V = AM_0\omega_0 \sin\theta \exp(-\omega_0 t) \qquad 2\text{-}7\text{-}8'$$

$$V_x = AM_0\omega_0 \sin\theta \cos(\omega_0 t) \qquad 2\text{-}7\text{-}9'$$

$$V_y = -AM_0\omega_0 \sin\theta \sin(\omega_0 t) \qquad 2\text{-}7\text{-}10'$$

式2-7-11は変わりません．

　ここでA，M_0，$\sin\theta$は定数なので，90°パルス照射時と同様に，どんなフリップ角であっても「NMR信号は正余弦曲線で周期的に増減し，NMR信号の最大値は^{1}H原子核密度に比例する」という事実は変わらないことになります．ただし，式2-7-8〜10と2-7-8'〜10'を比べれば一目瞭然ですが，後者は前者の$\sin\theta$倍になっています．つまり，**90°($\pi/2$)パルス後の信号が最も大きい**わけです．$-90°(= 270° = 3\pi/2)$パルスの場合，正負が逆になりますが信号の大きさ（振幅）としては同じく最大になります．もちろん，フリップ角が180°（πおよびその整数倍）の場合はMがz軸に重なるので$M_{xy} = M_x = M_y = 0$となって信号は0です．

POINT 2-7

- NMR信号は磁化ベクトルMの回転による誘導電流（起電力）．
- 磁化Mの位相と起電力Vの位相は正負逆になる．
- NMR信号は^{1}H原子核密度ρに比例し，共鳴角周波数ω_0の二乗に比例する．
- 90°($\pi/2$)パルス後の信号が最も大きい．

決定版 MRI完全解説 第2版

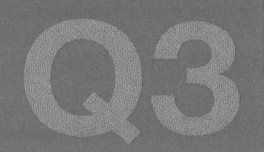

Q3 磁気緩和
― 演技の決め手は緩和時間 ―

Q3-1	緩和とは？
Q3-2	緩和時間と緩和速度の関係は？
Q3-3	T_1とT_2の違いは？
Annex	180°パルス後の横緩和の減衰は？
Q3-4	T_1の間に縦磁化はどの程度回復し，T_2の間に横磁化はどこまで減衰するか？
Q3-5	緩和過程で原子核磁気モーメントμはどうなっているのか？
Q3-6	縦(T_1)緩和と横(T_2)緩和は同時に進行するか？
Q3-7	緩和のメカニズムは？
Annex	DDIは分子内でしか生まれない？
Annex II	水分子の局所揺動磁場ΔBはどのくらい？
Annex III	±7ガウスの局所揺動磁場ΔBは何秒で位相を分散する？
Q3-8	縦緩和のメカニズムは？
Annex	T_1は高磁場ほど長くなる？
Q3-9	T_2^*とT_2の違いは？
Q3-10	どうして$T_1 \geq T_2 \geq T_2^*$なのか？
Q3-11	BPP理論って何？
Q3-12	緩和時間を短縮するには？
Q3-13	緩和能と緩和速度は同じか？
Annex	$mM^{-1}s^{-1}$と$(mmol/L)^{-1}s^{-1}$は同じ？
Q3-14	緩和時間の測定法は？
Q3-15	$T_{1\rho}$も組織に特有な緩和時間なのか？

Q 3-1 磁気緩和とはどういうことですか？

A 3-1 励起された原子核磁気モーメントが熱平衡状態に戻る過程です．

磁場B_0にさらされた^{1}H原子核磁気モーメントμはBolzmann則に従ってα群とβ群に分かれ，安定した熱平衡状態にあります（p.42 Q1-10）．ここで共鳴角周波数$\omega_0 = \gamma B_0$のRFを照射すると励起されます（p.42 Q1-11）．β群のμが増え，μの位相が揃います．巨視的磁化Mでいえばx-y平面へ倒れながらz軸を中心に回転していきました（p.49 Q2-2）．RFをoffにしてもこの回転は続き，「しだいに」熱平衡状態に戻っていきます．この原子核磁気モーメントが励起状態から熱平衡状態に戻る過程が磁気緩和（**magnetic relaxation**）で，NMRで緩和といえばこの磁気緩和のことです．ここで「しだいに」というのが緩和のポイントです．

一般に，ある平衡状態を乱すことを**摂動**（**perturbation**）と呼びます．例えば，太陽系の惑星が安定した軌道で太陽の周りを回っているのが平衡状態で，これに太陽系外から大きな天体が太陽系を横切って惑星の軌道を乱すのが摂動です．NMRではRFによる励起が摂動に相当します．そしてこの摂動（励起）を受けた状態から，元の平衡状態に「しだいに」戻ることを**緩和**（**relaxation**）と呼びます．瞬間的に戻ってしまっては緩和になりません．日本語の緩和にしても英語のrelaxationにしても「ゆったりと」「しだいに」という意味が込められているわけです．それはともかく，μが時間をかけて戻るからこそ，この間にNMR信号を取得できるわけです（p.65 Q2-7）．ただし，この「ゆったりと」に程度があるためにNMR信号が大きな影響を受けます．

POINT 3-1
■励起状態から熱平衡状態に「ゆったりと」戻る過程が緩和．

Q 3-2 緩和時間と緩和速度の関係は？

A 3-2 逆数です．

次のような指数関数に則って進行する自然現象は多々存在します．

$$M = M_0 \exp\left(\frac{-t}{T}\right) \qquad 3\text{-}2\text{-}1$$

Mが対象とする量で，t = 0におけるMの値がM_0です．変数tが時間（単位は秒s）の時，Tは**時定数（time constant）**と呼ばれます．MはM_0から時間とともに「ゆったりと」0（安定状態）に戻ります（図3-2-1）．時定数Tは，この現象の進行速度を決める定数で，Tが長いほどこの現象がより「ゆったりと」と進み，短いほど速く進みます．

図3-2-1　$M = M_0 \exp(-t/T)$．Tが大きいほど減衰が遅い．

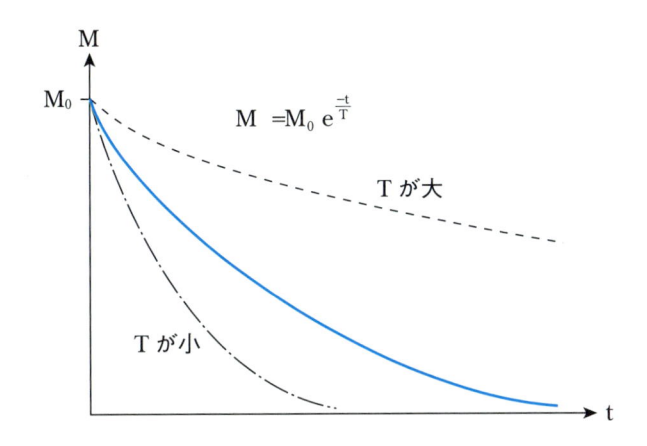

緩和過程もこのような指数関数で進行します．変数tが緩和開始からの時間，M_0が時間0における**M**（例えば横磁化）の大きさで，緩和の進行速度，すなわち「ゆったりと」の程度を決める時定数Tは**緩和時間（relaxation time）**と呼ばれます．したがって，**緩和時間Tが長いほど緩和過程がより「ゆったりと」と進み，短いほど速く進みます**．そして，緩和時間の逆数$1/T$を**緩和速度（relaxation rate）**と呼びRの記号で表します．したがって式3-2-1と次式は同等です．

$$M = M_0 \exp(-Rt) \qquad 3\text{-}2\text{-}2$$

Rは緩和時間の逆数なので単位はs^{-1}になり，当然ですが**Rが大きいほど緩和過程が速く進み**，小さいほど「ゆったりと」と進みます．「（緩和）時間が長いほどゆっくりと，（緩和）速度が大きいほど速く進む」のは当たり前ですね．

POINT 3-2

■緩和時間Tが長いほど緩和過程が緩徐に，短いほど急速に進む．
■緩和速度Rが大きいほど緩和過程が急速に，小さいほど緩徐に進む．

Q3-3 T_1とT_2の違いは何ですか？

A3-3 T_1は縦磁化，T_2は横磁化の緩和時間です．

磁化Mの緩和は，そのz成分M_zとx-y成分M_{xy}に分けて考える必要があります．それぞれが異なったメカニズムで緩和していくからです．M_zを縦磁化（longitudinal magnetization），M_{xy}を横磁化（transverse magnetization）とも呼ぶので，前者の緩和を縦緩和（longitudinal relaxation）あるいはT_1緩和，その緩和時間を縦緩和時間あるいはT_1，後者の緩和を横緩和（transverse relaxation）あるいはT_2緩和，その緩和時間を横緩和時間あるいはT_2と言います．Q3-2で説明したように緩和時間は，緩和過程を指数関数で表した時の時定数です．それぞれを見てみましょう．

▶▶▶1 縦緩和（T_1緩和）

フリップ角θで励起された直後の縦磁化M_zは式2-7-5′から$M_z = M \cdot \cos\theta$です．ベクトルMの大きさは熱平衡状態の大きさM_0と同じなので，

$$M_z = M_0 \cos\theta \qquad 3\text{-}3\text{-}1$$

ここから熱平衡状態のM_0へ戻るのが縦緩和です．M_0が最も大きいのですから，**縦緩和は縦磁化の回復過程**と言えます（図3-3-1）．

図3-3-1　縦（T_1）緩和

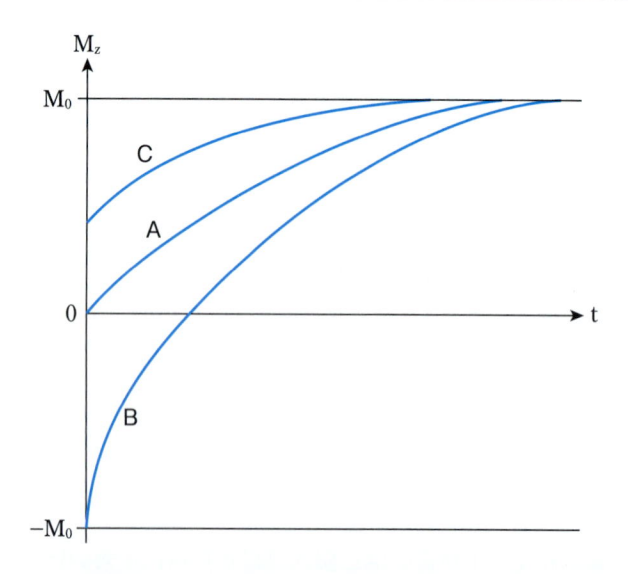

A：90°パルス後の縦緩和，B：180°パルス後の縦緩和，C：θパルス後の縦緩和．

$$M_z = M_0 \left[1 - (1-\cos\theta)\exp\left(\frac{-t}{T_1}\right) \right] \qquad 3\text{-}3\text{-}2^{脚注}$$

90°パルス後の縦緩和は $\cos\theta = 0$ を代入して,

$$M_z = M_0 \left[1 - \exp\left(\frac{-t}{T_1}\right) \right] \qquad 3\text{-}3\text{-}3$$

180°パルス後の縦緩和は $\cos\theta = -1$ を代入して,

$$M_z = M_0 \left[1 - 2\exp\left(\frac{-t}{T_1}\right) \right] \qquad 3\text{-}3\text{-}4$$

縦磁化は T_1 が大きいほど「ゆったりと」,小さいほど急速に回復します(図3-3-2).図3-3-2は90°パルス後を示していますが,フリップ角が何度であってもこの関係は変わりません.

図3-3-2 縦磁化は T_1 が大きいほど「ゆったりと」,小さいほど急速に回復する.

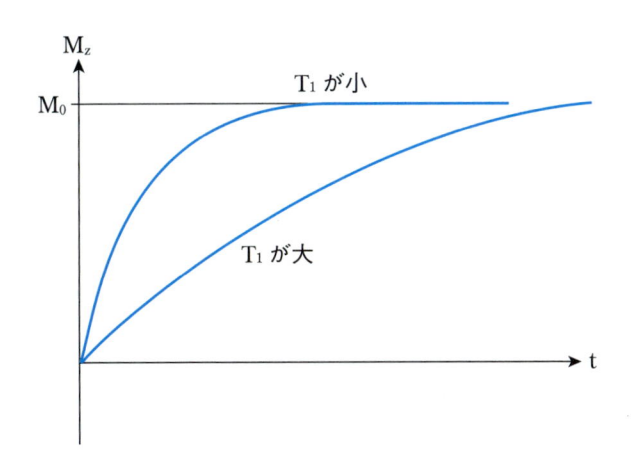

▶▶▶ 2 横緩和(T_2緩和)

フリップ角 θ で励起された直後の横磁化 $\boldsymbol{M}_{xy}$ は式2-7-12から $\boldsymbol{M}_{xy} = \boldsymbol{M} \cdot \sin\theta$ です.ベクトル $\boldsymbol{M}$ の大きさは熱平衡状態の大きさ M_0 と同じなので,

$$M_{xy} = M_0 \sin\theta \qquad 3\text{-}3\text{-}5$$

ここから熱平衡状態の $M_{xy} = 0$ へ戻るのが横緩和です.したがって**横緩和は横磁化の減衰過程**と言えます(図3-3-3).

●脚注●
「ここまでこだわらなくてもよいのですが!」(p.77)参照.

図3-3-3　横(T$_2$)緩和

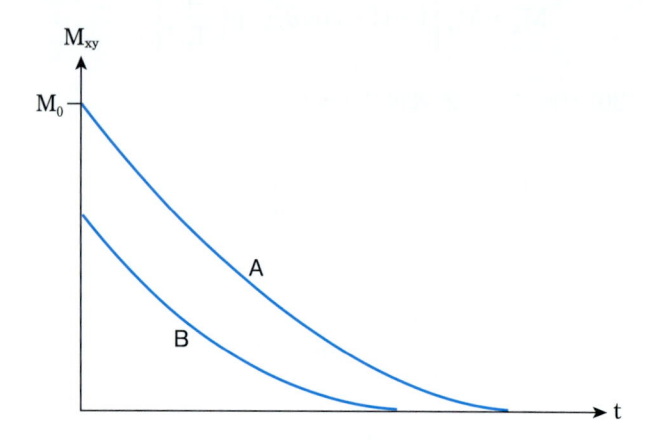

A：90°パルス後の横緩和，B：θパルス後の横緩和．

$$M_{xy} = M_0 \sin\theta \cdot \exp\left(\frac{-t}{T_2}\right) \qquad 3\text{-}3\text{-}6$$

90°パルス後の横緩和は $\sin\theta = 1$ を代入して，

$$M_{xy} = M_0 \cdot \exp\left(\frac{-t}{T_2}\right) \qquad 3\text{-}3\text{-}7$$

横磁化は T$_2$ が大きいほど「ゆったりと」，小さいほど急速に減衰します（図3-3-4）．図3-3-2は90°パルス後を示していますが，フリップ角が何度であってもこの関係は変わりません．ただし180°（およびその整数倍）パルス後を除きます．

図3-3-4　横磁化は T$_2$ が大きいほど「ゆったりと」，小さいほど急速に減衰する．

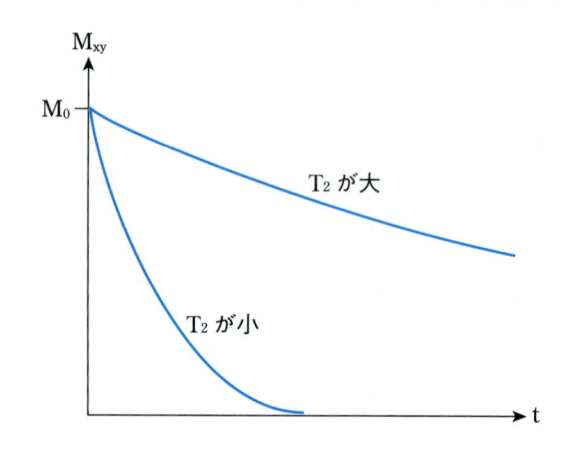

Annex Q3-3 180°パルス後の横緩和の減衰は？

Annex A3-3 180°（およびその整数倍）パルス後は横磁化がないので横緩和自体が存在しません（縦緩和のみです）．縦緩和は回復過程なので，縦磁化の大きさが0からでも$-M_0$からでも生じますが，横緩和は減衰なので横磁化0からはありえません．

ここまでこだわらなくてもよいのですが！

▼ 数式3-3-2の説明

縦緩和は縦磁化の回復過程なので，指数関数で減少するのは$M_0 - M_z$です（図3-3-5）．これをM_rとおくと，

図3-3-5 数式3-3-2の説明図

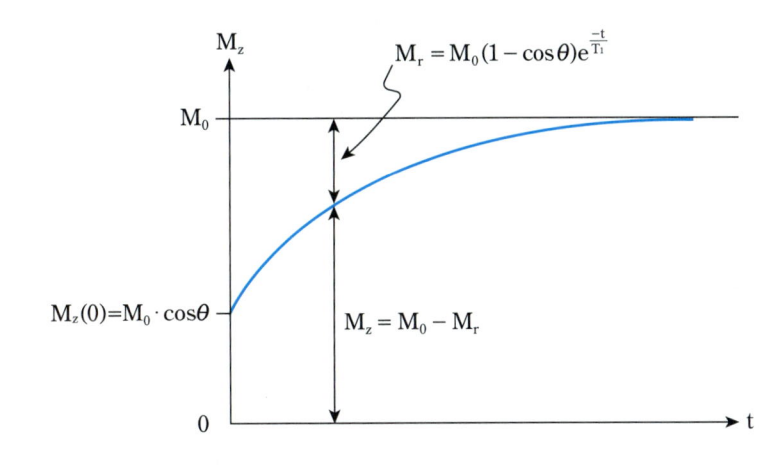

$$M_r = [M_0 - M_z(0)]\exp\left(\frac{-t}{T_1}\right) = (M_0 - M_0\cos\theta)\exp\left(\frac{-t}{T_1}\right)$$
$$= M_0(1-\cos\theta)\exp\left(\frac{-t}{T_1}\right) \qquad 3\text{-}3\text{-}8$$

$$M_z = M_0 - M_r = M_0\left[1 - (1-\cos\theta)\exp\left(\frac{-t}{T_1}\right)\right] \qquad 3\text{-}3\text{-}2$$

$M_z(0)$：$t=0$の時のM_z

POINT 3-3

■ 縦緩和は縦磁化の回復過程．
■ 横緩和は横磁化の減衰過程．

Q3 磁気緩和 ― 演技の決め手は緩和時間 ―

Q 3-4 縦緩和が縦磁化の回復過程で，横緩和が横磁化の減衰過程だということと，各緩和時間（T_1，T_2）が長いほど回復や減衰が遅いということは理解できました．それではT_1の間に縦磁化はどの程度回復し，T_2の間に横磁化はどこまで減衰するのでしょうか？

A 3-4 T_1の間に縦磁化は63.2％回復し，T_2の間に横磁化は36.8％まで減衰します．

まず，90°パルス後の縦緩和を見てみましょう．時間$t = 0$と$t = T_1$のM_zは式3-3-3のtにそれぞれを代入して（図3-4-1），$\exp(0) = 1$，$\exp(-1) = 0.368$を使って，

$$t = 0 \quad \rightarrow \quad M_z(0) = 0$$

$$t = T_1 \quad \rightarrow \quad M_z(T_1) = M_0[1 - \exp(-1)] = 0.632 M_0$$

つまり熱平衡状態の縦磁化M_0の**63.2％**まで回復する時間がT_1です．

次に90°パルス後の横緩和を見ます．時間$t = 0$と$t = T_2$のM_{xy}は式3-3-7のtにそれぞれを代入して（図3-4-2），

$$t = 0 \quad \rightarrow \quad M_{xy}(0) = M_0$$

$$t = T_2 \quad \rightarrow \quad M_{xy}(T_2) = M_0[\exp(-1)] = 0.368 M_0$$

図3-4-1　90°パルス後の縦緩和（縦磁化の回復）

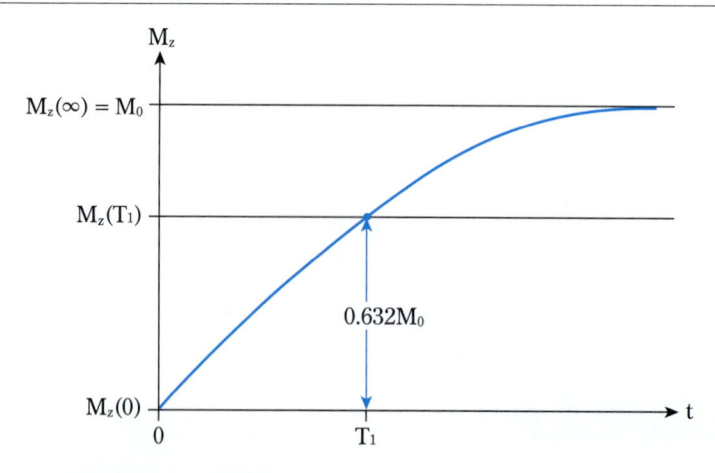

M_0の63.2％まで回復する時間がT_1．

図3-4-2　90°パルス後の横緩和（横磁化の減衰）

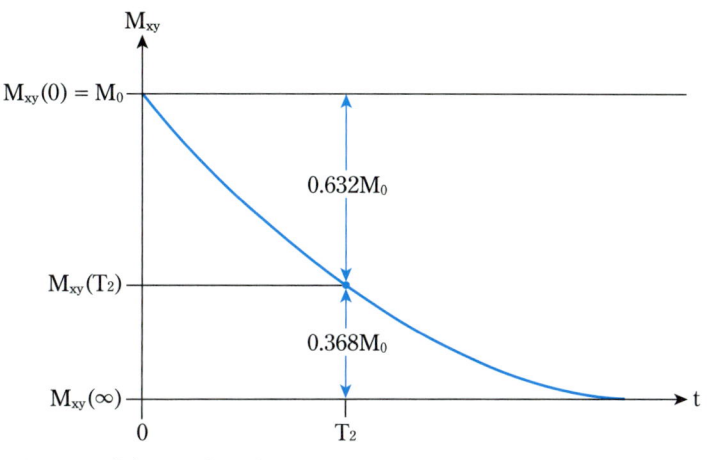

M_0の36.8%まで減衰する時間がT_2.

つまり90°パルス直後の横磁化（= M_0）の**36.8%まで減衰する時間がT_2**です．ところで，T_2までに減衰した量（失った横磁化）は，

$$(1 - 0.368)M_0 = 0.632M_0$$

となって，T_1回復と同じ数字になります．つまりT_1とT_2が同じであれば図3-4-1と図3-4-2は本質的に同じ曲線で，図3-4-2を上下反転すれば図3-4-1になります．

● ここまでこだわらなくてもよいのですが！

▶フリップ角θのRF照射後の緩和

「T_1は縦磁化が63.2%回復する時間で，T_2は横磁化が（残り）36.8%まで減衰する時間」というのは90°パルス後の緩和だけの話では？　という疑問は当然です．

フリップ角θのRF照射後の縦緩和を見てみましょう．時間t = 0とt = T_1のM_zは式3-3-2のtにそれぞれを代入して（図3-4-3），

図3-4-3　フリップ角θのRF照射後の縦緩和（縦磁化の回復）

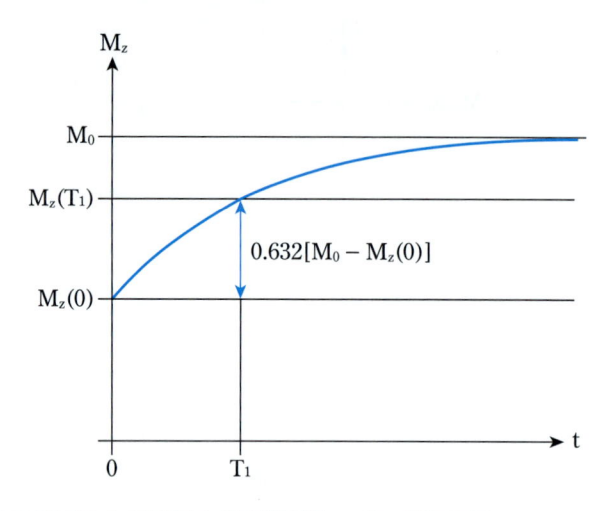

M₀ − M$_z$(0)の63.2%まで回復する時間がT$_1$．θ = 62°の例．

$$t = 0 \quad \rightarrow \quad M_z(0) = M_0[1-(1-\cos\theta)]$$

$$t = T_1 \quad \rightarrow \quad M_z(T_1) = M_0[1-(1-\cos\theta)\exp(-1)]$$

この間に回復した量は$M_z(T_1) - M_z(0) = M_0(1-\cos\theta)[1-\exp(-1)]$，回復するべき全量は$M_0 - M_z(0) = M_0(1-\cos\theta)$なので，t = T$_1$における回復率は両者の比で，

$$回復率 = 1 - \exp(-1) = 0.632 = 63.2\%$$

つまり，現在の$M_z = M_z(0)$とすれば**T$_1$は縦磁化がこれから回復する分[M$_0$−M$_z$(0)]の63.2%を回復するのに必要な時間**なのです．

次に，フリップ角θのRF照射後の横緩和を見ます．時間t = 0とt = T$_2$のM$_{xy}$は式3-3-6のtにそれぞれを代入して（図3-4-4），

$$t = 0 \quad \rightarrow \quad M_{xy}(0) = M_0 \sin\theta$$

$$t = T_2 \quad \rightarrow \quad M_{xy}(T_2) = M_0 \sin\theta[\exp(-1)] = 0.368 M_{xy}(0)$$

つまり**T$_2$は現時点の横磁化M$_{xy}$(0)の36.2%まで減衰するのに必要な時間**です．

図3-4-4　フリップ角θのRF照射後の横緩和（横磁化の減衰）

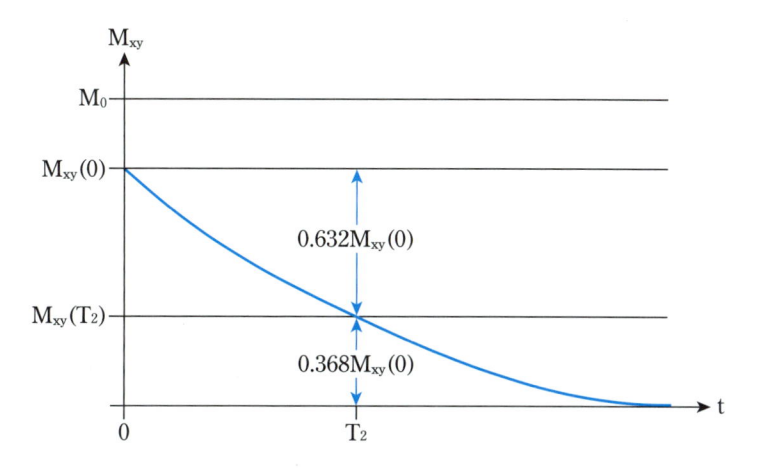

$M_{xy}(0)$の36.8%まで減衰する時間がT_2．$θ=50°$の例．

POINT 3-4

■ T_1は縦磁化が63.2%回復する時間．
■ T_2は横磁化が36.8%まで減衰する時間．

Q 3-5 緩和過程で原子核磁気モーメント$μ$はどうなっているのでしょうか？

A 3-5 $β$群の$μ$が減って，揃っていた$μ$の位相が分散していきます．

Q3-3では巨視的磁化Mを対象として説明しました．実際に観測できるのはMですからね．しかしながら，励起・共鳴が$μ$の行動（$β$群が増え位相が揃う；p.63 Q2-6）に起因しているのと同様に，緩和も$μ$の行動に基づいています．

▶▶▶ 1　縦緩和

RFに励起されて$β$群の$μ$が増えましたが，RFがoffになると，次第に$β$群から$α$群への遷移確率が増え（p.43 図1-11-1Cの逆），$β$群の$μ$が減り，やがて熱平衡状態（Bolzmann分布，p.43 図1-11-1B）に戻っていきます．

▶▶▶ 2 横緩和

　RF励起パルスによってy′軸方向に揃っていたμの位相が次第に分散していき，やがて熱平衡状態に戻って横磁化（各μのxy成分のベクトル和）は0になります（図3-5-1）.

図3-5-1　横緩和は各μの位相が分散していく過程

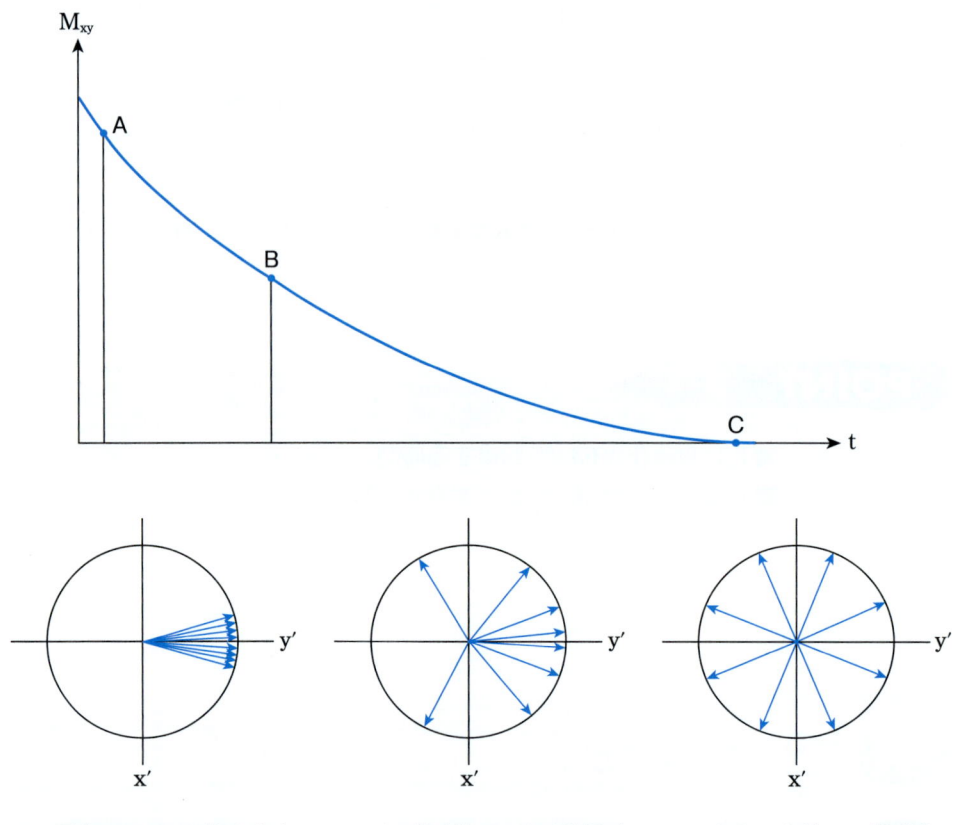

A　励起パルスoff後まもなくで，まだ位相がほぼ揃っている

B　しばらく後で，かなり位相が分散したがまだ横磁化は残っている

C　完全に分散して横磁化は0

POINT 3-5

■緩和によりβ群のμが減って，揃っていたμの位相が分散して熱平衡状態に戻る.

Q3-6 縦（T_1）緩和と横（T_2）緩和は同時に進行するのですか？

A3-6 同時に始まりますが，終了は別々です．

励起RFパルスをoffにすると同時に縦緩和も横緩和も始まります．本当は励起パルス照射中にも緩和は始まっているのですが，励起パルスはきわめて短時間なので，この間の緩和は励起の陰に隠れており，励起RFパルスoffと同時に縦緩和も横緩和も始まると解釈してください．同時に開始した縦緩和と横緩和ですが，**一般に縦緩和に対して横緩和の方が迅速に進行して早期に終了します**（図3-6-1）．横緩和が終了した後も縦緩和が続いているというパターンが普通です．唯一の例外は純水（pure water）で，縦緩和と横緩和が最も「ゆったりと」進行して同時に終了します．つまり，$T_1 \geqq T_2$で，＝は純水の場合だけということになります．これは縦緩和と横緩和のメカニズムが異なるからです．

図3-6-1　一般に横緩和の方が早期に終了する．90°パルス後の緩和を示す．

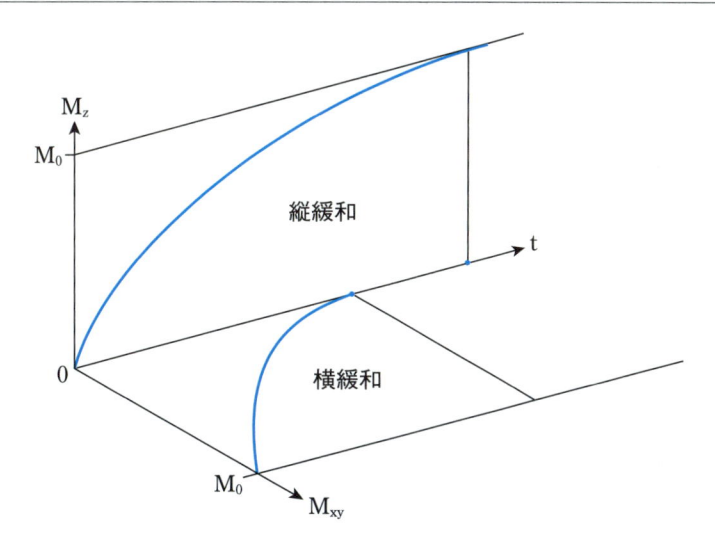

POINT 3-6

■一般に縦緩和より横緩和の方が迅速に進行して早期に終了する（$T_1 \geqq T_2$）．

Q 3-7 緩和のメカニズムを説明してください．

A 3-7 双極子双極子（双極子間）相互作用が緩和の基本メカニズムです．

▶▶▶ 1 双極子間相互作用

双極子には両端に正負の電荷を持つ電気双極子やNSの磁荷を持つ磁気双極子がありますが，ここでの双極子は原子核の持つ磁気双極子すなわち原子核磁気モーメント μ のことです．MRIの主たる対象分子である水（H_2O）を例にして説明します．

水分子は2個の（磁性）水素原子核と1個の酸素原子核で構成されていますが，後者には磁性がないので考慮する必要はありません（p.24 Q1–4）．2つの水素原子核をp, qとします．p, qの磁気モーメントは B_0（z軸）から55°あるいは125°の円錐上のどこかで回転しているので（p.30 図1-7-2），ここでは平均して B_0 方向を向いているとします．ある時点でこの水分子が静磁場 B_0 に対して図3-7-1Aのような位置関係にあったとします．qはpの磁気モーメントから B_0（+z）方向の磁場を余計に受けています．次の瞬間に水分子が回転して図3-7-1Bの位置関係になりました．今度はqはpの磁気モーメントから$-B_0$（-z）方向の磁場を受けます．つまりqが感じるz方向の磁場はB_0より小さくなります．水分子の B_0 に対する位置関係により，同様にpもqから+zあるいは-z方向の余計な磁場を受けます．つまり分子の回転運動により各 μ の感じるz方向の磁場が微妙に変化するわけです．このように双極子同士が互いに磁場を与え合うことを**双極子双極子相互作用**（dipole-dipole interaction：DDI），あるいは**双極子間相互作用**，局所的に発生する磁場を**局所揺動磁場 ΔB** と呼びます．このDDIによる ΔB が緩和の主たるメカニズムです．

図 3-7-1　同一水分子内の ^{1}H 間のスピンスピン相互作用

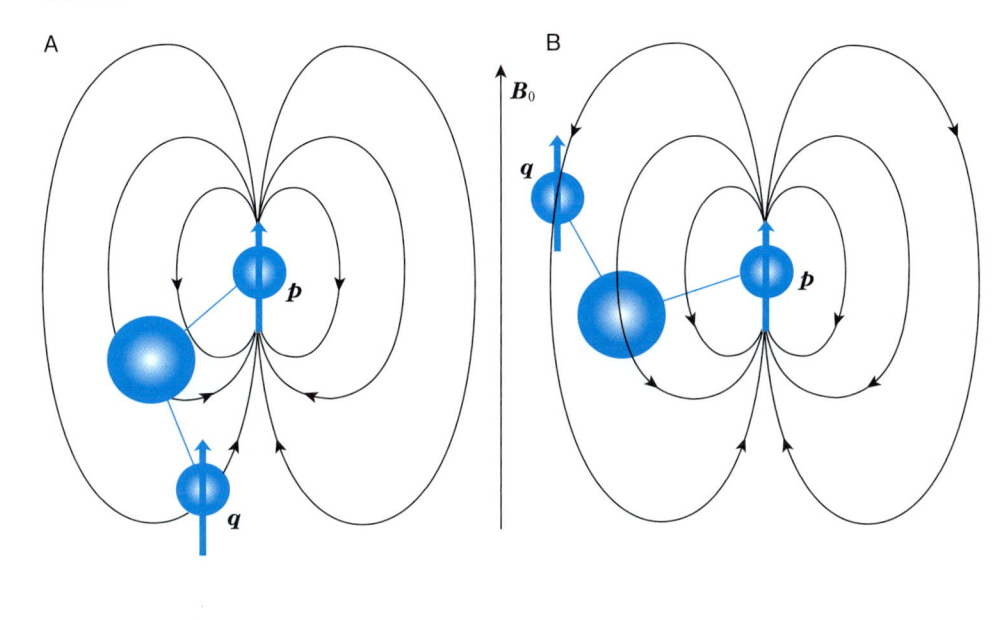

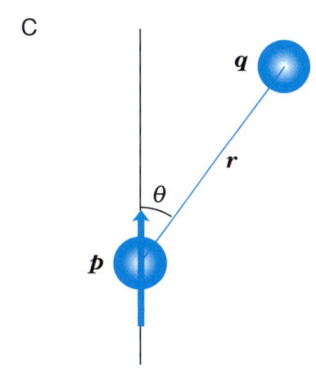

A

B

C

水分子の回転により局所揺動磁場が生まれる．

Annex Q3-7　DDI は分子内でしか生まれないのですか？

Annex A3-7

原子 p が q に及ぼす DDI の強さは，2 つの原子間距離 r の 6 乗に反比例し，p の磁気モーメントの 2 乗（μ_p^2）に比例します．

$$\mathrm{DDI} \propto \frac{\mu_p^2}{r^6} \qquad 3\text{-}7\text{-}1$$

ここでは同じ水分子内の ^{1}H 原子核同士なので p → q の作用も q → p の作用も同じで，その磁気モーメントを μ として次式になります．

$$\mathrm{DDI} \propto \frac{\mu^2}{r^6} \qquad 3\text{-}7\text{-}2$$

隣や少し離れた水分子の^{1}H原子核でもμは同じですが，rが6乗で利いてきます．したがって，同じ水分子内の^{1}H原子核間距離（1.6×10^{-10}m）を超えて5×10^{-10}m [= 5Å（オングストローム）] では，$(1.6/5)^6 = 0.00107 \fallingdotseq 1/1000$となり，相互作用は無視できる程度になってしまいます．すぐ隣に接近した分子との相互作用はありえますが，ほとんどは同一分子内で生じると考えられます．ただし，近くに強い磁気モーメント（例えば孤立電子）を持つ分子や遊離基があると強いDDIを受けて緩和が促進されます（p.96 Q3-12）．

▶▶▶ 2　DDI以外の緩和メカニズム

DDI以外にも局所揺動磁場ΔBを発生させるメカニズムがあれば緩和（T_1，T_2緩和）に貢献します．このようなメカニズムに，スカラー（J）カップリング（p.331 Q7-9），磁化移動（p.336 Q7-10），拡散（p.650 Q12-22），化学シフト異方性，化学的交換，電気四極子モーメント（p.16 Q1-1）などがあります．前三者については関連する項で説明します．後三者は^{1}H原子核では無視しうる程度か無関係です．ここではT_1，T_2緩和の原因は自然に内部で発生するΔBであり，そのほとんどはDDIによるものであると理解してください（外的原因についてはp.91 Q3-9参照）．

▶▶▶ 3　横緩和のメカニズム

DDIによって生まれた時間的に変動する微小な磁場を**局所揺動磁場ΔB**とします．各μの回転周波数ν，角周波数ωはさらされた磁場に比例するという大原則がある（p.37 Q1-9）ので，式1-11-2（p.43）は次のように変化します．

$$2\pi\nu = \omega = \gamma(B_0 + \Delta B) = \omega_0 + \Delta\omega \qquad 3\text{-}7\text{-}3$$

$\gamma\Delta B = \Delta\omega$としました．$\Delta\omega$は$\Delta B$によって角周波数が増減した分です．水分子は常に位置を変え回転運動をしているのでΔBはその名の通り時間的，空間的に揺動しています．つまり各μは異なった磁場を受けて異なった角周波数で回転（歳差運動）することになり，時間とともに位相ϕが分散していきます．つまり横緩和ですね．このように横緩和のメカニズムは磁気双極子間の相互作用に基づいているので横緩和は**スピンスピン緩和**とも呼ばれます（ここでは磁気双極子をスピンと呼んでいます，p.26 Q1-5）．ΔBが大きい（= $\Delta\omega$が大きい）ほど，そして大きなΔBを保っている時間tが長いほど（つまり水分子の回転が遅いほど）位相差$\Delta\phi$が大きくなり横緩和は迅速に進みます．位相は角周波数の時間積分ですからね．

$$\phi = \int \omega \, dt = \gamma \int B \, dt \qquad 3\text{-}7\text{-}4$$

$$\Delta\phi = \int \Delta\omega \, dt = \gamma \int \Delta B \, dt \qquad 3\text{-}7\text{-}5$$

Annex II
Q3-7 水分子の局所揺動磁場 $\Delta \boldsymbol{B}$ はどのくらいの強さですか？

Annex II
A3-7 一般に小さな磁気モーメント $\boldsymbol{\mu}$ がその周囲に形成する磁場の $\boldsymbol{\mu}$ 方向成分Hは次式で決まります（図3-7-2）．

図3-7-2　磁気モーメント μ が周囲に形成する磁場

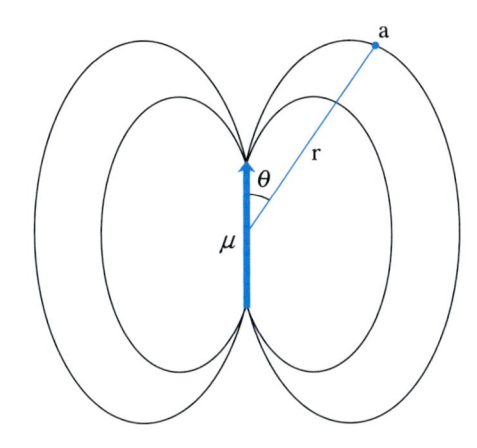

a点の磁場（磁束密度）は $B = \mu_0 \mu (3\cos^2\theta - 1)/(4\pi r^3)$．

$$H = \frac{\mu(3\cos^2\theta - 1)}{4\pi r^3} \qquad 3\text{-}7\text{-}4$$

ここでrは $\boldsymbol{\mu}$ の中心からの距離，θ は $\boldsymbol{\mu}$ の方向との角度です．が，このHは磁場強度（単位がA/m）なので　真空の透磁率 $\mu_0 = 4\pi \times 10^{-7} (\text{N·A}^{-2})$ を式3-7-4の右辺に掛けて，磁束密度［単位はT = N/(A·m) = Wb/m²］にします．

$$B = \mu_0 \mu \frac{3\cos^2\theta - 1}{4\pi r^3} \qquad 3\text{-}7\text{-}5$$

これを水分子内の ^{1}H原子核磁気モーメントpがqに与えるz方向の磁場（磁束密度） $\Delta \boldsymbol{B}$ に適応します．θ は両双極子をつなぐ直線と $\boldsymbol{B}_0$ との角度です（図3-7-1C）．$\cos\theta$ が1あるいは-1の時，最大になるのは自明ですね．$\cos\theta = 1$ と代入して，pの磁気モーメントが-z方向を向くこともあるので，

$$\Delta B = \pm \frac{\mu_0 \mu}{2\pi r^3} \qquad 3\text{-}7\text{-}6$$

^{1}Hの磁気モーメント $\mu = 2.79 \times 5.05 \times 10^{-27}$ J/T，r = ^{1}H原子間距離 = 1.6×10^{-10} m を代入して，$\Delta B = \pm 6.88 \times 10^{-4}$ T = ± 0.688 mT = ± 6.88 gauss ≒ 14 gauss になります（1T = 10,000 gauss）．**水分子の水素原子核が同一分子内のDDIから受ける局所揺動磁場は ±7 ガウス程度**なのです．

Q3 磁気緩和 — 演技の決め手は緩和時間 —

Annex III Q3-7 ±7ガウスの局所揺動磁場 ΔB が何秒続くと位相は完全に分散するのでしょうか？

Annex III A3-7 14×10^{-4}T は $\Delta\omega = \gamma\Delta B = 2\pi \cdot 42.58 \times 10^6 (\text{rad} \cdot \text{T}^{-1}\text{s}^{-1}) \times 14 \times 10^{-4}$T $= 3.744 \times 10^5$ rad/s に相当しますね。したがって360° $= 2\pi$ rad に分散するには $2\pi/(3.744 \times 10^5) = 1.68 \times 10^{-5}$s $\fallingdotseq 17\mu$s 必要です。つまり 10^{-5} 秒ほど水分子が回転しないでいるとその ^{1}H原子核磁気モーメントは完全に位相が分散して（横緩和が終了して）横磁化が消失してしまう→信号が取れない→MRIで見えないことになります（図3-7-3）。水分子（を構成する ^{1}H原子核）の横緩和は"分子が停止している時間"に依存していると言えます。

図3-7-3 相関時間 τ_c と T_1, T_2 の関係（縦軸・横軸は対数）

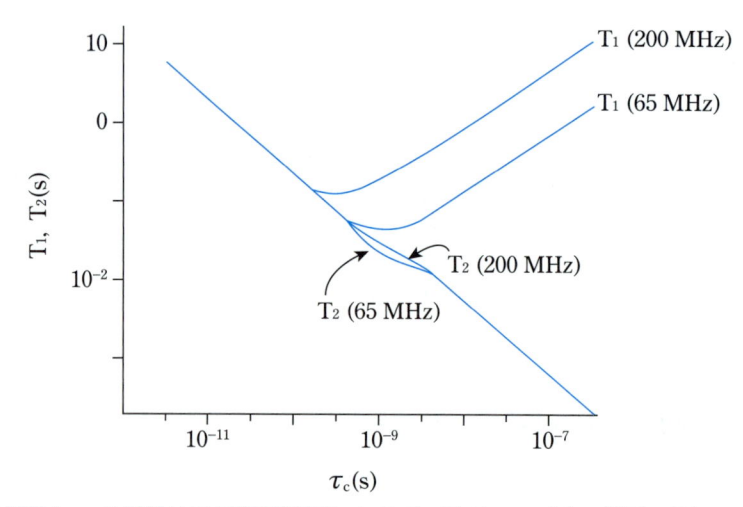

T_2の対数と τ_c の対数はほぼ線形関係にあるが、T_1 は $\tau_c = 1/\nu_0$ 付近で最短になる。

▶▶▶ 4 相関時間

この"分子が回転しないで停止している時間"を相関時間（correlation time）と言い、τ_c で示します。したがって分子の回転運動の周波数 ν がほぼ $1/\tau_c$ になります（分子運動は気まぐれで電磁波のように規則正しくはないので）。水分子が最も動きやすいのがさらさらした純水で、その τ_c は 10^{-12}s 程度ですが、溶液の粘稠度とともに長くなり、$\tau_c = 10^{-5}$s だと固体の氷になってしまいます（p.89 表3-7-1）。氷の水分子はじっとしているだろうと思うと大間違い、1秒間に10万回も回転しているのですが、それでも遅すぎてMRIでは見えないのです。

横緩和は分子の τ_c に依存し、どんな τ_c の分子運動でも ΔB を形成するので横緩和に貢献しますが、τ_c が長いほど貢献度が大きい（T_2 が短い）ということになります。実際に τ_c の対数に対してして横緩和時間 T_2 の対数をプロットすると右下がりのほぼ直線になります（図3-7-3）。

表3-7-1 水と脂肪の相関時間

氷	$\simeq 10^{-5}$ s
蛋白質	$\simeq 10^{-6}$ s～10^{-5} s
蛋白質溶液	$\simeq 10^{-9}$ s～10^{-6} s
脂　肪	$\simeq 10^{-9}$ s
結合水	$\simeq 10^{-6}$ s
構造水	$\simeq 10^{-9}$ s
自由水	$\simeq 10^{-12}$ s

POINT 3-7

- 双極子間相互作用（DDI）が緩和の基本メカニズム．
- 横緩和＝スピンスピン緩和．
- どんなτ_cの分子運動でも横緩和に貢献するが，τ_cが長いほど貢献度が大きい（T_2が短くなる）．
- 水分子の水素原子核が受けるDDIによる局所揺動磁場は±7ガウス程度．

Q 3-8 縦緩和のメカニズムを説明してください．

A 3-8 「いかにエネルギーを手渡すか」が基本メカニズムです．

横緩和のメカニズムは，DDIによって^{1}H原子核磁気モーメント（スピン）同士が局所揺動磁場ΔBを与え合って，角周波数を変化させて位相を分散させることでした．縦緩和も基本的にDDIによるものですが，横緩和のメカニズムとは異なります．

▶▶▶ 1 縦緩和のメカニズム

縦磁化は各^{1}H原子核磁気モーメントμのz成分のベクトル和です．RFのエネルギーを頂戴して（RFに共鳴して）エネルギー準位の高いβ群のμが多くなっているのが励起状態です．熱平衡状態に戻るには，このエネルギーを誰かに差し上げてβ群からα群へ戻らなければなりません．そうすれば縦磁化が回復してくるわけで，縦緩和になります．隣のμに手渡しても，全体のエネルギーは変化しないので縦緩和には寄与しません．つまり，**縦緩和はμ以外（スピン系外）にエネルギーを渡す過程**なのです．借りた金を仲間内でたらい回しにしていたのでは駄目で，きちんと返さないと安定した生活に戻れないのです．

ここでエネルギーを渡すスピン系の外の環境を格子（lattice）と呼びます．具体的

には分子になります．分子の運動エネルギーとして使っていただくわけですね．スピンから格子にエネルギーを渡す過程なので縦緩和は**スピン格子緩和**とも呼ばれます．このエネルギー授受は，分子運動の周波数（$\nu \fallingdotseq 1/\tau_c$）が$\mu$の周波数（$\fallingdotseq \nu_0 = \omega_0/2\pi$）と同じ時に最も効率よく成功します．同じ速度で走っていればボールを受け取るのは簡単ですが，速度があまりに違うとうまく受け取れませんからね．というわけで，縦緩和には$\tau_c \fallingdotseq 1/\nu_0$の分子運動だけが寄与し，$T_1$は$\tau_c = 1/\nu_0$付近で最短になるのです．広範囲にわたる$\tau_c$と比べると$\nu_0$と$\omega_0$との差は微小なので縦緩和には$\tau_c \fallingdotseq 1/\omega_0$の分子運動だけが寄与し，$T_1$は$\tau_c = 1/\omega_0$付近で最短になるとも言えます．

▶▶▶ 2　τ_c と溶液

$\tau_c = 10^{-9}$ s の水溶液（あるいは組織液）の水分子が皆$\tau_c = 10^{-9}$ s，つまり周波数$\nu = 10^9$ Hz ＝ で回転運動しているのかというと，決してそんなことはありません．分子運動は気まぐれですから10^{12} Hzでせわしく動いているやつも，じっと休んでいるやつもいるし，同じ分子でも10^{12} Hzの時も10^6 Hzの時もあるわけです．平均すると$\nu = 10^9$ Hzということです．実際に溶液の（平均の）τ_cとνの確率密度分布$J(\nu)$は図3-8-1になります．これらから次のことがわかります．1) どんなτ_cの溶液（集団）であっても動きの悪い分子が一番多い，2) 大きいτ_cの溶液（のろい集団）にすごく動きの速い分子はいない，3) 小さいτ_cの溶液（すばやい集団）ほど動きの悪い分子の比率は低い．人間社会と同じようで怖いですね．

図3-8-1　相関時間τ_c，水分子の回転運動周波数νとνで運動する分子の存在確率$J(\nu)$．1.5T，3Tはそれぞれの共鳴周波数ν_0を指す．

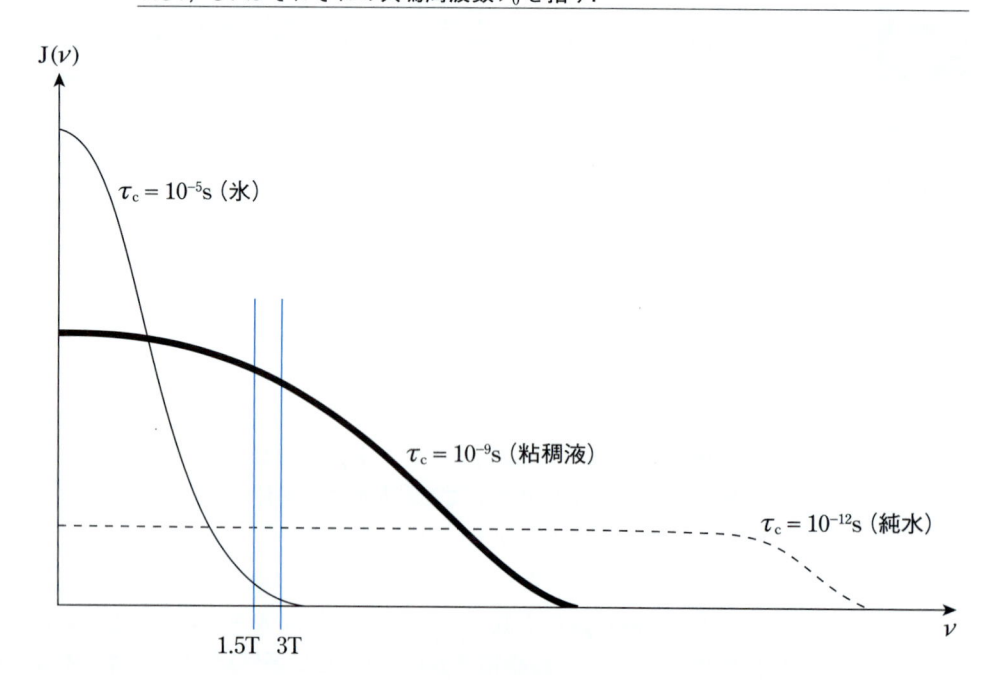

Annex Q3-8 T_1は高磁場ほど長くなるのですか？

Annex A3-8
　その通りです．図3-8-1の縦青線は1.5Tと3Tの共鳴周波数63.87MHz, 127.74MHzを示しています．MRI装置の**静磁場B_0が高くなると**→共鳴周波数ν_0が大きくなる（右へ移動する）→縦緩和に寄与するν_0と同じ回転運動周波数νの分子が減る→縦緩和が進みにくい→**組織のT_1が長くなる**ことがわかります．ただし純水のT_1は静磁場B_0に依存しません．図3-8-1を見ればその理由がわかるはずです．0.5T→1.5Tで脂肪のT_1は約20％, 軟部組織（水）のT_1は約40〜50％延長し, 1.5T→3Tで脂肪のT_1は約10％, 軟部組織（水）のT_1は約20〜30％延長します(p.398 表8-18-2, 3, 4)．表3-8-1に0.5Tと1.5TにおけるT_1の測定結果を示します．

表3-8-1　磁場強度とT_1 (ms)

	0.5T	1.5T
脂肪	220	260
白質	540	790
灰白質	650	920
脳脊髄液	>4,000	>4,000
肝	330	490
脾	550	780
筋肉	600	880

POINT 3-8
- 縦緩和は格子（分子）にエネルギーを渡す過程．
- 縦緩和には$\tau_c \fallingdotseq 1/\omega_0$の分子運動だけが寄与し, T_1は$\tau_c = 1/\omega_0$付近で最短になる．
- 静磁場B_0が高くなると組織のT_1が長くなる．

Q 3-9 T_2^*とT_2の違いは何ですか？

A 3-9 スピン系内部の相互作用による横緩和の時定数がT_2, これに外部からの作用を加えた横緩和の時定数がT_2^*です．

　Q3-7 (p.84) で説明したようにT_1, T_2緩和の原因は自然に内部で発生するΔBであり, その基本メカニズムは双極子間相互作用 (DDI) です．同じ核磁気モーメント（^{1}H原子核）同士や異なった磁気モーメントとの間で発生する局所揺動磁場ΔBに

よって位相が分散していく過程が横緩和で，その時定数（p.72 Q3-2）がT_2でしたね．ところで，横緩和はこのような内部の原因以外でも生じます．例えば，静磁場（外部磁場）$\boldsymbol{B}_0$の不均一性です．$\boldsymbol{B}_0$は人工的なものなので完全に均一にはできません．たとえ完全に均一な$\boldsymbol{B}_0$を作ったとしても，被写体（患者）がその磁場内に入った途端に$\boldsymbol{B}_0$は不均一になります．人間自体がさまざまな磁化率を持つ要素から成り立つ磁性体だから，不均一に磁化されて周囲に磁場を形成し，結果として静磁場を不均一にするからです．

磁場が場所によって異なれば，共鳴周波数が異なり（$\omega = \gamma B$），時間とともに位相が分散して横緩和が促進されます．静磁場の不均一性や磁化率の差のような外部要因による横緩和の時定数をT_{2ex}とすれば，横緩和速度が$1/T_2 + 1/T_{2ex}$に増えることになります．そこで，T_2（内部）とT_{2ex}（外部）両方のメカニズムが働いた時の新しい横緩和速度を，

$$\frac{1}{T_2{}^*} = \frac{1}{T_2} + \frac{1}{T_{2ex}} \qquad 3\text{-}9\text{-}1$$

とおけば，横緩和過程は式3-3-6，3-3-7のT_2を$T_2{}^*$で置き換えた次式で示されます．θ励起パルス後は，

$$M_{xy} = M_0 \sin\theta \cdot \exp\left(\frac{-t}{T_2{}^*}\right) \qquad 3\text{-}9\text{-}2$$

90°パルス後は，

$$M_{xy} = M_0 \cdot \exp\left(\frac{-t}{T_2{}^*}\right) \qquad 3\text{-}9\text{-}3$$

このように磁場の不均一性に代表される外部の要因をも算入した横緩和を$T_2{}^*$緩和と記してT_2スター緩和と呼びます．「仲間内だけで位相を分散させるのがT_2緩和，外部の手を借りてさらに速く位相を分散させるのが$T_2{}^*$緩和」ということです．

ここで，さまざまな要因による個々の緩和速度は加算できるが，緩和時間はそのままでは加算できないことに注意してください．
$\exp(-t/T_2) \cdot \exp(-t/T_{2ex}) = \exp[-t(1/T_2 + 1/T_{2ex})]$ですからね．

POINT 3-9

■磁場の不均一性や磁化率の差などの外部要因をも算入した横緩和が$T_2{}^*$緩和．
■さまざまな要因による個々の緩和速度は加算できるが，緩和時間は加算できない．

Q 3-10 どうしてT₁ ≧ T₂ ≧ T₂*になるのですか？

A 3-10 緩和を促進する要素が右に行くほど増えていくからです．

T_1緩和に寄与するのは局所揺動磁場ΔBのうち$\tau_c \cong 1/\nu_0$の成分だけです（エネルギーを受け取れないと役に立ちません；p.89 Q3-8, p.88 図3-7-3）．一方，T_2緩和には（$\tau_c \cong 1/\nu_0$の成分も含めて）ΔBのすべての成分が寄与します（なかでもτ_cが長い成分ほど貢献度が高い；p.29 Q1-7）．T_2^*緩和には，これらに加えてB_0の不均一性のような外部要因が寄与します．このように**緩和に貢献する要因はT_2^*緩和で最も多く，T_1緩和で最も少ない**わけです．個々の緩和を促進する要因の緩和速度は加算されるので，$1/T_1 \leqq 1/T_2 \leqq 1/T_2^*$になり，$T_1 \geqq T_2 \geqq T_2^*$となります．

なんといってもT_2^*緩和は外部にも協力者がいるのですから緩和が最も早く終了するわけです．その点，協力者がいないT_1緩和は孤独です．内部の要素が一応皆協力してくれるT_2緩和はその中間ですね．

POINT 3-10

■緩和に貢献する要因はT_2^*緩和で最も多く，T_1緩和で最も少ない．

Q 3-11 BPP理論を説明してください．

A 3-11 双極子間相互作用（DDI）を定量的に扱ったのがBPP理論です．

Q3-7（p.84），Q3-8（p.89）でDDIならびにDDIに基づく磁気緩和を説明しました．ここに登場した相関時間（τ_c），共鳴角周波数（$\omega_0 = 2\pi\nu_0$），緩和時間（T_1, T_2），原子核磁気モーメント（μ）および磁気モーメント間距離（r）の関係を定量的に扱ったのが，Bloembergen, Purcell, Poundで3人のイニシャルからBPP理論として知られています．簡単に説明します．

BPP理論によれば緩和速度は次式で表されます．

$$\frac{1}{T_1} = k\left(\frac{\tau_c}{1+\omega_0^2\tau_c^2} + \frac{4\tau_c}{1+4\omega_0^2\tau_c^2}\right) \qquad 3\text{-}11\text{-}1$$

$$\frac{1}{T_2} = \frac{k}{2}\left(3\tau_c + \frac{5\tau_c}{1+\omega_0^2\tau_c^2} + \frac{2\tau_c}{1+4\omega_0^2\tau_c^2}\right) \qquad 3\text{-}11\text{-}2$$

$$k = \frac{2}{5}S(S+1)\hbar^2\frac{\gamma^4}{r^6} = \frac{2}{5}S(S+1)g_N^2\mu_N^2\frac{\gamma^2}{r^6}$$
$$= \frac{3}{10}\hbar^2\frac{\gamma^4}{r^6} = \frac{3}{10}g_N^2\mu_N^2\frac{\gamma^2}{r^6} \qquad 3\text{-}11\text{-}3$$

同じ水分子内の^{1}H原子核間の相互作用では，S（スピン量子数 = 1/2），$\hbar$（ディラックの定数），γ（磁気回転比），g_N（原子核のg因子，p.20 Q1-3），μ_N（核磁子）はすべて定数なので，水分子の^{1}H原子核間距離（r = 1.6 × 10^{-10} m）を代入すると，SI単位でk = 1.02 × 10^{10} (s^{-2}) になります．

実は式3-11-1と3-11-2を図示したのが図3-7-3なのです．検証してみましょう．なお，水分子の相関時間についてはp.342「ひとくちMEMO」をご覧ください．

図3-7-3 相関時間τ_cとT_1，T_2の関係（縦軸・横軸は対数）

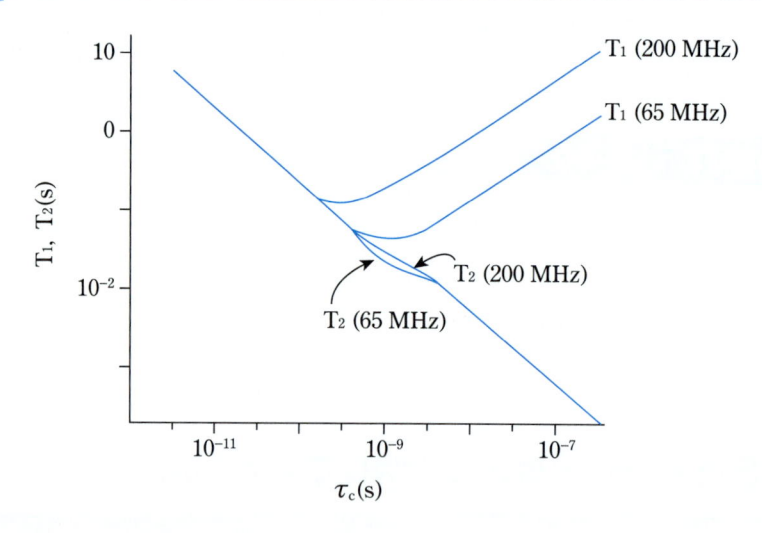

T_2の対数とτ_cの対数はほぼ線形関係にあるが，T_1は$\tau_c = 1/\nu_0$付近で最短になる．

▶▶▶ 1　τ_cがきわめて小さい場合

図3-7-3左端の純水で，τ_c = 5 × 10^{-12} s 程度です．静磁場が1.5T，3.0Tのω_0はそれぞれ4 × 10^8，8 × 10^8 rad/sなので，$\omega_0^2\tau_c^2$ = 16 × 10^{-8}，64 × 10^{-8} となって，1に対して無視できるので，式3-11-1と3-11-2は次式になります．

$$\frac{1}{T_1} = k(\tau_c + 4\tau_c) = 5k\tau_c \qquad 3\text{-}11\text{-}1'$$

$$\frac{1}{T_2} = \frac{k}{2}(3\tau_c + 5\tau_c + 2\tau_c) = 5k\tau_c \qquad 3\text{-}11\text{-}2'$$

したがって，ここでは$T_1 = T_2 = 1/(5k\tau_c) = 4s$となり，静磁場にかかわらず一定です．

▶▶▶ 2 τ_cがきわめて大きい場合

図3-7-3右端の氷で$\tau_c = 10^{-5}s$程度です．1.5T，3.0Tの$\omega_0^2\tau_c^2 = 16 \times 10^6, 64 \times 10^6$となって，今度は$\omega_0^2\tau_c^2 \gg 1$となり，式3-11-2の第2，3項は無視されるので，式3-11-1と3-11-2は次式になります．

$$\frac{1}{T_1} = \frac{2k\tau_c}{\omega_0^2\tau_c^2} \qquad 3-11-1''$$

$$\frac{1}{T_2} = \frac{3}{2}k\tau_c \qquad 3-11-2''$$

したがって，1.5T，3.0TにおけるT_1はそれぞれ78s，312sと極端に長く，T_2は磁場に関係なく$T_2 = 6.5 \times 10^{-6}s = 6.5\mu s$と極端に短く，MRIの対象ではないことがわかります．

▶▶▶ 3 $\tau_c = 1/\omega_0$の場合

$\omega_0^2\tau_c^2 = 1$なので，

$$\frac{1}{T_1} = k\left(\frac{1}{2}\tau_c + \frac{4}{5}\tau_c\right) = \frac{13}{10}k\tau_c \qquad 3-11-1'''$$

$$\frac{1}{T_2} = \frac{k}{2}\left(3\tau_c + \frac{5}{2}\tau_c + \frac{2}{5}\tau_c\right) = \frac{59}{20}k\tau_c \qquad 3-11-2'''$$

したがって，1.5T（$\tau_c = 1/\omega_0 = 0.25 \times 10^{-8}s$），3.0T（$0.125 \times 10^{-8}s$）における$T_1$はそれぞれ30ms，60ms，$T_2$は13.3ms，26.6msになります．

このように，緩和時間（および緩和速度）は分子相関時間τ_cに大きく依存します．

POINT 3-11

■緩和時間（および緩和速度）は分子相関時間τ_cに依存する．

Q 3-12 緩和時間を短縮するにはどうすればよいのですか？

A 3-12 τ_c を変化させるか強い磁気モーメントを作用させます．

▶▶▶ 1　τ_c を変化させる

式3-11-1，3-11-2あるいは図3-7-3からτ_cを変化させることによってT_1，T_2を短縮することができることは明らかです．T_1はτ_cを$1/\omega_0$に近づければ，T_2はτ_cを延長すれば目的は達せられます．しかしこれを**生体に適応するのは危険**です．生体を冷凍するわけにはいかないし，細胞内液や細胞外液の粘度を人工的に操作したら，生体の機能や生命に多大な影響を及ぼしてしまいますからね．

▶▶▶ 2　強い磁気モーメントを作用させる

式3-11-3のkは，同じ水分子内の^{1}H原子核（プロトン＝陽子）間の相互作用では定数です．しかし，異なる磁気モーメントが^{1}H原子核に及ぼす相互作用は，前者の2乗に比例します（p.85 式3-7-1）．つまり^{1}H原子核磁気モーメントより強い磁気モーメントを持つ分子が^{1}H原子核に十分近づくことができれば（DDIは距離の6乗に反比例しますからね），式3-11-1および3-11-2のkが大きくなって，緩和速度（$1/T_1$，$1/T_2$）が大きくなり，逆数である緩和時間（T_1，T_2）が短縮します．このような強い磁気モーメントを持つものに**常磁性体**があります．常磁性体は孤立電子を持ち強い磁気モーメントを擁しています．なんといっても電子の磁気モーメントは^{1}H原子核の658倍と圧倒的に強力ですからね（p.27 Q1-6）．この電子と^{1}H原子核（プロトン）の間で起こる双極子相互作用を**電子陽子双極子間相互作用（electron-proton DDI：e-p DDI）**と呼びます．一般的には電子と原子核の間の相互作用なので電子核双極子間相互作用（electron-nuclear DDI），そしてこれまでみてきた^{1}H原子核間のDDIは陽子陽子双極子間相互作用（proton-proton DDI：p-p DDI）になります．距離が同じであれば電子は陽子の658倍の磁気モーメントを持っているので**e-p DDIはp-p DDIの$(658)^2$＝432,964倍の緩和時間短縮効果**を持っているわけです．後述するような常磁性体が微量でも強い緩和時間短縮効果を示すのはこのためです．

▶▶▶ 3　T_1短縮とT_2短縮

Q3-8（p.89）でも説明しましたが，エネルギー授受を伴うT_1緩和はDDI（p-pでもe-pでも）のうち$\tau_c \fallingdotseq 1/\omega_0$成分だけが有用です．したがって，常磁性体が$T_1$短縮効果を発揮するには，まず水分子が十分近づける分子（原子）であることと，大きな磁気モーメントと中庸なτ_cを持っている必要があります．一方，T_2短縮にはDDIのどのような成分でも寄与するし，磁場を不均一にするだけでも横緩和は促進します（T_2^*緩和）．つまり，水分子が十分常磁性体に近づけないためにDDIが機能しなくても，磁場の影響は遠くまで及ぶのでT_2^*緩和は促進されます．一般に常磁性体の磁気モーメントの2乗に比例してT_2^*短縮作用は強くなりますが，T_1短縮作用は必ずしもそうなりません（p.448 Q9-10-2）．T_1短縮には水分子と常磁性体の接近並びにτ_cが重要

な因子になるからですね.したがって常磁性体といっても,T_1短縮効果が強いもの(T_1強調像で高信号)と,T_2(T_2^*)短縮効果が強いもの(T_2, T_2^*強調像で低信号)があります(p.420 Q9-3, p.436〜 Q9-8〜14参照).生体に存在するT_1短縮効果が強い常磁性体には,メトヘモグロビン,メラニン,マンガンイオンなどが,T_2(T_2^*)短縮効果が強い常磁性体にはデオキシヘモグロビン,ヘモジデリン,フェリチンなどが知られています.後者のT_1短縮作用が弱いのは水分子が常磁性中心(Fe^{2+}, Fe^{3+}イオン)に近づけないからです.またヘモジデリン,フェリチンには分子量が大きくてτ_cが長すぎるという要素もあります.

▶▶▶ 4　MRI造影剤

T_1, T_2(したがって信号強度)を変化させる目的で体内に投与する安全な常磁性体がMRI造影剤です(p.446 Q9-10).強い磁気モーメントを持つガドリニウムイオン(Gd^{3+})やマンガンイオン(Mn^{2+})を擁する化合物や超常磁性体の酸化鉄粒子(p.432 Q9-6)などが使われています.

●ここまでこだわらなくてもよいのですが！

▼常磁性体による緩和時間短縮

常磁性体の持つ孤立電子の緩和時間短縮作用は次のSolomon-Bloemebergenの式で説明されます.

$$\frac{1}{T_1} = \frac{2K}{15}\left(\frac{3\tau_c}{1+\omega_I^2\tau_c^2} + \frac{7\tau_c}{1+\omega_S^2\tau_c^2}\right)$$
$$+ \frac{2}{3}S(S+1)\left(\frac{A}{\hbar}\right)^2\left(\frac{\tau_e}{1+\omega_S^2\tau_e^2}\right) \quad 3\text{-}12\text{-}1$$

$$\frac{1}{T_2} = \frac{K}{15}\left(4\tau_c + \frac{3\tau_c}{1+\omega_I^2\tau_c^2} + \frac{13\tau_c}{1+\omega_S^2\tau_c^2}\right)$$
$$+ \frac{1}{3}S(S+1)\left(\frac{A}{\hbar}\right)^2\left(\tau_e + \frac{\tau_e}{1+\omega_S^2\tau_e^2}\right) \quad 3\text{-}12\text{-}2$$

$$K = S(S+1)\gamma_I^2 g_B^2 \frac{\beta^2}{r^6} = S(S+1)\gamma_I^2 \gamma_S^2 \frac{\hbar^2}{r^6} \quad 3\text{-}12\text{-}3$$

S:電子のスピン量子数,γ_I:^{1}H原子核の磁気回転比,γ_S:電子の磁気回転比,g_B:電子のg因子(p.20 Q1-3),β:ボーア磁子(p.27 Q1-6のμ_Bと同じで電子の磁気モーメント),r:常磁性中心(イオン)と^{1}H原子核の距離,ω_I:^{1}H原子核の共鳴角周波数,ω_S:電子の共鳴角周波数,A/$\hbar$:超微細カップリング定数(hyperfine coupling constant;単位はHzで10^6/s程度).

$$\frac{1}{\tau_c} = \frac{1}{\tau_s} + \frac{1}{\tau_m} + \frac{1}{\tau_R} \qquad 3\text{-}12\text{-}4$$

$$\frac{1}{\tau_e} = \frac{1}{\tau_s} + \frac{1}{\tau_m} \qquad 3\text{-}12\text{-}5$$

τ_s：電子スピン緩和時間，τ_m：^{1}H原子核が電子の内配位圏に存在する時間，τ_R：常磁性体の回転相関時間.

　式3-12-1, 3-12-2では，常磁性体と^{1}H原子核が一時的に複合体を形成する(Gd-DTPAのような錯体の場合には，空位の配位座に水分子が一時的に配位する)と想定しています．このように水分子が常磁性体に接近して複合体を形成できる範囲を**内配位圏 (inner coordination sphere)** と呼んでいます．内配位圏では電子プロトン双極子間相互作用 (e-p DDI) と接触相互作用が生じます．それぞれ第1項がe-p DDIで式3-11-1, 3-11-2と同じ形ですね．これは複合体内の常磁性体と^{1}H原子核の関係（式3-12-1～3-12-3）を水分子内の^{1}H原子核同士の関係（式3-11-1～3-11-3）のアナロジーとしているからです．第2項が**接触相互作用**を表します．これは分子回転運動の影響のない（したがって式3-12-5にτ_Rがない）相互作用で，電子と水分子（の水素原子核）の接触確率（したがって電子の波動関数：p.466 Q9-14）で決まる項です．さらに常磁性体と^{1}H原子核が少し離れた**外配位圏 (outer cordination sphere)** では，水分子が常磁性体の近くを拡散することによって受ける局所揺動磁場による緩和時間短縮もあります．詳しくは下記参考図書をご覧ください．

　ところで，式3-11-3と3-12-3をくらべて，k≪Kであることに気が付きましたか？電子と陽子のスピン量子数はそれぞれ，−1/2, 1/2なので孤立電子の磁気モーメントは$g_B\beta(L/\hbar) = g_B\beta(-1/2)$，^{1}H原子核磁気モーメントは$g_N\mu_N(L/\hbar) = g_N\mu_N(1/2)$です（式1-3-2, 1-3-4）．したがって，両者の絶対値の比は$g_B\beta/(g_N\mu_N) = 658$です．つまり，この二乗項だけでK = $(658)^2$kになっています．また，$\gamma_1 = \gamma$です．ここに「距離rが同じであればe-p DDIはp-p DDIの$(658)^2$倍の緩和時間短縮効果を持っている (p.96)」ことが示されているのです．

POINT 3-12

■e-p DDIはp-p DDIより遥かに強い緩和時間短縮効果を持っている.
■強い磁気モーメントを擁する常磁性体が緩和時間を効率よく短縮する.

■参考図書

Dwek RA: NMR in biochemistry. Clarendon Press, Oxford, 1973.

Q 3-13 緩和能と緩和速度は同じですか？

A 3-13 別の概念です．

緩和速度（relaxation rate：R_1, R_2）[†]は，緩和の速さの指標で緩和時間の逆数です（$R_1 = 1/T_1$, $R_2 = 1/T_2$）．これに対して**緩和能（relaxivity**，緩和度ともいう：r_1, r_2）[†]は，常磁性体のような緩和時間短縮（緩和促進）物質が，**単位濃度あたりどの程度 ^{1}H の緩和時間を短縮するかという指標**です．単位濃度（mol/L）あたりの（^{1}H の緩和に貢献する）緩和促進能力といってもよいでしょう．したがって緩和能の単位は $(mol/L)^{-1}s^{-1}$ ですが，この単位は大きすぎるのでその1/1,000の $(mmol/L)^{-1}s^{-1}$ が一般に使われています．T_1緩和，T_2緩和におけるある物質の緩和能をそれぞれ r_1, r_2，この物質投与前の緩和時間を T_{1_0}, T_{2_0}，投与後に組織内のこの物質の濃度が c となった時の緩和時間を T_{1_p}, T_{2_p} とすると，緩和速度は加算されるので次式が成り立ちます．

$$\frac{1}{T_{1_p}} = r_1 c + \frac{1}{T_{1_0}}, \quad R_{1_P} = r_1 c + R_{1_0} \qquad 3\text{-}13\text{-}1$$

$$\frac{1}{T_{2_p}} = r_2 c + \frac{1}{T_{2_0}}, \quad R_{2_P} = r_2 c + R_{2_0} \qquad 3\text{-}13\text{-}2$$

さまざまな濃度の対象物質（例えば造影剤）の水溶液の緩和時間（T_{1_p}, T_{2_p}）を測定して，濃度 c を横軸に，$1/T_{1_p}$ あるいは $1/T_{2_p}$ を縦軸にプロットすると，この直線の傾きが r_1, r_2，縦軸との交点が $1/T_{1_0}$, $1/T_{2_0}$ になります（図3-13-1）．

ところで，$r_1 c$, $r_2 c$ が緩和速度（の単位）になっていることに気が付かれたでしょうか？ r_1, r_2，すなわち緩和能の単位は $(mol/L)^{-1}s^{-1}$ あるいは $(mmol/L)^{-1}s^{-1}$，c（モル濃度）の単位は mol/L あるいは mmol/L なので，$r_1 c$, $r_2 c$ の単位は s^{-1} となって緩和速度と同じです．「緩和速度は加算できる」でしたね（p.92 POINT3-9）．

Q3 磁気緩和 ── 演技の決め手は緩和時間 ──

図3-13-1 造影剤の組織濃度cと緩和速度（$1/T_{1p}$，$1/T_{2p}$）

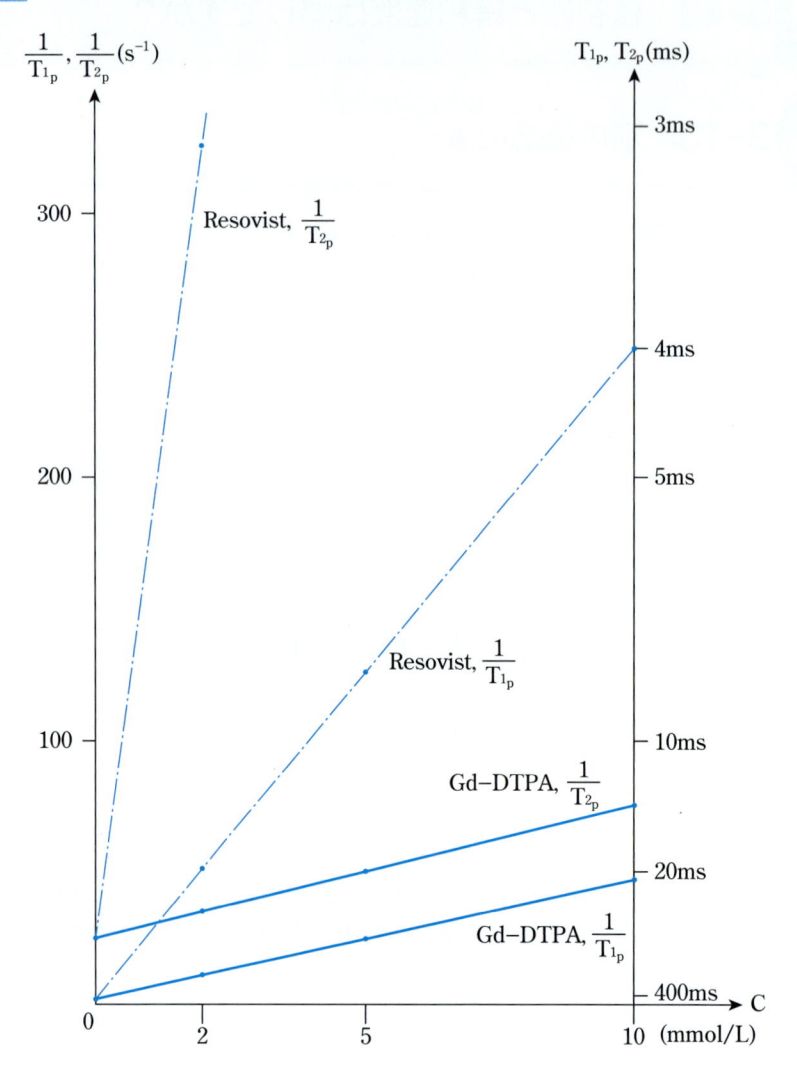

造影前の$T_{10} = 400\text{ms}$，$1/T_{10} = 2.5/\text{s}$，$T_{20} = 40\text{ms}$，$1/T_{20} = 25/\text{s}$．Gd-DTPAの$r_1 = 4.1\text{mM}^{-1}\text{s}^{-1}$，$r_2 = 5.0\text{mM}^{-1}\text{s}^{-1}$，Resovistの$r_1 = 25\text{mM}^{-1}\text{s}^{-1}$，$r_2 = 151\text{mM}^{-1}\text{s}^{-1}$．

ひとくちMEMO

† R_1，R_2とr_1，r_2

大文字のRは緩和速度（単位はs^{-1}），小文字のrは緩和能［単位は$(\text{mmol/L})^{-1}\text{s}^{-1}$］を表します．混同して使われることがあるので注意してください．

Annex Q3-13 造影剤の緩和能の単位としてmM^{-1}s^{-1}と記されていました．(mmol/L)$^{-1}$s^{-1}とどういう関係になるのでしょうか？

Annex A3-13 同じです．mol/L = M で両方ともモル濃度の単位です．

POINT 3-13

■緩和能（緩和度）は，その物質が単位濃度あたりどの程度^{1}Hの緩和時間を短縮するかという指標．

Q 3-14 緩和時間はどのように測定されるのですか？

A 3-14 NMR信号強度から測定されます．

これに関してはNMR信号の理解が必要なので，Q4-9（p.134）でもう一度取り上げます．

Q 3-15　$T_{1\rho}$も組織に特有な緩和時間なのですか？

A 3-15　組織に特有ですが，撮像条件（スピンロックパルス強度 B_{SL}）にも依存する緩和時間です．

　T_1は静磁場強度に依存しますが，MRI装置の静磁場は固定（例えば3T）されているので，T_1, T_2は組織に特有な緩和時間です．これに対して$T_{1\rho}$は「動きが遅い水分子」を反映する組織特有のパラメータであると同時に，撮像パラメータのB_{SL}にも依存する緩和時間です．ここで，$T_{1\rho}$の基本事項から臨床応用までまとめて説明します．

▶▶▶ 1　$T_{1\rho}$予備パルス

　回転座標系で，＋x′方向の90°パルス（$90°_{+x'}$），＋y′方向のスピンロックパルス（spin-locking pulse：$SLP_{+y'}$），－x′方向の90°パルス（$90°_{-x'}$）の3個のRFからなるコンポジットパルス（図3-15-1上段）が$T_{1\rho}$強調予備パルス［p.218 Q6-1-5］になります．SLPは弱く（0.02〜0.3G＝0.002〜0.03mT），長い（数十ms）RFです．このパルスを受けた磁化M（大きさM_0）の行動を角周波数ω_0の回転座標で見てみましょう．まず$90°_{+x'}$で＋y′軸上に倒れ横磁化を形成します（図3-15-1下段）．このあとそのまま放置すれば，図3-5-1（p.82）のようにT_2緩和で横磁化は減衰しますが，$T_{1\rho}$強調予備パルスではすぐにSLPが続きます．回転座標においては見かけの磁場$-\omega_0/\gamma$によってB_0が相殺されている（p.55）ので，SLP照射中の磁場は＋y′方向のSLPだけとなり，この時のMとμは図2-1-1（p.49）のz軸をy′軸で置き換えた状態となって，Mはy′軸上にSLPによってロックされます（スピンロックという）．したがって，T_2緩和（核磁気モーメントμのx-y面での位相分散）が抑制され，回転座標の＋y′軸方向の磁場［ここではSLP磁場（B_{SL}）］を静磁場とする，見かけの縦磁化（本当は横磁化）の減衰が進みます．この見かけの縦磁化を回転座標の縦磁化と呼び，その減衰の時定数（緩和時間）が回転座標における縦緩和時間$T_{1\rho}$，緩和速度が$R_{1\rho}$なのです．したがって，SLPの照射時間をT_{SL}とすれば，見かけの縦磁化の大きさMは次式の通りです．

$$M = M_0 \cdot \exp(-T_{SL}/T_{1\rho}) = M_0 \cdot \exp(-R_{1\rho} \cdot T_{SL}) \qquad 3\text{-}15\text{-}1$$

　最後に照射する$90°_{-x'}$により見かけの縦磁化は＋z軸上の真の縦磁化（大きさM）になります．このあとは通常の励起パルスによって，SE, FSE, 3D-GREなどの撮像が始まります．これらをできるだけT_1, T_2の影響が少ないパルスシーケンスにすれば，$T_{1\rho}$強調像になるわけです．T_1, T_2の影響を無視できれば信号強度S_{SL}はKを比例定数として，

$$S_{SL} = K M_0 \cdot \exp(-T_{SL}/T_{1\rho}) = KM_0 \cdot \exp(-R_{1\rho} \cdot T_{SL}) \qquad 3\text{-}15\text{-}2$$

図3-15-1　T$_1\rho$強調パルス（上段）と磁化の動き（下段）．SLP：スピンロックパルス．

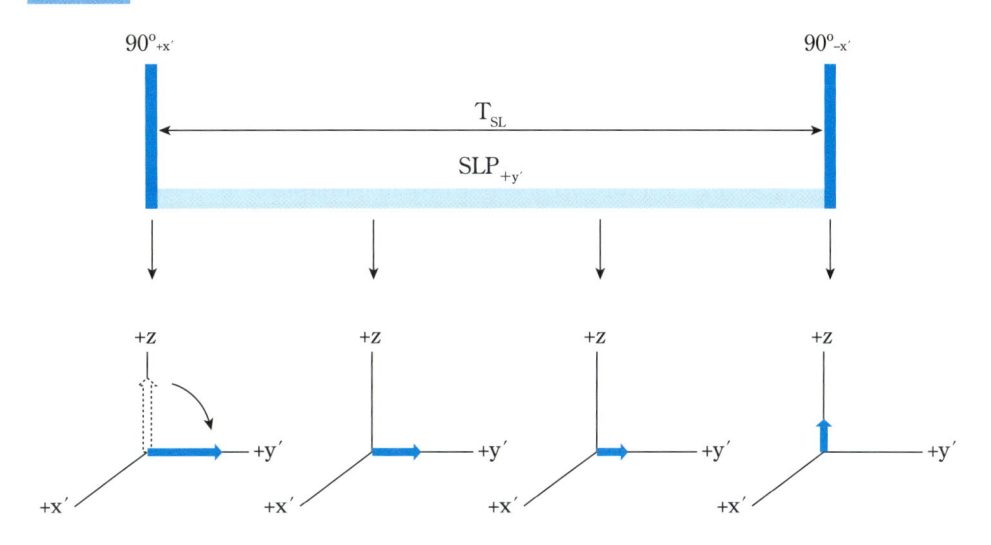

▶▶▶ 2　T$_1\rho$の意義

そろそろ，「なぜT$_1\rho$と呼ぶの？」という声が聞かれそうです．これは回転座標におけるT$_1$（T$_1$ in the rotating frame）という意味でT$_1\rho$と呼んでいるのです（ギリシャ文字ρ = r）．スピンロック（spin locking）およびT$_1\rho$は1955年に報告され[1]，NMRでは基本的事項になっていますが，MRIで注目されるようになったのは比較的最近です．その特徴は，軟骨組織のように「動きが遅い水分子」を反映する組織パラメータがT$_1\rho$であるということです．

回転座標における縦磁化の減衰（T$_1\rho$緩和）は，通常の縦（スピン格子，T$_1$）緩和と同様に（縦磁化を構成するμが）エネルギーを周囲（格子＝水の分子運動）に渡す過程です．これは水分子の相関時間τ_cが共鳴周波数の逆数の時に最も効率よく生じる過程でした（p.89 Q3-8）．そしてSLP照射時の磁場（T$_1$緩和の静磁場$\boldsymbol{B}_0$に相当）はSLP磁場（$\boldsymbol{B}_{SL}$）です．したがって共鳴周波数$\omega_{SL} = 2\pi\nu_{SL}$は次式で示されます．

$$\omega_{SL} = 2\pi\nu_{SL} = \gamma B_{SL} \quad\quad 3\text{-}15\text{-}3$$

ここで図3-8-1（p.90）を振り返ります．$B_{SL} \ll B_0$なので$\nu_{SL} \ll \nu_0$になって，図の青線がはるか左へ移動します．つまり，T$_1$緩和よりもはるかにτ_cが長い（＝νが小さい＝動きが遅い）水分子がT$_1\rho$緩和を促進することになります．したがって，T$_1\rho$強調像は「動きが遅い水分子」を反映する画像なのです．

また，式3-15-3の通りν_{SL}はB$_{SL}$に比例するので，B$_{SL}$を低く設定するほど図の青線は左へ移動し，T$_1\rho$短縮に寄与する水分子の存在確率J(ν)が増加し，T$_1\rho$が短縮します．これは，$\boldsymbol{B}_{SL}$の設定によって強調する水分子のν（$\boldsymbol{\tau}_c$）を選択できるとともに，組織（内的）パラメータであるT$_1\rho$が撮像側（外的）パラメータである$\boldsymbol{B}_{SL}$に依存して変化することを示しています．この変化をT$_1\rho$ dispersionと呼び，組織に特有なものですが，次式（図3-15-2）で示す通り単純ではありません．

$$T_1\rho = -a \cdot \exp(-B_{SL}) + b \qquad\qquad 3\text{-}15\text{-}4$$

そこで，上式のaを$T_1\rho$ dispersionを反映するパラメータとします．aが大きいほどB_{SL}による$T_1\rho$の変化（曲線の傾き）が大きくなるからです．

図3-15-2　B_{SL}による$T_1\rho$の変化（$T_1\rho$ dispersion）

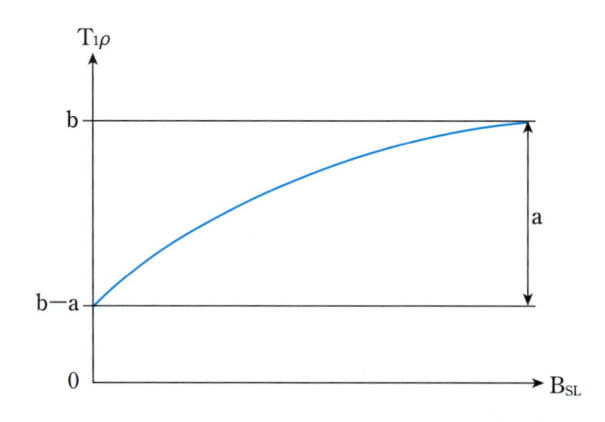

▶▶▶ 3　$T_1\rho$ vs T_1, T_2

$T_1\rho$短縮成分はT_1短縮成分より多い[p.90 図3-8-1の左に移動するほど$J(\nu)$が高い]ので$T_1 \geqq T_1\rho$，またSLPがT_2緩和を抑制しているので$T_1\rho \geqq T_2$です（＝は自由水の場合）．したがって，Q3-10（p.93）とあわせて**$T_1 \geqq T_1\rho \geqq T_2 \geqq T_2{}^*$**になります．

▶▶▶ 4　$T_1\rho$の測定

SLPの照射時間T_{SL}を，例えば1, 10, 20, 40, 80msというように変えて撮像して，その信号強度（式3-15-2）から算出します．横緩和時間（T_2）の測定（p.138）と同じです．TE→T_{SL}, T_2→$T_1\rho$と置き換えるだけですね．測定した$T_1\rho$に従った強弱（グレースケールないしカラー）で表示すれば$T_1\rho$強調像ではなく，**$T_1\rho$画像**になります（図3-15-3）．

図3-15-3 膝関節症のT$_1\rho$画像（T$_1\rho$ map）．3D-FSPGR，TR/TE/TSL：6.4/4.3/0～80ms．（画像提供：帝京大学ちば総合医療センター放射線科 大久保敏之先生）

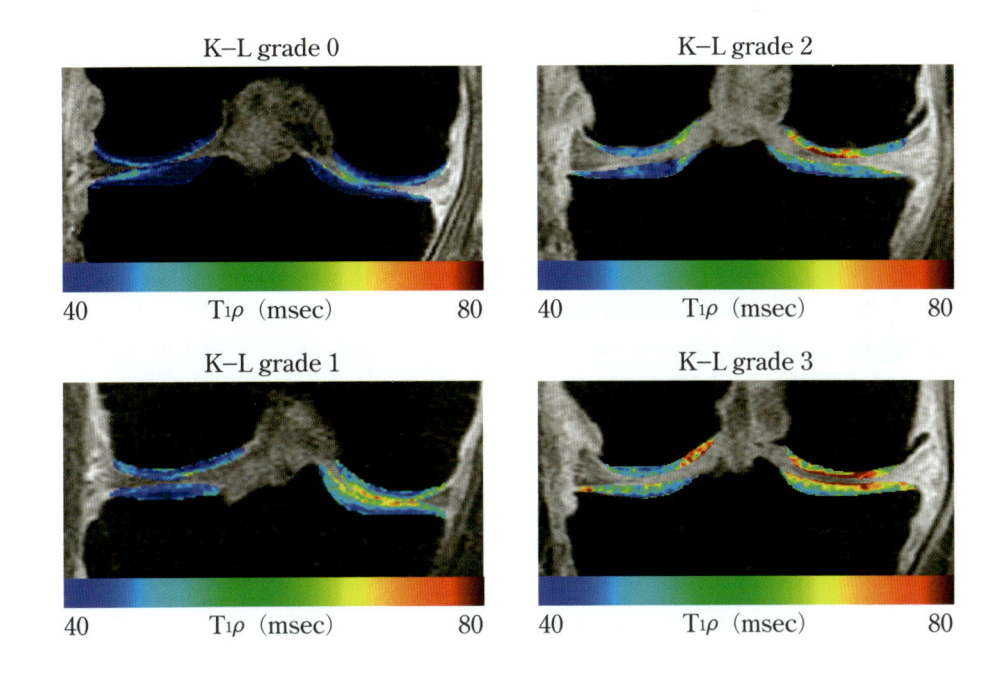

▶▶▶ 5　T$_1\rho$（強調）像の臨床応用

　T$_1\rho$（強調）像は「動きが遅い水分子」を反映するので，構造化された水分子の構造破綻（例：軟骨病変，早期脳梗塞，腫瘍の治療効果）によるT$_1\rho$延長と異常な構造化（例：線維化）や異常蛋白の増加（例：アルツハイマー病）によるT$_1\rho$短縮が臨床に応用されています．

軟骨病変：軟骨はコラーゲンを枠組みとする水和性のプロテオグリカン（proteoglycan）で構成され，これらの高分子に動きを制限された水分子のτ_cが長いために，正常軟骨のT$_1\rho$は短く，変性すると延長し，Kellegren-Lawrence（K-L）grading[†]とよく相関し，軟骨異常を早期に検出することができます（図3-15-3）[2)]．

早期脳梗塞：ラットによる実験で虚血後10～20秒でT$_1\rho$が延長し始め，3～4分で正常値の6～8%の延長を認めました[3)]．

腫瘍の治療効果：T$_1\rho$延長が腫瘍の治療効果の指標となります[4)]．

アルツハイマー病：アミロイド蛋白が増加した脳組織はτ_cが長いために，正常脳組織に比較してT$_1\rho$が短縮します[5)]．

肝線維化：線維化が進むと水分子のτ_cが長くなりT$_1\rho$が短縮します．ただし，これについてはcontroversialな報告もあります[6)]．

POINT 3-15

- $T_1\rho$ 強調像は「動きが遅い水分子」を反映する.
- $T_1\rho$ は撮像側（外的）パラメータである $\boldsymbol{B}_{SL}$ に依存して変化する.
- $T_1 \geqq T_1\rho \geqq T_2 \geqq T_2{}^*$

ひとくちMEMO

† **Kellegren–Lawrence grading**
　X線写真による関節症の進行度分類で，骨棘，関節間隙狭小化，骨硬化，関節変形の程度によってGrade 0（normal），G1（doubtful），G2（minimal），G3（moderate），G4（severe）に分けられる．

■ 参考文献

1) Redfield, AG: Nuclear magnetic resonance saturation and rotary saturation in solids. Phys Rev 98: 1787–1809, 1955.
2) Regatte RR, et al: *In vivo* $T_1\rho$ mapping of human articular cartilage. Radiology 229: 269–274, 2003.
3) Gröhn OHJ, et al: Early detection of irreversible cerebral ischemia in the rat using dispersion of the magnetic resonance imaging relaxation time, $T_1\rho$. J Cereb Blood Flow Metab 20: 1457–1466, 2000.
4) Duvvuri U, et al: Quantitative $T_1\rho$ magnetic resonance imaging of RIF-1 tumors *in vivo*: detection of early response to cyclophosphamide therapy. Cancer Res 61: 7747–7753, 2001.
5) Haris M, et al: $T_1\rho$ MRI in Alzheimer's disease: detection of pathological changes in medial temporal lobe. J Neuroimaging 21: e86–90, 2011.
6) Sirlin CB: Science to practice: Can $T_1\rho$ imaging be used to diagnose and assess the severity of hepatic fibrosis? Radiology 259: 619–620, 2011.

Q4

MR信号
― 台詞は暗号化されている ―

Q4-1	NMR信号は角周波数ω_0の正(余)弦波なのか？	
Q4-2	実信号が本当の信号で，虚信号は偽物なのか？	
	Annex	実信号と虚信号が反対？
Q4-3	NMR信号と横緩和の関係は？	
Q4-4	NMR信号の吸収モードと分散モードとは？	
	Annex	単一の周波数で成り立っている波のスペクトルに幅があるのはなぜ？
Q4-5	NMR信号はもっと複雑？	
Q4-6	NMR信号の種類はFID，SE，GRE，STE？	
	Annex	量子化された原子核磁気モーメントμがx-y面を回転したり，x′軸を半周したりするなんて？
	Annex II	SEがT_2^*を排除できるのにT_2緩和を排除できないのは？
Q4-7	信号は何個生まれるのか？	
Q4-8	NMR信号のS/Nは静磁場の強さに比例するか？	
Q4-9	緩和時間はどのように測定されるのか？	
	Annex	1つのtで測定して大丈夫？
	Annex II	FIDの初期値は測定しにくいのでは？
	Annex III	2つのTEで測定すれば大丈夫？
Q4-10	MRI信号と傾斜磁場の関係は？	
Q4-11	MRI信号はすでにフーリエ変換されている？	
Q4-12	NMR信号とMRI信号と画像の信号はどう違う？	

Q4 MR信号 ― 台詞は暗号化されている ―

Q 4-1 NMR信号は角周波数 ω_0 の正（余）弦波ではないのですか？

A 4-1 違います．ずっと周波数の少ない正（余）弦波です．

▶▶▶ 1 検波

確かにQ2-7（p.65）で述べたように，コイルに誘導される起電力（による交流電流）は，θパルス直後は式2-7-8′〜10′（p.69），90°パルス直後は式2-7-8〜10（p.67）で示したように正余弦波です．ただし，これは各原子核磁気モーメント μ が静磁場 B_0 を受けて角周波数 ω_0 で歳差運動をしている場合です（$\omega_0 = 2\pi\nu_0 = B_0$）．しかし実際には，磁場の不均一性，化学シフト，傾斜磁場などさまざまな要因で各 μ は，B_0 から少しずれた磁場を感じているので，共鳴周波数が少しずつずれています（実はこの「ずれ」を検出することが信号取得の目的なのです）．単位体積あたりの μ のベクトル和である巨視的磁化 M も同様です．したがって，式2-7-8′〜10′，2-7-8〜10の ω_0 を一般的な ω に変更し，Aは比例定数なので次式のように書き換えます．ここでは代表として V_x に登場してもらいますが，V，V_y も同様に書き換えられます．

$$V_x \propto M_0 \cdot \omega \sin\theta \cdot \cos(\omega t) \quad\quad 4\text{-}1\text{-}1$$

$$V_x \propto M_0 \cdot \omega \cos(\omega t) \quad\quad 4\text{-}1\text{-}2$$

ところで，ω_0 は1.5Tの装置で $2\pi \times 63.9$Mrad/s，ν_0 で表して63.9MHzなので，ここから少しずれた ω もその近辺にあります．1秒間に6,390万回転です．こんなに高速に変化する波をコンピュータといえども追跡することはできません．そして，実際にNMR（例えば化学シフト）やMRI（傾斜磁場印加時の各ボクセルの信号強度）で必要とする情報は，強度（振幅）および基準波（ω_0 の余弦波）との周波数差と位相差です（ω_0 を差し引くことのできる回転座標で見ればよいということになりますね；p.52 Q2-3）．つまり必要とする情報は，式4-1-1，4-1-2の ω から基準角周波数 ω_0 を差し引いた S_x（次式）に含まれています．以下90°パルス直後の信号で説明します（違いは定数 $\sin\theta$ が掛かっているだけですからね）．ただし，実際の信号はこれに横緩和が加わります（p.114 Q4-3）が，ここでは緩和を無視して説明します．式2-7-9は4-1-3に変身します．

$$S_x \propto M_0 \cdot \omega \cos[(\omega - \omega_0)t] \quad\quad 4\text{-}1\text{-}3$$

この基準（角）周波数を差し引いたNMR信号の周波数（$\omega - \omega_0$）は数十kHz以下で，共鳴周波数 ω_0 と比較すると最大でも3桁も小さい値になります．この差し引きは電気的に検波器で行われます．検波というと聞き慣れない方も居られると思いますが，どのラジオやテレビ受信機でも行われていることです．

FM富士（甲府）は83.0MHzで放送されています．これをラジオで受信して，そのままの周波数でスピーカーを通しても聞こえるはずもありません．人間の可聴周波数域は2〜2万Hzですからね．83.0MHz（8,300万Hz）ははるかにこれを超えていま

す．そこで各ラジオは基準周波数83MHzを差し引いてスピーカーに送っているわけです．この83.0MHz（1.5TのMRIの場合には$\omega_0 = 63.9$MHz）を搬送波（carrier）と呼びます．遠くまで届けるため信号を載せている船という意味ですね（aircraft carrier は航空母艦です）．このように**搬送波から信号を取り出すことを検波（detection）あるいは復調（demodulation）**と言います[†]．同様に巨視的磁化 M の回転によってコイルに誘導された交流から基準角周波数ω_0を差し引くという復調（検波）によってNMR信号になるわけです．

ひとくちMEMO

[†] 検波と復調（detection & demodulation）
搬送波に信号を載せることを変調（modulation），逆に搬送波から信号を取り出すことを復調（demodulation）と言います．これに対し検波（detection）はもともと変調の有無にかかわらず単に信号を検出することを指す用語ですが，習慣的に復調と同義に使われています（こういうことが誤解の元なのですね）．

▶▶▶ 2 直角位相感受性検波

基準周波数を差し引いて信号を搬送波から取り出しました．と言いたいところですがこれだけでは不十分です．式4-1-3を見てください．余弦波は偶関数（p.684 付録9）なので，ωとω_0の差（の絶対値）が同じなら$\omega > \omega_0$と$\omega < \omega_0$を区別できません．これでは基準周波数との差は検出されるが，基準より高いのか低いのか区別できないわけで困ってしまいます．そこで同じ搬送波に乗った変調波から今度は90°（$\pi/2$ rad）位相のずれた基準周波数で検波します．ここで位相を$\pi/2$進めるか遅らせるかで，正負逆の正弦波が得られます．

$$M_0 \cdot \omega \cos\left[(\omega - \omega_0)t + \frac{\pi}{2}\right] = -M_0 \cdot \omega \sin(\omega - \omega_0)t \propto S_y \qquad 4-1-4$$

$$M_0 \cdot \omega \cos\left[(\omega - \omega_0)t - \frac{\pi}{2}\right] = M_0 \cdot \omega \sin(\omega - \omega_0)t \propto -S_y \qquad 4-1-4'$$

どちらを採用しても構いません．式4-1-4だと式2-7-11と同じ形になりますが，式4-1-4'ならNMR信号S(t)が次式になって，磁化の位相とNMR信号の位相が一致するので便利です．

$$\begin{aligned}S = S_x - iS_y &\propto M_0\omega_0 \cos[(\omega - \omega_0)t] + M_0\omega_0 \, i \sin[(\omega - \omega_0)t] \\ &= M_0\omega_0 \exp[i(\omega - \omega_0)t]\end{aligned} \qquad 4-1-5$$

正弦波は奇関数（p.684 付録9）なので$\omega > \omega_0$と$\omega < \omega_0$は正負が逆になって両者を区別できます（図4-1-1）．このように基準周波数と90°位相のずれた基準周波数の両方で検波する方法を**直角位相感受性（敏感）検波（quadrature phase-sensitive detection）**と呼びます．この「直角」は90°位相がずれたという意味です．このように直角位相感受性検波によって初めてMの大きさ（**90°パルス直後ならM_0**）と位相が正確に認識されるわけです．図4-1-2に受信コイルからNMR信号検波までの手順

Q4 MR信号 ― 台詞は暗号化されている ―

を示します．最終的には両方で検波された2つの信号がコンピュータに送られデジタル収集されます．

図4-1-1　直角位相感受性検波（T_2^*緩和を算入）

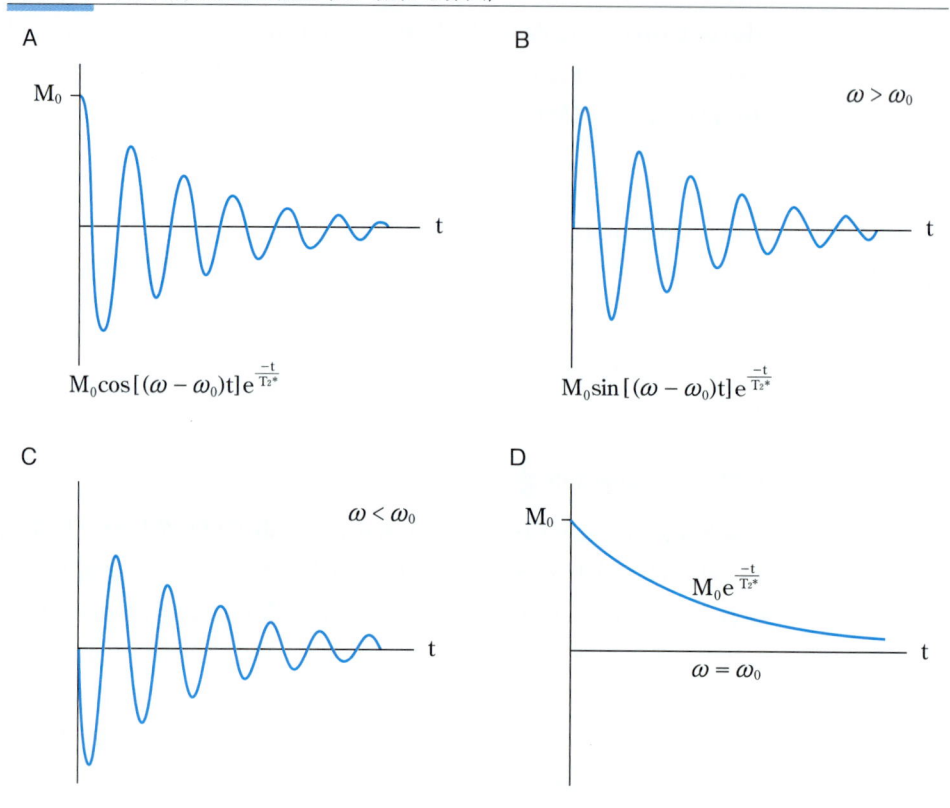

A
$M_0 \cos[(\omega - \omega_0)t] e^{\frac{-t}{T_2^*}}$

B　$\omega > \omega_0$
$M_0 \sin[(\omega - \omega_0)t] e^{\frac{-t}{T_2^*}}$

C　$\omega < \omega_0$

D
$M_0 e^{\frac{-t}{T_2^*}}$　$\omega = \omega_0$

基準周波数で検波すると同じ余弦波（A）でも，90°位相のずれた基準周波数で検波すると$\omega > \omega_0$ならB，$\omega < \omega_0$ならCとなって区別される．$\omega = \omega_0$なら最初の検波でDになる．

図4-1-2　受信コイルからコンピュータデジタル信号収集までの流れ

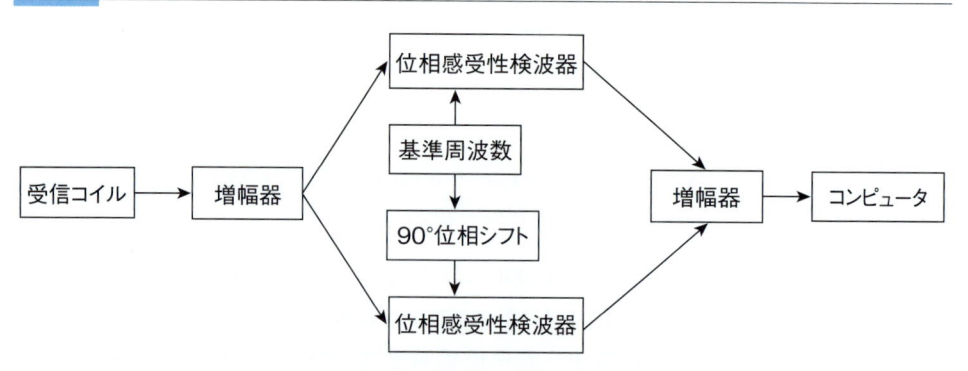

受信コイル → 増幅器 → 位相感受性検波器 / 位相感受性検波器（基準周波数，90°位相シフト）→ 増幅器 → コンピュータ

> **ここまでこだわらなくてもよいのですが！**

基準周波数を差し引く

DBM (double balanced mixer) と呼ばれる電気回路に受信コイルからの信号（角周波数ω）と基準角周波数の正余弦波（ω_0）を入力すると両者の積が出力されます．余弦波で示すと，三角関数の加法定理（p.681 付録7）から

$$\cos(\omega t)\cos(\omega_0 t) = \frac{\cos[(\omega+\omega_0)t] + \cos[(\omega-\omega_0)t]}{2} \qquad 4\text{-}1\text{-}6$$

となって2種類の余弦波が得られます．ここで周波数の高い$\cos[(\omega+\omega_0)t]$をLPF (low pass filter) で消去すれば目的とする$\cos[(\omega-\omega_0)t]$が得られます．

POINT 4-1

- 搬送波から信号を取り出すことを検波あるいは復調という．
- 受信コイルに誘導された交流から基準角周波数ω_0を差し引いて復調したのがNMR信号で，その周波数は数十kHz以下．
- 周波数の復調だけでは不十分．
- 直角位相感受性検波で得られた信号から，Mの強さ（振幅）と位相が正確に認識される．

Q 4-2 実信号が本当の信号で，虚信号は偽物なのですか？

A 4-2 両方とも本当の信号です．

基準角周波数で検波した信号（式4-1-3）と$\pi/2$位相のずれた基準角周波数で検波した信号（式4-1-4'）の両方を同時に記載した複素表示（式4-1-5）の$\propto$を $=$ に変えます．

$$\begin{aligned}S(t) &= K\{M_0\omega\cos[(\omega-\omega_0)t] + i\,M_0\omega\sin[(\omega-\omega_0)t]\} \\ &= KM_0\omega\exp[i(\omega-\omega_0)t]\end{aligned} \qquad 4\text{-}1\text{-}5'$$

Kは比例定数です．p.93のk，p.97のKとは関係ありません．オイラーの式（p.675 付録3）を使うと，下段のように指数関数になるので計算しやすくなります．ここで基準周波数から抜け出してというか，搬送の船（搬送波）から下りて（$\omega' = \omega - \omega_0$として）身軽になりましょう．

$$S(t) = K(\omega' + \omega_0)M_0[\cos(\omega't) + i\sin(\omega't)]$$
$$= K(\omega' + \omega_0)M_0 \cdot \exp(i\omega't) \qquad 4\text{-}2\text{-}1$$

ここで，$\omega' \ll \omega_0$なので$(\omega' + \omega_0) \to \omega_0$として，定数になった$K\omega_0$をあらためて比例定数$K$で置き換えて，

$$S(t) = KM_0[\cos(\omega't) + i\sin(\omega't)] = KM_0 \cdot \exp(i\omega't) \qquad 4\text{-}2\text{-}1'$$

角周波数ω_0の回転座標にあると考えても結構です．先程のωやω_0と比べて桁違いに小さい角周波数ω'でz軸を中心に回転し，基準は静止状態（角周波数0）になります．

一般に複素数$R + iI$のRを実数項，Iを虚数項と呼びます．これにならって**基準角周波数で検波した信号（余弦項）を実信号，$\pi/2$位相のずれた基準角周波数で検波した信号（正弦項）を虚信号**と呼んでいるわけですが，両方が揃わないと正確な***M***の強さ（振幅）と位相が得られないのですから，両方とも本当の信号です．

実際にNMR信号から***M***の大きさM（90°パルス直後ならM_0）と位相ϕを算出して見てみましょう（図4-2-1）．ある時点t_1の実信号がR（図4-2-1Aの黒点），虚信号がI（図4-2-1Bの黒点）でした．これは$R = KM \cdot \cos\phi$，$I = KM \cdot \sin\phi$ということなのです（図4-2-2）．$R = KM \cdot \cos\phi$を満足するのは図4-2-2の***M***とy軸を挟んで対称の位置にある***M***（破線矢印，▪▪▪▶）があるので，さらに$I = KM \cdot \sin\phi$を満足するϕでなくてはなりません．つまり，$\tan\phi = I/R$であればよいのです．一方，破線矢印（▪▪▪▶）で示す（別の）***M***の虚信号は図4-2-1Cになり，時点t_1における虚信号は$I = KM \cdot \sin(-\phi) = -KM \cdot \sin\phi$なので区別されます．もちろん$\tan\phi = -I/R$となっています．

図4-2-1　A：時点t_1の実信号がR．B：虚信号がI．C：aが同じで位相が$-\phi$の磁化の虚信号は$-$Iとなり区別される．

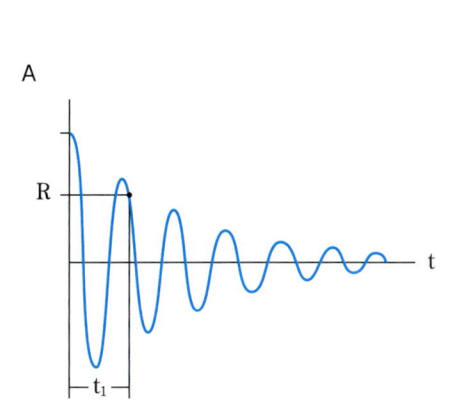

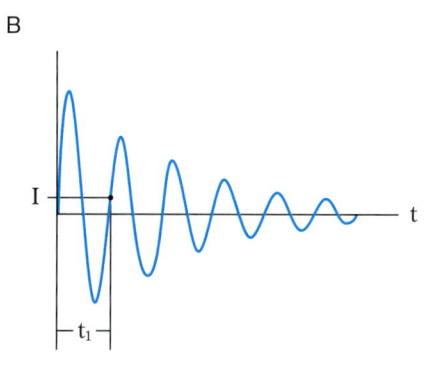

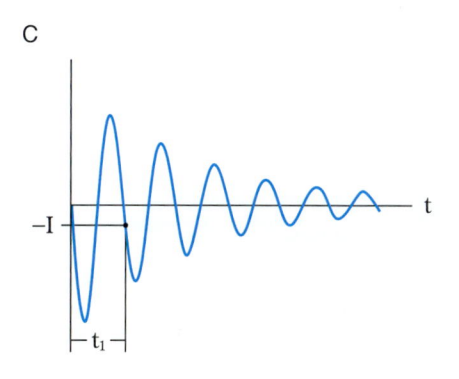

図4-2-2　磁化Mの実信号R＝M cosϕ，虚信号I＝M sinϕでNMR信号はR＋iI．▬ ▬ ▶の磁化の信号はR－iI．

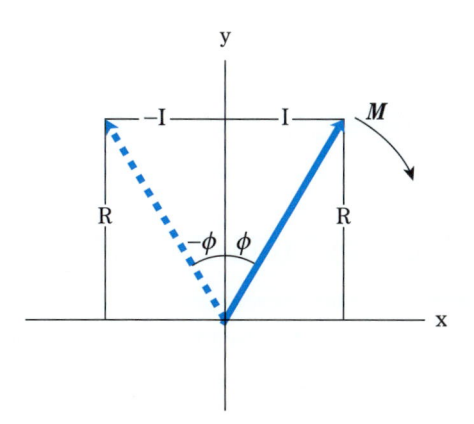

　次はMの大きさです．これは簡単でM＝$\sqrt{R^2+I^2}$ ですね．これで「実信号と虚信号が揃わないと正確なMの強さ（振幅）と位相が得られない」ことがおわかりでしょう．

　まとめると，NMR信号がR＋iIの時，Mの位相ϕと大きさMは次式で示されます．

Q4 MR信号 — 台詞は暗号化されている —

$$\phi = \tan^{-1}\left(\frac{I}{R}\right) \qquad 4\text{-}2\text{-}2$$

$$M = \sqrt{R^2 + I^2} \qquad 4\text{-}2\text{-}3$$

Annex Q4-2

図4-2-2で実信号Rが$M_y = M\cos\phi$に比例し，虚信号Iが$M_x = M\sin\phi$に比例しています．実信号がM_x，虚信号がM_yによって誘導されるなら，反対ではないでしょうか？

Annex A4-2

確かに紛らわしいですね．でもこのままでよいのです．実信号がM_x，虚信号がM_yによって誘導されるのは確かですが，それぞれはM_xやM_y自体ではなく，M_x, M_yの時間的変化（微分）に比例しているからです（p.65 Q2-7）．$\sin\phi$の微分は$\cos\phi$, $\cos\phi$の微分は$-\sin\phi$なので，関係が逆のようになっているのです．

POINT 4-2

■ 基準角周波数で検波した信号（余弦項）が実信号，$\pi/2$位相のずれた基準角周波数で検波した信号（正弦項）が虚信号．
■ NMR信号がR + iIの時，Mの位相$\phi = \tan^{-1}(I/R)$，大きさ $M = \sqrt{R^2 + I^2}$.

Q 4-3 NMR信号と横緩和の関係は？

A 4-3 信号はT_2あるいはT_2^*を時定数として減衰します．

Q4-1（p.108），Q4-2（p.111）では話を単純化するためにあえて緩和を無視していました（ただし図4-1-1, 4-2-1には緩和が算入されています）．NMR信号は横磁化の回転に由来するものであり，横磁化の減衰が横緩和ですから，T_2あるいはT_2^*が直接信号強度に影響を与えることは明白です．式4-2-1では緩和を無視して90°パルス後の横磁化をM_0と置きました．このM_0を横緩和を考慮した横磁化（p.76 式3-3-7のM_{xy}）で置換すると，90°パルス後の信号Sになります．Q4-6（p.122）で説明しますが，RF励起パルス直後の信号（例えば図4-1-1）はT_2^*緩和することがわかっているので，しばらくT_2^*を使用します．すなわち，式4-2-1'の$M_0 \to M_0 \cdot \exp(-t/T_2^*)$として，

$$S = KM_0 \cdot \exp\left(\frac{-t}{T_2{}^*}\right)[\cos(\omega' t) + i\sin(\omega' t)] \qquad 4\text{--}3\text{--}1$$

さらに θ パルス後の信号は $\sin\theta$ を乗じて,

$$S = KM_0 \sin\theta \cdot \exp\left(\frac{-t}{T_2{}^*}\right)[\cos(\omega' t) + i\sin(\omega' t)] \qquad 4\text{--}3\text{--}2$$

これが図4-1-1や4-2-1で示す波形で,各ピークを繋ぐ曲線(包絡線)が $\pm KM_0 \cdot \exp(-t/T_2{}^*)$ あるいは $KM_0 \sin\theta \cdot \exp(-t/T_2{}^*)$ になります(図4-3-1).T_2 緩和の場合には式4-3-1,2の $T_2{}^*$ を T_2 に代えればよいことはおわかりと思います.なお,図4-3-1では $KM_0 = 1$,あるいは $KM_0 \sin\theta = 1$ として表示しています.

図4-3-1 NMR信号の包絡線が $\pm e^{\frac{-t}{T_2{}^*}}$ に比例する

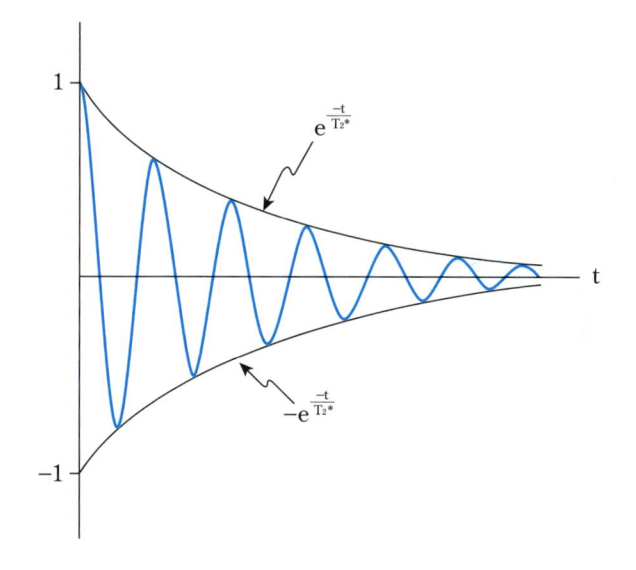

POINT 4-3

■ NMR信号は T_2 あるいは $T_2{}^*$ を時定数として減衰する.
■ NMR信号の包絡線が $\pm\exp(-t/T_2)$ や $\pm\exp(-t/T_2{}^*)$.

Q4 MR信号 ― 台詞は暗号化されている ―

Q 4-4 NMR信号の吸収モードと分散モードとは何ですか？

A 4-4 フーリエ変換後の信号形で，主にスペクトロスコピーで使われます．

これまで見てきたNMR信号はすべて時間（秒s）を横軸とする時間領域の信号です．これをフーリエ変換（p.677 付録5）すると横軸が周波数（Hz），すなわち周波数領域の信号（周波数スペクトル）に変わります．つまり時間領域の信号がどのような振幅，周波数の正余弦波で構成されているかがわかるわけです．また分散モードと合わせるとその位相もわかります（p.111 Q4-2）．これは化学シフトを調べるNMRスペクトロスコピー（spectroscopy）で利用される方法です．

もし式4-3-1のように実信号（例えば図4-1-1A）が初期位相0の余弦波だけ，虚信号（例えば図4-1-1B）が初期位相0の正弦波だけで構成されているなら，実信号のフーリエ変換は実数部のみ，虚信号のフーリエ変換は虚数部のみになり，この実数部と虚数部からそれぞれのスペクトルが得られます（図4-4-1）．実数部のスペクトルAを吸収モード（absorption mode：吸収信号ab. signal），虚数部のスペクトルBを分散モード（dispersion mode：分散信号）と呼んでいます．**吸収モードが周波数スペクトル（spectrum）になり**，NMR信号に含まれる余弦波がどのような周波数，振幅を持っているのかを示します．またスペクトルピークの位置（周波数）は分散モードで正確に測定されます（基線と交差する点なので）．

図4-4-1 吸収モード（A）と分散モード（B）

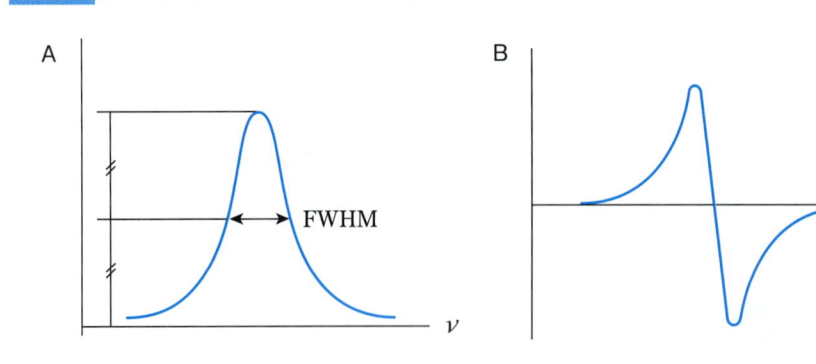

FWHM = 半値全幅

しかし，実際にはさまざまな理由で位相がずれてくるので，式4-3-1の［ ］内は$\cos(\omega't-\alpha)+i\sin(\omega't-\alpha)$のようになって，実信号，虚信号それぞれに初期位相0の余弦波成分と正弦波成分が混在していることになるので（p.682 付録7数式7-11），フーリエ変換すると，それぞれに実数部と虚数部が現れ完全な吸収モード，分散モードにはならず，両方のスペクトルが両者の間の波形になります．そこで$\alpha=0$に調整して，完全な吸収モード，分散モードに直します．

なお，吸収モードの波形はローレンツ（Lorenz）関数曲線になり，その半値全幅[†]

(FWHM) $\Delta\nu$ は T_2^* に反比例します．

$$\Delta\nu = \frac{1}{\pi T_2^*} \qquad 4\text{-}4\text{-}1$$

T_2^*（T_2 緩和の場合は T_2）が大きくて信号が長く続く（減衰しない）ほど，吸収モードのピークは細く鋭いスパイク状になるということです．

ひとくちMEMO

†**半値全幅 [full width at half maximum（FWHM）]**
吸収モードのような左右対称のピークにおいて，ピーク高の半分の高さになる部分の幅を半値全幅あるいは半値幅と呼びます（図4-4-1）．この半分が半値半幅（HWHM）です．

● ここまでこだわらなくてもよいのですが！

▼ スペクトルピーク幅は T_2^* に反比例する

式4-3-1を，

$$\begin{aligned} F(\omega) &= \int S(t)\cdot \exp(-i\omega t) dt \\ &= KM_0 \int \exp\left(\frac{-t}{T_2^*}\right)[\cos(\omega' t) + i\sin(\omega' t)]\exp(-i\omega t)dt \\ &= KM_0 \int \exp\left(\frac{-t}{T_2^*}\right)[\exp(i\omega' t)]\exp(-i\omega t)dt \end{aligned}$$

とフーリエ変換していくと次式になります（積分は0から∞まで）．

$$F(\omega) = \frac{KM_0 T_2^*}{1 + T_2^{*2}(\omega-\omega')^2} - \frac{iKM_0 T_2^{*2}(\omega-\omega')}{1 + T_2^{*2}(\omega-\omega')^2} \qquad 4\text{-}4\text{-}2$$

つまり，この実数部が吸収モード（図4-4-1A），虚数部が分散モード（図4-4-1B）です．吸収モードだけ取り出すとローレンツ関数になっています．

$$S_{ta} = \frac{KM_0 T_2^*}{1 + T_2^{*2}(\omega-\omega')^2} \qquad 4\text{-}4\text{-}3$$

ω が ω' より大きくても小さくても差が同じであれば見分けがつかないこと，つまり ω' を挟んで左右対称なこと（偶関数）がわかりますね．S_{ta} の最大値（ピーク高）は $\omega = \omega'$ の時で $KM_0 T_2^*$，したがって，$S_{ta} = KM_0 T_2^*/2$ になる（半値になる）ω を ω_1 とすれば，$T_2^{*2}(\omega_1-\omega')^2 = 1$，つまり $\omega_1 - \omega' = \pm 1/T_2^*$．したがって，$\Delta\nu = 2|\nu_1 - \nu'| = |\omega_1 - \omega'|/\pi = 1/(\pi T_2^*)$ になります．

$$\Delta\nu = \frac{1}{\pi T_2^*} \qquad 4\text{-}4\text{-}1$$

一方，分散モードだけ取り出して，

$$S_{td} = \frac{-KM_0 T_2^{*2}(\omega - \omega')}{1 + T_2^{*2}(\omega - \omega')^2} \qquad 4\text{-}4\text{-}4$$

分散モード（虚信号）があると，奇関数なので$\omega > \omega'$と$\omega < \omega'$を区別できますね．

Annex Q4-4

図4-1-1Aのような波形は周期が同じで単一の周波数で成り立っているように見えますが，フーリエ変換したスペクトルピーク（図4-4-1A）にはかなり幅があり，ある帯域の周波数成分（複数の周波数成分）から成り立っていることになります．矛盾していないでしょうか？

Annex A4-4

例えばある単一の角周波数ω'の余弦波，

$$f_c(t) = \cos(\omega' t) \qquad 4\text{-}4\text{-}5$$

があるとします（図4-4-2A）．この関数にω'以外の余弦波が混ざっているなんて信じられませんね．これが**限りなく続いて**いれば，すなわち$t = \infty$なら確かに単一の周波数ω'だけから構成されていると言えるし，$\cos(\omega' t)$のフーリエ変換も次式のδ関数になります [p.679 付録5-4）]．

$$F_c(\omega) = \sqrt{\frac{\pi}{2}}[\delta(\omega + \omega') + \delta(\omega - \omega')] \qquad 4\text{-}4\text{-}6$$

これは$\omega = \pm\omega'$の時だけ同じ値を持ち（偶関数ですからね），それ以外は0という意味で，スペクトルでは$\pm\omega'$の位置に線状のピーク（スパイク）を示します．図4-4-2A'に正の部分だけ示します（以下同様）．正弦波成分はないので式4-4-6に虚数部はありません．これなら納得いただけるでしょう．$\sqrt{\pi/2}$はフーリエ変換時に出現する係数で，ここでは大きな意味はありません．

同様に，限りなく続く正弦波とそのフーリエ変換は次の通りです．

$$f_s(t) = \sin(\omega' t) \qquad 4\text{-}4\text{-}7$$

$$F_s(\omega) = \sqrt{\frac{\pi}{2}} i[\delta(\omega + \omega') - \delta(\omega - \omega')] \qquad 4\text{-}4\text{-}8$$

今度は余弦波成分はないので虚数部だけで，$\omega = \pm\omega'$のところだけに正負逆のスパイクが存在します（奇関数ですからね）．

おっと，実際のスペクトルピークがスパイクではなく，かなりの幅があるという話でしたね．図4-4-2Bを見てください．これはΔt秒だけ持続する有限の余弦波です．波はいくつあるでしょう．9か10か，あるいは9.5？ 9.3？ 9と10の間だとは思うけど，と迷いませんか？ そう，波の持続時間Δtにつき1つの誤差があるわけです．したがって，周波数の不確定さ$\Delta \nu = 1/\Delta t$（Hz）が伴うわけです．最初に「限りなく続い

て」いればと条件をつけた理由がここにあります．$\Delta t = \infty$なら$1/\Delta t = 0$となって周波数がきちんと確定するわけです（図4-4-2A'）．しかし，MRI信号も含めて持続時間は皆有限です．つまり，スペクトルピークの周波数幅（$\Delta \nu$や$\Delta \omega$）はΔtに反比例して，図4-4-2B'のように幅のあるピークになります†．

$$\Delta \nu \propto \frac{1}{\Delta t} \qquad 4\text{-}4\text{-}9$$

式4-4-1や図4-4-2CとC'も同じことを示しています．信号減衰（緩和）速度の逆数であるT_2とT_2^*は信号持続時間の指標ですからね．

図4-4-2　限りなく続く余弦波（A），持続時間Δtの余弦波（B），T_2^*で減衰する余弦波（C）と，それぞれのフーリエ変換スペクトル（A'，B'，C'）．

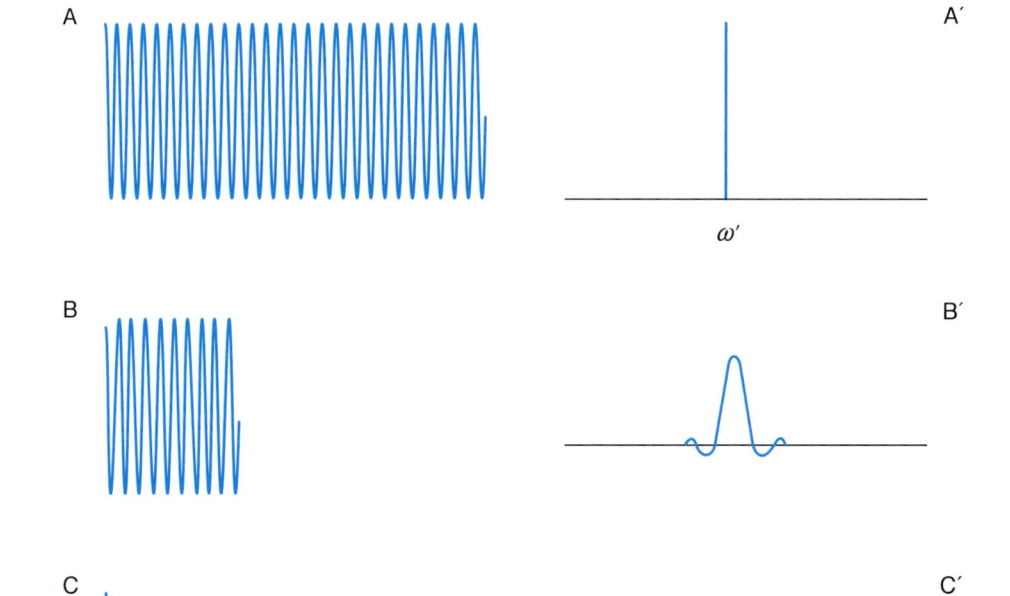

この関係はハイゼンベルク（Heisenberg）の**不確定性原理**でも説明されます．位置と運動量，あるいは時間とエネルギーの不確定性は反比例するというあれですね．ここでは時間の不確定性Δtとエネルギーの不確定性ΔEが関連しています．

$$\Delta E \Delta t \fallingdotseq \hbar = \frac{h}{2\pi} \qquad 4\text{-}4\text{-}10$$

hはプランクの定数（p.673 付録1）です．電磁波のエネルギーは$h\nu$でhは定数なので$\Delta E = h\Delta \nu$となり，

Q4 MR信号 ― 台詞は暗号化されている ―

$$\Delta \nu \fallingdotseq \frac{1}{2\pi \Delta t} \qquad 4\text{-}4\text{-}11$$

これを式4-4-1と比べると，$2\Delta t \fallingdotseq T_2^*$ になっています．Δt は信号の持続時間そのもの，T_2^* や T_2 は信号が36.8%に減衰する時間（p.78 Q3-4）なので，T_2^* で減衰する信号は，初期振幅のまま減衰しないで $T_2^*/2$ 続いた信号と同等ということですね．

ひとくち MEMO

†シンク曲線（sinc curve）
　図4-4-2B'のスペクトルピークは，図4-4-1Aや4-4-2C'のピーク（ローレンツ関数曲線）とは異なり，左右に小さい波がついています．これはシンク関数 $[f(t) = \sin(\omega t)/t]$ の波形です．図4-4-2Bのような全体として矩形（減衰しない）で有限の余弦波のフーリエ変換が $\sin(\omega t)/t$ になるからです．

POINT 4-4

■ 吸収モードから周波数スペクトルが得られ，スペクトルのピークの位置（周波数）は分散モードで正確に測定される．
■ 吸収モードピークの半値全幅（FWHM）は T_2（T_2^*）に反比例する．
■ 電磁波（交流）の周波数幅は信号の持続時間に反比例する．

Q4-5 通常のNMR信号は図4-1-1や図4-4-2のように単純ではなく，もっと複雑な波形だったと思いますが？

A4-5 その通り，多数の波が加算された複雑な波形です．

　図4-1-1Aの信号は1つの周波数から構成されているので，フーリエ変換して周波数領域の信号を得ても図4-4-1Aのように1つのピークしか見えません（実際は偶関数なので正負対称に2個のピークになりますが；Q4-4 Annex）．実際の信号は異なった振幅，周波数と位相を持つ複数の正余弦波が加算されたものです．^{1}Hスペクトロスコピーなら，H_2O, CH_3-, $-CH_2-$ というように異なった環境にある ^{1}H原子核が異なった振幅，周波数と位相で信号を出しているし，MRIなら同じ H_2O の ^{1}H原子核でも環境の異なる（たとえば ^{1}H原子核密度や磁場の強さが異なる）ボクセルから信号を出しています．
　図4-5-1Aの信号を見てください．図4-1-1Aよりは少し複雑です．これをフーリ

エ変換して周波数スペクトルにすると2つの大小ピークが6Hzと1.75Hzの位置に得られます（図4-5-1B, くどいようですが, 実際には±6Hzと±1.75Hzの位置になります）. 実は図4-5-1Aの信号は周波数6Hzと1.75Hzの余弦波（図4-5-1C）を加算したものです.

図4-5-1　2つの余弦波（C）から構成されたNMR信号（A）とその周波数スペクトル（B）

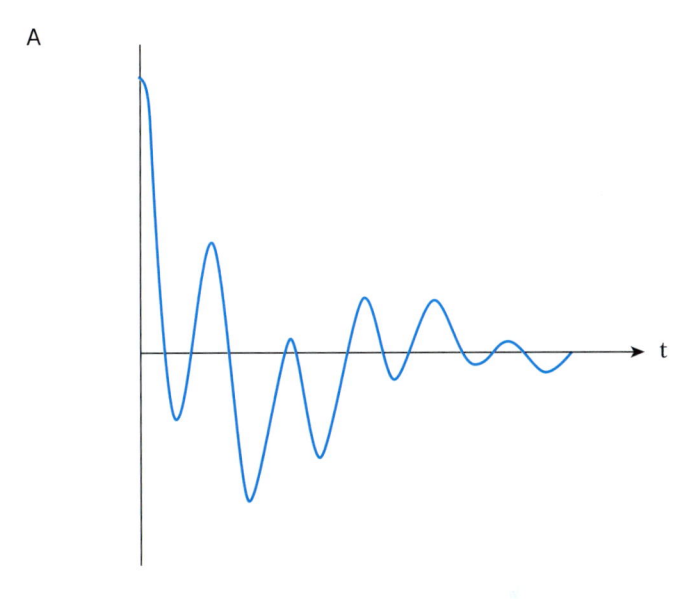

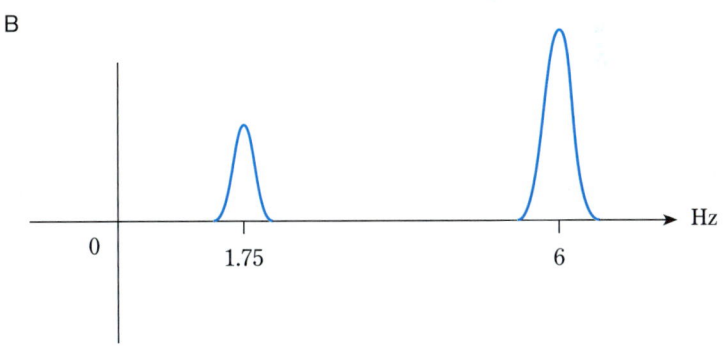

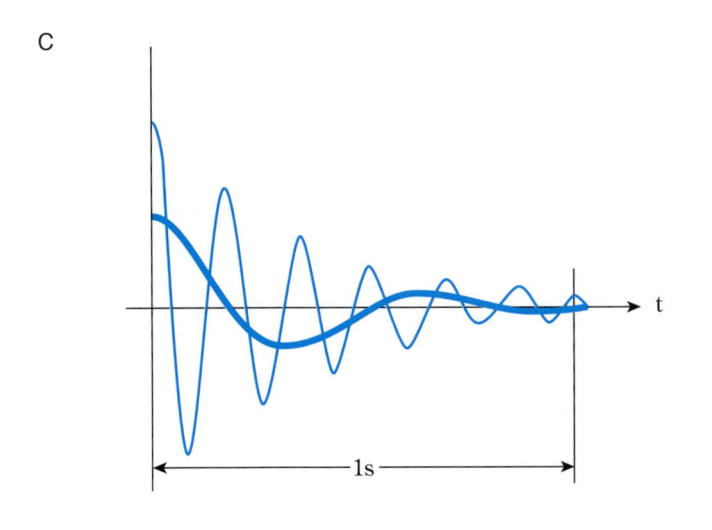

これは2つの周波数成分だけなので複雑といってもたいしたことなく，よく見れば2つの周波数成分から成り立っていると予測できますが，これが多数（例えばMRIでは128や256が一般的）になると，予測することは不可能で，**フーリエ変換**によって初めて，**NMR**信号がどのような波（振幅，周波数，位相）で構成されているのか明瞭になるわけです．

POINT 4-5

■ 実際のNMR信号は異なった振幅，周波数と位相を持つ複数の正余弦波が加算されたもの．
■ フーリエ変換によって個々の構成要素が明らかになる．

Q 4-6 NMR信号にはどのようなものがあるのでしょう？

A 4-6 FID, SE, GRE, STEなどがあります．

信号には以下のような種類がありますが，このうちNMRスペクトロスコピーでは主にSEとSTEが，MRIではGRE，SEとSTEが使われています．

▶▶▶ 1 自由誘導減衰（FID）

励起パルス（90°パルスやθパルス）後，自然に発生する図4-3-1のようなNMR信号を自由誘導減衰（free induction decay：FID）と言い，磁場の不均一性などのスピン系外の横緩和促進因子の影響を受けているのでT_2ではなくT_2^*で減衰する片流れの信号です（表4-6-1）．式4-3-1（p.115）からFID信号は，

$$S_{FID} = KM_0 \cdot \exp\left(\frac{-t}{T_2^*}\right)[\cos(\omega' t) + i\sin(\omega' t)] \qquad 4\text{-}3\text{-}1$$

FIDはNMR信号の原型ですが，信号の初めの部分が励起パルスと重なって観察できないため，実際にはNMRやMRIでは利用されません．

表4-6-1 NMR信号の種類

	発生原因	減衰	特徴と用途
FID	1つのRF	T_2^*	片流れ，NMR信号の原型
GRE	1つのRF+G反転	T_2^*	山型，高速撮像
SE	2つのRF（90°－180°）	T_2	山型，高いS/N
HE	2つのRF（90°－180°以外）	T_2	山型，SSFP
STE	3つのRF	T_2	山型，SSFP，STEAM

▶▶▶ 2　グラディエントエコー（GRE）

　磁場傾斜（磁場勾配：G）を反転して，FIDを中央にピークのある山型（両流れ）の信号に変形したものです．－GをΔt秒だけ印加すると，同じボクセル内の原子核磁気モーメント μ が異なった磁場を受けるために（FIDの T_2^* 緩和よりさらに）早期に位相が乱れていきます．そこで－Gを反転してGにすると，－Gで乱れた位相が先程とは逆に揃いはじめ，G印加Δt秒後に－Gによる位相分散が相殺され信号がピークを形成します（図4-6-1）．さらにGをかけ続けると位相がまた分散し始めるため，信号は山型（両流れ）になり，信号を正しく観察できるわけです．ただし，この間に T_2^* 減衰は進行していることに注意してください．つまり**GRE信号のピーク値Sp**は**FIDの包絡線に沿って T_2^* 減衰する**ので，

$$Sp = KM_0 \cdot \exp\left(\frac{-t}{T_2^*}\right) \qquad 4\text{-}6\text{-}1$$

で表されますが，実際の信号パターンはGの強さによって異なってきます（実際に得られる信号はGが印加されているのでフーリエ変換された信号になります，p.142 Q4-11参照）．

　GREはMRIの高速撮像やMRA（MR血管撮影），SWI（susceptibility-weighted imaging：磁化率強調画像）などに使われています．

図4-6-1　GRE信号とSE信号

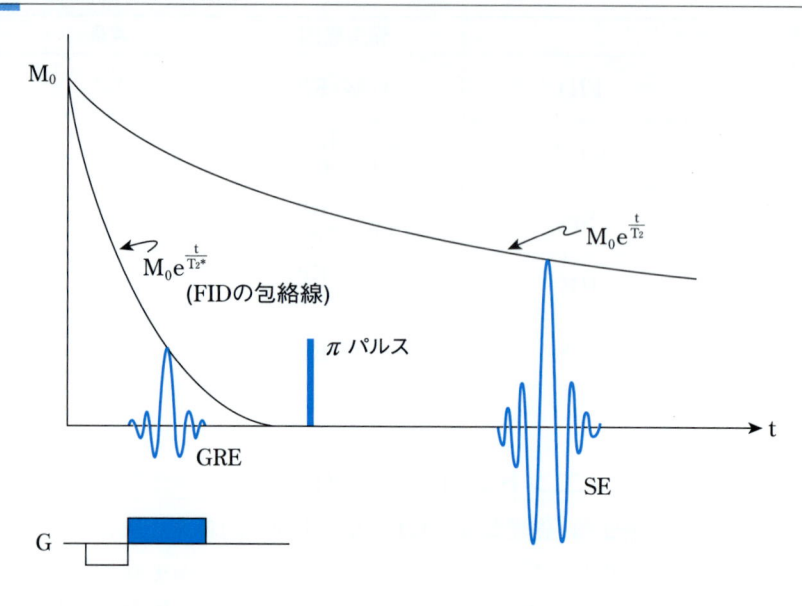

▶▶▶3　スピンエコー（SE）

　180°RFパルスを巧妙に使って磁場の不均一性を排除した信号で，MRIにおいて基本となる信号形態です．励起90°パルス直後に揃っていた各原子核磁気モーメントμの位相が次第にずれてきます（図4-6-2）．回転座標では，遅いμ(p)は速いμ(q)に先行され，次第に差が広がります．T_2^*緩和ですね．そこで時間TE/2後にx'軸方向に180°パルスを照射すると，各μはx'軸を中心として180°回転し，pが先行した位置を取ります．

図4-6-2　180°パルスをx′軸方向に照射した時のSE

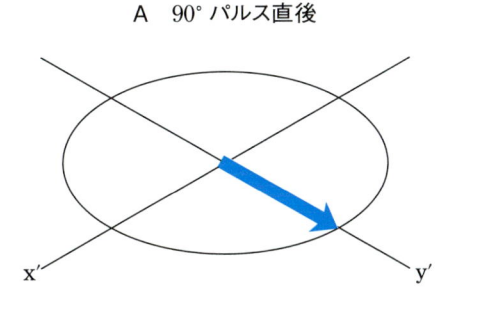

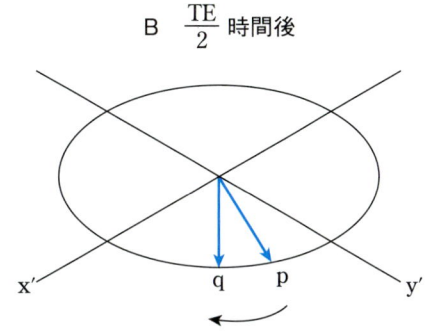

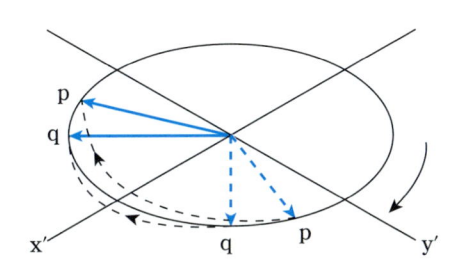

A　90°パルス直後

B　$\dfrac{TE}{2}$ 時間後

C　180°パルス

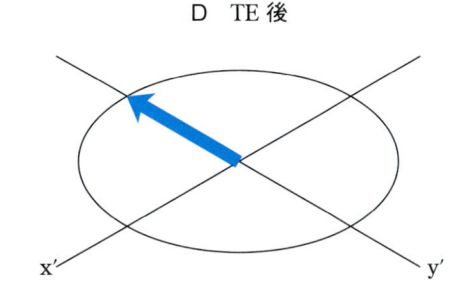

D　TE後

pはqよりも角速度（回転速度）が遅いが，TE後には−y軸に同時に到達する．

Annex Q4-6

話の途中ですが，納得できません．量子化されている原子核磁気モーメント μ がx−y面上を回転したり，180°パルスでx′軸を半周したりするとは考えられません．どうなっているんですか？

Annex A4-6

　鋭い指摘です．こういう質問を受けると身が引き締まると同時に歓喜に耐えません．Q1（p.16〜）やQ2-6（p.63）でも述べたように μ は量子化されておりx−y面上を回転したり，180°パルスでx′軸を半周したりするなんて確かに納得できないと思います．そこで，新しい概念 **isochromat（アイソクロマット：IC）**[†] を導入します．**ICは磁場の不均一を無視できるくらい小さな領域に属する μ のベクトル和（局所磁化）**です．これまでの原子核磁気モーメント μ のベクトル和→ボクセルの巨視的磁化 M という2階建てから，μ のベクトル和→IC，ICのベクトル和→ボクセルの巨視的磁化 M という3階建てに切り替えるわけです．

　というわけで，「3　スピンエコー（SE）」からやり直します．

▶▶▶ 4　スピンエコー（SE）

　180°RFパルスを巧妙に使って磁場の不均一性を排除した信号で，MRIにおいて基本となる信号形態です．励起90°パルス直後に揃っていたICの位相が次第にずれてきます（図4-6-2）．回転座標では，遅いIC（p）は速いIC（q）に先行され，次第に差が広がります．T_2^* 緩和ですね．そこで時間TE/2後にx′軸方向に180°パルスを照射

すると，各 μ は x′ 軸を中心として 180°回転し，p が先行した位置を取ります。

しかし 180°パルスが OFF になると再び x′−y′ 平面を元と同じ角速度で回転するので，この先行分は 180°パルス後 TE/2（90°パルス後 TE）でなくなり，−y′ 軸方向で位相が揃います。あるいは，180°パルスを y′ 軸方向に照射すると（図4-6-3），各ICはy′ 軸を中心として 180°回転し，90°パルス後 TE の時点で y′ 軸方向に位相が揃ってきます。

図4-6-3 180°パルスを y′ 軸方向に照射した時の SE

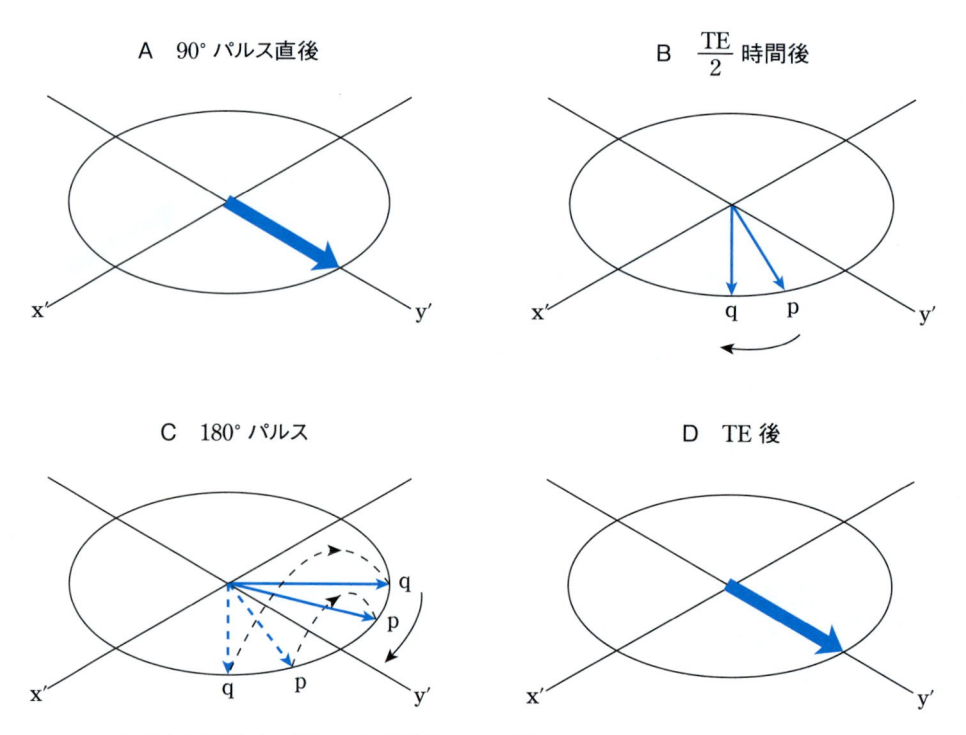

A 90°パルス直後

B $\frac{TE}{2}$ 時間後

C 180°パルス

D TE 後

p は q よりも回転速度が遅いが，TE 後には y 軸に同時に到達する．

いずれの場合でも磁場の不均一性によって分散したICの位相が 180°パルスによって再収束されるので，**SE信号のピーク（Sp）は T_2^* ではなく T_2 緩和**に従います（図4-6-1）。

$$Sp = KM_0 \cdot \exp\left(\frac{-t}{T_2}\right) \qquad 4-6-2$$

$T_2 \geqq T_2^*$ なので T_2^* 緩和する GRE と比べて SE の方が一般に強い信号になります。**SE はこのように外部因子による横緩和を排除することができますが，自然に起こる内部因子による横緩和（T_2 緩和）を排除することはできません。**また，180°RF パルス前後に各IC の角周波数（速度）が変化すると TE 後に y′（−y′）軸上に揃わなくなるので，**SE が排除できるのは時間的に変化しない磁場の不均一性のみ**です。時間的に変化する磁場の不均一性による横緩和は SE でも排除できません。

SE は次の例えで説明されます。走るのが速い選手と遅い選手が同時にスタートし

てトラックを走っています．このまま走っていくと差は開くばかりです（位相が分散してT₂*緩和が進みます）．そこでスタートからTE/2秒後に笛を吹いて回れ右をさせて，これまでと同じ速度でスタート地点に向かって走らせます（この笛が180°RF再収束パルスにあたります）．するとTE秒後には速い選手と遅い選手が同時にスタート地点に戻ります（位相が再収束する）．帰りの速度が変わったらTE後に同時に戻れないことは自明ですね．つまり，角速度は磁場に比例するので時間的に変化する磁場の影響はSEでも排除できないことになります．

ひとくちMEMO

† isochromat（IC）

isoは「同じ」，chromは「色」なのでisochromは「同色」，isochromatは「同色のもの」というのが本来の意味です．同じ色は同じ波長と周波数を持ち，異なる色は異なる周波数を持ちます．したがってisochromat＝同色のもの＝同じ周波数のものという意味です．つまりNMRのisochromatは同じ周波数を持つμの集団（ベクトル和）ということですね．標本（MRIではボクセル）内には異なった磁場環境が多数存在し，それぞれの磁場環境に存在する多数の原子核磁気モーメントμが集合して（Mと比べるとはるかに小さいが）局所磁化を形成していると考えます．この局所磁化がisochromat（IC）です．個々の磁場環境はきわめて小さいのでその中のμが受けている磁場は同じと考えます．つまり**磁場変異を無視できるくらい小さな領域に属するμのベクトル和である局所磁化がIC**です．同じボクセル内にも数え切れないほどの磁場環境があり，したがって数え切れないほどのICが存在し，それぞれは磁場環境が異なるので少しずつ異なった角周波数で回転しているわけですね．ICは磁化なのでMと同様に古典力学的に扱うことができます．

Annex II Q4-6 SEは，どうしてT₂緩和を排除できないのですか？

Annex II A4-6 T₂緩和の主役であるDDI（双極子双極子相互作用）は局所的に変化する磁場（局所揺動磁場）によるものでしたよね．局所揺動磁場は規則性なく時間的に変化する磁場ですからSEでもその影響を排除することはできないのです．走者がそれぞれ思いつきで次々と速度を変えていたら，回れ右させたところで一緒に戻れるはずありませんね．

▶▶▶ 5　ハーンエコー（HE）

基本的にはSEと同じですが，再収束パルスとして180°パルス以外を使用した場合をハーンエコー（Hahn echo：HE）と呼ぶことがあります．一般に，最初に180°およびその整数倍以外のRFを照射した後，ある程度接近して（TE/2後）RF（フリップ角は問わず）を照射するとTE後にHEが生じます．RFとRFから生まれるエコーなので**RFエコー**と呼ぶこともあります．90°と90°でも，30°と60°でもかまいません．ただし90°と180°を組み合わせたSEと比べると信号強度は次のように低下します．これは再収束パルスが180°以外の場合には各ICがx-y平面からある角度を持って浮いている（図4-6-4）ので，その分横磁化が小さくなるためです．

図4-6-4　HE

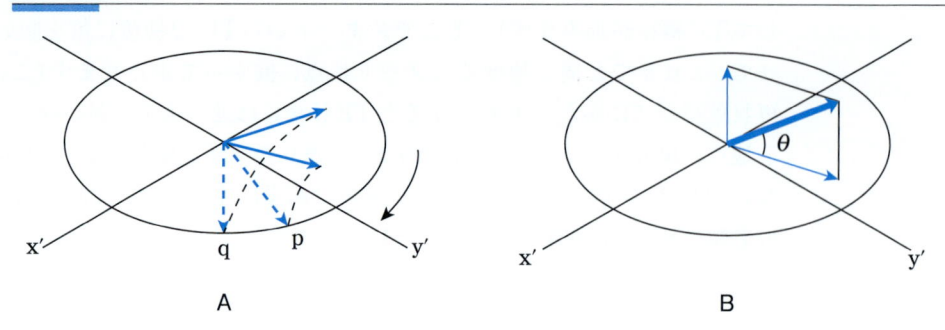

A　　　　　　　　　　　B

再収束パルスが180°でないため，各ICはx'-y'平面から角度θを持って浮いており（A），横磁化とともに縦磁化成分を有する（B）．

$$S_{(HE)} = S_{(SE)} \cdot \sin\alpha_1 \sin^2\left(\frac{\alpha_2}{2}\right) \qquad 4\text{-}6\text{-}3$$

α_1は最初の，α_2は2番目のRFのフリップ角です．したがって$\alpha_1 = 90°$，$\alpha_2 = 180°$なら$S_{(HE)} = S_{(SE)}$，$\alpha_1 = \alpha_2 = 90°$なら$S_{(HE)} = S_{(SE)}/2$になります．

　本質はSEと変わらないので，HEを特に区別しないでSEに抱合することが多くなっていますが，このように**HE信号はSE信号より低いこと**，そして各局所磁化ICがx'-y'平面から角度を持って浮いているため，**縦磁化も同時に存在すること**（図4-6-4）に注意してください．

▶▶▶ 6　スティミュレイテドエコー（STE）

　HEで残っていた各ICの縦磁化が第3のRFパルスで横磁化を形成し，これらが第3のRFパルス後a（第1RFと第2RFの間隔と同じ）の時点で位相を揃えた信号をSTE（stimulated echo, 誘発エコー）と呼びます（図4-6-5）．と言ってもわかりにくいと思います．実はSTEは多数の縦・横磁化のきわめて複雑な回転の結果なのです．

図4-6-5　STEとSE

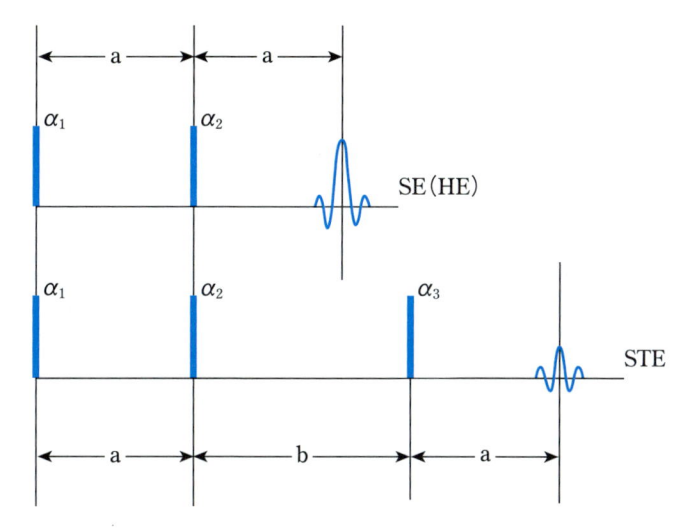

STEは第3RFの後，第1・第2RF間隔と同じ時点で形成するエコー信号で，SE（HE）は，第2RFの後，第1・第2RF間隔と同じ時点で形成するエコー信号．

　ここでは90°−（a）−90°−（b）−90°と90°RFパルスを間隔a, bで3回続け，できるだけ単純化して説明します．第1RFパルス後aの時点でIC（p）はy′軸上に，qは−y′軸上にあったとします．pは基準角周波数ω_0で回転しているので回転座標ではy′軸上に止まっています．B_0とほとんど同じ磁場を受けているisochromat（IC）群の代表と考えてください．qはこれよりはるかに強い磁場を受けて角周波数の大きい群の代表で，この時点で半周（π）先行しています．ここで第2RF（90°）パルスをx′軸方向に照射するとp, qはそれぞれ−z, z軸上に移動します（実は図4-6-6Aでy′軸上以外に存在したり，第2RFが90°でなかったりすると，この時点でp, qが図4-6-4Bのような状態になり，とても複雑になってしまいます——興味ある人はちょっと考えてみてください）．図4-6-6Bの状態（第2RF照射）からb後に第3RFをx′軸方向に照射すると，pは−y′軸上にqはy軸上に移動します．この後，pは律儀に−y′軸上にとどまりますが，qはどんどん進んで第3RFからa後にpとqの位相が揃います．qから見れば，「第1RFからaまでに先行したのに，第2と第3RFによって逆にこれと同じ差をpにつけられたので，もう一度頑張って同じ差をつめた」ということになります．

　このようにSTEは第1RFによる横磁化が，第3RFの後，第1・第2RF間隔と同じ時点で形成するエコー信号です．これに対して，HE（SEを含む）は，第1RFによる横磁化が，第2RFの後，第1・第2RF間隔と同じ時点で形成するエコー信号です．

図4-6-6 STEの説明

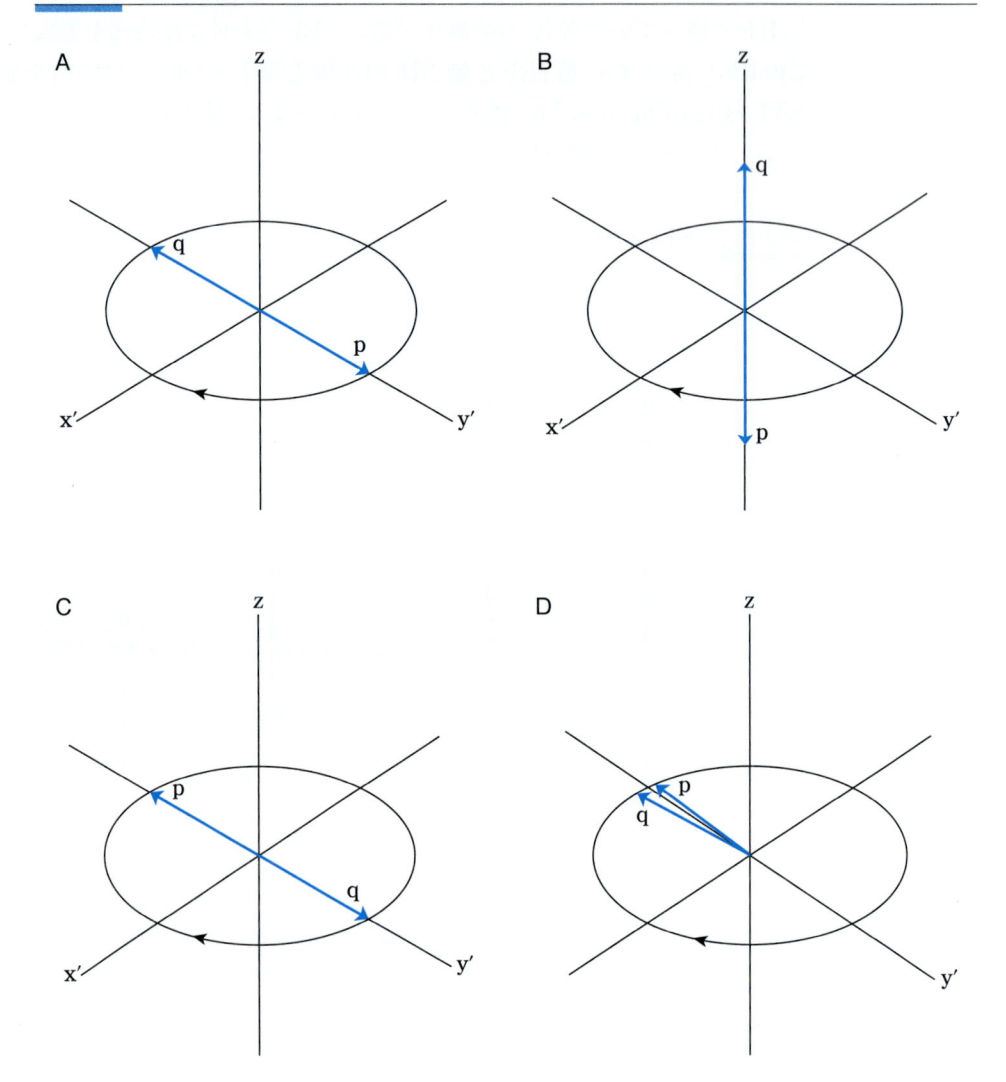

A：90°パルス後aの時点で角周波数ω_0のpはy'軸上に，これより角周波数の大きいqは−y'軸上にある．
B：ここで第2の90°パルスを照射するとp，qはそれぞれ−z，z軸上に移動する．
C：第2の90°パルスからb後に第3の90°パルスを照射すると，pは−y'軸上にqはy'軸上に移動する．
D：第3の90°パルスからa後にpとqの位相が揃う(STE)．

なお，STEの信号強度$S_{(STE)}$は，次式で示されます．

$$S_{(STE)} = \left(\frac{S_{(SE)}}{2}\right)\sin\alpha_1 \sin\alpha_2 \sin\alpha_3 \exp\left[\frac{-(a+b)}{T_1}\right] \qquad 4\text{-}6\text{-}4$$

α_1, α_2, α_3は第1，第2，第3RFのフリップ角，aは第1・第2RF間隔，bは第2・第3RF間隔で，$S_{(STE)}$は$\alpha_1 = \alpha_2 = \alpha_3 = 90°$の時最大になります．しかし，$T_1$の影響を考慮しないでも，同じ第1・第2RF間隔aのSEの信号強度$S_{(SE)}$の半分以下ですね．

STEはGREやSEを取り出したい時には邪魔になる（アーチファクトの原因になる）

信号ですが，MRS（スペクトロスコピー）のSTEAM（stimulated echo acquisition mode）では主役を演じています．また，高速撮像法のSSFP（steady-state free precession）においては重要な信号になっています（p.260 Q6-10）．

POINT 4-6

- 磁場変異を無視できるくらい小さな領域に属するμのベクトル和である局所磁化をisochromat（IC）と呼ぶ．
- GRE信号はT_2^*減衰する．
- SE信号はT_2減衰する．
- SEが排除できるのは時間的に変化しない磁場の不均一性のみ．
- STEは第1RFによる横磁化が，第3RFの後，第1・第2RF間隔と同じ時点で形成するエコー信号．
- HE（SE）は，第1RFによる横磁化が，第2RFの後，第1・第2RF間隔と同じ時点で形成するエコー信号．

Q 4-7 3個のRFから信号は何個生まれるのでしょうか？

A 4-7 主な信号は3個ですが，次々と派生していきます．

180°（およびその整数倍）以外のRFパルス3個（$α_1$, $α_2$, $α_3$）を間隔aで照射した場合を考えます．1）最初の縦磁化M_1に$α_1$を照射すると縦磁化（M_z1）と横磁化（M_{xy1}）が生まれます（図4-7-1）．90°パルスの場合には直後の縦磁化は0ですが，時間とともに縦緩和によってM_{z1}が生じてきます．M_{xy1}は直ちにFIDを形成します．途中で磁場勾配Gを反転するとFIDはGREに変身します．これが第1の信号です（FID-GRE）．2）この横磁化は$α_2$によってさらに縦磁化と横磁化に分かれ，横磁化が$α_3$照射時に収束してHE（SE）を，3）縦磁化は$α_3$によって横磁化を生み，これが$α_3$照射後aの時点に収束してSTEを形成します．

一方，最初に生じた縦磁化M_{z1}は$α_2$照射まで回復を続け少し大きくなったところで$α_2$によって縦磁化と横磁化に分かれ，以後1）～3）を繰り返します．これら以外にもさまざまな縦横磁化が形成されるので多様なエコー信号が生じます．例えば，$α_1$の横磁化（FID）が$α_3$によって$α_3$から2a後に再収束されHEを生じます．しかし大半は信号が弱かったり，T_2, T_2^*緩和により減衰してしまいます．まとめると，1つのRFにより横磁化と縦磁化が生まれ，横磁化からFID-GRE，HE（SE），STEが生まれ，縦磁化は次のRFによってまた横磁化と縦磁化を生み，この横磁化が新しいFID-GRE，HE（SE），STEを生み，縦磁化はさらに次のRFによって横磁化と縦磁化に分かれ……　まとまりませんね．そう，まとまらないほど次々と信号が生じてしまうのです．そこでいかに必要な信号だけを取り出すかが重要になってきます．これについては，パルスシーケンスの項（p.218 Q6）で説明します．

POINT 4-7

■RFを連続するとさまざまな信号が生じるが，主なものはFID-GRE，HE（SE）とSTE．

図4-7-1　RFパルス3個（α_1, α_2, α_3）を間隔aで照射した時に生まれる信号

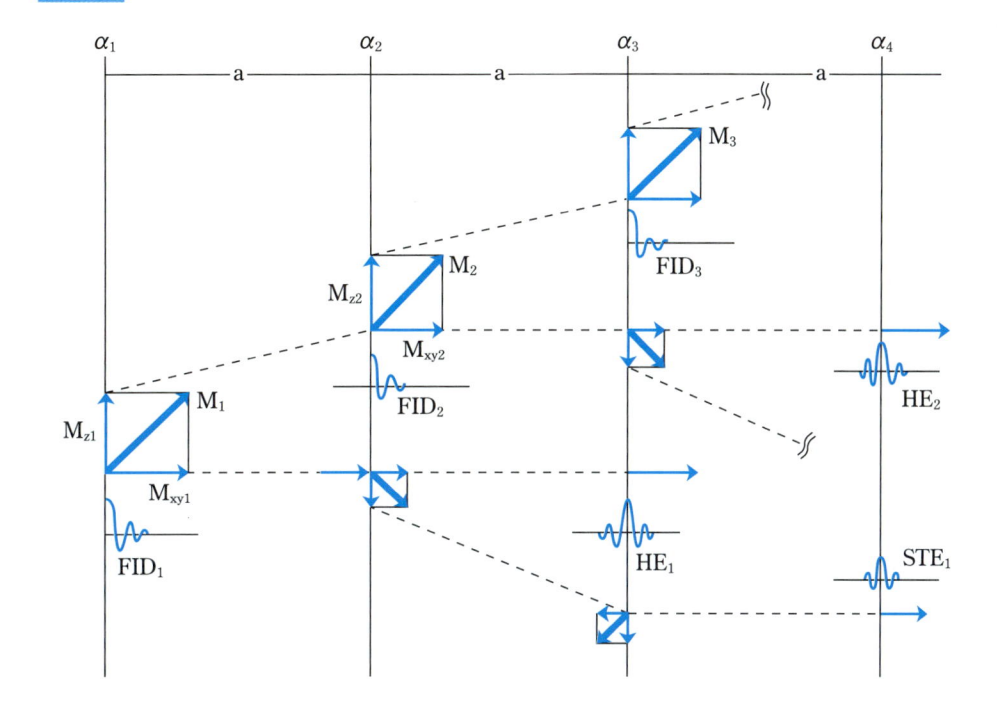

Q 4-8　NMR信号のS/Nは静磁場の強さに比例するのですか？

A 4-8　現在使用されている静磁場の範囲では，ほぼ比例します．

Q2-7-3（p.68）で説明したようにNMR信号Sは共鳴角周波数ω_0の2乗に比例します．

$$S \propto \omega^2 \qquad 4\text{-}8\text{-}1$$

これに対して雑音Nは次式で示されます．

$$N = \left(a\omega^{\frac{1}{2}} + b\omega^2\right)^{\frac{1}{2}} \qquad 4\text{-}8\text{-}2$$

a項は受信コイルが発生する雑音で，コイルのRFに対する**表皮効果**によるものです．すなわち，RFの導体への侵入深さが$\omega^{-1/4}$に比例し，したがってコイルの電気抵抗が$\omega^{1/4}$に比例するためです．b項は被写体内の電解質の動きが磁場の揺らぎを生じるためです．すなわちa項は受信コイルに，b項は被写体に由来する雑音で，aとbは両者の割合を示しています（a＋b＝1）．したがって信号雑音比（S/N）は，

$$S/N \propto \omega^2 \Big/ \left(a\omega^{\frac{1}{2}} + b\omega^2\right)^{\frac{1}{2}} \qquad 4\text{-}8\text{-}3$$

被写体が小さい場合（試料のNMRスペクトロスコピーやmicro-imaging）の場合にはa≫bなのでN≒$\omega^{1/4}$となって，

$$S/N \propto \omega^{\frac{7}{4}} \qquad 4\text{-}8\text{-}4$$

通常のMRIでは被写体（人間）が大きく不均質なためにa≪bになります．したがってN≒ωとなって，

$$S/N \propto \omega \qquad 4\text{-}8\text{-}5$$

$\omega = \gamma B$なのでS/N ∝ Bとなり，**MRIのS/Nは静磁場の強さ（B）にほぼ比例します**．しかし，さまざまな因子（誘電効果，SARの規制など）があって，人間を被写体とする**臨床MRIでは静磁場が高くなってもS/Nは直線的には上昇せず，次第に上昇率は低下します**（p.398 Q8-18，p.406 Q8-19）．

POINT 4-8

■MRIのS/Nは静磁場の強さにほぼ比例するが，臨床MRIでは高磁場になると上昇率は低下する．

Q 4-9 緩和時間はどのように測定されるのですか？

A 4-9 信号強度から測定されます．

▶▶▶1 縦緩和時間（T_1）の測定

90°パルスおよび180°反転パルスからtの間に縦磁化M_zは式3-3-3，3-3-4に従って回復しました．

$$M_z = M_0 \left[1 - \exp\left(\frac{-t}{T_1}\right)\right] \qquad 3\text{-}3\text{-}3$$

$$M_z = M_0 \left[1 - 2\exp\left(\frac{-t}{T_1}\right)\right] \qquad 3\text{-}3\text{-}4$$

前者を**飽和回復（saturation-recovery）**，後者を**反転回復（inversion-recovery）**と呼び（図4-9-1），どちらによってもT_1の測定が可能です．前者はM_zが0，後者は$-M_0$から回復するので後者の方が回復過程が長いだけ正確度が高くなり，一般に後者が使われます．

図4-9-1　飽和回復法（A）と反転回復法（B）

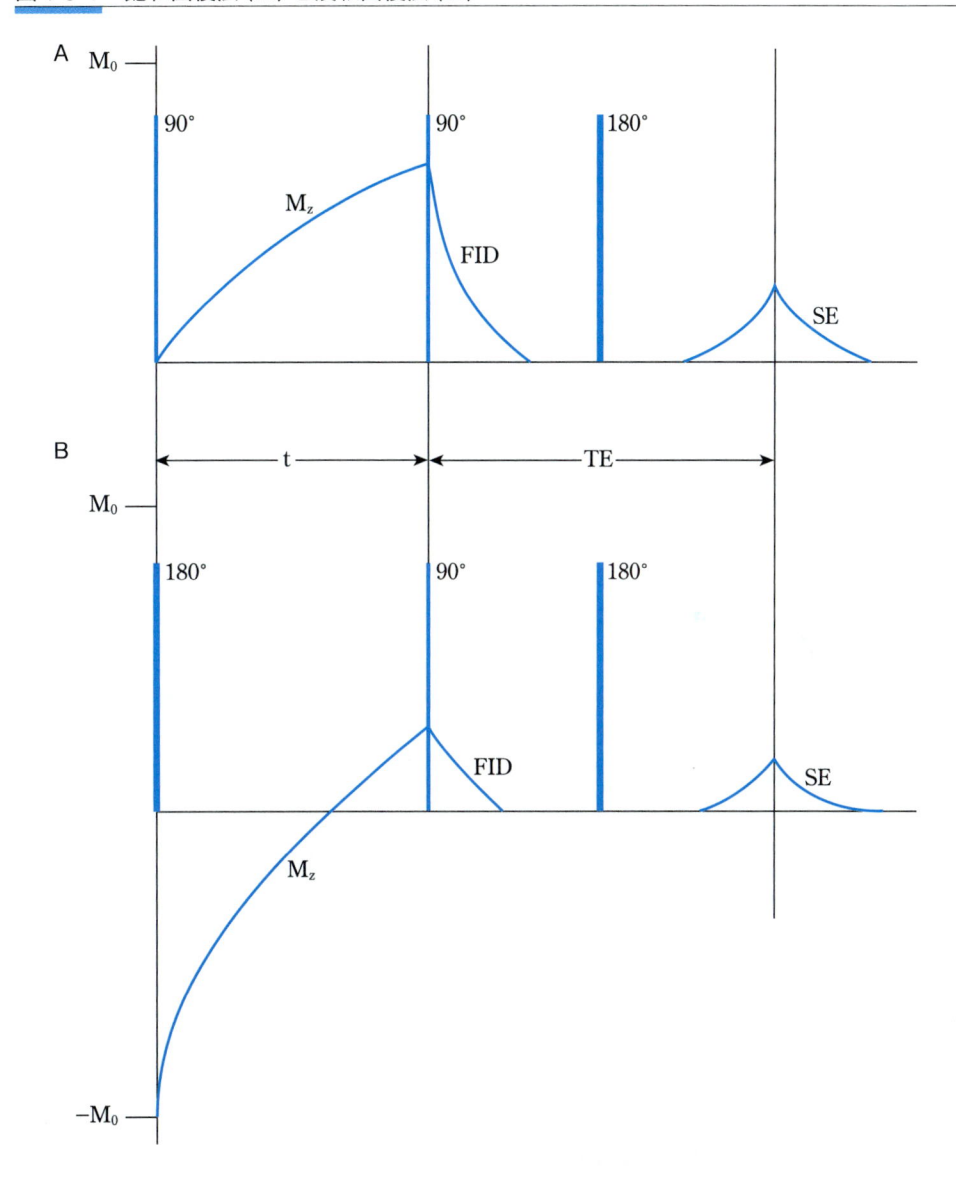

a）飽和回復法

FID（p.122 Q4-6）をNMR信号（S）として取得します（図4-9-1AのFIDまで）．それはFID信号の初期値がM_zに比例するからです．Kを比例定数として，

$$S(t) = KM_z = KM_0 \left[1 - \exp\left(\frac{-t}{T_1}\right) \right] \qquad 4\text{-}9\text{-}1$$

まず，$t = \infty$ として $S(\infty)$ を測定すると KM_0 になります．t に ∞ を代入して，

$$S(\infty) = KM_0 \qquad 4\text{-}9\text{-}2$$

$$S(t) = S(\infty) \left[1 - \exp\left(\frac{-t}{T_1}\right) \right] \qquad 4\text{-}9\text{-}3$$

実際に $t = \infty$ として $S(\infty)$ を測定すると測定が終わらないので $t = 5T_1$ 程度にすればよいのですが，T_1 は未知なのでここでは5秒程度にしておきましょう（純水に近い被検体の場合にはもう少し長くしてください）．式4-9-1を変形して，

$$\exp\left(\frac{-t}{T_1}\right) = 1 - \frac{S(t)}{S(\infty)} \qquad 4\text{-}9\text{-}4$$

両辺の自然対数をとって，

$$\frac{-t}{T_1} = \ln\left[1 - \frac{S(t)}{S(\infty)} \right] \qquad 4\text{-}9\text{-}5$$

$$T_1 = -t / \ln\left[1 - \frac{S(t)}{S(\infty)} \right] \qquad 4\text{-}9\text{-}6$$

となって，$S(\infty)$ ともう1つ適当な t を選んで $S(t)$ を測定すれば T_1 が算出できます．

b) 反転回復法

ここでは最初の180°パルス後 t の時点で90°励起パルスを照射してFID信号（S）を取得します（図4-9-1BのFIDまで）．式3-3-3の代わりに式3-3-4を使うだけなのでexpの前に2が付いているだけの違いです．したがって式4-9-5，4-9-6は次のようになります．

$$\frac{-t}{T_1} = \ln\left[\frac{1 - S(t)/S(\infty)}{2} \right] \qquad 4\text{-}9\text{-}5'$$

$$T_1 = -t / \ln\left[\frac{1 - S(t)/S(\infty)}{2} \right] \qquad 4\text{-}9\text{-}6'$$

Annex Q4-9 たった1つの t で $S(t)$ を測定しただけで大丈夫ですか？

Annex A4-9 確かに不安ですね．$S(\infty)$ も測定しているので2回なのですが，とにかく不安という場合には t を変えて何回も測定してフィットしてください．コンピュータでも可能ですが，式4-9-5を使えば簡単にできます．さまざまな t で信号強度 $S(t)$ を測定したら，

飽和回復法なら $1 - S(t)/S(\infty)$，反転回復法なら $[1 - S(t)/S(\infty)]/2$ を算出して半対数グラフ用紙の縦軸（対数軸）に，tを横軸にプロットします．多数のプロットした点に直線をフィットします．この直線の傾きが $-1/T_1$ になることはおわかりですね．なお，より正確を期する場合には，対数化せずそのまま非線形最小二乗法を用いて指数関数にフィットさせます（もちろんコンピュータ上で）[1]．

もう1つ注意するべきなのは，組織の縦緩和が1つの T_1 だけで指数関数的に進行する monoexponential とは限らないことです．2種類の別の T_1 を持つ組織が混合している場合（biexponential）は $S(\infty)$ も含めて2点だけでプロットしただけでは本質から大きく外れてしまいます．

Annex II
Q4-9
FIDの初期値は測定しにくいのではないですか？

A4-9
その通り，鋭い指摘です．FIDは片流れの信号で初期値が最大値（$\propto M_z$）ですが，この肝心の初期値が励起RFパルスと重なって正確に採取できないという欠点があります（p.122 Q4-6）．それではSE（スピンエコー）あるいGRE（グラディエントエコー）信号を取得するとします．それぞれ T_2，T_2^* で減衰するので，式3-3-3, 3-3-4は次式になります．

$$M_z = M_0 \left[1 - \exp\left(\frac{-t}{T_1}\right)\right] \exp\left(\frac{-TE}{T_2}\right) \qquad 4-9-7$$

$$M_z = M_0 \left[1 - 2\exp\left(\frac{-t}{T_1}\right)\right] \exp\left(\frac{-TE}{T_2}\right) \qquad 4-9-8$$

もちろんこれはSE信号の場合（図4-9-1のSEまで）で，GREでは T_2 が T_2^* で置き換わります（GREではFID後の再収束180°パルスは不要）．またTE（エコー時間）は励起90°パルスから信号取得までの時間です（この間に T_2 減衰が進みます）．

$$S(t) = KM_z = KM_0 \left[1 - \exp\left(\frac{-t}{T_1}\right)\right] \exp\left(\frac{-TE}{T_2}\right) \qquad 4-9-1'$$

$$S(\infty) = KM_0 \exp\left(\frac{-TE}{T_2}\right) \qquad 4-9-2'$$

$$S(t) = S(\infty) \left[1 - \exp\left(\frac{-t}{T_1}\right)\right] \qquad 4-9-3$$

となって，式4-9-3になります．以下はFIDの場合と同じです．結局FID，GRE，SEのどの信号で測定しても，T_1 は同様に算出されるわけです．さらに短時間で T_1 を測定するには，180°反転パルス後に高速撮像法であるEPI（p.268 Q6-12），snapshot FLASH（p.258 Q6-9），balanced SSFP（p.264 Q6-11）で信号収集する方法があり，いずれも数秒で T_1 測定が可能で，T_1 画像（T_1 map：T_1 強調像ではない！）としてもディ

スプレイされます。3者の中ではEPIを利用する方法（IR–EPI）[2]は実際よりT_1を過大評価，snapshot FLASH（turboFLASH）[1]では過小評価する傾向があり，balanced SSFPで撮像する方法（IR–TrueFISP）[3]が最も正確と報告されています。

▶▶▶ 2　横緩和時間（T_2）の測定

T_2の測定ですからT_2減衰するSE信号（図4-6-1）を使います。90°パルス後の横緩和は式3-3-7から，

$$M_{xy} = M_0 \cdot \exp\left(\frac{-t}{T_2}\right) \qquad 3\text{-}3\text{-}7$$

tは励起パルスからSE信号取得までの時間ですが，T_1測定のところでTEとしたのでここでも同様に，

$$M_{xy} = M_0 \cdot \exp\left(\frac{-TE}{T_2}\right) \qquad 4\text{-}9\text{-}9$$

SE信号はM_{xy}に比例するので，

$$S(TE) = KM_{xy} = KM_0 \cdot \exp\left(\frac{-TE}{T_2}\right) \qquad 4\text{-}9\text{-}10$$

ここで任意のTE（TE_1とTE_2とする）で2つのSE信号強度を測定します。

$$S(TE_1) = KM_0 \cdot \exp\left(\frac{-TE_1}{T_2}\right) \qquad 4\text{-}9\text{-}11$$

$$S(TE_2) = KM_0 \cdot \exp\left(\frac{-TE_2}{T_2}\right) \qquad 4\text{-}9\text{-}12$$

両者の比を取って，

$$\frac{S(TE_1)}{S(TE_2)} = \exp\left(\frac{-TE_1}{T_2}\right) / \exp\left(\frac{-TE_2}{T_2}\right) = \exp\left[\frac{(TE_2 - TE_1)}{T_2}\right]$$

両者の対数を採って，

$$\ln\left[\frac{S(TE_1)}{S(TE_2)}\right] = \frac{(TE_2 - TE_1)}{T_2}$$

したがって，

$$T_2 = \frac{TE_2 - TE_1}{\ln\left[\dfrac{S(TE_1)}{S(TE_2)}\right]} \qquad 4\text{-}9\text{-}13$$

Annex Ⅲ Q4-9 たった2つのTEでS(TE)を測定しただけで大丈夫ですか？

Annex Ⅲ A4-9 T_1測定の場合と同じ不安です．式4–9–10を対数にして，

$$\ln\left[\frac{S(TE)}{KM_0}\right] = \frac{-TE}{T_2}$$

したがって，

$$\ln[S(TE)] = \frac{-TE}{T_2} + \ln(KM_0) \qquad 4\text{–}9\text{–}14$$

　TEを変えて何回も信号強度S(TE)を測定してフィットしてください．コンピュータでも可能ですが，式4–9–14を使えば簡単にできます．半対数グラフ用紙の縦軸（対数軸）にS(TE)を，横軸にTEをプロットします．多数のプロットした点に直線をフィットします．この直線の傾きが$-1/T_2$になることはおわかりですね．またT_1の場合と同様に，組織の横緩和がbiexponentialならS(∞)も含めて2点だけでプロットすると本質から大きく外れてしまいます．

▶▶▶ 3　CP法とCPMG法

　TEを毎回変えて図4-6-1のようなSE信号を1回1回測定するのは面倒だという方のために打って付けの方法です．ここでは1つの90°励起パルス後，横磁化がT_2緩和する間に180°再収束パルスを多数照射して次々にSEを発生させ（図4-9-2），T_2減衰していくそれぞれのSE信号を測定してT_2を算出します．そうすると**一度に多数のTEの異なったSE信号が得られるだけでなく，SE信号取得に不可欠な180°再収束パルスが多少不正確であっても正確なT_2が算出される**というメリットがあります．

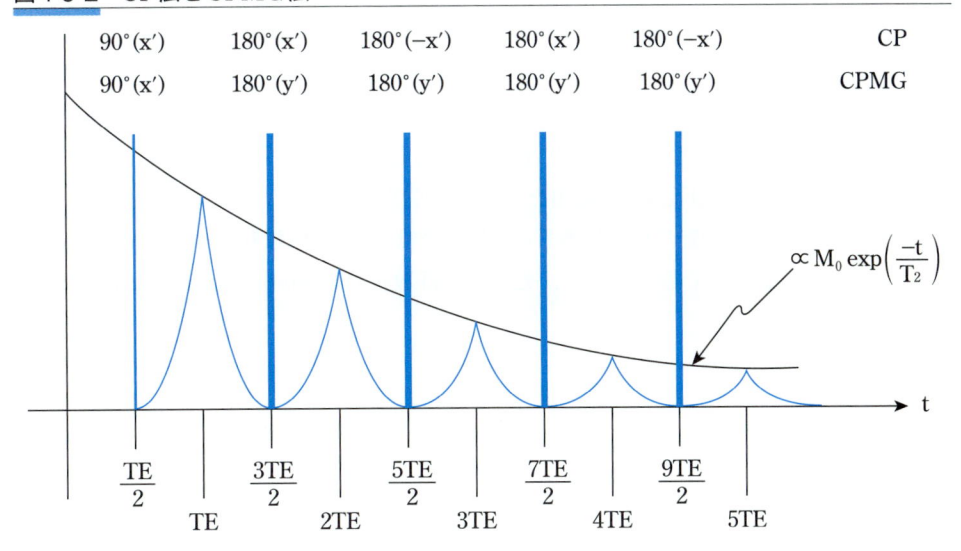

図4-9-2　CP法とCPMG法

a) CP（Carr-Purcell）法

90°励起パルス後，x′方向（p.125 図4-6-2）と−x′方向に交互に180°再収束パルスを次々に照射してSE信号を取得します．SE信号は−y′とy′方向に交互に現れるので−y′方向の信号を正負逆転してすべて同方向の信号に直します．

b) CPMG（Carr-Purcell-Meiboom-Gill）法

90°励起パルス後y′方向（p.126 図4-6-3）に180°再収束パルスを次々に照射してSE信号を取得します．これがT_2測定の標準的方法になっています．

ここまでこだわらなくてもよいのですが！

▼ CP，CPMGなら180°再収束パルスが少々不正確でもOK

これらを使うと180°再収束パルスが少々不正確でも，正しいT_2を算出できることを示します．CPMG法で説明しますが，CP法でも基本は同じです．図4-9-3を見てください．まず90°励起パルスによってy′軸上に倒れ，磁化$\boldsymbol{M}_{xy}$は地点0に存在します（$M_{xy} = M_0$）．次第に$\boldsymbol{M}_{xy}$を構成する多数のisochromat（IC, p.122 Q4-6参照）の位相が分散していきます．ここではそのうちの1つを例示します．

このICはω_0より角周波数が少し大きいので位相が進んでTE/2後にはx′−y′面（x−y面）上の地点TE/2に達しています．ここで180°再収束パルスをy′軸方向に照射します．これが正しく180°ならy′軸を中心に回転してx−y面上の地点3TE′/2に飛ぶわけですが，少々不正確で160°だったのでx−y面より上（z側）のTE′/2までしか飛べませんでした．この後，このICはz軸を中心に回転して時点TEで地点TEに達します．すべてのICがTEに到達するので位相が揃いSE信号が得られますが，x−y面から180°−160°=20°持ち上がっているので$M_{xy} = M_0 \cos(20°)\exp(-TE/T_2)$となってしまいます（$T_2$緩和は進行しています）．正確な180°パルスの場合はx−y面上なので$M_{xy} = M_0 \cdot \exp(-TE/T_2)$になります．TEにおける信号は正確な$T_2$緩和を示していません．しかし，さらに時間TE/2を経た時点3TE/2では地点3TE/2に達します（x−y平面からは20° z方向にあります）．ここで2つ目の180°再収束パルス（といっても実は160°）をy′軸方向に照射すると，20°+160°=180°でちょうどx−y面上の3TE′/2へ飛びます．この後，ICはx−y面上を進んで時点2TEには地点2TEに達します．こんどはx−y面上なので$M_{xy} = M_0 \cdot \exp(-2TE/T_2)$となって正しい$T_2$緩和を示す信号強度になっています．このように180°再収束パルスが不正確でも偶数番目のSE信号は正しくT_2緩和しているので，これらから正しいT_2を算出できるのです．ただし，奇数番目のSE信号は正確なT_2緩和をしていません．

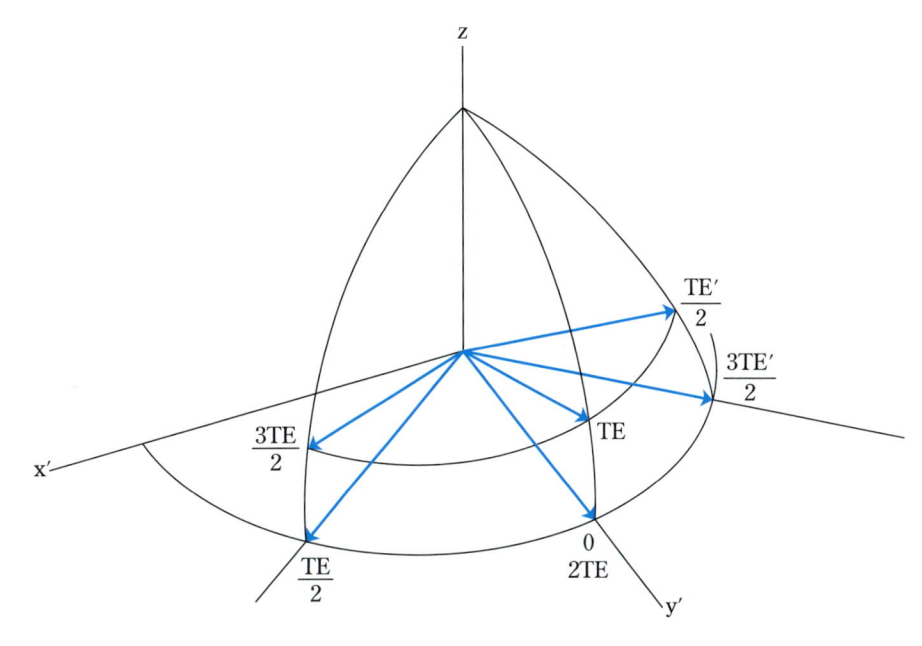

図4-9-3　CPMG法におけるIC（矢印）の動き（再収束パルス＝160°）

時点TE（TEの奇数倍）にはx–y面から20°傾いてICの位相が揃うが，2TE（TEの偶数倍）にはx–y面上で揃う．

POINT 4-9

■ T_1は飽和回復法あるいは反転回復法で測定される．
■ CP法とCPMG法では，一度に多数のTEの異なったSE信号が得られるだけでなく，180°再収束パルスが多少不正確であっても正確なT_2が算出される．

■参考文献

1) Nekolla S, et al: T_1 maps by K–space reduced snapshot–FLASH MRI. J Comput Assist Tomogr 16: 327–332, 1992.
2) Ordidge RJ, et al: High–speed multislice T_1 mapping using inversion–recovery echo planar imaging. Magn Reson Med 16: 238–245, 1990.
3) Scheffler K, Hennig J: T_1 quantification with inversion recovery TrueFISP. Magn Reson Med 45: 720–723, 2001.

Q 4-10　MRI信号と傾斜磁場の関係は？

A 4-10　傾斜磁場によって信号に位置情報を付加します．

　NMRではできるだけ均質な試料（例えばある蛋白質）を対象にしてその組成の各スペクトルピークを調べるわけですが，MRIでは信号がどこから出たものなのかが重要です．肝臓からの信号か膵臓からの信号かを区別できないのでは話になりません．そこで，MRIでは位置情報を得るために傾斜磁場を印加して信号を取得します．傾斜磁場によって被写体内の各位置（各ボクセル）の磁場が異なってくるため，傾斜磁場を印加して得た信号（MRI信号）には位置情報が付加されています．すなわち，傾斜磁場を印加してはじめて画像（MRI）になるわけです．静磁場（p.358〜 Q8），RF（ラジオ波，p.508〜 Q11）とコンピュータシステムはNMRにもMRIにも不可欠です．しかし，**NMRには不要でMRIに不可欠なhardware**が傾斜磁場なのです．傾斜磁場についてはQ10（p.474〜）で改めて説明します．

POINT 4-10

■MRI信号には傾斜磁場による位置情報が付加されている．

Q 4-11　「MRI信号はすでにフーリエ変換されている」って本当ですか？

A 4-11　その通り，MRI信号はフーリエ変換された空間周波数領域の信号です．

　これまで説明してきた**NMR信号**はすべてフーリエ変換前の時間領域（time domain）の信号で，横軸が時間t，縦軸が信号強度になっています．図4-1-1，4-3-1や図4-5-1Aを見てください．すべて時間領域になっていますね．NMRスペクトロスコピーではこれをフーリエ変換（p.677 付録5）して周波数領域（横軸が周波数ν）のスペクトルを得ます（図4-4-1，4-5-1B）．この縦軸は信号密度で，各ピーク下の面積（積分値）がそのピークの信号強度になっています．

　これに対してMRIにおいて受信される信号（以下，**MRI信号**）は，すでにフーリエ変換されています．しかも横軸が周波数ではなく，空間周波数（spatial frequency）[脚注]の信号，すなわち**空間周波数領域の信号**なのです．NMRと異なりMRIは被写体を画像化する技術なので，位置情報を得るために傾斜磁場を印加して信号を取得します

(p.142 Q4-10). 実は「**MRI**信号がすでにフーリエ変換されている」原因はこの傾斜磁場 (p.474 Q10) なのです.

● ここまでこだわらなくてもよいのですが！

▼MRI信号はフーリエ変換された波数（空間周波数）領域の信号
「いきなりそう言われても納得できない」人のために説明します.

▶▶▶ 1　NMR信号

90°パルス直後の信号Sは,

$$S = KM_0 [\cos(\omega' t) + i \sin(\omega' t)] \quad \text{4-2-1'}$$

ここでは横緩和を考慮していません. 考慮すると式4-3-1になり, さらにθパルス後の信号は$\sin \theta$を乗じたもの（式4-3-2）になります (p.115) が, 本質は変わらないので単純化して式4-2-1'で説明します. ここで$\omega' = \omega - \omega_0$, $\omega_0 = \gamma B_0$です. γは磁気回転比, B_0は静磁場の強さ（磁束密度）でした. ここからは, 傾斜磁場に関係ある [　] 内だけを扱いZとおいて複素指数表示に変換します.

$$Z = \cos(\omega' t) + i \sin(\omega' t) = \exp(i \omega' t) \quad \text{4-11-1}$$

ここで次のことを確認しておいてください.

▶▶▶ 2　磁場傾斜（磁場勾配）

傾斜磁場の間違いではありません. 傾斜磁場（勾配磁場：単位はT）と磁場傾斜（磁場勾配G_x：単位はT/m）は異なる概念です. 詳細はQ10-1 (p.474) に譲りますが, ここでは, G_xは磁場の勾配（単位距離あたりの磁場の差）を表しているので距離 (x) を乗じてはじめて磁場（磁束密度）[脚注]になるということを確認してください. ここからは紛らわしさを避けるため傾斜磁場はそのままで, **磁場傾斜を磁場勾配と呼ぶこと**にします.

▶▶▶ 3　磁場勾配による位相増加

3次元の位置情報を得るために, 3軸 (x, y, z) 方向に磁場勾配G_x, G_y, G_zをそれぞれ時間t_x, t_y, t_z印加します（図4-11-1）. 2次元フーリエ変換法の場合には$G_z = 0$としてください. G_x, G_y, G_zそれぞれが印加されている時の座標 (x, y, z) の角周波数は,

●脚注●
空間周波数：波数 (wave number) とも言う. 付録6 (p.680) 参照.
磁場と磁束密度：Q8-7 (p.372) 参照.

Q4 MR信号 — 台詞は暗号化されている —

$$\omega_x = \gamma(B_0 + G_x x) = \omega_0 + \gamma G_x x \qquad 4\text{-}11\text{-}2$$

$$\omega_y = \gamma(B_0 + G_y y) = \omega_0 + \gamma G_y y \qquad 4\text{-}11\text{-}3$$

$$\omega_z = \gamma(B_0 + G_z z) = \omega_0 + \gamma G_z z \qquad 4\text{-}11\text{-}4$$

磁場勾配による ω の増加分は,

$$\Delta\omega_x = \gamma G_x x \qquad 4\text{-}11\text{-}2'$$

$$\Delta\omega_y = \gamma G_y y \qquad 4\text{-}11\text{-}3'$$

$$\Delta\omega_z = \gamma G_z z \qquad 4\text{-}11\text{-}4'$$

したがって,磁化の位相[†]の増加分($\omega_0 t = \gamma B_0 t$ からのずれ)は,

$$\phi_x = \gamma G_x x t_x \qquad 4\text{-}11\text{-}2''$$

$$\phi_y = \gamma G_y y t_y \qquad 4\text{-}11\text{-}3''$$

$$\phi_z = \gamma G_z z t_z \qquad 4\text{-}11\text{-}4''$$

図 4-11-1 磁場勾配 G_x, G_y, G_z と磁場勾配による位相増加分 ϕ_x, ϕ_y, ϕ_z

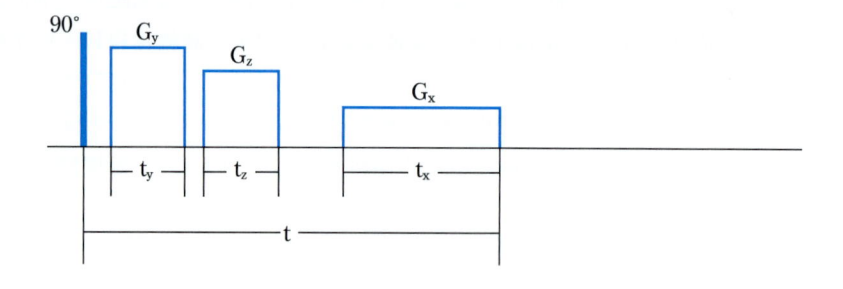

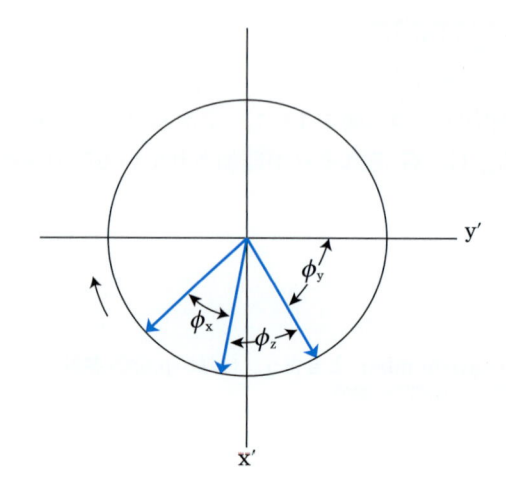

t_x, t_y, t_zはそれぞれG_x, G_y, G_zの印加時間です．したがって3軸方向に印加した後の座標(x, y, z)における磁化の$\omega_0 t = \gamma B_0 t$からの位相ずれ$\phi = \omega' t$は次式で表されます．

$$\phi = \omega' t = \gamma(G_x x t_x + G_y y t_y + G_z z t_z) \qquad 4-11-5$$

tは励起パルスから信号取得までの時間で磁場勾配の有無にかかわらずB_0がかかっていますが，B_0の影響は差し引き（検波）されているので関係ありません．tの中にt_x, t_y, t_zが含まれますが，t_x, t_y, t_z以外の時間は磁場勾配が0なのでϕには無関係です．式4-11-5を式4-11-1に代入して，

$$Z = \exp[i\gamma(G_x x t_x + G_y y t_y + G_z z t_z)] \qquad 4-11-6$$

▶▶▶ 4　NMR信号からMRI信号へ

ここで，式4-3-1のM_0は各座標(x, y, z)における磁化（＝磁気モーメントのベクトル和 $\propto$ ^{1}H原子核密度）なので，MRIでは座標の関数になっているはずです．したがって，$M_0 = M(x, y, z)$とします．Mの位相がϕです．したがってNMR信号S(x, y, z)は，

$$S(x, y, z) = KM(x, y, z)\exp[-i\gamma(G_x x t_x + G_y y t_y + G_z z t_z)] \qquad 4-11-7$$

何で突然iの前に－（マイナス）が出てくるの？

フーリエ変換の形に合わせるためです（p.677 付録5）．あるいは検波に式4-1-4（p.109）を使ったと考えてもよいでしょう．

さらに，フーリエ変換法で得られるMRI信号Sは撮影対象のすべての座標（ボクセル）からの信号の和なので，式4-11-7をx, y, zの3軸（2次元ではx, yの2軸）に積分したものになります．

$$\begin{aligned}&S(G_x t_x, G_y t_y, G_z t_z)\\&= K\iiint M(x,y,z)\exp[-i\gamma(G_x x t_x + G_y y t_y + G_z z t_z)]dxdydz\end{aligned} \qquad 4-11-8$$

ここで，位相$\gamma G_x x t_x$, $\gamma G_y y t_y$, $\gamma G_z z t_z$に注目し，$\gamma G_x t_x = k_x$, $\gamma G_y t_y = k_y$, $\gamma G_z t_z = k_z$として式4-11-8に代入します．

$$S(k_x, k_y, k_z) = K\iiint M(x,y,z)\exp[-i(k_x x + k_y y + k_z z)]dxdydz \qquad 4-11-9$$

「突如登場したk_x, k_y, k_zは何なのだ」という疑問は当然です．γ, G_x, t_xの単位はrad/(T·s)，T/m，sなのでk_x, k_y, k_zの単位はrad/mになります（p.680 付録6参照）．角周波数rad/sの代わりに周波数cycle/sを使えばk_x, k_y, k_zの単位はcycle/mになります[脚注]．つまりk_x, k_y, k_zは単位長さあたりの波の数を示しており，これ

●脚注●
kの単位：cycle/mは大きすぎて実用的ではないので，通常はcycle/cmやrad/cmが使われる．

を波数あるいは空間周波数と呼びます．式4-11-9の変数はk_x, k_y, k_zなので，傾斜磁場を印加して受信されるMRI信号Sは波数(空間周波数)を変数(横軸)とする空間周波数領域の関数になっているわけです．

▶▶▶ 5　MRI信号はすでにフーリエ変換されている

式4-11-9は$S(k_x, k_y, k_z)$が$M(x, y, z)$のフーリエ変換になっていることを示しています(p.675 付録4〜6参照)．つまり，**M(x, y, z)**を**x, y, z**方向のさまざまな空間周波数(k_x, k_y, k_z)の余弦波と正弦波の重ね合わせで表した時の，各波の振幅が**MRI**信号なのです．そして，この$M(x, y, z)$こそ座標(x, y, z)における核磁化(=磁気モーメントのベクトル和∝^{1}H原子核密度)，すなわちMRIの究極の目的である被写体内の^{1}H原子核密度なのです．ただし，$M(x, y, z)$は式4-3-1では$M_0 \cdot \exp(-t/T_2^*)$になっています．つまりT_2^*の影響を受けています．さらにパルスシーケンス(PS)によってT_2, T_1, 流速や拡散などの影響を受けるので，厳密には$M(x, y, z) = {}^1$H原子核密度にはなりません．逆にPSを工夫することにより，T_1, T_2, 流速，拡散係数などのパラメータを強調した画像が得られ，MRIの多様性が追求されることになります．

▶▶▶ 6　位相の二面性

「MRI信号がすでにフーリエ変換されて波数領域の信号になる」ことのKEYは式4-11-2′〜4′に示すように，磁場勾配を加えることにより核磁化の位相が，$\phi_x = \gamma G_x x t_x$になるということです．これは前述の通り，$\gamma G_x t_x = k_x$とおけば$\phi_x = k_x x$と波数と距離の積になり，$\gamma G_x x = \omega$とおけば$\phi_x = \omega t_x$と(角)周波数と時間の積になります．この二面性をうまく利用して信号は時間領域→周波数領域→波数領域と変換されているわけです．

ひとくちMEMO

†位相と角周波数(phase & angular frequency)

式4-11-1のω'や式4-11-2の$\gamma G_x x$が角周波数で，単位はrad/sです．γ, G_x, xの単位はそれぞれrad/(T·s), T/m, mなので$\gamma G_x x$はrad/sと角周波数の単位になっていますね．そして式4-11-1の$\omega' t$, 式4-11-2″の$\gamma G_x x t = \phi_x$や式4-11-5のϕが位相(角)になります．つまり，角周波数(ω)×時間(t) = 位相(ϕ)です．これはその時間t内に角周波数が変化しないという前提に立っています．

ωが時間的に変動する場合も含めて一般的にはωがtの関数$\omega(t)$となり，$\omega(t)$の時間積分がϕに，$\phi(t)$の時間微分がωになります．

$$\phi = \int \omega(t)dt \quad \text{4-11-10}$$

$$\omega = \frac{d\phi(t)}{dt} \quad \text{4-11-11}$$

ωが一定(定数)なら，

$$\phi = \omega t \quad \text{4-11-12}$$

$$\omega = \frac{\phi}{t} \quad \text{4-11-13}$$

ωを周波数ν (cycle/s = H_z)にすればϕの単位がcycleに変わります.

波数kの場合には,上記の角周波数ωが波数k,時間tが距離xに対応します.一般にkは原点からの距離x (座標x)の関数k(x)になり,

$$\phi = \int k(x) dx \qquad 4\text{-}11\text{-}14$$

$$k = \frac{d\phi(x)}{dx} \qquad 4\text{-}11\text{-}15$$

波数が座標によって変わらなければ,

$$\phi = k \cdot x \qquad 4\text{-}11\text{-}16$$

$$k = \frac{\phi}{x} \qquad 4\text{-}11\text{-}17$$

式4-11-9では$k_x x$, $k_y y$, $k_z z$ が位相になっていますね.なお,kはcycle/cmとrad/cmの両方に使われるので注意してください.

POINT 4-11

- MRI信号はすでにフーリエ変換されて空間周波数(波数)領域の信号になっている.
- 核磁化分布$M(x, y, z)$をx, y, z方向のさまざまな空間周波数(k_x, k_y, k_z)の余弦波と正弦波の重ね合わせで表した時の各波の振幅をMRI信号が示している.
- 磁場勾配G_xは磁場(磁束密度)ではない.
- 角周波数$\omega(t)$の時間積分が位相ϕ.

Q 4-12 MR画像で「信号強度」とか「高信号」という時の信号はどの信号なのでしょうか?

A 4-12 MRI強度画像における各ボクセルの信号強度です.

MRIにおける信号は,1)フーリエ変換前の時間領域信号,2)フーリエ変換後の波数領域信号,3) MR画像上の信号の3種に大別されます.1)はQ4-10までに扱った時間領域(time domain,横軸が時間t)の信号です(図4-1-1, 4-2-1, 4-3-1, 4-5-1A).これは一般にNMRスペクトロスコピーで受信する信号なので本書では**NMR信号**と呼んでいます.NMRスペクトロスコピーでは,この信号を取得した後にフー

リエ変換して周波数領域（横軸が周波数）の信号にします（図4-5-1B）．しかしMRI（フーリエ変換法）で受信する信号はQ4-11の通り，磁場勾配で変調されてすでにフーリエ変換された波数領域（k空間：p.150 Q5参照）の信号になっています（図5-3-1参照）．これが次章（Q5）の主役で，本書では**MRI信号**と呼んでNMR信号と区別します．さらにMRI信号から得た各波数の振幅を使って正余弦波を重ね合わせたものがMR画像になります．この画像における各ボクセルの信号の強さが**3）MR画像上の信号**です．MR画像には**強度画像**と**位相画像**があり（p.178 Q5-11），一般に目にするMR画像は強度画像なので，MR画像で「信号強度」とか「高信号」という時の信号はMRI強度画像における各ボクセルの信号強度ということになります．

POINT 4-12

■MRIにおける信号は，
　1）フーリエ変換前の時間領域信号，
　2）フーリエ変換後の波数領域の信号，
　3）MR画像上の信号，
　の3種に大別される．

決定版 MRI完全解説 第2版

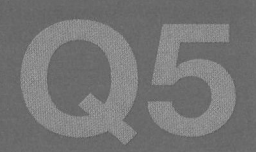

Q5

k空間と画像構成
— 暗号を解読する舞台裏空間 —

Q5-1	k空間のkは何のこと？	
	Annex	波数と周波数は違う？
Q5-2	k空間の座標軸は？	
Q5-3	フーリエ画像構成法とk空間の関係は？	
Q5-4	磁場勾配のタイミングは？	
	Annex	$G_{RO} = G_x$，$G_{PE} = G_y$？
Q5-5	G_{RO}が反転するのはなぜ？	
	Annex	SEではG_{RO}の反転は不要？
	AnnexⅡ	片流れの信号ではMR画像を作成できない？
Q5-6	周波数エンコードと位相エンコードはどこが違う？	
	Annex	どうして加算回数（NSA）を1/2にするのか？
Q5-7	MRI信号の左端はx座標の左端？	
Q5-8	k空間はどのように埋められるのか？	
	Annex	$\Delta\phi$は$\pm\pi$（rad）を超えてはいけない？
Q5-9	MRI信号はどのようにデジタルサンプリングされるのか？	
	Annex	－（マイナス）の周波数？
Q5-10	k空間からMR画像はどのように作られるのか？	
	Annex	フーリエ級数は近似式？
Q5-11	強度画像と位相画像があるのですか？	
Q5-12	k空間の中心部と周辺では画像作成の役割が違う？	
	Annex	keyhole imagingは何のこと？
	AnnexⅡ	実空間周辺部のボクセルほど内部のisochromatの位相差$\Delta\phi$が大きい？
Q5-13	k空間が大きいほどボクセルは小さい？	
	Annex	0充填法は何のこと？
Q5-14	k空間のエルミート対称？	
	Annex	k空間の1/4あれば画像はできる？
Q5-15	k空間軌跡？	
Q5-16	パラレルイメージング？	
Q5-17	圧縮センシングは画像圧縮と違う？	
	Annex	部分フーリエ法やパラレルイメージングも少数サンプリングによる高速撮像法？

Q5 k空間と画像構成 ― 暗号を解読する舞台裏空間 ―

Q 5-1　k空間のkは何ですか？

A 5-1　空間周波数（＝波数）です．

単位距離あたりの波の数を**波数（wave number）**あるいは**空間周波数（spatial frequency）**と言います（p.680 付録6）．単位距離（長さ）を1cmにした波数の単位 cm^{-1} がkayserで，単位記号として "k" が用いられます（k = cm^{-1}）．kayserはドイツの分光学者（ボン大学教授）HGJ Kayser（1853–1940）にちなんだ単位ですが，絶対温度のK（Sir Kelvin of Largs = William Thomson, 1824–1907にちなむ）と混同しないように小文字を使うことになっています．また周波数にν，角周波数にωを当てるように，k = cm^{-1} に限らず波数の記号としてkが広く使われています．したがってk空間は波数空間のことです．波数空間の一般的な英語は "wave number space" ですが，ドイツでは "K–Raum" です．MRIでは馴染み深い英語のk-spaceはこのドイツ語を直訳したものだと思われますが，もともと波数単位のkに基づいているわけですね．なお波の数には次元がないので波数の単位はcm^{-1}ですが，わかりにくい場合にはcycle/cm，あるいは位相角をrad（radian ラジアン）で表してrad/cmと記します．

$$1\,cycle = 360° = 2\pi\,rad \qquad 5\text{-}1\text{-}1$$

なので両者の関係は次のようになります．

$$2\pi\,rad/cm = cycle/cm \qquad 5\text{-}1\text{-}2$$

Annex Q5-1　波数（＝空間周波数）と周波数は違うのですか？

Annex A5-1　違います．付録6（p.680）を見てください．

POINT 5-1

■ k空間のkは波数（＝空間周波数）．

Q 5-2　k空間の座標軸は何ですか？

A 5-2　波数です．

　実空間（我々のいる空間やMR画像）の座標軸は距離x, y, z（単位はm, cmなど）です．これに対して**k空間の座標軸は波数**k_x, k_y, k_z（単位はm^{-1}, cm^{-1}）です．したがって，k空間の原点（中心）に近い点は小さい波数の（間隔の大きい）波の振幅を，中心から離れるほど波数が大きい（細かい）波の振幅を表しています（図5-2-1）．この振幅はデジタル化された数値，棒グラフのような高さ，あるいはグレイスケールの濃淡などで表されます．

図5-2-1　座標軸が波数であるk空間の中心に近い点は波数が小さい（荒い）波の振幅を，中心から離れるほど大きい波数の（細かい）波の振幅を表わす．この図は2次元のk_x方向を示しているが，k_y，k_z方向でも同じ．

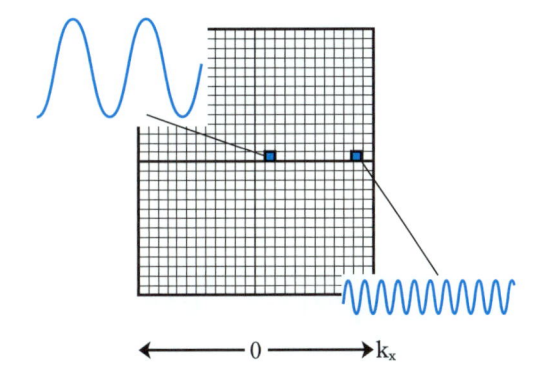

　また，距離x, y, zを変数とする関数f(x, y, z)のフーリエ変換は波数k_x, k_y, k_zの関数$F(k_x, k_y, k_z)$になります（p.677 付録5）．付録5-1, 5-2は1次元で示してありますが3次元に直すと，

$$f(x, y, z) = \left(\frac{1}{2\pi}\right)^3 \int F(k_x, k_y, k_z) \exp[i(k_x x + k_y y + k_z z)] dk_x dk_y dk_z \quad 5\text{-}2\text{-}1$$

$$F(k_x, k_y, k_z) = \int f(x, y, z) \exp[-i(k_x x + k_y y + k_z z)] dx dy dz \quad 5\text{-}2\text{-}2$$

つまり，**実空間とk空間は互いにフーリエ変換の関係にある**わけです（図5-2-2）．

図5-2-2　実空間の座標軸は距離(x, y, z)，k空間の座標軸は波数(k_x, k_y, k_z)で両者はフーリエ変換で結ばれている．

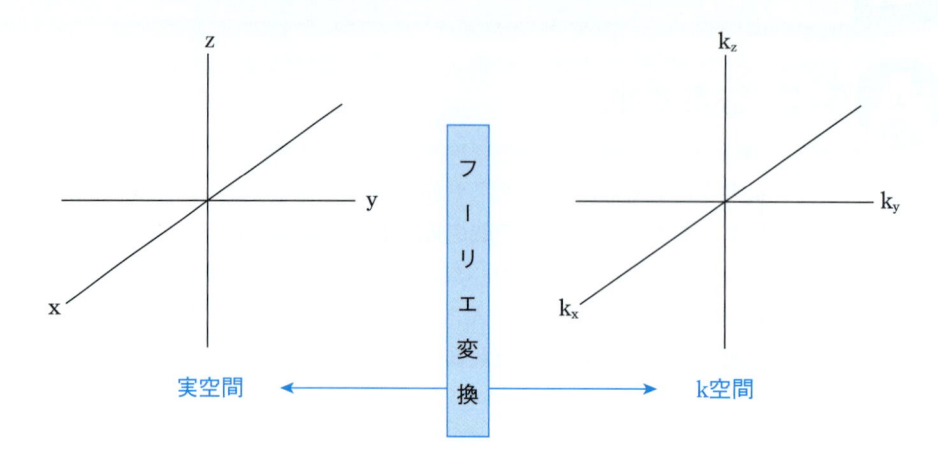

実空間　←　フーリエ変換　→　k空間

POINT 5-2

■k空間の座標軸は波数．
■実空間とk空間は互いにフーリエ変換の関係にある．

Q 5-3　フーリエ画像構成法とk空間の関係を説明してください．

A 5-3　実空間の被写体と実空間のMR画像の仲立ちをするのがk空間です．

現在MRIで利用されている画像構成法は，フーリエ変換を使った2次元あるいは3次元の**フーリエ(画像構成)法**です．この概略を説明します(図5-3-1)．

図5-3-1　フーリエ法の概略図

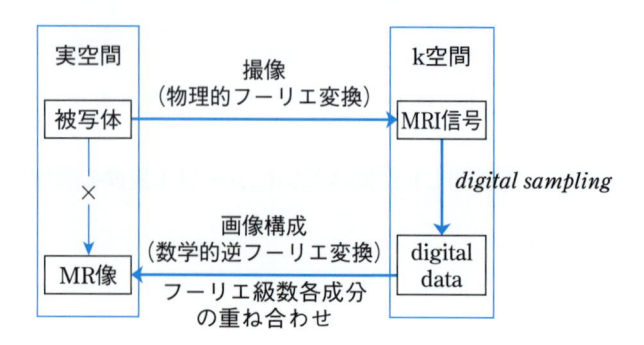

実空間　被写体　—撮像(物理的フーリエ変換)→　k空間　MRI信号
　　　　　　　　　　　　　　　　　　　　　　　　↓ digital sampling
　　　　　MR像　←画像構成(数学的逆フーリエ変換)　digital data
　　　　　　　　　フーリエ級数各成分の重ね合わせ

▶▶▶ 1　MR画像は直接撮影できない

　　光学写真は被写体が反射する光（電磁波）をレンズで収束して直接フィルムや電子媒体に記録することによって得られます．X線写真も被写体を透過するX線（電磁波）によって同様に直接撮影することができます．しかしながら，体内の^{1}H原子核磁化分布，すなわち**MR画像を直接撮影することはできません**（図5-3-1左×印）．

▶▶▶ 2　撮像により核磁化分布をフーリエ変換する

　　そこで，実空間（被写体）の核磁化分布を検出するために静磁場とRF（電磁波）を使って^{1}H原子核を共鳴させます．NMRですね（p.16〜 Q1, Q2）．この時にどこでどのくらい強い共鳴が生じているのかという位置情報を得るために，磁場勾配（gradient）を印加して信号を受信します（p.108〜 Q4）．これが撮像にあたります．この磁場勾配を印加して信号を受信するという過程で，信号に3つの変化がもたらされます．①位置情報が付加される，②時間領域のNMR信号がフーリエ変換される，③周波数が波数（空間周波数）に変わって**波数領域の信号（MRI信号）になる**（p.142 Q4-10, 4-11）．

　　この撮像により実空間の核磁化分布が，フーリエ変換されたMRI信号となってk空間に入ります（実空間のフーリエ変換がk空間でしたね，p.145 Q5-2）．この**MRI信号は核磁化分布$M(x, y, z)$をx, y, z方向のさまざまな空間周波数（k_x, k_y, k_z）の余弦波と正弦波の重ね合わせで表した時の各波の振幅を示すアナログデータ**です（p.142 Q4-11）．

▶▶▶ 3　MRI信号をデジタルサンプリングする

　　MRI信号はアナログ（波）です．そこでデジタル処理（コンピュータ処理）に適するようにアナログ信号からデジタルサンプリングします．一定の時間間隔でMRI信号の値（離散値）を測定することですね（p.170 Q5-9）．この過程で**アナログMRI信号がデジタル（離散）MRI信号**に変わりました．

▶▶▶ 4　正余弦波を重ね合わせてMR画像を作る

　　2で実空間の核磁化分布をフーリエ変換したk空間のアナログMRI信号が得られました．これを数学的に逆フーリエ変換するとk空間から実空間に戻って元の関数（核磁化分布），すなわち目的とするMR画像が得られます．ただし，アナログでの処理はコンピュータの苦手とするところです．そこで3の過程で信号をデジタル化して有限の離散値にしました．したがって，この4の過程は飛び飛びの周波数を持つさまざまな振幅の余弦波と正弦波の重ね合わせ，すなわち数学的には核磁化分布を**フーリエ級数**で表すこと（離散逆フーリエ変換）になります．

Q5 k空間と画像構成 —暗号を解読する舞台裏空間—

POINT 5-3

- MR画像を直接撮影することはできない．
- MR撮像は被写体の核磁化分布（実空間）をフーリエ変換して波数領域のMRI信号（k空間）にする．
- 各波数の正余弦波の振幅を示すk空間のMRI信号はデジタル化される．
- さまざまな波数の余弦波と正弦波を数学的に重ね合わせ，実空間の核磁化分布（MR画像）を作成する．

Q 5-4 MRIにおいて磁場勾配の重要性はわかりましたが，具体的にどのようなタイミングで印加するのでしょうか？

A 5-4 図5-4-1に2次元フーリエ法における基本的な磁場勾配の印加法を示します．

一般に磁場勾配とRFをどのように印加（照射）するか［パルスシーケンス（pulse sequence：PS）という，p.218 Q6］によってMR画像は大きく変化します．そして図5-4-1のようなPSを示す図を **PSD（pulse sequence diagram）** と呼んでいます．これは2次元なのでz軸に垂直なスライス面を選択（p.492 Q10–8）してからx–y面内の磁化分布を画像化する方法です．

① まずy方向の磁場勾配G_yを時間t_y印加します．G_yの強さは信号取得ごとに変化させます．磁場勾配の強さとは勾配の強さで，磁場の強さではありません（念の

図5-4-1 代表的な2次元フーリエ法のPSD

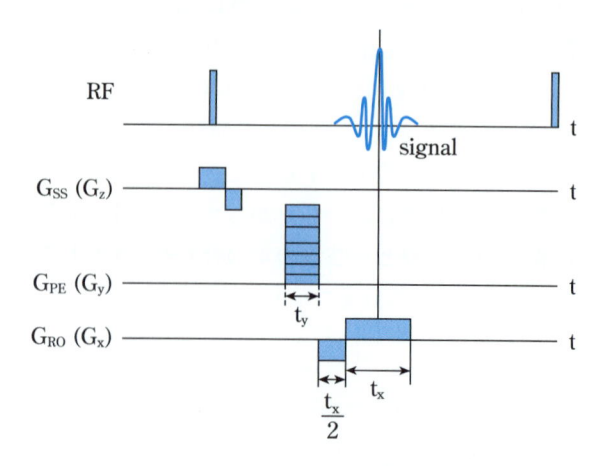

G_{SS}：スライス選択磁場勾配，G_{PE}：位相エンコード磁場勾配，G_{RO}：読み取り磁場勾配

ため）．しかし t_y は一定で変化しません．この過程を位相エンコード，印加する磁場勾配（ここでは G_y）を**位相エンコード磁場勾配（G_{PE}）**と呼びます．

② 次に $-G_x$（+x 方向が低く，$-x$ 方向が高い）を時間 $t_x/2$ 印加します．続いて G_x（+x 方向が高く，$-x$ 方向が低い）を**印加している t_x の間に信号を取得**します．この過程が信号読み取りで，印加する磁場勾配（ここでは G_x）を**読み取り磁場勾配（G_{RO}）**と呼びます．

③ G_y の強さを1回1回変化させてy方向のボクセル数（例えば256）と同じ数の信号を取得します．**G_x の強さと t_x は毎回同じで変化しません．**

④ 3次元フーリエ法ではある強さの G_z に固定して①〜③を施行します．これを G_z の強さを1回1回変化させてz方向のボクセル数（例えば64）だけ繰り返します．したがって，3次元フーリエ法では2次元の信号取得回数のz方向のボクセル数倍（例えば64倍）の信号を連続して取得することになります．

Annex Q5-4

$G_{RO} = G_x$，$G_{PE} = G_y$ なのですか？

Annex A5-4

必ずこうなるわけではありません．説明の前に次の1）を確認してください．

1）MRIにおける実空間座標軸

MRIでは静磁場（$\boldsymbol{B}_0$）に平行な中心軸をz軸として $\boldsymbol{B}_0$ 方向を +z に取ります（図5-4-2）．これに垂直な面上に互いに直交する2軸を取ってx，y軸にすればよいわけです．最も一般的な $\boldsymbol{B}_0$ 方向が水平になる装置では被写体（患者）の長軸がz軸になり，左右をx軸，上下（被験者の前後）方向をy軸に設定するのが普通です．理論的には読み取り方向はスライス選択軸（ここではz軸）に垂直であればどの方向に設定してもよいわけですが，x軸に一致させるのが一般的です．それは人間の体は左右径の方が前後（腹背）径よりも長いからです（極端な肥満者を除いて）．読み取り（周波数エンコード）方向の信号は短時間（t_x：ミリ秒のオーダー）に収集されますが，位相エンコード方向のデータは G_y を変えて，その方向のボクセル数と同じ数の信号を取得しなければ集まらないので時間がかかります（秒〜分）．そこで径の小さい方を位相エンコード方向にすれば撮影時間を短くすることができるからです．

図5-4-2　MRIにおける一般的なx, y, z軸

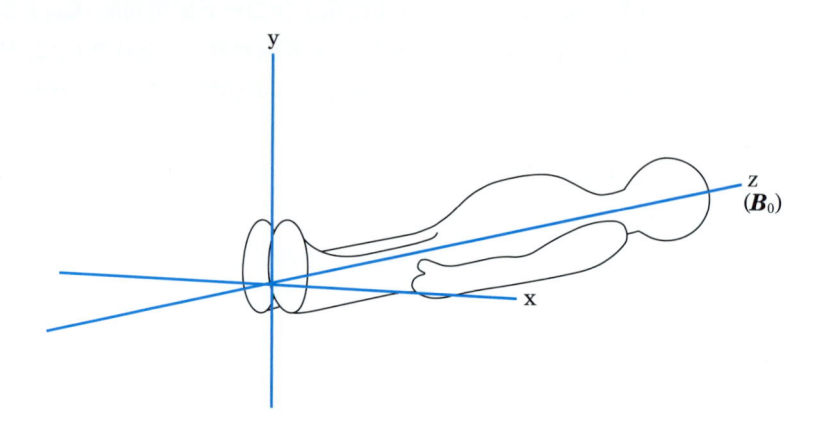

2）x, y, zとG_{RO}, G_{PE}, G_{SS}

信号を測定する（読み取るread）時に印加する磁場勾配を**読み取り磁場勾配（readout gradient, G_{RO}）** あるいは**周波数エンコード磁場勾配（frequency-encoding gradient）**, 位相エンコード［上記1）の過程］で用いる磁場勾配を**位相エンコード磁場勾配（phase-encoding gradient：G_{PE}）**, スライス選択に用いられる磁場勾配を**スライス選択磁場勾配（slice-selective gradient：G_{SS}）** と呼びます．通常（横断面を2次元フーリエ撮像する時）はG_{RO}, G_{PE}, G_{SS} が，それぞれG_x, G_y, G_zになるので$G_{RO} = G_x$, $G_{PE} = G_y$, $G_{SS} = G_z$として説明される（図5-4-1）ことが多いのですが，撮像法によってこの関係はさまざまです．例えば，矢状断を撮像する場合には$G_{RO} = G_z$, $G_{PE} = G_y$, $G_{SS} = G_x$となります．また，3次元フーリエ法ではスライス選択は存在せず，y, zの2方向に位相エンコードするので$G_{RO} = G_x$, $G_{PE} = G_y$ & G_zとなりますね．もちろんこれに限らず，どれか1方向がG_{RO}, 残り2つがG_{PE}であればOKです．

3）encode swapping

横断面の撮像でも読み取り方向をy軸方向（被写体の前後方向）にする場合もあります（前後径の方が長い被写体や読み取り方向に出現する化学シフトアーチファクト，位相エンコード方向に出現する動きによるアーチファクトを避けたい場合など）．その場合には，$G_{RO} = G_y$, $G_{PE} = G_x$と読み取り方向と位相エンコード方向が通常と逆（交換）になるので**encode swapping**と呼ばれています．

というようにこれらの関係はさまざまなのですが，本書でも特に断らない限り$G_{RO} = G_x$, $G_{PE} = G_y$, $G_{SS} = G_z$として説明します．

POINT 5-4

- G_y（G_{PE}）は信号取得ごとに変化するがt_yは一定．
- G_x（G_{RO}）とt_xは毎回同じで変化しない．
- G_x（G_{RO}）印加中に信号を取得する．

Q 5-5 どうして読み取り磁場勾配G_{RO}が途中で反転しているのですか？

A 5-5 中央にピークのある対称性のよい信号にするためです．

確かに図5-4-1ではG_xの極性（正負）が途中で逆になっています．フーリエ変換法では，信号取得（読み取り）時に印加する磁場勾配（**読み取り磁場勾配G_{RO}**，G_xと同じことが多いので以下G_x）の前に面積が半分で反対極性の位相分散磁場勾配（**dephasing lobe**）を印加するので，全体としてG_xが途中で反転する形になります．両者は時間的に離れていても構いません．また，dephasing lobeは，その面積（正確には磁場勾配Gの印加時間積分$\int Gdt$）が印加した読み取り磁場勾配の面積（$G_x t_x$）の半分であればどんな形でも構いません（例えば強さが2倍で印加時間が1/4）．ただし，対象が動いている（例えば血管内）場合には，影響は同じではありません（p.583 Q12-7）．

▶▶▶ 1 dephasing lobeがない場合

読み取り磁場勾配G_xだけが印加される時の磁化の位相を考えます．x座標の代表として，最も低い磁場を感じている$-x_m$，最も高い磁場を感じているx_mと中間のxに登場してもらいましょう（図5-5-1A）．座標$-x_m$（y座標は何であってもよいので，スライス面内の座標$-x_m$を通るx軸に垂直な直線上，3次元法なら$-x_m$を通るx軸に垂直な面上）の^{1}H核磁気モーメントはすべて磁場$B_0 - G_x x_m$を，座標x_mの^{1}H核磁気モーメントはすべて磁場$B_0 + G_x x_m$を，座標xの^{1}H核磁気モーメントはすべて磁場$B_0 + G_x x$を感じています．回転座標ではそれぞれ$-G_x x_m$，$G_x x_m$，$G_x x$です．したがってG_xの印加時間をtとすれば，それぞれの座標を持つ^{1}H核磁気モーメントのベクトル和（＝磁化）の位相は（回転座標で）$-\gamma G_x x_m t$，$\gamma G_x x_m t$，$\gamma G_x x t$です．t（＝G_xの印加時間＝信号を読み取っている時間）が進むにつれて位相分散が進んで，3つの磁化（一般化すればすべてのx座標の磁化）のベクトル和（∝時点tにおける信号強度）は小さくなっていきます．そして，G_x終了時（印加時間$t_x/2$）には，それぞれの位相が$-\gamma G_x x_m t_x/2$，$\gamma G_x x_m t_x/2$，$\gamma G_x x t_x/2$となり，信号強度が最小になります（図5-5-1B）．つまり，得られるのは時間とともに小さくなる**片流れの信号**です．

図 5-5-1 読み取り磁場勾配 G_{RO}（ここでは G_x）と各 x 座標を持つ磁化の位相（ϕ）．

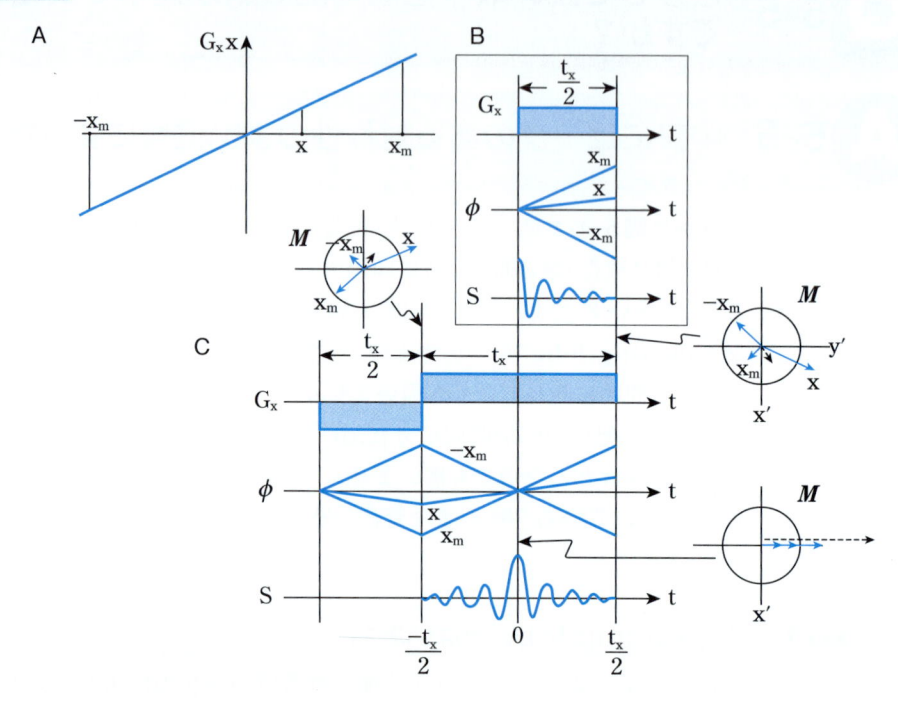

A：$G_x x$ と x 座標．斜線の傾きが G_x．
B：dephasing lobe がない場合．
C：dephasing lobe を付加した場合．
M：磁化ベクトル．--→ は 3 つのベクトル和．S：MRI 信号．

▶▶▶ 2 dephasing lobe を付加した場合

　　dephasing lobe を印加すると，1 と同様に（正負反対ですが）位相が進み，dephasing lobe が終了時点では $\gamma G_x x_m t_x/2$，$-\gamma G_x x_m t_x/2$，$\gamma G_x x t_x/2$ となり，位相分散が最大（信号は最小）になります（図 5-5-1C）．ここで G_x を反転すると本来の読み取り磁場勾配がかかります．ここを時点 $-t_x/2$ とします．これまで進んだ位相が逆転して反転後時間 $t_x/2$，すなわち時点 0 ですべての座標の磁化の位相が揃って信号が最大になり，その後は反転後 t_x（時点 $t_x/2$）まで位相が分散（信号が低下）していきます．中央にピークを持つ両流れ，かつ**左右の対称性がよい信号**になりました．これは k 空間のエルミート対称性（p.192 Q5-14）と深く関わっています．

Annex Q5-5

SE（スピンエコー）信号はもともと中央にピークを持つ両流れかつ左右の対称性がよい信号だったから，G_{RO} の反転は不要ですよね？

Annex A5-5

　　SE に限らずどの信号でも G_{RO} の反転は必要です．まず，信号読み取り時に G_{RO} は不可欠です．これがないと位置情報を持たない，フーリエ変換もされていない信号になってしまうからですね．NMR 信号としては OK ですが，MRI 信号としては失格です（位置情報を持たなければ MRI 信号ではない！）．では反転のない（dephasing lobe がない）読み取り磁場勾配 G_{RO} だけを印加するとどうでしょう．先程説明したよ

うに，読み取りが進行するとともに各磁化の位相が分散して信号が低下していくわけですから，SE信号のnice bodyが崩れてしまうのはおわかりでしょう．というわけで，中央にピークを持つ両流れ，かつ左右の対称性がよいMRI信号にするためには，SEに限らずどの信号でもG_{RO}の反転が必要なのです．

Annex Ⅱ Q5-5 図5-5-1BのSのような片流れの信号ではMR画像を作成できないのですか？

Annex Ⅱ A5-5

片流れの信号も磁場勾配とともに取得したものであれば位置情報を内蔵しているので，これからMR画像を作成可能です．しかし一般にS/Nが低く，測定値が不正確で補正が不十分なため，偽像の多い画像になってしまいます．このため，図5-5-1CのSのような中央にピークを持つ両流れ，かつ左右の対称性がよいMRI信号を取得するのが普通です．

POINT 5-5

■中央にピークのある対称性のよいMRI信号にするため，読み取り磁場勾配G_{RO}の反転が不可欠．

Q5-6 周波数エンコードと位相エンコードはどう違うのですか？

A5-6 実空間の座標が周波数に対応しているか位相に対応しているかの違いです．

▶▶▶1 周波数エンコード

信号読み取り方向（通常はx方向）の位置情報を，周波数差としてMRI信号に付加する方法です．x方向の磁場勾配G_xを時間t印加すると座標xにある磁化の位相は式4-11-2″(p.144)から，

$$\phi_x = \gamma G_x x t \qquad 5\text{-}6\text{-}1$$

k空間の1行を埋める信号は，式4-11-8 (p.145) の中でG_x, G_y, t_y, G_z, t_zを一定にして取得され，取得中に変化するのはt_xだけなのでこれを変数tとして次式になります．

$$S(t) = K \iiint M(x, y, z) \exp[-i\gamma(G_x x t + G_y y t_y + G_z z t_z)] dx dy dz \qquad 5\text{-}6\text{-}2$$

ここではとりあえずy, zは無視します．この信号はG_xを印加しながら取得している

ので，その信号強度は取得時点t（$-t_x/2 \sim t_x/2$のどこか）に依存します．つまりtは変数で$\phi_x/t = \omega_x$．γG_xは定数なので$1/C$とおくと，5-6-1は次式になります．

$$x = C\omega_x \qquad 5\text{-}6\text{-}3$$

x座標は信号の（角）周波数に比例し，x座標と周波数が1対1に対応しています．つまり，周波数エンコード†は位置情報を周波数に託す（周波数で暗号化する）方法です．各信号（k空間の1行分）の周波数エンコードは信号ごとに独立しているので，各信号をフーリエ変換することが可能で，実際は信号取得時のG_x印加によりすでにフーリエ変換されています（p.142 Q4-11）．

▶▶▶ 2　位相エンコード

　信号読み取り方向に垂直な（通常はy, z）方向の位置情報を，位相差としてMRI信号に付加する方法です．座標y, zを持つ磁化の位相は次の通りでした．

$$\phi_y = \gamma G_y y t_y \qquad 4\text{-}11\text{-}3''$$

$$\phi_z = \gamma G_z z t_z \qquad 4\text{-}11\text{-}4''$$

以下y方向だけ取り上げますが，z方向も同じです．周波数エンコードとは異なり，こんどはt_yを一定にしてG_yを印加した後で（G_xをかけながら）信号を収集します．G_yは各回異なります．したがってγt_yが定数なので$1/C$とおいて，

$$y = \left(\frac{C}{G_y}\right)\phi_y \qquad 5\text{-}6\text{-}4$$

y座標はその座標の位相ϕ_yに比例しています．つまり，各信号において，あるx座標（x_1とする）の信号強度は，x_1を持つすべてのy座標の信号（磁化に比例する）の和なのですが，単純な足し算ではなくて，各y座標に比例した（それぞれ異なった）位相を持っているすべてのy座標の信号のベクトル和になっているわけです．各信号にy座標の位置情報を付加するために，位相でy座標を標識してから足し算して各x座標の信号強度にしているわけですね．このように位相エンコードは位置情報を位相に託す（位相で暗号化する）方法です．

　ただし，1回の位相エンコードだけでは各y座標の信号強度は不明（わかっているのはベクトル和だけ）なので，G_yの強さを変えて未知数（y方向のボクセル数N_y）と同じ数だけ信号を取得すると，すべてのx, y座標の信号強度が算出されるわけです．つまり位相エンコードは位相エンコード方向のボクセル数の（＝k空間のすべての行を埋める）信号を取得してはじめて完成します．各位相エンコードで異なるのはG_yのみなので，隣接するボクセル間（つまり各ボクセル内）にはG_yに比例した位相差ができます．y方向のボクセル径をΔyとすれば，この位相差$\Delta\phi$は，

$$\Delta\phi = \gamma G_y t_y \Delta y \qquad 5\text{-}6\text{-}5$$

になることはおわかりでしょう．つまり，ボクセル間の位相差$\Delta\phi$を次々に変えてN_y個の信号を取得すれば位相エンコード終了ということになります（これについては

p.159 Q5-8でもう一度説明します).

> **ひとくちMEMO**
>
> †エンコード(encode)
> codeには法典,規準(dress codeはよく知られていますね)の他に暗号,符号という意味があります.Da Vinci codeでもこの意味で使われています.したがってencodeは暗号(符号)化するという意味です.MRIのエンコードはまさに位置情報をMRI信号内に暗号化することです.つまり,各MRI信号は周波数エンコードと位相エンコードで暗号化された位置情報を持っています.しかし暗号を解読(decode)するにはy方向のボクセル数と同じ数の信号が必要です.各信号で順次k空間を埋めていきます.そしてk空間がすべて信号で充填されると暗号解読,すなわち逆フーリエ変換が可能になり,体内の磁化分布が明らかになる=MR画像が作られるということになります.図5-3-1(p.152)は図5-6-1のように書き換えることもできます.

図5-6-1　フーリエ法の概略図Ⅱ

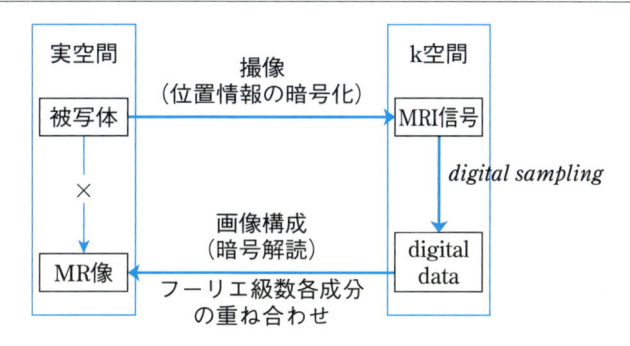

▶▶▶3　折り返しアーチファクト

y座標は位相でエンコードされます.座標yにある磁化の位相ϕ_yは式4-11-3″の通りでした.これがもしπを超えて$\pi+\alpha$だったとしましょう(図5-6-2).

図5-6-2　位相エイリアシング

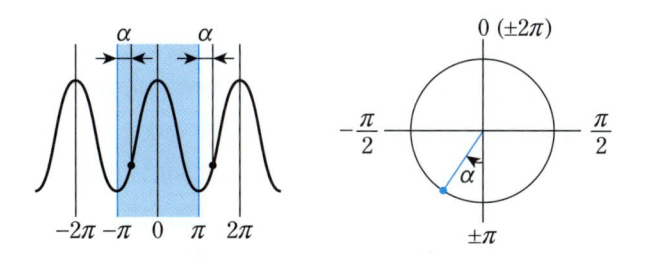

$\phi_y = \pi + \alpha$で,式4-11-3″から$y = \phi_y/(\gamma G_y t_y) = (\pi + \alpha)/(\gamma G_y t_y)$.これが実際に$\pi + \alpha$に位相エンコードされた磁化のあるy座標です.ところが$\phi_y = -\pi + \alpha$と誤認されます.したがって,y座標は$y = (-\pi + \alpha)/(\gamma G_y t_y)$と誤認されます.つまり位相エンコード方向で**FOV(ここでは$-\pi \sim \pi$)外の被写体は,FOV内の別のy座標に**

ある磁化だと誤認されてしまうわけです．これを位相エイリアシング（aliasing）あるいは折り返しアーチファクト（wraparound artifact）と呼びます．

　FOV外にも被写体の一部が残っている，たとえばFOVを小さく設定したため，左右の腕がFOV外であったとします（図5-6-3）．左右方向に位相エンコードしたとします．そうすると位相エイリアシングが生じて，右腕は左胸部，左腕は右胸部に重なって描出されます．つまり反対側のFOV内に折り返されたようになっています．

図5-6-3　折り返しアーチファクト

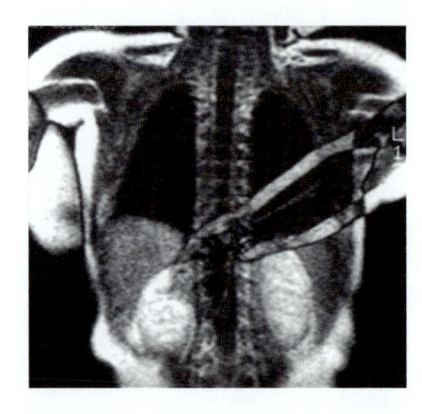

FOV外の右手が左から折り返されて体幹に重なっている．
霊媒師が脊柱を矯正しているMRIではありません．

　aliasは「偽名，別名」，したがってaliasingは「偽名を使うこと」というのが本来の意味です．正体を偽って別の場所に現れるわけですね．alienも同じ語源の言葉で「異星人，異邦人」，というよりエイリアンの方がお馴染みですね．wraparoundは巻きつけるという意味で，巻きつけて着るwraparound skirt（robe）で知られています．位相を円で示せばwraparoundの意味がよくわかります（図5-6-2右）．

▶▶▶4　折り返し防止

　折り返しアーチファクトはFOV外の信号がFOV内の信号だと誤認されるためです．したがって，これを防ぐにはFOV＞被写体になるように，つまりFOV内に被写体が収まるようにFOVを設定することが原則です．矢状断像や前額断像では位相エンコード方向が被写体の長軸（z方向）にならないようにします．これは撮像時間を短縮するためにも重要なことです．それでもFOV＜被写体になってしまう（表面コイルの受信で起こりやすい）場合は，FOVを大きく（通常2倍に）して必要な部位の外まで（信号を出す部分をすべて含むように）広げます．つまり，①Δkを1/2に小さくして（ΔkはFOVに反比例する：p.190 図5-13-1），k空間を細かくスキャンするわけです．位相エンコードステップ数が2倍になり，k空間の行が2倍になります．②加算回数（NSA）を1/2にします．③増やした位相エンコードステップは捨てて，本来のk空間の行だけで，もともと必要としていたFOVの画像を作ります．この位相エンコード方向の折り返し防止法はoversampling, No Phase Wrapなどと呼ばれます（p.685 付録11）．

エイリアシングは周波数エンコード方向でも生じます（p.172 図5-9-2）が，これはMRI装置に周波数oversampling機能（位相oversamplingと同様の機序）とLPF（low pass filter：高い周波数を除去する装置）が備わっているため，まず問題になることはありません．

Annex Q5-6
どうして加算回数（NSA）を1/2にするのですか？

Annex A5-6
撮像時間を長くしないためです．位相エンコードステップ数が2倍なので，そのままでは撮像時間が2倍になります．そこでNSAを1/2にして撮像時間が増えないようにしたわけです．当然，「NSAが減ってS/Nが低下しないのか？」という疑問が生じるはずです．ご心配には及びません．位相エンコードステップ数が2倍なので，1NSAあたりの信号が2倍になっているからです［k空間の各点には，FOV（ここでは広げた2倍のFOV）内のすべてのボクセルからの信号が凝縮されている：p.163 Q5-7］．これで折り返しのない画像が得られるわけです．ただし，本来のFOV外の雑音や体動（例えば心拍）の影響が画像に反映されてしまうという欠点があります．理由はもちろん先ほどの［ ］内と同じです．

POINT 5-6

- 信号読み取り方向の位置情報は周波数エンコードされる．
- 周波数エンコードは各信号が独立している．
- 信号読み取り方向と垂直な方向の位置情報は位相エンコードされる．
- 位相エンコードはすべての信号を取得しないと完成しない．
- 位相エンコード方向でFOV外の被写体は，FOV内の別のy座標にある磁化だと誤認される（位相エイリアシング）．

Q5-7 MRI信号のはじめ（左端）の部分はx座標の左端からの信号なのですか？

A5-7 よくある誤解です．実空間の位置（座標）と信号の中の位置（k空間座標）とに特別の関係はまったくありません．

MRI信号は常に対象とする被写体（2次元フーリエ法ならスライス面，3次元なら体積）内のすべての部位からの信号を合算（ベクトル和）しています．つまりk空間の各点には対象とする実空間のすべての部位からの信号がすべて凝縮されています（図5-7-1）．k空間の各点の信号が異なるのは，実空間全体が異なったG_xとG_y, G_zを受

けた結果です．決して実空間のある部位がk空間のある点に対応するわけではありません．

図5-7-1　実空間とk空間の各点

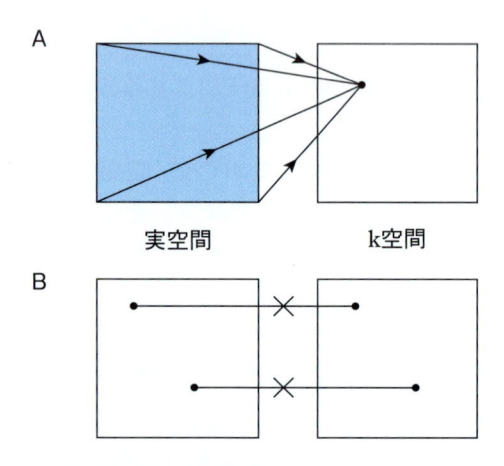

A：k空間の各点には対象とする実空間のすべての部位からの信号がすべて凝縮されている．
B：実空間のある部位がk空間のある点に対応するわけではない．

実はこれについてはQ5-5（p.157）ですでに説明しているのですが，説明の趣旨が異なっていたのでx座標の代表として，最も低い磁場を感じている$-x_m$，最も高い磁場を感じているx_mと中間のxに再登場してもらいましょう（図5-5-1）．座標$-x_m$（y座標は何であってもよいので，スライス面内の座標$-x_m$を通るx軸に垂直な直線上，3次元法なら$-x_m$を通るx軸に垂直な面上）の^{1}H核磁気モーメントはすべて磁場$B_0-G_x x_m$を，座標x_mの^{1}H核磁気モーメントはすべて磁場$B_0+G_x x_m$を，座標xの^{1}H核磁気モーメントはすべて磁場$B_0+G_x x$を感じています．回転座標ではそれぞれ$-G_x x_m$，$G_x x_m$，$G_x x$です．したがってG_xの印加時間をtとすれば，それぞれの座標を持つ^{1}H核磁気モーメントのベクトル和（＝磁化）の位相は（回転座標で）$-\gamma G_x x_m t$，$\gamma G_x x_m t$，$\gamma G_x x t$です．そしてtにおける**信号強度は3つの磁化（一般化すればすべてのx座標の磁化）のベクトル和，つまり対象とするスライス面あるいは体積内のすべての磁化のベクトル和に依存している**ことになります．などと，くどくど説明しなくても，実は式5-6-2がこのことをはっきり示しています．

$$S(t) = K \iiint M(x, y, z) \exp[-i\gamma(G_x xt + G_y yt_y + G_z zt_z)] dxdydz \qquad 5\text{-}6\text{-}2$$

3軸方向に積分していますから，すべての座標の信号の和ということですね．

まとめると，**MRI信号は常に対象全体からの信号を積算したもので，磁場勾配（G_x，G_y，G_z）によって信号を出している各ボクセルの磁化の位相が変化する．そしてG_xによる位相変化はその印加時間tに依存し**（一定のG_xを印加しながら信号を読み取るから），**G_y，G_zによる位相変化はそれぞれの強さに依存し，MRI信号ごとに異なる**（毎回異なったG_y，G_zを印加した後で信号を取得するから）ということになります．

POINT 5-7

- 実空間の位置(座標)とk空間の位置には特別の関係はない.
- MRI信号は常に対象全体からの信号を積算したもの.
- 信号を出している各ボクセルの磁化の位相は,磁場勾配(G_x, G_y, G_z)によって変化する.
- G_xによる位相変化はその印加時間tに依存する.
- G_y, G_zによる位相変化はそれぞれの強さに依存し,MRI信号ごとに異なる.

Q 5-8 k空間をどのように埋めるのですか?

A 5-8 1つのMRI信号がk空間の1行を埋めます.

▶▶▶1 1つのMRI信号でk空間の1行を埋める

3次元フーリエ法におけるMRI信号強度を示す式は5-6-2ですが,煩雑さを避けるためここでは2次元にします.

$$S(t) = K \iint M(x, y)\exp[-i\gamma(G_x xt + G_y y t_y)]dxdy \qquad 5\text{-}8\text{-}1$$

ここで$-t_x/2 \leq t \leq t_x/2$です(図5-8-1).このなかで,1つの信号内の変数はtだけです.G_y(G_z)も可変ですが,これらを変えるとk空間の別の行を埋める別の信号になってしまいます.信号の横軸はtでした(図5-4-1,5-5-1,5-8-1).したがって,tに定数γG_xをかけるだけでk空間の横軸k_x(x方向の波数)になります.

$$k_x = \gamma G_x t \qquad 5\text{-}8\text{-}2$$

つまり,信号の横軸をt → $\gamma G_x t$と書き換えるだけでk空間の1行(横1列)が埋まります.そして,γとG_xは一定なのでk空間の**k_x座標(列)は信号取得時点tが決めます**.

図5-8-1　1つのMRI信号がk空間の1行を埋める

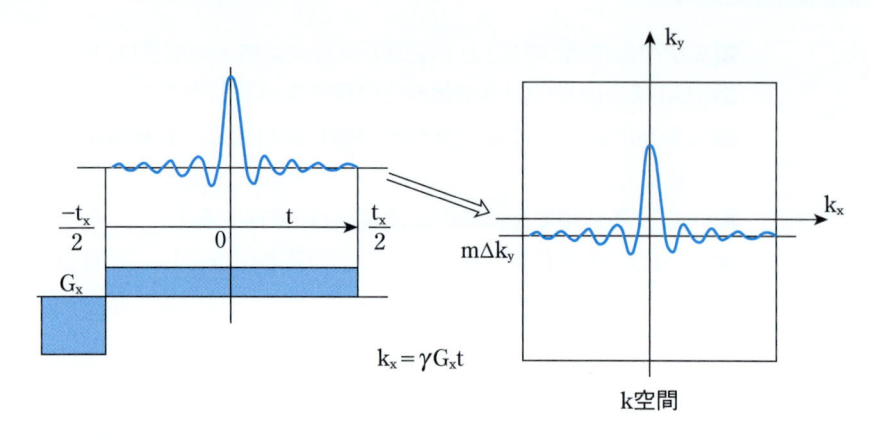

▶▶▶ 2　どの行を埋めるかは G_y が決める

この信号のy方向の波数は

$$k_y = \gamma G_y t_y \qquad 5\text{-}8\text{-}3$$

なので，k空間の k_y 座標（$k_y = \gamma G_y t_y$）の行を埋めます．γ は定数で t_y は一定なので，k_y は G_y に比例します．つまり，G_y の強さによってその信号がどの行を埋めるかが決まるのです．そこで G_y を変えて信号を次々に取得すれば，k空間の G_y に応じた行が次々と埋まります．**埋めた行数（＝取得した信号数）がy方向のボクセル数 N_y** になります．

通常は k_y 方向の座標間隔 Δk_y を一定にするために G_y を ΔG_y（一定）の整数倍とします．中央の行の G_y を0（磁場勾配がかかっていない）として，続いて G_y を ΔG_y，$2\Delta G_y$，$3\Delta G_y$……と増やしてその都度，信号を取得します．すなわち，

$$G_y = m\Delta G_y, \left(m = 0, \pm 1, \pm 2, \pm 3, \pm 4, \pm 5 \cdots \pm \frac{N_y}{2}\right) \qquad 5\text{-}8\text{-}4$$

$$\Delta k_y = \gamma \Delta G_y t_y \qquad 5\text{-}8\text{-}5$$

$$k_y = m\Delta k_y = \gamma m \Delta G_y t_y \qquad 5\text{-}8\text{-}6$$

$m = \pm N_y/2$ の時に G_y の絶対値が最大になりますが，通常 $m = \pm N_y/2$ のどちらかの信号は取得しません（N_y を偶数にするためです）．このように G_y を $m\Delta G_y$ とすることにより，k空間の k_y 座標は離散値になります．デジタル化されたわけです．

▶▶▶ 3　ΔG_y を決める

前述のように $m = \pm N_y/2$ の時に $|G_y|$ が最大になります．この最大の $G_y = N_y \Delta G/2$ を印加して（つまり $|k_y|$ が最大，すなわちk空間で中心から最も離れた行を埋める）信号を取得するに際して，**y方向のボクセル内の位相差 $\Delta\phi$ が $\pm\pi$ radian を超えない**ように ΔG_y を設定します．ボクセル径 $= \Delta y = FOV_y/N_y$ なので式5-6-5（p.160）から，

$$-\pi \leq \Delta\phi = \gamma\left(\frac{N_y}{2}\right)\Delta G_y \Delta y t_y \leq \pi \qquad 5\text{-}8\text{-}7$$

$$-2\pi \leq \gamma \Delta G_y FOV_y t_y \leq 2\pi \qquad 5\text{-}8\text{-}7'$$

$$\frac{-2\pi}{\gamma FOV_y t_y} \leq \Delta G_y \leq \frac{2\pi}{\gamma FOV_y t_y} \qquad 5\text{-}8\text{-}8$$

通常は絶対値が最大になるように設定します（大きい方が誤差が少ないから）．

$$\Delta G_y = \frac{2\pi}{\gamma FOV_y t_y} \qquad 5\text{-}8\text{-}9$$

γ を Hz 単位（$T^{-1}s^{-1}$）にすれば，

$$\Delta G_y = \frac{1}{\gamma FOV_y t_y} \qquad 5\text{-}8\text{-}9'$$

ΔG_y は FOV_y と t_y に反比例することになります．また，$G_y = m\Delta G_y$ なので同じ FOV_y，t_y なら ΔG_y，つまり 1 ボクセルあたりの $\Delta\phi$ を保って（これが小さいと S/N が低下する）N_y（y 方向のボクセル数）を増やす（空間分解能を上げる）には，ボクセル数に比例した強い G_y が必要になります．表 5-8-1 に $t_y = 2ms$ として FOV，N_y，Δy と必要な G_y の関係を示します．MRM† （MR 顕微鏡，右列）にはきわめて強い G_y が必要なことがわかります．

表 5-8-1　FOV，N_y，Δy と必要な G_y の関係

	FOV							
	60cm		30cm		10cm		1cm	
N_y	G_y (mT/m)	(Δy) (mm)	G_y (mT/m)	(Δy) (mm)	G_y (mT/m)	(Δy) (mm)	G_y (mT/m)	(Δy) (mm)
128	1.25	(4.7)	2.5	(2.4)	7.5	(0.8)	75	(0.08)
256	2.5	(2.4)	5	(1.2)	15	(0.4)	150	(0.04)
512	5	(1.2)	10	(0.6)	30	(0.2)	300	(0.02)
1,024	10	(0.6)	20	(0.3)	60	(0.1)	600	(0.01)
2,048	20	(0.3)	40	(0.15)	120	(0.05)	1,200	(0.005)

ひとくちMEMO

† MRM［MR顕微鏡（MR microscopy）］

特に定義があるわけではありませんが，一般にボクセル径$100\mu m$以下の空間分解能を持つMRIを指します[1]．しかし顕微鏡と称するにはやはり$10\mu m$レベルの分解能は欲しいですね．表5-8-1のように，理論的には磁場勾配を大きくしていけば，空間分解能は小さくなるわけですが，現実には信号雑音比（S/N）という壁が立ちはだかっています．S/Nはボクセル体積に比例するので，1辺1mmのボクセルを1辺$10\mu m$に縮小すると，S/Nが$(10^{-2})^3 = 10^{-6}$，つまり100万分の1になってしまいますからね．臨床MRI装置でも最近は$200\mu m$程度の分解能（in-plane）が得られていますが，$10\mu m$レベルになるとやはり組織切片などを対象とする専用装置が必要になります．

Annex Q5-8
どうして$\Delta\phi$が$\pm\pi$（rad）を超えてはいけないのですか？

Annex A5-8

正余弦関数は1周期ごとに同じことを繰り返す周期関数で，1周期が2π（rad）です．したがって，$\cos(\pi+\alpha) = \cos(-\pi+\alpha)$，$\sin(\pi+\alpha) = \sin(-\pi+\alpha)$となって，$\pi$より大きな位相は$-\pi\sim\pi$の小さい位相と誤認され，区別できません．したがって，大きなG_yを印加して$\Delta\phi$が$\pm\pi$（rad）を超えると，磁化の位相は小さいG_yを印加したのと同じになってしまうので，結局同じ信号になり，k空間の行に空欄ができてしまいます（未知数より方程式数の方が少ない）．これではフーリエ変換法が成り立ちません．

▶▶▶ 4　3次元フーリエ法ではG_y，G_zが行を決める

3次元フーリエ法ではk_yと同じことがk_zでもなされて同様にデジタル（離散値）化されます．すなわち，

$$G_z = \ell\Delta G_z, \quad (\ell = 0, \pm 1, \pm 2, \pm 3, \pm 4, \pm 5 \cdots) \quad 5\text{-}8\text{-}10$$

$$\Delta k_z = \gamma\Delta G_z t_z \quad 5\text{-}8\text{-}11$$

$$k_z = \ell\Delta k_z = \gamma\ell\Delta G_z t_z \quad 5\text{-}8\text{-}12$$

となります．まずG_zの強さによってk_zが決まり，続いてG_yの強さによってk_yが決まるので，両者によりG_xに平行な1行が特定されます．ここでG_xを印加しながらk_x方向に信号を取得していくという手順になるわけですね（図5-8-2）．もちろんG_zとG_yはどちらが先でも構いません．ただしk_xはまだデジタル化されていません（p.170 Q5-9参照）．

図5-8-2　3次元フーリエ法の概念図

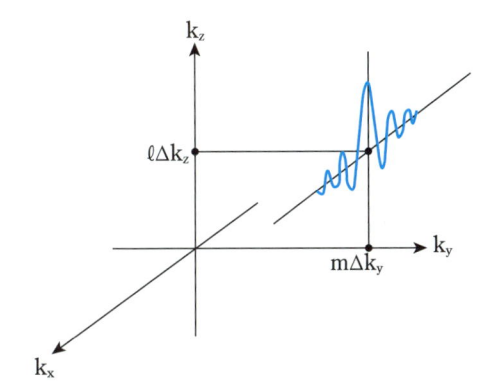

▶▶▶ 5　フーリエ法の大原則

このようにしてk空間のすべての行が埋まると暗号解読が可能となり，MR画像が作成されるわけです（図5-3-1, 5-6-1）．式5-8-1に式5-8-4を代入すると，m行目のMRI信号S(m, t)になります．

$$S(m, t) = K \iint M(x, y)\exp[-i\gamma(G_x xt + m\Delta G_y yt_y)]dxdy \quad 5\text{-}8\text{-}13$$

各信号ごとに変わるのはm，すなわち$m\Delta G_y$，すなわち位相エンコード磁場勾配の強さ$G_y = m\Delta G_y$（3次元ではG_yとG_z）だけです．つまり，「**k空間を構成する各行のMRI信号の強弱は位相エンコード磁場勾配の強さだけで決まる**」，これがフーリエ法の大原則です．これが守られないと暗号を正確に解読できません．

POINT 5-8

- 1つのMRI信号がk空間の1行を埋める．
- どの行を埋めるかはG_yが決める（k_y座標はG_yが決める）．
- 最大のG_yを印加してもy方向のボクセル内（＝ボクセル間）の位相差$\Delta\phi$が$\pm\pi$（rad）を超えないようにΔG_yを決める．
- k空間のk_x座標（列）は信号取得時点tが決める．
- 埋めた行数（＝取得した信号数）がy方向のボクセル数．
- 空間分解能を上げるには，ボクセル数に比例した強いG_yが必要．
- k空間を構成する各行のMRI信号の強弱は位相エンコード磁場勾配の強さだけに影響される（フーリエ法の大原則）．

■参考文献
1) 巨瀬勝美: NMRイメージング. 共立出版, p.159-167, 2004.

Q5 k空間と画像構成 ― 暗号を解読する舞台裏空間 ―

Q 5-9 各行のMRI信号はどのようにデジタルサンプリングされるのですか？

A 5-9 一定の時間間隔ごとにMRI信号の振幅を測定します．

▶▶▶ 1 デジタルサンプリング

これまで信号読み取り時間（= G_{RO} 印加時間）を t_x としました．このままでも構いませんが，信号をデジタルサンプリングする時間ということで，**サンプリング時間（sampling time：T_S）** という名称に変更します．各行のMRI信号の振幅（正負を含めて）を一定の時間間隔 ΔT_S で測定していきます（図5-9-1）．したがって，サンプリングポイント数（= k_x 方向のボクセル数 N_x）は次の通りです．

$$N_x = \frac{T_S}{\Delta T_S} \qquad 5\text{-}9\text{-}1$$

両端を使えば1つ増えますが，最も位相が揃う中央（$k_x = 0$）を採用し，N_xを偶数[脚注]にするため片端だけを使うので式5-9-1になります．また中央からn番目のポイントの k_x 座標と信号は，式5-8-2, 5-8-13のtを $n\Delta T_S$ とおいて，

$$k_x = \gamma G_x n \Delta T_S \qquad (n = 0, \pm 1, \pm 2, \pm 3, \pm 4, \pm 5 \cdots) \qquad 5\text{-}9\text{-}2$$

$$S(n, m) = \iint KM(x, y)\exp[-i\gamma(nG_x x\Delta T_S + m\Delta G_y y t_y)]dxdy \qquad 5\text{-}9\text{-}3$$

これが，k空間のm行n列†を埋める値（MRI信号の振幅 = 各波数のフーリエ係数）になります．このようにアナログのMRI信号をデジタルサンプリングすることにより，k空間が完全にデジタル空間になるわけです．

図5-9-1 MRI信号のデジタルサンプリング

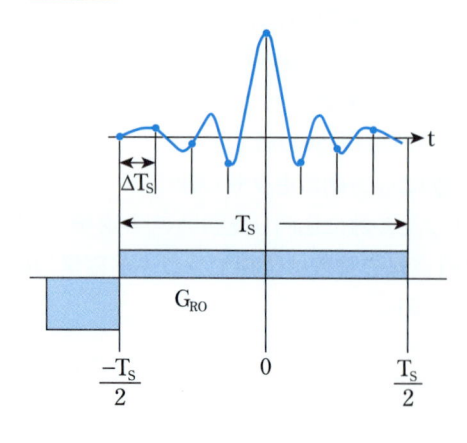

T_S：サンプリング時間
ΔT_S：サンプリング間隔
G_{RO}：読み取り磁場勾配

● 脚注 ●

通常 N_x, N_y, N_z は高速フーリエ変換（p.191 Q5-13 ひとくちMEMO）が可能な 64, 128, 256, 512のような2の累乗です．

$$\gamma G_x \Delta T_S = \Delta k_x, \quad \gamma \Delta G_y t_y = \Delta k_y \qquad 5\text{-}9\text{-}4$$

として式5-9-3に代入して,

$$S(n, m) = K \iint M(x, y) \exp[-i(n\Delta k_x x + m\Delta k_y y)] dxdy \qquad 5\text{-}9\text{-}5$$

3次元なら,

$$S(n, m, \ell) = K \iint M(x, y, z) \exp[-i(n\Delta k_x x + m\Delta k_y y + \ell \Delta k_z z)] dxdydz \qquad 5\text{-}9\text{-}6$$

> **ひとくちMEMO**
>
> †行と列(row & column)
>
> 「どちらが横だっけ?」という声が聞こえそうです.「横1列」も「縦列駐車」もあるわけだし,「行間を読む」と言われても横書きも縦書きもあるわけで,一般用語としては両者は区別されていません. 数学の行列(matrix)やk空間では横が行,縦が列です. したがってk空間では $m\Delta G_y t_y = k_y$ のmが行を, $n\Delta G_x \Delta T_S = k_x$ のnが列を決めます. そしてm×nが**マトリクス(matrix)**,すなわち撮像面内のボクセル数になります.

▶▶▶ 2 Nyquist理論と受信バンド幅

アナログ(連続値)信号をデジタル(離散値)サンプリングするにあたって,この離散値を使って正確にもとのアナログ信号を再現できなければなりません. デジタル化されたCDからの音楽が録音時の生演奏(アナログ)を正確に再生できなければならないのと同じですね.

「ある周波数(ν)の波を再現するには1周期(T)に少なくとも2回サンプリングしなければならない」というのがナイキスト(Nyquist)理論です. これは図5-9-2に示すように,サンプリング間隔ΔT_Sが周期の半分T/2より大きい($\Delta T_S > T/2$)と,実際とは異なった周波数と認識してしまう(**周波数エイリアシング:aliasing**),すなわち再現性がないからです. つまりデジタルサンプリングにあたって次の条件を満たすことが必要なのです.

$$\Delta T_S \leqq \frac{T}{2} \qquad 5\text{-}9\text{-}7$$

両辺を逆数にして,

$$\frac{1}{\Delta T_S} \geqq \frac{2}{T} = 2\nu \qquad 5\text{-}9\text{-}8$$

つまり「正確に認識再現できる最大周波数は$1/(2\Delta T_S)$である」ということを表しています. すなわち$\pm 1/(2\Delta T_S)$の間の周波数は正確に認識再現できるということで,これを**受信バンド幅(BW)**と呼びます. したがって,

$$BW = \frac{1}{\Delta T_s} \qquad 5\text{-}9\text{-}9$$

つまり受信バンド幅（BW）はサンプリング間隔ΔT_sの逆数になります．と言うと何かかえってわかりにくいのですが，要は「細かくサンプリングしなければ細かい（周波数の高い）波は認識再現できない」というきわめてあたり前のことなのです．

図5-9-2　周波数エイリアシング

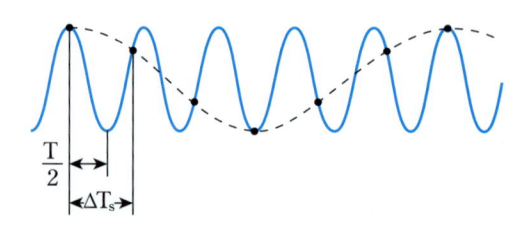

$\Delta T_s > T/2$だと，実際とは異なった周波数と認識してしまう．

Annex Q5-9

$\pm 1/(2\Delta T_s)$の間の周波数ということは，－（マイナス）の周波数があるということになります．－（マイナス）の周波数なんて本当にあるのですか？

Annex A5-9

　反対周り（逆回転）の周波数という意味です．Q4-1（p.108）で説明したようにNMR（したがってMRI）信号の周波数は磁化の回転周波数そのものではなく，これから基準周波数ν_0（rad単位なら基準角周波数ω_0）を差し引いたものです．検波ですね．したがって，ν_0より大きい周波数は正，ν_0より小さい周波数は負（マイナス）になります．ν_0で回転する回転座標系における磁化の周波数と言った方がわかりやすいかもしれません．実験室系でν_0より大きい周波数の磁化は回転座標を順回転，ν_0より小さい周波数の磁化は逆回転することになりますね．

● ここまでこだわらなくてもよいのですが！

▼デジタルサンプリングとδ関数

　実際のサンプリングはδ関数（p.683 付録8）を使ってコンピュータが処理します（図5-9-3）．付式8-2のf(x) → S(t, m), a → $n\Delta T_s$, $\delta(x-a)$ → $\delta(t - n\Delta T_s)$となって，m行n列（$k_x = nG_x\Delta T_s$, $k_y = m\Delta G_y t_y$）の値S(n, m)は次式になります．

$$S(n, m) = S(n\Delta T_s, m) = \int S(t, m)\delta(t - n\Delta T_s)dt \qquad 5\text{-}9\text{-}10$$

図5-9-3 δ関数によるデジタルサンプリング

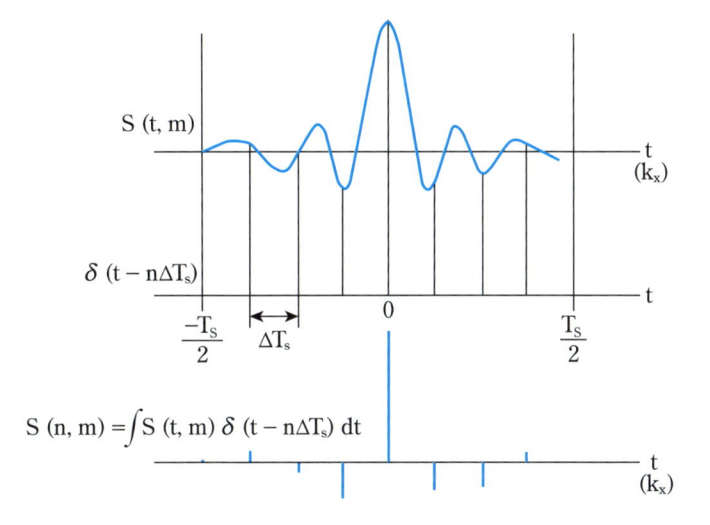

$$S(n, m) = \int S(t, m) \delta(t - n\Delta T_s) dt$$

POINT 5-9

- アナログのMRI信号をデジタルサンプリングすることにより，k空間が完全にデジタル空間になる．
- ある周波数の波を再現するには1周期に少なくとも2回サンプリングしなければならない（Nyquist理論）．
- 受信バンド幅（BW）はサンプリング間隔ΔT_sの逆数（$BW = 1/\Delta T_s$）．

Q 5-10 k空間からMR画像はどのように作られるのですか？

A 5-10 多数の正余弦波を重ね合わせて作成します．

▶▶▶1 フーリエ級数を使う

　k空間がデジタル値（式5-9-3）で埋まりました．暗号を解く手がかりがすべて調ったわけですね（図5-6-1）．実空間にある被写体の核磁化分布M(x, y, z)—2次元ならM(x, y)— がフーリエ変換されたものがk空間データです．これが式4-11-9（p.145）のような連続値（アナログ）であれば，そのまま逆フーリエ変換して実空間のM(x, y)，つまりMR画像に戻れるわけですが，これはコンピュータの苦手とするところです．そこでアナログデータをデジタルサンプリングによって離散値（デジタルデータ）（式5-9-5）に変えたわけです（p.152 図5-3-1）．

$$S(n, m) = K \iint M(x, y) \exp[-i(n\Delta k_x x + m\Delta k_y y)] dx dy \quad 5\text{-}9\text{-}5$$

したがって，k空間→実空間（MR画像）のプロセスは逆フーリエ変換ではなく，離散逆フーリエ変換，わかりやすく言えばフーリエ級数，すなわちさまざまな波数（$n\Delta k_x$, $m\Delta k_y$）の正余弦波の重ね合わせになります．

▶▶▶2 すべては振幅a, bを求めるため

複素指数関数を三角関数に戻して（p.677 付録3），

$$S(n, m) = K \iint M(x, y)[\cos(n\Delta k_x x + m\Delta k_y y) - i\sin(n\Delta k_x x + m\Delta k_y y)] dx dy$$
$$5\text{-}10\text{-}1$$

$$S(n, m) = K \iint M(x, y) \cos(n\Delta k_x x + m\Delta k_y y) dx dy$$
$$- iK \iint M(x, y) \sin(n\Delta k_x x + m\Delta k_y y) dx dy \quad 5\text{-}10\text{-}2$$

つまり，k空間のm行n列を埋める数値は複素数で，その実部と虚部は磁化分布M(x, y)のフーリエ変換の実部，虚部になっているわけです．

$$K \iint M(x, y) \cos(n\Delta k_x x + m\Delta k_y y) dx dy = a(n, m) \quad 5\text{-}10\text{-}3$$

$$K \iint M(x, y) \sin(n\Delta k_x x + m\Delta k_y y) dx dy = b(n, m) \quad 5\text{-}10\text{-}4$$

とおいて，

$$S(n, m) = a(n, m) - ib(n, m) \quad 5\text{-}10\text{-}5$$

離散した波数（$n\Delta k_x x + m\Delta k_y y$）の正余弦波を重ね合わせるにあたって，この正余弦波の振幅が$a(n, m)$，$b(n, m)$になるわけです．各波の振幅が決まらないと重ね合わせようがありませんからね．

▶▶▶3 M(x, y)を算出する

k空間→実空間（MR画像）のプロセスは，

$$M(x, y) = \sum [a(n, m) - ib(n, m)][\cos(n\Delta k_x x + m\Delta k_y y) + i\sin(n\Delta k_x x + m\Delta k_y y)]$$
$$= \sum \{a(n, m)\cos(n\Delta k_x x + m\Delta k_y y) + b(n, m)\sin(n\Delta k_x x + m\Delta k_y y)$$
$$+ i[-b(n, m)\cos(n\Delta k_x x + m\Delta k_y y) + a(n, m)\sin(n\Delta k_x x + m\Delta k_y y)]\}$$
$$(n, m = 0, \pm1, \pm2, \pm3, \pm4, \pm5\cdots)$$

$$5\text{-}10\text{-}6$$

確かに振幅が$a(n, m)$，$b(n, m)$の正余弦波の重ね合わせによって，各座標（ボクセル）の磁化分布M(x, y)が表されていますね．これまで延々と**磁場勾配を印加して**（フーリエ変換された）**MRI**信号を読み取って**k**空間の各行を充填してきたの（つまり撮像）はすべて，この振幅，すなわち**a(n, m)**と**b(n, m)**を求めるためだったのです．

▶▶▶ 4　実信号と虚信号

式5-10-6は複素数で実部と虚部から成り立っています．この実部がM(x, y)の実信号R(x, y)（離散逆フーリエ変換された後なので，フーリエ変換前のNMR実信号に対応），虚部が虚信号I(x, y)になります．

$$R(x, y) = \sum [a(n, m)\cos(n\Delta k_x x + m\Delta k_y y) + b(n, m)\sin(n\Delta k_x x + m\Delta k_y y)]$$

5-10-7

$$I(x, y) = \sum [-b(n, m)\cos(n\Delta k_x x + m\Delta k_y y) + a(n, m)\sin(n\Delta k_x x + m\Delta k_y y)]$$

5-10-8

$$M(x, y) = R(x, y) + iI(x, y)$$

5-10-9

▶▶▶ 5　3次元のM(x, y)

式5-10-6の$(n, m) \to (n, m, \ell)$，$(n\Delta k_x x + m\Delta k_y y) \to (n\Delta k_x x + m\Delta k_y y + \ell\Delta k_z z)$とおけば，3次元の磁化分布M(x, y, z)になることはおわかりでしょう．

▶▶▶ 6　MR画像の各点にはk空間のすべての座標が関与している

式5-10-6を見ると次のことに気がつくはずです．**MR画像の一点（座標x, y）の信号強度M(x, y)にはk空間のすべての行列(n, m)，したがってすべての座標$(n\Delta k_x, m\Delta k_y)$が関与している**ということです（図5-10-1）．これはQ5-7 (p.163) で説明した「k空間の各点には対象とする実空間のすべての部位からの信号がすべて凝縮されている（p.164 図5-7-1）」と裏表の関係にあるわけですね．

図5-10-1　MR画像の一点にはk空間のすべての座標$(n\Delta k_x, m\Delta k_y)$が関与している．

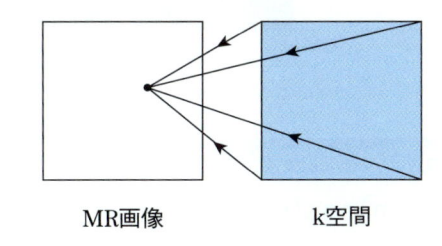

MR画像　　k空間

Annex Q5-10

せっかくの苦労に水をさすようですが，式5-10-6はM(x, y)の近似式じゃないですか？

Annex A5-10

その通りです．n, m = ∞まで重ね合わさない限り，数学的にはあくまでもM(x, y)の近似ですね．n, mが大きいほど正確な近似になります（p.677 付図4-1）．しかし患者さんを被写体とする臨床MRIでは，何時間もかけて撮像する（データを集める）わけにはいかないので，有限の項（例えばn = 256, m = 128）で打ち切ることになります．そうすると**急に信号強度が変化する境界（例えば皮下脂肪と頭蓋骨）から縞状の**

アーチファクトが生じることがあります（図5-10-2）．これを**打ち切りアーチファクト（truncation artifact）**と呼びます．急に信号強度プロファイルが変化すると近似が雑になり，信号の強弱が波状に現れてくるためです（p.677 付録4，付図4-1）．頸椎の矢状断像で，頸髄にこのアーチファクトが重なると細い脊椎空洞症と紛らわしいことがあり，注意が必要です．n, mを増やせば打ち切りアーチファクトは目立たなくなりますが，そこまでしても必ずしも画像が良くなるわけではありません．撮像時間が長くなれば体動の影響でかえって画像が劣化することもあります．実際のMR画像としてはn, mがともに128以上あれば臨床に耐えられる情報をもたらします．256×128程度が一般的なMR画像ですが，最近では高速撮像によって2,048×512の画像も得られるようになっています．

図5-10-2　打ち切りアーチファクト

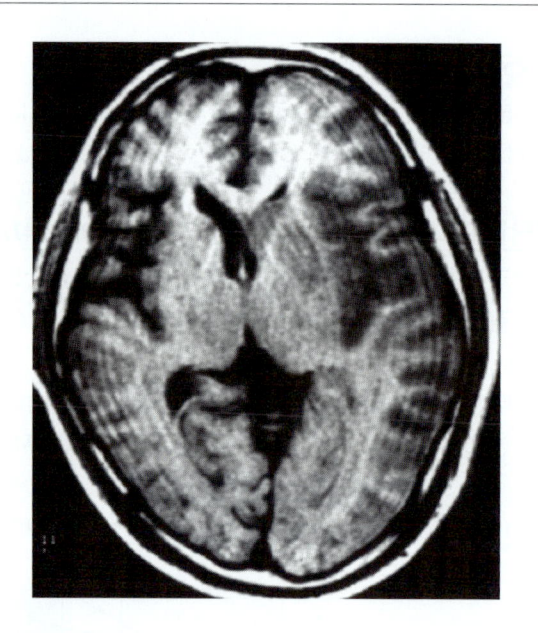

ここまでこだわらなくてもよいのですが！

1) $a(n, m)\cos(n\Delta k_x x + m\Delta k_y y)$ はどのような波なのか

具体的に重ね合わされる個々の波がこのような数式で示されます．振幅が$a(n, m)$の余弦波です．ここまでは問題ありません．問題は波数です．x方向の波数が$n\Delta k_x$，y方向の波数が$m\Delta k_y$ということは，x方向の波長が$1/(n\Delta k_x)$，y方向の波長が$1/(m\Delta k_y)$になる（図5-10-3）ので（p.680 付録6），波の方向をx軸からの角度θで示すと，

$$\tan\left(\frac{\pi}{2} - \theta\right) = \left[\frac{1}{(m\Delta k_y)}\right] / \left[\frac{1}{(n\Delta k_x)}\right] = \frac{n\Delta k_x}{m\Delta k_y}, \quad \tan\theta = \frac{m\Delta k_y}{n\Delta k_x} \quad 5\text{-}10\text{-}10$$

となります．離散値でない波数（k_x, k_y）を使えば，

$$\tan\theta = \frac{k_y}{k_x}$$

5-10-11

図5-10-3　余弦波の方向は $\tan\theta = k_y/k_x$

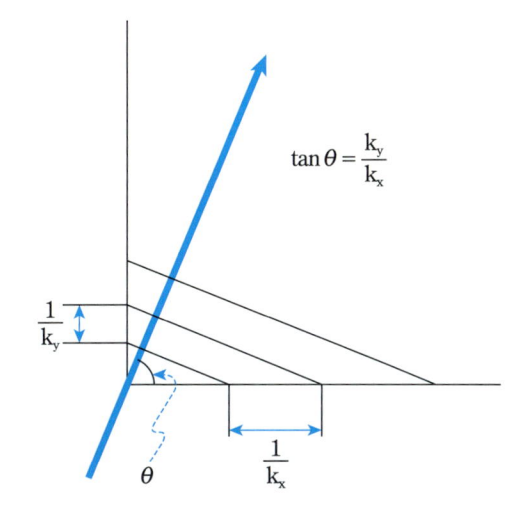

例えば $k_x = n\Delta k_x = 2$，$k_y = m\Delta k_y = 5$ ならば，$\tan\theta = 5/2$，$\theta = 68.2°$ となります（図5-10-4）．正弦波でもまったく同じになることはおわかりですね．

図5-10-4　A：$k_x = 2$，$k_y = 0$の余弦波，B：$k_x = 0$，$k_y = 5$の余弦波，C：$k_x = 2$，$k_y = 5$の余弦波

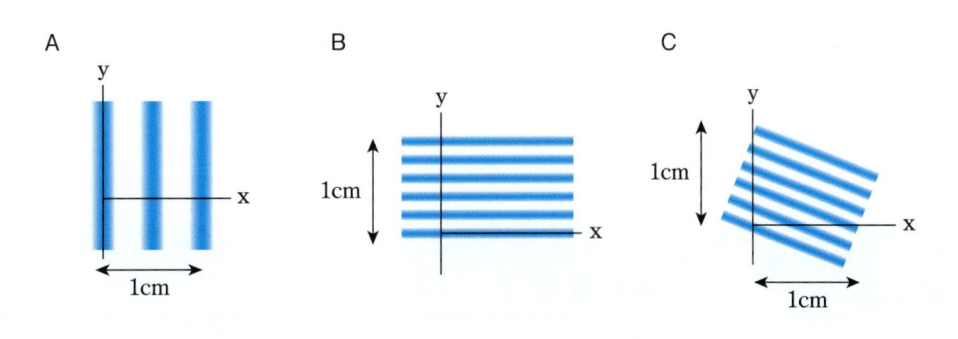

2) 打ち切りアーチファクトとGibbs現象

　打ち切りアーチファクトは上記のように，フーリエ級数の項を途中で打ち切るために近似が雑になることで生じます．これに対してGibbs現象は数学用語で，フーリエ項をどんなに増やしても（途中で打ち切らなくても）信号強度プロファイルが急変する部位（関数でいえば不連続点）には0.179倍のオーバーシュートが生じて正確にプロファイルを再現できないことを指します（図5-10-5）．フーリエ級数の限界ですね．

したがって，厳密に言えば打ち切りアーチファクトをGibbs artifactと呼ぶのは間違いです．

図5-10-5　Gibbs現象

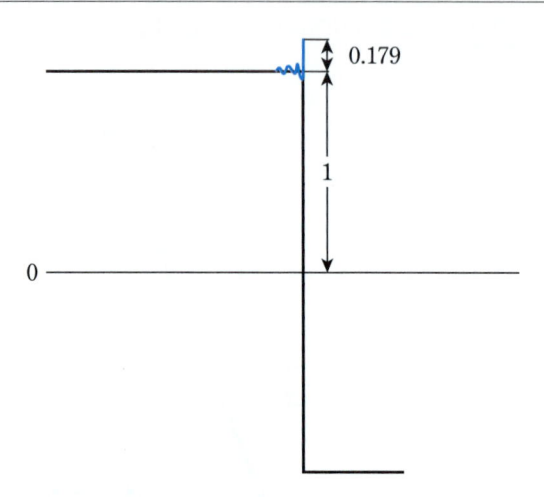

不連続点でフーリエ級数（青線）は0.179倍のオーバーシュートを生じる．

POINT 5-10

- MR撮像の目的はk空間のa(n, m)とb(n, m)を求めること．
- MR画像の一点（座標x, y）の信号強度M(x, y)にはk空間のすべての座標 ($n\Delta k_x$, $m\Delta k_y$) が関与している．
- 信号強度が急変する境界から，縞状のアーチファクト（打ち切りアーチファクト）が生じる．

Q 5-11　MRIには強度画像と位相画像があると聞いたことがあるのですが？

A 5-11　その通りです．通常見るMR画像は強度画像です．

式5-10-7〜9を再掲します．

$$R(x, y) = \sum [a(n, m)\cos(n\Delta k_x x + m\Delta k_y y) + b(n, m)\sin(n\Delta k_x x + m\Delta k_y y)]$$

5-10-7

$$I(x,y)=\sum[-b(n,m)\cos(n\Delta k_x x+m\Delta k_y y)+a(n,m)\sin(n\Delta k_x x+m\Delta k_y y)]$$
5-10-8

$$M(x,y) = R(x,y) + iI(x,y)$$
5-10-9

▶▶▶ 1　実信号画像と虚信号画像

R(x, y),I(x, y) を画像として表示すると,それぞれ**実信号画像（real signal image）**,**虚信号画像（imaginary signal image）**になります.

▶▶▶ 2　強度画像と位相画像

式4-2-3,5-10-9から実空間座標(x, y)における本当の核磁化の強さ（強度magnitude）Mag(x, y)は,

$$\mathrm{Mag}(x,y) = \sqrt{R(x,y)^2 + I(x,y)^2}$$
5-11-1

これを画像として表示すると**強度画像（magnitude image）**になります.通常MR画像と言っているものですね.

式4-2-2から実空間座標(x, y)における核磁化の位相 ϕ(x, y)は,

$$\phi(x,y) = \tan^{-1}\left[\frac{I(x,y)}{R(x,y)}\right]$$
4-14-4

これを画像として表示すると**位相画像（phase image）**になります.

このように,磁場勾配と直角位相感受性検波を駆使した撮像により得られたフーリエ変換後のMRI信号（アナログ）→デジタルサンプリング→振幅a(n, m),b(n, m)→正余弦波の重ね合わせという過程を経て,核磁化分布M(x, y)の実信号R(x, y)と虚信号I(x, y)が得られます.この**実信号と虚信号を使って,実信号画像,虚信号画像,強度画像,位相画像を作ることができる**のです.この中で前2者は不完全（一方だけでは位相がわからないから：p.113 図4-2-2）なので臨床的には使用されません.**一般に使われているのが核磁化の強度分布を表す強度画像（magnitude image）**で,位相画像は特殊な場合［血流方向を見る場合（p.593 Q12-10）やSWI（susceptibility-weighted imaging：磁化率強調画像）（p.295 Q6-17）など］に利用されています.

POINT 5-11

■実信号と虚信号から,実信号画像,虚信号画像,強度画像,位相画像を作ることができる.
■一般に使われているのは強度画像で,位相画像は特殊な場合に利用される.

Q5 k空間と画像構成 — 暗号を解読する舞台裏空間 —

Q 5-12　k空間の中心部と周辺では画像作成の役割が違うのですか？

A 5-12　k空間の中心部が画像の大まかな形，コントラストを，周辺部が細かい仕上げを担当しています（図5-12-1）．

これは次の2つの要素が絡んだ結果です．

図5-12-1　k空間の中心部が画像の大まかな形，コントラストを，周辺部が細かい仕上げを担当する．図は矩形を余弦波で近似する場合．より細かい波を加算していくと，より矩形に近づいていく（A→C）．

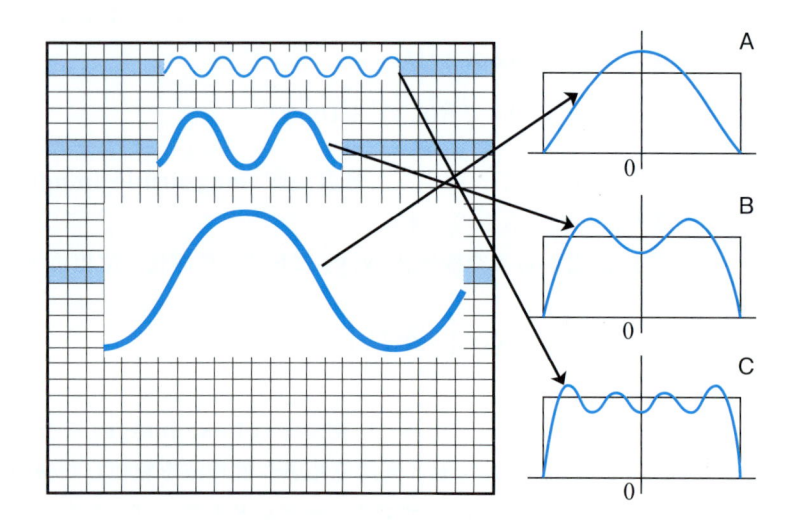

▶▶▶ 1　k空間の中心ほどa, b（振幅）が大きい

周波数エンコード方向をまず考えます．

$$k_x = \gamma G_x n \Delta T_S \quad (n = 0, \pm1, \pm2, \pm3, \pm4, \pm5 \cdots) \quad 5\text{-}9\text{-}2$$

$$\Delta \phi_x = k_x \Delta x = \gamma G_x n \Delta T_S \Delta x \quad 5\text{-}12\text{-}1$$

Δxはボクセルのx方向の径（長さ）で一定です．この2つの式から，ボクセル内のisochromat間の位相差$\Delta \phi_x$はnの絶対値が大きいほど（k空間の端ほど）大きくなります．したがって，k空間の左右にいく（k_xが大きい）ほどMRI信号の振幅は小さくなっていきます．もちろん位相差$\Delta \phi_x$が大きくても，$\Delta \phi_x$が小さい時よりもisochromat（IC, p.125 Q4-6 Annex）のベクトル和が大きいということもありえます．だからこそ，MRI信号は波になっているわけです．しかし，この波の振幅はしだいに左右に向かって小さく，中央が最大になっています（実信号＝余弦波の場合）．正弦波でも中心近くの振幅が最大になります．

位相エンコード方向でも同様にm，したがってk_yが大きいほど$\Delta \phi_y$が大きく，波の振幅が小さくなります．

$$k_y = m\Delta k_y = \gamma m\Delta G_y t_y \qquad 5\text{-}8\text{-}6$$

$$\Delta\phi_y = k_y\Delta y = \gamma m\Delta G_y t_y \Delta y \qquad 5\text{-}12\text{-}2$$

Δyはボクセルのy方向の径（長さ）です．

つまり，k空間の周辺に近づくほどa，b（フーリエ級数の各波数の振幅＝フーリエ係数）が小さくなっていきます．波数が大きい正余弦波ほど振幅は小さいということですね．したがって，**大きな形（濃淡でいえばコントラスト）は振幅が大きく，波数の小さい（k空間の中心部分の）正余弦波が決める**ことになります．

▶▶▶ 2 細かい波しか細かい仕上げはできない

これは説明の必要もありませんね．細かいディテールは波数が大きく振幅の小さい波でしか成形できません．最後の仕上げに目の荒いヤスリを使う馬鹿はいませんね．というわけで**k空間の周辺部は細かい仕上げを受け持っている**のです．

Annex Q5-12 keyhole imagingは何のことですか？

Annex A5-12

「もちろん鍵穴の絵です」ということはなく，k空間の中心部分だけの信号を取得する方法で，データを取得する部分が鍵穴のように中央の小さな部分だけなのでこのように呼ばれています．k空間の周辺部（高波数成分）がない（0）ので，これだけでは仕上げのない大雑把な画像になってしまいます．そこで，これを同じ画面の経時的変化を追跡するような場合に応用します．代表例はMRA（血管撮影）です．ここでの関心は血管内の信号強度（周囲とのコントラスト）の時間的変化だけなので，最初の1枚だけk空間の全データを取得し，あとは経時的に中心部のデータだけ取得して周辺部は最初の画像のデータを転用します．これですべてが仕上げの効いた画像になり，しかも格段に時間分解能は向上します．

Annex II Q5-12 実空間の周辺部ほど強い傾斜磁場を受けているので，周辺部のボクセルほど内部のisochromat（IC）の位相差$\Delta\phi$が大きくなるのではないでしょうか？

Annex II A5-12

これもよくある間違いのひとつです．同じ磁場勾配G_xであれば実空間のボクセル内の磁場勾配による位相差$\Delta\phi$はどこのボクセルでも同じです．各ボクセルのx方向の距離がΔxと一定なので，信号読み取り時までのG_x印加時間をtとして，

$$\Delta\phi = \gamma G_x \Delta x t \qquad 5\text{-}12\text{-}3$$

各ボクセル内のG_xによる位相差はすべて同じになります．磁場勾配が同じということは勾配方向の距離（ここではΔx）が同じであればどこでも磁場の差は同じになり

ますからね．もちろんボクセル径Δxはどこでも同じですね．G_y, G_z方向でも同様です．

POINT 5-12

■波数が大きい正余弦波ほど振幅は小さい．
■大きな形（濃淡で言えばコントラスト）は振幅が大きく波数の小さい（k空間の中心部分の）正余弦波が決める．
■k空間の周辺部は細かい仕上げを受け持っている．

●ここまでこだわらなくてもよいのですが！

▶isochromat（IC）の位相差が大きいと本当に振幅が低下するのか？

1）位相分散は周期的？

　学生A：k空間の周辺部ほど信号の振幅が小さくなるのは，磁場勾配の印加時間あるいは強さで決まる波数が大きいほどボクセル内のICの位相差が大きいからですね．

　教官B：その通り．横緩和（T_2, T_2^*緩和）も同じですね．位相差の原因がDDI（dipole−dipole interaction：双極子双極子相互作用）や静磁場の不均一性で，こちらは磁場勾配というところが違いますが．

　学生A：そーか．T_2減衰の時は変だと思わなかったけど．ここで周波数1/2（Hz）＝π（rad/s）のIC（p）と角周波数1/4（Hz）＝$\pi/2$（rad/s）のIC（q）にボクセル内の全ICを代表して登場してもらいます．両方の磁化の強さは同じにします．実際には同じということはないと思いますが，信号の振幅と位相差の関係の本質には影響しないですから．両者は時間0でy′軸上に存在します．両者の磁化による実信号（各余弦の和）は，

$$S \propto \cos(\pi t) + \cos\left(\frac{\pi t}{2}\right)$$

これをプロットすると図5-12-2のような周期関数になります．つまり，位相は一旦分散するが，次第に再収束してもとの振幅に戻る，再び分散，また収束を繰り返すだけです．ICの位相差Δϕが大きいからといって，信号の振幅が時間とともに低下することにはならないじゃないですか？

　教官B：鋭い指摘です．位相がy′軸上に再収束するのはどの時点になるでしょう？

　学生A：4秒後です．

　教官B：一般化すると？

　学生A：？

　教官B：両者の周期の最小公倍数の整数倍ですね．pの周期は2秒，qの周期は4秒なので，最初に収束するのが両周期の最小公倍数の4秒で，以後8秒，12秒，16秒・・・と再収束します．振幅も変わりません．

　学生A：やっぱり，位相が分散してもまた戻るんだ．

教官B：そうかな．確かにICが2つならその通りですが，これがものすごく多数になったらどうでしょう．すべてのICの周期の最小公倍数なんて，いつのことだかわかりませんね．

図5-12-2　2個のICによるシミュレーション

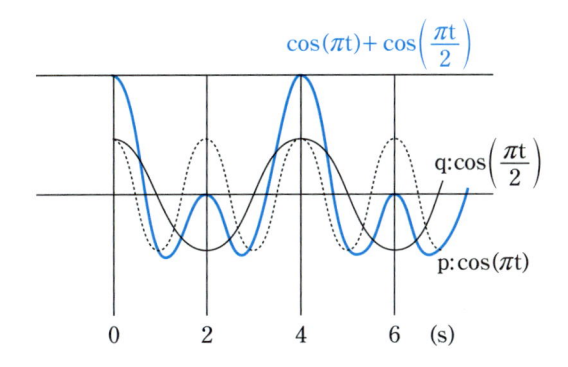

$\cos(\pi t) + \cos\left(\dfrac{\pi t}{2}\right)$

$q : \cos\left(\dfrac{\pi t}{2}\right)$

$p : \cos(\pi t)$

0　2　4　6　(s)

pとqの位相は分散しても4秒後に再収束し，これを4秒周期で繰り返す．

2）G_xによる位相分散

教官B：では，きわめて多数のICを扱います．君のシミュレーションと同じく各ICの磁化の強さM_iは同じにします．あるボクセル（ボクセル中央のx座標がuで長さがΔx）の磁化$M_V(u)$の余弦がボクセルの実信号$S_{RV}(t)$に比例します．ところで，G_xをt印加した時の座標xにあるICの位相ϕは$\gamma G_x xt$なので，M_iの余弦は$M_i \cos(\gamma G_x xt)$です．$S_{RV}(t)$はボクセル内の各ICの余弦のベクトル和だから，x方向にボクセル径（Δx）だけ$M_i \cos(\gamma G_x xt)$を足し合わせる（積分する）と得られることになります．

$$\begin{aligned}S_{RV}(t) &\propto \int_{u-\Delta x/2}^{u+\Delta x/2} M_i \cos(\gamma G_x xt)\,dx \\ &= \dfrac{M_i\;\sin\left[\gamma G_x t(u+\Delta x/2)\right] - \sin\left[\gamma G_x t(u-\Delta x/2)\right]}{\gamma G_x t} \\ &= \dfrac{2M_i \cos(\gamma G_x ut)\cdot \sin(\gamma G_x \Delta x/2)}{\gamma G_x t}\end{aligned} \quad 5\text{-}12\text{-}4$$

同様に虚信号$S_{IV}(t)$は，

$$\begin{aligned}S_{IV}(t) &\propto \int_{u-\Delta x/2}^{u+\Delta x/2} M_i \sin(\gamma G_x xt)\,dx \\ &= -\dfrac{M_i\;\cos\left[\gamma G_x t(u+\Delta x/2)\right] - \cos\left[\gamma G_x t(u-\Delta x/2)\right]}{\gamma G_x t} \\ &= \dfrac{2M_i \sin(\gamma G_x ut)\cdot \sin(\gamma G_x \Delta x/2)}{\gamma G_x t}\end{aligned} \quad 5\text{-}12\text{-}4'$$

公式7-13と7-15（p.682）を使いました．

ここで混乱を避けるために虚信号については，しばらく触れないことにします．式5-12-4右辺の分子は2と余弦と正弦の積なので-2～2の間を上下するだけで，$S_V(t)$の振幅を決めるのは分母の$\gamma G_x t$です（もちろんM_iに比例します．MRIは磁化分布を画像化するのが目的ですからね．でもここでは単純化するためにM_iを一定にしています）．すなわち，**振幅はu（x座標）に依存しません**．Q5-12 AnnexⅡの答えになっていますね．そもそも，すべてのボクセルを平等に扱わなければ，被写体の正確な磁化分布が再現されるわけありませんよね．中央（被写体の中心部）に強い信号を，周辺部には弱い信号を出させたのでは不平等です．γG_xは一定なので$S_{RV}(t)$の振幅はt（の絶対値）に反比例します．つまり，中央に最大ピークを持つ両流れの波です．図5-12-3は，$G_x = 10mT/m$，$-0.02s \leq t \leq 0.02s$，$\Delta x = 1mm$としてx座標(u)を0，10，20cmに変えた$S_{RV}(t)$を示しています．u = 0以外は振動が細かすぎて内部が青塗りになっていますが，全体の形（振幅）は両流れでuに依存していません．

学生A：図5-12-3はシンク波ですよね．

教官B：気がつきましたね．$\sin(\gamma G_x \Delta xt/2)/\gamma G_x t$がシンク関数であることに気がつけば，$S_{RV}(t)$は，これに周波数$\gamma G_x u$で-1～1を繰り返す周期関数$\cos(\gamma G_x ut)$を乗じただけだから，元のシンク関数より細かく上下に振動はしますが，両流れになるのは当たり前ですね．式5-12-4でu = 0とおけば単純なシンク波になります（図5-12-3A）．

$$S_{RV}(t) \propto \frac{2M_i \sin(\gamma G_x \Delta xt/2)}{\gamma G_x t} \qquad 5\text{-}12\text{-}5$$

学生A：磁場勾配による磁場（傾斜磁場）がx座標の中央では0だからですね．
それはそうと，位相分散が大きいと信号が低下するかという問題なんですが？

教官B：ちょっと横道にそれてしまいましたね．大事なことですが．$S_{RV}(t)$の振幅を決めるのは分母の$\gamma G_x t$でした．ここで式5-12-4の分母子に$\Delta x/2$をかけます．

$$S_{RV}(t) \propto \frac{\Delta x M_i \cos(\gamma G_x ut) \cdot \sin(\gamma G_x \Delta xt/2)}{\gamma G_x \Delta xt/2} \qquad 5\text{-}12\text{-}6$$

Δxはボクセル径で定数です．分母の$\gamma G_x \Delta xt$は各ボクセル内の位相差($\Delta\phi$)です．これがu（x座標）に依存しないので，振幅もu（x座標）に依存しないのは先程説明しましたね．しかし$\Delta\phi$はG_xの印加時間tとともに大きくなるので，結局**信号強度$S_{RV}(t)$は位相差$\Delta\phi = \gamma G_x \Delta xt$に反比例する**ことになります．

つまり，時間とともに$\Delta\phi$が大きくなり，位相が分散して信号の振幅が低下してくるわけです．多数のICなら簡単に位相は収束しないので，異なった磁場（磁場勾配は同じ！）を受けて**位相差が生まれると信号が低下する**ことがわかりましたね．ただしu（x座標）が大きくなるほど$\cos(\gamma G_x ut)$の周波数$\gamma G_x u$が大きくなるので信号は細かく振動することになります．より強い傾斜磁場（磁場勾配は同じ）がかかっているので当たり前ですね（もちろん，実際にはフーリエ法では個々のボクセルの信号を直接取得することはできません）．

図5-12-3 　$S_{RV}(t)$のコンピュータシミュレーション

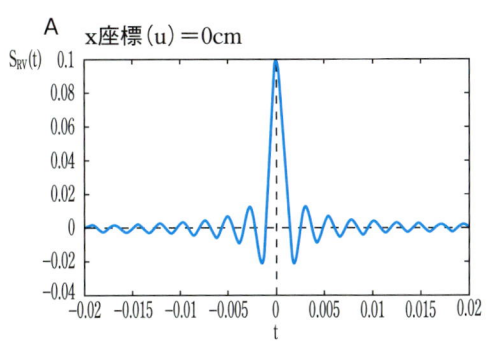

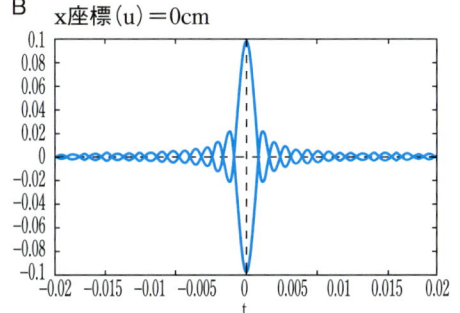

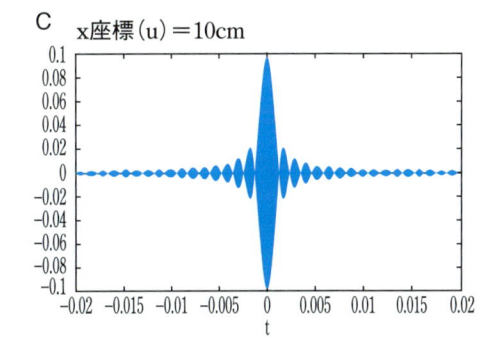

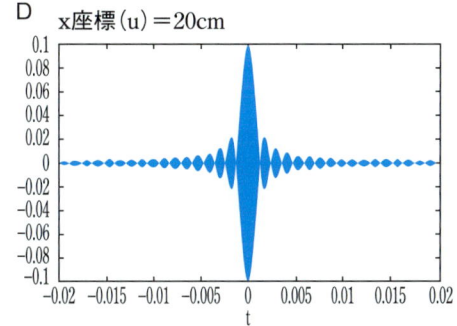

A　x座標(u)＝0cm
B　x座標(u)＝0cm
C　x座標(u)＝10cm
D　x座標(u)＝20cm

$G_x = 10\text{mT/m}$, $-0.02\text{s} \leq t \leq 0.02\text{s}$, $\Delta x = 1\text{mm}$. x座標(u) ＝ 0cm (A, B), 10cm (C), 20cm (D).
Aが本来の形でBは上下を対称にした形．C，Dは後者だけ示す．C，Dの青い部分は，実際には細かい振動波(Dの振動数はCの2倍)により構成されているが，周期が小さすぎて紙上で再現できないため青のベタ塗りになっている．

3) G_yによる位相分散

教官B：次に位相エンコード磁場勾配G_yによる位相分散を見ましょう．ここではG_xの影響を避けるためt＝0の場合を取り上げます．式5-12-6はt→0で$M_i \Delta x$に収束するので，t＝0で信号は一定になりG_xの影響が避けられます．G_xの場合と同様に考えて式5-12-6から，

$$S_{RV}(G_y) \propto \frac{\Delta y M_i \cos(\gamma G_y y t_y) \cdot \sin(\gamma G_y \Delta y t_y / 2)}{\gamma G_y \Delta y t_y / 2} \qquad 5\text{-}12\text{-}7$$

G_yが可変で印加時間t_yは一定なのでS_{RV}はG_yの関数になります．G_xの場合と同様に振幅(信号強度)がボクセル内の位相差$\gamma G_y \Delta y t_y$に反比例していますね．図5-12-4は$\Delta y = 1\text{mm}$，$y = 0$，$t_y = 1\text{ms}$として，$-20\text{mT/m} \leq G_y \leq 20\text{mT/m}$の範囲でどの程度信号の振幅に差があるかのシミュレーションです．これはt＝0なので，図5-12-3の信号の中央(k空間の中央の列)の値がG_yによってどのように低下するかを示しています．G_y(の絶対値)が大きくなると急に信号が低下することがわかりますね．
　ところで，図5-12-4からMRI信号はどのような形になると思います？

図5-12-4 $S_{RV}(G_y)$ のコンピュータシミュレーション

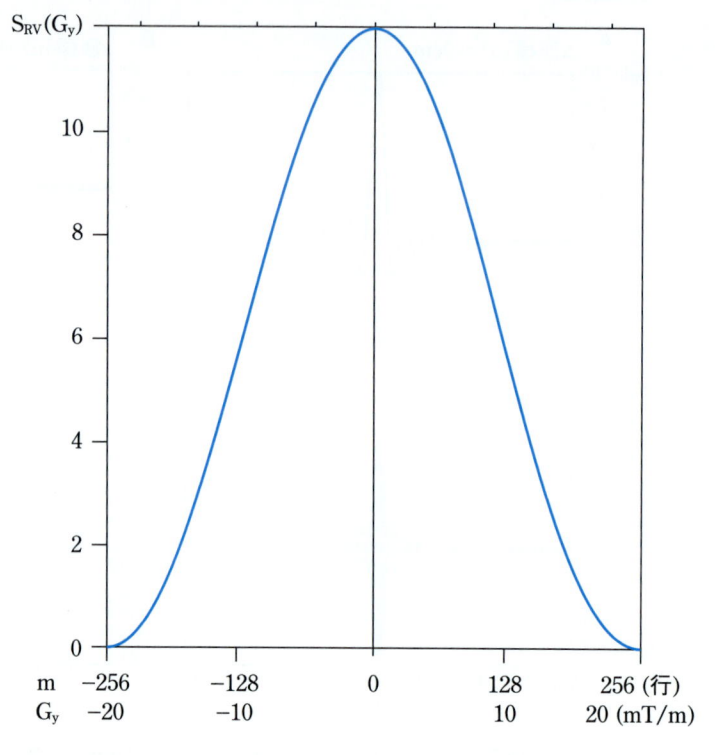

$\Delta y = 1\text{mm}$, $y = 0$, $t_y = 1\text{ms}$, $-20\text{mT/m} \leqq G_y \leqq 20\text{mT/m}$.
図5-12-3の信号の中央の値 $S(G_y)$ が $G_y (= G_{PE} = m\Delta G_y)$ すなわち行 (m) によってどのように低下するかを示す．縦軸は arbitary scale.

4）MRI信号の形

学生A：あれっ．S_{RV} と S_{IV} がMRI信号じゃなかった？

教官B：各ボクセルの信号でしょう．誤解されないよう繰り返しますが，実際にはフーリエ法では個々のボクセルの信号を直接取得することはできません（図5-3-1）．最後に正余弦波を重ね合わせて初めてわかるのが各ボクセルの信号強度です．これは位相差と信号強度の関係を見るシミュレーションですからね．

学生A：そうでした．ボクセル径（Δx）だけICの余弦を足し合わせる（積分する）とボクセルの実信号 $S_{RV}(t)$ になったから，x軸方向にずーっと積分しちゃえばOKです．

教官B：その通り．わかったらやってみて．

学生A：x方向のFOVを $-x_m \sim x_m$ として……．

教官B：偶関数（p.684 付録9）だから $0 \sim x_m$ 間で積分して2倍すれば簡単だね．まー，比例関係だから2倍しなくても良いけど．

学生A：そうすると，

$$S(t) \propto \int_0^{x_m} M_i \cos(\gamma G_x xt) dx = \frac{M_i[\sin(\gamma G_x x_m t)]}{\gamma G_x t} \qquad 5\text{-}12\text{-}8$$

簡単なシンク関数になりました．

教官A：そうです．**MRI**信号は基本的に左右対称なシンク関数なのです．図5-12-3, 5-12-4を見ると中央と両端との間に極端な振幅の差があることに気がつきますね．$k_x = \gamma G_x t$でγG_xは一定，$k_y = \gamma G_y t_y$でγt_yが一定なので，図5-12-3の左右がそのまま**k**空間の1行（横）の，図5-12-4の左右が**k**空間の1列（縦）の信号強度に相当します．実際のMRI信号は式5-12-8のようにさらにx, y軸方向に積分しますが本質は変わりません（各ボクセルの信号和がMRI信号ですからね）．**k**空間の中心部と端には極端な信号強度差があるのです（図5-12-5）．

ところで，虚信号はどうなりますかね？

図5-12-5　位相の分散により，k空間の中心部と辺縁部では信号の振幅に大きな差がある．

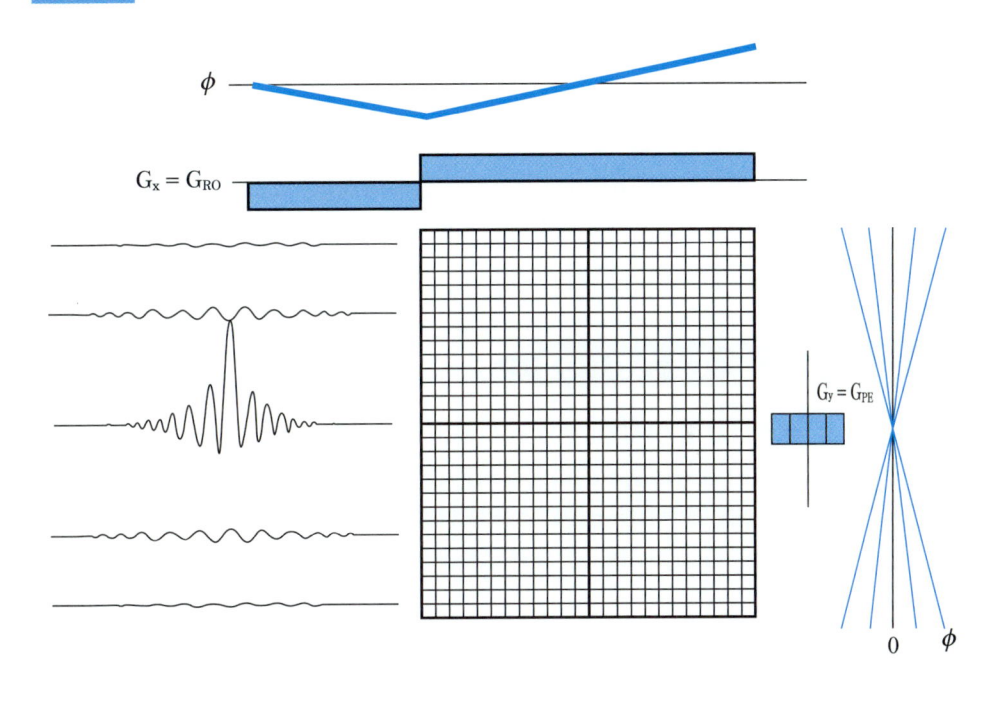

学生A：$M_i \sin(\gamma G_x xt)$を$-x_m \sim x_m$まで積分すればよいから，
教官B：計算する必要ないでしょう．
学生A：そうか，sinは奇関数（p.684 付録9）だから$-x_m \sim x_m$の積分は0です．ということは虚信号が0になってしまいます．
教官B：式5-12-8は各ICの磁化M_iを同じ，したがって各ボクセルの磁化$M_V(u)$も同じという条件にしたからですね．各ボクセルの磁化$M_V(u)$が同じなら，磁場勾配をかけた時に$M_V(-u)$と$M_V(u)$は必ず大きさが同じで正負反対方向の位相になるから，$M_i \sin(\gamma G_x xt)$をx軸方向に$-x_m \sim x_m$まで積分，あるいは$M_V(u)\sin(\gamma G_x ut)$を$u = -n\Delta x$から$n\Delta x$まで加算すれば0ですね．
学生A：そーか．だから虚信号は0になったんだ．
教官B：実際にはM_iも$M_V(u)$も多様なので，ここでは$M_V(u)$をx座標（u）の関数に戻しましょう．そうすると実信号は式5-12-4，虚信号は式5-12-4'を$u = -n\Delta x$から$n\Delta x$まで足し合わせたものになります．nはもちろん整数で，M_iを$M_V(u)$に代えます．

$$S_R(t) \propto \sum_{u=-n\Delta x}^{n\Delta x} \left[\frac{M_v(u)\cos(\gamma G_x ut) \cdot \sin(\gamma G_x \Delta xt/2)}{\gamma G_x t} \right]$$

$$= \left[\sum_{u=-n\Delta x}^{n\Delta x} M_v(u)\cos(\gamma G_x ut) \right] \cdot \frac{\sin(\gamma G_x \Delta xt/2)}{\gamma G_x t} \quad 5\text{-}12\text{-}9$$

右のシンク関数と左の[ ]の積になり,[ ]の中は余弦波の和なので偶関数(p.684 付録9)で,その最大周波数$\gamma G_x n\Delta xt$はシンク関数の周波数$\gamma G_x n\Delta x/2$の2n倍です.つまり,実信号$S_R(t)$はシンク関数をより細かい偶関数で構成する図5-12-3C, Dのような波形(偶関数)になります.

同様に虚信号$S_I(t)$は,

$$S_I(t) \propto = \left[\sum_{u=-n\Delta x}^{n\Delta x} M_v(u)\sin(\gamma G_x ut) \right] \cdot \frac{\sin(\gamma G_x \Delta xt/2)}{\gamma G_x t} \quad 5\text{-}12\text{-}9'$$

右のシンク関数と左の[ ]の積になり,[ ]の中は正弦波の和なので奇関数で,その最大周波数$\gamma G_x n\Delta xt$はシンク関数の周波数の2n倍です.つまり,虚信号$S_I(t)$はシンク関数をより細かい奇関数で構成する波形(奇関数)になります.

POINT 5-12 Annex

- やはり信号強度はボクセル内ICの位相差に反比例する.
- MRI信号は基本的に左右対称なシンク関数.
- k空間の中心部と端には極端な信号強度差がある.
- 実信号は偶関数,虚信号は奇関数.

Q 5-13 k空間が大きいほどボクセルは小さくなるのですか?

A 5-13 k空間が大きいほどボクセルは小さく,FOVが大きいほどk空間が細かくなります(図5-13-1).

▶▶▶ 1 k空間の大きさ

実空間,例えば直方体の大きさといえば縦×横×高さ,つまり3軸(x, y, z)方向の距離で決まります.k空間の座標軸は波数(単位長さあたりの波の数)k_x, k_y, k_zだから,これらの大きさが「k空間の大きさ」を決めます.k空間の端の座標(波数k)が大きいほどk空間が大きい,つまり**k空間が大きい**とは大きな波数の正余弦波まで扱っているという意味です.$k_x = n\Delta k_x$なので$n = \pm N_x/2$の時,最大になり,k空間のk_x方向の長さ(波数範囲)をLOK_xとすると$LOK_x = -N_x\Delta k_x/2 \sim N_x\Delta k_x/2 =$

$N_x \Delta k_x$ になります.これは y, z 方向でも同じです.ここで N_x は x 方向のボクセル数です.

▶▶▶ 2　Δk_x と $1/FOV_x$

$$FOV_x = N_x \Delta x, \quad LOK_x = N_x \Delta k_x \qquad 5-13-1$$

$$BW_x = \gamma G_x FOV_x = \frac{1}{\Delta T_S} \qquad 5-13-2$$

バンド幅は磁場勾配をかけた時に共鳴周波数が最も高い部位と最も低い部位の差です.FOV_x の両端の磁場の差が $G_x FOV_x$ なので共鳴周波数の差は $\gamma G_x FOV_x$ になります(図5-12-1).$BW_x = 1/\Delta T_S$ は式5-9-9(p.172)からです.

$$\Delta k_x = \gamma G_x \Delta T_S, \quad \Delta k_y = \gamma \Delta G_y t_y \qquad 5-9-4$$

式5-13-2,5-9-4(p.171)から,

$$\Delta k_x = \frac{1}{FOV_x} \qquad 5-13-3$$

式5-13-1,5-13-3から,

$$\Delta x = \frac{1}{LOK_x} \qquad 5-13-4$$

このように,Δk_x と FOV_x は反比例し,Δx と LOK_x は反比例します(図5-13-1).

▶▶▶ 3　Δk_y と FOV_y

$k_x =$ と同様に,

$$FOV_y = N_y \Delta y, \quad LOK_y = N_y \Delta k_y \qquad 5-13-5$$

式5-8-9′(p.167)から,

$$\gamma \Delta G_y FOV_y = \frac{1}{t_y} \qquad 5-13-6$$

$$\Delta k_y = \gamma \Delta G_y t_y \qquad 5-9-4$$

式5-13-6,5-9-4(p.171)から,

$$\Delta k_y = \frac{1}{FOV_y} \qquad 5-13-7$$

式5-13-5, 5-13-7から,

$$\Delta y = \frac{1}{LOK_y} \qquad 5\text{-}13\text{-}8$$

Δk_yとFOV$_y$, ΔyとLOK$_y$も反比例しています. 3次元(3D)フーリエ法なら,

$$\Delta k_z = \frac{1}{FOV_z}, \quad \Delta z = \frac{1}{LOK_z}$$

となるのはよろしいですね.

▶▶▶ 4　その意味は？

このようにk空間（LOK）が大きいほど実空間のボクセル（Δx, Δy）は小さくなります. と数字を振り回して結果を示されても, なんとも納得しかねますよね. k空間が大きいということは, 大きな波数の（＝細かい）正余弦波まで扱っているということなので,「ボクセルが小さくなっても再現性がある, 高い空間分解能にも対応できる」ということですね. 逆にk空間が小さいと波数の小さな（＝荒い）波しか扱っていないので, 小さい構造は再現できないわけです. また, 実空間のFOVが大きいほどk空間が細かく（Δk_x, Δk_yが小さく）なります. FOVが大きいのはN_xかΔxが大きいわけですね. N_xが大きければLOK$_x$が細かく分割されるので（LOK$_x$ = $N_x \Delta k_x$）, またΔxが大きくなればLOK$_x$が小さくなるので, いずれの場合もΔk_xが小さくなるわけです.

　これらは**実空間とk空間が互いにフーリエ変換で結ばれている**ためです (p.152 図5-2-2). 図5-13-1は図5-7-1 (p.164)と図5-10-1 (p.175) に似ていますよね. 図5-13-1ではk空間の升目の径（Δk_x, Δk_y）が 実空間の大きさ（FOV$_x$, FOV$_y$）に反比例し, 実空間のボクセル径（Δx, Δy）がk空間の大きさ（LOK$_x$, LOK$_y$）に反比例しています. 図5-7-1はk空間の各点には実空間のFOV内すべての部位からの信号が凝縮されている (p.163 Q5-7) こと, そして図5-10-1はMR画像の一点（座標x, y）の信号強度M(x, y)にはk空間のすべての座標（$n\Delta k_x$, $m\Delta k_y$）が関与している (p.173 Q5-10) ことを示しています. すべて実空間とk空間が互いにフーリエ変換で結ばれているからです.

図5-13-1　ΔkとFOVは反比例し, ボクセル径（Δx, Δy）とLOKは反比例する.

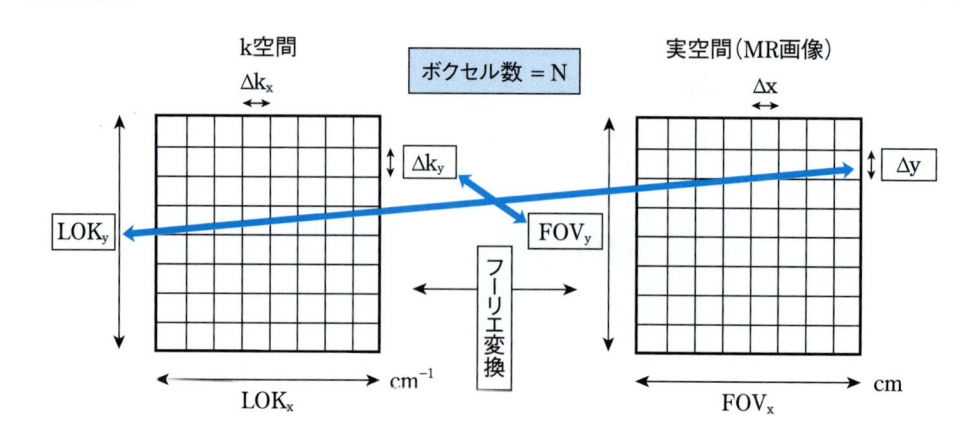

Annex Q5-13 0充填法で空間分解能が向上するのですか？

Annex A5-13

みかけの空間分解能は向上します．0充填法（0 filling）は，実際には取得していないk空間の行や列を0で充填することです．ここでは行を0充填するとします．MRIでは位相エンコードに時間がかかる，つまりk空間の行を増やすとそれだけ撮像時間が増えるので，位相エンコード方向に0充填することが多い［p.249 Q6-6-3)］からですが，周波数エンコード方向でも同じです．行を増やすということはN_yが増えることで，式5-13-5と5-13-8から，

$$\Delta y = \frac{1}{N_y \Delta k_y} \qquad 5\text{-}13\text{-}9$$

3Dならさらに，

$$\Delta z = \frac{1}{N_z \Delta k_z} \qquad 5\text{-}13\text{-}10$$

位相エンコード方向のボクセル径が小さく，つまり空間分解能が向上しました．周波数エンコード方向でもまったく同じです．これは，言ってみれば各ボクセルの信号が位相エンコード方向にずれて溢れ出して，間に新しいボクセルを作り出した（補間した）ことになるので**0充填補間法（zero fill interpolation processing：ZIP）**，特にスライス内（x, y方向）を**in-plane ZIP**と呼びます．

しかし，増やした行の信号を実際に取得した場合と比べると，信号量は少ないので，① S/Nが低い，高波数成分をカットしたことになるので，② ボケが多く（細かい仕上げが不十分），③ 打ち切りアーチファクトが目立つということになります．これが「みかけの」空間分解能とした理由です．

0充填法のもう1つの利点は，計算時間を短縮できることです．例えば$N_y = 256$にしたいけど撮像時間が長くなるので $N_y = 192$で我慢するという場合です（p.620 Q12-17 AnnexⅡ）．0充填で$N_y = 256$にすれば高速フーリエ変換†が可能になるからですね．

ひとくちMEMO

†高速フーリエ変換［FFT（fast Fourier transform）］

マトリクス$N_x \times N_y$のフーリエ変換には$N_x \times N_y$回の計算が必要ですが，両方が2の冪乗なら$N_x \cdot \log_2 N_y$回で済みます．256×256なら$256 \times \log_2(256) = 256 \times 8$回です．$N_y = 192$でFFTを使わないと計算回数は$256 \times 192$回なので，$192/8 = 24$，つまり0充填法で$N_y = 256$に増やすと計算回数が1/24になります．

POINT 5-13

- k空間が大きいとは「大きな波数の正余弦波まで扱っている」ということ.
- Δk とFOVは反比例し, ボクセル径 とLOKは反比例する.
- 0充填法でみかけの空間分解能が向上する.

Q 5-14　k空間のエルミート対称は何のことですか？

A 5-14　k空間の値が図5-14-1のような対称性になることを言います.

　a, bはフーリエ級数で重ね合わせる正余弦波の振幅a(n, m), b(n, m)で, k空間座標を埋めています (p.173 Q5-10). k空間座標 ($n\Delta k_x$, $m\Delta k_y$), 省略して (n, m) の値が$a + ib$なら, 座標 (−n, m), (n, −m), (−n, −m) の値がそれぞれ, $a − ib$, $a − ib$, $a + ib$になることをk空間の**エルミート対称 (Hermitian symmetry)** あるいは**複素共役対称 (conjugate symmetry)** と言います. 共役複素数 ($a + ib$, $a − ib$) が, 座標軸を隔てて対称に位置しているからこのように呼ばれているわけです.

▶▶▶1　k空間における左右と上下の関係

　1つのMRI信号がk空間の1行を埋めます (p.165 Q5-8). したがって, 信号の右左がそのままk空間の右左になります. では上下はどのような関係になるでしょう. k_x軸を挟んで対称の位置にあるk空間座標 (n, m) と (n, −m) は波数が同じで, 位相が逆です. 同じ大きさで極性が逆の磁場勾配 ($m\Delta G_y$, $−m\Delta G_y$) が同じt_yかかっているから磁化の位相 ($\gamma m\Delta G_y y \cdot t_y$, $−\gamma m\Delta G_y y \cdot t_y$) が正負逆になっているだけです. したがって, m行のMRI信号を左右反転 (k_y軸を中心に180°回転) すると−m行の信号になります.

▶▶▶2　a

　MRI信号は読み取り磁場勾配G_{RO}を反転して中央にピークのある対称性のよい形にし (p.157 Q5-5), 実際に実信号は左右対称な偶関数になっています (p.178 Q5-11). 実信号を偶関数の代表選手の余弦波 (本当はシンク関数) で示すと図5-14-1になります. 左右対称なのでk空間座標 (n, m) の値がaなら (−n, m) の値もaになります. 偶関数は左右反転しても同じなので (n, −m) もaとなり, その左右対称の位置にある (−n, −m) もa, つまり4点がaになります.

図5-14-1　偶関数である実信号は左右対称（右上），左右反転しても同じ（右下）なので4点がaになる．

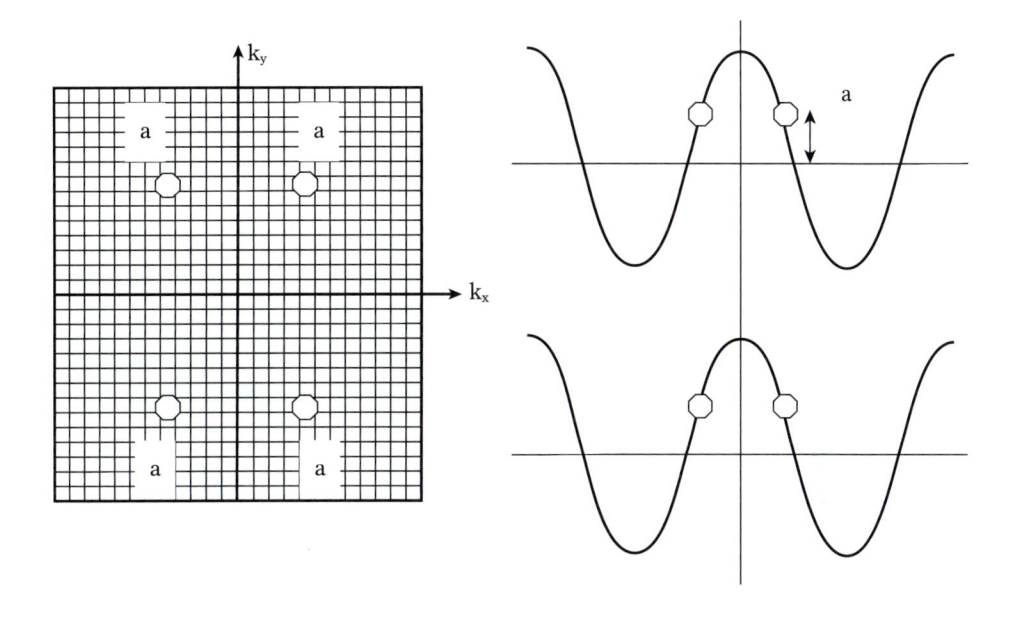

▶▶▶ 3　b

虚信号は奇関数になっています（p.178 Q5-11）．虚信号を奇関数の代表選手正弦波で示せば図5-14-2になり，k空間座標 (n, m) の値がbなら $(-n, m)$ の値は$-b$になります．この信号を左右反転すると図5-14-2右下のようになり，$(n, -m)$は$-b$となり，その左右対称の位置にある $(-n, -m)$ はbになります．

図5-14-2　奇関数である虚信号は左右で正負が逆（右上），左右反転しても正負が逆（右下）になる．

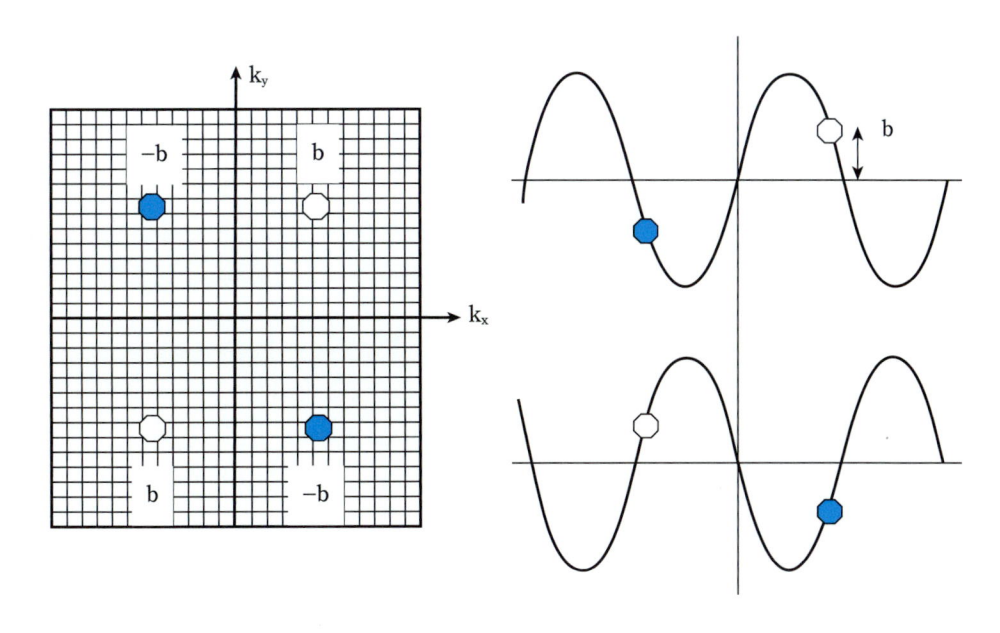

▶▶▶ 4 　k空間のa + ib

k空間座標 (n, m) の値を a + ib で示せば，以上 **1 ～ 3** から，k空間には図5-14-3のような対称性が成り立ちます．これがエルミート対称です．

図5-14-3　k空間のエルミート対称

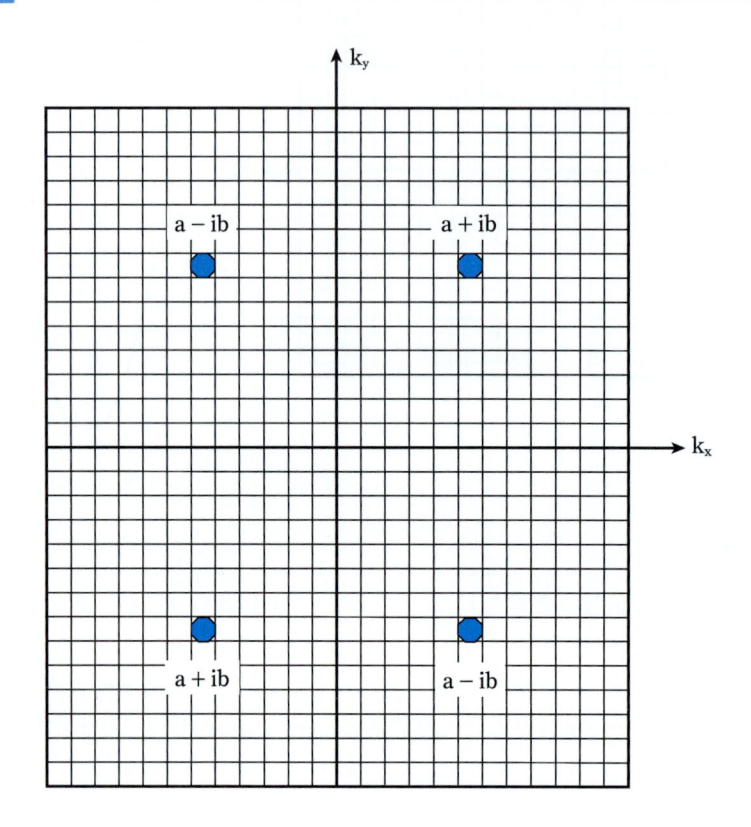

ひとくちMEMO

† Charles Hermite（1822-1901）
　シャルル・エルミート．エルミート方程式やエルミート行列で有名なフランスの数学者．ハーマイトとかヘルミーテとか読むと，「ヘルメスのバッグ？」と言ってしまったのと同じくらい恥ずかしいので注意しましょう［Hermes（エルメス）］．とは言っても英語ではHermitian symmetry, Hermitian matrixはハーミシアン・シンメトリ，ハーミシアン・メイトリクスと言いますがね．

Annex Q5-14

MR撮像の目的は，各波数の振幅a, bを検出することでした．エルミート対称が成り立つのなら，k空間の右上の1/4だけあればよいのではないでしょうか？

Annex A5-14

　理論的にはその通りです．

1）実際には半分以上の実測データが必要

　a, bに関しては，k空間の右上，左上，右下，左下のどこでも同じ情報になります．したがって，これらのうちどこか1つの実測データがあれば，これを使ってk空間の他の部分を埋めることで，理論的にはMR画像を作ることができます．しかし，実際にはk空間の1/4だけのデータでは不十分です．実際の撮像では，静磁場およびRFの不均一性，磁場勾配の不正確さ，体動などにより，MRI信号は正確なエルミート対称にはなっていません．対称になっていないことによって，これらの不均一性や不正確性による誤差が相殺されているわけです．もし，1/4だけの実測データで，他の部分も埋めたとしたら誤差が増幅されてしまいます．一般的にはk空間の半分以上（通常は上半分＋4行程度，あるいは右半分＋4列程度）の実測データが必要です．この「余分な」4行程度は補正に使われます．

2）部分フーリエ法

　k空間の上半分＋4行程度をMRI信号から実測し，他は補正を入れて算出した値で埋めてMR画像を作る方法（図5-14-4）で，部分フーリエ（partial Fourier）法あるいは半フーリエ（half Fourier）法と呼ばれています（p.685 付録11）．信号取得回数（位相エンコードステップ数）が半分強で済むので，撮像時間が約半分になるというメリットがありますが，実測データは約半分なので信号雑音比（S/N）は約 $1/\sqrt{2} \fallingdotseq 70\%$ になります．

図5-14-4　部分フーリエ法

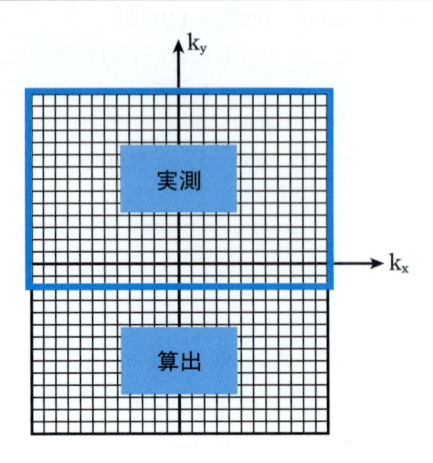

3）部分エコー法

エコー信号の右半分強からの実測値と補正を入れて算出した値で，k空間を埋めてMR画像を作る方法（図5-14-5）で，部分エコー（partial echo）法（p.685 付録11）と呼ばれています．TE（エコー時間）を短くすると，励起RFと信号（GRE）の前の部分が重なってきます．そこで，この重なる部分を捨てて，k空間の右だけを信号の後半部からの実測値で，他はエルミート対称を利用した理論値で埋めて画像を作ります．部分フーリエ法と同様に，実測データは約半分なのでS/Nは約$1/\sqrt{2} \fallingdotseq 70\%$になります．

図5-14-5　部分エコー法

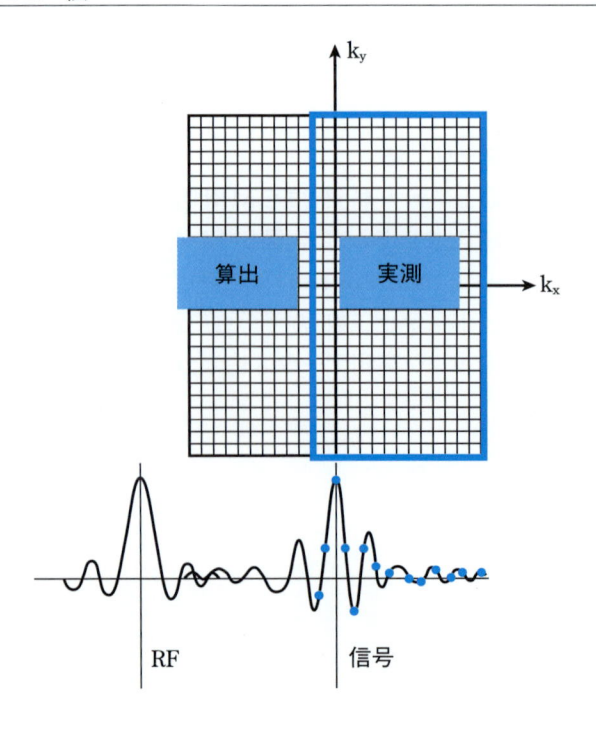

POINT 5-14

- k空間はエルミート対称になっている．
- 理論的にはk空間の1/4だけあればよいが，実際には半分以上の実測データが必要．
- k空間の半分強だけを実測する方法に，部分フーリエ法と部分エコー法がある．

Q 5-15　k空間軌跡って何のことですか？

A 5-15　空間をスキャンする道筋のことです．

▶▶▶ 1　k空間軌跡

軌跡（trajectory）は銃弾や大砲，ゴルフボールの弾道のことです．最近のサッカー試合のテレビ放送ではシュートしたボールの球筋が弧を描いて表示されますね．あれが軌跡です．

k空間の座標は波数（k_x, k_y：3次元ならk_zも）で，式5-8-2のようにk_x座標はG_xの印加時間t，k_y座標は式5-8-3のようにG_yの強さで決まります．

$$k_x = \gamma G_x t \qquad \text{5-8-2}$$

$$k_y = \gamma G_y t_y \qquad \text{5-8-3}$$

デジタル化された後なら，

$$k_x = \gamma G_x n \Delta T_S \qquad \text{5-9-2}$$

$$k_y = \gamma m \Delta G_y t_y \qquad \text{5-8-6}$$

のn, mで決まりました．要は必要な座標（k_x, k_y）のaとb（フーリエ級数の振幅）を測定すればよいわけですから，tとG_yあるいはnとmを変えてできるだけ満遍なくk空間を走査（スキャン）すればよいことになります．このk空間をどのようにスキャンするかがk空間軌跡（k-space trajectory）です．これまで説明してきた最も一般的な撮像法では，k空間を1行左右にスキャンしては次の行に移ってということを繰り返しますが，必ずしもこうしなくても構いません．斜めでもジグザグでもスパイラルでもよいわけです．

ここで重要なことは，一般の画像診断では，CTにしてもシンチグラフィでも実空間（被写体）をスキャンするのに，MRIではk空間をスキャンするということです．MRIでは実空間のすべての座標がk空間各座標に凝縮されている（p.163 Q5-7）ので，実空間ではなくフーリエ変換後のk空間を満遍なくスキャンすることが求められるわけです．

▶▶▶ 2 centric order と sequential order

最も一般的な各行ごとにスキャンする方法を説明します（図5-15-1）．最初は G_x も G_y もかかっていないのでk空間の中心 (0, 0) にいます．まず $-G_x$ が印加されると k_x 軸上を左（$-k_x$ 方向）へ向かい，$t_x/2 (= N_x \Delta T_S/2)$ でk空間の左端に達します（図5-15-1①）．ここで G_x に反転して k_x 軸上を右（k_x 方向）へ向かい，t_x でk空間の右端に達します（図5-15-1②）．この間に0行の信号が読み取られます．G_x がOFFになると最初の磁場勾配が何もかかっていない状態と同じなので原点 (0, 0) へ戻ります．次に $G_y = \Delta G_y$ が t_y 印加されて1つ上の行（m = 1）に移り，$-G_x$ によって左端に移動します（図5-15-1③）．この行で②を行い+1行の信号が読み取られます．次に $G_y = -\Delta G_y$ が t_y 印加されて-1行（m = -1）に移り（図5-15-1A④），この行で①②を行い-1行の信号が読み取られ，$G_y = 2\Delta G_y$ が t_y 印加されて2行（m = 2）に移り，この行で①②を行い+2行の信号が読み取られ…と繰り返します．この方法は最初にk空間の中心行をスキャンするのでcentric order法[†1]と呼ばれます．これに対して最初に最も大きな $G_y (= N_y m \Delta G_y/2)$ あるいは $-G_y$ を印加して最上段あるいは最下段から順番に1行ずつスキャンしていく方法がsequential order法（図5-15-1B）です．

図5-15-1　centric order（A）と sequential order（B）

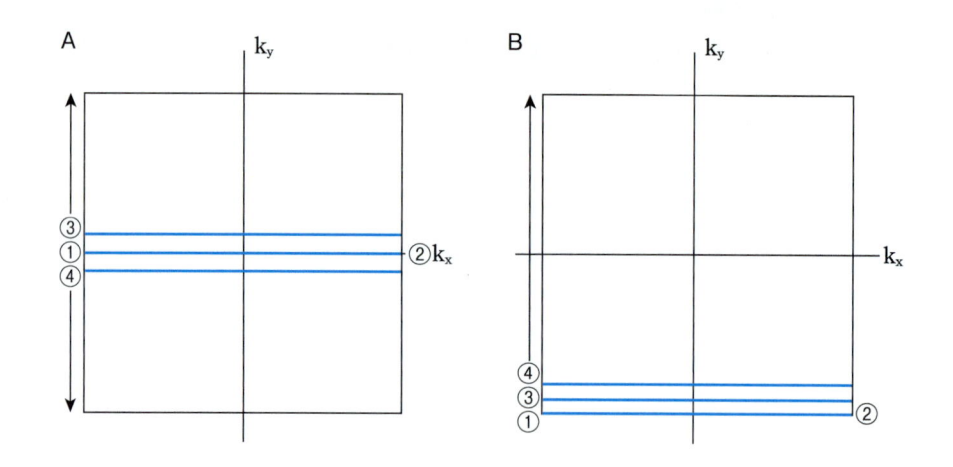

ひとくち MEMO

†1　オーダー（order）

orderには命令，秩序，注文，階級などさまざまな意味があり，数学では次数（階数：例えば2階微分：2nd order differential）のことです．centric order, sequential orderのorderは順番，順序という意味で，中心からはじめるのが前者，端から1つ1つ連続した順番で行うのが後者ということですね．また，orderには修道会，騎士団という意味もあり，フランシスコ修道会はthe Franciscan order, da Vinci codeで日本でも知られるようになったテンプル騎士団はthe Order of Templarsです．英国のKnightの最高位であるガーター勲章はthe Order of the Garterです．このgarterはtheがついていることからもわかるように人名ではなく（婦人の）靴下留めのガーターです．その経緯は……，「ちょっと, k-spaceと関係ないでしょ」と横槍が入りそうなので先に進みます（ご興味のある方は筆者まで！）．

▶▶▶ 3　ラジアルスキャン

k空間は横軸がk_x，縦軸がk_yなので式5-8-2，5-8-3（p.165, 166）を使って$G_x t$，G_y，t_yをフレキシブルに変化させればさまざまな関数が作られ，さまざまなk空間軌跡が理論上は可能です．

k_x軸との角度θで原点を通る直線は，$k_y = \tan\theta \cdot k_x$なので式5-8-2，5-8-3から，

$$\tan\theta = \frac{G_y t_y}{G_x t} \qquad 5\text{-}15\text{-}1$$

ここで，$t_y = t$とすれば$\tan\theta = G_y / G_x$となります．つまりG_yとG_xをこれに合わせて$-t_x/2 \sim t_x/2$まで同時に印加し続けて信号を取得すると，角度θで原点を通る直線をスキャンしたことになります（図5-15-2）．G_xを一定にして$G_y = m\Delta G_y$と一定間隔で変化させれば$\tan\theta = m\Delta G_y / G_x$と変化して，一定角度ごとに変化する原点を通る直線でk空間をスキャンすること，すなわち，k空間軌跡が放射状（radial）になるため放射状スキャン（radial scan）と呼ばれています．**患者が少々動いてもラジアルスキャンは良好な画像を提供する**という利点があります．その理由は，1) 1回の信号読み取りが短時間で独立している（通常の読み取りと同じですが），2) 最も信号の強いk空間の原点を必ず通過（スキャン）する，3) 画像への影響が強いk空間中心部の信号がより高密度に得られるため，各信号をより正確に補正することができる上に，大きく動いて補正困難なデータは捨てても良いからです．

図5-15-2　ラジアルスキャン

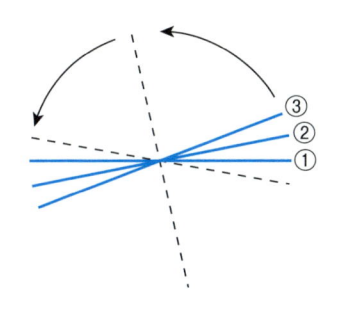

▶▶▶ 4　PROPELLER

ラジアルスキャンのvariationで**PROPELLER**，**BLADE**などと呼ばれているk空間スキャン法（p.685 付録11）です．ラジアルスキャンでは，1つの角度で原点を通る1行だけをスキャンしますが，これでは効率が悪いので複数行をスキャンします（図5-15-3）．この同じ角度の複数行をbladeあるいはstripと呼びます．blade内の各行は1行ごと独立して信号を取得しても，高速スピンエコーやEPIのようにone shot，すなわち1つの励起パルスでblade内のすべての行の信号を取得しても構いません．角度を変えてblade内の信号を取得していきます．ラジアルスキャンと同様に**体動に強い撮像法**で，原点のみならず原点近くの信号を同時に得るのでより正確な補正が可能になります．PROPELLERはもちろん飛行機のプロペラのようにk空間を回転す

ることから名づけられたものですが，Periodically Rotated Overlapping ParallEL Lines with Enhanced Reconstruction[1]の省略形になっています．

図5-15-3　PROPELLER

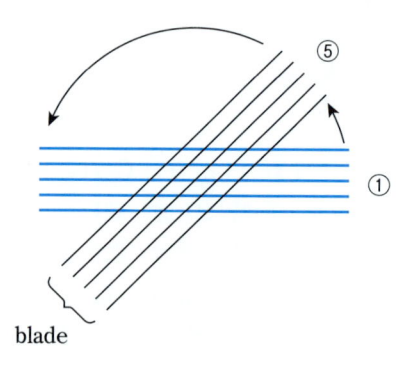

■参考文献
1) Pipe JG: Motion correction with PROPELLER MRI: application to head motion and free-breathing cardiac imaging. Magn Reson Med 42: 963–969, 1999.

▶▶▶5　k空間を自由にスキャンする

これまでは，k空間の直線上をスキャンしていたので，1つの信号に対する磁場勾配G_x，G_yが時間的に変化しませんでした．しかし，これらを時間tによって変化する関数$G_x(t)$，$G_y(t)$とすれば，k_x，k_yが$G_x(t)$，$G_y(t)$の時間積分になってフレキシビリティがさらに広がり，曲線にも対処できるようになります．

$$k_x = \gamma \int G_x(t)dt \qquad 5\text{-}15\text{-}2$$

$$k_y = \gamma \int G_y(t)dt \qquad 5\text{-}15\text{-}3$$

実はこれが磁場勾配をt印加した時の波数の一般的な数式で（といってもG_x，G_yの印加時間が同じtという条件がついている），式5-8-2，5-8-3はG_x，G_yが時間的に変動せず，しかもG_yの印加時間も一定という特殊な（といっても最も一般的な）条件下の式だったわけです．k_x–k_y座標は直交（デカルト）座標系[†2]です．これを極座標系（r，θ）に直すと（図5-15-4），

$$r = \sqrt{(k_x^2 + k_y^2)} \qquad 5\text{-}15\text{-}4$$

$$\tan\theta = \frac{k_y}{k_x} \qquad 5\text{-}15\text{-}5$$

これは単に極座標系の方が扱いやすい関数もあるからです．その一例としてスパイラルスキャン（SPI）を考えてみましょう．

図5-15-4　k空間の直交座標と極座標

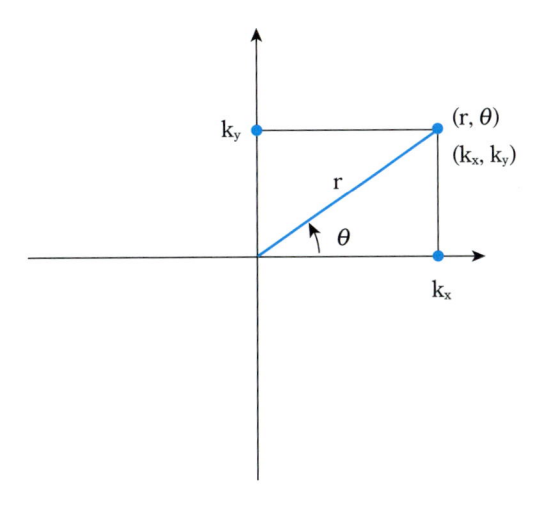

▶▶▶ 6　SPI（スパイラルスキャン）

　原点から一定の速さaで遠ざかるとともに，一定の各速度ωで原点を中心に回転すれば，らせん状にk空間をスキャンすることになります（**図5-15-5**）．これがSPI（spiral imaging）あるいはスパイラルスキャンと呼ばれる撮像法です．極座標で考えれば容易です．

$$r = at \qquad 5\text{-}15\text{-}6$$

$$\theta = \omega t \qquad 5\text{-}15\text{-}7$$

これらに式5-15-2～5-15-5を代入して$G_x(t)$と$G_y(t)$を算出すると，

$$G_x(t) = g \cdot \cos(\omega t) - g\omega t \cdot \sin(\omega t) \qquad 5\text{-}15\text{-}8$$

$$G_y(t) = g \cdot \sin(\omega t) + g\omega t \cdot \cos(\omega t) \qquad 5\text{-}15\text{-}9$$

$g = a/\gamma$とおきました．
　$G_x(t)$と$G_y(t)$をこのように変化させることができれば（実際にできます），スパイラルスキャンが可能になります．さらに複雑なk空間軌跡も理論的には可能なのですが，その実現性は条件に合うように（スパイラルの場合は式**5-15-8**，**5-15-9**），磁場勾配をきわめて短時間に条件通りに変動させることができるかにかかっています．
　ラジアルスキャンもスパイラルスキャンも，観測点（信号取得k空間座標）が直交座標系（デカルト座標系）ではなく極座標系になるため，取得データを直交座標系に直さなければならない（手間がかかる）という弱点もあります．とはいってもこれは，現在のコンピュータアルゴリズム（計算法）が直交座標系を前提としてプログラムされているからであって，極座標系に特化すれば大きな問題ではないはずです．

図5-15-5　スパイラルスキャン

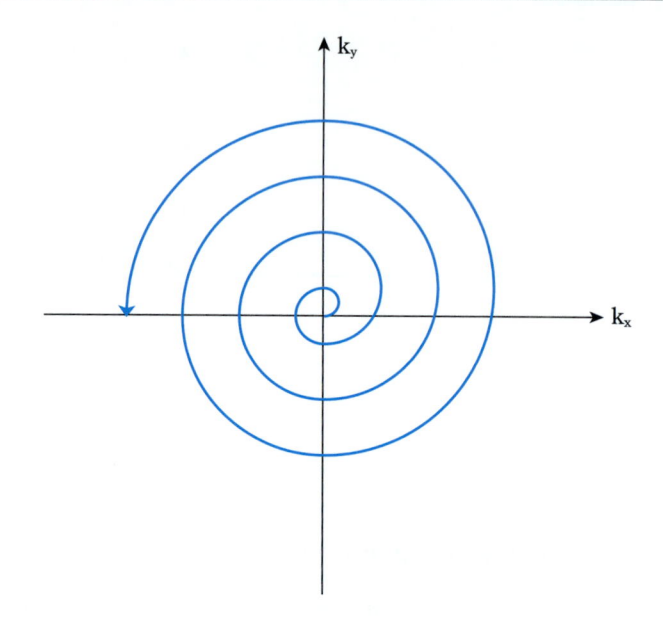

ひとくちMEMO

†2　直交座標系

　直交座標系（座標軸が互いに垂直に交差する座標系）がデカルト座標系とも呼ばれることは周知のことで特に問題ないのですが，英文になるとCartesian coordinatesと表記されます．Descartes（ルネ・デカルト，Réne Descartes 1596〜1650）と形容詞形のCartesianが結びつかないと理解に苦しむことになるのでご用心．もちろん極座標系はpolar coordinatesです．白熊はpolar bearです（この際関係ありませんね）．

POINT 5-15

■MRIでは実空間ではなくk空間をスキャンする．
■複雑なk空間軌跡（スキャン）も理論的には可能だが，その実現性は条件に合うよう磁場勾配を変動させることが可能か否かにかかっている．
■患者が少々動いてもラジアルスキャンは良好な画像を提供する．

Q 5-16 パラレルイメージングを説明してください．

A 5-16 複数の受信コイルの感度差を利用して，k空間の一部をスキャンしたデータから画像を作成する技術です．

　一般に複数のコイルで受信すると，単一の体積コイル（volume coil, body coil）や大きな表面コイルでの受信と比べてS/Nが高くなります（p.549 Q11–13 phased–array coil参照）．これは狭い範囲の空間分解能を上げる（細かい構造を観察する）ことや広い範囲を分解能を低下させずに描出することに使われてきました．これに対してパラレルイメージング（**parallel imaging**）[†1]では，個々のコイル（通常は表面コイル）の空間的な感度差（に含まれる位置情報）を利用します．まず，parallel imagingではk空間の一部だけを（例えば1行おきとか4行に1行というように間引いて）スキャンし，信号を複数のコイルで取得（実測）します．続いて実測しなかった行のデータを各コイルの感度差を利用して補足するわけです．撮像時間は実際に信号を取得するのに要する時間だけなので，上の例ではそれぞれ1/2, 1/4になります．多くのパルスシーケンスと併用可能なので，一般に撮像時間の長いMRIでは重宝な撮像時間短縮技術になっています．k空間外で操作するSENSE系とk空間内で操作するSMASH系に大別されます．

ひとくちMEMO

†1　パラレル（**parallel**）
　parallelはいうまでもなく平行という意味で，スキーで2枚の板が並んで揃って回転するのがparallel turn，体操の平行棒はparallel barです．parallel imaging のparallelは電気回路やコンピュータで使われる並列，同時にという意味で，同時に複数の処理を行うことを指しています．

▶▶▶ 1　SENSE

　SENSitivity Encodingの略で[1]，このsensitivityはコイルの空間感度のことです．まったく同じコイルを複数使ったとしても配置する場所によって実空間の各座標に対する感度がコイルごとに異なることを利用した撮像時間短縮技術です．この技術はASSET，SPEEDERなどとも呼ばれ，広く臨床的に利用されています（p.685 付録11）．

① SENSEの過程

　SENSEは次のステップから成り立っています．

ステップ**1**：k空間の位相エンコードステップを間引いて信号を取得する（p.264 図5-16-1）．間引いた分だけ撮像時間は短縮するがΔk_yが大きくなる→FOV_yが小さくなる（式5–13–7）→折り返し偽像の画像（aliased image）になる（図5-6-3）．

ステップ**2**：各コイルの折り返し画像（aliased image）を作成する．

ステップ**3**：各コイルの空間感度差を利用して折り返しを戻す．→位相エンコードス

テップを間引かないFOV$_y$の画像（通常の画像）になる．このように**SENSEはk空間の外での画像データ操作（折り返しを戻す）によるparallel imaging**で，k空間内で行われるSMASH（p.206）とは対照的です．したがってk空間軌跡に左右されず，基本的にどのようなk空間軌跡（スパイラルやラジアルスキャンも含め）でも応用可能です．

図5-16-1　k空間の行を間引いて（青線のみを）スキャンするとΔk_yが大きくなりFOV$_y$が縮小する．

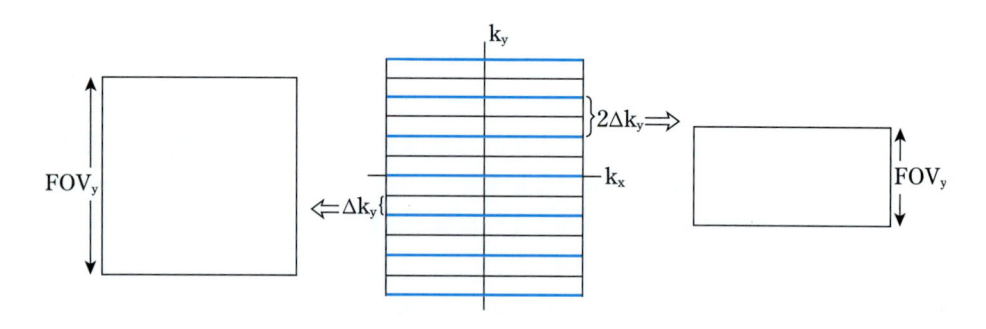

② コイルが2個の場合

複雑さを避けるために2つの表面コイルを頭部の左右に配置します．k空間の1行おきにスキャン（信号を取得）します（撮像時間はすべての行をスキャンした時の1/2）→Δk_yが2倍→FOV$_y$が半分→aliased imageとなります（**ステップ1**）．ここで2つの表面コイルの空間感度分布関数（sensitivity function）を$C_1(x, y)$，$C_2(x, y)$とします（Cの算出はp.207）．縮小したFOV$_y$外の空間座標$(x, y + \Delta y)$がFOV$_y$内の(x, y)へ折り返されて重なったとします（図5-16-2）．そうするとコイル1, 2で受信したaliased imageの(x, y)の信号強度$P_1(x, y)$，$P_2(x, y)$はそれぞれ次式になります（**ステップ2**）．

$$P_1(x, y) = C_1(x, y)S(x, y) + C_1(x, y + \Delta y)S(x, y + \Delta y) \quad 5\text{-}16\text{-}1$$

$$P_2(x, y) = C_2(x, y)S(x, y) + C_2(x, y + \Delta y)S(x, y + \Delta y) \quad 5\text{-}16\text{-}2$$

$S(x, y)$，$S(x, y + \Delta y)$は，それぞれの空間座標（ボクセル）における信号強度（∝ボクセルの磁化の強さ）で，すなわち折り返しを開いた時（通常の画像）の(x, y)，$(x, y + \Delta y)$の信号強度（現段階での未知数）です．これら以外は既知なので，連立方程式を解けば$S(x, y)$，$S(x, y + \Delta y)$が得られます．各ボクセル（座標）ごとにこのように算出していけばすべての座標の信号強度が得られ，折り返しを開いた画像（通常の画像）になります（**ステップ3**）．

図5-16-2　FOV_yが縮小すると折り返しにより，(x, y)に$(x, y + \Delta y)$が重なる．

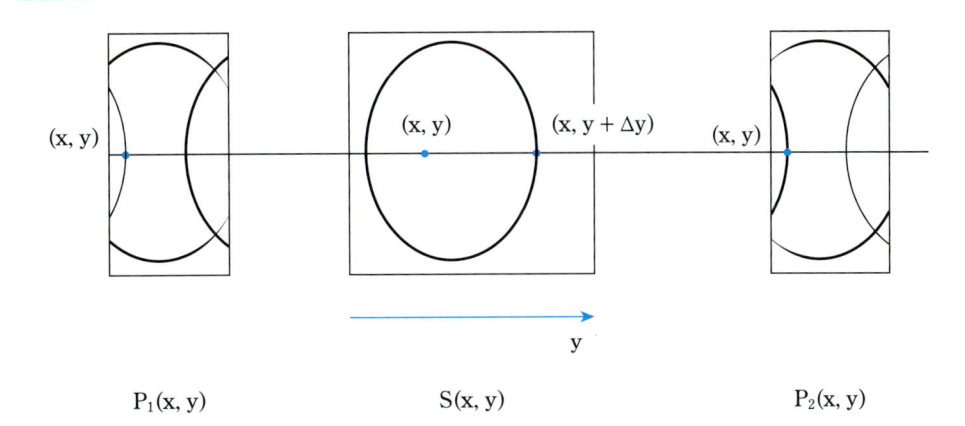

$P_1(x, y)$　　　　　　$S(x, y)$　　　　　　$P_2(x, y)$

③ reduction factor

さらに多数のコイルを使うと間引く数を増やすことができます（例えば4つのコイルで4行に1行だけ信号を取得する）．本来の位相エンコードステップ数（N_y）と実際に信号を取得する行数の比（先ほどの例では2，4行に1行なら4）を**reduction factor**あるいは**SENSE factor**と呼んでいます（ここではRで表します）．あるいはそれだけ速く撮像されるので**acceleration factor**と呼ぶこともあります．撮像時間は1/Rになります．しかし，間引く行が増加するとそれに反比例してFOV_yが小さくなり，折り返しが複数重なってくるので，折り返しを戻す過程がより複雑不正確になるため画像は劣化します．臨床的にはR＝2〜8程度が使われています．

④ S/N

SENSEで撮像した場合の信号雑音比［S/N(SENSE)］は，すべての行の信号を実測した時のS/N(FULL)に対して次の通りです．

$$S/N(\text{SENSE}) = \frac{S/N(\text{FULL})}{g\sqrt{R}}, \quad g \geq 1 \qquad 5\text{-}16\text{-}3$$

この関係は各ボクセルごとに異なります．それはg因子（geometry factor：各ボクセルの折り返しを元に戻す正確さを示す因子）がコイルの配置によって異なってくるからです．一般的にS/Nは信号数の平方根に反比例するのですが，SENSEの場合にはさらにgの分だけ低下するので，**S/N(SENSE)は最高でもS/N(FULL)の$1/\sqrt{R}$**ということになります．

⑤ コイルの配置

コイル軸がB_0方向に垂直であれば，平面状に並べても，立体的に配置しても構わず，特に制限はありませんが，一般的にコイルの軸方向（コイル面に垂直な方向）と位相エンコード方向を一致させた方が$C(x, y)$がより正確になるため画像はよくなります（図5-16-3）．

図5-16-3　SENSEでは位相エンコード方向はBよりAの方が画像はよい．

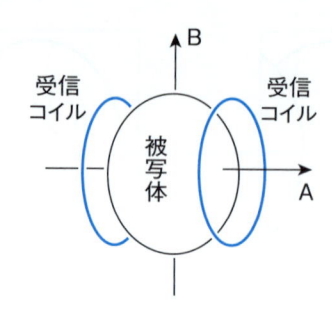

⑥ 空間感度分布関数C(x, y)

　ある代表的な断層面においてFOV全体に均一な感度を持つコイル（通常はbody coil）を使って，通常の（すべての行の信号を実測する）画像（参照画像：reference image）を作り，これと同じ断層面における各コイルのSENSE画像すなわちP(x, y)をボクセルごとに比較して，各コイルの空間感度分布関数C(x, y)が算出されます．つまり，前もって参照画像を1枚撮像しておく必要があるということですね（SENSE画像と同時に参照画像を撮像することも可能です）．

⑦ 3次元とk-t SENSE

　SENSEは2次元フーリエ変換ではさまざまなパルスシーケンスと組み合わせて広く利用されています．同様に3次元（p.169 図5-8-2）や直交座標系以外のk空間軌跡にも応用可能です．3次元フーリエ法に応用するとFOV$_y$，FOV$_z$が縮小し，立体的な折り返しを展開（戻す）することになるので，空間感度分布関数C(x, y, z)が複雑かつ不正確になり，g因子が大きくなることは否めません．

　3次元SENSEの位相エンコード軸の1つ（yかz）を時間軸tに変えたもの，あるいは3次元フーリエ法に時間軸を加えるのがk–t BLASTやk–t SENSE[2]です．ここでは波数kと時間tで構成される空間（k–t空間）の信号収集行を間引いて撮像します．このk–t空間を逆フーリエ変換（正確には離散逆フーリエ変換）して，xy–ν空間（フーリエ変換すると t → 1/t = ν）の画像が得られます．つまり時間分解能が高く，動きの周波数（ν）に感度の高い画像が得られるのでリアルタイムで心臓を描出できる方法として期待されています．

▶▶▶ 2　SMASH

　SiMultaneous Acquisition of Spatial Harmonics[3]の略称で，空間的倍音（harmonic）[†2]を同時に取得するという意味です．その名の通り，**SMASHのKEY**は複数のコイルの空間的感度差を使って，空間的（位相エンコード方向：ここではy方向）に基本波数Δk$_y$の整数倍の波数を持つ正余弦波の感度分布を作り出すことにあります．

① SMASHの過程

　SMASHは次のステップから成り立っています．
ステップ1：複数の表面コイルをy（位相エンコード）軸方向に並べて，各コイルの空間感度分布C$_j$(x, y)を測定する（図5-16-4A）．jはコイルの番号です．

ステップ2：各コイルの $C_j(x, y)$ に重み付け (w_j) をして，FOV_y 内に Δk_y の整数倍の波数 $(m\Delta k_y)$ を持つ正余弦波の感度分布 $C(x, y)$ を作り出す．

ステップ3：k空間を間引いてスキャンする．

　先程の4個のコイルで4個の $C(x, y)$ を採用する場合には，5行に1行だけをスキャン（実際に信号を取得）します．したがって，実測値だけで画像を作ると FOV_y は1/5で，折り返しが何重にも重なる画像になってしまいます．

ステップ4：実測した行の信号と $C(x, y)$ から，間引いた行のMRI信号Sを算出し，すべてのk空間座標を埋める．

ステップ5：k空間データを使って離散逆フーリエ変換により，フルサイズの FOV_y のMR画像を作成する．

　このように**SMASH**は**k空間内操作（k空間を埋める）**による**parallel imaging**です．

---

†2 ハーモニック (harmonic)

ここでは音楽や物理学で使われる倍音，すなわち基本周波数（振動数）の整数倍の振動数の波（音）を指す名詞です．ご存知のように形容詞としては「調和のとれた」「和声的な」という意味ですね．倍音を重ねれば心地良い響きになりますからね．

図5-16-4　SMASHの空間感度分布 $C(x, y)$（コイル4個の場合）

A　　　　　　　　　　　　　　　　　(1, 1, 1, 1)

B　　　　　　　　　　　　　　　　　(1, 1, −1, −1)

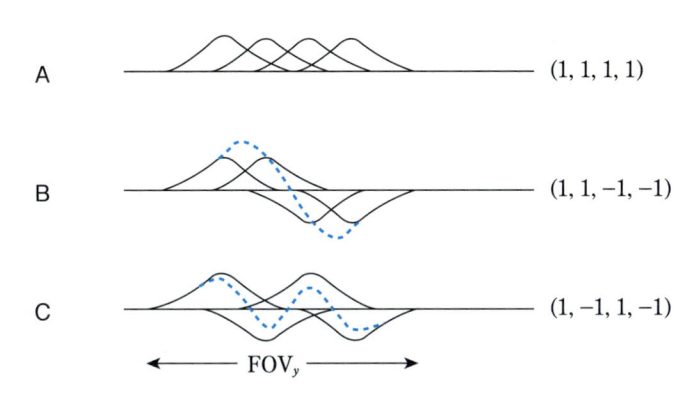

C　　　　　　　　　　　　　　　　　(1, −1, 1, −1)

←――FOV_y――→

実線が個々のコイルの感度分布 $C_j(x, y)$，破線が合成した $C(x, y)$．右の数字は (w_1, w_2, w_3, w_4)．

② 空間感度分布関数 C(x, y)

式5-13-7から，

$$\Delta k_y = \frac{1}{FOV_y} \quad \left(\Delta k_y \text{ が rad/cm なら} \quad \Delta k_y = \frac{2\pi}{FOV_y}\right) \qquad 5\text{-}13\text{-}7$$

波長を λ とすれば,

$$\Delta k_y = \frac{1}{FOV_y} = \frac{1}{\lambda} \qquad \text{5-16-4}$$

すなわち,FOV_y を1波長とする正余弦波が波数 Δk_y,2波長になる波が波数 $2\Delta k_y$,m波長になる波が波数 $m\Delta k_y$ の正余弦波になります.各コイルの $C_j(x, y)$ の重み付け(w_j)を4つのコイル($j = 1 \sim 4$)で説明します.図5-16-4Aの縦軸が各コイルの感度そのもので,コイル4個全体の感度 $C(x, y)$ は $w_1 = w_2 = w_3 = w_4 = 1$ です.(w_1,w_2,w_3,w_4) = (1,1,-1,-1) にすると FOV_y を1波長とする波(波数 Δk_y の波:図5-16-4B),(1,-1,1,-1) にすると2波長とする波(波数 $2\Delta k_y$ の波:図5-16-4C)になります.(-1,-1,1,1) なら $-\Delta k_y$,(-1,1,-1,1) なら $-2\Delta k_y$ の波になることはおわかりでしょう.つまり,4個のコイルで FOV_y 内に4個のharmonicの感度分布を作り出すことができたわけです.一般にp個のコイルでp個のharmonicを作成することができます.しかし,すべてのharmonicを使用するとは限りません(数が多いと中には信頼できないものもあるから).2L個のharmonicを使ったとして,

$$C_m(x, y) = \sum_{j=1}^{p} w_{j,m} C_j(x, y) = \exp[im\Delta k_y y], \quad (m = \pm 1, 2 \cdots L) \qquad \text{5-16-5}$$

ただし実際には,これらを正確な正余弦波にするにはさまざまな手法を必要とします.

③ 間引いた行の信号算出

MRI信号を示す式4-11-9を2次元で示します(これは実測値です).

$$S(k_x, k_y) = K \iint M(x, y) \exp[-i(k_x x + k_y y)] dx dy \qquad \text{4-11-9}'$$

算出する信号は,この積分項に $C_m(x, y)$ を乗じたものになります.$S(k_x, k_y)$ が $m\Delta k_y y$ の位相変調を受けているからです.

$$\begin{aligned}
S(k_x, k_y - m\Delta k_y) &= K \iint M(x, y) \exp\{-i[k_x x + (k_y - m\Delta k_y)y]\} dx dy \\
&= K \iint M(x, y) \exp[-i(k_x x + k_y y)] \exp(im\Delta k_y y) dx dy \\
&= K \iint M(x, y) \exp[-i(k_x x + k_y y)] \sum_{j=1}^{p} w_{j,m} C_j(x, y) dx dy \\
&= \sum_{j=1}^{p} K \iint M(x, y) \exp[-i(k_x x + k_y y)] w_{j,m} C_j(x, y) dx dy \\
&= \sum_{j=1}^{p} w_{j,m} S_j(k_x, k_y) \qquad \text{5-16-6}
\end{aligned}$$

$S(k_x, k_y - m\Delta k_y)$ が,各コイルが受信した信号 $S_j(k_x, k_y)$ に重み付けをした和として表されました.p個のコイルによって,実測行の上下に計p行以下の信号(ここではm行)が算出されます.4個の $C_m(x, y)$ を採用した場合には,実測行の下の2行($k_y - 2\Delta k_y$,$k_y - \Delta k_y$)と上の2行($k_y + \Delta k_y$,$k_y + 2\Delta k_y$)が算出され,実測行ととも

にk空間を埋めます（図5-16-5）．ただし，実際には，実測行の信号が，

$$S(k_x, k_y) = \sum_{j=1}^{p} w_{j,0} S_j(k_x, k_y) \qquad 5\text{-}16\text{-}7$$

となるように$w_{j,0}$を調節する必要があります．

図5-16-5　SMASHにおけるk空間充填

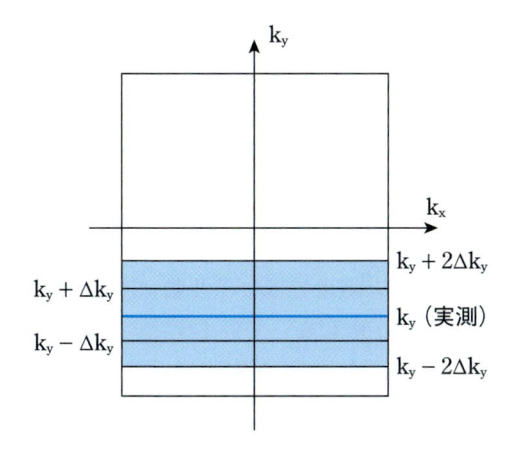

④ reduction factor

SMASHのreduction factor（R）は採用した$C(x, y)$の数Lです．したがってRの最大値がコイル数pになります（R = L ≦ p）．

⑤ S/N

SMASHで撮像した画像のS/Nは$C_m(x, y)$，したがって，$w_{j,m}$および$C_j(x, y)$の正確度に依存します．これらの理想的な値が得られれば，一般にRが増えてもS/Nがそれほど低下しないとされます[4]．これは複数のコイルを直線状に並べて，それぞれのコイルで受信し，phased array coilとして機能しているためと考えられています．しかし，実際には，$w_{j,m}$および$C_j(x, y)$の正確度に問題があり，Rが小さい（例えば2）時にもS/Nが低く，臨床応用に際してのS/NはSENSEと比べかなり低くなってしまいます．

⑥ コイルの配置

厳しく制限されます．基本的に直線状に部分的に重なって配置されます．この配置によって，SMASHのKEYとなる$C_m(x, y)$が決定されるからです．このコイル配置の制限がSMASHの臨床応用が進まない原因になっていました．

⑦ GRAPPA

SMASHの臨床応用に際しての最大の弱点である厳しいコイル配置制限を緩和する方法［PILS（Parallel Imaging with Localized Sensitivity），generalized SMASH[5]，AUTO-SMASH，VD（Variable Density）-AUTO-SMASHなど］が多数提唱されてきました．しかしこれらのSMASH系（k空間系）のパラレルイメージングはいずれも，コイル配置制限は緩和されたものの，① S/Nが低い，② 位相ずれ（各コイル間の同じボクセルの信号，および同じコイルでもFOV内の信号と折り返された信号

の位相がずれる），③ 算出した信号の誤差が大きい（$w_{j,m}$の不正確性），という問題がありました．これらを克服して臨床的に使われているのがGRAPPA[6]などです（p.685 付録11, 12）．

　GRAPPAではACS（autocalibration signal）と呼ばれる複数行の信号をk空間の中心部付近の従来は間引きされていた行でも取得します．複数の実際に取得した他の行データから式5–16–6の関係式を使ってACSを補正することによって，より正確な$w_{j,m}$を算出して，これからすべての間引きされた行のより正確な近似式を算出する方法です．つまり，実測行で実測行（ACS）を補正することによってより正確な$w_{j,m}$を算出し，この$w_{j,m}$を使ってより正確な非実測値の信号を算出します．各行ごとに信号が補正されているわけですね．

　さらに，これらの各コイルにおけるデータ（実測信号＋算出信号）を使って各コイルのMR画像（k空間はすべて埋まっているのでfull FOV画像）を作成してから，各MR画像を強度画像として重ね合わせて最終的なMR画像にします．これにより前述した①～③の弱点が克服されて，臨床的に使われるようになったわけです．GRAPPAの臨床応用ではコイル数は4～8，R（reduction factor）は2～4程度で，S/Nはほぼ$1/\sqrt{R}$になっています．

　また，SENSE（k–t SENSE以外の）では各コイルの感度プロファイル$C_j(x, y)$が体動（例えば呼吸）で変化してしまうため，画像が劣化することが問題でしたが，各画像ごとに自動補正するGRAPPAではこのようなことは起こりにくくなります．このため，胸部（肺，心臓）の撮像により有用性が高いと考えられています．また，SENSEでは$C_j(x, y)$が不正確になりやすいEPI（エコープラナー法：各行ごとに位相の歪みが積算されるので）には，各行ごとに補正するGRAPPAの方が適していると考えられます．SMASH系のパラレルイメージングでGRAPPA以外に実用化されているのはARC，CAIPIRINHAなどです[†3]（p.686 付録12）．

ひとくちMEMO

†3　グラッパとカイピリーニャ
　グラッパ（grappa）はブドウの搾りかすを蒸留したイタリアの焼酎，カイピリーニャ（Caipirinha）は，カシャッサ（サトウキビから作るブラジル原産の蒸留酒≒ラム酒）＋ライムジュース＋砂糖＋氷のカクテルです．

POINT 5-16

- パラレルイメージング(parallel imaging)は,k空間を間引いて信号を取得し複数コイルの空間的な感度差を利用して画像を作成する高速撮像技術.
- SENSEは折り返しを利用した,k空間外操作によるパラレルイメージング.
- S/N(SENSE)は最高でもS/N(FULL)の $1/\sqrt{R}$.
- SMASHはk空間内操作によるパラレルイメージング.
- SMASHのKEYは複数のコイルの空間的感度差を使って,位相エンコード方向に基本波数 Δk の整数倍の波数を持つ正余弦波(harmonic)の感度分布を作り出すこと.
- SMASH系で臨床的に使われている代表例がGRAPPA.

■参考文献

1) Pruessmann KP, et al: SENSE: sensitivity encoding for fast MRI. Magn Reson Med 42: 952–962, 1999.
2) Tsao J, et al: k–t BLAST and k–t SENSE: dynamic MRI with high frame rate exploiting spatiotemporal correlations. Magn Reson Med 50: 1031–1042, 2003.
3) Sodickson DK, Manning WJ: Simultaneous acquisition of spatial harmonics (SMASH): fast imaging with radiofrequency coil arrays. Magn Reson Med 38: 591–603, 1997.
4) Sodickson DK, et al: Signal–to–noise ratio and signal–to–noise efficiency in SMASH imaging. Magn Reson Med 41: 1009–1022, 1999.
5) Bydder M, et al: Generalized SMASH imaging. Magn Reson Med 47: 160–170, 2002.
6) Griswold MA, et al: Generalized autocalibrating partially parallel acquisitions (GRAPPA). Magn Reson Med 47: 1202–1210, 2002.

Q5 k空間と画像構成 ― 暗号を解読する舞台裏空間 ―

Q 5-17 圧縮センシングは画像圧縮と違うのですか？

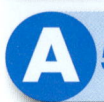

A 5-17 似ていますが逆のプロセスです．

「午前中のコンビニ強盗の犯人が店内の防犯カメラに写っていました．これです．」「うーん，画素が粗くて誰だかよくわからないなー．」「科捜研に送って，解像度を上げてもらえ」…（パソコン画面に明瞭になった犯人像）…「そうそう，これで誰だか確認できるな」というのが，圧縮センシングです．つまり，**足りない（部分的）データ（partial data）**から十分な（全）データ（full data）による画像と同様の画像を作成する方法が圧縮センシング（compressed sensing：CS）です．ただし，CSはもともと情報通信技術における発想で[1)2)]，画像だけでなく天文学やビッグデータなど多領域で研究，応用されています．

▶▶▶ 1 画像圧縮

光学写真，医療画像を問わず多くの画像がJPEG，JPEG 2000，MPEG[†1]などで圧縮されて転送，保管されていることはよく知られています．これは，画像データに**redundancy（冗長性）**があるからです．つまり，全データ（full data）に実際に画像化するのに不可欠ではない，あるいはそれを使っても使わなくても，その差を視覚的に判別できない部分データ（要素）が含まれているからです．このような部分（実質的に0の要素）が多い全データを**スパース（sparse：疎な）**データ，あるいは**スパーシティ（sparsity）**が高いデータと呼び，これらを消去して全データを軽くするのが画像圧縮です（図5-17-1）．MRAは極端に言えば，血管内だけが1，その他はすべて0という誰にも視覚的にすぐわかるスパースな画像です．しかし，多くの画像（MRI，CT，風景写真など）は一見してどこがスパースなのかわかりません．しかし，何らかのデータ変換（フーリエ変換など）によりスパーシティが明らかになります．例えば，JPEGは**離散余弦変換（discrete cosine transform）**，JPEG 2000は**離散ウェーヴレット変換（discrete wavelet transform）**を使って小さい圧縮データ（compressed data）にします．静止画像なら1/5〜1/10，動画ならさらに小さく圧縮したデータから画像を再生しても，（圧縮前の）全データから構成した画像と視覚的に区別できません．それなら，最初から圧縮データだけ（MRIではk空間の一部だけ）を取得する，すなわち少数サンプリング（undersampling）すれば飛躍的な高速撮像になるはずだ，というのがCSの発想です（図5-17-1；→）．

図5-17-1　画像圧縮と圧縮センシング．→：通常の撮像，⇢：画像圧縮／再生，
→：圧縮センシング．

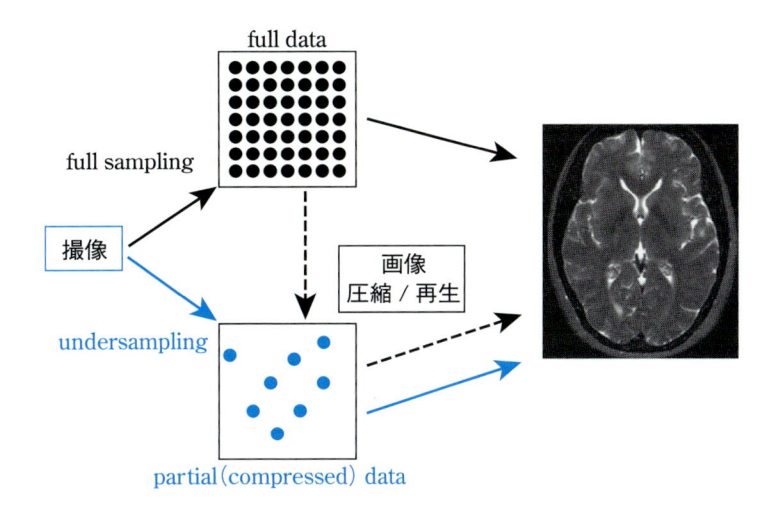

▶▶▶ 2　圧縮センシング（CS）

　そもそも全データがあり，それがスパースだから圧縮データが得られるわけです．最初のような刑事ドラマでも，撮影している時の不明瞭な写真は，実際には全データから構成した犯人の写真をわざわざ不明瞭にしたもので，不鮮明写真→鮮明写真という流れはフェイクです（CS技術の進歩でかなりドラマのようになっていますが）．撮像前に画像（あるいは変換後）のどこの要素が0（取得する必要のないデータ）なのかを知ることはできません．それでは，どのようにして部分データから鮮明な画像を構成するのでしょうか？　キーワードは**インコヒーレントアーチファクト**（incoherent artifact＝まとまりのない雑音のようなアーチファクト）[†2]です．

① 1D CS-MRI

　MRIはもともとフーリエ変換されたデータがk空間に収まっており，またエルミート対称性からもわかるようにredundancyの高いk空間データから構成される画像なのでCSに適しています[3]．

　単純化するために1次元で説明します．図5-17-2Aをご覧ください．時間領域にある2つの周波数（青，黒）を検出しましょう（p.121 図4-5-1と同じですが，ここでは単純化するためにT_2減衰を無視します）．Bがナイキスト（Nyquist）理論（p.171）にかなったデータサンプリングポイント，すなわち全データです．そのフーリエ変換がB'で，横軸は周波数（ν），空間周波数（k），距離（x）のどれと考えてもOKです．Cは3つおきのサンプリングで，パラレルイメージング（そこではk空間の行を間引きますが基本的には同じ）のように位置（ここでは周波数）がずれて認識されます（2次元画像では多数の明瞭な画像がずれて重なる）．多数の受信コイルの感度差を利用してC'をB'に戻すのがパラレルイメージングですが，ここでこのような明瞭な位置ずれが生じると対処のしようがありません（分身術を修得した敵と戦わねばなりません）．そこで，きわめてランダムなサンプリングを行います．そうするとアーチファクトは高いピーク（明瞭な位置ずれアーチファクト）を形成できず，D'のような，B'に示す

Q5 k空間と画像構成 ― 暗号を解読する舞台裏空間 ―

正しい位置の青と黒のピークから信号の一部が流れ出したような小さなピークの連続になります．この雑音のようなアーチファクトがインコヒーレントアーチファクトです．

ここで閾値を設定して（E），高い青ピークを取り出します（F）．しかし，インコヒーレントアーチファクトの高さは本来のピークに比例するので，低い黒ピークは青のインコヒーレントアーチファクトに埋もれて検出できません．そこで，ピークが青1つだけであったと仮定して，同じサンプリング条件（D）のもとで近似スペクトルを再現し（G），D′からGを差し引きします（H）．ここでEと同様に，ただし低い閾値を設定して黒ピークを取り出します．これで，ランダムな少数サンプリングにより明瞭なアーチファクトを避け，目的とする，全（ナイキスト）サンプリングデータと同じピーク（青と黒，B′）をインコヒーレントアーチファクトから取り出せたわけです．実際の画像では取り出す（検出する）べきピークが多数あるので，この作業を何回も繰り返し（iteration），すべてのピークを取り出します（もちろんコンピュータが実行します）．1つのピーク（MRIではk空間の1ポイントのデータ）が取り出されるごとに，画像を覆っているベールが1枚ずつ剥がれて，次第に画像が鮮明になっていくイメージです（ドラマで犯人の画像が次第に鮮明になっていくのと同じ）．このようにサンプリング数が少ない**CS-MRI**の撮像時間は大幅に短縮されますが，コンピュータ負荷は膨大になります．

図5-17-2　1次元圧縮センシングMRI（説明は本文）

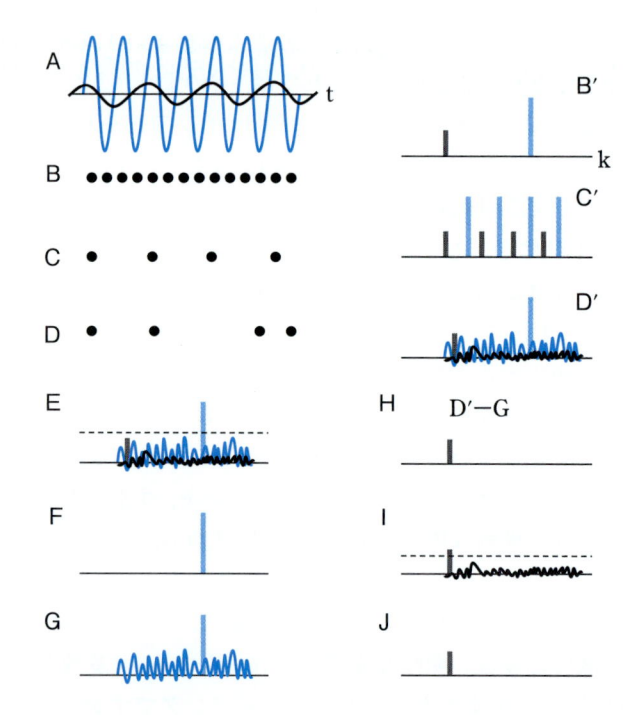

② CS-MRIのk空間軌跡

　　圧縮センシングの鍵は「明瞭なアーチファクトをいかにインコヒーレントアーチファクトにするか」でした．データ空間の重みづけが均一であれば，ランダムなサンプリングほどアーチファクトはインコヒーレントになることが理論的に実証されています[1]．しかし実際のMRIのk空間のサンプリング（スキャン）ではどうでしょう？ 次の3点を考慮して，k空間をできるだけランダムにスキャンすることが肝心です．

　　i）周波数エンコード方向のサンプリング時間は撮像時間に大きく影響しない：①では単純化およびランダムサンプリングとインコヒーレントアーチファクトの関係を説明するため，周波数エンコード方向を例示しましたが，実際に撮像時間を大きく左右するのは位相エンコードに費やす時間です．周波数エンコード方向のサンプリング間隔を広げても（データ量は削減されるが）サンプリング時間（したがって撮像時間）は短縮されません．

　　ii）頻繁にk空間を上下（位相エンコード方向）に移動すると不具合が生じる：上下に移動するたびに位相エンコード傾斜磁場を印加しなければならないので，時間的にも人体への影響（p.660 Q14-2）に関しても不利です．

　　iii）k空間は不均等重みづけ空間：k空間は中心部ほど信号が大きく（画像への影響が大きく），周辺ほど信号が弱い（p.180 Q5-12）．

　　したがって，いかに上下の移動を少なく，中心部を多く，かつランダムにk空間をスキャンするか，すなわち**少数サンプリングに伴うアーチファクトのインコヒーレント化とアーチファクトに埋もれた画像データをいかに取り出すかがCS–MRI成功の鍵**になります．

ひとくちMEMO

†1　**JPEG/MPEG**
　　コンピュータや情報通信などのISO（国際標準化機構）とIEC（国際電気標準会議：p.667 ひとくちMEMO）の境界分野における縄張り争いを解消するために両者が1987年に設定した第1合同技術委員会（ISO/IEC JTC1）に集まった静止画圧縮技術グループがJPEG（joint photographic experts group）で，その圧縮技術自体もJPEGと呼ばれます．JPEG 2000はその改良バージョン．MPEG（moving picture experts group）は同じISO/IEC JTC1の動画バージョンです．

†2　**インコヒーレント**
　　p.244 ひとくちMEMO参照．

Annex Q5-17
部分フーリエ法やパラレルイメージングもCS–MRIと同じk空間の部分（少数）サンプリングによる高速撮像法ではないのですか？

Annex A5-17
　　その通りです．k空間の一部だけをスキャン（サンプリング）する高速撮像という意味では同じ範疇になりますが，**部分フーリエ法**はエルミート対称性を利用してk空間の半分をスキャンし［p.195 Q5-14 Annex］，**パラレルイメージング**は複数受信コイルの感度差を利用してk空間を均一に間引いてスキャンします（p.203 Q5-16）．これ

に対してCS–MRIはMR画像のスパーシティを利用してk空間をランダムにスキャンして高速化します．これらは独立した技術なので，それぞれを組み合わせてさらなる高速化が可能です．

　また静止画像に比べて動画のスパーシティは格段に高いので，ダイナミック造影MRI，心臓MRI，動態画像検査（嚥下，呼吸，関節の動きなど）での有用性が特に高いと考えられます．この分野では，k–t BLAST［p.206 Q5–16–1–⑦］，keyhole imaging（p.181 Q5–12 Annex）や4D–造影MRI（TRICKSなど：p.622 Q12–17 Annex Ⅲ）が先行していますが，これらとの競争/組み合わせにより10〜20倍の時間分解能（50ms/フレーム，20フレーム/s程度）が得られると期待されています．

POINT 5-17

■不足データ（少数サンプリング）から全データによる画像と同様の画像を作成する方法が圧縮センシング（CS）．

■少数サンプリングに伴うアーチファクトのインコヒーレント化とアーチファクトに埋もれた画像データをいかに取り出すかがCS–MRI成功の鍵．

■参考文献

1) Candès EJ, et al: Robust uncertainty principles: exact signal reconstruction from highly incomplete frequency information. IEEE Transactions on Information Theory 52: 489–509, 2006.
2) Donoho DL: Compressed sensing. IEEE Transactions on Information Theory 52: 1289–1306, 2006.
3) Lustig M, et al: Sparse MRI: the application of compressed sensing for rapid MR imaging. Magn Reson Med 58: 1182–1195, 2007.

決定版 MRI完全解説 第2版

Q6

パルスシーケンス
― 好みのテーマを演出する魔術師 ―

Q6-1	パルスシーケンスって何？	
	Annex	外的因子（TR，TE…）の信号への影響は？
Q6-2	SEは信号形態じゃなかったの？	
	Annex	180°再収束パルスは縦磁化の回復を妨げる？
	Annex II	SEは不均一な静磁場の影響を受けない？
Q6-3	FSEとTSEは同じか？	
	Annex	FSEの画像はSEの画像と同じか？
	Annex II	FRFSEの画像はFSEと同じか？
Q6-4	T_1（画）像とT_1強調（画）像，T_2（画）像とT_2強調（画）像は同じ？	
	Annex	T_1強調（画）像で高信号を見たら？
Q6-5	さまざまなGRE系シーケンスはどう違う？	
	Annex	GREシーケンスでは，なぜ部分フリップ角αを使うのか？
	Annex II	SEシーケンスでは，なぜ部分フリップ角αが使われないのか？
Q6-6	スポイルドGREはT_1強調？	
	Annex	スポイルドGREで大きいα（60〜90°）ではなく中程度のα（30〜50°）を使うのはなぜ？
Q6-7	共鳴オフセット角βとFLASH bandの関係は？	
Q6-8	横磁化のスポイリング法は？	
Q6-9	MP-GREを説明してください	
Q6-10	コヒーレントGREのFISP，PSIF，TrueFISPはどう違う？	
	Annex	RARE ROASTとROASTの違いは？
Q6-11	DESS，CISSとbalanced SSFPの違いは？	
	Annex	SSFPは腹部でも大丈夫？
Q6-12	EPIで位相エンコード方向に化学シフトアーチファクトが現れるのはなぜ？	
	Annex	EPIの実効TE（TE_{eff}）は？
Q6-13	EPIが最速のパルスシーケンス？	
	Annex	MB-EPIはどのようなシーケンス？
Q6-14	反転回復（IR）パルスはT_1強調の予備パルスなのか？	
	Annex	IRシーケンスでバックグラウンドより低い信号があるのはなぜ？
Q6-15	STIRとFLAIRもIRシーケンス？	
	Annex	STIRとSPIRはどこが違う？
	Annex II	FLAIRでCSFが部分的に高信号になるのはなぜ？
	Annex III	Gd造影FLAIRで髄膜病変が明瞭になるのはなぜ？
Q6-16	DEパルスの目的は？	
	Annex	二項RFパルスはT_2強調以外にも使われる？
Q6-17	SWIはT_2^*強調像とはどこが違う？	
	Annex	SWIでT_1を短縮するGd造影剤を使うと，血管内の信号が上昇して静脈が見えなくなる？
Q6-18	BOLD法で賦活部が高信号になるのはなぜ？	

Q6 パルスシーケンス ― 好みのテーマを演出する魔術師 ―

Q 6-1 パルスシーケンスって何ですか？

A 6-1 RFおよび磁場勾配の強さと印加するタイミングです．

▶▶▶ 1 パルスシーケンス

パルスシーケンス (pulse sequence) のパルスはパルス状に短時間で印加される RFと磁場勾配のことです．シーケンスは連鎖，連続という意味ですから，**パルスシーケンスはRFと磁場勾配の連鎖**，すなわちこれらを適切な強さとタイミングで印加する方法ということになります．重要なことは，この強さとタイミング（パルスシーケンス）によって撮像時間だけでなく，画像がガラッと変わることです．

▶▶▶ 2 MRIは多因子画像

X線写真やX線CTはその濃度が基本的に電子密度（≒比重）によって決まる単因子画像です．これに対してMRIは，その信号強度が信号を出す原子核磁気モーメント密度 (ρ) だけでなく，縦緩和時間 (T_1)，横緩和時間 (T_2)，流速分布 [$f(v)$]，拡散係数 (D) など組織の持つ多数の因子（**内的因子**）に左右される多因子画像です．これらの因子が同じ程度に信号強度に影響しているとしたらどうでしょう．どの因子によって信号が低くあるいは高くなっているのか見当がつかなくなってしまいますね．信号強度からどのような組織なのかを推測することもできませんし，得られた画像にどのように意義があるのか解析できません．

▶▶▶ 3 特定因子強調画像

そこで，これらの内的因子のうちどれか特定の因子を強調した画像を作ります．例えばT_2強調像を作成することができれば，T_2強調像における信号強度の強弱から組織のT_2の長短が推測でき，どのような組織なのか（例えばwetかdryか）がわかるわけで，診断に貢献することになります．

▶▶▶ 4 外的因子

特定の内的因子は，RFと磁場勾配を適切な強さとタイミングで印加することによって強調されます．すなわち**パルスシーケンスは特定の内的因子を強調する方法**といえます．そして「適切な強さとタイミング」にあたるのが繰り返し時間 (TR)，エコー時間 (TE)，反転時間 (TI)，磁場勾配の強さと印加時間などの**外的因子**（撮影者が左右できる因子）です．これに対する内的因子は生体組織自体の属性なので撮影者が変化させることは基本的にはできません（例外が体内組織のT_1やT_2を変化させる造影剤です）．

▶▶▶ 5 パルスシーケンスの構造

基本構造は励起**RF**パルスと信号形態（SE [スピンエコー] かGRE [グラディエントエコー] か）と位置情報を得るための3 (x, y, z) 方向の**磁場勾配**です．これらの時間

的位置を操作することにより，TR，TEを変化させて，特定の内的因子をある程度強調することができます．しかしこれだけでは強調できない，あるいは強調の程度が不十分な内的因子があります．また特定の因子の影響を抑制したいこともあります．そこで基本構造に加える外的因子が**予備パルス（preparation pulse）**です．これには表6-1-1のようにさまざまなRFならびに磁場勾配があります（ただし，同様のパルスでも異なった名称で呼ばれているものがあります）．すなわち，パルスシーケンスは基本構造＋予備パルスで構成されており，これらをうまく組み合わせて特定の内部因子を強調あるいは抑制するわけです．

表6-1-1　予備パルス

RF
- IR（反転回復）パルス
  - IR　　　　　　　　T_1強調
  - STIR　　　　　　　脂肪信号抑制，T_1およびT_2強調
  - FLAIR　　　　　　 自由水信号抑制
  - CSS-IR　　　　　　脂肪信号抑制
  - double IR　　　　 血流信号抑制（black blood）
  - 　　　　　　　　　 2組織信号抑制
  - ASL　　　　　　　 空間信号抑制（灌流画像）
  - SLIP　　　　　　　空間信号抑制（MRA）
- 飽和パルス
  - CSS　　　　　　　 脂肪信号抑制
  - 空間飽和　　　　　 空間信号抑制
  - MT　　　　　　　　磁化移動強調
  - CEST　　　　　　　化学交換飽和移動強調
  - ASL　　　　　　　 空間信号抑制（灌流画像）
- 水励起　　　　　　　 選択的水信号励起（脂肪信号抑制）
- DEパルス　　　　　　T_2強調
- SLP　　　　　　　　 $T_1\rho$強調
- spoiler　　　　　　 横磁化消失（T_1強調）

磁場勾配
- rewinder　　　　　　横磁化巻き戻し（T_2強調）
- spoiler　　　　　　 横磁化消失（T_1強調）
- BPG
  - BPG　　　　　　　 位相コントラスト血管撮影（PC-MRA）
  - 　　　　　　　　　 流速補正（FC/GMN）
  - MPG　　　　　　　 拡散強調
  - MSG/MEG　　　　　 弾性率強調（エラストグラフィ）

RF＋磁場勾配
- MSDE　　　　　　　　血流信号抑制（black blood MRA）

IR：inversion recovery, STIR：short tau inversion recovery, FLAIR：fluid attenuation inversion recovery, CSS：chemical shift selective, ASL：arterial spin labeling, SLIP：spatial labeling inversion pulse, MT：magnetization transfer, CEST：chemical exchange saturation transfer, DE：driven equilibrium, SLP：spin-locking pulse, BPG：bipolar gradient, FC：flow compensation, GMN：gradient moment nulling, MPG：motion-probing gradient, MSG：motion-sensitive gradient, MEG：motion-encoding gradient, MSDE：motion-sensitized driven equibrilium.

▶▶▶ 6　PSD

　パルスシーケンス，すなわちRFおよび磁場勾配の強さとタイミングを示した図をパルスシーケンス図（PSD：pulse sequence diagram）と呼びます．パルスシーケンスの設計図ですね（図6-1-1）．特に決まりがあるわけではありませんが，横軸が時間で，上からRF（ラジオ波），G_{SS}（スライス選択磁場勾配），G_{PE}（位相エンコード磁場勾配），G_{RO}（読み取り磁場勾配），信号を示すのが普通です．各基線からの高さがRFや磁場勾配の強さを示します．磁場勾配の強さを示す線と基線との間の面積はモーショングラディエント（motion gradient：MG）と呼ばれ，磁場勾配が静止した磁化（isochromat）の位相を分散させる能力の指標になります（p.487 Q10-5）．

図6-1-1　スピンエコー（SE）のパルスシーケンス図（PSD）

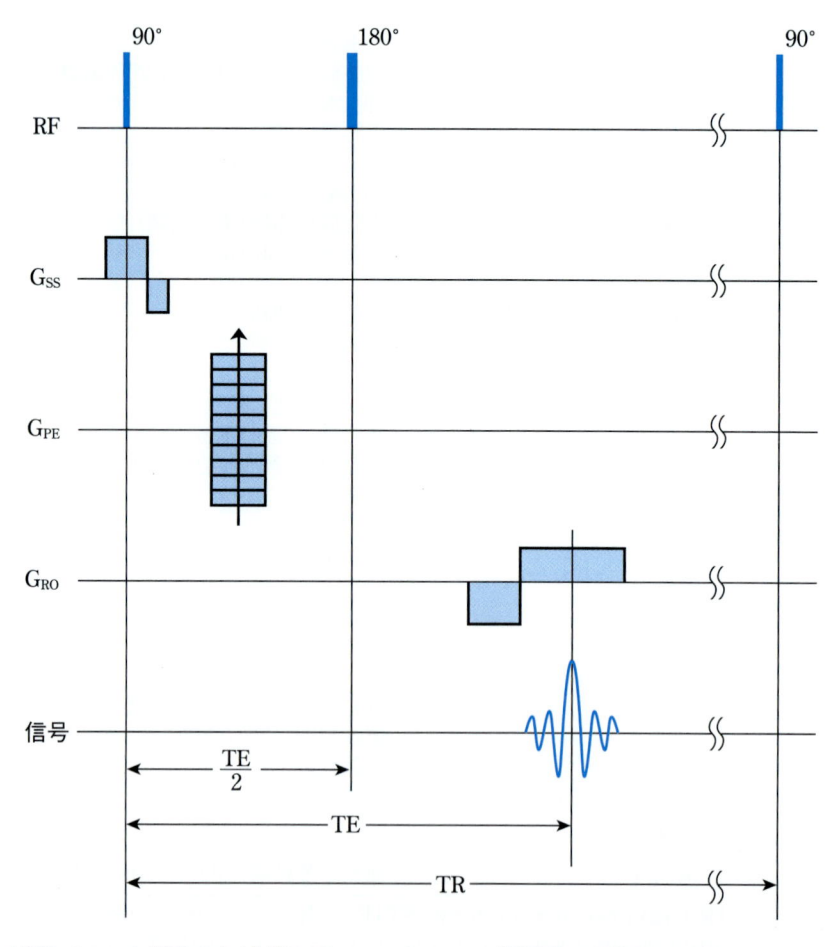

180°パルスを削除すればグラディエントエコー（GRE）のPSDになる．

Annex Q6-1
外的因子は信号にどのように影響するのですか？

Annex A6-1
各外的因子を見てみましょう．

1）繰り返し時間（TR：repetition time）

励起RFパルスから次の励起RFパルスまでの時間が繰り返し時間TRです．**TRとT$_1$は深い関係**にあります．TRが長いと，T$_1$が長い組織の縦磁化も短い組織の縦磁化も十分回復してしまいます．したがって，次の励起パルス照射時にT$_1$の差が反映されません．逆にTRが短いとT$_1$が短い（縦磁化が速く回復した）組織とT$_1$が長い（縦磁化の回復が遅い）組織との差が信号強度に反映されます（図6-1-2）．すなわち，**TRが長いとT$_1$の影響が少なく，TRが短いとT$_1$を強く反映した画像になります**．もちろん，後者ではT$_1$が長い組織は回復が遅いのですから低信号，T$_1$の短い組織は十分に回復しているので高信号になります．

図6-1-2　T$_1$とTRの関係

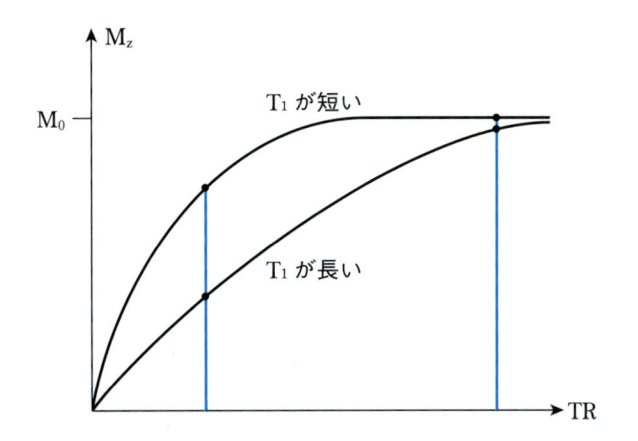

2）エコー時間（TE：echo time）

励起RFパルスからエコー信号（スピンエコーやグラディエントエコー）の中央までの時間をエコー時間と呼びます．**TEはT$_2$と深い関係**にあります．SE信号はT$_2$を時定数として減衰するので，あまりにTEが短いと，T$_2$が長い組織の横磁化も短い組織の横磁化も十分減衰していません．したがって，T$_2$の差が反映されません（図6-1-3）．逆に**TEを長めに設定するとT$_2$が長い（横磁化の減衰が遅い）組織とT$_2$が短い（横磁化の減衰が速い）組織との差が信号強度に反映されます．T$_2$の長い組織ほど高信号**になるわけですね．

図6-1-3　T_2とTEの関係

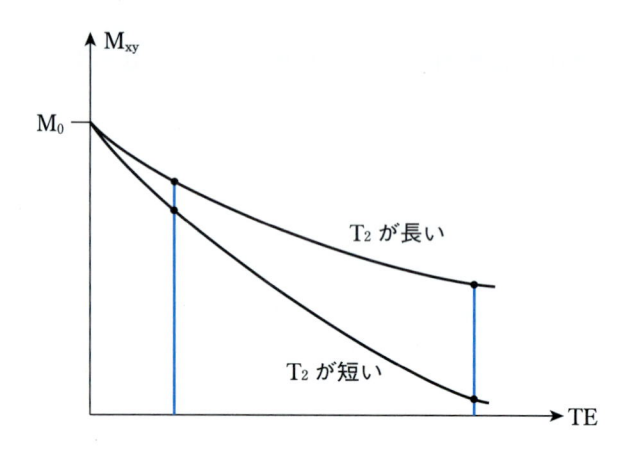

[グラフ: 縦軸 M_{xy}、横軸 TE、M_0 から減衰する2本の曲線。「T_2 が長い」「T_2 が短い」]

3）反転時間（TI）

180°反転パルスから励起RFパルスまでの時間．反転パルスを付加したパルスシーケンスを反転回復法と呼びます．これについてはQ6–14（p.279）を参照してください．

POINT 6-1

- パルスシーケンスはRFと磁場勾配の連鎖で，特定の内的因子を強調することができる．
- パルスシーケンスは基本構造＋予備パルスで構成される．
- TRとT_1は深い関係にあり，TRが長いとT_1の影響が少なく，TRが短いとT_1を強く反映した画像になる．
- T_1が長い組織は低信号，T_1の短い組織は高信号になる．
- TEはT_2と深い関係にあり，TEを長めに設定するとT_2の差を反映した画像になる．
- T_2の長い組織ほど高信号．

Q 6-2 スピンエコー（SE）は信号形態のひとつでしたが，パルスシーケンスにもSEがあるのですか？

A 6-2 もともとは信号形態を示す用語ですが，SEを信号形態とするパルスシーケンスもSEと呼ばれています．

確かにSEは信号形態のひとつでした（p.122 Q4–6）．信号形態は最も重要なパルスシーケンスのパーツです．そこでパルスシーケンスは信号形態によって**SE系**と**FID系**[＝**GRE（グラディエントエコー）系**]に大別されます（p.132 Q4–7）．

▶▶▶ 1　スピンエコー（SE）

　　MRIにおいて最も基本的かつ最も古い歴史を持つパルスシーケンス（PS）がスピンエコー（spin echo：SE）で，再収束180°パルスが介在するため，磁場の不均一を相殺してT$_2$減衰するので（p.122 Q4-6），S/Nが高く最も"綺麗"な画像を提供してくれます．SE（PSとしての）では90°励起RFパルス後TE/2の時点に180°再収束RFパルスを照射して，励起パルスからTEの時点でピークとなるSE信号を取得します（図6-1-1）．

　　励起パルス照射時の縦磁化M$_z$は，その励起パルス前のTRの間に0から回復したものなので，式3-3-3（p.75）のtをTRで置換したものになります．

$$M_z = M_0 \left[1 - \exp\left(\frac{-TR}{T_1}\right) \right] \qquad 6\text{-}2\text{-}1$$

　このM$_z$が90°励起RFパルスによってx-y平面に倒され横磁化M$_{xy}$となり，このM$_{xy}$がT$_2$減衰します．したがって，式3-3-7（p.76）のtをTE，M$_0$を式6-2-1のM$_z$で置き換えるとSEの信号強度になります．

▶▶▶ 2　SEの信号強度

　　さらに，M$_0$は原子核密度ρに比例するので，SEの信号強度は次式で示されます．

$$S_{SE} = K \cdot f(v) \cdot \rho \left[1 - \exp\left(\frac{-TR}{T_1}\right) \right] \exp\left(\frac{-TE}{T_2}\right) \qquad 6\text{-}2\text{-}2$$

　ここでKは比例定数，f(v)は流速分布関数です．f(v)は血流のように動いている原子核に適応される因子なので，静止組織では1になり無視して構いません．この式からもρが大きく，T$_1$が短く，T$_2$が長いほど信号が高くなることがわかります．T$_1$は縦磁化の回復（T$_1$が長いほど回復が遅い）を，T$_2$は横磁化の減衰（T$_2$が長いほど減衰が遅い）を示す指標（時定数）なので当たり前ですけれどね．

▶▶▶ 3　SEシーケンスにおけるT$_1$強調像とT$_2$強調像

　　Q6-1-1，6-1-2および式6-2-2からTRを短く（short TR）してT$_1$の影響を強調し，TEを短く（short TE）してT$_2$の影響を少なくすればT$_1$強調像（T$_1$WI：T$_1$ weighted image）になります．逆にTRを長く（long TR）してT$_1$の影響を少なくし，TEを長く（long TE）してT$_2$の影響を強調すればT$_2$強調像（T$_2$WI）になります．また，TRを長く，TEを短めに設定するとT$_1$とT$_2$両方の影響が少なくなるので^{1}H原子核（プロトン）密度をより反映した画像になりプロトン密度強調像（PDWI：proton density weighted image）と呼ばれています．一般にT$_1$強調像ではTR < 500ms，TE < 20ms，T$_2$強調像では1,500ms < TR < 3,000ms，60ms < TE < 120ms，PDWIでは1,500ms < TR < 3,000ms，20ms < TE < 40ms程度に設定します．

▶▶▶ 4 SEシーケンスの撮像時間†

TR：500ms，N_p：256，NSA：2の条件でT_1強調像を撮像すると，撮像時間（AT）は$0.5 \times 256 \times 2 = 256$秒＝4分16秒．TR：2,000ms，$N_p$：256，NSA：2の$T_2$強調像なら4倍の17分4秒．このようにSEは"綺麗"だけど"のろま"なPSなのです．

ひとくちMEMO

† 撮像時間（acquisition time：AT）
一般に次式で表されます．

$$AT = TR \cdot N_p \cdot NSA \qquad 6\text{-}2\text{-}3$$

N_pは位相コードステップ数（k空間の行数），NSA（number of signals averaged）は加算回数でNEX（number of excitation）とも呼ばれますが，これが励起（excitation）の回数ではないことは明らかですね．NSAは同じ信号（k空間の同じライン）を何回取得して加算したかということを示します．加算は信号雑音比（S/N）を上げるために行います．

Annex Q6-2

SEパルスシーケンスにおいて，式6-2-1，2では90°励起パルスによって0になった縦磁化が次の励起パルスまで縦緩和（T_1回復）することになっていますが，途中の180°再収束（反転）パルスの影響はないのですか？

Annex A6-2

鋭い質問です．その通りで，実は式6-2-1，2はTR≫TE/2とした時の近似式です．順を追って検証してみましょう．まず90°励起パルスによって0になった縦磁化は，180°再収束パルスまで（0～TE/2）T_1回復します（図6-2-1）．

図6-2-1 180°パルスによる反転を考慮した場合の縦磁化M_zの回復

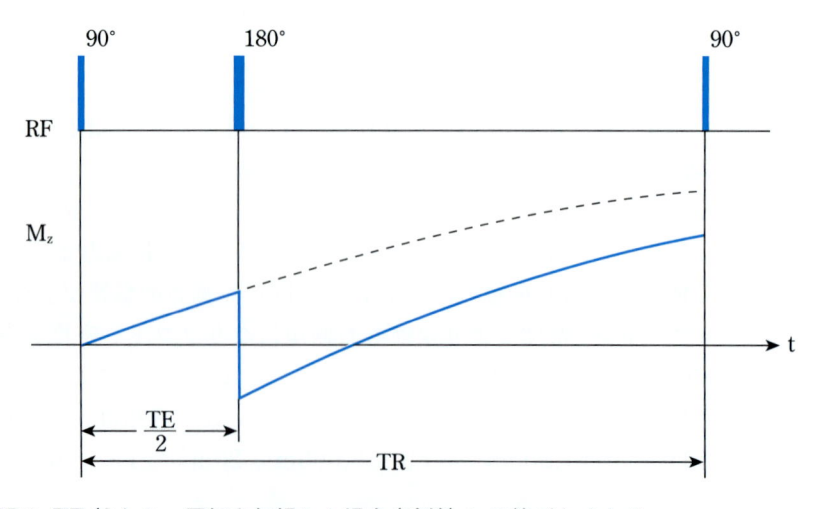

TR≫TE/2なら，反転を無視した場合（破線）との差がなくなる．

$$M_{z(TE/2)} = M_0 \left[1 - \exp\left(\frac{TE/2}{T_1} \right) \right] \qquad 6\text{-}2\text{-}4$$

ここで180°再収束パルスによって反転するので，

$$M_{z(\pi)} = -M_0 \left[1 - \exp\left(\frac{TE/2}{T_1} \right) \right] \qquad 6\text{-}2\text{-}5$$

この縦磁化がTE/2からTRまでT₁回復していきます．これは図3-3-5（p.77）の（M_z = 0以外の）途中から回復する過程なので，図3-3-5，式3-3-8，3-3-2（p.77）と同様です．

$M_0 \cos\theta \rightarrow M_{z(\pi)}$，TE/2からの時間をtとおいて，

$$M_r = [M_0 - M_{z(\pi)}] \exp\left(\frac{-t}{T_1} \right) = M_0 \left[2 - \exp\left(-\frac{TE/2}{T_1} \right) \right] \exp\left(\frac{-t}{T_1} \right)$$

したがって，

$$M_z = M_0 - M_r = M_0 - M_0 \left[2 - \exp\left(-\frac{TE/2}{T_1} \right) \right] \exp\left(\frac{-t}{T_1} \right) \qquad 6\text{-}2\text{-}6$$

次の励起パルス直前では，t = TR − TE/2なので，これをtに代入すると，

$$M_z = M_0 \left[1 - 2\exp\left(-\frac{TR - TE/2}{T_1} \right) + \exp\left(\frac{-TR}{T_1} \right) \right] \qquad 6\text{-}2\text{-}7$$

SEシーケンスの信号強度（S_{SE}）は，このM_zが次の90°パルスでx-y平面に倒れた横磁化M_{xy}が次の信号収集時間（TE）までに横緩和したものなので，Kを比例定数として，f(v)も考慮すると，

$$S_{SE} = K \cdot f(v) \cdot \rho \left\{ 1 - 2\exp\left(-\frac{TR - TE/2}{T_1} \right) + \exp\left(\frac{-TR}{T_1} \right) \right\} \exp\left[-\left(\frac{TE}{T_2} \right) \right]$$
$$6\text{-}2\text{-}8$$

TR ≫ TE/2なら，式6-2-2になります．SEシーケンスでは通常この条件が成り立つので一般に式6-2-2が使われています．

しかし，TRを短縮（高速撮像のため）するとTR ≫ TE/2は成り立たず，この縦磁化が180°パルスによって反転して負(0未満)から回復しなければならない，つまり**縦磁化が十分回復する前に次の励起RFパルスが照射されてしまう（したがって信号が低い）**ということがSEシーケンスの弱点になり，**高速撮像ではGRE**（p.239 Q6-5）**が多用される原因になっています**．

Annex II
Q6-2 SEは不均一な静磁場の影響を本当に受けないのですか？

Annex II
A6-2 180°再収束パルスで相殺できるのは時間的に変動しない静磁場の不均一性だけで

す（p.122 Q4-6-1）．時間的に変動する静磁場の不均一性（例えば渦電流の影響，磁性体の移動など）を相殺することはできません．したがって，時間的に変動する静磁場の影響を受けます．

POINT 6-2

- パルスシーケンスはSE系とGRE系に大別される．
- ρが大きいほど，T_1が短いほど，そしてT_2が長いほど信号は高い．
- SEは「綺麗」だけど「のろま」なPS．

Q 6-3 Fast SEとTurbo-SEは同じですか？

A 6-3 同じです．

SEシーケンスの「のろま」を返上する高速版が，fast SE（FSE）[†]あるいはturbo-SE（TSE）[†]と呼ばれる高速SE法（p.685 付録11）で，RARE（rapid acquisition with relaxation enhancement）[1]と呼ばれていたパルスシーケンスの改良版[2]です．現在，最も汎用されているパルスシーケンスのひとつです．以下FSEと総称します．

▶▶▶ 1 FSE

90°励起パルス―180°再収束パルス―SE信号というシーケンスがSEでした（p.220 図6-1-1）．これに続けて**180°再収束パルスを繰り返して照射し，SE信号を次々に取得する方法がFSE**です（図6-3-1）．90°励起パルス―〔180°再収束パルス―SE信号〕―〔180°再収束パルス―SE信号〕―〔　〕……と〔　〕内を繰り返します．ただし各〔　〕内では，1）異なった強さのG_{PE}（位相エンコード磁場勾配=G_y），すなわち$m\Delta G_y$を印加し，2）信号取得後に$-m\Delta G_y$を印加しておきます．1）によって各〔　〕内の信号が異なったG_yで位相エンコードされ，2）によって各〔　〕の影響が次の〔　〕に持ち越されないので，各信号が独立している（他のG_yに影響されない）ことが保証されて，k空間の異なった行（m行）を埋めることができます．

ひとくち MEMO

[†] **fast とturbo**

両者は同じ「高速」という意味で使われています．fastは一般に汎用される形容詞ですが，turboの本来の意味は「旋風，つむじ風」のことで単独で使う場合は名詞です．一般にはturbocharged car（いわゆるターボ車）のように，「タービン（羽根つき車）がついた」という接頭辞として使われます．高速というイメージが伝わりますね．

図6-3-1　高速スピンエコー（FSE）のPSD

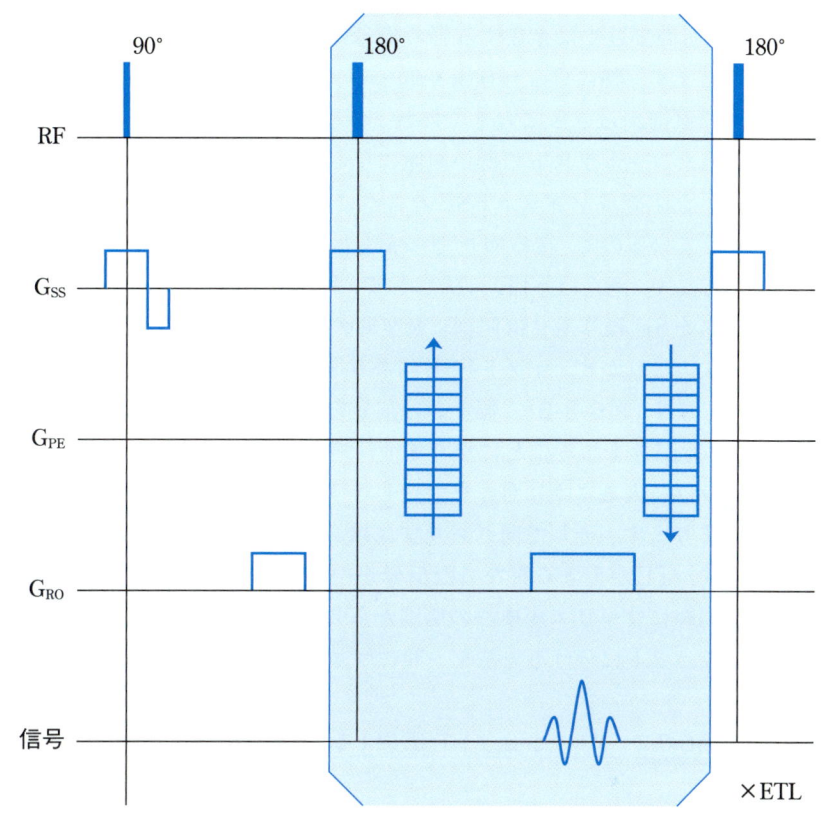

〔　〕内をETLだけ繰り返す．

▶▶▶ 2　実効TE

　SEではk空間の各行を埋める信号はすべて同じTEで取得されます．ところが，FSEの各SE信号は異なったTE（90°励起パルスから各SE信号の中央ピークまでの時間）を持っています．各SE信号のピークはT_2減衰しているので，「各信号の強度はG_{PE}だけに左右される」というフーリエ変換法の大原則（p.169 Q5-8-5）に違反してしまいます．そうなんです．**FSEは原則を踏みにじったシーケンスなのです**（でも高速でS/Nおよびコントラストの高い画像なので汎用されています：芸能界の掟に従わなくても魅力あるタレントは売れる）．そこで，画像のコントラストに最も強い影響を持つk空間の中央行（$G_{PE} = 0$）のTEを実効TE（effective TE：TE_{eff}）と呼び，TEの代わりにします．

▶▶▶ 3　シングルショットとマルチショット

　1つの90°励起パルスの後に繰り返す〔　〕の数＝180°パルスの数＝エコー信号数をエコートレイン数（echo-train length：ETL），180°パルスの間隔＝エコー信号の間隔をエコー間隔（echo space：ESp）と呼びます（p.685 付録11）．ETLは4〜64，ESpは10〜20ms程度です．位相エンコードステップ数（$N_p = N_y =$ k空間の行数）が128でETLを128にすれば，1つの90°励起パルス，すなわち1TRでk空間の

すべての行が埋まります．これがシングルショット（single-shot）FSEです．この場合には，すべての行の信号を異なったTEで取得することになります．したがって，k空間で近くに存在する行の信号はできるだけ近いTEで取得するようにG_{PE}を設定します．特に$G_{PE} = 0$（k空間の中央の行）付近でこれを徹底しないとフーリエ変換法の原則からさらに大きく外れ，より広い範囲のTEを平均化して実効TEとはかけ離れたコントラストの低い画像になってしまいます．

シングルショットFSEのようにETLを長くすると，SE信号のピークはT_2減衰しているので，後ろの〔　〕の信号はきわめて微弱になってしまい信頼性がありません．そこで，例えばETL = 16にして，1つの90°励起パルスで16行分の信号を取得し，これを8回繰り返せば同様にk空間のすべて128行が埋まり，各信号にも信頼が置けます．これが8ショットFSEになります．この場合k空間をETL（ここでは16）に分割します（図6-3-2）．個々の分割分をスラブ（slab）と呼びます．1スラブには連続した8行が含まれることになります．各ショットで得られる16の信号が，別々の16のスラブに入るようにG_{PE}を設定します．これを8回繰り返せばk空間のすべての行が埋まります．そして同じスラブには，同じTEで得た（別々のショットの）信号が入ります．TEが大きく異なった信号が中央のスラブに入ると，シングルショットの場合と同様にフーリエ変換法の原則から大きく外れてしまうからです．このように，複数のショットに分ける方法を一般にマルチショットFSEと呼びます．

図6-3-2　マルチショットFSEによるk空間充填

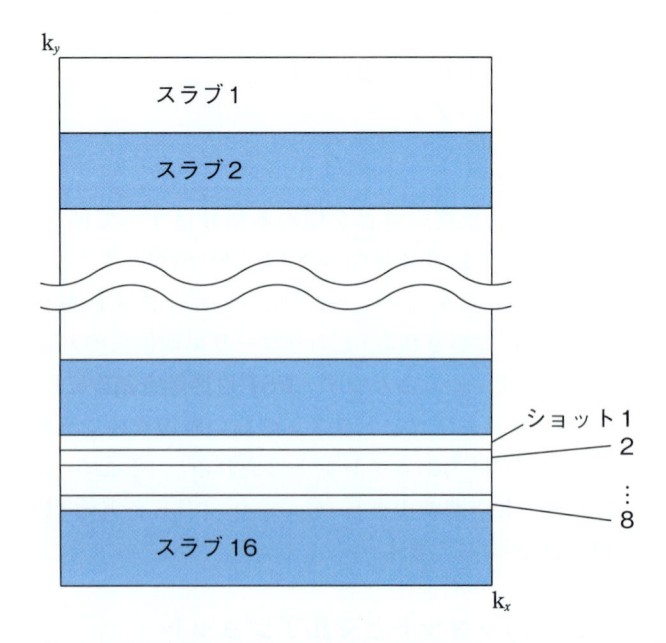

k空間をETL（ここでは16）と同じ数のスラブに分割する．各ショットでETLと同じ数（16）の信号が取得され，各スラブ内の1行に割り当てられる．最終的には各スラブにショット数（ここでは8）の行の信号が充填され，k空間全体としてETL×ショット数（ここでは128）の行が信号で充填される．

▶▶▶ 4 部分フーリエ・シングルショットFSE

シングルショットFSEと部分フーリエ法（p.195 Q5-14 Annex）を組み合わせたパルスシーケンスで，HASTE（Half fourier Acquisition Single shot Turbo spin Echo）などと呼ばれています（p.685 付録11）．ESp = 15ms，N_y = 128ならば15ms×68 = 1,020ms ≒ 1秒で1画像を撮像できます．実効TEを90ms（6番目のエコー）に設定すれば，1秒で強いT_2強調像を得ることができます．「もうSEはのろまとは言わせません」ということで，通常のシングルショットFSE（同じ条件で撮像時間約2秒）とともにMRCPなどのhydrographyに使われています（p.266 図6-11-1）．また，体動を抑制できない胎児の診断にも利用できます（図6-3-3）．1断面（スライス）だけ撮像する場合にはTR = ∞ですが，複数スライスを連続撮像する場合には，スライス間の時間がTRになります．

図6-3-3　部分フーリエ・シングルショットFSE（TR/TE_{eff} ∞/78ms）による双生胎児の診断

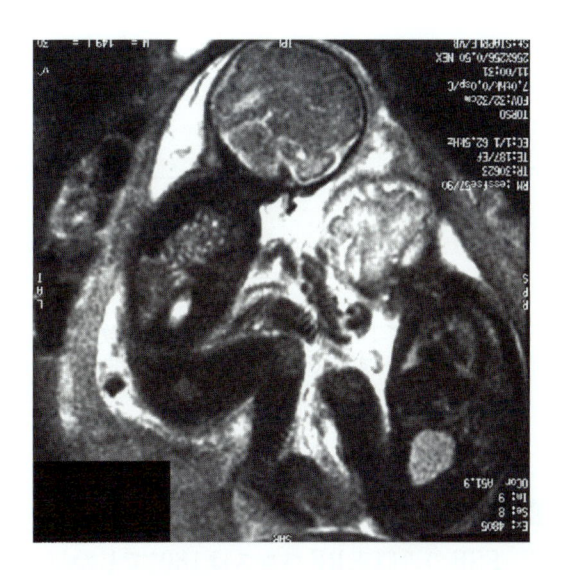

▶▶▶ 5 多層撮像

ETL = 16，ESp = 15ms，N_y = 256，すなわち256/16 = 16 shotのFSEでT_2強調像を撮像する場合を考えます．最後のエコーは15ms×16 = 240msです．冒頭の90°励起パルス−180°再収束パルスの時間（10ms程度）を考慮して250msです．理論的には実効TEは250msまで設定できますが，これでは大切なk空間の中央行が低信号になってしまうので，6番目のエコー（15×6 + 10 = 100ms）に設定します．T_2強調像を得るにはTR ≧ 2,000msが最適です．そうすると，250ms以降少なくとも次のスライスを撮像する2,000msまで（1,750ms）ただ待っているというのも芸のない話です．「この待ち時間に別のスライスも撮像しましょう」というのが多層（多スライス）撮像法（multiplanar/multislice imaging）です．残りの1,750msにあと7スライス（合計8スライス）撮像できる勘定です．通常は1回に15スライス程度の撮像が必要です．それならばTR = 4,000msにすれば15スライスを撮像できますね（4,000ms/250ms = 16，図6-3-4）．全15スライスの撮像時間は，4(s)×16(shot) = 64秒です．ただ待っていた場合（1スライスごとの撮像：TR = 2,000ms）の全撮像

時間は，TR×N_y×スライス数 = 2(s)×256×15 = 7,680(s) = 128(m) > 2(h)と非現実的です．T_2強調像だけで連続2時間撮像していたら患者さんに訴えられてしまいますね．多層撮像によって撮像時間が1/120に短縮されました．これで多層撮像の重要性がおわかりになったと思います．ただし，T_1強調像ではTR < 500msなので「待ち時間」が短く，T_2強調像ほど多層撮影の旨味は発揮できません．

図6-3-4　多層撮像法

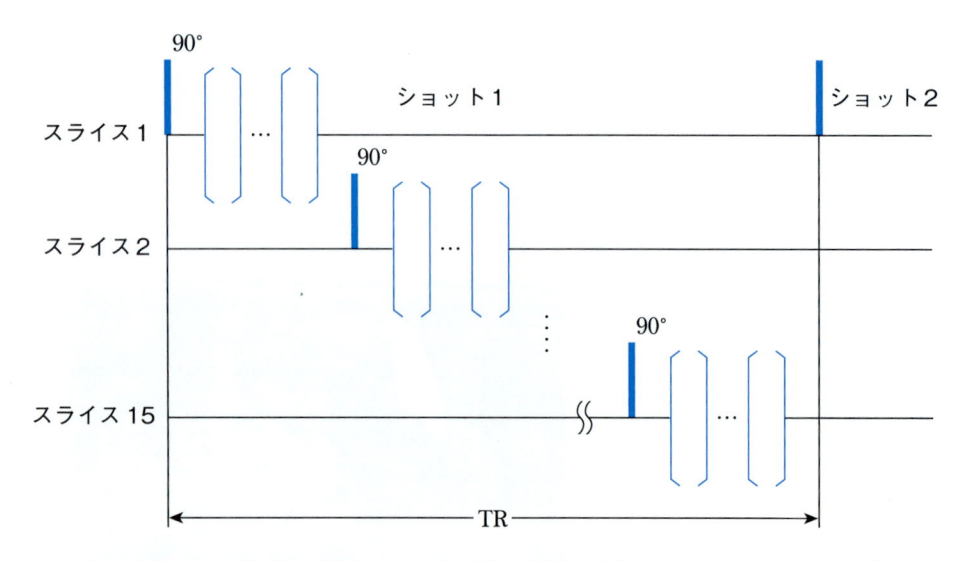

TRを長くして1TR間に必要なスライス数の信号を取得する．これをショット数だけ繰り返すと，すべてのスライスのk空間が充填される．〔　〕には図6-3-1の〔　〕内が入る．

▶▶▶ 6　可変フリップ角FSE（VA-FSE）

SE，FSEの再収束RFパルスは180°でした．これに対して180°以下のさまざまなFA（フリップ角）のRFを再収束パルスとして使う［つまりハーンエコー（HE, p.127）］FSEが可変フリップ角FSE（variable FA-FSE, VA-FSE）です．180°パルスを短時間に多用するとSAR（p.404 Q8-18-5）が高くなり，3TではFSEを使用できなくなることに対応したものですが，ぼけ（blurring）を減らすなどの効果を生み出すことも可能です．k空間の中心行を埋める実効TEには180°パルスを使い，前後に位相を変えた低いFAの再収束RFパルスを使うhyperecho[3]，実効TEまでは高いFA，それ以降は低いFAを使うMART（modulated angle refocusing train）[4]など多数のVA-FSEが提唱され，3D-FSEにも利用されています．

SEは「k空間を構成する各行のMRI信号の強弱は位相エンコード磁場勾配（G_{PE}）の強さだけで決まる」というフーリエ法の大原則を順守しました（p.169 Q5-8-5）．FSEは高速化のために，これを踏みにじって「各行の信号強度はG_{PE}と信号取得の順番（TE）で決まる」になり，さらにSAR基準に対応するためにVA-FSEでは「各行の信号強度はG_{PE}とTEとFAで決まる」になったわけです．

▶▶▶ 7　3D-FSE

可変フリップ角(VA)・部分フーリエ・シングルショットFSEとパラレルイメージング(p.203 Q5-16)を組み合わせ，またさまざまな改良(磁場勾配を強くして印加時間を短縮など)を加えて3D-FSEが実用化されCUBE，SPACE，VISTAなどと呼ばれています(p.685 付録11)．VAでショット後半の信号低下を抑える(ぼけ効果を減らす)とともにSARを下げています．例えばTR/TE = 2,500/38ms，ボクセル径0.625 × 0.625 × 0.7mm，マトリクス256 × 256，R = 3.4でFOV 16cmの領域(膝，200スライス分)を8分で撮像できます[5]．体動のある領域(体幹部)ではまだまだですが，頭部や四肢では重要な撮像法になっています．

▶▶▶ 8　GRASE

FSEにおける多数のSE信号の一部をGRE信号で置き換えたものをGRASE (gradient and spin echo)と呼びます[6]．例えば各SE信号の前，後あるいは前後に位相エンコード磁場勾配G_{PE}と読み取り磁場勾配G_{RO}の反転だけで信号を取得するわけです．前後で取得するとSE信号(再収束パルス)1個に対してGRE信号2個になり，ESpが短くETLが3倍になって高速化でき，RFパルスが減るのでSAR (p.543 Q11-11)を減らすことができます(3T以上の高磁場で有用)．しかし，GRE信号はSE信号より弱いのでS/Nは低下し，GRE信号の比率に従って静磁場不均一性や磁化率に敏感になるなどGRE画像の特徴が現れてきます．FSEとGREのハイブリッドですからね．

Annex Q6-3　FSEの画像はTR，TEが同じならSEの画像と同じですか？

Annex A6-3　似ていますが，通常のSEと異なる点があります．

1) TE平均化

k空間の各行の信号はさまざまなTEで取得されています(フーリエ法の大原則を順守していない)．実効TEが最も強く影響しているとはいえ，TEが平均化されています．したがって，T_2コントラストがやや低下した画像になります．これをTE平均化 (TE averaging)と呼びます．

2) T_2フィルタリング

ETLが大きいと，各ショット内で信号を取得している間にT_2減衰しています．最後近くで取得される信号はT_2の長い組織の信号だけになってしまいます．つまりT_2の長い組織の信号が強調されることになります．これがT_2フィルタリング (T_2 filtering)です．T_2の長さでフィルターをかけている(取捨選択している)という意味ですね．

3) ぼけ効果

また各ショット内の最後近くの信号はk空間の端(上下)に配置されます．これらは細かい仕上げ(高波数成分)を受け持っていますが，不当に低くなるので，ぼけた画像

（blurred image）になってしまいます．これを**ブラーリング（ぼけ）効果（blurring effect）** と呼びます．不当に低信号になるのは，「k空間の各行の信号はG_{PE}の強さのみに左右される」というフーリエ変換法の原則を逸脱して，T_2減衰にも左右されているからですね．

4）磁化率効果の減少

180°パルスを短時間に繰り返すので，磁場の不均一に因る位相分散を常に再収束していることになります．磁化率の差（に基づく磁場の不均一性）に因る位相分散も常に再収束されるので，磁化率効果は減少します．これは磁化率アーチファクトが少ない画像であるという利点になると同時に，常磁性体（ヘモジデリンなど）に鈍感という欠点にもなります．

5）MT効果

磁化移動（MT）効果により，蛋白質などの高分子を含む軟部組織の信号が低下します．FSEではESpが短いので180°パルスの照射時間も短縮せざるを得ません．持続時間の短いRFパルスは広いバンド幅を持っているので，水の^{1}Hの共鳴周波数から離れたMTパルスとして作用する成分を含んでいるためです．詳しくはQ7-11（p.341）を参照してください．

6）脂肪高信号

FSEでは脂肪が強い高信号を示します（図6-3-5）．原因は2つあります．1つは脂肪にはMT効果（p.341 Q7-11）が働かないので，信号が低下する軟部組織との差が大きくなるためです．もう1つの原因は，Jカップリング（p.336 Q7-10）による信号低下が脂肪に作用しにくい状態を短時間で繰り返す180°パルスが作り出しているためです．このため，FSEでは脂肪抑制法を併用することが多くなっています．水信号のコントラスト分解能を上げるためですね．

図6-3-5　SE（A）とFSE（B）のT_2強調像

A　SE（TR/TE 2,000/100ms）

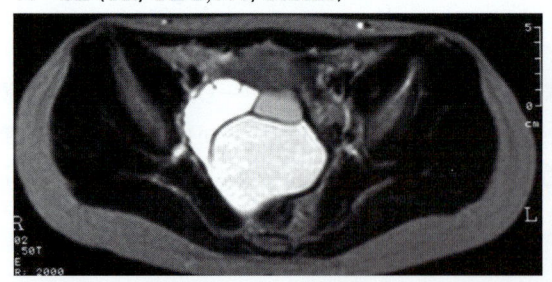

B　FSE（TR/TE 4,000/100ms）

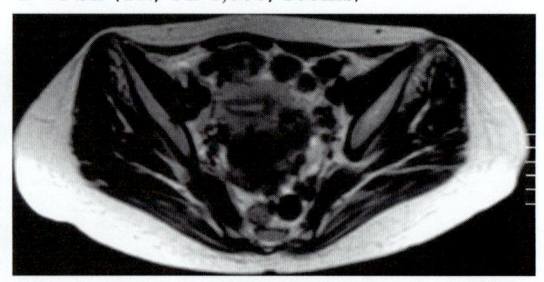

Aでは皮下や骨盤内の脂肪信号が低下しているがBでは高い．Aに認められる骨盤内高信号腫瘤は卵巣粘液性嚢胞腺腫．

Annex II
Q6-3

FRFSEの画像はFSEと同じですか？

Annex II
A6-3

FRFSEでは自由水の信号が強調されます．

　FRFSE（Fast Recovery FSE）はDRIVEなど（p.685 付録11）とも呼ばれますが，FSEの各ショットの最後（最後の信号取得後）に180°再収束パルスで横磁化の位相をy′軸に揃え（p.126 図4-6-3C, Dと同じ状態），続いて−90°パルスで横磁化を強制的にz軸に戻し，次のショットを始めます．つまりDEパルス（p.294 Q6−16）で**縦磁化強制回復状態**にしているのです（p.294）．T_2の長い組織（例えば自由水；一般にT_1も長い）の縦磁化が「ノロノロと回復するのを待っていられるか」ということですね．これによって，TR，したがって撮像時間を短縮することが可能になります．T_2の長い組織は各ショットの最後まで横磁化が十分残っているので，−90°パルスで大きな縦磁化（これが次のショットの信号強度を決める）になりますが，T_2の短い組織の横磁化はほとんど残っていないので小さい縦磁化にしかなれません．つまり，FSEよりT_2依存性の高い，自由水が強調されるパルスシーケンスです（DEパルスなので当たり前ですが）．また，各ショットの最後には，相対的にT_2の短い組織（軟部組織；T_1も相対的に短い）の縦磁化はかなり回復していたはずですが，これは−90°パルスで無駄になってしまいます．したがって，**FRFSEでは軟部組織のS/Nと軟部組織間のコントラストが低下し，自由水のS/Nと自由水と軟部組織のコントラストが上昇する**ことになります．脊椎・脊髄や水画像（MRCPなど）に向いているわけです．

● ここまでこだわらなくてもよいのですが！

1）図6-3-1で〔　〕内のG_{RO}に負のローブがない理由

　SEでもGREでも必ずG_{RO}の負のローブ（位相分散ローブ）で位相を分散し，その分を正のローブの前半で収束し，中央で位相が合い（信号がピークになる），後半でまた位相が分散するというパターンを取ります．信号をエコー（山型）にするとともに信号をフーリエ変換するためです．図6-3-1の90°パルス後のローブが前期の負のローブに相当します．位相が180°パルスで反転されるからですね．しかし，FSEの〔　〕内には負に相当するローブがありません．これは信号取得時の正のローブの後半が90°パルス後のローブと同じ働きをするからです．ESpが短いので次の180°パルスまで（ある程度分散しているとはいえ）位相が保たれているわけです．わかりにくい場合には磁化の位相を検証すればよいでしょう（図6-3-6）．通常のSEでは信号取得後，次の（励起）90°パルスまでに時間が十分あるので，磁化はT_2緩和して位相が完全に分散してしまいます．そのため，各励起90°パルス（ここで位相が揃う）後に位相分散ローブが必要なわけです．

図6-3-6　FSEにおける磁化の位相φ

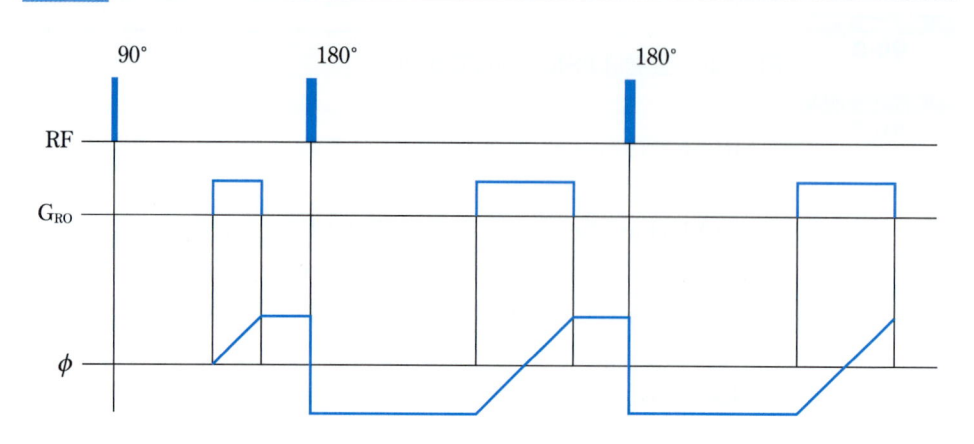

2) pseudosteady state

　VA–FSEはハーンエコー（HE）なので，信号取得時の磁化はx′–y′平面から浮いており（p.128 図4-6-4），信号強度は式4–6–3の通りSEよりかなり低下します．再収束RFパルス（$\alpha < 180°$）を続けると，どんどん信号が低下するように思いますが，そうはなりません．RF間隔を狭くしていくと，次のRF照射時にも縦磁化と横磁化が残った状態になります．これはGREでTRを短縮するとSSFP（p.242 Q6-5-4）になるのに類似した状況で，pseudosteady state（偽定常状態）と呼びます（本書では記載順が逆ですが，実際はGREのSSFPが先行しました）．図4-7-1（p.133）のHE$_1$とHE$_2$＋STE$_1$が定常状態を形成するわけです．

　そこで各信号取得時（異なったTE）前のフリップ角αを調整することにより，FSEでは避けられなかったTE（したがってT$_2$減衰）の影響を削減することができ，フーリエ法の大原則順守に近づきます．また低波数成分の信号取得に使えばぼけ防止になります（といっても認知症対策ではありません）．実際の信号強度はG$_{PE}$によって（k空間の中央行と上下の辺縁行で）大きく異なるので（p.186 図5-12-4），ここではG$_{PE}$を印加しなかったと仮定して（つまり0行の信号ピーク），TEと信号強度の関係を，FSEとVA–FSEで比較したのが図6-3-7です．各TEにおけるαを調整する（図6-3-7左の青曲線）ことにより，TE50〜150 msにおける信号強度がほぼ一定になり（図6-3-7右の青曲線），TE（T$_2$減衰）の影響を排除可能なことがおわかりでしょう．

図6-3-7　TEによって再収束パルスのフリップ角αを変えた時の信号強度（$G_{PE}=0$とする）

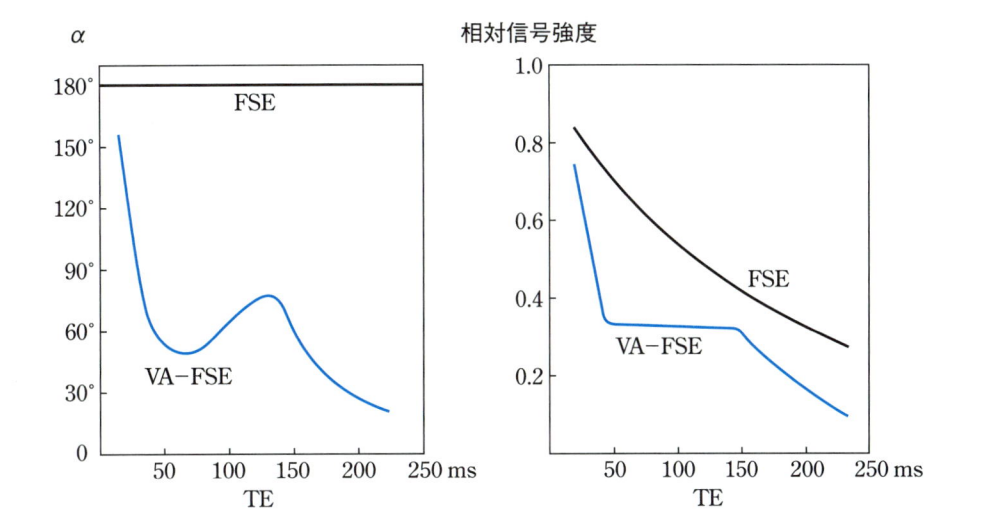

POINT 6-3

- FSEは180°再収束パルスを繰り返して照射し，SE信号を次々に取得するSEの高速バージョン．
- FSEはTE平均化とMT効果により軟部組織のコントラストが低い．
- FSEはT_2フィルタリングによりT_2の長い組織を強調する．
- FSEは脂肪が高信号になる（MT効果，Jカップリング）．
- FSEでは細かい構造がぼける．
- FSEは磁化率効果を受けにくい．
- SEでは「k空間各行の信号強度はG_{PE}の強さだけで決まる」．
- FSEでは「各行の信号強度はG_{PE}とTEで決まる」．
- 可変フリップ角FSEでは「各行の信号強度はG_{PE}とTEとFAで決まる」．
- FRFSEでは自由水の信号が強調される．
- GRACEはFSEとGREのハイブリッド．

■参考文献

1) Hennig J, et al: RARE imaging: a fast imaging method for clinical MR. Magn Reson Med 3: 823–833, 1986.
2) Mulkern RV, et al: Phase-encode order and its effect on contrast and artifact in single-shot RARE sequences. Med Phys 18: 1032–1037, 1991.
3) Hennig J, Scheffler K: Hyperechoes. Magn Reson Med 46: 6–12, 2001.
4) Busse RF: Reduced RF power without blurring: correcting for modulation of refocusing flip angle in FSE sequences. Magn Reson Med 51: 1031–1037, 2004.
5) Gold GE, et al: Isotropic MRI of the knee with 3D fast spin-echo extended echo-train acquisition (XETA): initial experience. AJR 188: 1287–1293, 2007.
6) Feinberg DA, Oshio K: GRASE (gradient- and spin-echo) MR imaging: a new fast clinical imaging technique. Radiology 181: 597–602, 1991.

Q6-4 T$_1$(画)像とT$_1$強調(画)像,T$_2$(画)像とT$_2$強調(画)像は同じですか？

A6-4 違います．

▶▶▶ 1 T$_1$(画)像は撮像できない

Q6-1-2(p.218)で述べたように，MRIは多因子画像です．直接撮像される画像はすべて複数の内的因子の影響下にあり，T$_1$画像といった単因子画像は存在しません．T$_1$(画)像やT$_2$(画)像は複数の測定(画像)から各ボクセルのT$_1$やT$_2$を算出して(p.134 Q4-9)，画像に作り直したものです．ADC(apparent diffusion constant：みかけの拡散係数)を画像にしたADC mapも複数の測定から算出したもので，ADCの他にT$_2$やρを内的因子とする拡散強調像とは別物です．もちろん直接撮像されるのは後者です．ここで重要なことは，(通常見ている)T$_1$強調像，T$_2$強調像，ρ(プロトン密度)強調像，拡散強調像は，それぞれT$_1$像，T$_2$像，ρ(プロトン密度)像，拡散(係数)像ではないということと，名称が本質を表していないことがあるということです．

▶▶▶ 2 あいまいなT$_1$強調(画)像

TR/TE 2,000/30ms程度のSE像は「プロトン密度強調像(PDWI)」と呼ばれていますが，最もプロトン密度が高い脳脊髄液(CSF)が「なんと低信号(黒)」です(図6-4-1)．長いT$_1$の影響が強いためですが，羊頭狗肉そのものですね．TR/TE 500/30ms(SE)の標準的な「T$_1$強調像」の場合，信号への影響はT$_1$：28％，T$_2$：24％，ρ：48％です[1]．T$_1$像でないのは当然としても，「これをT$_1$強調像と称してよいのか」という疑念が残ります．本当のT$_1$強調像を撮像するにはIR(反転回復)法(p.279 Q6-14)が必要です(p.281 図6-14-2)．これに対して，一般にT$_2$強調像といわれているパルスシーケンス(例えばTR/TE 2,000/80ms)は，T$_2$とρの比重が高く，T$_1$の影響はきわめて低く抑えられているのでacceptableです．

▶▶▶ 3 Heavily T$_2$WI

さらにTRとTEを長くしてゆくと，T$_1$の影響はほとんどなくなり，T$_2$の短い組織の信号は消失し，T$_2$が最も長い自由水(bulk water)だけが高信号になります．これが高度なT$_2$強調像(heavily T$_2$WI)で，極端にTR，TEを長くすれば自由水(高信号：白)とその他の組織(無信号：黒)の白黒画像になるわけです．通常はTR/TE$_{eff}$ 5,000/250ms程度のFSE，部分フーリエ・シングルショットFSE，FRFSEなどを使って厚い断層厚(スラブ)の2D，薄い断層厚の多層撮像，あるいは3D撮影が使われますが，目的に応じて(その他の組織間のコントラストをどの程度維持したいか，撮像時間を短縮したいかなど) TR/TEはさまざまです．上記FSE系シーケンスは，T$_2$フィルタリング効果とMT効果により自由水と他の組織とのコントラストがもともと強調されるシーケンスなので都合がよいのです．また，周囲の血管も描出したい場合にはbalanced SSFP(p.266 図6-11-1)が便利です．

このようなheavily T$_2$WIは一般に**hydrography**と呼ばれています．これには

（基本的な撮像技術は同じですが），①自由水が貯留した臓器（の内腔）を高信号に描出するMRCP（胆管膵管撮影，図6-4-3），MRU（urography，尿路撮影），MR sialography（唾液腺撮影）などと，②自由水に囲まれた臓器/病変をコントラストよく描出するMR myelography（脊髄撮影），MR cisternography（脳槽撮影）などがあります．②では白黒反転表示をして目的とする臓器［例えば，脊髄（腫瘍），脳神経（腫瘍）］を目立たせるのが普通です（図6-4-2）．また②のユニークな撮像法にSAS（surface anatomy scanning）があります．この原法[2]は脳表面を含む広い領域を対象とした厚い断層厚のheavily T$_2$WIで，（白黒反転により）脳脊髄液をバックグラウンドとして脳回がコントラストよく描出され，脳外科手術のシミュレーションに適しています．

図6-4-1 プロトン密度強調像（PDWI）

（SE，TR/TE 2,000/30ms）

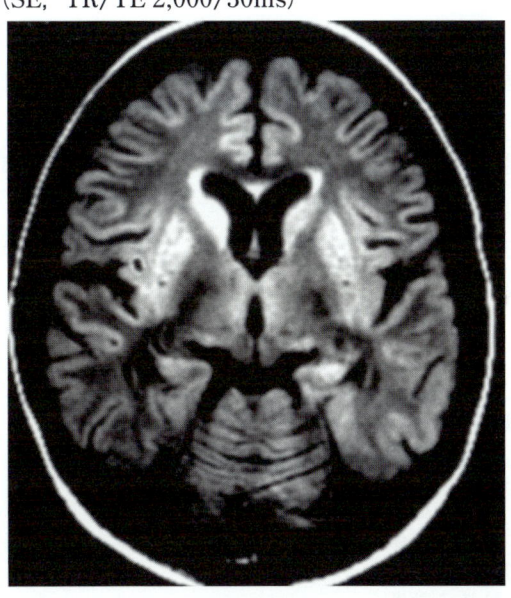

図6-4-2 3D-FIESTAによるMR cisternography（白黒反転画像）

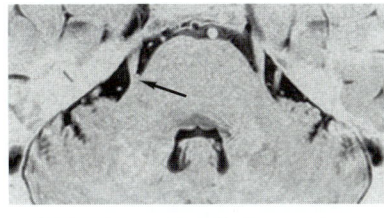

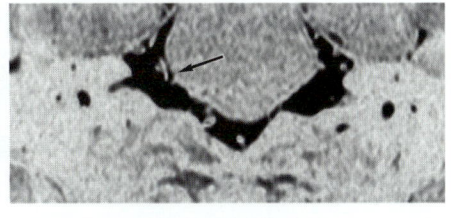

A 横断像　　B 冠状断像

TR/TE/FA：8.12/2.47ms/80°，スライス厚/間隔：1.2/0.6mm，FOV/マトリクス：16cm/420×256．矢印は右三叉神経に接する右上小脳動脈枝．
（画像提供：山梨大学医学部放射線科 石亀慶一先生）

Q6 パルスシーケンス ― 好みのテーマを演出する魔術師 ―

図6-4-3 部分フーリエ・シングルショットFSE（FASE）によるMRCP

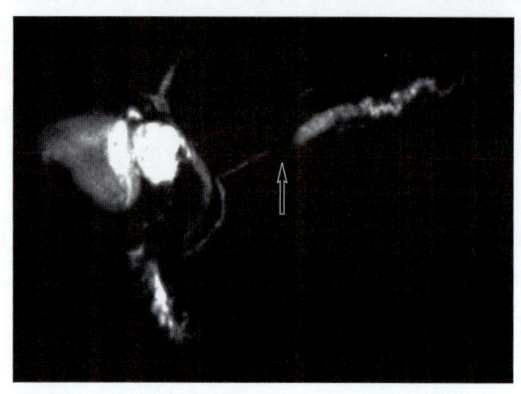

膵癌による主膵管の途絶（→）と上流の拡張．

Annex
Q6-4 T_1強調（画）像で高信号を見たら何を考えるべきでしょうか？

Annex
A6-4

　脂肪，粘稠な液体，石灰巣，常磁性体と流水です（表6-4-1）．多くの病変がT_1強調（画）像で正常組織と比較して低信号になります．これに対して高信号を示す組織は前述のように限られているので，比較的特異性の高い所見でMRI診断ではきわめて重要です．

表6-4-1　T_1強調（画）像における高信号

1. **T_1が短い^1H**
   1）脂肪
   2）高分子水和効果
   3）表面効果
   4）常磁性体
2. **流れている^1H**
   1）流入効果
   2）偶数エコー再収束
   3）流速補正法

　T_1緩和はスピン（^1H原子核磁気モーメント）から格子にエネルギーを渡す過程で，分子運動の周波数（$\nu \fallingdotseq 1/\tau_c$）が共鳴周波数（$\nu_0 = \omega_0/2\pi$）と同じ時，すなわち相関時間$\tau_c$が共鳴周波数の逆数（$\tau_c = 1/\nu_0$）の時に最も効率良く進行し（p.361 Q8-3），T_1が短く，したがってT_1強調（画）像で高信号になります．このような^1Hを大量に含む組織が脂肪と適度に粘稠な液体（粘液）です（p.89 表3-7-1）．後者は**高分子水和効果**として知られています（p.351 Q7-13）．スポンジ状の石灰巣に捕捉された水分子もこれと同程度のτ_cを持ち高信号になります（**表面効果**：p.352 Q7-13 Annex）．さらに常磁性体は電子陽子双極子間相互作用によってT_1を効率良く短縮します（p.96 Q3-12，p.420 Q9-3，p.436 Q9-8〜13）．T_1強調（画）像で高信号を見た時に重要な

ことは，**脂肪か否かを確認するために必ず化学シフト差を利用した脂肪抑制像**（p.311 Q7-3）**を撮像する**ことです．もう1つ，T₁強調像（とは限りませんが）で高信号を見たら，流れている ^{1}H（血管内やCSF）を考えましょう（p.564 Q12-1）．

POINT 6-4

- 直接撮像されるMR画像は複数の内的因子の影響下にあり，T₁（画）像といった単因子画像は存在しない．
- いわゆる「T₁強調（画）像」や「プロトン密度強調（画）像」には羊頭狗肉が多い．
- TRとTEを長くしたheavily T₂WIはhydrographyに使われる．
- T₁強調（画）像で高信号を見たら脂肪，粘稠な液体，石灰巣，常磁性体と流水を考える（表6-4-1）．
- T₁強調（画）像で高信号を見たら化学シフト差を利用した脂肪抑制像を撮像する．

■参考文献

1) Elster AD: An index system for comparative parameter weighting in MR imaging. J Comput Assist Tomogr 12: 130–134, 1988.
2) Katada K: MR imaging of brain surface structures: surface anatomy scanning (SAS). Neuroradiology 32: 439–448, 1990.

Q 6-5 グラディエントエコー（GRE）系には多数のパルスシーケンス（PS）がありますが，どこが違うのですか？

A 6-5 GREシーケンスはスポイルドGREとコヒーレントGREに大別されます．

▶▶▶ 1　GRE原型

MRIのパルスシーケンスとしては長い間（約10年間）SEの独り舞台でした．「のろま」だけど「綺麗」だからですね．さらにSEは高速SEによって「のろま」の返上に成功しました．これと並行して，180°パルスを削除して読み取り磁場勾配 G_{RO} の反転だけでMR画像を作れば高速化できるという発想に基づく研究開発，すなわちGREシーケンスが開発されてきました．しかし，大きなネックはGREは T_2^* 緩和するため，磁場の不均一性と磁化率の影響を強く受けて，S/Nが低くアーチファクトが多いという事実でした．GREが臨床シーケンスとして日の目を見るようになったのは1986年のFLASH[1]以降のことです．ただし，このFLASHは現在のFLASHとはだいぶ異なります．

パルスシーケンス（PS）としての**GRE**は**SE**シーケンスから**180°再収束RFパルスを取り除いたものです**（p.220 図6-1-1）．つまり，SEとの違いは「SEはT₂減衰し，

GREはT₂*減衰する（p.122 Q4-6）」ということだけです．したがって90°励起パルスによるGRE（原法）の信号強度は式6-2-2のT₂をT₂*で置き換えて，

$$S_{GRE} = K \cdot f(v) \cdot \rho \left[1 - \exp\left(\frac{-TR}{T_1}\right)\right] \exp\left(\frac{-TE}{T_2^*}\right) \qquad 6\text{-}5\text{-}1$$

▶▶▶ 2 GREの一般的な特徴

GREがT_2^*緩和することは前述した通りです．これは**磁場の不均一性や磁化率に敏感**ということです．さらに180°再収束RFパルスが介在しないのでTRを容易に短縮することができます．撮像時間（p.224 Q6-2 ひとくちMEMO）を短縮する，すなわち**高速撮像**に適しているわけです．さらにSEのようにflow voidが生じないで，新しい原子核が断層面に流入してくる流入効果（inflow effect, p.569 Q12-3）により血管が高信号になります（表6-5-1）．

表6-5-1 SEとGREシーケンスの比較

	SE	GRE
180°パルス	+	−
信号減衰（横緩和）	T₂	T₂*
磁化率効果	小	大
静磁場の不均一性の影響	小	大
TR, TE短縮	困難	容易
血管内信号	低	高
S/N	高	低
フリップ角	90°	< 90°

▶▶▶ 3 TRを短縮すると縦磁化が定常状態になる

GREの特徴の1つは，TR短縮が容易で高速撮像に適していることです．では，TRを短縮してみましょう．GREでは一般に90°未満のフリップ角（**部分フリップ角；partial flip angle**）を使うので，以下励起RFパルスをαパルスとします（Q6-5 Annex）．TRを短縮してTR ≒ T₁になると，縦磁化M_zがM_0まで回復する前に次の励起αパルスで倒されてしまい，横磁化は$M_{xy} = M_z \sin \alpha$となります．これを繰り返すとM_{xy}がどんどん縮小するように思えますが，実はそうはなりません．TRの間にM_zが回復するからです．M_zの回復曲線はM_zが小さいほど傾斜が急なので（微分が大きいので），M_zが小さくなるとTR間のM_zの回復分（$+\Delta M_z$）は大きくなります（図6-5-1）．また，M_zが小さくなるとαパルス照射によるM_zの減少分［$-\Delta M_z = -2M_z \cos(\alpha/2)\sin(\alpha/2)$］も減ります（図6-5-2）．このようにして数回TRを重ねるとM_zが一定の値に固定されます（図6-5-3）．これが**縦磁化の定常状態**です．

図6-5-1　M_zが小さくなると回復分（$+\Delta M_z$）は大きくなる．

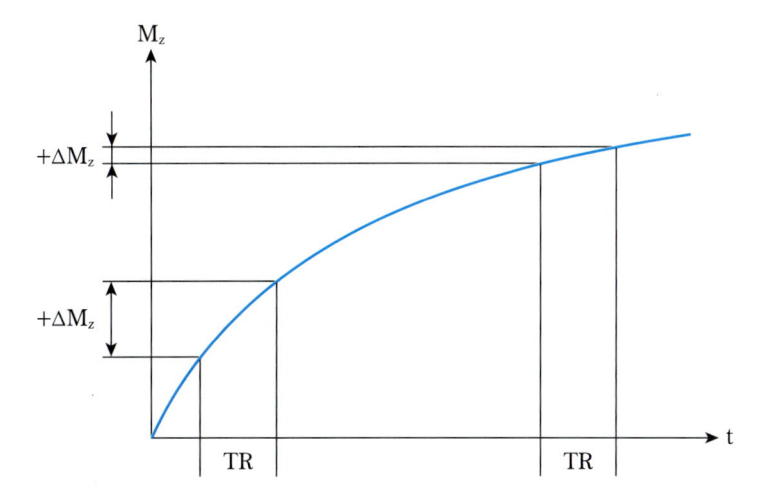

図6-5-2　M_zが小さくなると減少分（$-\Delta M_z$）は小さくなる．

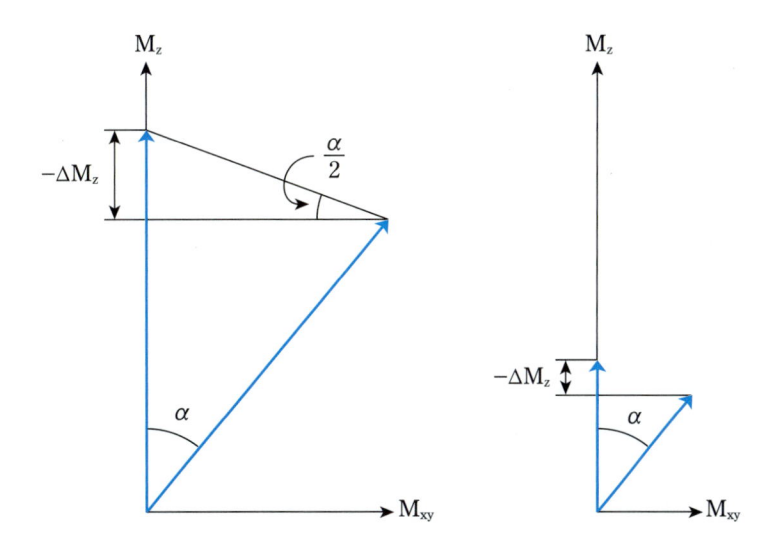

図6-5-3　数回RF（α）パルスを繰り返すとM_zが定常状態になる.

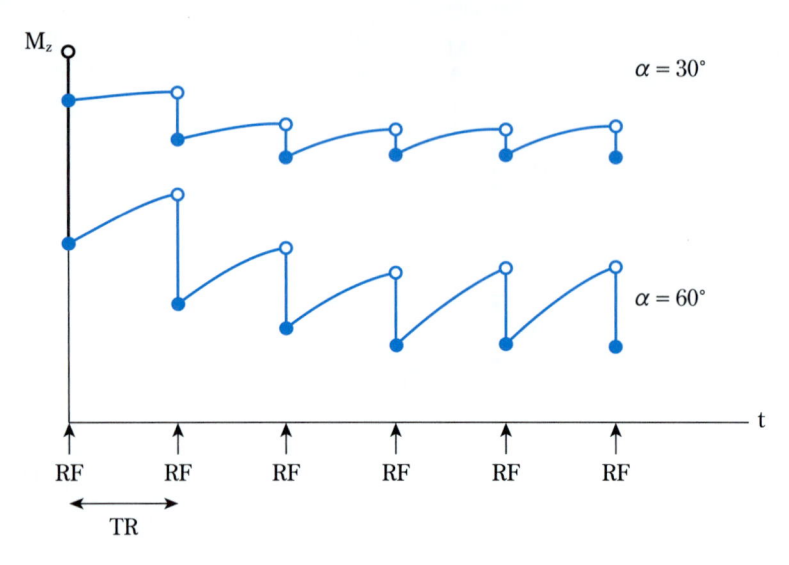

○がRF直前で●がRF直後.

▶▶▶ 4　さらにTRを短縮するとSSFPになる

　$TR \gg T_2^*$であれば，横磁化M_{xy}はT_2^*減衰により次の励起RFパルスが照射されるまでに完全に位相が分散して消失しています（図6-5-4A）．ところが，TRをさらに短縮して$TR \fallingdotseq T_2^*$になると，次のαパルス照射時にM_{xy}が残存することになります．実はこの残存横磁化M_{xy}が大問題なのです．αパルスを短間隔で照射して横磁化が残存すると図4-7-1に示したように次々に多数のエコーが形成されます．図4-7-1（再掲）の$α_3$と$α_4$の間隔を見てください．HE（Hahn echo：ハーンエコー）とSTE（stimulated echo：誘発エコー）は同じSE系の信号なのでSE信号としてまとめます．また，HEとSTE（つまりSE）は$α_4$でピークになるのですが，右肩部分（α波照射後の部分）は位相エンコード磁場勾配G_{PE}によって位相分散されるのでここでは無視します．すると$α_3$のあとで右肩下がりFID, $α_4$の前で右肩上がりのSEが形成されます．$α_3$と$α_4$は特定のものではないので，一般化すれば図6-5-4のようになります．すなわち，各αパルスの前後にSE信号とFID信号が生じることになります（図6-5-4B）．ただし，実際のMRI信号は読み取り磁場勾配（G_{RO}）をどこに設定するかによって決まり，G_{RO}の中央をピークとする山型の信号（エコー信号）になります．つまり図6-5-4BのFIDとSEはエコー信号のピークを示しています．この関係は図4-6-1（p.124）に示されています．αパルス間隔をさらに短縮すると各TRにおいてFIDの後部とSEの前部が融合した一定の信号が形成されます（図6-5-4C）．この状態を**定常状態自由歳差運動（steady-state free precession：SSFP）**と呼びます．ここでは縦磁化も横磁化も定常状態になっています．

図6-5-4 TRを短縮するとSSFPになる

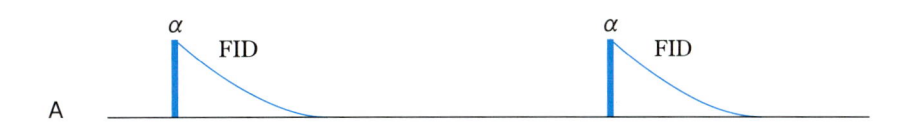

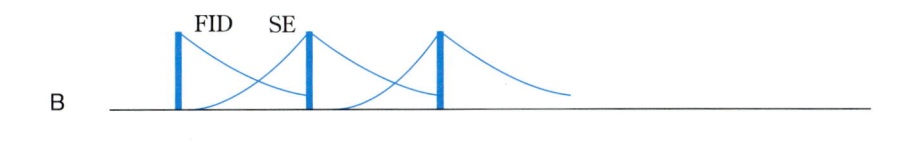

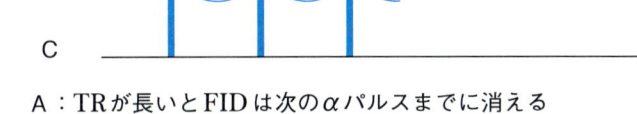

A：TRが長いとFIDは次のαパルスまでに消える
B：TRが短くなるとSEが生まれFIDと裾野が重なる
C：さらにTRが短縮するとSSFPになる

図4-7-1 RFパルス3個（α_1, α_2, α_3）を間隔aで照射した時に生まれる信号（再掲）

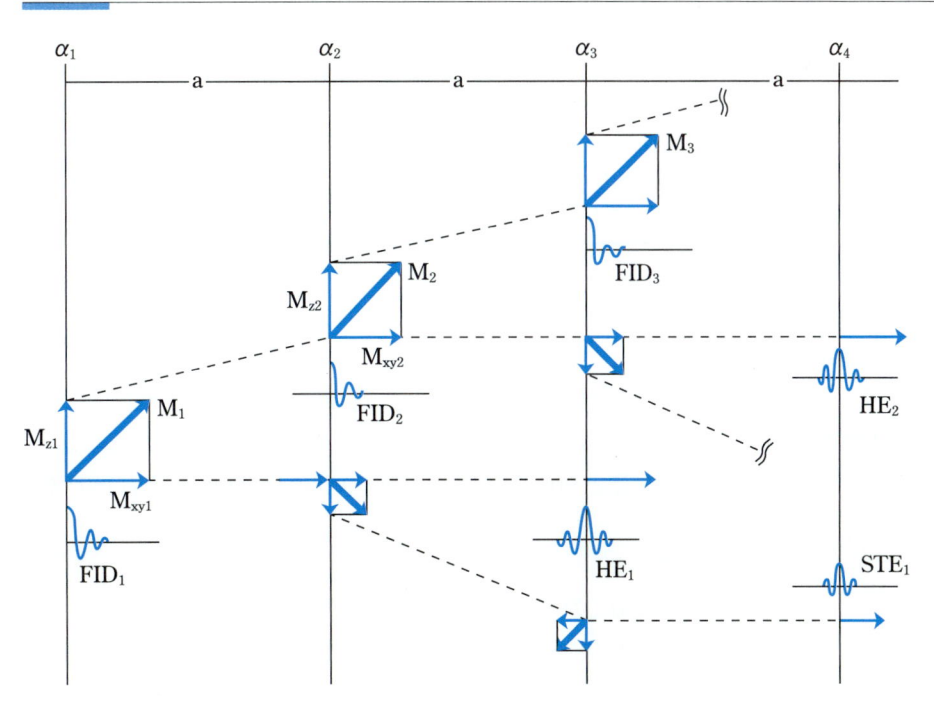

▶▶▶ 5 スポイルドGREとコヒーレントGRE

　TR間隔を短縮するに当たって2つの選択肢が生まれます．第1は横磁化が定常状態にならないようにする，すなわち次のα波の前に横磁化を積極的に消失させる方法です．結果としてGRE原型（ここではTRが長いため自然に横磁化は消失した）と同じようにするわけです（ただしTRがずっと短いので撮像時間が短縮されています）．この積極的に横磁化を消失させることをスポイリング（spoiling），横磁化をスポイルしたGREシーケンスをスポイルド†GRE（spoiled GRE）あるいはインコヒーレント†GRE（incoherent GRE）と呼びます（p.248 Q6-6）．横磁化のスポイリングには傾斜磁場を印加する方法とRFの位相を変える方法とがあります（p.254 Q6-8）．

　第2は横磁化を温存してSSFP状態にする方法で，アンスポイルドGRE（unspoiled GRE），コヒーレントGRE（coherent GRE）あるいは（広義の）SSFPシーケンスと呼びます．さらにコヒーレントGREは，重なった2つの信号のうちFIDだけを取り出す方法（SSFP-FID），SEだけを取り出す方法（SSFP-SE），そして両者を取り出す方法（SSFP-FID-SE ＝ 狭義のSSFP ＝ balanced SSFP）に分かれます（p.250 Q6-7）．これらはMRI装置メーカーによってさまざまな名称で呼ばれています（p.685 付録11）．

ひとくちMEMO

†スポイルドとコヒーレント

　スポイル（spoil）は「駄目にする，損なう，使えなくする」という意味の動詞です．Too many cooks spoil the broth（コックが多いとスープが不味くなる＝船頭多くして船山に登る）に出てくるspoilですね．この過去分詞がspoiledで，MRIでは横磁化が損なわれた，消失したという意味で使われています．コヒーレント（coherent）は「首尾一貫している，互いに密着している」という意味の形容詞で，MRIでは磁気モーメント（あるいはisochromat）の位相が密着している，つまり位相が分散しないで横磁化が保たれているという意味で使われます．動詞はcohere，名詞はcoherenceです．spoiled，coherentの否定形がそれぞれunspoiled，incoherentですね．また圧縮センシング（p.212 Q5-17）ではincoherent artifactが「まとまりのない雑音のようなアーチファクト」として登場しました．

Annex Q6-5

GREシーケンスでは，なぜ部分フリップ角を使うのですか？

Annex A6-5

TRが短くなると90°より小さいフリップ角が有利になるからです．

1）エルンスト角

　90°パルスで0になった縦磁化M_zが熱平衡状態$M_z = M_0$まで回復する時間（TR）があれば，次の90°パルスで最も大きな横磁化$M_{xy}(= M_z = M_0)$が得られます（$M_{xy} \propto$ 信号強度）．しかし，TRが短くなると次の90°パルスまでに（0から回復しなければならない）M_zは少ししか回復できないので$M_{xy} = M_z \ll M_0$となって小さな横磁化しか得られません（図6-5-5）．一方，α（< 90°）パルスでは，照射直後にも大きなM_zが残っているので，ここから少し回復するだけで相対的に大きな$M_{xy} = M_z \sin \alpha$が得られま

す．このように α パルス照射後の横磁化は $M_{xy} = M_z \sin \alpha$ で，$\sin \alpha$ は α が大きい方が大ですが，T_1 を時定数として回復する M_z は α が小さい方が大きいので，$\sin \alpha$ と M_z が相殺関係になります．結局式 6–5–2 に示す条件の時に M_{xy} は最大になります．

図6-5-5 TRが短くなるとα（＜90°）パルスの方が有利になる

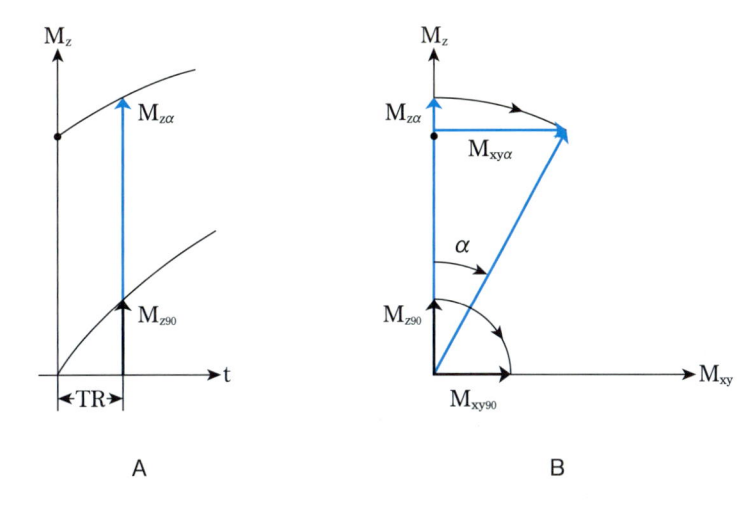

A：0から回復しなければならない90°パルス後の縦磁化 M_{z90} は短いTRでは大きくなれない．残っている縦磁化（●）から回復するαパルス後の $M_{z\alpha}$ は大きい．
B：M_{z90} と同じ大きさの90°パルス後の横磁化 M_{xy90} より，αパルス後の横磁化 $M_{xy\alpha} = M_{z\alpha} \sin \alpha$ の方が大きくなる．

$$\cos \alpha_E = \exp\left(\frac{-TR}{T_1}\right) \qquad 6\text{--}5\text{--}2$$

この α_E を **Ernst angle（エルンスト角）** と呼びます．$TR \gg T_1$ ならば $\cos \alpha_E \fallingdotseq 0$，すなわち $\alpha_E \fallingdotseq 90°$ になります．$T_1 = 350$ms（脂肪を想定），600ms（肝，脾），850ms（筋），1,100ms（脾，腎）の組織のTR = 3,000ms，TR = 500ms，TR = 100ms，TR = 50ms，TR = 20msにおけるエルンスト角を算出した結果を**表6-5-2**に示します．TR = 3,000msでフリップ角90°，TR = 100msで30°，5msで7°程度で各組織から強い信号が得られることがわかります．またTRが短いシーケンスではフリップ角を小さくした方がS/Nの良い画像になることもわかりますね．ただし，エルンスト角が適応されるのはSSFPになる前です．SSFPではαパルス照射直前の横磁化が信号に関与してくるからですね．

表6-5-2 T_1，TRとエルンスト角

T_1 \ TR	3,000ms	500ms	200ms	100ms	50ms	20ms	5ms
350ms	90°	76.2°	55.5°	41.3°	29.9°	19.2°	9.7°
600ms	89.6°	64.2°	44.2°	32.2°	23.1°	14.5°	7.4°
850ms	88.3°	56.4°	37.7°	36.0°	19.4°	12.3°	6.2°
1,100ms	86.3°	50.7°	33.5°	24.1°	17.1°	10.9°	5.4°

2）部分フリップ角GREの信号強度

部分フリップ角αのRFで励起したGREシーケンスにおけるの信号強度は，0からではなく，残っている縦磁化からM_zが回復してくる項（式6–5–3の分母）と，M_{xy}が直前の縦磁化と$\sin\alpha$の積になるための項を含む次式で表されます．

$$S_{GRE_\alpha} = K \cdot f(v) \cdot \rho \frac{\left[1-\exp\left(\frac{-TR}{T_1}\right)\right]\exp\left(\frac{-TE}{T_2^*}\right)\cdot\sin\alpha}{\left[1-\cos\alpha\cdot\exp\left(\frac{-TR}{T_1}\right)\right]} \qquad 6-5-3$$

$\alpha = 90°$とおけば式6–5–1になりますね．これを見ると，信号強度を左右する外的因子がTR，TE，αの3個になっています．αが小さい（< 20°）と$\cos\alpha \to 1$となって分母分子のT_1依存項が消え，T_2^*に依存します．したがって，α小，TE大ならT_2^*強調，α小，TE小ならT_1とT_2^*の影響がともに消えてρ強調になります．αを大きくすると$\cos\alpha \to 0$となって分母の影響がなくなり，分子のT_2^*依存項とT_1依存項両方の影響が増すので，SEとおなじでTR大，TE大ならT_2^*強調，TR小，TE小ならT_1強調，TR大，TE小ならρ強調になります．このように部分フリップ角GREは良く言えば「versatile（多芸多才）」なのですが，悪く言えば「ambiguous（中途半端）」なシーケンスということであまり利用されませんでした．

Annex II Q6-5 SEシーケンスでは，なぜ部分フリップ角が使われないのですか？

Annex II A6-5

確かに表6-5-2を見ればTR = 3,000msのT_2強調SEシーケンスはともかく，TR = 500のT_1強調SEではα = 60°あたりが最適な気もします．図6-2-1（p.224）を見てください．90°パルス後にやっと回復したM_zは，180°パルスで反転させられて負（−）から再回復しなければなりません．αが小さかったらどうでしょう．図6-5-6のように残った大きな縦磁化からの回復なので180°パルスまでにはほぼ完全にM_0まで回復しています．と思った瞬間に奈落の底（−M_0）に突き落とされ，ここから這い上がっていかなければなりません．90°より小さいフリップ角を使う意味はありませんね．

図6-5-6　SEに小さいフリップ角αを使うと，早期に回復したM_zが180°パルスで反転させられ，次の励起αパルスまでの回復は容易ではない．

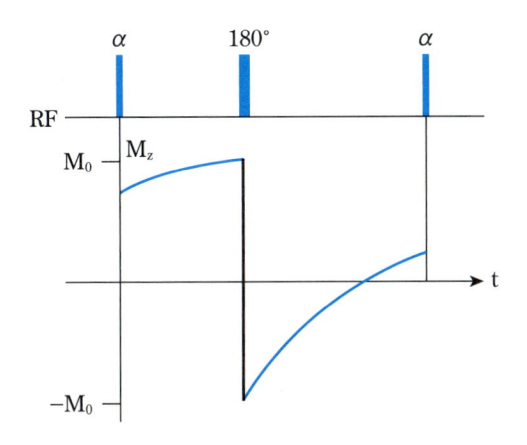

それなら90°より大きいフリップ角を使ったら？　という発想が生まれますよね．90°パルスよりM_{xy}は少し小さくなりますが，M_zは負（−）から回復するので180°パルス照射時に0あるいは負であれば反転されても損しないばかりか得することにもなりますからね．とは言っても，ここまでしても90°パルスを特に凌駕することはないわけで，やはり**SEは90°パルスの指定席**なのですね．

POINT 6-5

- GREシーケンスはSEシーケンスから180°再収束RFパルスを取り除いたもの．
- GREシーケンスは$T_2{}^*$緩和するので磁場の不均一性や磁化率に敏感，高速撮像に適し，血管が高信号．
- TRを短縮するとSSFPになる．
- GREシーケンスはスポイル型とコヒーレント型に大別される．
- TRが短くなると90°より小さいフリップ角が有利．

■参考文献

1) Haase A, et al: FLASH imaging: rapid NMR imaging using low flip−angle pulses. J Magn Reson 67: 258−266, 1986.

Q6 パルスシーケンス ― 好みのテーマを演出する魔術師 ―

Q 6-6 スポイルドGREはT₁強調のパルスシーケンスなのですか？

A 6-6 通常は高速T₁強調像（T₁WI）を得るために使われますが，TR，TE，αによってはT₂*強調像やプロトン密度強調像にもなります．

▶▶▶1 スポイルドGREは基本的にT₁強調シーケンス

スポイルドGREはTRを200ms以下程度に短縮した部分フリップ角GREシーケンスで，TR短縮に伴う残留横磁化はαパルス照射時にグラディエントスポイリングやRFスポイリングで消失されています（p.254 Q6-8）．つまり，スポイルドGREでは縦磁化の定常状態は保たれていますが，残留横磁化は消失しているのでその影響を無視することができます．したがって，信号強度は式6-5-3で示されます．ただしTR，TEが短いのでαが小（＜20°）ならプロトン密度強調像，αが大ならT₁強調像になります．また，TRを200～500ms，TEを20～50msに長くすればT₂*強調像になりますが，これだけTRが長いとスポイルドGREと言えるか疑問ですね．プロトン密度強調像はコントラストの少ない画像で臨床的意義が低く，T₂*強調像にするにはTRが長くて高速撮像にはならないので，結局スポイルドGREの生きる道は高速T₁強調像なのです．実際に高速T₁強調像（例えばダイナミック造影MRI）としてはスポイルドGREが最も広く利用されています（図6-6-1）．

さらにTRを短縮（数ms）するとαを10°以下にしないと縦磁化が戻れなくなります．しかしこうなると撮像時間は1秒以下になりますが，戻る距離が少ないのでT₁の差がつかず，T₁強調像とは言えません．そこで反転パルスなどの予備パルス（p.218 Q6-1，表6-1-1）の手助けでコントラストをつけることになります．高速T₁強調像として使われるMP-GRE（Q6-9）が代表例です．

図6-6-1 多層スポイルドGRE（MP-FSPGR，TR/TE/FA 170/4.2ms/90）による肝細胞癌のダイナミックMRI

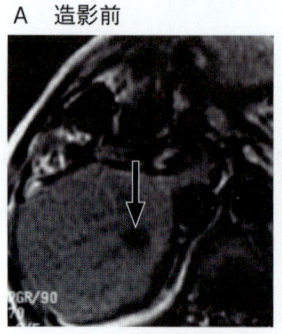

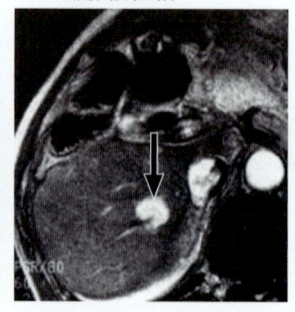

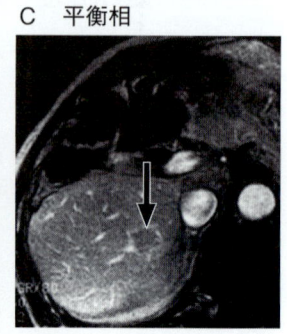

A 造影前　　B 動脈優位相　　C 平衡相

▶▶▶ 2　多層スポイルドGRE

　Q6-3-5（p.229）のFSEと同じように多層撮像がスポイルドGREにも適応できます．肝臓のダイナミックMRIを想定してください．まず，TR/TE 20/4.2msでマトリクス128（位相エンコード方向）× 256（周波数方向）の画像15枚を1枚ずつ順番に撮像するとしましょう．1枚の撮像時間は20(ms)× 128 = 5.12秒，全撮像時間は，20(ms)× 128 × 15 = 38.4(s)です．これでは息止めで撮像することができません．また，各スライスの信号強度を決めるタイミング（k空間中央行の信号取得時刻）が異なるので，病変のあるスライスが至適タイミング（例えば動脈優位相）になると保証できません．1枚目と15枚目には33秒の差がありますからね．次に，TR/TE 170/4.2msで15枚を多層撮像します．TE = 4.2msなので，1枚あたり10msあれば十分なので，TR（170ms）の間に各k空間1行の信号を15枚分取得できます．したがって，全撮像時間は170(ms)× 128 = 21.76(s) ≒ 22(s)．これなら息止め可能です．しかも全スライスのk空間中央行の信号を170ms内に取得できるので，すべてのスライスを同じタイミングで撮像することになります．すべてのスライスを至適タイミングに設定できますね．しかもTRが長いのでフリップ角を大きくできT_1コントラストも強くなります（p.250 Q6-6 Annex）．というわけで**30秒程度の時間分解能（例えばダイナミックMRI）なら多層撮像法の方が有利**です（図6-6-1）．一方，5秒以下の時間分解能が必要な場合（例えば腸管の動きを見るシネMRI）には1枚ずつ同じスライスを撮像することになります．

▶▶▶ 3　3DスポイルドFGRE

　TRを5ms程度にすると，FAは15°程度に小さくせざるを得ませんが（縦磁化が回復できないから），3D撮像が可能になります．y, z方向のマトリクス（位相エンコード数）を256, 128としても，撮像時間は5(ms)× 256 × 128 ≒ 164sですが，acceleration factor 8のparallel imagingを使えば，20秒で撮像が完了します．さらに0充填補間法（p.191 Q5-13 Annex）を使ってさらに撮像時間を短縮することができます．こうなると腹部でも呼吸停止下に3D撮像が可能になります．ただし，FAが小さいためT_1強調像としてはかなりコントラストが低下するので，主に造影T_1強調像として使われます．

　このような高速3D-GRE法は，**VIBE**（Volumetric Interpolated Breath-hold Examination, シーメンス）や**LAVA**（Liver Acquisition with Volume Acceleration, GE）などと呼ばれています（p.685 付録11）．例えばVIBE[1]は，TR/TE/FA 3.62ms/1.35ms/15°の3D-FLASHを基本とするパルスシーケンスですが，acceleration factor 2のGRAPPA（p.206 Q5-16-2）を使って13秒でマトリクス$N_x \cdot N_y \cdot N_z$ = 256・160・40の信号収集（撮像）を完了します．これを0充填補間法でマトリクス256・256・80にして2×2×2mmの等方性ボクセルの3D画像にします．なお，N_zループごとに脂肪飽和パルスを照射し，y方向はsequential order，z方向はcentric order（p.198 Q5-15-2）で信号収集をします．

Q6 パルスシーケンス ― 好みのテーマを演出する魔術師 ―

Annex Q6-6

スポイルドGREでT$_1$強調像を得るには，大きいα（60〜90°）を使った方が強いT$_1$強調が得られるはずですが，実際には中程度のα（30〜50°）を使っています．なぜですか？

Annex A6-6

　大きいα（60〜90°）の方が確かにT$_1$コントラストは強くなりますが，エルンスト角（最も強い信号が得られるフリップ角）から大きく外れるので信号が弱く，S/Nの低い画像になってしまうからです．表6-5-2のようにエルンスト角はTRとともに小さくなり，TRが100ms未満では$\alpha = 10〜30°$になります．ただしこれではT$_1$コントラストが弱いので，信号も強くコントラストもそれなりの中間のα（30〜50°）を採用することが多いわけです．ただし，TRを200ms近くに延ばすことができれば（例えば多層GRE法），$\alpha = 60〜90°$を使うことになります．特にT$_1$の短い組織を対象とする造影MRIにおいてはT$_1$コントラストが高くなり，エルンスト角も大きくなるので，大きなフリップ角（90°近く）が有利になります．

POINT 6-6

- スポイルドGREでは残留横磁化の影響を無視することができる．
- スポイルドGREは基本的に高速T$_1$強調像．
- 30秒程度の時間分解能（例えばダイナミックMRI）なら多層撮像法が有利．
- 高速スポイルドGREにparallel imagingと0充填補間法を併用した呼吸停止下3D撮像も可能．

■参考文献

1) Rofsky NM, et al: Abdominal MR imaging with a volumetric interpolated breath-hold examination. Radiology 212: 876–884, 1999.

Q6-7 共鳴オフセット角βとFLASH bandを説明してください．

A6-7 FLASH bandはβが空間座標に依存する場合に生じます．

▶▶▶ 1 共鳴オフセット角

　TRを短縮して定常状態自由歳差運動（SSFP）になると，各isochromatの磁化MはTR末期（次の励起αパルス照射時）にz軸上ではなく，z軸から半頂角αの角度を

保っています．一方，TRの間に回転（歳差運動）を続けてきたMがy′軸方向を向いているという保証はありません．TRの間に回転周波数がさまざまな影響を受けるからですね．各TR間にMが回転した位相角が共鳴オフセット角（resonant offset angle）βです．回転座標のy′軸を基準とすれば，励起αパルス照射時におけるMのxy成分M_{xy}（Mのx-y平面への投影）のy′軸からの角度がβになり（図6-7-1），次式で表されます[1]．

$$\beta = \Phi_{rf} + \gamma\Delta B \cdot TR + \Phi_G + \Phi_v \qquad 6-7-1$$

Φ_{rf}：RFの位相，γ：磁気回転比，ΔB：静磁場の不均一性や磁化率による局所磁場偏差（B_0との差），Φ_G：磁場勾配による位相変化，Φ_v：原子核磁気モーメントの移動（血流など）による位相変化．

図6-7-1　共鳴オフセット角β

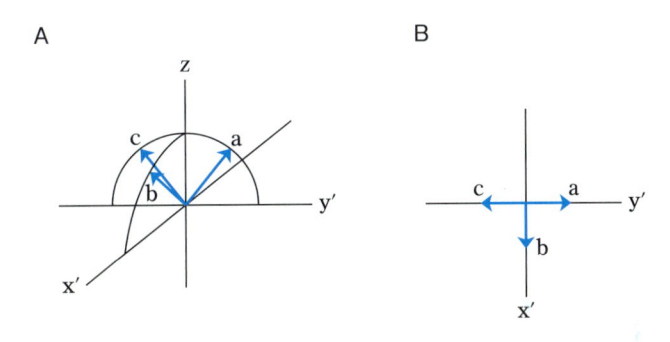

A：磁化a，b，cのβはそれぞれ0°，90°，180°
B：a，b，cのxy成分＝横磁化（z方向からx-y平面への投影図）
a，b，cは縦磁化（M_z）も横磁化（M_{xy}）も大きさが同じ

βが問題になるのは，同じ大きさのM（M_zもM_{xy}も同じ大きさ）が同じフリップ角αの励起を受けてもβによって横磁化の大きさ（∝ 信号強度）が変わってしまうからです[1,2]（図6-7-2）．つまり，TRを短縮してSSFPになると，TR，TE，αに加えてβが信号強度を左右する第4の外的因子になるわけです．

図6-7-2　αパルス後の状態（a′，b′，c′）

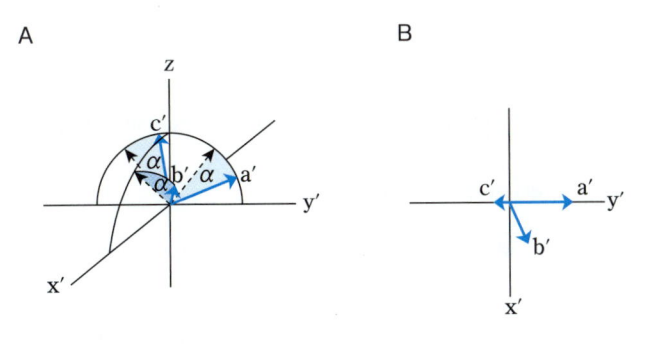

A：破線はαパルス前の状態
B：a′，b′，c′の横磁化（∝ 信号強度）の大きさが異なる

▶▶▶ 2　フラッシュバンド (FLASH band)

　GREパルスシーケンス (PS) でTRを短くしていくと，周波数エンコード (x) 方向に平行な高信号帯が生じます．位相エンコード方向の座標 (y座標) が0，すなわちFOVの中心を横切る (周波数エンコードが左右の場合) 帯が目立ちますが，これ以外に上下に数本の細い高信号帯が確認されます (図6-7-3)．これらが**位相分散帯 (phase dispersion band)** あるいは**FLASH band**と呼ばれる偽像 (アーチファクト) で，信号取得後から次のRF励起パルス照射までに消えないで残っている横磁化の仕業です．

図6-7-3　FLASH band

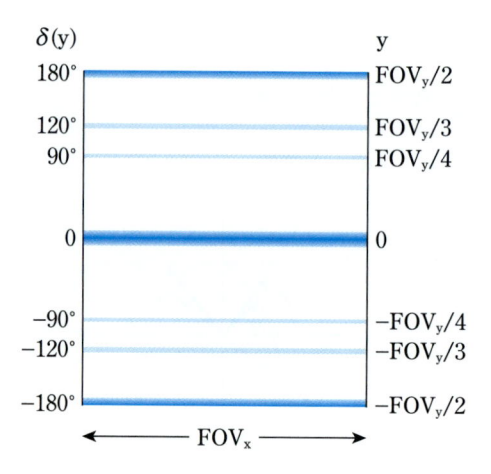

　横磁化のy′軸からの角度，すなわち共鳴オフセット角 β は式6-7-1のように複数の因子で決まりますが，Φ_{rf} は既定値で ΔB は偶然の要素です．静止組織を扱うとして Φ_v にはひとまず遠慮して頂きます．残る Φ_G のなかでも問題になるのが，位相エンコード磁場勾配 ($G_{PE} = G_y$) の強さが位相エンコードステップ (k空間の各行) ごとに異なるということです (もちろんこれ自体は位相エンコードのために必須です)．k空間のm行目の G_y は式5-8-4 (p.166) で決まりました．

$$G_y(m) = m\Delta G_y \qquad 5\text{-}8\text{-}4'$$

G_y の印加時間をtとすれば，y座標上の横磁化がこの G_y から受ける位相変化 (シフト) $\phi(m, y)$ は，

$$\phi(m, y) = m\gamma t\Delta G_y y \qquad 6\text{-}7\text{-}2$$

ここまでは位相エンコードの基本ですから当たり前です．$\gamma t\Delta G_y = \delta$ と置いて，

$$\phi(m, y) = m\delta y \qquad 6\text{-}7\text{-}3$$

つまり，横磁化の受ける位相シフトはk空間の行mと座標yに比例します．多くのy座標においては，各励起 (各TR) ごとに $\phi(m, y)$ が変わるので，各TRの終了時に残っている横磁化は毎回異なった位相シフトを受ける (それぞれ異なった周波数で回転する) ため3TR程度で実質的には消退します．しかし消退しないy座標 (上の横磁化) が

あります．y = 0においては，どのTRにおいてもまったく位相シフトを受けないので横磁化は残ったままで，この座標だけはコヒーレントGREの信号強度を示すため高信号になります．y = 0近辺でもTRごとの位相差が小さいので横磁化はかなり残っています．したがって，コヒーレントGREに近い信号強度を示すためやはり高信号になり，併せてy = 0を中心とする高信号帯を形成します．

　もう1つ，各TRに受ける位相シフトが異なるために，残留横磁化（異なる位相の横磁化ベクトル）の和がy座標上で周期的に大きくなります．これは$\phi(m, y) = \pm 1/2$ cycle $(= \pi = 180°)$, $\pm 1/3$ cycle $(= 2\pi/3 = 120°)$, $\pm 1/4$ cycle $(= \pi/2 = 90°)$ となるy座標です．つまり，y = 0を中心に上下$FOV_y/4$，$FOV_y/6$，$FOV_y/8$の位置（y座標）に高信号帯ができるわけです（図6-7-3）．このようにして，x（信号読み取り）方向に信号が高い帯と低い帯の偽像が形成されます．もちろん実際には式6-7-1の他の因子も影響するので，偽像の位置や強さは修飾されます．以上のようにFLASH bandは，各TRにおける共鳴オフセット角βが空間座標（ここではy座標）に依存して変化することに起因するのです．

　このFLASH bandは励起パルスのフリップ角αが大きいほど，そしてT_2の長い組織ほど目立ちます．もちろんいずれも残留横磁化が大きくなるからです．αが小さい（< 20°）とFLASH bandは無視できるほどですが，T_1強調像（これがスポイルドGREの目的）を得るためにはフリップ角を小さくはできません．また，FLASH bandは位相エンコードの順番に影響され，一般にcentric orderに比べてsequential orderの方が目立ちます．

POINT 6-7

- SSFPになると，同じフリップ角αの励起を受けても共鳴オフセット角βによって横磁化の大きさ（∝ 信号強度）が変わり，TR, TE, αに加えてβが信号強度を左右する外的因子になる．
- FLASH bandは，各TRにおけるβが空間座標に依存して変化することに起因する．

参考文献

1) Haacke EM, et al: Steady-state free precession imaging in the presence of motion: application for improved visualization of the cerebrospinal fluid. Radiology 175: 545–552, 1990.
2) Elster AD: Gradient-echo MR imaging: techniques and acronyms. Radiology 186: 1–8, 1993.

Q 6-8 横磁化のスポイリングはどうするのですか？

A 6-8 磁場勾配を使う方法（グラディエントスポイリング）とRFを使う方法（RFスポイリング）で信号取得後の横磁化を除去します．

▶▶▶ 1 グラディエントスポイリング

　T_1強調を保ちながらFLASH bandを取り除かなければなりません．原因は残留横磁化です．そのためには，信号取得後に強い磁場勾配を印加して（横磁化を形成する各isochromatの位相を分散させて）横磁化を消去すればよいと誰しも思います．この残留横磁化消去目的で加える磁場勾配を**spoiler**あるいは**crasher gradient**と呼びます．文字通り横磁化を潰すという期待が込められています．ところが，これが一筋縄ではいかないのです．位相エンコード（y）方向と周波数エンコード（x）方向に，TRごとに漸増減する，あるいはランダムに変化する磁場勾配を印加しても，コンピュータシミュレーションでも実際の撮像でも残留横磁化の周期性はなくならず，FLASH bandも期待通りに消えてくれません．m番目のTRに任意のspoiler gradient $G_{sp}(m)$ をy方向に時間t加えたとすると，座標yの磁化の位相シフトは式6-7-2から，

$$\phi(m, y) = \gamma t[m\Delta G_y + G_{sp}(m)]y \qquad 6\text{-}8\text{-}1$$

となり，y座標に依存します．どのような $G_{sp}(m)$ を使っても $\phi(m, y)$ のy座標依存性（不均一性）は残るので，TRごとに $G_{sp}(m)$ を変えても，位相がうまく分散して横磁化が消失する座標と，位相がうまく分散しないで横磁化が残留する座標が必ず生まれてFLASH bandは解消されません．他の方向（x, z）に任意の $G_{sp}(m)$ を加えても $\phi(m, y)$ のy座標依存性がそのままなので，やはりFLASH bandは解消されません．つまり，**$\phi(m, y)$ のy座標依存性がある限りFLASH bandは消えない**のです．

　x-y平面（画像）では中央のFLASH bandはx軸上にありますが，実はこれは原点を通り ΔG_y に垂直な高信号面を形成しています（図6-8-1）．ここで信号取得後に任意の方向（s）にspoiler gradient G_{sp} を時間t印加します（G_y の印加時間と別でも構いませんが，ここは話を単純化するために同じtにします）．この G_{sp} は G_y と同じようにTRごとに段階的に増加します．

$$G_{sp}(m) = m\Delta G_{sp} \qquad 6\text{-}8\text{-}2$$

　そうすると，高信号面は原点を通り，ΔG_y と ΔG_{sp} のベクトル和 ΔG に垂直な面となります．ΔG_{sp} をx軸方向にすると図6-8-1Bになることはおわかりでしょう．つまり，FLASH bandはz軸を中心にx-y平面内で回転したわけですが，これでは偽像は解消されません．そこで ΔG をz方向にすれば高信号面は原点を通ってz軸に垂直な面，すなわちx-y平面になります（図6-8-1C）．これだと，FLASH bandは消えましたが，コヒーレントGRE画像になってしまいます（高信号帯はコヒーレント画像でしたね）．そこで，スライス面をz＝0以外のz座標に持っていけば，FLASH bandがないイン

図6-8-1　FLASH bandはΔGに垂直な高信号面

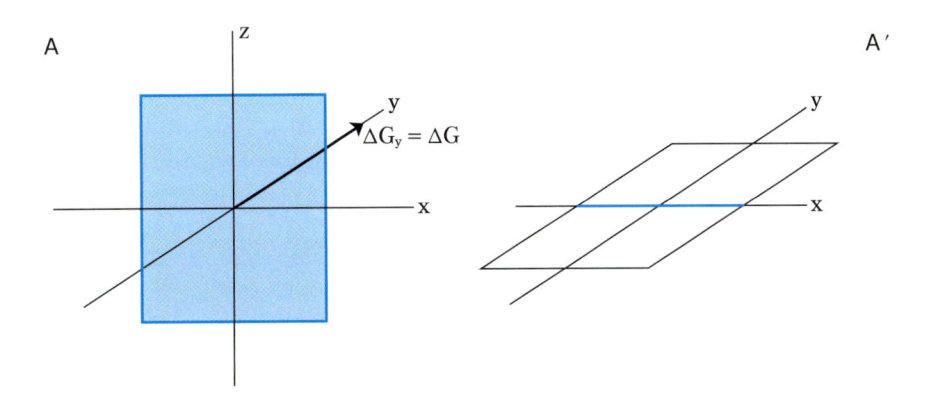

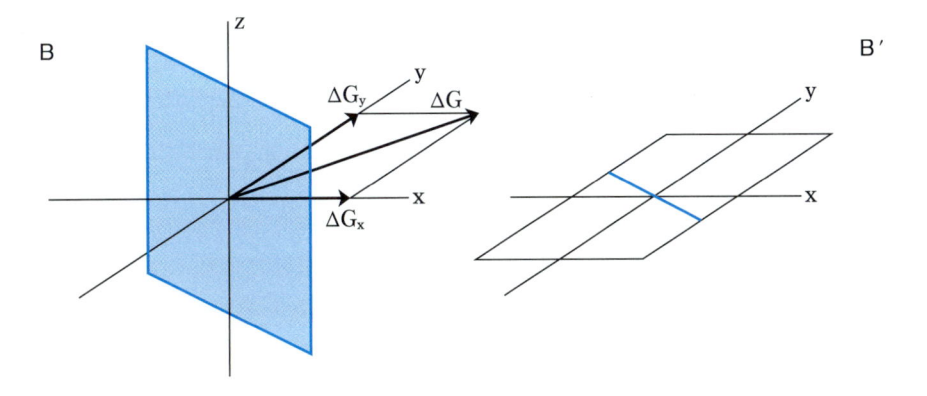

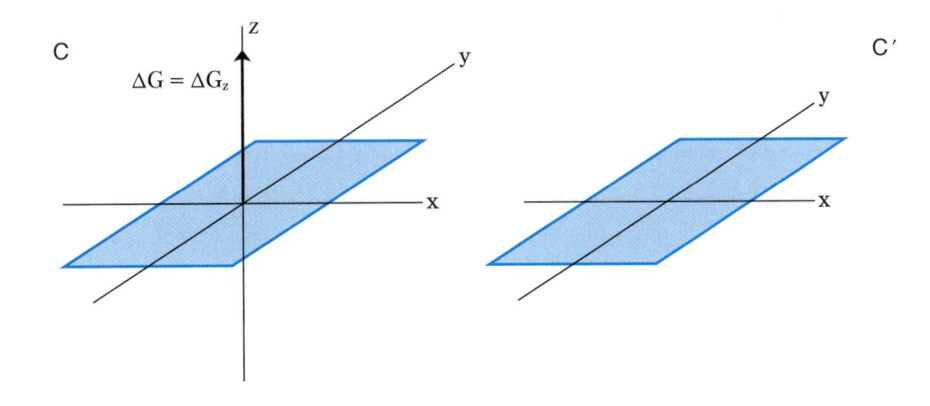

コヒーレント画像（T_1強調像）になるわけです．もちろん，FLASH bandはz = 0以外にもあるので，これらのz座標をも避けなければなりません．

$\Delta G = \Delta G_y + \Delta G_{sp} = \Delta G_z$にするのは簡単です．まず$-\Delta G_y$を追加し，次いで$\Delta G_{sp} = \Delta G_z$を印加すればよいですね（図6-8-2）．もちろん同時に印加してもかまいません．これはG_yによる位相分散を$-G_y$で元に戻し（位相を揃え）て，位相エンコード（y）方向の不均一性（FLASH band）をなくした上で，G_zによってz方向の不均一性をもたらした，つまりy方向の不具合をz方向に転嫁したわけです．

というわけで，**位相エンコード方向のrewinder G_y（= $-G_y$）とスライス方向の**

spoiler G_z とを組み合わせることにより **FLASH band** を消して，T_1 強調像を得るという目標に達しました[1)~3)]．これがグラディエントスポイリング（gradient spoiling）です．しかし，前述のように①スライス位置が制限される上に，②傾斜磁場を多用することによる渦電流（p.479 Q10-3）の影響が無視できない，③信号取得と次の励起RFパルスの間に傾斜磁場を挿入するためTRが長くなる（撮像時間が長い）という欠点があり，実用上問題があります．

図6-8-2　グラディエントスポイリングのPSD

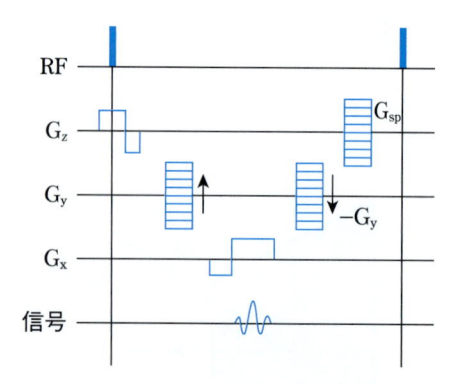

▶▶▶ 2　RFスポイリング

「$\phi(m, y)$のy座標依存性がある限りFLASH bandは消えない」のでした．そこでまず，グラディエントスポイリングと同様に，各TRにrewinder [$-G_y(m)$]を加えてy座標依存性を取り除きます（図6-8-3）．

$$\phi(m, y) = \gamma t[G_y(m) - G_y(m)]y = 0 \qquad 6\text{-}8\text{-}3$$

次に必要なのは，各TRに残留する横磁化の位相をTRごとに変えて，早期に分散させることです．今度はすべてのy座標の横磁化の位相が揃っているので，スライス内のすべてのisochromatに同じ位相シフト$\phi(m)$を与え，この各TRの$\phi(m)$をうまく調節して横磁化のベクトル和が速やかに0（あるいは無視できる程度に）なる$\phi(m)$の組み合わせを求めればよいわけです．スライス内のすべてのisochromatに同じ位相シフト$\phi(m)$を与えるには，励起RFパルスの（初期）位相$\theta(m)$を変えればよいことがわかります．RFは広い範囲を均一に励起し，横磁化はRFの回転磁場（B_1）に追随して回転するからですね．このように**励起RFの位相をTR毎に変えて残留横磁化を消去する方法がRFスポイリング（RF spoiling）**です．コンピュータシミュレーションにより，$\theta(m)$を次式のように増加させていけばよいと報告されています[4)]．

$$\theta(m) = \sum_{j=0}^{m-1} j\Delta\phi \qquad 6\text{-}8\text{-}4$$

$$\theta(m+1) - \theta(m) = m\Delta\phi \qquad 6\text{-}8\text{-}5$$

$\Delta\phi$は117°と123°が推奨され[4)]一般に117°が使われていますが，84°が良いとする

報告もあります[5]．しかしRFスポイリングでもFA > 20°，T_2 > 200msでは横磁化のスポイリングの確実性はやはり低下します．

図6-8-3　RFスポイリングのPSD

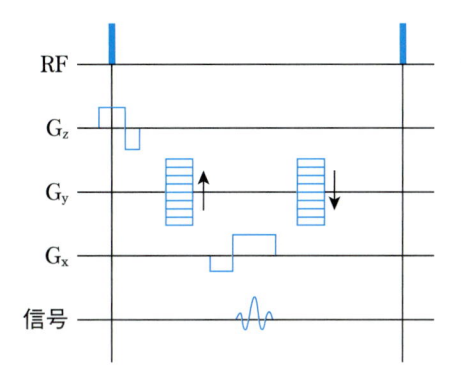

RFの位相はTR毎に異なる．

▶▶▶ 3　RFスポイリングにおけるMR信号検波

励起RFパルスの（初期）位相が$\theta(m)$ずれているので，RFパルスの位相が0の時に比べてMR信号の位相も同じだけずれてきます．したがって，励起RFパルスと同じ位相のRF（基準波）でMR信号を検波しなければならない（p.108 Q4-1），つまりTR（位相エンコード）ごとに基準波の位相を変えなければならないことはおわかりですね（もちろんこれはコンピュータ制御で自動的に行われることですが）．

▶▶▶ 4　グラディエントスポイリング vs RFスポイリング

表6-8-1に両者の比較を示しました．グラディエントスポイリングに比べて，確実性が高く，使い勝手が良いため，現在ではRFスポイリングが通常使用されています．また，横磁化消去をより確実にするために両者を併用することもあります．

表6-8-1　グラディエントスポイリング vs RFスポイリング

	グラディエントスポイリング	RFスポイリング
スポイラー	磁場勾配	RF
TR・撮像時間	長い	短い
渦電流の影響	あり	なし
スライス面の制限	あり	なし
細かいRF位相調整	不要	必要
検波	容易	複雑

POINT 6-8

- $\phi(m, y)$ のy座標依存性がある限りFLASH bandは消えない．
- 位相エンコード方向のrewinder G_y とスライス方向のspoiler G_z の組み合わせでFLASH bandを消し，T_1 強調像を得るのがグラディエントスポイリング．
- 励起RFパルスの位相をTR毎に変えて残留横磁化を消去する方法がRFスポイリング．

■参考文献

1) Wood ML, et al: Optimization of spoiler gradients in FLASH MRI. Magn Reson Imaging 5: 455-463, 1987.
2) Crawley AP, et al: Elimination of transverse coherences in FLASH MRI. Magn Reson Med 8: 248-260, 1988.
3) Wang HZ, Riederer SJ: A spoiling sequence for suppression of residual transverse magnetization. Magn Reson Med 15: 175-191, 1990.
4) Zur Y, et al: Spoiling of transverse magnetization in steady-state sequences. Magn Reson Med 21: 251-263, 1991.
5) Epstein FH, et al: Spoiling of transverse magnetization in gradient-echo (GRE) imaging during the approach to steady state. Magn Reson Med 35: 237-245, 1996.

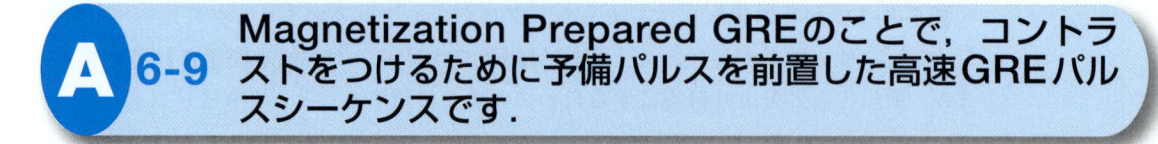

Q 6-9 MP†-GREを説明してください．

A 6-9 Magnetization Prepared GREのことで，コントラストをつけるために予備パルスを前置した高速GREパルスシーケンスです．

　高速化のためにSSFP-FIDシーケンスのTRを短縮してTR < T_2^* にすると，α もきわめて小さくしなければなりません．α が大きいと縦磁化が回復できないからですね．TR，TE，α のすべてが極端に小さくなると，T_1，T_2 のいずれも強調されず（図6-9-1B），しかも（横磁化が小さいので）S/Nも低いプロトン密度強調像になってしまいます．プロトン密度強調像といえば聞こえはよいけれど，高速だけが取り柄のコントラストもS/Nも低い画像にすぎません．そこで予備パルス（preparation pulse, p.219 表6-1-1, p.274 Q6-13）を前置してコントラストを補うGREシーケンスを**MP-GRE**（magnetization prepared GRE）あるいは**高速スポイルドGRE（spoiled FGRE）**と総称します．つまり高速GRE（SSFP-FID）を高速信号取得モジュール（p.267 Q6-11 ひとくちMEMO）として使用しているわけです．一般に使われている**予備パルスは180°反転パルスでT_1強調像を得て，特に造影剤を併用したdynamic MRI**に利用されています．造影剤によって灌流組織のT_1が短縮して強い高信号を呈するからですね．MP-GREは**snapshot FLASH，turboFLASH，fast SPGR，TFE（turbo field echo）**などと呼ば

れています（p.685 付録11）．MP−RAGE（rapid acquisition of gradient echo）は turboFLASHの3D versionです．

図6-9-1　GRE像のTRによる変化

A　TR/TE/α：100ms/10ms/60°

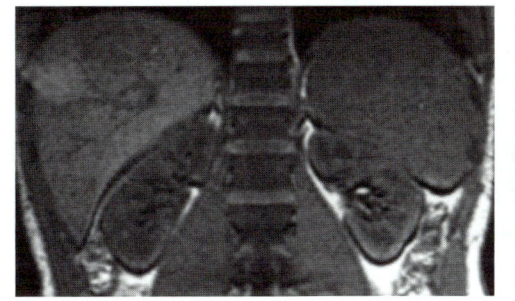

B　TR/TE/α：6ms/2.4ms/10°

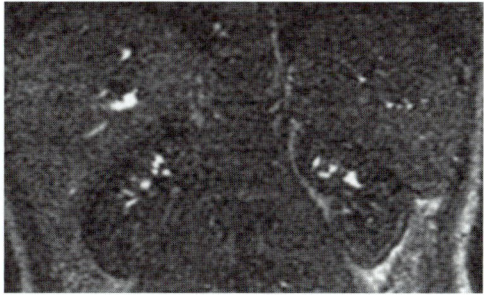

ひとくちMEMO

†MP

MRIにおいてMPという略称はmagnetization prepared（予備パルスを付加した意味）の他にmultiplanar（多スライスの）という意味でも使われます．MPGR（multiplanar GRASS），MPSPGR（multiplanar SPGR）などがその例です．紛らわしいのでご注意ください．憲兵もMP（military police）です．併せて注意しましょう．

POINT 6-9

■180°反転パルスを前置したMP−GREはT_1強調像になり，特に造影剤を併用したdynamic MRIに利用される．

Q6 パルスシーケンス ― 好みのテーマを演出する魔術師 ―

Q 6-10　コヒーレントGREのFISP，PSIF，TrueFISPはどう違うのですか？

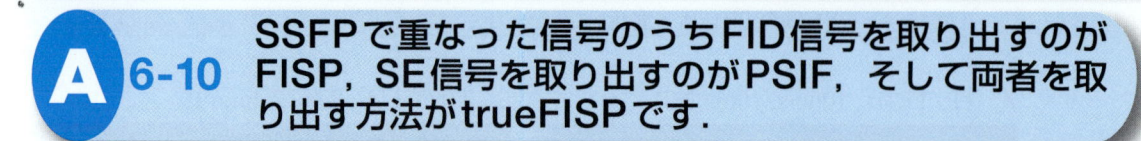

A 6-10　SSFPで重なった信号のうちFID信号を取り出すのがFISP，SE信号を取り出すのがPSIF，そして両者を取り出す方法がtrueFISPです．

TRが150msあたりからT_2の長い組織がまずSSFP状態となり，TR＜50msになると大部分がSSFPになります．SSFPではαパルス直後のFID信号（以下S^+）と次のαパルス前のSE信号（以下S^-）が重なっています（p.243 図6-5-4C）．両方を同位相の信号として取得することができれば，それだけ信号が強く理想的です．これが狭義のSSFPシーケンス（balanced SSFP）です（図6-10-1）．しかし2つの信号は，経過時間（TE）も磁場の不均一性や磁化率に対する反応も異なります．S^+のTEは直前のαパルスから信号中央までの時間（普通のTE）ですが，S^-の実質的なTEはHEで2TR，STEで3TRになります（p.133 図4-7-1，ただし実際のTEはどこで信号を採取するかによって変わります）．そして，S^+は磁場の不均一性や磁化率の影響を受けやすく，S^-はこれらに鈍感です．したがって，両信号が受信時に同位相にあるという保証はありません．両信号を同時に取得するのは容易ではありません．そこで，まず信号を別々に取り出すことにします．

図6-10-1　SSFPの信号読み取り磁場勾配G_{RO}と信号の位相（ϕS^-，ϕS^+）

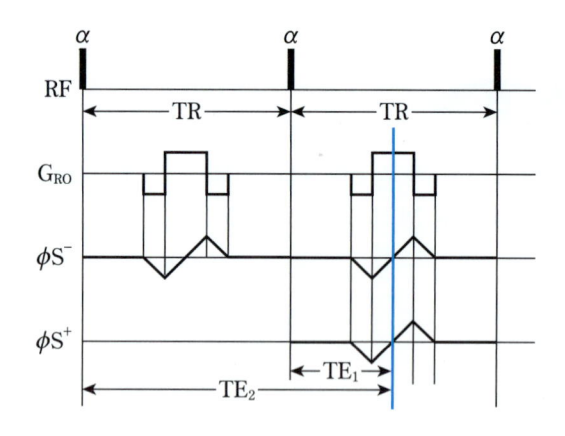

ϕS^-とϕS^+は同時に0となり，両信号のピークが揃う．

▶▶▶1　SSFP-FID

SSFPからS^+（FID系信号）だけを取り出すパルスシーケンスなので，SSFP-FIDと名付けます．メーカーによって，FISP（fast imaging with steady-state precession），GRASS（gradient recalled acquisition in the steady state），FFE（fast field echo）などと呼ばれています（p.685 付録11）．ここで2つの戦略が必要です．

① いかにしてS⁺だけを取り出すか

信号読み取り磁場勾配G_{RO}の最初の負のローブの2倍に正のローブの印加時間を設定すると，後者の中央でS⁺のピーク（位相$\phi_{FID} = 0$）とS⁻のピーク（$\phi_{SE} = 0$）が重なってしまいます（図6-10-1）．そこでG_{RO}の正のローブを長く設定します．そうすると1つ前のTRにおける横磁化の位相を継承するS⁻と，直前のRFで生まれたS⁺のピークは時間的にずれます（図6-10-2）．したがって，信号取得時間をTR間の早い時間に設定することによりS⁺を，遅い時間に設定することによりS⁻を取り出すことができます．

図6-10-2　SSFP–FIDとSSFP–SEの分離

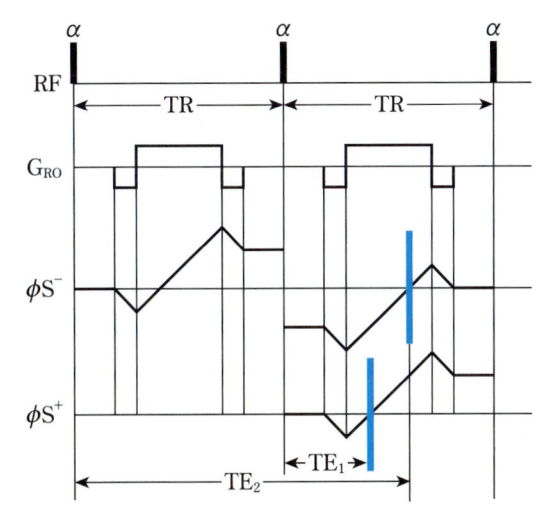

G_{RO}の正のローブを延長して両信号のピーク時（ϕS^-，ϕS^+が0の時点）をずらす．

② いかにしてFLASH bandを回避するか

各TRにおいて，各ボクセル内のisochromat（IC）のβ（共鳴オフセット角）を平均化します．これによってβのボクセル（空間座標）依存性を排除するわけです．FLASH bandはβの空間座標依存性に由来していましたからね（p.250 Q6-7，p.254 Q6-8）．まず，信号取得後に位相エンコード方向に$-G_{PE}$（$= -G_y$）を印加して，位相エンコード磁場勾配G_{PE}による位相シフトを相殺させて，TRごとに異なるβの主原因を取り除きます（図6-10-3）．次に，信号読み取り方向磁場勾配G_{RO}（$= G_x$）を信号取得後も印加し続けて各ボクセル内のICの位相を0～360°に分散させます．これはS⁺とS⁻のピークを時間的にずらすのにも役立ちます．同じくICの位相分散の目的でスライス選択磁場勾配G_{SS}（$= G_z$）を追加します．このパルスシーケンスはROAST（resonant offset averaging in the steady state）とも呼ばれ[1]，FISP，GRASSなどのSSFP–FIDシーケンスのほとんどを含みます．また，G_{RO}を完全に相殺して追加したG_{SS}だけでβを平均化するシーケンスはRARE ROAST（refocused acquisition in the readout direction ROAST）と呼ばれます（図6-10-3，表6-10-1）．これらはFLASH bandを避けるために横磁化の位相を一部分散させているわけで，すべての横磁化を収束させているSSFPシーケンスと横磁化をすべて消失させた

スポイルドGREの中間の性質を持っていることになります．しかも信号強度を左右する外的因子がTR，TE，α，βと4つに増え，複雑で扱いづらくなってしまいました．部分フリップ角GREと同様にSSFP-FIDは良くいえば「versatile（多芸多才）」なのですが，悪くいえば「ambiguous（中途半端）かつtouchy」なシーケンスで，臨床応用は進みませんでした．

図6-10-3　SSFPとSSFP-FID（ROAST，RARE-ROAST）

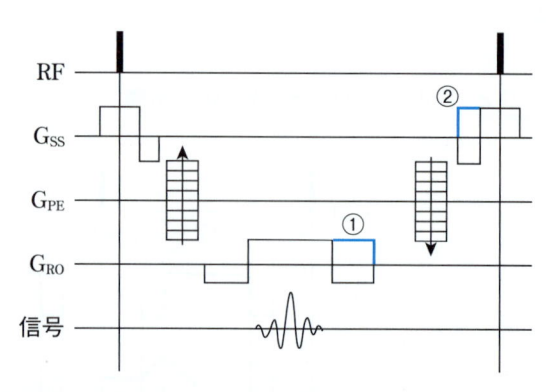

黒線（──）が（狭義の）SSFPで，すべての磁場勾配がTRの中で完全に相殺されている．G_{RO}の正のローブを延長し①，余計なG_{SS}②を加えるとROAST，②だけならRARE-ROASTになる．

表6-10-1　GREシーケンスと磁場勾配の相殺

シーケンス	相殺される磁場勾配 （血流が高信号になる方向）	β平均化方向 （血流の高信号低下方向）
balanced SSFP	G_{PE}，G_{RO}，G_{SS}	なし
RARE ROAST	G_{PE}，G_{RO}	スライス選択
ROAST（FISP，GRASS…）	G_{PE}	読み取り，スライス選択
spoiled GRE（FLASH，SPGR…）	なし	3方向すべて

▶▶▶ 2　SSFP-SE

SSFP-FIDとは逆にSSFP状態からS^-を取り出すパルスシーケンスです（図6-10-2）．これはGREシーケンスの仲間なのに信号はSE（HE+STE），したがってT_2^*ではなくT_2減衰し，しかもHE，STEの実質的なTE（TE_2とする）はそれぞれ$2TR-TE_1$，$3TR-TE_1$でTR≪TE_2という変わり種です（図6-10-2）．したがって強いT_2強調像になります．MRCPなどのhydrographyに利用されたこともありましたが，S/Nより高い高速SE，さらにbalanced SSFPシーケンスが実用化されるとともに忘れ去られた存在になってしまいました．

▶▶▶ 3　SSFP

Q6-11（p.264）を参照してください．

Annex Q6-10 RARE ROASTとROASTの信号強度の違いは何ですか？

Annex A6-10 基本的に大きな差はありませんが，β（共鳴オフセット角：p.250 Q6-7）を平均化する程度は当然2方向で平均化するROASTの方が強いので，RARE ROASTに比べてよりスポイルドGREに近い性格を持っています．これは静止組織ではT_2^*強調がやや弱く，T_1強調がやや強くなる傾向として現れますが，流れている核磁気モーメントへの影響にも見られます（表6-10-1）．基本的にある方向（x, y, z）の磁場勾配による位相への影響（グラディエントモーメント：GM）がTRの間に相殺されると，流速補正（flow compensation：FC，gradient moment nulling：GMN，p.590）が成立するので，その方向に流れる核磁気モーメントが強い高信号を呈します．RARE ROASTでは位相エンコード（y）方向と読み取り（x）方向のGMが相殺されているので，x-y平面（スライス面）内の血流はすべて強い高信号を呈します．これに対してROASTでは面内の位相エンコード（y）方向の流れのみ強い高信号になります．

●ここまでこだわらなくてもよいのですが！

▶SSFP-FIDとSSFP-SEの信号強度

βが完全に平均化されたとして，SSFP-FIDの信号強度（S^+）とSSFP-SEの信号強度（S^-）は次式で表されます[2]．

$$S^+(\alpha, TE_1, TR) = Kf(v)\rho \sin\alpha \cdot \exp\left(\frac{-TE_1}{T_2}\right)\left[1 - \frac{(E1 - \cos\alpha)D}{(1 + \cos\alpha)}\right] \quad 6\text{-}10\text{-}1$$

$$S^-(\alpha, TE_2, TR) = Kf(v)\rho \sin\alpha \cdot \exp\left(\frac{-TE_2}{T_2}\right)\left[1 - \frac{(1 - E1\cdot\cos\alpha)D}{(1 + \cos\alpha)E2}\right] \quad 6\text{-}10\text{-}2$$

$$D = \sqrt{(1-E2^2)\left[1 - E1^2 E2^2 - 2E1(1-E2^2)\cos\alpha + (E1^2 - E2^2)\cos^2\alpha\right]},$$
$$E1 = \exp\left(\frac{-TR}{T_1}\right), \quad E2 = \exp\left(\frac{-TR}{T_2}\right)$$

数式は複雑ですが，T_2に関するS^+とS^-の違いは$\exp(-TE_1/T_2)$と$\exp(-TE_2/T_2)/E2 = \exp[-(TE_2 - TR)/T_2] = \exp[-(TR - TE_1)/T_2]$にあります．∵ $TE_2 = 2TR - TE_1$（STEなら$TE_2 = 3TR - TE_1$）．TE_1はTRの中間点より前，TE_2は後ろに設定してあるので$TR - TE_1 > TE_1$になり（図6-10-2），S^+と比べてS^-の方がより強いT_2強調像になっていることがわかります．TE_1をTRの中央に設定してS^+とS^-を同時に取得するSSFPの場合（図6-10-1）には$TR - TE_1 = TE_1$となって両者のT_2強調度が同じになります．

POINT 6-10

- SSFP-FIDは良く言えば「versatile」，悪く言えば「ambiguous & touchy」なシーケンスで，臨床応用範囲は狭い．
- SSFP-SEの信号はSE（HE + STE）で強いT_2強調像を呈する．

■参考文献

1) Haacke EM, Tkach JA: Fast MR imaging: techniques and clinical applications. AJR 155: 951-964, 1990.
2) Zur Y, et al: An analysis of fast imaging sequences with steady-state transverse magnetization refocusing. Magn Reson Med 6: 175-193, 1988.

Q 6-11　DESS, CISSとbalanced SSFPはどう違うのですか？

A 6-11　balanced SSFPの仲間です．

　DESS，CISSはSSFP状態で発生する2種類の信号S^+とS^-の和を信号とするパルスシーケンスなので，balanced SSFPシーケンスの仲間です．

▶▶▶ 1　DESS

　SSFPで発生する2種類の信号S^+とS^-を同時に収集できればS/Nの高い画像が高速に得られるのですが，両者の位相を揃えてFLASH bandを回避するのは困難でした．そこでSSFP-FIDではS^+，SSFP-SEではS^-を選択的に取得して，それぞれの画像を作りました（p.261 図6-10-2）．一方，別々に取得した2つのエコー信号（S^+とS^-）を，後処理として位相を合わせた上で合成したのがDESS（dual echo in the steady state）です．したがって信号強度は式6-10-1と式6-10-2を組み合わせたα，TE_1，TE_2，TRを変数とする次式になります．

$$S_{DESS}(\alpha, TE_1, TE_2, TR) = \frac{(S^+ + S^-)}{2} \qquad 6\text{-}11\text{-}1$$

　数式は複雑ですが，TR = 28～40ms，TE_1 = 9msで撮像すると，α = 30°～60°で強いT_2強調像が得られます．しかし，αが小さいとコントラストの低いρ（プロトン密度）強調像になってしまいます[1]．TR = 28ms，TE_1 = 9msで位相エンコード方向のマトリクス（ボクセル数）が256なら，1スライスあたり，0.028 × 256 × 2 ≒ 14.3秒，スラブ方向マトリクス30の3D撮像で7分9秒です．S^+撮像とS^-撮像の間に被写体が動くと元も子もないので，動かない部分の3D撮像（関節，内耳など）に有用です．

▶▶▶ 2 CISS

3方向すべての磁場勾配がTRの中で相殺されているシーケンス，すなわち狭義のSSFP（p.262 図6-10-3黒線）を使います．FLASH bandの原因はβに座標依存性があることでした．式6-7-1の中で，3方向すべての磁場勾配が相殺されると理論的には$\Phi_G = 0$，Φ_vのうち等速運動分は0になるのでΦ_v全体でもミニマル，Φ_{rf}は調節可能なので，SSFPシーケンスで問題になるのは$\gamma \Delta B \cdot TR$です．しかし，FID信号を含んでいるのでこれを無視することはできず，このままではFLASH bandに悩まされます．そこで，RFの位相Φ_{rf}を固定したシーケンス（SSFP++）と，Φ_{rf}と$-\Phi_{rf}$を交互に照射するシーケンス（SSFP+−）で撮像し，両者の和を信号強度とする方法がCISS（constructive interference in steady state）です．こうするとSSFP++での低信号帯がSSFP+−で高信号，SSFP++の高信号帯がSSFP+−で低信号と入れ替わるので，両者の和は均一になりFLASH bandがない画像になります．つまり**静磁場不均一によるβ（$\gamma \Delta B \cdot TR$）を2つのRF励起で相殺するのがCISS**です．DESSと同様にSSFP++とSSFP+−の撮像の間に被写体が動くと元も子もないので動かない部分の3D撮像（頭部，内耳，関節など）に有用です．$TR = 20ms$，$TE_1 = 8ms$，$\alpha = 50°$でコントラストの高いT_2強調像が得られます．位相エンコード方向のマトリクスが256なら，1スライスあたり，$0.02 \times 256 \times 2 ≒ 10.2$秒，スラブ方向マトリクス32の3D撮像で5分28秒です[2]．

▶▶▶ 3 balanced SSFP[†1]

① balanced SSFPの条件

CISSでも使われた3方向すべての磁場勾配が，TRの中で相殺されている（正負のバランスがとれている）SSFPシーケンス（p.260 図6-10-1, p.262 6-10-3黒線）そのものです．したがって，FLASH bandの原因として問題になるのは$\gamma \Delta B \cdot TR$（の座標依存性）です．γは定数ですから，ΔBとTRを小さくできれば，S^+とS^-を1回の撮像で同時に取得可能になります．つまり，このシーケンスが良い画像を生み出す条件は，①RFの位相が正確である，②磁場勾配が正確に相殺されている，に加えて③静磁場B_0の均一性が高い，④被写体が静磁場に入った状態での静磁場のシミングが正確である，⑤TRを数ミリ秒程度まで短縮できる，ということになります．機器の総合力を反映していますね．実際にこれだけの条件を整えるのは容易ではないので，αと$-\alpha$を交互に照射したり，その他にもβを平均化する方法を加えてFLASH bandを軽減した状態で撮像されています．また，早期にSSFP状態にするために最初に$-\alpha/2$パルスを照射します．

② balanced SSFPの信号強度と特徴

$TE_1 \ll T_2^*$なのでB_0の不均一性を無視して，SSFPの信号強度は次式になります．Kは比例定数，f(v)は流速因子で静止組織なら1，ρは^1H原子核密度です．

$$S = \frac{Kf(v)\rho \sin\alpha}{1 + \frac{T_1}{T_2} - \left(\frac{T_1}{T_2} - 1\right)\cos\alpha} = \frac{Kf(v)\rho \sin\alpha}{\left(\frac{T_1}{T_2}\right)(1 - \cos\alpha) + 1 + \cos\alpha} \qquad 6-11-2$$

したがって，信号強度はT_2/T_1とαに依存します．αが小さいと$(1 - \cos\alpha) \rightarrow 0$なので，

T_1/T_2の影響が小さくなってρ（プロトン密度）強調像になってしまい，さらに分子の$\sin\alpha \to 0$なので信号自体も弱い（S/Nの低い）画像になって使いものになりません．逆にαを大きく設定すれば$(1-\cos\alpha) \to 1$なので，T_1/T_2に強く依存し，$\sin\alpha \to 1$なのでS/Nの高い画像になります．T_1/T_2は分母にあるので，**信号強度はT_2/T_1にほぼ比例する**ことになります．T_2/T_1が最も大きいのは自由水なので，実質的に強いT$_2$強調像として使うことができます（図6-11-1）．MRCP（胆管膵管撮影），MRU（尿路撮影），MRM（脊髄腔撮影）などのhydrography（水画像）（p.236 Q6-4-3）に適しています．

図6-11-1　hydrography（MRCP）

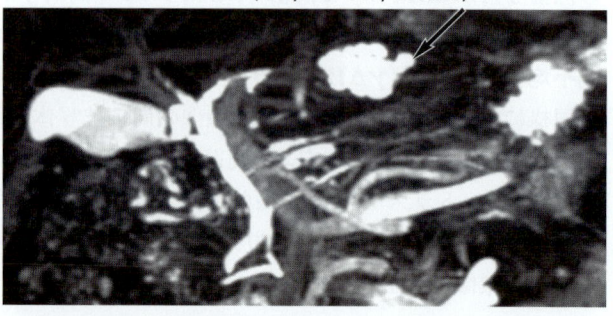

A　3D-balanced FFE（TR/TE 3.7/1.6ms）

B　3D-TSE（TR/TE$_{eff}$ ∞/78ms）

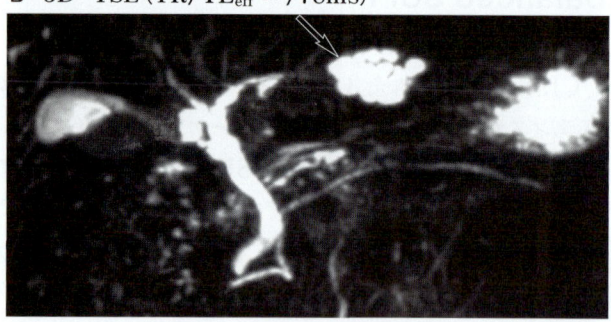

Aでは胆道，膵管とともに血管内も高信号になる．矢印（→）は膵嚢胞性腫瘍．

　もう1つのbalanced SSFPの特徴は3方向の磁場勾配が相殺されているので，**3（x, y, z）方向の流速補正が成り立ち，血管内が高信号になる**ことです（図6-11-1）．もちろん，他のGREシーケンスでも流入効果（inflow effect）により血管内が高信号になるのですが，balanced SSFPではこれらよりさらに信号が高く，またスライス面に平行な血管内も高信号になります．したがって，MRA（血管撮影）や心臓の診断に有用性が高いと言えます．ただし，この流速補正は1つ前のTR間で成り立っているだけなので実質的なTE（p.260 図6-10-1のTE$_2$）が長くなると位相分散が進んで血管内信号は低下します．

③ 高速信号取得モジュールとしてのbalanced SSFP

　balanced SSFP，高速スポイルドGRE（p.248 Q6-6）やEPI（p.268 Q6-12）はいずれも1秒以内でk空間全体（1スライス分）の信号取得が可能です．この信号取得

モジュール†2を予備パルスと組み合わせて，さまざまな内的因子（T_1, T_2, T_2^*, 化学シフト，拡散係数など）を強調する画像を高速撮像することが可能になります．特に高速GREのフリップ角を10°以下，balanced SSFPでは一般組織の信号が高くなる50°以下にすると実質的にプロトン密度強調像になるので，癖のない（予備パルスによるコントラストの邪魔をしない）高速撮像モジュールになるわけです．

ひとくちMEMO

†1 balanced SSFPシーケンスの商標

このシーケンスの有用性を物語るかのように各社で工夫を凝らした名前を与えています．trueFISP（シーメンス），FIESTA（GE），balanced FFE（フィリップス），trueSSFP（東芝）などです（p.685 付録11）．FISPが最初に発表されたときはp.262 図6-10-3黒線のシーケンス，すなわち現在のtrueFISP（＝SSFP）でした[3]．当時のハードウェアでは上記のSSFPの条件を満たすことができず，図6-10-3の①②を加えROASTやRARE ROASTに条件を緩和してFISP，GRASSなどの名前で商品化していたわけです．ハードウェアが向上してbalanced SSFPの条件を満たすことができるようになってオリジナルのFISPが可能になりました．そこでオリジナルに敬意を表してtrueFISPと呼んでいるわけです．

†2 モジュール（module）

寸法の単位（たとえば家をmモジュールあるいは尺モジュールで建てる）や複雑な製品の構成単位のことで，一般にそれだけでも独立して機能できるユニットを指します．ここでは，パルスシーケンスを構成する信号取得部分を信号取得モジュールと呼んでいます．

Annex Q6-11

DESSやCISSは動きに弱かったので，頭部や四肢に使われましたが，SSFPは腹部でも大丈夫ですか？

Annex A6-11

TRを短く設定できることが条件なので大丈夫です．TR = 3ms，TE_1 = 1.2ms，位相エンコード方向のマトリクスが256なら，1スライスあたり，0.003×256 ≒ 0.77秒です．実際に上腹部のMRCPやフレーム/1秒程度のシネMRI（例えばイレウス患者の腸管の動きを見る）にも使用されています．

●ここまでこだわらなくてもよいのですが！

▶balanced SSFPの信号強度 revisited

balanced SSFPシーケンスで信号（S）が最大になるαを求めます．$0 \leq \alpha \leq \pi/2$，$T_1/T_2 \geq 1$なので，式6-11-2の分子および分母はαとともに漸増になり，どこかに最大値があるはずです．そこで，αの関数であるSをαで微分して0と置くと，Sが最大になる時のαが求められます．$T_1/T_2 = b$と置いて，

$$(S)' = Kf(v)\rho \frac{[(b+1)\cos\alpha - (b-1)]}{[(b+1)-(b-1)\cos\alpha]^2} = 0 \qquad 6\text{-}11\text{-}3$$

$$\cos\alpha = \frac{(b-1)}{(b+1)} = \frac{\left(\frac{T_1}{T_2}\right)-1}{\left(\frac{T_1}{T_2}\right)+1} \qquad 6\text{-}11\text{-}4$$

純水($T_1 ≒ T_2$)を強調するなら$\cos\alpha ≒ 0$，すなわち$\alpha ≒ 90°$，一般の組織ならおよそ$T_1/T_2 ≒ 10～15$なので(p.399 表8-18-3)，$\cos\alpha ≒ 9/11～7/8$，すなわち$\alpha ≒ 35°～30°$で信号が最大になるわけです．

式6-11-4を式6-11-2に代入するとbalanced SSFPの最大信号になります．

$$S_{max} = \frac{1}{2} Kf(v)\rho\sqrt{\frac{T_2}{T_1}} \qquad 6\text{-}11\text{-}5$$

POINT 6-11

- balanced SSFPの信号強度はT_2/T_1にほぼ比例するのでhydrographyに適する．
- balanced SSFPでは3 (x, y, z)方向の流速補正が成り立ち，流入効果とともに血管内が高信号になる．
- DESS，CISSもbalanced SSFPと同様の信号強度を示すが，「動きに弱い」．

■参考文献
1) Hardy PA, et al: Optimization of a dual echo in the steady state (DESS) free-precession sequence for imaging cartilage. J Magn Reson Imaging 6: 329-335, 1996.
2) Casselman JW, et al: Constructive interference in steady state-3DFT MR imaging of the inner ear and cerebellopontine angle. AJNR 14: 47-57, 1993.
3) Oppelt A, et al: FISP: a new fast MRI sequence. Electromedica 54: 15-18, 1986.

Q 6-12 EPIで位相エンコード方向に化学シフトアーチファクトが現れるのはなぜですか？

A 6-12 各位相エンコードステップが独立していないため，水と脂肪の位相ずれが積算されるからです．

とは言っても，EPI (echo planar imaging) そのものを理解しないと，EPIで位相エンコード方向に化学シフトアーチファクトが現れる原因を理解するのは容易ではありません．そこで，まずEPIを説明しますが，EPIに馴染んでいる方はp.271 Q6-12-4(「EPIにおける化学シフトアーチファクト」)へ直行してください．

▶▶▶ 1　EPI

　　EPIは励起RFパルス後に信号読み取り磁場勾配（G_{RO}）を高速に連続反転して，反転ごとに信号（k空間の1行分）を取得し，1回の励起パルス後にk空間のすべての行を埋める信号を取得してしまうという超高速パルスシーケンスです（図6-12-1）．コンセプトはFSEに似ていますが，各位相エンコードステップで180°パルスを使用しないのでさらに高速化が可能です．128×128のマトリクスだとします．各信号からのサンプリング間隔ΔT_S（p.170 Q5-9）を$4\mu s$にすれば，1つの信号を取得するのに必要な時間［≒ G_{RO}の各ローブ（正または負）の印加時間］は，$4(\mu s) \times 128 = 512\mu s$です．したがって，全信号収集時間は$512(\mu s) \times 128 = 65,536\mu s \fallingdotseq 65ms$です．さらにパラレルイメージング（p.203 Q5-16）を併用すれば，この数分の1に短縮されます．RF励起パルスから最初の信号取得までの時間（5〜10ms）を加えても，なんと**EPIは0.05秒（= 50ms）以下で1スライスを撮像する**という「マルチスライスCTも真っ青」なシーケンスです．

図6-12-1　EPIのPSD

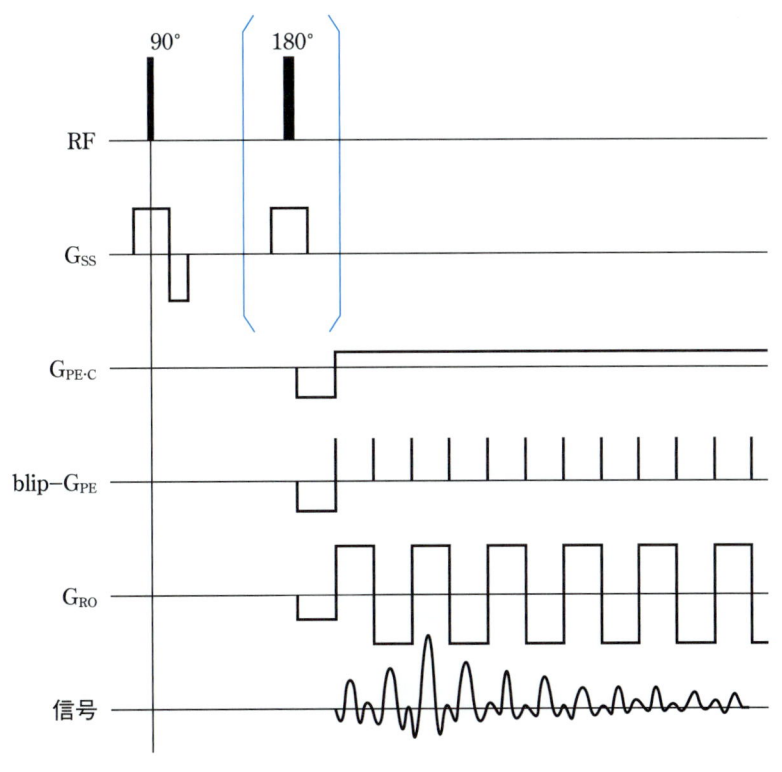

〔　〕内はSE-EPI用．G_{PE}は$G_{PE\cdot C}$かblip-G_{PE}を選択する．

▶▶▶ 2　FID-EPIとSE-EPI

　　励起RFパルス（90°）後のFIDから（G_{RO}を高速に連続反転して）エコー信号を取得する方法はFID-EPIあるいはGRE-EPIと呼ばれ，各信号のピークはT_2^*減衰します．したがって，多数の信号を取得するのは一般に困難で，後ろの方の（k空間の上下端近くの行を埋める）信号は実質的に0になってしまいます．そこで励起90°RFパル

ス後に180°再収束パルスを挟んで(図6-12-1の〔 〕), SEから(G_{RO}を高速に連続反転して)エコー信号を取得する方法がSE-EPIで, 各信号のピークはT_2減衰します. $T_2 > T_2^*$なので, SE-EPIの方が多数の信頼できる信号を取得でき, 一般に使われています. 1つの励起パルスですべての信号を取得する(one shotと言う, p.227 Q6-3-3)のでTRは無限大になりますが, 実際は次のスライスの励起パルスまでの時間になります. これを実効TRとすれば**SE-EPI**の信号強度は**SE**シーケンス(p.223 式6-2-2)と同じ, **FID-EPI**はフリップ角90°の**GRE**シーケンス(p.240 式6-5-1)と同じになります.

▶▶▶ 3 連続G_{PE}とblip-G_{PE}

そろそろ, 「G_{RO}を高速に連続反転してエコー信号を取得していたら, 位相エンコード磁場勾配G_{PE}を印加する暇がないじゃないか」という声が聞こえる頃ですね. 2つのG_{PE}印加方法があります. まず一定の強さのG_{PE}を全収集時間を通して連続的に印加する方法(連続G_{PE}, G_{PEC})です. ここでEPIのk空間軌跡を考えましょう. G_{RO}が正ならk空間を右に, 負なら左へ軌跡は進みました. また, G_{PE}が正なら上へ, 負なら下へ進みました. 正のG_{PE}が連続的にかかっているということは, 右へ進む(G_{RO}が正の)時も折り返して左へ進む(G_{RO}が負の)時も少しずつ上に向かっているということになります(図6-12-2A). つまり, 連続G_{PE}-EPIのk空間軌跡はジグザグになります. これは直交座標にならないので, 2次元フーリエ法が複雑になり正確性に欠けます.

図6-12-2　EPIのk空間軌跡

A　連続G_{PE}-EPI

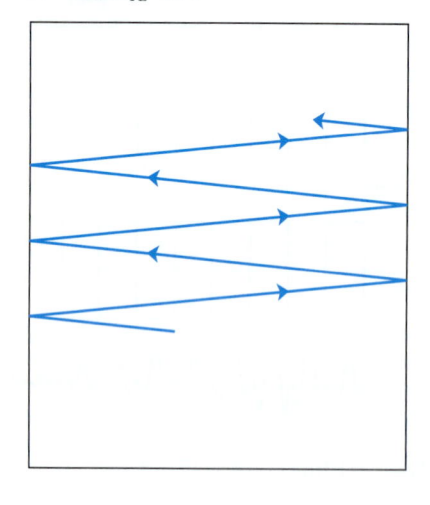

B　blip-EPI

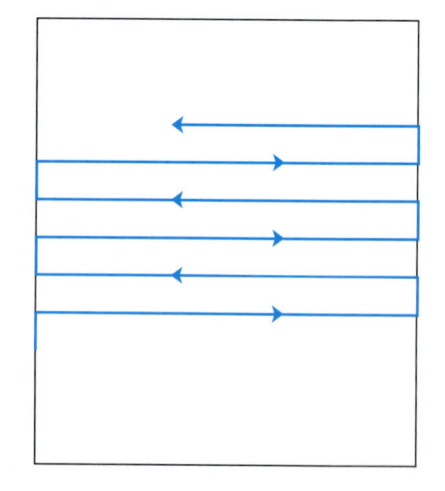

そこで, 各G_{RO}反転時に一定の強さのG_{PE}を短時間($< 200\mu s$)印加します. このG_{PE}の強さと印加時間の積がちょうどk空間の1行分[†1]に相当するように印加します. この短時間のG_{PE}をブリップパルス(blip pulse, blip-G_{PE})[†2]と呼びます. そうすると, 正のG_{RO}で右に水平に(信号を取得しながら)1行進み, 右端に到達するとblip pulseで上の行にジャンプして, 次の負のG_{RO}で信号を取得しながら左へ水平に進む

という，各行を水平に進む直交座標に即した軌跡になります（図6-12-2B）．この方法が**blip-EPI**と呼ばれ一般に利用されているバージョンです．というわけで**一般に利用されているEPIはSE-EPIのblip version**になります．200μs未満のblip pulseを各G_{RO}の後に加えて，1行（の信号取得）時間を700μsとしても，撮像時間は0.7(ms)×128＋10ms＝99.6msで100ms以内に収まりますね．ΔT_Sを3μs，blip pulseを100μsにできれば約70msになります．

ひとくちMEMO

†1 k空間の1行分
式5-9-4（p.171）から$\Delta k_y = \gamma \Delta G_y t_y$，この式の$\Delta k_y$がk空間の1行分（の波数），$\Delta G_y$, t_yがそれぞれblip-G_{PE}パルスの強さと印加時間になり，γはもちろん磁気回転比ですね．また，Δk_yは式5-13-7（p.189）から$\Delta k_y = 1/FOV_y$とy方向のFOVによって決まります．

†2 blip
もともとは，日本語の「ピッ」に相当する擬音語で，瞬間的に光るもの（例えばレーダー上の航空機の輝点）に使われます．

▶▶▶4 EPIにおける化学シフトアーチファクト

① 位相エンコード方向にできるわけ

EPI以外のパルスシーケンスでは周波数エンコード方向に化学シフトアーチファクトが現れ，位相エンコード方向には見られません（p.308 Q7-2）．これは各位相エンコードステップ（各TR）が独立していて，ステップの終わりには（位相エンコードによって変化を受けた）各isochromatの位相は完全にエンコード前の位相に戻されるか，あるいはT_2ないしT_2^*緩和によって完全に位相が分散（横磁化が消失）しているからです．したがって脂肪と水の位相差も1TR内で相殺されて次のTRには持ち越されません．

ところがEPIでは，連続G_{PE}もblip-G_{PE}もまったく相殺されないので各ステップの位相差が積算されていきます．各位相エンコードステップの時間は短くG_{PE}も小さいので水と脂肪の位相差は大きなものではありませんが，これが次のステップ，さらに次のステップと受け継がれ積算されて大きな位相差が生まれ，位相エンコードステップ方向に化学シフトアーチファクトを形成するわけです（塵も積もれば山となる）．このようにEPIは位相エンコード方向に大きな化学シフトアーチファクトを生じるため，**脂肪信号抑制法併用が必須**になっています．

② 周波数エンコード方向にできないわけ

G_{RO}もG_{PE}も小さいので，もともと周波数エンコードに伴う水と脂肪の周波数差は大きくありません．これに加えてEPIの受信バンド幅（BW）はかなり広くなっています．式5-9-9（p.172）からBW＝$1/\Delta T_S$（ΔT_Sは信号サンプリング間隔），$\Delta T_S < 5\mu$sと短いので，BWは必然的に広くなるわけです．BWが広ければ，1ボクセルあたりの周波数が大きくなり，大きくない水と脂肪の周波数差をボクセル内に閉じ込めてしまうので化学シフトアーチファクトが現れないわけです．

▶▶▶ 5 EPIの特徴

① 超高速撮像法である
説明した通りです．

② アーチファクトが多い
a．化学シフトアーチファクト：説明した通りで脂肪信号抑制法併用が必須です．

b．磁化率，不均一な磁場に敏感：G_{PE} が小さいため，G_{PE}（y）方向のボクセルあたりの位相が小さくなり，磁化率や磁場の不均一に伴う局所の位相の乱れを敏感に察知してしまいます（図6-12-3）．

c．N/2アーチファクト：k空間を右に進む時（G_{RO} が正）の信号と左に進む時（G_{RO} が負）の信号の位相が，正負のローブが完全に対称的ではないことや渦電流の影響などで，微妙にずれるために生じるEPIに特有なアーチファクトです（図6-12-3）．FOV_y の半分だけ位相エンコード方向へずれた位置に画像が二重写りになります．N/2はエヌハーフと読みます．

図6-12-3　EPIに見る磁化率アーチファクトとN/2アーチファクト（→）

A　GRE-EPI（TE_{eff}：53ms，18slices/7s)　　B　FSE（TR/TE 4,000/98ms）

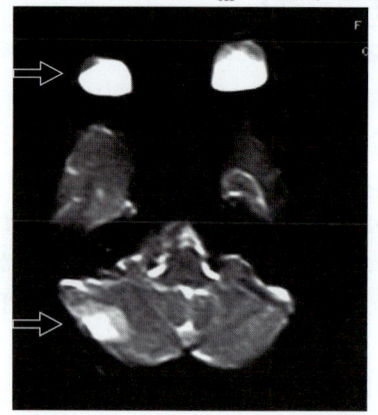

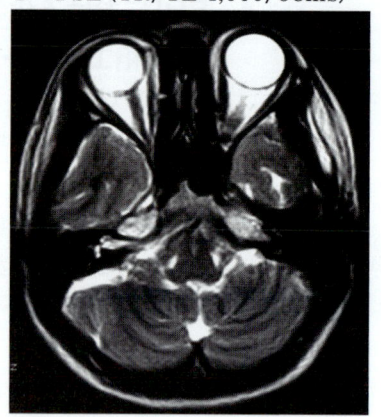

右眼球が $FOV_y/2$ 背側に二重写りしている（→）．Aでは磁化率効果のため頭蓋底の構造が描出されない．AとBは同じ患者の頭部．

③ 空間分解能が低い
式5-9-4（p.171）を再掲します．

$$\Delta k_x = \gamma G_x \Delta T_S, \quad \Delta k_y = \gamma \Delta G_y t_y \qquad 5\text{-}9\text{-}4$$

これを見ると $G_x \Delta T_S$ および $\Delta G_y t_y$ が小さいEPIでは，Δk_x と Δk_y が小さいことがわかります．式5-13-3（p.189）から $\Delta k_x = 1/FOV_x$（y方向も同じ）なので，FOVを小さくできません．したがって，ボクセルサイズを小さくする（空間分解能を上げる）にはマトリクス（N_x, N_y）を大きくするしかありませんが，そうすると信号数を増やさなければならないので撮像時間が延長してしまうというジレンマに陥ってしまいます．というわけで，EPIは空間分解能が低いわけです．もちろんS/Nが低いのでボクセルを小さくできないということもありますね．$S/N \propto 1/\sqrt{BW}$ なので，BW

の大きいEPIのS/Nは低くなってしまいます．

④ TE平均化，T₂フィルタリングとボケ

FSEと同じく，各信号のTEが異なり，後半の信号が微弱なため生じる現象で，EPIにもそのまま当てはまります（p.233 Q6-3 Annex）．

▶▶▶ 6 シングルショットEPIとマルチショットEPI

これまで説明したEPIは1つの励起RF後にすべての信号を取得するシングルショットEPIでした．前述①の長所はあるものの②～④の弱点を減弱する必要があります．そこでシングルショットFSE→マルチショットFSEと同じコンセプトで，マルチショットEPIが生まれました．FSEと同様にひとつのショットで取得するエコー信号数をETL，EPI Factorなどと呼びます（p.685 付録11）．

▶▶▶ 7 画像コントラスト

シングルショットEPIはTR = ∞なので基本的にSE-EPIならT₂強調像，FID-EPIならT₂*強調像になります．ただし，実効TE（TE_{eff}）を短くすればプロトン密度強調像になります．マルチショットの場合には，TR（ショット間の時間）とTE_{eff}によってSEシーケンスと同様に強調する因子が変わってきます．また，プロトン密度強調像の場合には，反転回復（IR）パルスなどの予備パルスによってさまざまな内的因子を強調することができます．EPIを高速信号取得モジュール（p.266 Q6-11-3-③）にするわけです．

▶▶▶ 8 EPIの臨床応用

シングルショットSE-EPIが拡散強調シーケンスの骨格（信号取得モジュール）として広く使われています．すなわち，シングルショットSE-EPIに予備パルスとしてMPG（motion probing gradient）と呼ばれる強い双極磁場勾配を付加すると拡散強調シーケンスになります．また，シングルショットSE-EPIやGRE-EPIは，高速性と磁化率に敏感であることを利用してBOLD法によるfMRIに利用されています（p.300 Q6-18）．マルチショットSE-EPIは体動に強いため，T₂強調像の高速シーケンスとして（特に上腹部で）利用されることがありますが，ルーチンに利用されるところまで達していません．FSEやFGREの画像が良いためですね．

Annex
Q6-12 EPIの実効TE（TE_{eff}）はどこになるのですか？

Annex
A6-12 G_{PE}の時間積分が0になる時間です．TE_{eff}は励起パルスから$G_{PE} = 0$で取得する信号の中心までの時間です．EPIでは信号取得前に比較的大きな負のG_{PE}ローブを印加した後で正の連続G_{PE}あるいはblip-G_{PE}を印加しながらG_{RO}を反転して信号を取得します（図6-12-1）．したがって，各位相エンコードステップで取得した信号がk空間のどの行を埋めるのかを決定するグラディエントモーメント$G_y t_y = G_{PE} t_y$は，この負のローブの面積（負の面積）と正のローブの面積（正の面積）の（正負を考慮した）和

になります．最初の信号は両者の和が負なのでk空間の下側の行を埋めます．だんだん負の絶対値が少なくなって上の行に移行し，和が0になった時の信号がk空間の中央の行（$G_{PE} = 0$）で，励起パルスからこの信号の中央までの時間が実効TE_{eff}になります．さらに正のローブがかかると両者の和は正の値になって中央より上の行を順次埋めることになります．負のローブを大きくすれば和が0の時点（TE_{eff}）が長くなることはおわかりでしょう．つまり，最初に印加する負のローブの面積を調整することによって，TE_{eff}を決めることができるわけです．

　FID-EPIの場合はこれだけで良いのですが，SE-EPIではもうひとつ条件があります．SE-EPIでは励起パルスから180°再収束パルスまで時間の2倍のところで位相が再収束してスピンエコーがピークになるので，ここで正負のローブの面積が同じになるように（つまり$G_{PE} = 0$になるように）最初の負のローブを調整しておく必要があります．そうしないと$G_{PE} = 0$の行（k空間の中央の行）よりも端の行の信号の方が大きいという，フーリエ変換法の大原則（p.169 Q5-8-5）からあまりにも大きく逸脱してしまうからです（各信号のTEが異なるというだけでもすでに原則から逸脱しているのですから）．

POINT 6-12

- EPIは0.1秒以下で1スライスを撮像する超高速シーケンス．
- 一般に利用されているEPIはSE-EPIのblip version．
- EPIは脂肪信号抑制法併用が必須．
- シングルショットSE-EPIは拡散強調シーケンスの骨格．

Q 6-13　EPIが最速のパルスシーケンスですか？

A 6-13　その通りです．

　ここで現在利用されている主なパルスシーケンスの撮像時間を比較してみましょう．S/Nを上げるためにNSAを増やすと撮像時間は長くなり，マトリクスを減らし，部分フーリエ法やパラレルイメージングを使えばさらに高速化できますが，ここではこれらを使用せず，位相エンコード方向のマトリクスを256（EPIは128），NSA = 1とします．

SE　　：TR = 300msのT_1強調像で0.3 × 256 ≒ 77秒 = 1分17秒．TR = 1,800msのT_2強調像で7分42秒と分の単位です．

FSE　：ESp = 10msのシングルショットFSEで，0.01 × 256 = 2.56秒．90°励起

パルス-180°再収束パルスの時間（数10ms）を考慮しても2.6秒程度ですね．秒単位です．

GRE ：TR = 100msとして，0.1 × 256 = 26秒．何10秒という単位ですね．

FGRE：TR = 3msとして，0.003 × 256 ≒ 0.77秒．サブセカンドですね．

EPI ：ΔT_s = 3μs，blip pulse = 100μsで70ms（p.270 Q6–12–3）．さらに一桁速い100ミリ秒未満の世界です．

ただし，SE，GRE，FSEの実際の撮像においては多層撮像法（multiplanar imaging, p.229 Q6–3–5）を用いるので，多数のスライスを撮像する実際の検査時間にはこれほどの差はありません．

図6-13-1　各パルスシーケンスの撮像時間（1スライスあたり）

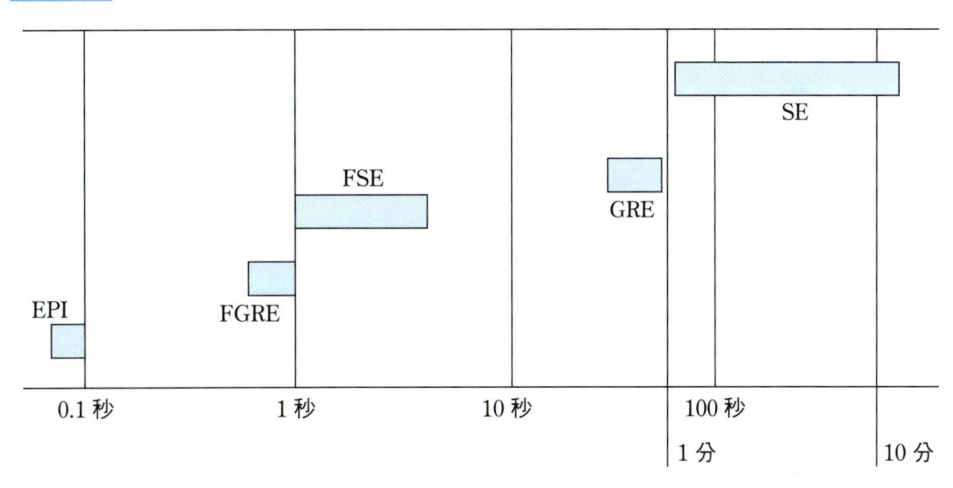

横軸（時間軸）は対数表示で，指数関数的に高速化していることがわかる．

Annex Q6-13

multiband EPI（MB–EPI）はどのようなシーケンスなのですか？

Annex A6-13

同時多スライスEPIのひとつです．

EPIは1スライスを100ms未満で撮像可能な最高速撮像法ですが，部分フーリエ法[p.195 Q5–14 Annex 2）]やパラレルイメージング（p.203 Q5–16）と組み合わせると，さらに数倍高速になります．Q6–12–1で述べた通りΔT_s = 4μs，位相エンコードステップ数N_p = 128なら1スライスの撮像時間は50ms以下なので，部分フーリエ法併用で約1/2（25ms），acceleration factor = 4のパラレルイメージングで1/4（12.5ms）になります．これだけ高速に撮像できれば問題ないと思いきや，そうでもないのです．それは，頭部におけるEPIの臨床応用が主としてBOLD効果による機能画像（fMRI, p.300 Q6–18）とfiber tracking（p.651 図12-22-1A）などに使われるDTI（diffusion tensor imaging：拡散テンソル画像）のような多軸拡散画像（図6-13-2）だからです．いずれも全脳を何十あるいは何百回と撮像する必要があるから

ですね．ところでfMRIのBOLD効果が最も高いコントラストになるのは3TでTE$_{eff}$ = 30〜40msであり，拡散を見るにはb値によりますが，一般にTE$_{eff}$ = 20〜100msが必要になります．部分フーリエ法もパラレルイメージングも実際に取得するエコー数（N$_p$）を減少させる撮像時間短縮法なので，シングルショットEPIでエコー数を減少しすぎる（撮像時間をさらに短縮する）とTE$_{eff}$が前述の値より短くなって，BOLD効果も拡散による信号低下も不十分になってしまいます．つまり，1スライスの撮像時間短縮には上記TE$_{eff}$による制限があるので，全脳の撮像時間短縮には同時に複数のスライスを撮像する必要があるのです．これにはSMS-EPI，SIR-EPIと両者を組み合わせたmultiplexed EPIがあります．

1）SMS-EPI（MB-EPI）

SMS（simultaneous multislice，同時多スライス）-EPI[1]はコンポジットパルス（p.552 Q11-14）であるmultiband RF pulse（多周波数帯域RFパルス：MB-RFパルス）を使用して，同時に複数のスライスを励起するので，**MB（multiband）-EPI**とも呼ばれます（図6-13-2）．PSDは図6-12-1のRFをMB-RFパルスに置き換えたものです．複数スライスからの信号が混合して受信されるので，そのままではどこのスライスからのものか区別できません．そこで複数のコイル/受信機で受信して，各コイル/受信機の感度差を利用して，各スライスからの信号を分離します．どこかで聞いたような？とお思いでしょう．そうです，MB-EPIはパラレルイメージング（PI）のスライス間バージョン（interslice PI）なのです［したがって従来のPIはスライス内PI（in-plane PI）］．しかし，これだけではin-plane PIにおけるFOVに比べて，これに相当するinterslice PIにおけるスライス間距離が短いので，PIが機能しにくい．つまり**g因子**（p.205 式5-16-3）が大きくなり，S/Nが低く，アーチファクトの多い画像になってしまい，acceleration factor = 3（これをMB-3と記す）が上限です．つまり**MB-EPIの弱点はg因子が大きいということ**です．そこで位相エンコード方向のブリップパルス（blip-G$_{PE}$）と同時にスライス選択方向にもブリップパルス（blip-G$_{SS}$）を照射してg因子による雑音を低下させる方法があります．この撮像法はPIのひとつであるCAIPIRINHA[2]（p.210 ひとくちMEMO）を応用したものなので**blipped CAIPI**（controlled aliasing in parallel imaging）[3]と呼ばれ，MB-6以上でも十分な画像が得られています．もうひとつのMB-EPIの弱点はMB-RFパルスのピーク出力が高いということです（ピーク出力は同時に励起するスライス数の2乗に比例する）．特に高磁場や180°パルスを使うSE-EPIとMB-RFパルスを組み合わせると容易にSARの基準値（p.670 Q14-6-4）を超えてしまうので，パラレル送信を含めたSAR低下技術の開発が必須になります．

2）SIR-EPI

SIR（simultaneous image refocused）-EPIはSER（simultaneous echo refocused）-EPIとも呼ばれます[4]．励起RFパルスを連続して照射して，異なる複数（図6-13-3では2）のスライスを励起し，各励起パルス後に異なるG$_{RO}$（echo alignment pulseと呼ぶ：図6-13-3）を印加して，各スライスからの信号の収束時間をずらします．echo alignment pulseは図5-5-1（p.158）のdephasing lobeに相当

図6-13-2　MB-EPIによる頭部多軸画像（A）から構成される神経線維方向マップ（orientation plot, B）

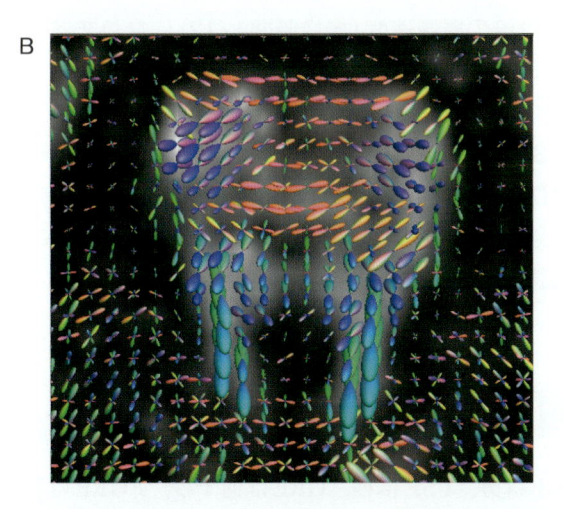

b値0と2,000s/mm^{2}のMPG64軸方向を撮影し，64セット/7分で撮像が終了する（Skyra 3T，シーメンス）．A：1セット分の画像（b＝0，90枚，スライス厚2mm）．B：赤は左右，緑は前後，青は上下方向を示す．
（画像提供：順天堂大学医学部放射線医学講座 堀 正明先生）

するので，図6-13-3における各スライスからの信号と励起パルスの前後が逆になっていることに注意してください（理由はおわかりですね）．連続して照射する励起RF数（図6-13-3では2）がSIR-EPIのacceleration factorになります．このように，

SIR-EPIはPIを使わないので，g因子によるS/Nの低下はありませんが，複数の信号を収集するために**エコー間隔が長くなるのでT2*減衰によるS/N低下と磁化率効果が強くなる**という弱点があります．

図6-13-3　SIR-EPIのPSD

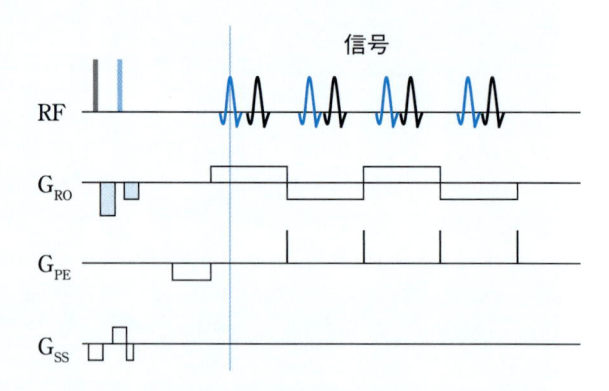

G_{RO}方向に最初に印加される青で示す磁場勾配がecho alignment pulse.

3）Multiplexed EPI

SIR-EPI（図6-13-3）の各励起パルスをMB-RFパルスに置き換え，複数の混合信号を複数のコイル/受信機で受信して，各混合信号をinterslice PI技術によって分離します．つまりSMS（MB）-EPIとSIR-EPIのハイブリッドです．撮像速度は両者のacceleration factorの積になります．MB-3でSIRのacceleration factorが4なら，12倍の撮像速度（撮像時間1/12）になります．しかし，同時に両者の弱点（上記）を受け継いでしまうという負の遺産もあります．

4）3D-EPI

3D-EPIはEVI（echo volume imaging）として1996年に提唱されています[5]が，まだ実用化されていません．やはり信号が急速に低下してしまうので，3Dのすべての信号を一気に取得するのは困難なためと思われます．

POINT 6-13

■ SEは分，FSEは秒，GREは何十秒，FGREは秒以下，EPIは1/10秒以下．
■ MB-EPI，SIR-EPIは同時に多スライスを撮像する超高速EPI．

■参考文献

1) Larkman DJ, et al: Use of multicoil arrays for separation of signal from multiple slices simultaneously excited. J Magn Reson Imaging 13: 313-317, 2001.
2) Breuer FA, et al: Controlled aliasing in parallel imaging results in higher acceleration (CAIPIRINHA) for multi-slice imaging. Magn Reson Med 53: 684-691, 2005.

3) Setsompop K, et al: Blipped-controlled aliasing in parallel imaging for simultaneous multislice echo planar imaging with reduced g-factor penalty. Magn Reson Med 67: 1210-1224, 2012.
4) Feinberg DA, et al: Simultaneous echo refocusing in EPI. Magn Reson Med 48: 1-5, 2002.
5) Harvey PR, Mansfield P: Echo-volumar imaging (EVI) at 0.5T: first whole-body volunteer studies. Magn Reson Med 35: 80-88, 1996.

Q6-14 反転回復（IR）パルスはT_1強調のための予備パルスなのですか？

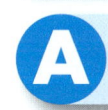

A6-14 T_1強調に限らず，さまざまな目的に使われます．

▶▶▶1 IRパルス

パルスシーケンスの前に付加する予備RFパルスのひとつで，熱平衡状態（z方向）にある磁化M_0を180°反転させて，$-z$方向を向かせます．磁化はここ（$-M_0$）からM_0に向けて回復することになるので反転回復パルス（inversion-recovery pulse）と呼ばれています．実質的にはSEで使われる180°再収束パルスと同じですが，照射するタイミングが異なっていますね．

▶▶▶2 反転時間

180°IRパルスから90°励起パルス［ここから通常の撮像シーケンス（SEなど）になる］までの時間を反転時間（inversion time, TI）†と呼び，これがIRパルスの目的を決める重要な外的因子になります．

▶▶▶3 磁化の回復

IRパルス直後の磁化には$-z$方向を向いた縦磁化しかないので，磁化M = 縦磁化M_zです．この時点の縦磁化の値を$-M_{z0}$とします（図6-14-1）．0はIRパルスからの時間が0という意味です．M_zは$-M_{z0}$から$+M_0$を目指しT_1を時定数として回復するので，tをIRパルスからの時間とすれば，その回復過程は式3-3-4（p.75）で示した通りです．

$$M_z = M_0 \left[1 - 2\exp\left(\frac{-t}{T_1}\right)\right] \qquad 3\text{-}3\text{-}4$$

したがってRF励起パルス照射直前（IRパルスからTIの時点）のM_z（$= M_{zTI}$）は式3-3-4にt = TIを代入しM_0をM_{z0}で置換して，

$$M_{zTI} = M_{z0} \left[1 - 2\exp\left(\frac{-TI}{T_1}\right)\right] \qquad 6\text{-}14\text{-}1$$

図6-14-1　IRパルスを付加したGREシーケンス

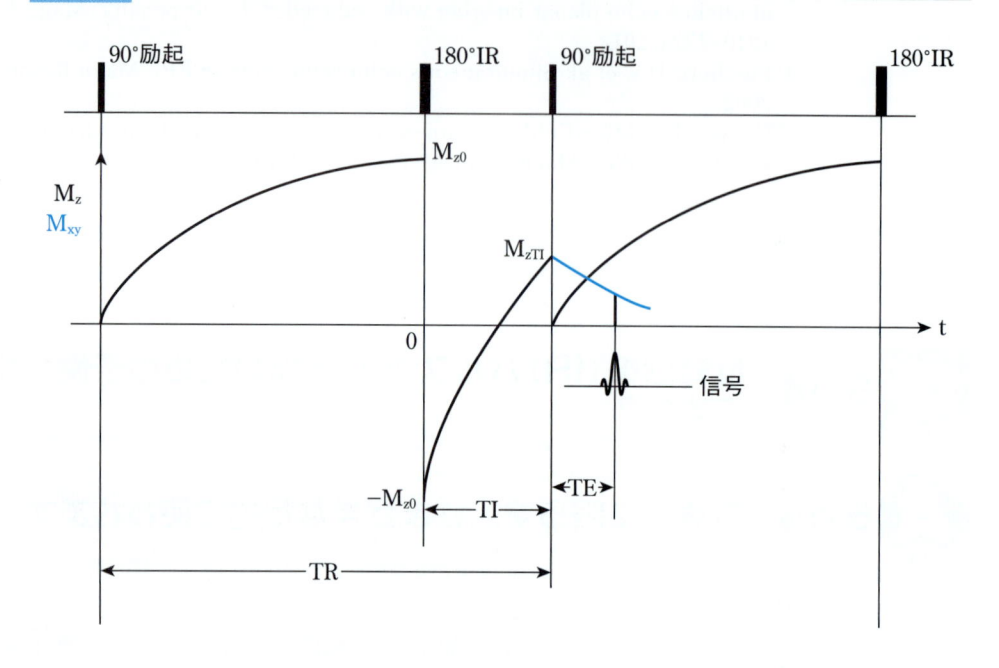

▶▶▶ 4　IRシーケンスの信号強度

ところでM_{z0}は1つ前の90°励起パルスでx–y平面に倒されて0になったM_zが（M_0を目指して）180°IRパルスまでに回復したものです．この回復時間は$TR-TI$なので，

$$M_{z0} = M_0 \left\{ 1 - \exp\left[\frac{-(TR-TI)}{T_1}\right] \right\} \qquad 6\text{-}14\text{-}2$$

式6-14-1に代入して，

$$M_{zTI} = M_0 \left\{ 1 - \exp\left[\frac{-(TR-TI)}{T_1}\right] \right\} \left[1 - 2\exp\left(\frac{-TI}{T_1}\right) \right] \qquad 6\text{-}14\text{-}3$$

$TR \gg TI$であれば，

$$M_{zTI} = M_0 \left[1 - \exp\left(\frac{-TR}{T_1}\right) \right] \left[1 - 2\exp\left(\frac{-TI}{T_1}\right) \right] \qquad 6\text{-}14\text{-}3'$$

これを90°励起パルスでx–y平面に倒して横磁化ができます．この横磁化は信号を取得するTEまでGREならT_2^*，SEならT_2減衰するので，SE信号を得た場合の信号強度（S_{IR-SE}）は次式で表されます．GRE信号の場合はT_2をT_2^*に変更するだけですね．

$$S_{IR-SE} \propto M_0 \left[1 - 2\exp\left(\frac{-TI}{T_1}\right) \right] \left[1 - \exp\left(\frac{-TR}{T_1}\right) \right] \exp\left(\frac{-TE}{T_2}\right) \qquad 6\text{-}14\text{-}4$$

結局，IRを予備パルスとしたシーケンス（IRシーケンス）の信号強度は，母体のシーケンスの信号強度式（ここではSE，式6-2-2）にIRパルス直後から励起パルス直前までの縦磁化の回復分［$1-2\exp(-TI/T_1)$†］を乗じたことになります．したがって

一般にIRシーケンスはT₁強調像になっているわけです（図6-14-2）．**T₁強調像とし
て利用する場合は軟部組織の平均的なT₁値である500〜1,000ms（1.5Tの場合）
にTIを設定します**．もちろんTEを短くしてT₂（T₂*）の影響を少なくすることは言う
までもありません．一方，TIを極端に短くしたり長くすると，特定の組織の信号が
抑制されてしまいます（p.283 Q6-15）．なお，図6-14-2AのTIは400msと短く設
定されています．これは静磁場が0.15Tと低いためです．磁場が低いと組織のT₁が
短くなりますからね（p.91 Q3-8 Annex）．

図6-14-2　T1強調IR像

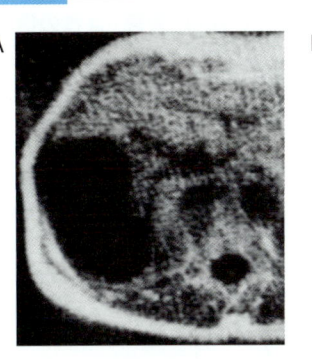

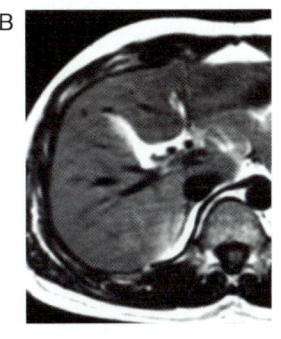

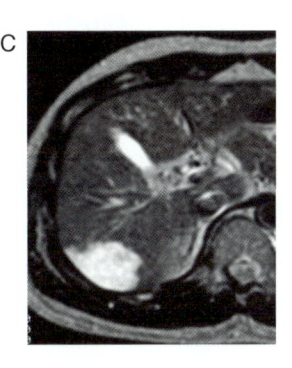

A：1982年に0.15Tで撮像された本邦最初の肝血管腫のT₁強調IRシーケンス
（TR/TE/TI 1,600/40/400ms）．
B，C：肝血管腫（Aとは別症例）．SEのT₂強調像（C，TR/TE 2,000/100ms）
で明瞭な病変がSEのT₁強調像（B，TR/TE 600/30ms）では見えない．

ひとくちMEMO

†**T₁とTI**
　T₁は縦緩和時間で内的因子，TIは反転時間で外的因子とまったく異なるパラメータですが，
表記が似ているためよく混同されます．気をつけてください．

Annex Q6-14　T₁強調IRシーケンスでは，脳脊髄液（CSF）の信号がバックグラウンドより低くなっ
ています．なぜですか？

Annex A6-14　　TIを500〜1,000ms程度に設定すると，励起パルス照射時にT₁が短い組織のM_{zTI}
は正（+z方向）まで回復していますが，長い組織は負（-z）のままです（図6-14-3）．
ここで90°励起パルスでx-y平面に倒すと，前者はy′軸方向に倒れて基準共鳴波と同
位相ですが，後者は-y′軸方向に倒れるので逆位相になります．そこで前者を正，後
者を負の信号強度として表示します．**T₁強調IRシーケンス像で，T₁の長い組織（例
えばCSFや図6-14-2Aの血管腫）の信号強度がバックグラウンドより低くなって
いる**のはこのためです．
　このように位相を考慮した信号強度（-M₀〜+M₀）で表示するのは，T₁の影響を忠

実に反映した画像（T_1強調像）にするためです．ここでは，**IRパルスをT_1強調予備パルス**として使っているわけです．この表示方法をTrue/Real IRと呼ぶことがあります．もともとこれがIRの原型なのですが，改めてTrueと名付けるのはFISP→TrueFISPと同じで，原型が見直されているということでしょう．これに対して，STIRでは（0～+M_0）の絶対値（強度）表示になっています（p.286 図6-15-4）．

T_1強調予備パルスとしてのIRは高速化のためFSE, FGREなどの高速信号取得モジュールと組み合わせ，それぞれfast IR, turboFLASHなどと呼ばれています（p.685 付録11）．

図6-14-3　T_1強調IRシーケンスでは，T_1の長い組織（青線）は負の信号強度になる．

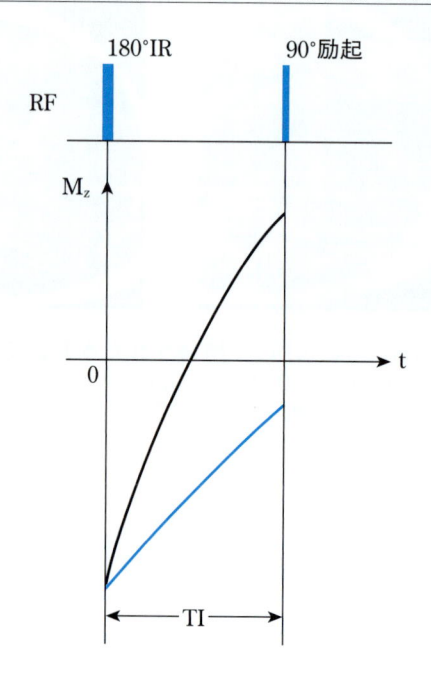

POINT 6-14

- ■IRシーケンスはTIを500～1,000msに設定するとT_1強調像になる（1.5T）．
- ■T_1強調IRシーケンスではT_1の長い組織は負の信号強度になる．

Q 6-15 STIRとFLAIRもIRシーケンスなのですか？

A 6-15 その通りです．

STIRとFLAIRはともに最後にIRの文字が入っている通り，IRシーケンスのひとつですが，T_1強調とは別の目的で開発されたシーケンスです．

▶▶▶ 1 TIによる特定組織抑制

外的因子**TI**（反転時間）を適切に設定することにより，特定の組織（特定の内的因子T_1を持つ組織）の信号を抑制することができます（図6-15-1）．式6-14-1を再掲します．

$$M_{zTI} = M_{z0}\left[1 - 2\exp\left(\frac{-TI}{T_1}\right)\right] \qquad 6\text{-}14\text{-}1$$

図6-15-1 TI（反転時間）を適切に設定することにより，特定組織の信号を抑制することができる．

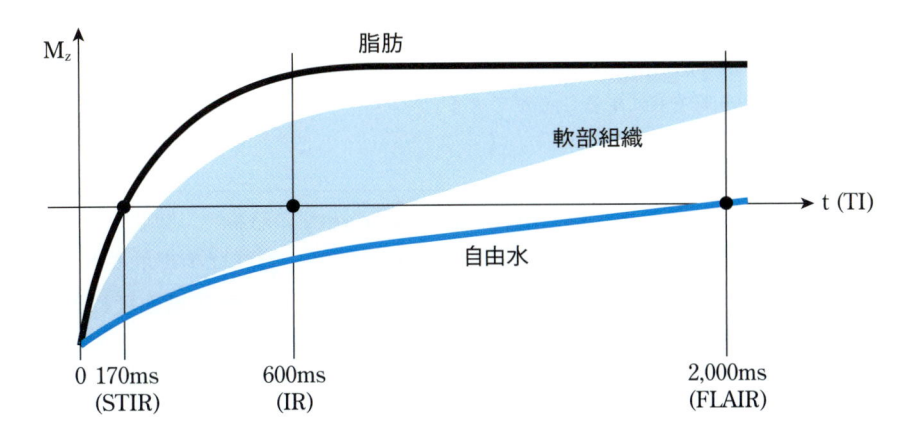

M_{zTI}は180°IRパルスからTI後，すなわち励起パルスを受ける縦磁化です．したがって，$M_{zTI} = 0$なら倒される縦磁化がないのですから横磁化，すなわち信号も0です．[ ]内を0とおいて，

$$\exp\left(\frac{TI}{T_1}\right) = 2 \qquad 6\text{-}15\text{-}1$$

両辺を自然対数にして，

$$TI = \ln 2 \cdot T_1 = 0.693 T_1 \qquad 6\text{-}15\text{-}2$$

つまり，ある組織のT_1が既知であれば，TIを式6-15-2のように設定すれば，その組織の信号を（理論的には）0にすることができるわけです（図6-15-2）．この時のTI

Q6 パルスシーケンス ― 好みのテーマを演出する魔術師 ―

を，その組織の **null point**（ナルポイント：TI_{null}）と呼びます．すなわち，

$$TI_{null} = 0.693 T_1 \qquad 6\text{-}15\text{-}3$$

図6-15-2 null point（TI_{null}）

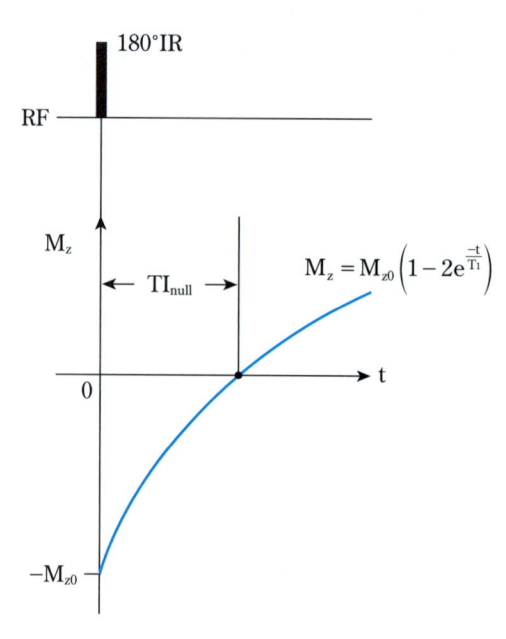

TIを組織のT_1の0.693倍（$TI_{null} = 0.693T_1$）に設定することにより，その組織の信号を0にすることができる．

▶▶▶ 2 STIR

short τ（or TI）inversion recoveryの略称で，脂肪信号抑制を目的にTIを短く設定したIRシーケンスです（図6-15-3）．脂肪は生理的な状態で最もT_1が短い組織なので，そのTI_{null}も当然短くなります．T_1は静磁場強度に連動して上下しますが，1.5Tにおける生体の脂肪組織のT_1は約250msです．したがって，式6-15-2から，

$$TI_{null-fat} \fallingdotseq 0.693 \cdot 250\text{ms} \fallingdotseq 170\text{ms}$$

しかし，実際の1.5TにおけるSTIRではTI = 120〜140msが使われており，実験的にも純粋な脂肪はこの程度のTIで最も抑制されます．脂肪組織には10〜20％程度の水が含まれており，このために生体の脂肪組織のT_1（測定値）が脂肪自体のT_1より長いからです．周波数非選択性のIR（180°）パルスを照射するので，脂肪だけでなく水の磁化も反転回復中に励起パルスによって信号を出すことになり，全体のS/Nが低い，脂肪特異性がないという短所がありますが，化学シフトに依存しないので静磁場の不均一性に影響されにくいという利点があります（p.312 表7-3-2）．撮像時間短縮のために，通常はFSEと組み合わせて使われ，高速STIR（fast STIRなど）と呼ばれます（p.685 付録11）．

図6-15-3　卵巣奇形腫

A　T_1強調像（SE, TR/TE 500/20ms）

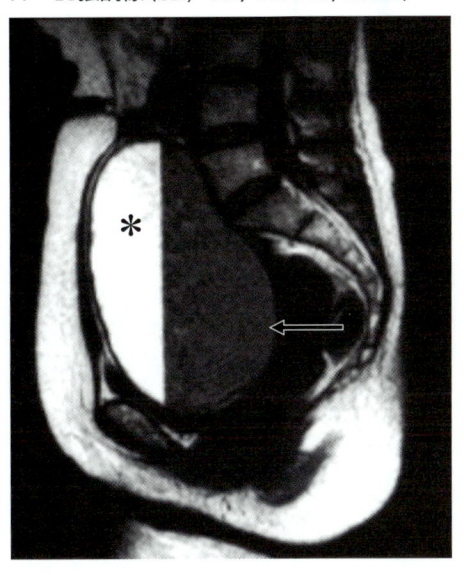

B　STIR（TR/TE/TI 1,000/40/140ms）

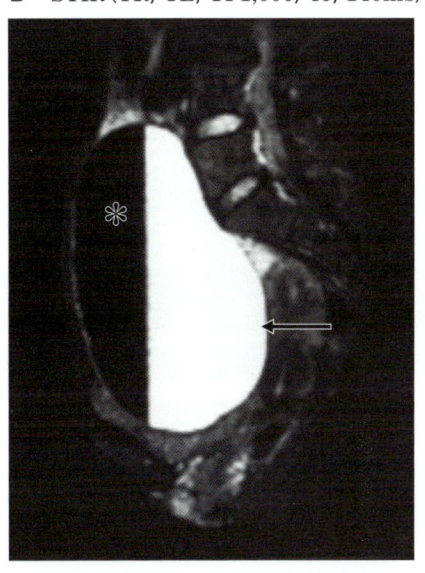

A, B：T_1強調像（A）で高信号の腫瘤内脂肪（＊）と皮下脂肪がSTIR（B）で無信号になり，T_1強調像（A）で低信号の水（→）がSTIR（B）で高信号になる．

① STIRにおける絶対値表示

通常のIRシーケンスと同じように画像を表示すると，STIRでは困った事態に陥ります．すなわち，ほとんどの軟部組織のT_1は脂肪より長いので，$M_{zTI} < 0$となって画像上の信号がすべてバックグラウンドより低い負になってしまいます（図6-15-1）．これでは困るので，負のM_{zTI}を反転します（図6-15-4）．つまり信号取得時に180°位相を進めて（あるいは遅らせて）基準波と同位相にするわけです．信号の正負（同位相か逆位相か）にかかわらずその絶対値（強度）を表示するわけです．

図6-15-4　STIRにおける絶対値表示

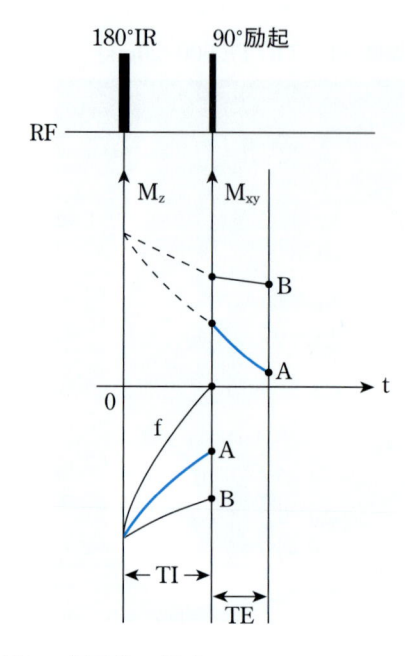

T_1とT_2が信号強度に対して相乗的に働く．
A：T_1，T_2が短い組織，B：T_1，T_2が長い組織，f：脂肪

② STIRのT_1，T_2相乗効果

　絶対値表示にするとT_1が短い組織に比べて，T_1の長い組織のM_{zTI}が大きくなります．ここではM_{zTI}が反転してから励起パルスでx-y平面に倒されて（信号を出す）横磁化となり，この横磁化がT_2（あるいはT_2^*）減衰するとすれば理解しやすいでしょう（実際は信号取得時に位相を訂正する）．すなわち，T_1の長い組織が高信号になると同時に，T_2（T_2^*）の長い組織が高信号になる（T_1T_2相乗効果）というMRIではきわめて稀な状態が作り出されるわけです（通常はT_1とT_2は信号強度に対して相殺的に働きますね）．一般に組織のT_1とT_2は連動して消長するので，**脂肪信号を抑制した上でT_1とT_2が信号強度に対して相乗的に働くSTIR**は軟部組織コントラストがきわめて高い画像を提供することになります．このため，脂肪組織に囲まれた領域（例えば眼窩）の診断によく利用されています．

Annex Q6-15 STIRとSPIRはどこが違うのですか？

Annex A6-15

　SPIRはspectral IRの略称で，化学シフトの差を利用して脂肪の^{1}Hだけに選択的に反転パルスをかける方法です．したがって，水（の^{1}H）の磁化は影響されません．STIRではすべての磁化が反転されていましたね．これが大きな違いです．なお，脂肪抑制法についてはQ7（p.303）でまとめてお答えします．

▶▶▶ 3 FLAIR

　　fluid attenuated inversion recoveryの略でフレアーと読みます．液体［自由水に近い脳脊髄液（CSF）など］の信号を抑制したIRシーケンスという意味ですね．最もT_1の長い自由水をターゲットにしています．最も短いT_1を持つ脂肪をターゲットとするSTIRとは対照的ですね．1.5TではCSFのT_1は2,500〜3,500msなので，TI＝1,700〜2,500msに設定して，CSFの信号を抑制するわけです（図6-15-1）．他の組織はすべて正の信号になるので，通常の信号表示が用いられます．TEの設定にもよりますが，一般に**弱いT_2強調ないしプロトン密度強調でCSFは無信号という画像**になります．式6-14-4（p.280）を見てください．FLAIRでは，CSFのような自由水の多い組織以外の一般組織のT_1がTRおよびTIに比べて遥かに短いので，式6-14-4の2つの［　］内はいずれも1に近くなり，これらT_1依存項の信号強度への影響が少なく，相対的に最後のT_2依存項の重みが増すからです．

　　ただし，信号を取得するまでの長いTIのために，通常のSEやGREと組み合わせたのでは撮像時間は極端に長くなってしまいます．そこで，多層FSE（高速SE）と組み合わせて実用化されています（**FSE-FLAIR**）．したがって，通常FLAIRといえばこのFSE-FLAIRのことです．すなわち，IRパルス−(TI)−励起パルスの後はFSEシーケンスを走らせて一気に信号を取得するわけです．主に頭部で用いられ，白質病変，急性期くも膜下出血，CSFに接した皮質梗塞の診断などに欠かすことのできないパルスシーケンスになっています（図6-15-5）．さらに，短時間で撮像するためにEPIと組み合わせることもあります（**EPI-FLAIR**）．

図6-15-5　FLAIRによる皮質梗塞の描出

A　T_1強調像
（SE 440/11ms）

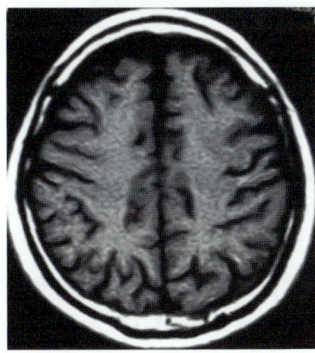

B　T_2強調像
（FSE 4,000/96ms）

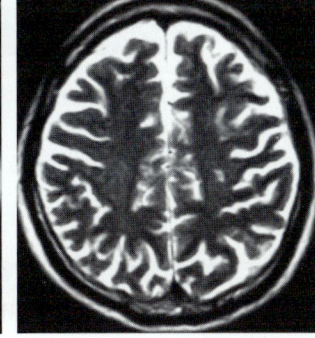

C　FLAIR（TR/TE/
TI 10,000/104/2,000ms）

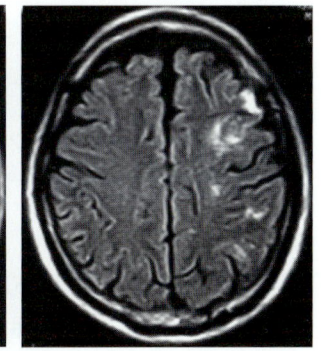

Q6-15　FLAIRで前橋槽などのCSFが部分的に高信号になることがありますが，なぜですか？

A6-15　　IRパルスが照射されていない隣のスライスからCSFが流入するからです．FLAIRではスライス選択性にIRパルスが照射されます．これによって励起パルス照射時にCSFの縦磁化がほぼ0になっているわけです．ところがIRパルスを受けていない水

(CSF)が隣のスライスから流入してくると，大きな縦磁化を持っているので強い信号を発生します．前橋槽やMonro孔付近など狭い部位に認めることが多いのは，広い部位と比べてCSFの流れが速く，TIの間に隣から流入したCSFがIRパルスを受けたCSFを置換するためですね．結節状の高信号を呈して病変と紛らわしいことがあるので注意してください．

　それなら非選択性のIRを頭部全体に照射すればよいのでは？と思いますよね．しかし，そうすると1スライス撮像ごとにCSFの縦磁化が熱平衡状態に戻るまで待たないと次のIRパルスでnull pointがずれてしまい，また多層法が上手く機能しなくなる（やはりnull pointがずれてしまうから）ので，撮像時間がとてつもなく長くなってしまいます．

Annex Ⅲ Q6-15

Gd造影FLAIRで髄膜病変が明瞭になる（図6-15-6）のはなぜですか？

Annex Ⅲ A6-15

複数の原因が重なっています．

図6-15-6　造影FSE-FLAIR（3D-CUBE）による髄膜炎の描出（円内）

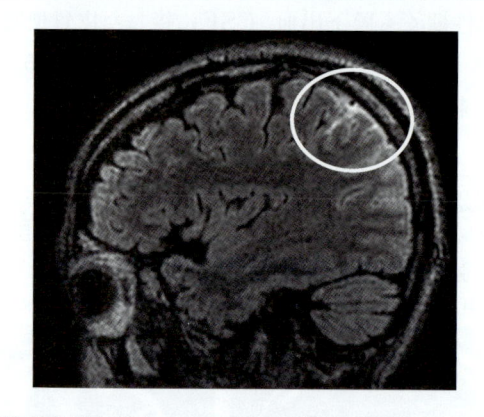

TR/TE/TI：6,000/127/1,607ms，スライス厚/間隔：1.4/0.7mm，FOV/マトリクス：24cm/256×224．
（画像提供：山梨大学医学部放射線科 石亀慶一先生）

　Gd造影FLAIRで髄膜病変が明瞭になる原因は次の①〜④の相乗効果です．
①CSFが無（低）信号：これによってCSFに接する髄膜，脳神経や皮質病変が目立つことですが，これは前述した（非造影）FLAIRの特徴です．
②低濃度の造影剤で高信号：TRが長いFLAIRは，TRの間に多くの組織の縦磁化が回復するので，基本的にCSFの信号を0にしたT_2ないしプロトン密度強調像です．しかし，T_1が比較的長い組織（一般に正常組織と比べて病変のT_1は長い）の縦磁化は十分に回復していません．そこにT_1短縮効果の強いGd造影剤（p.446 Q9-10）が分布すると一気に縦磁化が回復します．しかし，FLAIRはTEも長いのでT_2の影響が強いシーケンスです．濃度の高い（といってもT_1強調像では最も造影効果が高い程度の）Gd造影剤が分布するとT_2短縮（T_2減衰）により高信号にはなりません（p.455 図

9-11-1C)$^{1)}$．これに対してT$_1$短縮効果が比較的高く（といってもT$_1$強調像では造影効果が高いとはいえない程度）T$_2$短縮効果が弱い低濃度Gd造影剤が分布すると高信号になります（図6-15-7，p.455 図9-11-1B）．

③**血管が高信号にならない**：血管内には濃いGd造影剤が分布するので，T$_2$短縮作用のためFLAIRでは高信号になりません．したがって，脳表（くも膜下腔）の正常血管と病変の区別が容易になります．

④**MT効果**：これはFSE-FLAIRの場合です．FSEに伴うMT効果（p.232）により，脳実質の信号が低下するので造影効果で高信号になった病変とのコントラストが高くなります．

以上①〜④から**CSFに接する髄膜・脳神経・皮質病変（髄膜炎，髄膜播種，低髄液圧症候群など）は，造影FLAIRにより高コントラストに描出されると同時に脳表の血管との区別が容易になり，Gd造影T$_1$強調像よりも正確に診断されます**．

②から，（非造影）FLAIRで急性期のくも膜下出血などが高信号に描出される$^{2)}$のは，CSF内血液の濃縮（高分子水和効果，p.351 Q7-13）による，低濃度Gd造影剤と同様の緩和時間短縮効果に起因することもおわかりでしょう．なお，くも膜下腔の血液は組織内と比較してヘモグロビンの酸化変性（p.443 Q9-9 Annex）が遅れるため，デオキシヘモグロビンなどの常磁性体の影響が表立つようになるのは出血48時間以降です．

図6-15-7　Sturge-Weber症候群（0歳児）

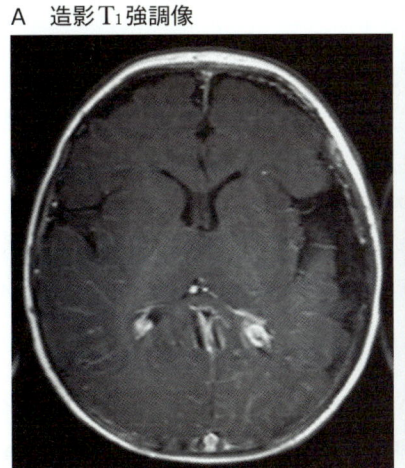

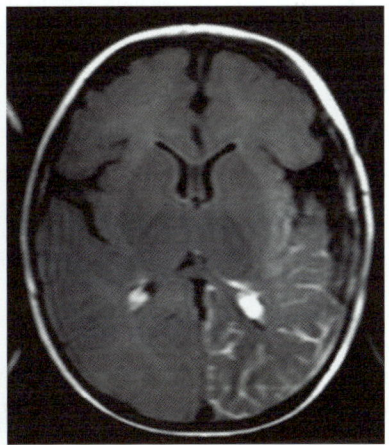

A　造影T$_1$強調像　　　B　造影FLAIR

（画像提供：順天堂大学大学院医学研究科放射線医学　青木茂樹先生）

▶▶▶ 4　T$_1$強調FLAIR

式6-14-4（p.280）をさらに進めると，

$$S_{IR-SE} \propto M_0 \{ 1-\exp(-TR/T_1) -2\exp(-TI/T_1) + 2\exp[-(TR+TI)/T_1] \} \exp(-TE/T_2)$$

$$\fallingdotseq M_0[1-2\exp(-TI/T_1) + \exp(-TR/T_1)]\exp(-TE/T_2)$$

6-15-4

TI, TR＞T_1となる一般組織のFLAIRでは，最後のT_2依存項の影響が大きくなって基本的に自由水以外はTEによってプロトン密度強調像あるいはT_2強調像になっていました．ここでFLAIRをT_1強調シーケンス（**T_1強調FLAIR**：T_1-weighted FLAIR）に変身させます．FSEベースの速くてきれいな本当のT_1強調像がほしいからです（IRを使わないT_1強調は本当のT_1強調ではない：p.236 Q6-4）．

その前に，通常FLAIRといえばFSE-FLAIRなので，式6-15-4を後者のバージョンに変換します．といってもTEがTE_{eff}に変わり，TRがTR-TE_{last}に置き換わるだけです[3]．TE_{last}は各ETL最後のTEです．$\exp(-TR/T_1)$は縦磁化のT_1回復項なので，最後の再収束パルス（＝TE_{last}）からの回復になるわけです．したがって，

$$S_{IR-SE} \propto M_0\{1-2\exp(-TI/T_1) + \exp[-(TR-TE_{last})/T_1]\}\exp(-TE_{eff}/T_2)$$
$$6-15-5$$

ここで，撮像側のパラメータはTR，TI，TE_{last}，TE_{eff}の4つで，{ }内がT_1依存項，最後がT_2依存項です．まず，TE_{eff}を最小（ここでは10ms）にして，T_2の影響をできるだけ排除します．次にTRとTIを短縮するとT_1の影響が大きくなることがわかりますが，同時に自由水の信号（$T_1 \fallingdotseq 4,000$ms）を0，すなわち{ }内を0にする必要があります．{ }内でTR，TIは相殺的に働いている（expの前が＋と－）ので，単にTR，TIを短縮すればよいというわけではありません．そこでTE_{last}を60ms（つまりETL＝6）にしてコンピュータシミュレーションすると，TI/TR＝0.35～0.45で広い範囲（TR＝500～5,000ms）にわたって自由水の信号が0になり，そのなかで中枢神経組織コントラスト（T_1強調）はTR＝2,000ms，TI＝862msの組み合わせで最も高くなると報告されています[4]．

▶▶▶ 5 DIR（二重反転回復法）

① 2種類のDIR

DIRはdouble inversion recovery（二重反転回復法）のことです．2つの180°反転パルスを予備（先行）パルスとして使う方法で，T_1が大きく異なる2つの組織の信号を抑制する目的で使う場合と，MR血管撮影で使う場合（p.602）があります．ここでは前者を扱います．

② 2組織の信号抑制

T_1が大きく異なる2つの組織の信号を抑制します．T_2強調像でともに高信号を示す自由水と脂肪の信号を抑制すれば，軟部組織のdynamic rangeが広がり，コントラストの高いT_2強調像になります．あるいは同様に自由水（脳脊髄液）と白質の信号を抑制すれば，白質病変がFLAIRよりさらに高コントラストに描出されます．

自由水と脂肪（両者のM_0は同じとする）を例に説明しましょう．まず，第1の180°反転パルス（IR_1）を照射したあと長いTI_1後に第2の180°反転パルス（IR_2）を照射，さらにTI_2後に90°励起パルスを照射します（図6-15-8）．この後はFSE（高速スピンエコー）などによって信号を取得します．T_1の短い組織（F：ここでは脂肪）は，TI_1後には縦磁化が十分回復しているので，IR_2によって反転してほぼ$-M_0$から再び回復することになります．したがって，FのT_1をT_{1F}として，式6-14-1からTI_2後の縦磁化M_{zTI_2}は，

$$M_{zTI_2} = M_0[1-2\exp(-TI_2/T_{1F})] \qquad 6\text{-}15\text{-}6$$

TI_2を組織Fのnull pointに設定すればFの信号が抑制されます．式6-15-3から，

$$TI_2 = TI_{F,\,null} = 0.693\,T_{1F} \qquad 6\text{-}15\text{-}7$$

T_1が脂肪に比べて長い組織（例えば白質：T_{1WM}）ではTI_1後にM_0まで回復していないので，IR_2照射直前に$M_z < M_0$となり，**TI_2を$0.693T_{1WM}$より少し短く設定する必要がある**ことはおわかりでしょう．といっても$TI_{F,\,null}$よりは長くなります．

次はTI_1の設定です．IR_1後の自由水（W）のnull pointは，式6-15-3から，

$$TI_{W,\,null} = 0.693\,T_{1W} \qquad 6\text{-}15\text{-}8$$

ここで$TI_1 = TI_{W,\,null}$に設定すると，TI_2の間にせっかく0にした縦磁化が回復して自由水Wの信号が0になりません．そこで，この回復分を見越して，**TI_1を$TI_{W,\,null}$より少し長く設定**します．IR_2照射直前に縦磁化を正（＋）にしておいて，反転させて負（－）から回復させるわけですね．これで90°励起パルス照射直前にはW，Fの縦磁化はともに0となり，90°励起パルスに反応しない（横磁化がない＝信号0）ことになります．なお，TI_2をより長く設定する必要がある組織［脂肪（F）に比べてT_1が比較的長い白質（WM）や灰白質（GM）］の場合には，TI_1もそれに応じて長くなります．なぜかって？ そうしないと，TI_2が長くなった分だけ，その間にWの縦磁化が0を超えて正の値まで回復してしまうからです．**表6-15-1**に3Tにおける脳脊髄液（CSF），灰白質（GM），白質（WM）と脂肪（F）のT_1，TI_{null}，**表6-15-2**にそれぞれを抑制する場合のTI_1，TI_2を示します．なお，組織のT_1は静磁場が高くなると延長しますが，それ以外の測定条件（報告）によってもかなり異なるので（p.91 表3-8-1，p.396 表8-18-2〜8-18-4），これは参考と考えてください．

図6-15-8　DIRの説明図

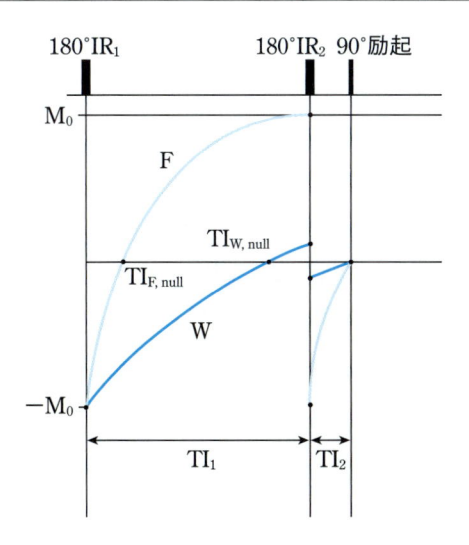

2つのIRパルス（180°IR_1，IR_2）でF（脂肪）とCSF（W）の信号を抑制することができる．

ここまでこだわらなくてもよいのですが！

▼ DIRを数式化する

本文では理解しやすくするためにTR, TEを無視しましたが，SEで信号を取得した場合の，90°励起パルス直前のある組織（縦緩和時間 = T_1）の縦磁化の大きさ M_{zTI_2} は，理論的には次式になります[5)6)]．

$$M_{zTI_2} = M_0\{1-2\exp(-TI_2/T_1) + 2\exp[-(TI_1 + TI_2)/T_1] \\ -\exp(-TR/T_1)[2\exp(TE/2T_1)-1]\} \quad 6\text{-}15\text{-}9$$

$M_{zTI_2}=0$ となるように TI_1 と TI_2 を設定すれば，この組織は抑制されるわけです．すべての項が T_1 に依存し，また組織を抑制する TI_1 と TI_2 にはTR依存性がある（TRが短くなると TI_1, TI_2 ともに短くなる）こともわかります[4)]．TRが十分長いと仮定すると $\exp(-TR/T_1)$ 以降の項は消えて，

$$M_{zTI_2} = M_0\{1-2\exp(-TI_2/T_1) + 2\exp[-(TI_1 + TI_2)/T_1]\} \quad 6\text{-}15\text{-}10$$

- $T_1 \ll TI_1$ の場合（脂肪）：$\exp[-(TI_1 + TI_2)/T_1] \fallingdotseq 0$ となって，

$$M_{zTI_2} = M_0[1-2\exp(-TI_2/T_1)] = 0 \quad 6\text{-}15\text{-}11$$

式6-15-1, 2と同様に，

$$TI_2 = 0.693\,T_1$$

$\exp[-(TI_1+TI_2)/T_1] \fallingdotseq 0$ が成り立ちにくい（TI_1 に対して T_1 を無視できない）場合は，その分だけ TI_2/T_1 が小さくなります．

- $T_1 \gg TI_2$ の場合（自由水）：$\exp[-(TI_2)/T_1] \fallingdotseq 1$ となって，

$$M_{zTI_2} = M_0\{-1+2\exp[-(TI_1+TI_2)/T_1)]\} \fallingdotseq M_0[-1+2\exp(-TI_1/T_1)] = 0$$

同様に，

$$TI_1 = 0.693\,T_1$$

$\exp[-(TI_2)/T_1] \fallingdotseq 1$ が成り立ちにくい（T_1 に対して TI_2 を無視できない）場合は，その分だけ TI_1/T_1 が大きくなります．

表6-15-1　3Tにおける脳脊髄液（CSF），灰白質（GM），白質（WM）と脂肪（F）の T_1, TI_{null}（ms）

	T_1	TI_{null}
CSF	4,000	2,772
GM	1,331	922
WM	832	577
F	382	265

表6-15-2 3Tにおける信号抑制組織とTI$_1$, TI$_2$ (ms)

抑制	TI$_1$	TI$_2$
CSF, F	2,800	200
CSF, WM	3,000	450
CSF, GM	3,300	750

POINT 6-15

■ TIを適切に設定することにより，特定の組織の信号を抑制することができ，そのときのTIをnull point (TI$_{null}$) という．TI$_{null}$ = 0.693T$_1$．

■ STIRは脂肪信号を抑制した上でT$_1$とT$_2$が信号強度に対して相乗的に働き，脂肪に囲まれた部位の診断に有用．

■ FLAIRは自由水(CSFなど)を抑制した，弱いT$_2$強調ないしプロトン密度強調像で，白質病変，くも膜下出血，皮質梗塞に有用．

■ Gd造影FLAIRの髄膜・皮質病変診断能は，造影T$_1$強調像より高い．

■ TRとTIを短縮したT$_1$強調FLAIRもある．

■ DIRで緩和時間差が大きい2組織の信号を抑制できる．

■参考文献

1) Mathews VP, et al: Brain: gadolinium-enhanced fast fluid-attenuated inversion-recovery MR imaging. Radiology 211: 257-263, 1999.
2) Stuckey SL, et al: Hyperintensity in the subarachnoid space on FLAIR MRI. AJR 189: 913-921, 2007.
3) Rydberg JN, et al: Contrast optimization of fluid-attenuated inversion recovery (FLAIR) imaging. Magn Reson Med 34: 868-877, 1995.
4) Melhem ER, et al: MR of the spine with a fast T1-weighted fluid-attenuated inversion recovery sequence. AJNR 18: 447-454, 1997.
5) Redpath TW, Smith FW: Technical note: use of a double inversion recovery pulse sequence to image selectively grey or white brain matter. Br J Radiol 67: 1258-1263, 1994.
6) Boulby PA, et al: Optimized interleaved whole-brain 3D double inversion recovery (DIR) sequence for imaging the neocortex. Magn Reson Med 51: 1181-1186, 2004.

Q6-16　DEパルスの目的は何ですか？

A6-16　T_2強調と磁化を強制的に熱平衡状態（z軸）へ戻すことです．

▶▶▶1　T_2強調予備パス

　T_1強調の予備パルスとして反転（180°）パルスが使われます（p.279 Q6-14）．これに対抗するT_2強調予備パルスが**DE（driven equilibrium†）**パルスです．T_2強調のDEパルスは0°（360°）の二項パルス，すなわち360°を1：1，1：2：1，1：3：3：1のように分割したRFパルスです．1：2：1ならば90°−180°−90°という連続する3個のRFになります．これがなぜT_2強調予備パルスになるのか説明します（図6-16-1）．

図6-16-1　DEパルス（説明は本文参照）

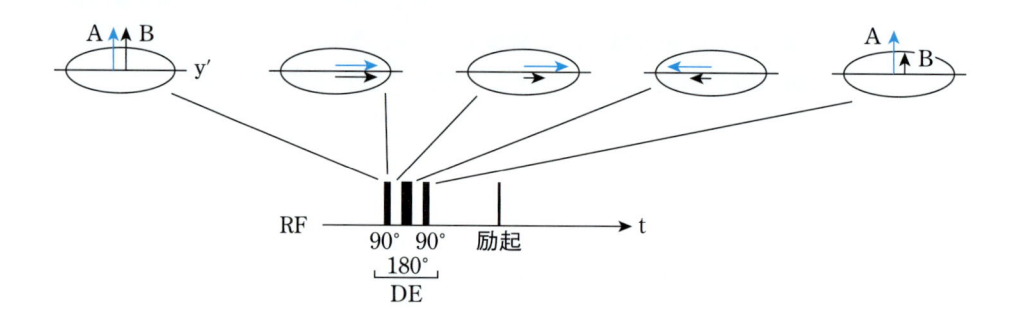

　同じ大きさの縦磁化M_zを持つ組織A，Bがあり，BのT_2はAよりかなり小さいとします．90°パルスでA，Bの縦磁化はともにy'軸に倒れて横磁化になります．次の180°まで両者はT_2減衰するわけですが，その間にT_2の短いBの横磁化はAに比べて小さくなります．180°パルスで両者は−y'方向に向きます．ここで最後の90°パルスを照射すると両者はz方向を向く縦磁化に戻るのですが，T_2減衰に従って大きさが変化していることになります．これに続いて励起パルスに始まる信号取得のためのシーケンス（通常のSEやGREなど）が走るわけですね．つまりDEパルスによって励起パルス直前の縦磁化がT_2の大小を反映している，すなわちDEパルス＝T_2強調予備パルスということがおわかりだと思います．

▶▶▶2　強制縦磁化回復状態

　FRFSEや**DRIVE**（p.233 Q6-3 AnnexⅡ）で，信号取得後の横磁化を強制的にz軸方向へ回転させて，縦磁化が回復した状態に戻す目的で（撮像時間短縮のため）DEパルスが使われます．DRIVE，DE-FSE（p.685 付録11）はともにdriven equilibrium FSEの略称です．

ひとくちMEMO

† Driven Equilibrium

ちょっとわかりにくい用語ですね．drivenはもちろんdriveの過去分詞で，一般には「強制された」というような意味合いで使われます．equilibriumは平衡です．つまり，DEは「強制された熱平衡状態」という意味ですね．

Annex Q6-16 二項RFパルスはT$_2$強調以外にも使われますか？

Annex A6-16 脂肪抑制（選択的水励起）に使われることがあります（p.316 Q7-3-2-②）．

POINT 6-16

■DEパルスの目的はT$_2$強調と強制縦磁化回復．

Q 6-17 SWIはT$_2$*強調像とどこが違うのですか？

A 6-17 SWIはT$_2$*強調像に位相差による信号低下を乗じて，磁化率効果をより強調した画像です．

　SWI（susceptibility weighted image：磁化率強調像）を一言で表現すると「流速補正3次元GREシーケンスの強度画像と位相画像（p.178 **Q5-11**）の合体」です（図6-17-1）．骨格はGREなので，基本的に信号がT$_2$*減衰するT$_2$*強調像です．しかしこれにさまざまな修飾が加えられて，磁化率効果が強調されています．血液内デオキシヘモグロビンの磁化率効果（BOLD効果：p.300 Q6-18）によって，細い静脈まで描出されるのでBOLD venographyなどとも呼ばれます（p.685 付録11）

図6-17-1　SWI作成の概略

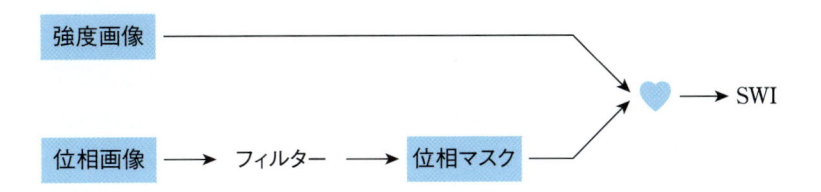

```
強度画像 ─────────────────┐
                          ├─♡→ SWI
位相画像 → フィルター → 位相マスク ─┘
```

Q6 パルスシーケンス —好みのテーマを演出する魔術師—

▶▶▶ 1　磁化率差による信号低下の2つのメカニズム

　磁化率の差によって2つのメカニズムで信号が低下します．まず，磁化率の異なる物質が存在すれば局所磁場が不均一になるのでT_2^*が短縮します．これは個々の^{1}H核磁気モーメントが異なった磁場を感じるために回転周波数（速度）に差が生じ，時間とともに位相がずれてくるために磁気モーメントのベクトル和（磁化）が早期に減少することですね．ボクセルというレベルで考えれば核磁気モーメントをisochromat（IC）で置き換えた方が良いかもしれません．これは多数のIC（あるいは磁気モーメント）がそれぞれ異なる磁場を感じている場合ですね．

　ところが，ICが2個（あるいは2種類）だけの場合にはQ5-12（p.182）の会話にもあるように，周期的に位相は収束（同位相）と分散（逆位相）を繰り返します．これは水と脂肪の場合によく知られ，Dixon法（p.319 Q7-4）に応用されています．ICaとICbの周波数差を$\Delta\nu$(Hz)とすれば，同位相の周期は$1/\Delta\nu$(s)で，$N/\Delta\nu$(s)に同位相，$N/\Delta\nu(s)+1/2\Delta\nu(s)$に逆位相になります（Nは整数）．同位相では2つのICの磁化ベクトルが加算されて大きく，逆位相で小さくなります．つまり信号が同位相で大きく，逆位相で小さくなるわけです．したがって，磁化率の差によってボクセル内が2種類の（2つの異なった磁場を感じている）ICに分かれるとみなせる場合には，TEを逆位相に設定すれば磁化率の差による（T_2^*に続く）第2の信号低下が生まれることになります．SWIでは，この2種類（T_2^*減衰と逆位相）のメカニズムを利用して磁化率差による信号低下を強調しているのです．

▶▶▶ 2　常磁性デオキシヘモグロビン

　オキシヘモグロビンは反磁性，デオキシヘモグロビンは常磁性（p.436 Q9-8）なので血液中の水分子（の^{1}H）は主にデオキシヘモグロビン周囲で磁場勾配（変動）を経験することになります．したがって，ヘモグロビンの酸素飽和度（つまりデオキシヘモグロビンの量），そしてデオキシヘモグロビンとの距離によって各ICの感じる磁場が変動し，T_2^*が短縮します（BOLD効果）．1.5Tで動脈血のT_2^*は約200msなのに対して酸素飽和度70%の静脈血では100msに短縮すると報告されています．

　次に逆位相について考えてみましょう．血中のデオキシヘモグロビンによる磁場変動ΔBは次式で表されます[1]．

$$\Delta B = \frac{4\pi\chi B_0(1-Y)Hct}{3} \qquad 6\text{-}17\text{-}1$$

Yは酸素飽和度です．χは最大酸素飽和度にある血液（動脈血）と脱酸素の進んだ静脈血との磁化率の差で，0.18ppm（Y = 0.55とした場合）あるいは0.27ppm（Y = 0.3）と報告されています．B_0 = 1.5T，Hct（ヘマトクリット）= 0.45の場合に前者でΔB = $0.073\pi \times 10^{-6}$T，後者で$0.17\pi \times 10^{-6}$Tになります．

　ここでボクセル内を小静脈がz方向に走行していると仮定し，ボクセル内のICを静脈内と静脈外（実質）の2種類に大別します．もちろん血管内の各ICはその位置によってさまざまな共鳴周波数を持っている（だからT_2減衰していく）のですが，完全にT_2^*減衰するまではボクセル内かつ静脈内のICのベクトル和は横磁化M_{xy-i}を持っています．TE後のM_{xy-i}の位相ϕ(rad)は次式になります．

$$\phi = -\gamma \Delta B \cdot TE \qquad 6\text{-}17\text{-}2$$

これに，$\gamma = 2\pi \times 42.58 \times 10^6 \text{rad} \cdot \text{T}^{-1}\text{s}^{-1}$，$\Delta B = 0.073\pi \times 10^{-6}\text{T}$を代入すると，

$$\phi = -19.52\pi TE \fallingdotseq -20\pi \cdot TE \qquad 6\text{-}17\text{-}3$$

したがってこれが静脈外のICのベクトル和M_{xy-e}と逆位相になるのは$\phi = -\pi$なので，TE = 1/20(s) = 50(ms)と算出されます．つまり，このTEを選択すればM_{xy-i}とM_{xy-e}が相殺して静脈を含むボクセル全体が低信号になるということです（図6-17-2，6-17-3）．裏返せばボクセルよりも小さい静脈が描出されるということであり，また描出された静脈径は実寸以上であるということになります．静脈の長軸がz方向でない場合にはさらに複雑な関係になりますが，結局同様にM_{xy-i}とM_{xy-e}が相殺して静脈を含むボクセル全体が低信号になります．

図6-17-2　静脈外（実質内）の横磁化（M_{xy-e}）と静脈内の横磁化（M_{xy-i}）と両者のベクトル和の関係

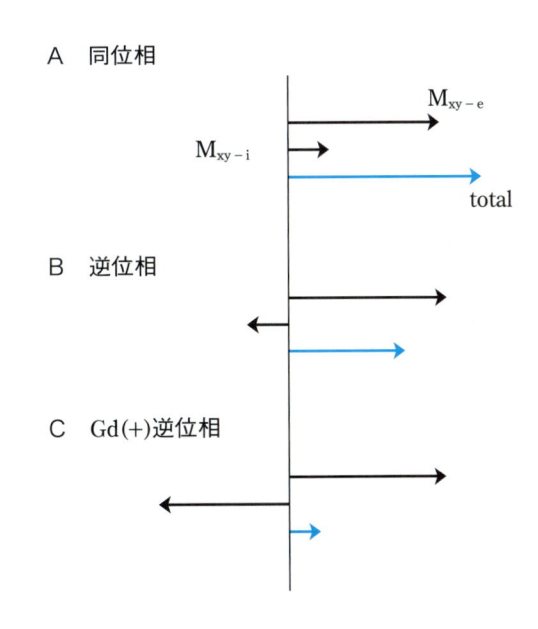

図6-17-3　SWIによる静脈奇形の描出（→）

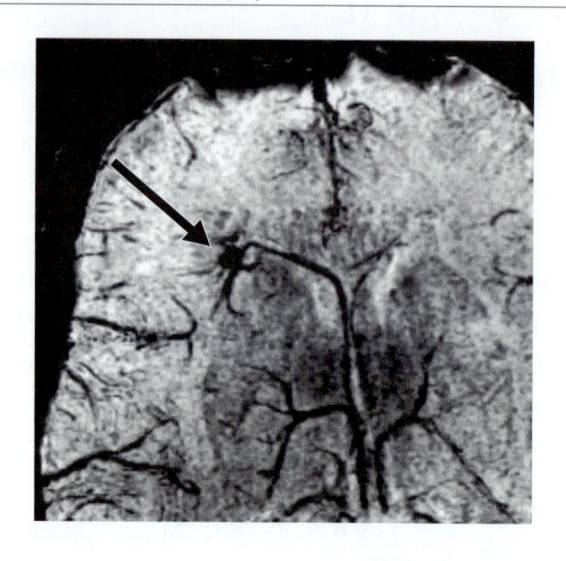

▶▶▶ 3　SWIのパラメータ

逆位相になるTEの理論値は50msですが，実際のシーケンスには40msが採用されています．実際のYはもう少し高い(0.7程度)はずですし，M_{xy-i}のϕをひとまとめにしましたが，実際にはこれは平均値であってπ(180°)以上位相がずれている場合もあるわけです．そうすると位相エイリアシングが生じます（例えば，実際には360°もずれているのに0°つまりずれていないことになってしまう）．そこで，TEを短くして位相ずれが大きく逸脱しないように配慮しているわけです．撮像時間を考慮すればTRは短い方がよいのですが，TEにリワインダー磁場勾配印加時間を加えて最小の57msになります．FAは20°程度に小さく設定します．これはT_1の長い脳脊髄液(CSF)の信号を0にしないためです．FAが大きいとCSFの磁化は57ms以内にはほとんど回復できませんからね．CSFの信号が0になると，脳表を走行する低信号の静脈が見えなくなってしまうからです．

▶▶▶ 4　SWIの信号処理

以上のように強度画像だけでも，T_2^*強調(GRE)像に比べて磁化率による信号低下が強調されているわけですが，さらに追い討ちをかけるように位相情報を追加します．まず，位相エイリアシングを避けるために極端に大きな位相差をフィルター処理で排除し，各ボクセルの位相ϕを$-\pi\sim\pi$に限定します．これによって空気との境界やB_0不均一によるアーチファクトが排除されます．次に**位相マスク(phase mask)**を作ります．これは$+\pi\geq\phi\geq0$のボクセルに1，$0\geq\phi\geq-\pi$のボクセルにはそのϕに従って線形の1〜0の数値を与えます（例えば$0\to1$, $-\pi/2\to0.5$, $-\pi\to0$）．つまり，負の位相の程度に従って信号を低くしたマスクを作るわけですね．このマスクを強度画像に被せて，つまり各ボクセルの信号強度にマスクの数値を乗じてSWIの信号にするわけです．強度画像が位相マスクによって，さらに磁化率強調画像になったわけです．

▶▶▶ 5　流速補正

　　SWIは3方向(x, y, z)の磁場勾配による流速補正(p.589 Q12-9)をしています．これによって動脈が低信号に描出されず，BOLD効果によって静脈だけが低信号に描出されるからです．ただし，これとは逆に，**FSBB**(flow-sensitized black blood)のように弱いBPG(双極磁場勾配)によって積極的に血管(動静脈)内ICの位相を分散させて(静止組織ICの位相は分散されない)，細い血管描出に重点を置く方法もあります(p.604 Q12-13-2)．

▶▶▶ 6　SWIの特徴

　　一言で言えば，小出血巣を初めとする鉄沈着部位と静脈病変の描出に最も優れた画像です．出血巣にはデオキシヘモグロビンやヘモジデリンなどの常磁性体が存在するためです(p.420 Q9-3)．他の画像で見えない実質内，腫瘍内，梗塞内の微小出血巣や，脳実質変性に伴うフェリチン沈着および静脈奇形などの静脈病変が低信号領域として描出されます．

Annex Q6-17　SWIでT₁を短縮するGd造影剤を使うと，血管内の信号が上昇して静脈が見えなくなるのではありませんか？

Annex A6-17

　　細い静脈が見えやすくなります．一般にボクセル内では静脈外組織の容積が大きく $M_{xy-e} > M_{xy-i}$ です．Gd造影剤を使うと血管内の縦磁化の回復が速くなって M_{xy-i} が大きくなります．したがって，大きな M_{xy-i} とのベクトル和(信号)がより0に近づいて，より見えやすくなるわけですね(図6-17-2C)．

> **POINT 6-17**
> ■ SWIでは T_2^* 減衰と逆位相を利用して磁化率差による信号低下を強調している．
> ■ SWIはボクセルよりも小さい静脈を描出するが，描出された静脈径は実寸以上である．

■ 参考文献

1) Sehgal V, et al: Clinical applications of neuroimaging with susceptibility-weighted imaging. J Magn Reson Imaging 22: 439-450, 2005.

Q 6-18 BOLD法で賦活部が高信号になるのはなぜですか？

A 6-18 血流が増加するからです．

BOLD (blood oxygenation level dependent) 法[1]はデオキシヘモグロビンが常磁性であることを利用した脳の**機能MR画像（functional MRI：fMRI）**です．

▶▶▶ 1 BOLD法の原理

脳の賦活された（機能した）部位は酸素を消費するので，オキシヘモグロビン（反磁性）が減り，デオキシヘモグロビン（常磁性）が増加しています．赤血球内のデオキシヘモグロビンは，その周囲に磁場勾配を形成するために磁化率効果によって信号を低下させます．と考えていくと，酸素消費→デオキシヘモグロビン増加→信号低下になってしまいます．ところが，実際には賦活部の信号は上昇します．これは「賦活部では酸素消費以上に局所血流量が増える」ために，**単位体積あたりのデオキシヘモグロビン量（デオキシヘモグロビン濃度）が低下するためです．**すなわち，酸素消費→デオキシヘモグロビン増加と局所血流量のさらなる増加→デオキシヘモグロビン濃度低下→信号上昇というメカニズムですね．

▶▶▶ 2 タスクによる脳賦活

特定のタスクを与えて特定の中枢を刺激します．例えば手指対立運動を繰り返させて手指運動中枢（皮質野），頭の中で「しりとり」をさせて言語中枢を刺激するなどです．これらのタスクを一定時間（例えば30秒）施行し，一定時間休み，またタスク─安静……と繰り返して，その間連続して信号を取得し続けます．そして賦活時と安静時の信号強度差がBOLDの信号になります．

▶▶▶ 3 パルスシーケンス

BOLD法では高い時間分解能と磁化率効果に敏感なことが必要です．このため，GRE-EPI，SE-EPI (p.268 Q6-12) やGRE信号を取得するスパイラルスキャン (GRE-SPI)（p.201 Q5-15-6）が使われます．GRE系の方が磁化率効果に敏感なのですが，S/Nが低いという欠点があります．実効TEは組織（ここでは大脳皮質）のT_2^*あるいはT_2に合わせてGRE系で40〜50ms，SE系で90〜110msに設定します．BOLD法で得られるのは賦活時と安静時の信号強度差なので，これを通常のMR画像と重ね合わせてfusion imageを作成する必要があります（図6-18-1）．

▶▶▶ 4 注意事項と臨床応用

賦活時と安静時の信号強度差が最大6％程度と低く，もともとS/Nが低いEPIなどの高速画像のため，十分な範例（パラダイム）デザインと慎重なデータ後処理が必要で，再現性の確保が要求されます．またMR画像との重ね合わせにも正確性が要求さ

れます．臨床応用としては，脳外科手術前の高次機能中枢（言語中枢，運動中枢など）の確認などがあります．

図6-18-1 BOLD法による脳機能MRI

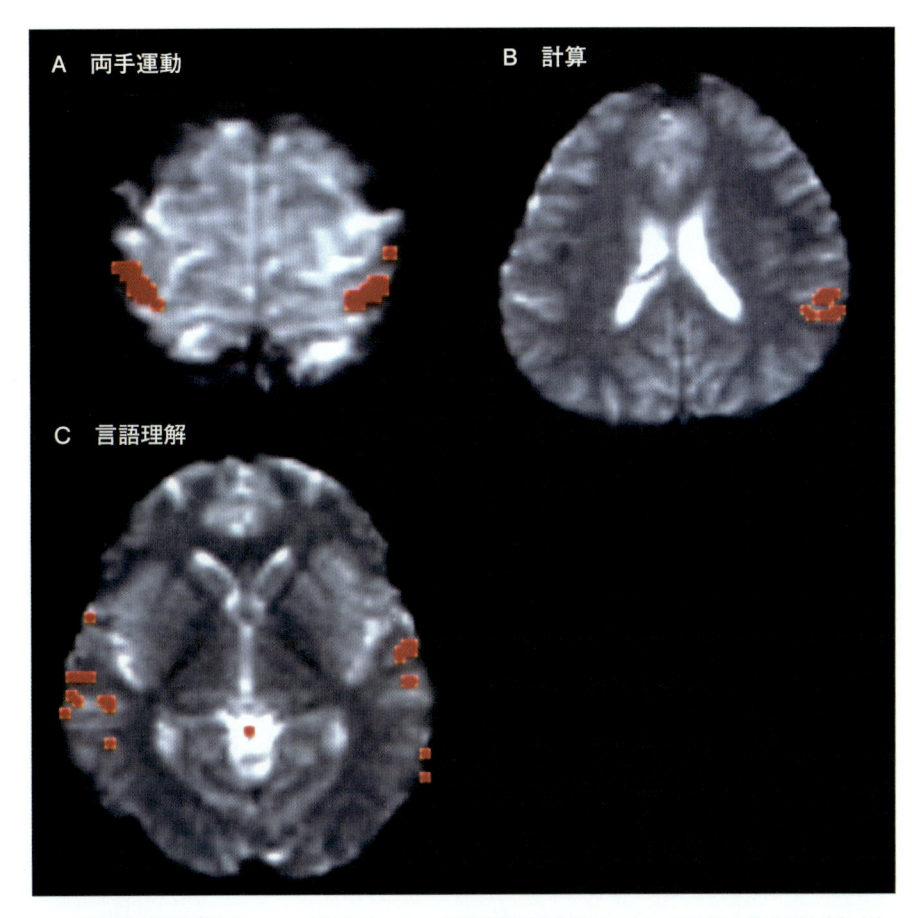

A：両側手指運動時，B：計算時，C：言語理解（自己しりとり）時のBOLD（赤点）とT$_2$強調像のfusion image．

POINT 6-18

- BOLD法における高信号は賦活部のデオキシヘモグロビン濃度が低下するため．
- 賦活時と安静時の信号強度差が最大6%程度と低いため，十分なパラダイムデザインと慎重なデータ後処理が不可欠．

■参考文献
1) Ogawa S, et al: Oxygenation-sensitive contrast in magnetic resonance image of rodent brain at high magnetic fields. Magn Reson Med 14: 68-78, 1990.

Q7

脂肪と蛋白質
― 目立ちすぎる三枚目と密かに蠢く黒子 ―

Q7-1	水と脂肪のプロトン（^{1}H）の化学シフトの差は？
Annex	中性脂肪の^{1}Hの化学シフトはすべて水より約3.5ppm低い？
Q7-2	化学シフトアーチファクトは周波数エンコード方向だけ？
Q7-3	脂肪抑制と脂肪飽和は同じ？
Annex	STIRで信号が低下すれば脂肪？
Annex II	CHESS法で脂肪の信号は完全に抑制される？
Q7-4	Dixon法は水と脂肪の化学シフト差を利用しているの？
Annex	Dixon法は何に使われるの？
Annex II	同位相画像よりTEの長い逆位相画像は使えない？
Q7-5	逆位相画像で脂肪の信号が低下しないのはなぜ？
Q7-6	逆位相画像で臓器が黒く縁取られるのはなぜ？
Annex	Dixon法は低磁場でも可能か？
Q7-7	造影後に逆位相法で信号が低下するのはなぜ？
Annex	逆位相法以外に造影後に信号が低下するのは？
Q7-8	副腎皮質腺腫の信号が逆位相法で低下するのは？
Q7-9	Dixon法はSEにはないのですか？
Q7-10	Jカップリングと脂肪はどんな関係にあるのですか？
Annex	Jは静磁場強度によって変化する？
Q7-11	「MT効果」とは何？
Annex	MT効果は$T_{1\rho}$に似ている？
Q7-12	「CEST」とは何？
Q7-13	「高分子水和効果」とは何？
Annex	「表面効果」とは何？
Q7-14	「魔法角（magic angle）」とは何？
Annex	魔法角になるとT_2強調像で高信号になるのでは？

Q7 脂肪と蛋白質 ― 目立ちすぎる三枚目と密かに蠢く黒子 ―

Q 7-1 水と脂肪のプロトン(^{1}H)の化学シフトの差はどのくらいですか？

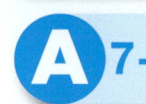

A 7-1 化学シフトは水のプロトンの方が大きく，差は約3.5ppmです．

まず水と脂肪の^{1}Hの化学シフトについて簡単に説明しましょう．

▶▶▶ 1 化学シフト

同じ磁場にさらされても^{1}Hはその分子環境（近くの原子の状態）によって異なった周波数で共鳴します．この共鳴周波数の違いが化学シフト（chemical shift）で，通常は**TMS**（tetramethylsilane：テトラメチルシラン，図7-1-1）の共鳴周波数との差を**ppm**単位で示し，δ値と称します．したがってTMSのδは0です．純水の^{1}Hのδは4.65ppmですが，これはTMSの共鳴周波数が100MHzの時，純水の共鳴周波数は，

$$100\text{MHz} \times (1 + 4.65 \times 10^{-6}) = 100{,}000{,}004.65\text{Hz}$$

という意味です．簡単に言えば，百万分のδだけ周波数が増えるということですね．TMSより低い周波数で共鳴する^{1}Hはほとんどないので，δは正の値になると思ってOKです（例外はありますが）．

図7-1-1 TMS

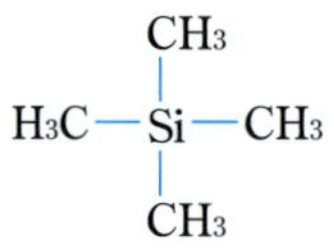

$$\text{H}_3\text{C}-\underset{\underset{\text{CH}_3}{|}}{\overset{\overset{\text{CH}_3}{|}}{\text{Si}}}-\text{CH}_3$$

▶▶▶ 2 磁気遮蔽と脱遮蔽

化学シフトの基本的な原因は電子によって外磁場が遮蔽（shield）されることです．つまり電子雲に覆われていると磁場（太陽の光）が^{1}H原子核まで届きにくいので，^{1}H原子核が実際に感じる磁場が少なくなって，共鳴周波数が低くなりδが小さいということになります．共鳴周波数は，実際に^{1}H原子核が感じる磁場に比例するからですね．逆に電子雲が少なくなると，晴れ間から日が差して（磁場が高くなって）共鳴周波数が高くなりδが大きくなります．これを脱遮蔽（deshield）と呼びます．

TMS（図7-1-1）はSiが電気的に強い陽性（＋）なのでCが相対的に陰性（－）となり，電子をHの方へ押しやるためH周囲の電子雲が厚くなって磁場を強く遮蔽します．水分子（H_2O）はOの電気陰性度[†1]が高いので^{1}Hの電子を引きつけ，H周囲の電子雲が希薄になり，脱遮蔽されて$\delta = 4.65$ppmになります．中性脂肪[†2]の主成分であるアルカン[†3]を構成するメチル（CH_3-），メチレン（$-CH_2-$），メチン（$-CH<$）基は電気陰性度の低いCに接しているため脱遮蔽は少なく，それぞれのδは0.9, 1.3, 1.5です

(表7-1-1).メチンは少ないため脂肪（中性脂肪）全体としてのδは1.1前後で，水との化学シフト差は約3.5ppmになります．

表7-1-1　^{1}Hの化学シフト

	δ	水との差
メチル (CH$_3$−)	0.9	−3.75
メチレン (−CH$_2$−)	1.3	−3.35
メチン (−CH<)	1.5	−3.15
水 (H$_2$O)	4.65	0
二重結合	4.6〜4.9	−0.05〜0.25
環状構造	5.8〜8.5	1.15〜3.85

メチル，メチレン，メチン基はアルカンに結合するもの

ひとくちMEMO

†1　**電気陰性度**
　電子をひき付けて自己が電気的に陰性になりやすい程度を電気陰性度という．電気陰性度の高い原子（O, F, Clなど）が近くにあるとHは電子を剥ぎ取られて脱遮蔽され，高いδを示す．

†2　**中性脂肪（neutral fat）**
　グリセロールと脂肪酸のエステル．1分子のグリセロールに脂肪酸が1個，2個，3個エステル結合したものを，それぞれモノグリセリド，ジグリセリド，トリグリセリドと呼ぶ．ヒトの脂肪細胞に含まれるのはトリグリセリド（p.328 図7-8-1C）が圧倒的に多い．

†3　**アルカン**
　CH$_3$-CH$_3$のように二重，三重結合のない炭化水素（C$_n$H$_{2n+2}$）をアルカン（alkane），CH$_2$=CH$_2$のように二重結合を1つ擁する炭化水素（C$_n$H$_{2n}$）をアルケン（alkene），そしてCH≡CHのように三重結合を1つ擁する炭化水素（C$_n$H$_{2n-2}$）をアルキン（alkyne）と総称する．ただし，英語ではalkaneはアルケイン，alkeneはアルキーン，alkyneはアルカインと発音し，きわめて紛らわしいので極要注意．

▶▶▶3　芳香環の円電流

　亀甲として知られるベンゼン環（芳香環）には局在化しないπ電子があり，外磁場にさらされると，これらが環に沿った円電流を形成します．円電流は環内の外磁場を相殺する方向に流れるため，環の外では逆に磁場が強くなります（図7-1-2）．これを**常磁性効果**と呼びます．芳香環のCと結合するHはこの磁場が強くなる位置にあるため，共鳴周波数が大きくなります．例えばベンゼンの$\delta=5.8〜6.2$です．一般にベンゼンに限らず，六角形，五角形の**環状構造分子（六員環，五員環）**の^{1}Hは同様の機序で$\delta=5.8〜8.5$と高い化学シフトを示します．

図7-1-2　芳香環による常磁性効果

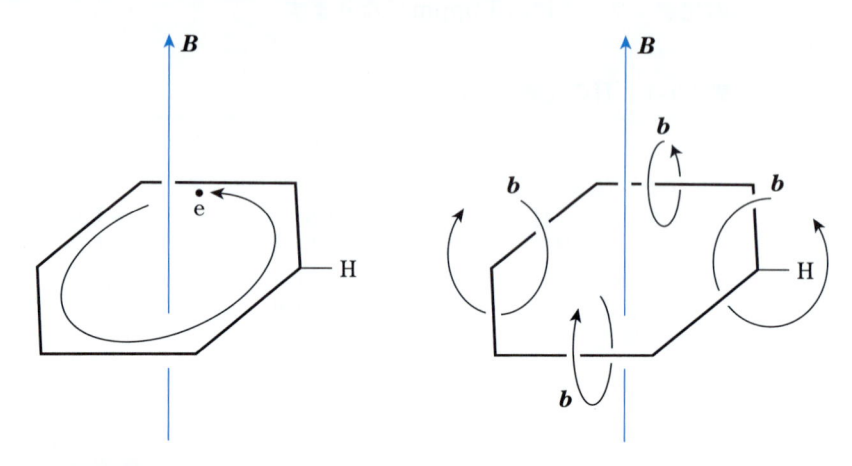

A：外磁場 B にさらされた芳香環 π 電子（e）は外磁場を弱める方向に円運動を始める（電流は逆向き）．
B：e の円運動から磁場 b が生まれ，H（水素）がある外側では磁場が強くなる．

▶▶▶ 4　化学シフトの表示法

　伝統的に向かって左側を共鳴周波数が高く（δ が大きく）なるように表示することになっています（図7-1-3）．グラフを書くときに縦軸は上が大，横軸は右が大というのが常識なのですが，化学シフトに関しては常識が通用しません．ご注意ください．

図7-1-3　主な水素原子核（^{1}H）の化学シフト δ（ppm）

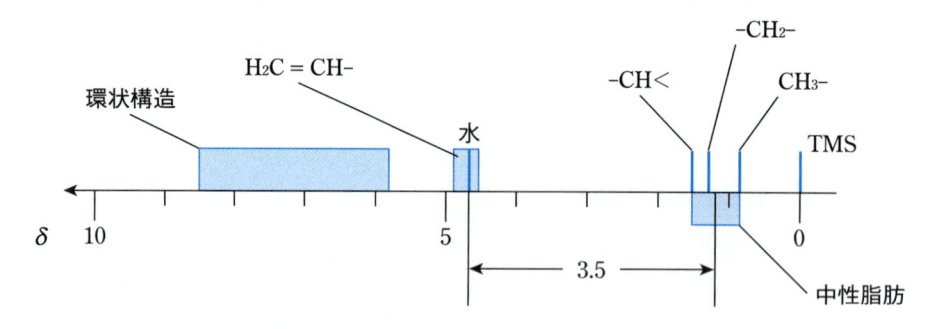

メチル（CH_3-），メチレン（$-CH_2-$），メチン（$-CH<$）はアルカンに結合するもの．

● ここまでこだわらなくてもよいのですが！

▼電子による磁気遮蔽の機序

　^{1}H の s 電子（e）は異方性がないので原子核周囲を均等に覆っていますが，外磁場 B にさらされると，B と逆向きの磁場（$-b$）を形成するように電子が回転します（図7-1-4）．このために，原子核（プロトン）が実際に感じる磁場は $B-b$ となって減少します．これが電子による磁気遮蔽です．原子核周囲の電子雲が厚い（電子密度が高い）ほど b が大きくなって遮蔽も強くなり，化学シフトは小さくなります．

図7-1-4　電子による磁気遮蔽

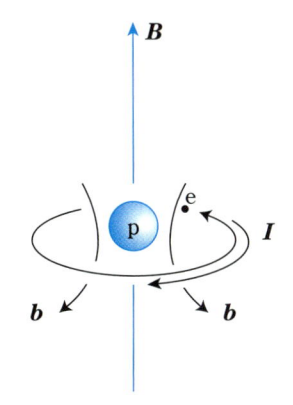

外磁場Bにさらされると電子（e）がBに垂直な面を回転し（電流Iは逆向き），これによって形成される逆向きの磁場（b）によって原子核（p）の受ける磁場が弱められる．

Annex Q7-1
中性脂肪を構成する^{1}H原子核の化学シフトはすべて水より約3.5ppm低いのですか？

Annex A7-1
例外もあります．二重結合（CH$_2$=CH–）のCに結合する^{1}H原子核がその例外です．ここでは芳香環（図7-1-2）と同様に，π電子が二重結合面上で円電流を形成するために，**^{1}Hは強い磁場を受けて水の^{1}H原子核と同程度のδを示します**．ひとくちに脂肪の^{1}H原子核といっても，水と同じ化学シフトを持つものもあるのです（表7-1-1，図7-1-3）．

POINT 7-1

- 水の^{1}H原子核の化学シフトは脂肪より約3.5ppm大きい．
- 化学シフトはTMSの共鳴周波数との差をppm単位で示す（δ値）．
- 環状構造分子の^{1}H原子核のδは5.8〜8.5と高い．
- 二重結合（CH$_2$=CH–）の^{1}H原子核は水と同程度のδを示す．

> **Q 7-2** 化学シフトアーチファクトが位相エンコード方向に現れないのはなぜですか？

> **A 7-2** 各位相エンコードステップにおいて水と脂肪の位相差がほとんど同じだからです．

化学シフトアーチファクトは，通常のSE系やGRE系の画像では周波数エンコード方向にだけ現れて位相エンコード方向には現れません．これは周波数エンコードが各ボクセルの共鳴周波数を対象としているのに対して，位相エンコードは各ボクセルの位相そのものではなく，各ボクセル間（あるいはボクセル内）の**位相差**を対象にしているためです（p.159 Q5-6, p.165 Q5-8）．例外はEPIですが，これについてはQ6-12（p.268）をご覧ください．

▶▶▶ 1　周波数エンコード方向の化学シフトアーチファクト

周波数エンコード方向をx方向とします．磁場勾配G_xがかかっている時の座標xの磁場は$B_0 + G_x x$，座標xに存在する水の^1H原子核の磁化の周波数は$\gamma(B_0 + G_x x)$です．MRIでは水の^1H原子核を基準にしているからです．脂肪の（^1H原子核の）磁化の周波数は$\gamma(B_0 + G_x x)(1 - 3.5 \times 10^{-6})$です．両者の差（座標$x$におけるHz単位で表した脂肪と水の化学シフト差$\Delta\nu$）は$\Delta\nu = 3.5 \times 10^{-6}\gamma(B_0 + G_x x)$です．$B_0 \gg G_x x$なので，

$$\Delta\nu = 3.5 \times 10^{-6}\gamma B_0 \qquad\qquad 7\text{-}2\text{-}1$$

としても構いません．あるいは，$\Delta\nu$はx座標によって異なりますが最小でもこの値になると考えてもよいでしょう．実際に算出すると，

$$0.15T : \Delta\nu = 22.35 Hz$$
$$1.5T : \Delta\nu = 223.5 Hz$$
$$3.0T : \Delta\nu = 447 Hz$$

これだけ脂肪は低周波側にずれることになります．このずれがx方向のボクセル径（Δx）に相当する周波数，すなわちボクセルあたりのバンド幅（BW/N_x）を超えると脂肪信号が隣のボクセルにはみ出して脂肪と水が重なる側に高信号，離れる側には低信号帯が生じます（図7-2-1，7-2-2）．これが化学シフトアーチファクトです．

ボクセル内に$\Delta\nu$を封じ込めれば化学シフトアーチファクトは見えないので，化学シフトアーチファクトを排除する条件は，

$$\Delta\nu = 3.5 \times 10^{-6}\gamma B_0 < \frac{BW}{N_x} \qquad\qquad 7\text{-}2\text{-}2$$

では，ボクセルあたりのバンド幅BWを求めましょう．

$$BW = \frac{1}{\Delta T_S} \qquad\qquad 5\text{-}9\text{-}9$$

図7-2-1　化学シフトアーチファクト（→）が腎と腎周囲脂肪の境界に見られる．

T₂強調像（SE，TR/TE 2,000/90ms）

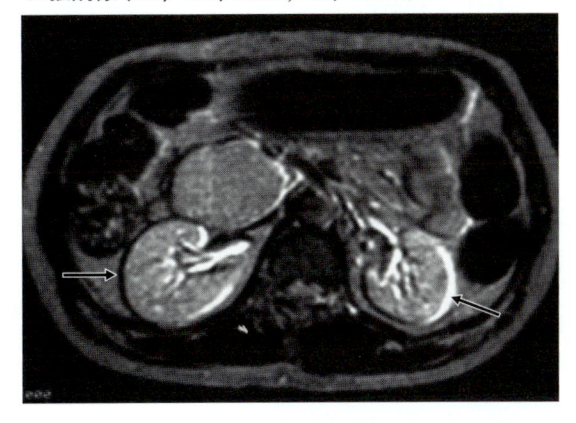

図7-2-2　化学シフトアーチファクトの説明図

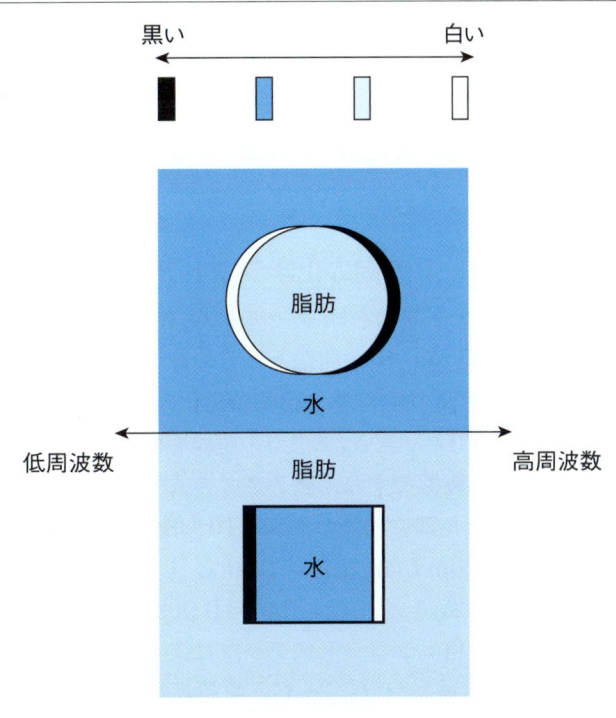

x方向のボクセル数をN_xとすればボクセルあたりのBWは，

$$\frac{BW}{N_x} = \frac{1}{N_x \Delta T_S} \qquad 7\text{-}2\text{-}3$$

$N_x \Delta T_S$は信号収集時間（サンプリング時間）T_Sなので，

$$\frac{BW}{N_x} = \frac{1}{T_S} \qquad 7\text{-}2\text{-}4$$

通常 T_S は 8ms 程度なので，これを代入すると，

$$\frac{BW}{N_x} = 125Hz$$

これと，先程の $\Delta\nu$ を比較すると，0.15Tでは化学シフト差が1ボクセル内に収まってアーチファクトにはならないが，1.5Tでは約2ボクセル，3Tでは約4ボクセルも脂肪の信号が低周波数側にずれるということになります．つまり，**周波数エンコード方向の化学シフトアーチファクトは静磁場強度に比例して大きくなる**わけです．また，**BW/N_x が大きいほど目立たず，したがって T_S が短いほど目立たない**ことになります．もちろん原因となる脂肪信号を抑制すれば化学シフトアーチファクトは現れません．

● ここまでこだわらなくてもよいのですが！

$FOV_x = \Delta x \cdot N_x$ なので式7-2-2は，

$$\Delta\nu = 3.5 \times 10^{-6} \gamma B_0 < \frac{BW}{N_x} = \frac{BW\Delta x}{FOV_x} = \frac{1}{T_S} = \frac{1}{N_x \Delta T_S} \qquad 7\text{-}2\text{-}5$$

になります．したがって化学シフトが目立たないのは，B_0 小，BW 大，N_x 少，Δx 大，FOV_x 小，T_S 小，ΔT_S 小ということになります．

▶▶▶2　位相エンコード方向の化学シフトアーチファクト

位相エンコードは各ボクセルに G_y に比例した位相差を与えることです（p.159 Q5-6, p.165 Q5-8）．問題となるのはボクセル間の位相差ですね．それでは水の磁化のボクセル間の位相差と脂肪の磁化の位相差がどのくらい異なるのか見ていきましょう．$y = 0$ と $y = \Delta y$ の2つの座標を例に取ります（表7-2-1）．隣接した各ボクセルの中央のy座標ですね．表7-2-1のA－Bに示すように，化学シフトによる位相差は水のボクセル間位相差の 3.5×10^{-6} 倍という微量で無視できる量です．実際に $t_y = 2ms$, $G_y = 20mT/m$, $\Delta y = 1mm$ として計算してみると，A－B $= 5.96 \times 10^{-6}$ cycle $= 37.4 \times 10^{-6}$ radian $= 0.00215°$ と誤差範囲にすぎません．また，EPI以外では，各位相エンコードステップによる脂肪と水の位相は，そのステップ内で位相エンコード磁場勾配（$G_{PE} = G_y$）を相殺して同位相に戻すか，スポイラー（T_2, T_2^* 減衰も含む）で横磁化を消失させるので，位相差（A－B）が積算されることはありません．これではアーチファクトは形成されませんね．

表7-2-1 化学シフトによるボクセル間の位相差（A − B）

y座標	0	Δy
磁場	B_0	$B_0 + G_y \Delta y$
位相（水）	$\gamma t_y B_0$	$\gamma t_y (B_0 + G_y \Delta y)$
位相（脂肪）	$(1 - 3.5 \times 10^{-6}) \gamma t_y B_0$	$(1 - 3.5 \times 10^{-6}) \gamma t_y (B_0 + G_y \Delta y)$
ボクセル間位相差（水）= A		$\gamma t_y G_y \Delta y$
ボクセル間位相差（脂肪）= B		$(1 - 3.5 \times 10^{-6}) \gamma t_y G_y \Delta y$
A − B		$3.5 \times 10^{-6} \gamma t_y G_y \Delta y$

POINT 7-2

- 周波数エンコード方向の化学シフトアーチファクトは静磁場強度に比例して大きくなる．
- また，BW/N_x が大きいほど，T_S が短いほど目立たない．
- 脂肪信号を抑制すれば現れない．
- EPI以外では位相エンコード方向には化学シフトアーチファクトは現れない．

Q 7-3 脂肪抑制と脂肪飽和は同じ意味ですか？

A 7-3 同じように使われていますが，同じではありません．

脂肪抑制（fat suppression）は脂肪からの信号を抑制[†1]することで，さまざまな方法を含む総称です．これに対して，脂肪飽和[†1]（fat saturation）は化学シフトを利用して脂肪（の ^1H 原子核）に飽和パルス（90°パルス）を照射して飽和させ，次の励起パルスに反応させないことです（表7-3-1の2-a）．脂肪飽和は脂肪抑制に含まれますが，後者には別の方法もあるということですね．一般に特定の組織（ここでは脂肪）の信号を抑制するには，1）緩和時間（T_1）の差を利用する方法と，2）化学シフトの差を利用する方法，および両者を併用する方法があります（表7-3-1）．

表7-3-1　脂肪抑制法

1）T_1の差を利用	
非選択性反転パルス	STIR
2）化学シフト（共鳴周波数）の差を利用	
a）化学シフト選択性飽和パルス	脂肪飽和
b）位相差	Dixon，水励起（二項パルス）
c）a）＋b）	OP-FS
3）T_1と化学シフトの差を利用	
化学シフト選択性反転パルス	CSS-IR

ひとくち MEMO

†1　抑制と飽和
　大食い選手権のライバルに前もって腹いっぱい食べさせておくのが飽和ですね．嘔吐剤を与える，拘束して会場へ行かせないなど，飽和も含めてとにかく食べられなくするのが抑制ですね．

▶▶▶ 1　T_1の差を利用した脂肪抑制法

　STIR（p.283 Q6-15）で説明した通りです．化学シフトを利用していない**STIR**は，静磁場が不均一であっても脂肪抑制が効くという長所があります（表7-3-2）．

Annex Q7-3　STIRで信号が低下したら，脂肪としてよいでしょうか？

Annex A7-3　
　STIRで信号が低下するということは，その組織のT_1が脂肪と同じ程度であるというだけのことです．したがって，粘稠な粘液などもSTIRで信号が低下します．**STIRで信号が低下したから脂肪であるとは言えません**．STIRは邪魔な脂肪の信号を抑制する方法のひとつであって，組織が脂肪であることを特定する方法ではありません．**脂肪抑制法と脂肪特定法を区別してください**．

表7-3-2　主な脂肪抑制法の比較

	STIR	脂肪飽和	水励起	SPIR	CSS-IR	水脂肪分離
代表例	STIR	ChemSat FatSat	ProSet PASTA	SPIR SPECIAL	SPAIR ASPIR	Dixon IDEAL
原理	T_1	周波数	位相	周波数＋T_1	周波数＋T_1	位相
予備RFパルス	非選択性 180°	選択制 90°	非選択性 90°二項	選択制 100〜110°	選択制 180°断熱	（−）
B_0不均一の影響	−	++	+++	++	++	−
RF不均一の影響	++	+++	+	++	+	−
T_1の影響	++	+	−	+	++	−
脂肪特異性	−	+	+	+	+	+
撮像時間延長	++	+	+	+	++	+++

▶▶▶ 2 化学シフトの差を利用した脂肪抑制法

① 脂肪飽和法

特定の化学シフト（を有する^{1}H）を狙って狭い周波数領域を選択的に励起するRFを化学シフト選択性（chemical shift selective：CHESS）パルスと呼びます．脂肪飽和法はChemSat（chemical saturation），FatSatなどと呼ばれています（図7-3-1）．まず脂肪の共鳴周波数に一致した狭いバンド幅（1.5Tで約200Hz）をもつCHESS飽和パルス（照射時間10～15msのシンク波あるいはガウス波の90°RFパルス）を照射して脂肪の縦磁化をx-y平面に倒し横磁化にして，縦磁化を消失させます（図7-3-2）．励起パルスに脂肪の横磁化が反応すると面倒なので，励起パルス前にスポイラー磁場勾配を印加してICの位相を分散させて横磁化を消失させます．これで飽和が完了して脂肪の磁化がなくなり，次の励起パルスに反応できなく（信号を出せなく）なるわけです．

図7-3-1　脂肪飽和法による脂肪信号の消失

A　T$_1$強調像（SE，TR/TE 500/9ms）　　B　脂肪飽和T$_1$強調像（Aと同じ）

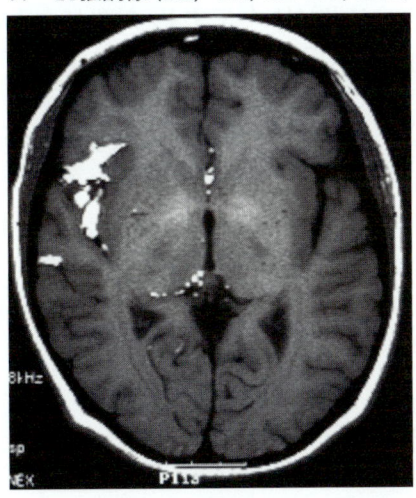

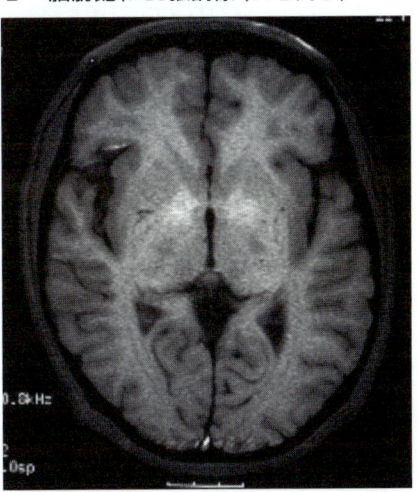

A：頭蓋内奇形腫破裂によって脳脊髄液腔に散逸した脂肪．
B：脂肪信号は消失している．

Q7 脂肪と蛋白質 ─ 目立ちすぎる三枚目と密かに蠢く黒子 ─

図7-3-2 脂肪飽和法の原理

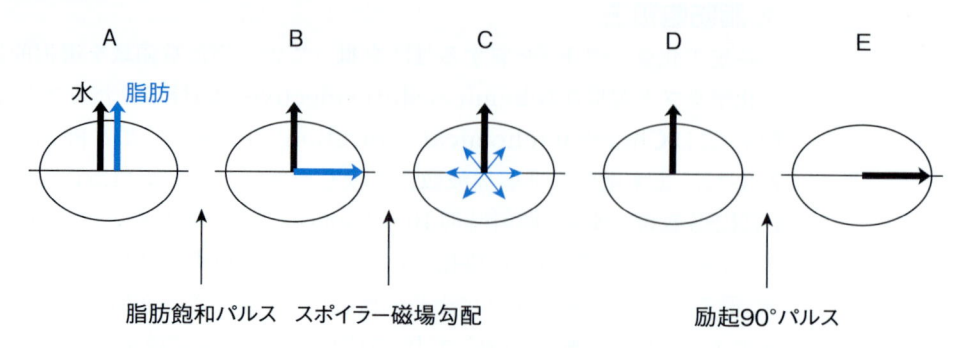

CHESS脂肪飽和パルスにより脂肪は横磁化になる（A−B）．脂肪の横磁化はスポイラー磁場勾配によって消失する（B−C−D）．残った水の縦磁化に励起パルスが照射され（D），水の横磁化だけが信号を放出する（E）．

それでは実際に選択的に脂肪だけに飽和パルスを照射してみましょう．静磁場強度を1.5Tとします．水と脂肪の共鳴周波数差は3.5ppm[†2]なので，1.5Tなら，42.58（MHz/T）×1.5（T）×3.5（ppm）≒224Hz[†2]ですが，対象になる脂肪のδは0.9〜1.5（ppm）の範囲にあるので（p.304 Q7-1），水のδ（4.65）より3.15〜3.75（ppm）小さくなっています．したがって，理論的には水の共鳴周波数（ν_0）より201〜240Hz小さい部位（$\nu_0 - 201 \sim \nu_0 - 240$Hz）に照射すればよいわけですが，実際には水のスペクトル（周波数域）も脂肪のスペクトルももっと広い範囲に広がっています（図7-3-3）．スペクトル幅はT_2^*に反比例するからですね（p.116 Q4-4，式4-4-1）．$\nu_0 - 224$Hzを中心にバンド幅200HzのCHESS飽和パルスを照射すれば，$\nu_0 - 124 \sim \nu_0 - 324$Hzを含む広い範囲が飽和されます．対象とする脂肪が十分含まれ，水とは124Hzも離れており安心です．

図7-3-3 脂肪飽和法におけるCHESSパルスの照射

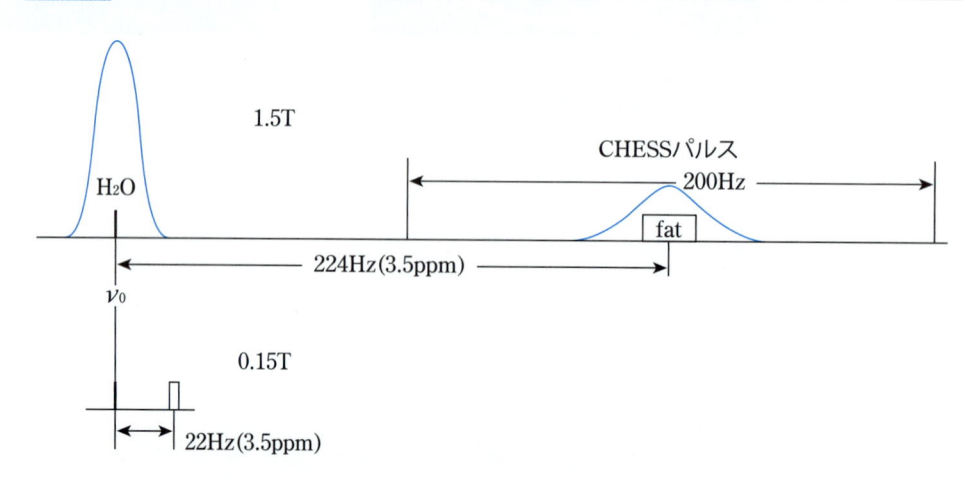

静磁場が低いと脂肪と水の間隔が狭く，選択的に脂肪に飽和パルスを照射することが困難になる．

それでは0.15Tならどうでしょう．今度は$\nu_0 - 20 \sim \nu_0 - 24$Hzが理論的な対象になります．$\nu_0 - 22$Hzを中心にバンド幅200Hzの飽和パルスを照射すれば，ν_0も含まれ，水も飽和してしまいます．バンド幅20Hzの飽和パルスを照射すれば対象は含まれますが，水との距離は12Hzしかなく，わずかな磁場の不均一性があっても水を飽和してしまいます．そもそも正確に20Hzのバンド幅のRFを照射するのは実際には困難ですし，水と脂肪のスペクトルも重なってきます．

このように化学シフトを利用する脂肪飽和法は高磁場装置では最も一般的な脂肪抑制法ですが，脂肪と水の共鳴周波数が近い**低磁場装置では，上記のように脂肪だけに飽和パルスを照射することが難しいので，使用が制限されます**．また，高磁場であっても**磁場の不均一や磁化率効果により脂肪抑制が効かなかったり不十分になるという欠点があります**（図7-3-4）．磁化率効果は高磁場ほど顕著ですからね．というわけで，低磁場装置における脂肪抑制には一般にT_1の差を使ったSTIR（p.285 図6-15-3）が利用されています（表7-3-2）．

ひとくちMEMO

†2 ppmとHz

化学シフト（CS）は，ppmで示すと磁場に関係なく同じ値（例えばδ）になりますが，Hzを単位として示すと磁場Bに比例します．すなわち，

$$CS(Hz) = \gamma\delta(10^{-6})B \qquad 7\text{-}3\text{-}1$$

^{1}Hのγは42.58MHz/Tなので，N（T）における両者の関係はHz = 42.58Nδになります．M（mega，百万倍）とppm（百万分の1）は相殺されますからね．

図7-3-4 脂肪飽和法による不完全な脂肪抑制（1.5T）

A　T_1強調像（SE，TR/TE 400/11ms）　　B　脂肪飽和T_1強調像（Aと同じ）

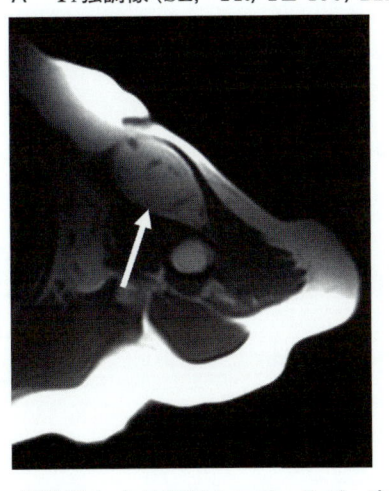

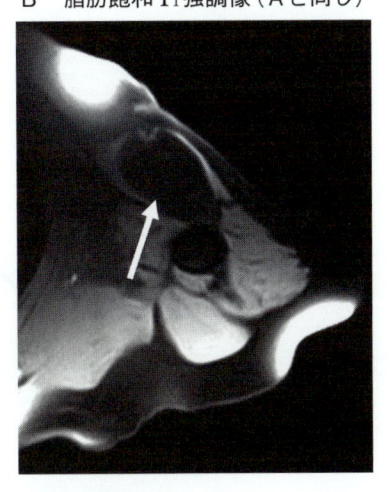

脂肪腫（→）は抑制されているが，皮下脂肪は部分的に抑制されていない．

② 二項励起パルスによる選択的水励起法

　これは化学シフトによる周波数差自体ではなく，Dixon法（p.319 Q7-4）と同様に周波数差に基づく磁化の位相差を使う方法です．励起90°パルスを二項パルスで置き換えます．最も簡単な45°-45°の2分割パルスで説明します（図7-3-5）．2つの45°パルスの間隔を$1/(2\Delta\nu)$に設定します．$\Delta\nu$は水と脂肪の化学シフトの差（Hz単位）です．水と脂肪の磁化が熱平衡状態にあります．45°パルスで両者はy'方向に45°倒れ，次の45°パルスまでの$1/(2\Delta\nu)$で逆位相になります（p.319 Q7-4）．逆位相になった両者は第2の45°パルスを受け，脂肪はz方向，水はy'軸上になります．つまり，脂肪は励起パルスを受けずに水だけが励起されたことになります．横磁化のない脂肪は信号を出せません．この水励起法（water excitation）の優れているのはフリップ角（FA）が部位によって不正確（RF磁場が不均一）になっても，脂肪が確実に抑制されることです．先ほどの45°パルスが，あるボクセルでは42°であったとすると，水の磁化は84°倒れるので信号が少し低下しますが，脂肪の磁化は0°（信号は0）です．これは二項パルスであればどんなFAの組み合わせでも同じことです．CHESSパルスと比較して二項パルスは照射時間が長くなりますが，スポイラー磁場勾配が不要なので，特に時間的な損失にはなりません．

図7-3-5　二項励起パルスによる脂肪抑制（選択的水励起）

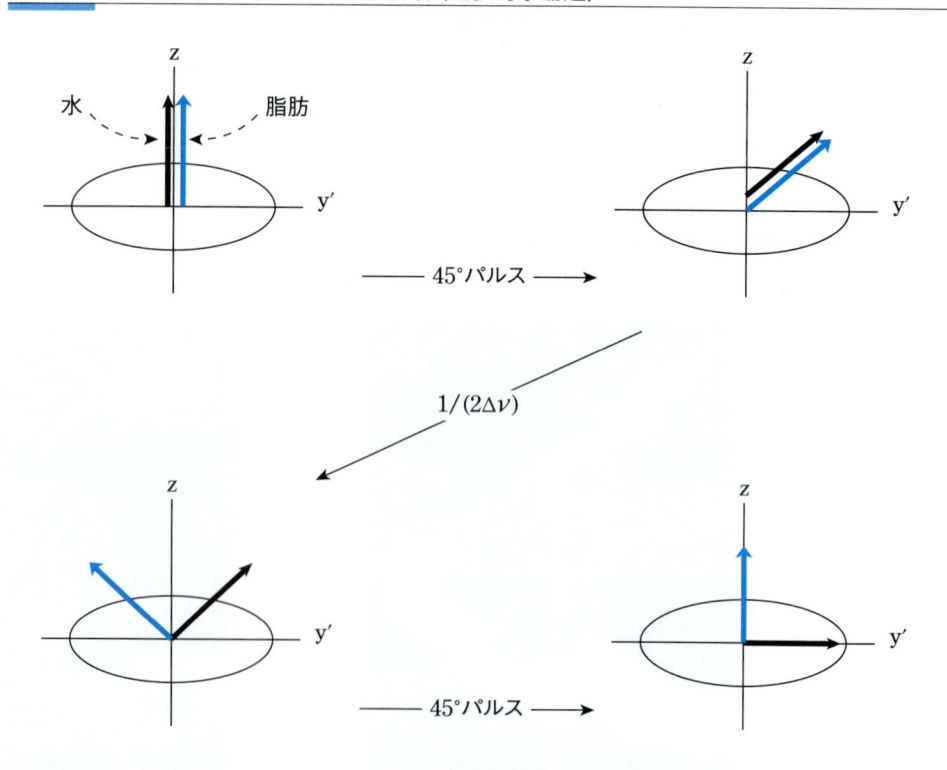

▶▶▶ 3　化学シフトおよびT_1の差を利用した脂肪抑制法

　STIRのIRパルスを化学シフト選択性IRパルス（CSS-IRパルス）に代えたもので，いわば脂肪飽和法とSTIRのhybridです．ここでは化学シフト選択性IR（CSS-IR）と総称します．さまざまな方法が提唱され利用されていますが，次の2群に大別されます．

① **SPIR**

　SPIR（SPectral IR, Spectral Presaturation IR），SPECIAL（SPECtral Inversion At Lipid）などと呼ばれています．もともと脂肪飽和法は，飽和90°パルースポイラー磁場勾配と経過して励起90°パルス照射までに回復する脂肪の縦磁化を見越して，「飽和パルスを90°より少し大きくしておいたほうがよい」と言われていました．また，選択性IRパルスを180°にすると，RF磁場の不均一性によりFAがかなり不正確になるとともにnull pointまで待つ時間が長くなる（撮像時間延長）というデメリットがありました．そこでFAを90°を少し超えた100～110°に設定したのがSPIRです．STIRや本来のCSS-IRの180°IRパルスと比べれば上記デメリットが解消される利点はありますが，基本的に脂肪飽和法とほとんど変わりません．これにSPIRなどとinversion（反転）の名を冠するのは，人騒がせというほかありません．

② **SPAIR**

　SPAIR[SPectrally Adiabatic (or Attenuated) IR]あるいはASPIR（Adiabatic SPectral IR）と呼ばれる脂肪抑制法で，本来のCSS-IRに相当します．ただし，弱点のRF磁場不均一性による影響を排除するために180°IRパルスとして断熱高速通過パルス（p.552 Q11-14））を使っています．このため，撮像時間が少し長くなります．以後，SPAIRを対象に説明します．

1) STIRと比べて

　脂肪特異性が高いのは当たり前で，さらに脂肪のT_1に関係なく脂肪抑制がかかります．また脂肪以外の磁化は反転しないので，STIRのように絶対値表示をする必要も，撮像面に限定して照射する必要もなく，S/Nも低下しません．このため，多層撮像（スライス数N_z）では各スライスを撮像するたびに全体にCSS-IRパルスが照射され，脂肪にとっては実効TRがTR/N_zに短縮されます（水の^{1}H原子核にとってはTRはそのまま）．したがって，脂肪の縦磁化が十分回復する前に次のCSS-IRパルスが照射されることになり，縦磁化が$-M_0$より（絶対値が）小さいところから回復することになるので**TIが短縮されて撮像時間も短縮されます**．ただし，CSS-IRパルスが周波数（化学シフト）選択性なので脂肪と水（^{1}H）の化学シフト（Hz単位）が小さいと（つまり低磁場では）実行できません．脂肪飽和と同じですね．

2) 脂肪飽和法と比べて

　フリップ角（FA）の容認性が高くなります．例えば脂肪信号を95%抑制するのに脂肪飽和法の場合には90°パルスが80～101°の範囲になければならないのに対して，CSS-IRでは180°パルスの許容範囲が113～213°と広くなります．これはより広範囲に脂肪抑制が奏効することを意味しています．また脂肪飽和法では飽和パルス照射直後（から脂肪の縦磁化が回復するまでの）短時間だけに脂肪抑制効果が見られる（表7-3-2）のに対してCSS-IRではCSS-IRパルス照射後TIの時点（脂肪のnull point）で抑制効果が生じます．ただし，その前後比較的長い時間は脂肪の縦磁化が小さいので，実質的な脂肪抑制効果が認められます．ただしTIは脂肪飽和パルスから励起パルスまでの時間よりは長いので撮像時間は少し長くなります．

　このようにCSS-IRはSTIRと比較して脂肪特異性が高く撮像時間が短縮され，しかも脂肪飽和法と比べて長い時間（null pointの前後）かつ広範囲に脂肪抑制が効くので，ダイナミック造影MRIなどに利用されています（図7-3-6）．

図7-3-6　CSS–IRとFGREの組み合わせ

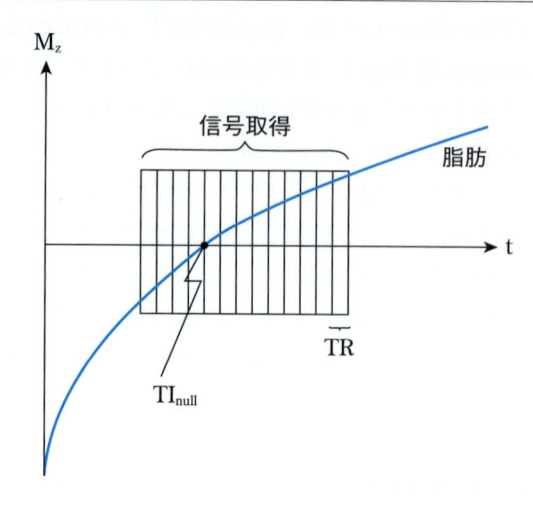

脂肪だけにCSS–IRパルスが照射され，k空間中央付近の行の信号取得時（TI_{null}前後）には脂肪が強く抑制される．

● ここまでこだわらなくてもよいのですが！

▼ CSS–IRのTI

脂肪に対する実効TR（TR_{eff}）をTR/N_zとすると，CSS–IRにおけるTI（$TI_{CSS–IR}$：脂肪のnull point）は次式になります[1]．

$$TI_{CSS–IR} = T_1 \cdot \ln 2 - T_1 \cdot \ln\left(1 + \exp\frac{-TR_{eff}}{T_1}\right) \qquad 7\text{-}3\text{-}2$$

$\ln[1 + \exp(-TR_{eff}/T_1)] > 0$なので$TI_{CSS–IR} < T_1 \cdot \ln 2 = TI_{STIR}$

Annex II
Q7-3　脂肪飽和法では脂肪の信号は完全に抑制されるのですか？もちろん，図7-3-2のように正確に飽和パルスが照射され，磁場が均一な場合の話ですが．

Annex II
A7-3　基本的に抑制されるのはアルカンに結合したメチル（$CH_3–$），メチレン（$–CH_2–$），メチン（$–CH<$）基の^1Hおよび化学シフトδがその付近にあるもので，脂肪全体の95%程度です．Q7-1（p.304）で説明した通り，脂肪（の^1H）には二重結合のCに結合した^1Hのように水とほぼ同じδを持つものを含めて，CHESSパルスのバンド幅外の^1Hが約5%存在します．当然ですが，これらからの信号は化学シフトを利用する方法では抑制されません（p.322 Q7-4 ここまでこだわらなくてもよいのですが）．

POINT 7-3

- 脂肪飽和法は低磁場の脂肪抑制には適しない．高磁場でも磁場の不均一や磁化率効果により脂肪抑制が効かないことがある．
- STIRは低磁場でも，磁場が不均一であっても脂肪抑制が効く．
- STIRで信号が低下したから脂肪であるとは言えない．
- 脂肪抑制法と脂肪特定法を区別する
- SPIRとSPAIRには大きな違いがある．

■参考文献

1) Kaldoudi E, et al: A chemical shift selective inversion recovery sequence for fat-suppressed MRI: theory and experimental validation. Magn Reson Imaging 11: 341–355, 1993.

Q 7-4 Dixon法も水と脂肪の化学シフト差を利用しているのではないですか？

A 7-4 Dixon法は両者の化学シフト差に基づく位相差を利用しています．

Dixon法[1]は水と脂肪の化学シフト差による位相差を利用したユニークな水脂肪分離法で，脂肪信号を直接抑制する方法ではありません．SEでは180°再収束パルスによって位相差が消失してしまうので，基本的にはGREシーケンスを対象として臨床的に利用されてきました．そこで，まず，GREを対象として説明します．SEでのDixon法についてはQ7-9（p.331）をご覧ください．

▶▶▶1 水と脂肪の逆位相

水と脂肪の化学シフト差を3.5ppmとします．静磁場強度p(T)の時の化学シフトをHzで表すと，

$$42.58(\text{MHz/T}) \times p(\text{T}) \times 3.5(\text{ppm}) = 149p(\text{Hz}) \qquad 7\text{-}4\text{-}1$$

同位相，逆位相になるのはNを整数として，

$$\text{同位相}：N/149p(\text{s})，\text{逆位相}：N/149p + 1/298p(\text{s}) \qquad 7\text{-}4\text{-}2$$

同位相と逆位相をこの周期で繰り返します．
と言われても，いきなり納得できません．というわけで；

3.5ppmは1.5Tなら$42.58(\text{MHz/T}) \times 1.5(\text{T}) \times 3.5(\text{ppm}) = 224\text{Hz}$にあたります．励起90°パルス直後は水と脂肪双方の横磁化がy'軸上に揃っています（同位相）が，

Q7 脂肪と蛋白質 — 目立ちすぎる三枚目と密かに蠢く黒子 —

次第に共鳴周波数（化学シフト）の差にしたがって位相がずれてきます．このような場合にはどちらかを静止させて観測するとわかりやすくなります．脂肪の横磁化が静止してy′軸上にあるとすれば（脂肪の回転座標ですね），水の横磁化は224Hzで順回転していることになります．水の方が共鳴周波数（化学シフト）が大きいからですね．逆に水が静止していると（水の回転座標に）すれば，脂肪が−224Hzで回転，つまり逆回転していることになります．MRIでは水の周波数を基準としているので後者を採用します．

脂肪の回転周期は1/224Hz = 0.0045s = 4.5msなので，4.5ms毎（Nを整数とすれば4.5Nms）にy′軸で重なり（同位相in-phase），周期の中間点［(4.5N + 2.25)ms］で位相差が180°になって反対方向を向くこと（逆位相opposed phase）になります．同位相では両者の横磁化（したがって信号）は加算され，逆位相では相殺されます（図7-4-1）．水と脂肪および合計の横磁化をそれぞれM_w, M_f, M, 位相差を$\Delta\phi$, 励起パルスから信号取得までの時間をTE（エコー時間）として，この関係を一般化すれば次式になります（$\cos\phi$は偶関数ですからね，図7-4-2）．

$$M = M_w + M_f \cos(-\Delta\phi) = M_w + M_f \cos(\Delta\phi) \qquad 7\text{-}4\text{-}3$$

$$\Delta\phi = 224(\text{Hz}) \cdot \text{TE} = 448\pi \cdot \text{TE}(\text{rad}) \qquad 7\text{-}4\text{-}4$$

同位相になるのは$\Delta\phi = 2N\pi(\text{rad})$の時なので，$448\pi \cdot \text{TE} = 2N\pi$，TE = 0.0045N(s) = 4.5N(ms)になります．ここで，図7-4-1, 2を改めて見ると納得できるはずです．

図7-4-1　水と脂肪の横磁化の同位相（A）と逆位相（B）

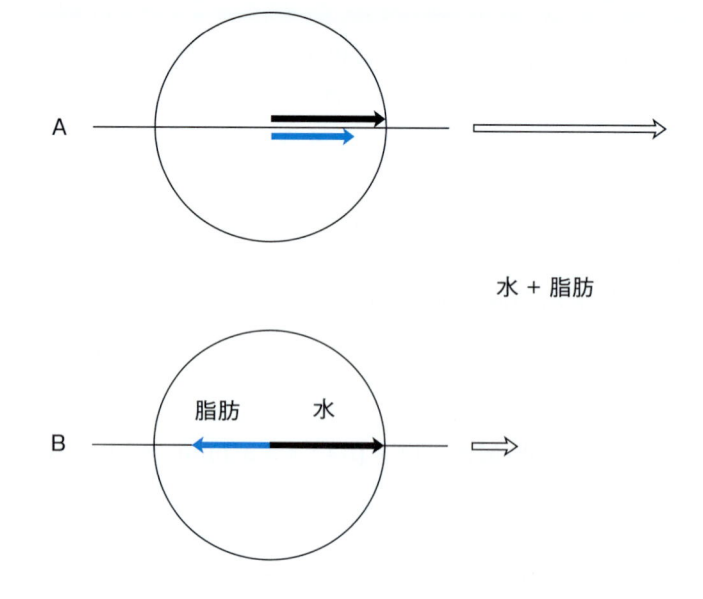

図7-4-2　水と脂肪の横磁化の一般的な関係

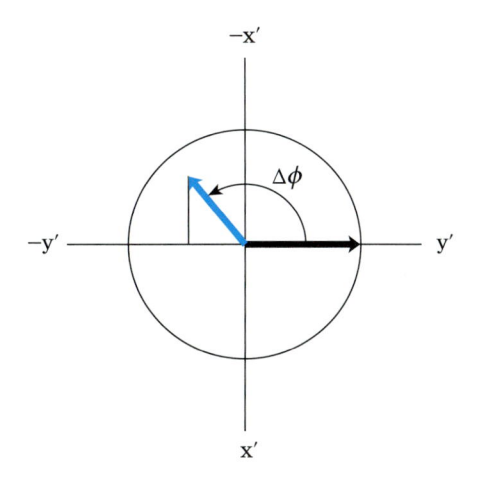

▶▶▶ 2　Dixon法

同位相で撮像した画像の信号強度S_{in}は$M_w + M_f$に比例し，逆位相画像の信号強度S_{op}は$M_w - M_f$に比例します．

$$S_{in} = K(M_w + M_f) \qquad 7\text{-}4\text{-}5$$

$$S_{op} = K(M_w - M_f) \qquad 7\text{-}4\text{-}6$$

したがって，両者を加算すると水だけの画像（水画像）になります．

$$S_{in} + S_{op} = K(M_w + M_f + M_w - M_f) = 2KM_w \qquad 7\text{-}4\text{-}7$$

減算すると脂肪画像になります．

$$S_{in} - S_{op} = K(M_w + M_f - M_w + M_f) = 2KM_f \qquad 7\text{-}4\text{-}8$$

このように，同位相と逆位相の画像から水画像と脂肪画像を別々に作成する方法がDixon法です．$S_{in} + S_{op}$の画像は確かに脂肪を抑制した画像ですが，2回別々に撮像してから重ね合わせなければならないので，面倒なことと途中で被写体が動いてしまうと正しい重ね合わせができないため，脂肪抑制法としては利用されていません（脂肪飽和，SPIR，SPAIR，STIRの方が容易）．これを改良したのが**chopper Dixon法**[2)]で，同位相信号と逆位相信号を交互に取得するようにシーケンスを設定し，並行して信号の加算減算を進めることによって，1回の撮像で4つの画像（同位相，逆位相，水，脂肪画像）が得られるようにしたものです．しかし，従来のDixon法と同様に静磁場の不均一性による影響を排除できなかったために，臨床的な脂肪抑制法としては普及しませんでした．

Annex Q7-4
それではDixon法は何に利用されていたのですか？

Annex A7-4
　組織の中に脂肪が混在していることを確認するのに利用されてきました．厳密に言えばDixon法自体ではなく，同位相画像と逆位相画像がこの目的に利用されています．式7-4-5と7-4-6から，ボクセル内に脂肪が含まれていなければ$M_f = 0$なので，同位相画像（S_{in}）と逆位相画像（S_{op}）が同じ信号強度を示します．脂肪が含まれていれば$M_f > 0$なので$S_{in} > S_{op}$になりますね．つまり，同位相画像と比較して**逆位相画像で信号が低下したボクセルには脂肪が混在する**のです．これは脂肪の混在を確認するのに最も敏感かつ正確な方法なので，高分化肝細胞癌，副腎腫瘍，あるいは他の腫瘍内に混在する脂肪の確認に広く利用されています．ただし，**逆位相画像のTEは同位相画像のTEより短く設定**しなければなりません．1.5Tで同位相画像でTE = 4.5msなら逆位相画像ではTE = 2.25msに設定します．TE = 6.7msはだめなのです．

Annex II Q7-4
逆位相画像のTEが同位相画像のTEより長いとなぜだめなのですか？

Annex II A7-4
　1.5TでTE = 6.7msでも逆位相画像になりますが，これでは逆位相画像で信号が低下したボクセルがあったとしても，脂肪が混在した（逆位相になった）ためなのか，TEが長いのでT_2^*減衰したためか区別できないからです．3T装置では，同位相になる最短のTEは$1/[42.58(MHz/T) \times 3(T) \times 3.5(ppm)] = 2.2ms$です．逆位相の最短TE = 1.1msは短すぎるので3.3msにしようとすると，脂肪の混在を判定できない画像になってしまいます．

● ここまでこだわらなくてもよいのですが！

▼ 脂肪信号を根絶する？
　中性脂肪に含まれる^{1}HにはCHESSパルスの対象外のものが約5％存在します（p.318 Q7-3 Annex II）．これらは脂肪飽和法でも抑制されません．一方，CHESSパルスの不完全性などからCHESSパルスの対象範囲にある^{1}H（CH$_3$-，-CH$_2$-，-CH＜など）の数％は飽和されずに残ります．この2つには約3.5ppmの化学シフト差があるので，TEを（1.5Tなら2.25msに）設定して両者を逆位相にして相殺させることができます．つまりCHESSと逆位相法のhybridで**OP-FS**（opposed fat suppression）と呼ばれる巧妙な方法です[3]が，「そこまでやる必要があるの？」ということで，実際にはほとんど使われていません．

POINT 7-4

- 逆位相画像で信号が低下したボクセルには脂肪が混在する．
- 逆位相画像のTEは同位相画像のTEより短く設定する．

■参考文献

1) Dixon WT: Simple proton spectroscopic imaging. Radiology 153: 189–194, 1984.
2) Szumowski J, Plewes DB: Separation of lipid and water MR imaging signals by chopper averaging in the time domain. Radiology 165: 247–250, 1987.
3) Chan TW, et al: Combined chemical shift and phase-selective imaging for fat suppression: theory and initial clinical experience. Radiology 181: 41–47, 1991.

Q 7-5 逆位相画像で脂肪組織の信号が低下しないのはなぜですか？

A 7-5 逆位相画像で信号が低下するのは脂肪が混在する組織であって，純粋な脂肪の信号は低下しないからです．

確かに逆位相画像（図7-5-1）を見ても腹腔の脂肪信号は低下していません．

図7-5-1 同位相（A）と逆位相画像（B）

A　SPGR（1.5T，TR/TE/FA 112/4.2 ms/90°）

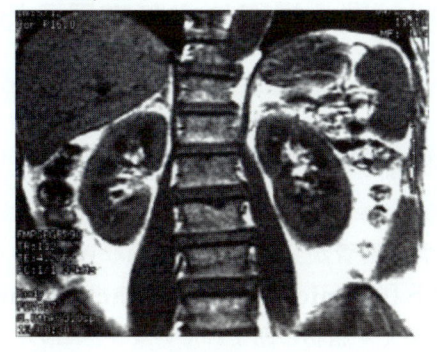

B　SPGR（TR/TE/FA 90.5/2.2ms/90°）

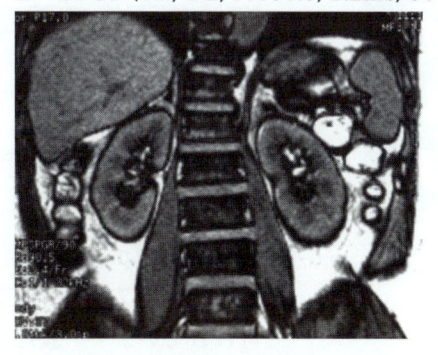

式7-4-5，7-4-6を再掲します．

$$S_{in} = K(M_w + M_f) \qquad 7\text{-}4\text{-}5$$

$$S_{op} = K(M_w - M_f) \qquad 7\text{-}4\text{-}6$$

M_wとM_fのどちらが大きいかはボクセルによって異なります．また，横磁化の位相は確実に判定できますが，どれが脂肪でどれが水の横磁化なのか確実に判定できるわけではありません．実際にはさまざまな理由ですべての脂肪（の横磁化）が$-y'$，すべての水がy'方向とは限らないからです．そこでS_{op}は絶対値（強度）表示になります．$M_w > M_f$のボクセルも$M_w < M_f$のボクセルも，その差が同じなら同じ信号強度に表示されます．

さて純粋な脂肪の場合です．式7-4-5, 7-4-6で$M_w = 0$とおいて，

$$S_{in} = KM_f \qquad\qquad 7\text{-}5\text{-}1$$

$$S_{op} = |-KM_f| = KM_f \qquad\qquad 7\text{-}5\text{-}2$$

逆位相画像で信号は低下しません．人体の脂肪組織には水も含まれていますが少ないので$M_w = 0$とほぼ同じ状態になります．というか，信号低下を確認できるほどではないということですね．すなわち，**脂肪組織の信号は逆位相画像でほとんど低下せず，最も低下するのは$M_w = M_f$の組織あるいはボクセル**です．

POINT 7-5

- 脂肪組織の信号は逆位相画像でほとんど低下しない．
- 逆位相画像で最も信号が低下するのは$M_w = M_f$の組織（ボクセル）．

Q 7-6 逆位相画像で腹部臓器が黒く縁取りされて見えるのはなぜですか？

A 7-6 ボクセル内に脂肪と水が共存するためです．

図7-5-1B (p.323) を見ると腎や腸管が全周性に黒く縁取られています．これは，**第2の化学シフトアーチファクト (chemical shift artifact of the 2nd kind)**[†] と呼ばれています．腹部臓器の多くが脂肪に囲まれています．このため，臓器と脂肪の境界のボクセルには脂肪と水が共存します．逆位相画像ですから，両者の横磁化は互いに逆位相になって相殺し，境界のボクセルがほぼ無信号になるわけです．前述の化学シフトアーチファクト (p.308 Q7-2, 図7-2-1) が周波数エンコード方向だけに現れるのに対し，この**第2の化学シフトアーチファクトはあらゆる方向に出現します**．また脂肪組織のみで構成されるボクセルの信号は低下していません．「逆位相画像では脂肪と水が同居するボクセルの信号が低下する」という本質を健気に実行しているのが第2の化学シフトアーチファクトなのです．

ひとくちMEMO †第2の化学シフトアーチファクト
「第2の」は「化学シフト」ではなく，「アーチファクト」を修飾しています．これは英語のほうがはっきりしていますね．化学シフトは1種類しかありません．同じ化学シフトから2種類のアーチファクトが生まれるということです．

Annex Q7-6
水脂肪分離法（Dixon法）も化学シフトに基づいているはずですが，低磁場でも可能ですか？

Annex A7-6
　可能です．脂肪飽和法はCHESSパルスを使用するので，水と脂肪のスペクトルの分離が悪い低磁場では化学シフト選択性が低く正確に機能しません（p.311 Q7-3）．水脂肪分離法（Dixon法）は位相差を利用しています．同位相と逆位相になる時間間隔は式7-4-2から，$1/298p(s)$です（pは静磁場強度）．間隔はpに反比例します．つまり，高磁場ほど間隔が短く，低磁場ほど長いわけです．

$$3T：1.1ms，1.5T：2.2ms，0.15T：22.4ms$$

短いと正確にTEを設定するのが難しく，長いほうが簡単だし，少しずれても同位相が逆位相になってしまうというような心配は必要ありません．というわけで，Dixon法は低磁場用脂肪抑制法として使われた時期もありました．

　ただし，0.15Tの最短の同位相TEは45msになってしまいます．低磁場（S/Nは静磁場に比例する）のGREでT_2^*減衰45msの画像ではS/Nが低くなってしまいます．また，逆位相と同位相のTEが離れているのでT_2^*の影響をよく考慮して画像を分析する必要がありますね．

POINT 7-6
- 第2の化学シフトアーチファクトは逆位相画像だけに見られる．
- 第2の化学シフトアーチファクトはあらゆる方向に出現する．
- 逆位相画像やDixon法は低磁場でも可能．

Q7 脂肪と蛋白質 ― 目立ちすぎる三枚目と密かに蠢く黒子 ―

Q 7-7 造影後に逆位相法で信号が低下することがあるのはなぜですか？

A 7-7 脂肪と水の横磁化の差が小さくなるからです．

逆位相法における信号強度は式7-4-6（p.321）の絶対値で示されます．

$$S_{op} = K \,|\, M_w - M_f \,| \qquad 7\text{-}7\text{-}1$$

例えば腫瘍に脂肪と水が混在して，造影前のMRI信号取得時に脂肪の横磁化M_fの方が水の横磁化M_wよりはるかに大きかった（$M_w \ll M_f$）とします（図7-7-1A）．ここで造影によって水のT_1が短縮してM_wが大きくなると両者の差の絶対値$|\,M_w - M_f\,|$，すなわち信号強度が低下します（図7-7-1B）．造影前に$M_w > M_f$であれば造影後には必ず信号が上昇するわけですし，$M_w < M_f$であっても差が小さければ造影後に差の絶対値が造影前より大きくなる（信号が上昇する）可能性は高いわけですから，造影後に信号が低下するのはかなり稀な状況下であることには間違いありません．しかし，確かに造影することによって信号が低下するという逆説的事実が逆位相画像では存在するのです．

図7-7-1 逆位相画像では造影により信号が低下することがある．

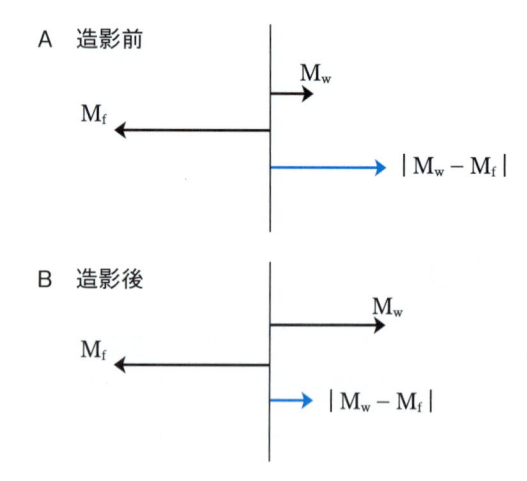

Annex Q7-7
逆位相法以外にも，陽性Gd造影剤投与後に信号が低下することがありますか？

Annex A7-7
あります．以下のような場合です．

1）造影剤濃縮

Q9-11（p.454），図9-11-2（p.456）参照．

2）EPI

Q9–11 Annex（p.458）参照．

3）STIR

ほとんどの組織において水のT_1が脂肪のT_1より長く縦磁化（M_z）の回復が遅れるため，STIRでは水のM_zが負になってしまいます．そこで絶対値表示を採用します（p.284 Q6–15–2）．**図7-7-2**を見てください．造影後にT_1が短縮して縦磁化が速く回復すると，絶対値表示の造影前の縦磁化よりTIの時点で小さくなることがおわかりでしょう．したがって，「造影STIR」はありません．

図7-7-2　STIRでも造影により信号が低下することがある．

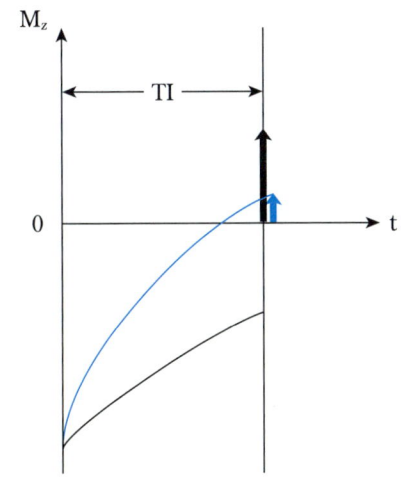

造影前のM_zの回復（黒曲線）とTIでのM_z（➡），および造影後（青曲線，➡）．

POINT 7-7

■逆位相画像では造影により信号が低下することがある．
■造影剤濃縮，EPI，STIRでも造影により信号が低下することがある．
■「造影STIR」はありえない．

Q 7-8 副腎皮質腺腫は逆位相法で信号が低下しますが，脂肪と水が混在しているためですか？

A 7-8 脂質と水が混在しているためです．

広い意味では「脂肪」でも良いのですが，必ずしも「中性脂肪」ではないので，ここでは副腎皮質腺腫には「脂質」が含まれているため，という回答にしておきます．副腎皮質細胞は「リポイド顆粒」を大量に含んでいます．このリポイド顆粒の大半はコレステロール（図7-8-1A）とグリセロリン脂質（図7-8-1B）で，その他に中性脂肪が認められます．副腎皮質ならびに副腎皮質腺腫はステロイド生産工場で，ステロイド（図7-8-2）の原材料がコレステロールですからね．コレステロールは3個の六員環と1つの五員環および後者に結合したアルカンから構成されます．このアルカンは3個のメチル基，3個のメチレン基と2個のメチン基で成り立ち，これらの^{1}H原子核は逆位相画像で水の^{1}Hとちょうど逆位相になります（p.304 Q7-1，表7-1-1）．グリセロリン脂質は中性脂肪（トリグリセリド）と似た骨格を有し，グリセロールの2か所に脂肪酸がエステル結合し（図7-8-1BのR$_1$，R$_2$），残り1か所にリン酸が結合しています．R$_1$，R$_2$には多数のメチル基，メチレン基とメチン基があり，水と逆位相になります．つまり，副腎皮質腺腫には水とともに中性脂肪と同様の化学シフトを持つ^{1}Hが多量に存在するため，逆位相画像で低信号になるわけです．

図7-8-1　コレステロール（A），グリセロリン脂質（B）と中性脂肪（トリグリセリド，C）の構造

A　コレステロール

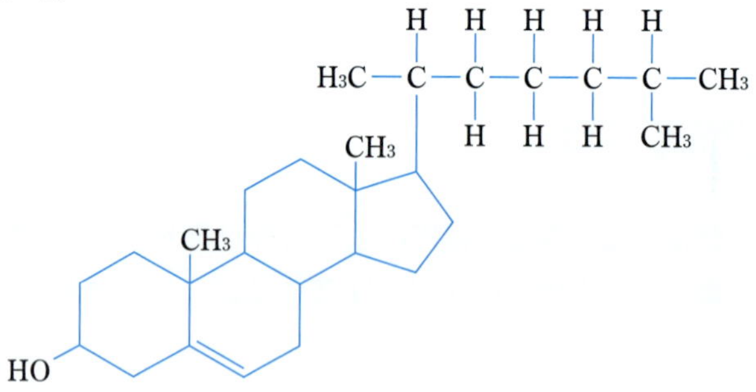

B　グリセロリン脂質

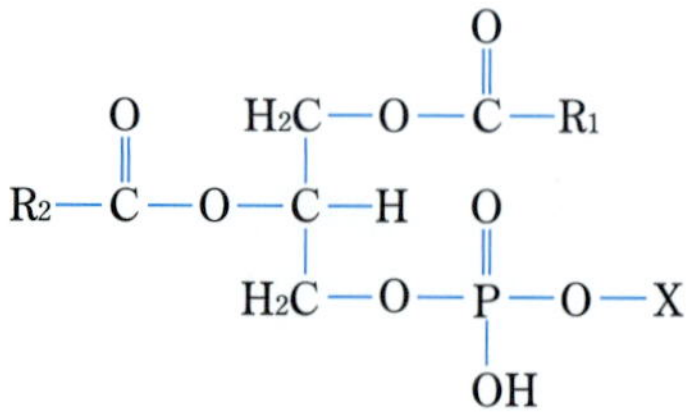

C　トリグリセリド

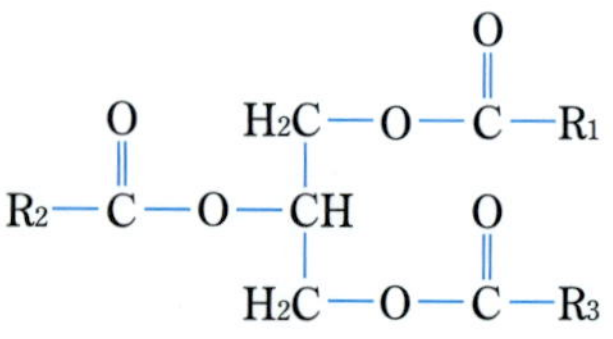

R$_1$〜R$_3$は脂肪酸残基（アルキル基），Xはコリン，エタノールアミンなど．

図7-8-2　ステロイド骨格と代表的なステロイドホルモンであるコルチゾールの構造

A　ステロイド骨格　　　　　　　　B　コルチゾール

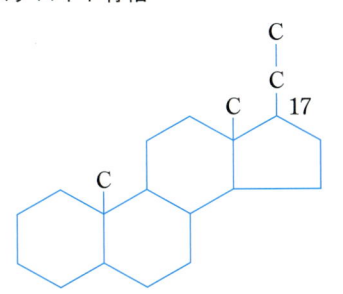

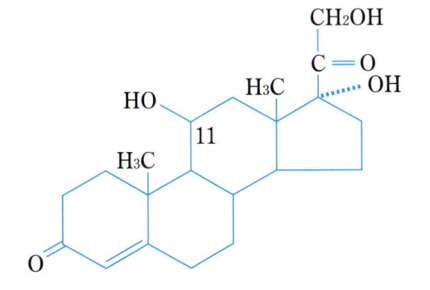

またコレステロールや（副腎皮質および副腎皮質腺腫の製品である）ステロイドの環状構造（五員環，六員環，図7-8-2）に結合する^{1}Hは水の^{1}Hよりもかなり大きい化学シフトを持ち（p.305 表7-1-1），3.5ppmに合わせた逆位相法では完全に逆位相（opposed phase）になるわけではありませんが，水の^{1}Hとはかなり位相がずれた位置（out of phase）にあり，やはり信号を低下させます．

> **ここまでこだわらなくてもよいのですが！**
>
> 水と中性脂肪の化学シフト差を3.5ppmとした時には，1.5TではTE = 2.2msで逆位相画像になります（p.319 Q7-4）．水の^{1}Hに対して中性脂肪（メチル，メチレン，メチン基）の^{1}Hの回転が平均して半周（π rad）遅れるからです．これらと水との化学シフト差$\Delta\delta$は$-3.15 \sim -3.75$なので，中性脂肪の位相ϕ_fは，
>
> $$-3.5 : (-3.15 \sim -3.75) = -\pi : \phi_f \qquad 7\text{-}8\text{-}1$$
>
> $$\phi_f = -\frac{(3.15 \sim 3.75)\pi}{3.5} = -0.90\pi \sim -1.07\pi = -162 \sim -193° \qquad 7\text{-}8\text{-}1'$$
>
> とほぼ逆位相です（当たり前ですが，図7-8-3A）．もちろん，$\phi_f = \Delta\delta \cdot \gamma \cdot B_0 \cdot TE$と直接算出してもOKです．

図7-8-3　逆位相画像における中性脂肪^{1}Hの位相（ϕ_f）と環状構造^{1}Hの位相（ϕ_r）

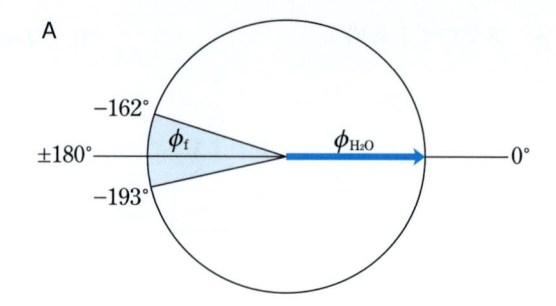

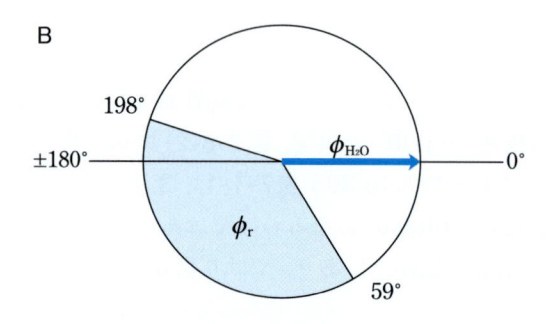

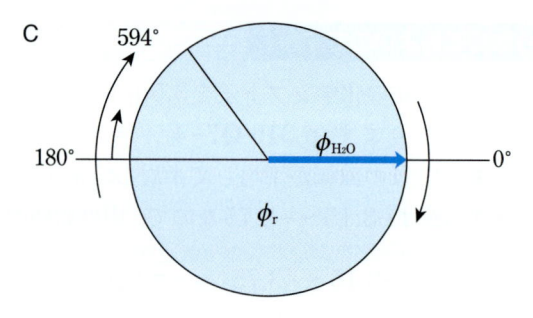

A：中性脂肪（ϕ_f）と水（ϕ_{H_2O}）の位相　[TE = 2.2ms（1.5T）]
B：環状構造^{1}H（ϕ_r）と水（ϕ_{H_2O}）の位相　[TE = 2.2ms（1.5T）またはTE = 1.1ms（3T）]
C：Bと同じ　[TE = 3.4ms（3T）]

　それでは環状構造の^{1}Hの位相ϕ_rはどうなるでしょう？ 表7-1-1（p.305）からこれらの化学シフトは水の^{1}Hより1.15〜3.85ppm大きいので，水より位相が進みます．その位相（ϕ_r）は，

$$-3.5 : (1.15 \sim 3.85) = -\pi : \phi_r \qquad 7\text{-}8\text{-}2$$

$$\phi_r = \frac{(1.15 \sim 3.85)\pi}{3.5} = 0.33\pi \sim 1.1\pi = 59 \sim 198° \qquad 7\text{-}8\text{-}2'$$

　この関係を図7-8-3Bに示します．環状構造の^{1}Hが逆位相画像における信号低下に寄与していることがよくわかりますね．それでは3Tの場合はどうでしょう．3Tの逆位相画像はTE = 1.1あるいは3.4msです．1.1msの時はこれがπ radの遅れになるので1.5Tの時と同じです．3.4msは1.5周（3π）遅れなので，

$$-3.5 : (1.15 \sim 3.85) = -3\pi : \phi \qquad 7\text{-}8\text{-}2$$

$$\phi_r = \frac{(1.15 \sim 3.85)3\pi}{3.5} = \pi \sim 3.3\pi = 180 \sim 594° \qquad 7\text{-}8\text{-}2'$$

と環状構造の^{1}Hの位相はすべての位相に広く分散してしまって逆位相（信号低下）にはほとんど貢献しません（図7-8-3C）．とはいえ，もともと環状構造の^{1}Hは副腎皮質細胞内脂質の^{1}Hのほんの一部なので，診断に大きな影響があるとは思えません．ただし，この場合，脂肪の混在を確認するには同位相画像を3.4msより長いTE＝4.5msで撮影しなければなりません（p.319 Q7-4）．

POINT 7-8

■副腎皮質腺腫には水とともに中性脂肪と同様の化学シフトを持つ^{1}Hが多量に存在するため，逆位相画像で低信号になる．

Q 7-9 Dixon法はGREだけで，SEにはないのですか？

A 7-9 SEにもあります．

SEでも（水と脂肪の）逆位相画像を含むさまざまな位相差の画像を撮像して，GREと同様に，これらから水画像（脂肪抑制画像），脂肪画像などを作成できます．

▶▶▶ 1 SEでの逆位相

GREの場合，静磁場1.5TでTEが4.5ms毎（Nを整数とすれば4.5Nms）に同位相，周期の中間点〔(4.5N＋2.25)ms〕で位相差が逆位相になります．それぞれの時点に読み取り磁場勾配（$G_X = G_{RO}$）の中心を設定して信号を取得すればよいわけです（図7-9-1）．つまり最初に水と脂肪が同位相であるTE＝0を基準にしていたわけです．SEではTE〔90°励起パルスから180°再収束パルスの時間（τ）の2倍〕で，FSEでは各180°再収束パルスからτの時点（＝各TE）で両者が同位相になるので，いずれにおいてもTEが基準（GREにおける0）になります．つまり，1.5TではTEから2.25ms前で$-\pi$（＝$-180°$），2.25m後でπ位相がずれた逆位相になります（図7-9-2）．このどちらかの時点に読み取り磁場勾配の中心を設定した信号を取得すれば逆位相像になるわけです．一般化すれば，化学シフトの差を$\Delta\nu$Hzとして，信号取得時（信号ピーク）を$1/(2\Delta\nu)$だけTEの前あるいは後にずらせば逆位相です．

しかし，どちらにずらしても，SEのピークからずれるわけですから，それだけで信号は低下してしまいます．水と脂肪が逆位相になって信号が低下したのか，単にピークを外れたためなのか判定できないのでGREと比べて有用性が低く，臨床使用からは離れていたわけです．同位相画像よりTEの長いGRE逆位相画像と同じで（p.322 Q7-4 Annex），脂肪の混在を特定できない逆位相画像なんて使えないですよね．

図7-9-1　1.5TにおけるGREの同位相（上段）と逆位相（下段）の信号取得

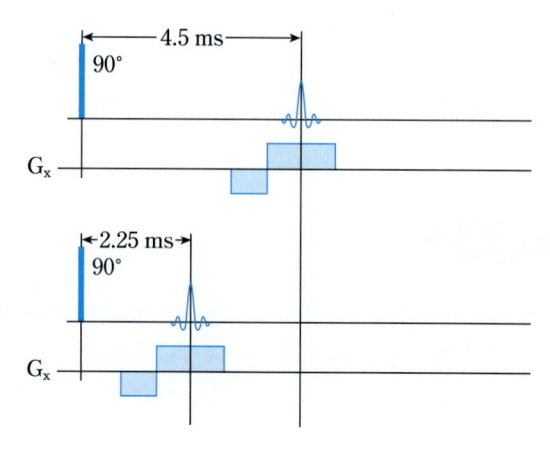

3Tでは間隔がそれぞれ半分になる．

図7-9-2　1.5TにおけるSEの同位相（上段）と逆位相（下段）の信号取得

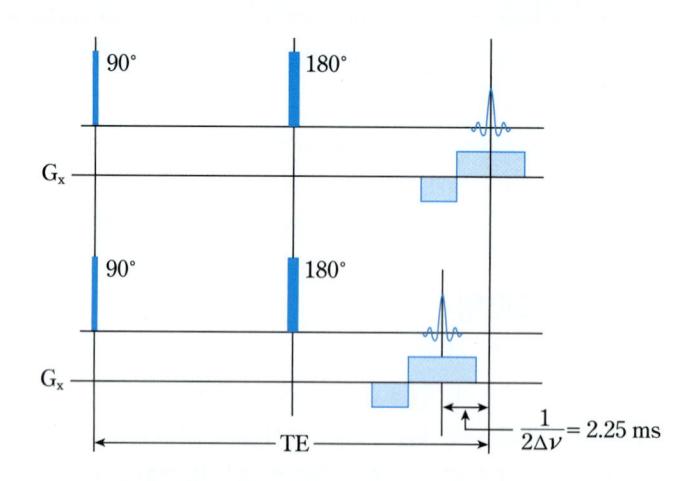

3Tでは$1/2\Delta\nu = 1.125$msになる．

▶▶▶2　3PDとMPD

従来のDixon法が脂肪抑制法として使われなかった理由として，磁場の不均一性の影響によって均一な脂肪抑制画像にならないことと，2回撮像するのは面倒ということが挙げられます．磁場の不均一性の影響を除く方法としてTEおよび前後にある時間（τ_n）ずらした3時点で信号を受信する方法が登場しました．これを3 point Dixon

(3PD)法と呼びます．したがって従来のDixon法（p.321 Q7-4-2）は2PDになり，一般に3時点以上で信号を取得する方法がMPD（multipoint Dixon）になります．

① 対称3PD

TEおよびTEからτ_n前後した3点で信号を取得する方法を対称3PD（symmetric 3PD）と呼びます．TEを中心にして前後対称な時点で信号を取得するからです．水と脂肪の化学シフト差をω_cとすれば両者の位相差（θ）は$\theta = \omega_c \tau_n$になります．つまり，水と脂肪の位相差が（$-\theta, 0, \theta$）の3画像を取得するわけです（図7-9-3A）．例えば$\tau_n = 2.25$msに設定すれば，それぞれ1.5Tで，$\theta = (-\pi, 0, \pi)$になります．これによってボクセル毎の磁場を算出して（磁場マップ）補正し，ボクセル依存性の磁場不均一性（不十分なシミングならびに生体内の磁化率差による）に伴う位相差を除去することができました．また$\theta = 2\pi/3 = 120°$に設定すると，最も実効加算回数[†]（NSA_{eff}），したがってS/Nの高い画像が得られることがわかりました．しかし，対称3PD画像のNSAは，θとボクセル内の脂肪と水の比率（F/W）に大きく依存し，F/Wが1（同量）に近づくにつれて低下して，1になると$NSA_{eff} = 0$となって両者を区別できないことが判明しました[1]．これでは臨床的有用性はありません．

② 非対称3PD

そこで考案されたのが非対称に3点を設定した非対称3PDです．なかでも（$\pi k - \pi/6, \pi k + \pi/2, \pi k + 7\pi/6$）の組み合わせ（kは整数）が最良である（$NSA_{eff}$が高く，F/W依存性がなくなる）ことが示されました．非対称といっても，$\pi/2$あるいは$-\pi/2$を中心に$2\pi/3$ずつ対称的に離れていることがわかります．k = 0の（$-\pi/6, \pi/2, 7\pi/6$），あるいはk = -1の（$-\pi 7/6, -\pi/2, \pi/6$）が実用されます（図7-9-3B）．TEから離れるほど信号は低下し，FSEではエコー間隔が長くなってしまう（撮像時間が延長する）からです．このようにして，実用化されているのが，**IDEAL**（Iterative Decomposition of water and fat with Echo Asymmetry and Least-squares estimation）[2]で，同位相画像，逆位相画像，水画像と脂肪画像が自動的に算出され，FSEとGREシーケンスで使われています．しかし，2PDに比較してこれらの画像が改善されているとはいえ，実際には脂肪抑制画像（水画像）として使われているわけで，3時点（3つのTE）で信号収集する割にはメリットが少ないと言えます．

図7-9-3　代表的な3PDのθ_n

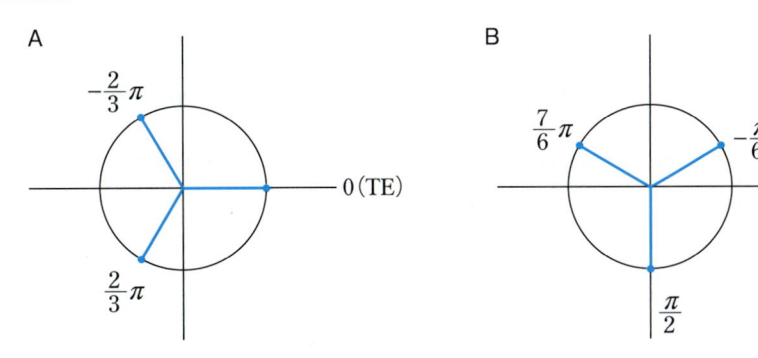

A：対称3PD [$\theta_n (-2\pi/3, 0, 2\pi/3)$]
B：非対称3PD [$\theta_n (-\pi/6, \pi/2, 7\pi/6)$]

③ MPD

そこで組織内の脂肪含有率を正確に定量化する（脂肪肝を対象としている）方法が開発されました．定量化の障害となる鉄沈着による局所磁化率の変化（T_2^*減衰）と脂肪プロトンの化学シフトの多様性（p.305 表7-1-1）に対処するために，1回の息止め撮像で6時点（TE）以上の信号を得て，IDEALと同じ4画像に加えて，脂肪含有率マップとR$_2^*$（＝1/T_2^*＝T_2^*緩和速度）マップを作成するのが**IDEAL-IQ**です．

ここまでこだわらなくてもよいのですが！

▼Dixon法のシミュレーション

脂肪と水の化学シフト差をω_c（rad/s），基準（GREでは0，SEではTE）からの信号取得時間（信号のピーク）のずれをτ_nとすれば，

$$\theta_n = \omega_c \tau_n \qquad 7\text{-}9\text{-}1$$

各元画像（θ_nずれた画像）の信号強度は次のようになります．

$$S_n = [\rho_1 A_1(\tau_n) + \rho_2 A_2(\tau_n) \cdot \exp(i\theta_n)] \exp[i(\omega_0 \tau_n + \phi_0)] \qquad 7\text{-}9\text{-}2$$

ρ_1，ρ_2：水と脂肪のボクセル内密度．

n：取得信号番号（例えばτ_1ずらして取得した画像の信号強度がS_1）．

A_1，A_2：水（A_1）と脂肪（A_2）の信号低下因子（信号低下がなければ1）．1）拡散，2）組織微細構造の磁化率差，および3）スペクトル幅による位相分散で，脂肪の拡散は無視でき，水のスペクトル幅は狭いので，A_1には1) 2)，A_2には2) 3)が主に寄与している．

ϕ_0：nに無関係でボクセル依存性のある位相シフトでRFシステム（コイル，送信機，受信機，誘電効果など）に起因する．

ω_0：不均一磁場（不十分なシミングや生体内の磁化率差）に基づく，ボクセル依存性のある共鳴周波数のずれ．

未知のパラメータは生体（ボクセル）内因子のρ_1，ρ_2，A_1，A_2，そして生体内外が関係するω_0で，τ_nだけが設定可能パラメータです（$\theta_n = \omega_c \tau_n$）．生体外因子の$\phi_0$は同一ボクセル内ではnに無関係で一定です．$\omega_c$は一応既知ですが，実際には脂肪を構成するプロトンの化学シフトはさまざまなので，スペクトル幅としてA_2に反映されます．S_nが測定値です．

① **2PD**：$A_1 = A_2 = 1$，$\omega_0 = 0$と仮定し，$\theta_0 = 0$，$\theta_1 = \pi$を式7-9-2に代入して，

$$S_0 = (\rho_1 + \rho_2) \exp(i\phi_0), \ S_1 = (\rho_1 - \rho_2) \exp(i\phi_0) \qquad 7\text{-}9\text{-}3$$

したがって，

$$\rho_1 = \frac{(S_0 + S_1)}{2\exp(i\phi_0)}, \quad \rho_2 = \frac{(S_0 - S_1)}{2\exp(i\phi_0)} \qquad 7\text{-}9\text{-}4$$

$$\frac{\rho_1}{\rho_2} = \frac{(S_0 - S_1)}{(S_0 + S_1)} \qquad 7\text{-}9\text{-}5$$

② 対称3PD $(-\theta, 0, \theta)$：$A_1 = A_2 = 1$，$\omega_0 \neq 0$と仮定し，$\phi = \omega_0 \tau_1$とおけば，

$$S_{-1} = [\rho_1 + \rho_2 \cdot \exp(-i\theta)] \exp[-i(\phi - \phi_0)]$$

$$S_0 = [\rho_1 + \rho_2] \exp(i\phi_0)$$

$$S_1 = [\rho_1 + \rho_2 \cdot \exp(i\theta)] \exp[i(\phi + \phi_0)] \qquad 7\text{-}9\text{-}6$$

これを解くと，

$$\rho_{1,2} = \frac{S_0'}{2} \pm \left(\frac{1}{2}\right)\sqrt{\frac{S_0'^2 - 2(S_0'^2 - S_1' S_{-1}')}{(1 - \cos\theta)}} \qquad 7\text{-}9\text{-}7$$

ただし，$S_n' = S_n \cdot \exp(-i\phi_0)$

③ 非対称3PD：2PDでは，得られる式（nの数）が2なので，仮定を容認して実質的未知数を2（ρ_1, ρ_2）にして解き，対称3PDでは同様に3：3にしてω_0を排除したわけですが，非対称3PDではさらにどんどん複雑化していきます．式7-9-2の5つの未知パラメータ（$\rho_1, \rho_2, A_1, A_2, \omega_0$）に対して得られる数式（測定）は3なので，そのままで解くことはできません．設定パラメータ（τ_nしたがってθ_n）と未知パラメータをコンピュータシミュレーションにより最適化するによって，信頼度の高い同位相画像，逆位相画像，水（ρ_1＝脂肪抑制）画像，脂肪（ρ_2）画像や磁場強度（磁束密度）画像が得られることになります．

ひとくちMEMO

†実効加算回数（effective NSA）

元画像の雑音の標準偏差をσ，算出された脂肪あるいは水画像の雑音の標準偏差をσ_ρとすると実効加算回数NSA_{eff}は次式になります（NSAについてはp.224 Q6-2 ひとくちMEMO参照）．

$$NSA_{eff} = \sigma^2 / \sigma_\rho^2$$

2PDでは2回撮像（2画像），3PDでは3回撮像（3画像）から脂肪画像あるいは水画像を作るので，水だけ，あるいは脂肪だけを含むボクセルでは$NSA_{eff} = 3$になりますが，両者が混在するボクセルでは$\tau_n (\theta_n)$によりさまざまに変化します．なお，信号雑音比（S/N）はNSAの平方根に比例します（p.399 式8-18-1, 2）．

■参考文献

1) Glover GH: Multipoint Dixon technique for water and fat proton and susceptibility imaging. J Magn Reson Imaging 1: 521-530, 1991.
2) Reeder SB, et al: Iterative decomposition of water and fat with echo asymmetry and least-squares estimation (IDEAL): application with fast spin-echo imaging. Magn Reson Med 54: 636-644, 2005.

Q7 脂肪と蛋白質 ― 目立ちすぎる三枚目と密かに蠢く黒子 ―

Q 7-10 Jカップリングと脂肪はどんな関係にあるのですか？

A 7-10 Jカップリングは信号を低下させます．FSEで脂肪が強い高信号なのはJカップリングが生じにくいからです．

高速スピンエコー（FSE）においては180°再収束RFパルスを短い間隔で次々と照射するためにJカップリング効果が減少します．このJカップリング効果の減少がFSEにおいて脂肪が高信号に描出される原因の1つです．まずJカップリングから説明しますが，お急ぎの方は「2 脂肪のJカップリング」（p.338 Q7-10-2）へ直行してください．

▶▶▶ 1 Jカップリング（J coupling）

J結合，スピンスピン結合（spin-spin coupling）とも呼ばれます．原子核スピン（磁性原子核）が，電子のスピン状態を媒介にして，同じ分子内の原子核スピンに磁気的影響を与えることです．サッカーのJリーグカップとは何の関係もありません．

① エタノールのJカップリング

毎日嗜んでおられる方も多いエタノール（CH_3CH_2OH）を例にして説明しましょう．NMRでエタノール溶液の^1H-共鳴スペクトルをとります．周波数分解能が低いスペクトルでは3個のピークが見られます（図7-10-1上）．これらは左（共鳴周波数が高い側）から，水酸基（OH），メチレン基（CH_2），メチル基（CH_3）の^1Hによるもので，各ピークの下の面積はそれぞれの水素原子の数に比例して1：2：3になっています．これらの共鳴周波数がずれているのは各基に属する^1Hの電子遮蔽に差があるため，すなわち化学シフト（**chemical shift**）によるものです（p.304 Q7-1）．化学シフトは磁場強度に比例するので，ppm（百万分の1）単位では磁場強度にかかわらず同じ値になりますが，単位をHzにすると各ピーク間の距離（共鳴周波数シフト）は磁場強度に比例して大きくなります．

同じエタノールの高分解能スペクトルをとるとメチレン基とメチル基のピークが，それぞれ4個，3個に分裂します（図7-10-1下）．この分裂がJカップリングによるものなのですが，もう少し詳しく説明しましょう．まず，3個に分裂したメチル基（に属する^1H）のピークを考えてみます．隣のメチレン基には2個の^1Hと1つの^{12}Cが存在しますが，^{12}Cには磁性がありませんから無視します．2個の^1H原子核スピンをHaとHbとします．ここで両者は，静磁場方向（↑）と反対方向（↓）をとることができ，その確率は1/2ずつです．そうするとHa(↑)Hb(↑)，Ha(↑)Hb(↓)，Ha(↓)Hb(↑)，Ha(↓)Hb(↓)の4つのパターンが同じ確率で存在することになります．これらはすべてが小さな磁石で，↑は静磁場と同方向，↓は逆方向を向いています．Ha(↑)Hb(↓)とHa(↓)Hb(↑)のパターンでは↑と↓が互いの磁場を相殺しますから，共鳴周波数は変化しません．しかし，Ha(↑)Hb(↑)とHa(↓)Hb(↓)のパターンでは，周囲の磁場に影響を与えて，メチル基に属する^1Hの共鳴周波数がシフトすることはおわかりでしょう．Ha(↑)Hb(↑)とHa(↓)Hb(↓)では磁気モーメント（HaとHbの磁気モーメントの和）の大きさが同じで方向が逆ですから，もともとの共鳴周波数から

のシフトは反対方向で大きさが同じということになります．まとめると，隣のメチレンのために，もともとのメチルの化学シフトの位置に1つ，左右に同じ距離（例えば3Hz）離れて1つずつ，合計3つにメチルのピークが分裂することになります．この3分裂した形を三重線（triplet）と呼びます．それぞれのパターンの確率は中央が2パターンで50％，左右がそれぞれ1パターンで25％ですから，それぞれ分裂したピークの下の面積はこの割合になります．この分裂した横軸の距離（Hzで表される共鳴周波数のずれ）を**Jカップリング定数**と呼びます．

図7-10-1　エタノール溶液の低分解能スペクトル（上）と高分解能スペクトル（下）

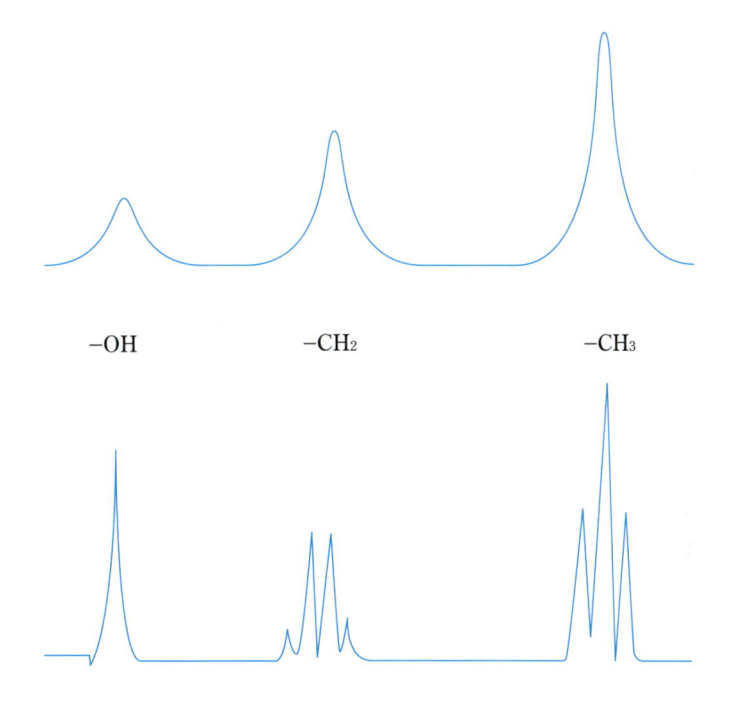

次にメチレンのピークがメチル基に属する3個の^{1}Hによってどのように影響されるか考えてみましょう．3個の^{1}HをHa，Hb，Hcとします．すると1) Ha(↑)Hb(↑)Hc(↑)，2) Ha(↑)Hb(↑)Hc(↓)，3) Ha(↑)Hb(↓)Hc(↑)，4) Ha(↓)Hb(↑)Hc(↑)，5) Ha(↑)Hb(↓)Hc(↓)，6) Ha(↓)Hb(↑)Hc(↓)，7) Ha(↓)Hb(↓)Hc(↑)，8) Ha(↓)Hb(↓)Hc(↓) の8パターンが同じ確率で発生します．2)，3)，4) のパターンが同じ磁場を静磁場方向に形成し，5)，6)，7) のパターンは同じ磁場を反静磁場方向に形成すること，そして1) と8) がこれらより強い磁場を，それぞれ静磁場と反静磁場方向に形成することはわかると思います．したがって，もともとのメチレンの化学シフトの位置から，1) と8) が左右に離れて，そして2)，3)，4) と5)，6)，7) が左右に少し離れていき，結局4つに分裂することになります．これは四重線（quartet）と呼ばれます．各ピークの下の面積はそれぞれの存在確率を反映して，1：3：3：1になります．一般に，スピンが1/2の磁性核（^{1}H，^{19}F，^{31}Pなど）n個が磁性核AとJカップリングした場合には，Aのピークは(n＋1)個に分裂し（**n＋1の法則**），その相対強度は二項係数で示されます（**表7-10-1**）．確かに，メチル基の3個の^{1}Hは

メチレンのピークを4つ（3＋1＝4）に，メチレン基の2個の^{1}Hはメチルのピークを3つ（2＋1＝3）に分裂させていましたね．

このように考えていくと，当然次のような疑問が生じてくるはずです．「水酸基（OH）の^{1}Hは隣のメチレン基（CH$_2$）とJカップリングしないのか？」 図7-10-1を見ても，確かに水酸基（OH）のピークは分裂していません．水酸基（OH）と隣のメチレン基（CH$_2$）の^{1}HがJカップリングしていれば，OHのピークはメチレン基の2個の^{1}Hによって3つ（2＋1）に分裂しているはずですし，メチレンはメチルによる4分裂とOHによる2分裂が重なって8つ［（1＋1）×4］に分裂しているはずです．でも，このようには分裂していません．なぜ水酸基（OH）の^{1}HはJカップリングしないのでしょうか？

表7-10-1　Jカップリングによるスペクトルピークの分裂
　　　　　　　（カップリング相手原子核スピンが1/2の場合）

カップリングの相手数	ピークの数	相対強度（二項係数）
0	1	
1	2（重線）	1：1
2	3（重線）	1：2：1
3	4（重線）	1：3：3：1
4	5（重線）	1：4：6：4：1
5	6（重線）	1：5：10：10：5：1

② 水酸基（OH）がJカップリングしない理由

「OHは独身主義者だからです」なんてわけはありません．エタノールのOH基の^{1}Hは溶媒である水（H$_2$O）の^{1}Hと高速に交換しています．この交換が速すぎるために，スピンの方向（↑，↓）が平均化されてしまい他の基の^{1}Hとカップリングできないのです．これをデカップリング（decoupling）と呼びます．同じく親水性の基であるカルボキシル基（COOH）の^{1}HもOHと同様のメカニズムによってデカップリングされています．「仕事が忙しくて動き回ってばかりいるために結婚できない」のです．その証拠に，溶媒なしの純水エタノールのスペクトルには，水酸基とメチル基の間のJカップリングが現れます．

▶▶▶2　脂肪のJカップリング

Jカップリングによるピークの分裂の程度（Hzで表される共鳴周波数のずれ）を**Jカップリング定数**（単にJとも言われる）と呼びます．Jは結合する磁性核の磁気回転比（の積）と両者間に介在する原子，および両者の距離，角度などの空間的位置関係によって決まり，**磁場強度とは無関係で，どんな強さの磁場で測定しても同じ値（単位はHz）**になります．これは磁場強度に比例する化学シフトと大いに異なる特徴です．

脂肪分子には，メチル基（-CH$_3$），メチレン基（-CH$_2$-），メチン基（-CH-），オレフィン基（=CH-）などさまざまな基を構成する^{1}Hがあり，近くにある基同士がJカップリングすることになります．脂肪に含まれる^{1}HのJはほぼ5〜20Hzの間に収まります（表7-10-2）．隣接するメチレン基（の^{1}H）間のJは平均して12Hzです．J＝12Hz

ずれた2種類の^{1}Hスピンの位相を考えてみましょう．共鳴周波数に12Hzの差があるわけですから，両者は$1/(12Hz) = 0.083s = 83ms$ごとに位相が合い，その中間の41.5msの奇数倍の時間ごとに逆位相となって信号が低くなります．つまり，励起パルス照射後少しずつ位相のずれが増加し（信号は相対的に低下し），その中間の41.5msで逆位相になって最も位相ずれが大きくなり，再び位相差が縮まって83ms後には同位相となり，また位相がずれはじめ……と繰り返すわけです．つまり$1/(2J)$に最初の逆位相，$1/J$に最初の同位相となります．Jが5〜20Hzの間に跨る脂肪全体では$1/(2 \times 20Hz) = 25ms$から$1/(2 \times 5Hz) = 100ms$の間に逆位相が訪れる，つまり**25〜100msにTEを設定すると脂肪の信号がJカップリングのために低下する**ということになります．これが，SE（スピンエコー）のT_2強調像（TE = 80ms程度が一般的）で脂肪の信号が低下する（p.232 図6-3-5A）最も大きな理由です．

表7-10-2　^{1}H同士のJカップリング定数

構造	Jカップリング定数
H−C−H, H−C−H (geminal, CH$_2$)	12〜15Hz
−C−C−H, −C−C−H (vicinal)	2〜9Hz
−C−(C)$_n$−C−H	0Hz
−C−C=C−H	1Hz
>C=C<^H_H	0〜3.5Hz
^{H}>C=C<$_H$ (cis)	6〜14Hz
^{H}>C=C<$_H$ (trans)	11〜18Hz

▶▶▶3　高速スピンエコー（FSE）と脂肪のJ

高速スピンエコー（FSE, TSE）では短い時間間隔で180°再収束RFパルスが照射されます．RFパルスは原子核のスピン状態（↑，↓）の交換を促進します．どちらか一方のスピン状態にとどまる時間が少なくなるということです．もうお気づきの方もおられるでしょう．エタノールのOH基の^{1}Hが溶媒である水（H_2O）の^{1}Hと高速に交換しているために，相手にスピン状態を認識されず，カップリングできなかったのと同じです．一般に，**$1/J$よりも短い間隔でRFパルスを照射するとカップリングが成立しない**とされています．脂肪の場合にはRFを50〜200ms以下（特に50ms以

下）の間隔で次々に照射すると，Jカップリングが少なくなって，脂肪の信号が低下しない（高いまま）ということになりますね（p.232 図6-3-5B）．FSEにおける180°再収束RFパルスの間隔（エコー間隔にもなる）は20ms程度です．なお，FSEで脂肪の信号が相対的に高いもう1つの原因として**磁化移動（MT）効果**の関与があります．すなわち，脂肪以外の軟部組織（の水の^{1}H）の信号が180°再収束RFパルスによるMT効果のために低下するのに対して，脂肪にはMT効果による信号低下がないということです（p.341 Q7-11）．

Annex Q7-10

TE = 25～100msに設定すると脂肪の信号強度が低下するということですが，1.5Tと3Tの装置では異なってくるのではありませんか？

Annex A7-10

どんな静磁場強度においても同じです．Jカップリング定数は磁場強度に関係なく一定だからです．ただし，別の原因により，3Tになると脂肪の信号強度が相対的に高くなります（p.400 Q8-18-2③「脂肪信号上昇」）．

● ここまでこだわらなくてもよいのですが！

不確定性原理

実は「動き回ってばかりいるためJカップリングできない」ことは，ハイゼンベルク（Heisenberg WK）の不確定性原理によって説明されます．不確定性原理は$\Delta p \cdot \Delta x \geq \hbar/2$の不等式で示されますが，要は運動量の不確定さ（$\Delta p$）と位置の不確定さ（$\Delta x$）の積が，ほぼ$\hbar$（ディラックの定数 = 1.0545×10^{-34}Js）に等しいということです（$\Delta p \cdot \Delta x \fallingdotseq \hbar$）．つまり，運動量の不確定さ（$\Delta p$）と位置の不確定さ（$\Delta x$）は反比例するということになります．この$\hbar$はとてつもなく小さい値のために，日常生活で不確定性原理が問題になることはありません．例えば，体重105kgの選手が走っているとしましょう．この選手の位置の不確定さ（Δx）を1Å（オングストローム = 10^{-10}m）とします．これはとんでもなく正確な位置になります．運動量（p）は質量（m）と速度（v）の積（$p = m \cdot v$）なので$\Delta p = m \cdot \Delta v$となり，こんなに正確に位置を特定しても，この選手の速度の不確定さは，$\Delta v \fallingdotseq \hbar/(m \cdot \Delta x) = 10^{-24}$ m/sです．とてつもなく正確に速度が測定されることになります．正確を期するオリンピックでも，これだけ位置と速度が正確であれば問題ありません．ところが，これが原子核とか電子とかの素粒子の世界では大きな問題になります．例えば電子の場合を考えてみましょう．電子の位置の不確定さ（Δx）を同様に1Åとして，電子の質量（10^{-30} kg）を代入すると，$\Delta v \fallingdotseq 10^6$ m/sです．つまり，速度の誤差が秒速1,000kmということになり，とても無視できません，というより大問題ですね．日常生活では何の問題も生じない不確定性原理ですが，電子や原子核にとってはミクロの世界を支配する大原理なのです．ミクロの世界では，粒子の位置を正確にすればするほど，その速度の誤差がとてつもなく大きくなり，両方を正確に測定することはできないのです．

とはいっても，「これとJカップリングと何の関係があるの？」と言われそうです．不確定性原理において，位置および運動量と同じ関係にあるのが時間（t）とエネル

ギー（E）です．それぞれの不確定さをΔt，ΔEとすれば，$\Delta t \Delta E \fallingdotseq \hbar$が成り立ちます．ここで電磁波のエネルギーは$E = h\nu$，すなわち$\Delta E = h\Delta \nu$であることを思い出してください．そうすると不確定性原理は$\Delta t \Delta \nu \fallingdotseq 1/2\pi$，あるいは$\Delta t \Delta \omega \fallingdotseq 1$と簡単になります（$2\pi \hbar = h$）．これは，ある状態が持続しないと（$\Delta t$が極端に小さいと），周波数を細かく特定できない（$\Delta \nu$が大きくなる）ということ，あるいは，周波数を細かく特定する（Jカップリングによる分裂を確認する）ためには，スピンの状態（↑あるいは↓）がある時間維持されなければならないということになります．水溶液中のエタノールの水酸基を構成する^{1}Hは水との交換が速すぎて，つまりΔtが極端に小さいために，他のスピンの共鳴周波数に影響を与えられない（他のスピンに認められない）というわけです．「ゆっくり静止した時間をもたないと，他人に認識されない」，「仕事が忙しくて動き回ってばかりいるために結婚できない」という意味では，不確定性原理はわれわれの生活にも影響しているのかも知れませんね．

ところで時間とエネルギー（周波数）との不確定性原理は，RFパルスの持続時間と送信バンド幅との関係をも支配しています（p.530 Q11-7-4）．皆さんで考えてみてください．

POINT 7-10

- Jカップリングは，磁性原子核が同じ分子内の原子核スピンに磁気的影響を与えること．
- Jカップリングの強さ（J）は磁場強度とは無関係で，どんな強さの磁場で測定しても同じ値（単位はHz）になる（磁場強度に比例する化学シフトと対照的）．
- TEを25～100msに設定すると脂肪の信号がJカップリングのために低下する．
- 1/Jよりも短い間隔（< 50ms）でRFパルスを照射すると脂肪のJカップリングが成立しないので，FSEでは脂肪が高信号になる．

Q 7-11 「MT効果」とは何ですか？

A 7-11 「磁化移動」によりMR信号が変化することです

MTとは**磁化移動**（magnetization transfer）のことです．MRIの対象になっている原子核は^{1}Hで，そのなかでも信号として画像に直接寄与しているのは水あるいは脂肪を構成する^{1}Hですが，実際には，信号強度に直接貢献しない蛋白質やリン脂質などの高分子を構成する^{1}Hも大量に生体には存在します．また，同じ水分子でも信号に直接関与する自由水（bulk water）以外に，これらの高分子に結合した水分子（結

合水 bound water）†も存在します（図7-11-1）．これらの高分子や結合水を構成する ^1H は動きが制限されているため，その T_2 はきわめて短いので（$< 200\mu s$），MRIではこれらの信号を収集することはできません．MRIで設定できる最小のTEが1ms以上で，これらの信号が消失してから信号収集を行うことになってしまうからです．これ以上TEを短くすると励起RFパルスと信号が混ざり合ってしまうので，TEを$200\mu s$以下にするのはとても無理なのです．それではこのような蛋白質などの高分子や高分子に結合した水はMRIとまったく無関係なのかというと，そうでもないのです．これらは，実際に収集される自由水の信号に影響を与えているからです．MRIでも，自由水の信号が受けた変化を通して，これら高分子や高分子に結合した水の^1Hを間接的に観察することが可能なのです．その1つが磁化移動（MT）です．

図7-11-1　蛋白質溶液におけるH_fとH_r

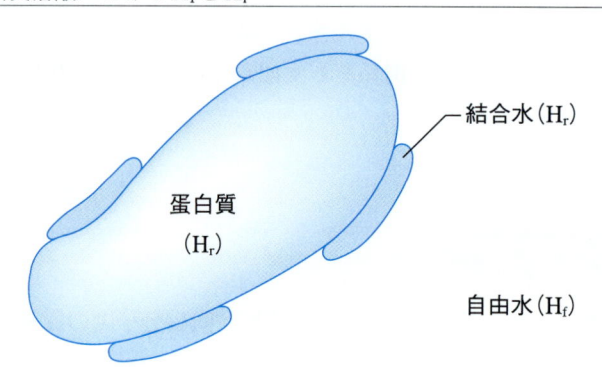

蛋白質や蛋白質の親水基に結合した水の^1HがH_r，蛋白質から離れた水の^1HがH_fである．

ひとくちMEMO

†結合水と蛋白質の二相，三相モデル

蛋白質（高分子）と結合している水（分子）が結合水（bound water）で，高分子を構成する^1Hと同じく分子運動が緩慢な（といっても平均して毎秒10^6回も回転している）ために，T_2が短く信号は受信されません．高分子の影響を受けない離れた位置にあるのが自由水（bulk water）です．ここではMTの説明なので結合水と自由水の**二相モデル**を使いましたが，両者の間に（蛋白質とは結合していないが）蛋白質に動きを弱く制限された構造水（structured water，結合水の外にある3〜4層の水分子群）を想定する**蛋白質溶液の三相モデル**もあります．Fullertonら[1]のlysozome［129ないし130個のアミノ酸で構成される蛋白質（酵素）］を使った測定によるとそれぞれの相関時間τ_cは表7-11-1の通りで，蛋白質（高分子）溶液の緩和時間を理解するのに役立ちます（p.88 図3-7-3）．ここでは結合水が，蛋白質と強く結合（イオン結合）したsuperbound waterと弱く結合（水素結合）したpolar-bound waterに細分されています．

表7-11-1　水の相関時間τ_c

	τ_c
蛋白質＋結合水（superbound water）	10^{-6} s
結合水（polar-bound water）	2×10^{-9} s
構造水	5×10^{-11} s
自由水	6×10^{-12} s

（文献1）より転載）

▶▶▶ 1　飽和移動

　　MRIの直接の対象となる水分子の^{1}H（$T_2 \fallingdotseq 10 \sim 1{,}000$ms）を$H_f$（free hydrogen），直接の対象とならない高分子や結合水の^{1}H（$T_2 \fallingdotseq 10 \sim 100\mu$s）を$H_r$（restricted hydrogen）としましょう．生体においては，H_fとH_rは磁気的な相互作用を持ち，磁化の交換による**交差緩和**現象が認められています．これは，一方の緩和や飽和が他方の緩和や飽和に影響を与える現象で，その過程が磁化移動（MT）なのです．この磁化移動のメカニズムとして，**化学交換**（実際にH_rの^{1}H原子がH_fへ移動する）と双極子カップリングによる間接的な磁化移動（原子は移動しないが磁性だけが移動する）とが想定されており，蛋白質のH_rと結合水のH_rの間は磁化移動，水分子間（例えば結合水のH_rと自由水のH_f）は化学交換が主役を務めていると考えられています．

　　具体的にMTを観察する方法のひとつが磁化飽和移動法（saturation transfer）です．H_fとH_rを含む組織（生体のほとんど）を考えてみましょう．まず，この組織を通常のパルスシーケンス（例えばSE）で撮像します．ここでMR信号に直接寄与するのはH_fだけです．H_fの信号強度をS_f，T_1をT_{1f}とします．次にH_rのみを選択的に飽和（飽和法については後述）してから先程とまったく同じように撮像します．もしこの飽和がH_rのみにとどまっていれば，信号強度に変化はないはずです．もともとH_rは信号強度に寄与していなかったから当然ですね．ところが実際には，H_rを選択的に飽和してからの画像では，飽和前の画像と比べて信号強度が低下します．これは，H_rの飽和がH_fに移動して，H_fの一部が飽和状態になって励起RFパルスに反応できないからです．H_fの信号強度は低下し，T_1が短縮します．この時，つまりH_rを飽和した後の信号強度をS_s，T_1をT_{1s}とすると，選択的磁化飽和法を加える前（S_f，T_{1f}）と後（S_s，T_{1s}）の間に次の関係式が成り立ちます．

$$\frac{S_s}{S_f} = \frac{1}{1 + KT_{1f}} \qquad 7\text{--}11\text{--}1$$

$$T_{1s} = \frac{T_{1f}S_s}{S_f} \qquad 7\text{--}11\text{--}2$$

　　ここで，KはH_rとH_fの磁化移動（交換）速度で，どのくらい速く両者の間を磁化が移動するかという指標です．式7-11-1右辺の分母は1以上になるので$S_s/S_f \leqq 1$となって，**共存するH_rを飽和することによりH_fの信号強度が低下する**ことになります．そして，その程度は，飽和の程度，両者（H_fとH_r）の相対的な量，両者の緩和時間，交換速度Kに左右されます．

▶▶▶ 2　H_rの選択的飽和

　　高分子と結合水の^{1}H（H_r）を選択的に飽和する方法は2種類あります．オフレゾナンス（off-resonance）法とオンレゾナンス（on-resonance）法で，いずれもH_fとH_rのT_2の差を利用しています．

① オフレゾナンス法

　　T_2と共鳴周波数幅は反比例するので，T_2の短いH_rの共鳴周波数（スペクトル線幅）は広い範囲（> 10kHz）に分布します．これに対し，T_2の長いH_fの共鳴周波数幅は狭

く（< 100Hz）細いピークを形成します（図7-11-2）．そこで，H_f（自由水）の共鳴周波数（ω_0）から大きく（例えば1kHz）離れた周波数成分（H_fから見ればoff-resonance：共鳴周波数から外れている）のRF（MTパルス）を照射します（図7-11-2）．このようなRFを連続的に照射することよって，H_fは影響されずにH_rの一部だけが選択的に飽和されることになります．さらにこの飽和は磁化移動によって広くH_rに，そしてH_fの一部にも広がり，H_fの信号強度を低下させるのです．この方法には，RFの周波数帯がω_0から離れているので磁場の不均一性に左右されにくいという長所がある反面，H_rの十分な飽和を得るには数秒間off-resonance RFを照射し続けなければならない（したがって撮像時間が長くなる）という短所があります．

図7-11-2　オフレゾナンス法の原理

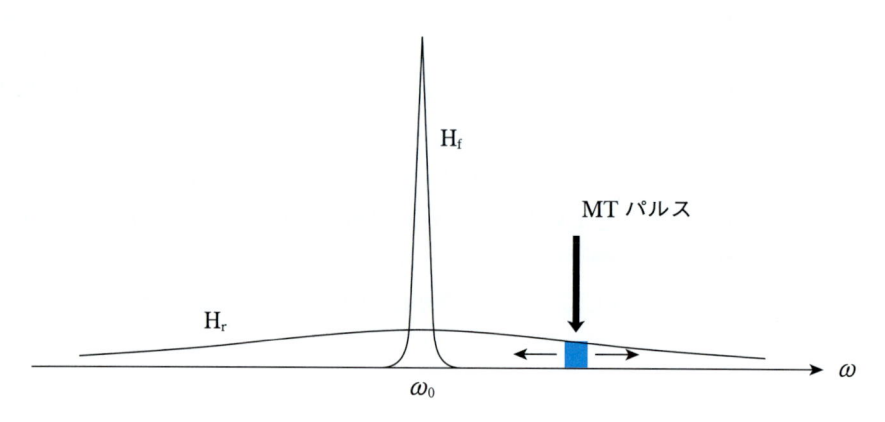

H_fの共鳴周波数（ω_0）から離れたRFパルスによってH_rの一部を飽和する．この飽和が他のH_rやH_fに移動していく．

② オンレゾナンス法

ω_0を中心とする共鳴周波数帯域（on-resonance）の強い0°RFパルス[†]を短時間照射します．当然H_fもH_rも反応します（図7-11-3）．しかし，0°RFパルス照射後，H_fはT_2が長いためにほとんど減衰することなくほぼ元の縦磁化まで復帰するのに対し，H_rは0°RFパルス照射中にその極端に短いT_2のために，ほぼ完全に減衰して消失してしまいます．その結果，H_rが選択的に飽和されることになります．技術的にはDEパルス（p.294 Q6-16）と同じだと気づきましたか？　オンレゾナンス法の長所は，照射時間がきわめて短時間（二項パルスで3ms程度）なために撮像時間の負担にならないことであり，短所は，正確に磁化を0°に戻さなければならないので，静磁場の均一性に左右されやすい（静磁場の不均一性に弱い）ことです．

図7-11-3　オンレゾナンス法

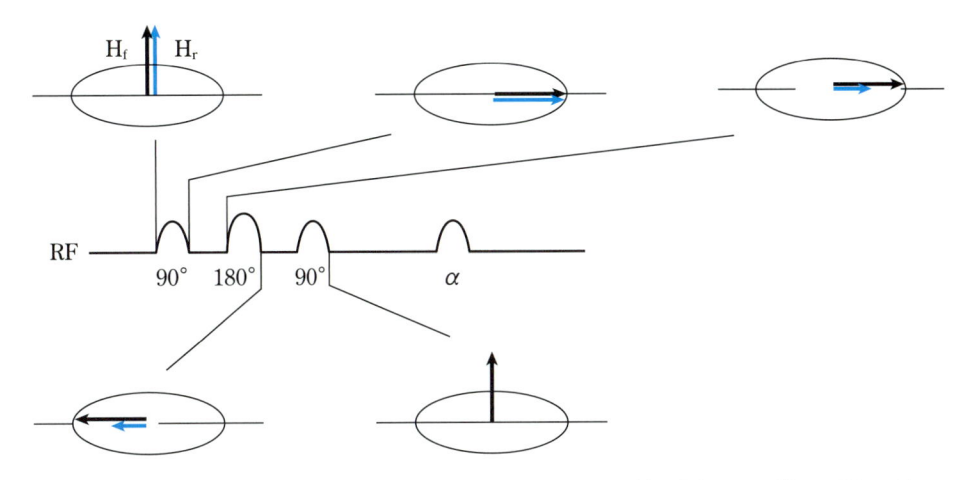

長いT₂を持つH_fの磁化はほとんど減少することなくz軸に戻るのに対し，H_rの磁化はT₂が短いためにz軸に戻るまでにほとんど消失してしまい，励起パルス（α）照射時には飽和状態にある．

ひとくちMEMO

† **0°RFパルス**
　合計が360°（＝0°）になるRFパルス．通常は1：2：1（90°-180°-90°）のように分割した二項パルスを使う．

▶▶▶ 3　MTの応用

　MT画像［H_rを飽和した画像でMTC（MT contrast）画像とも呼ばれる］の臨床応用は，病変の性質診断とバックグラウンドの信号低下の2つに分かれます．

① MTによる性質診断

　MT画像における通常の画像に対する信号強度の低下を定量的に扱って，病変の性質診断に応用する方法です．定量的に扱うには，次のようなMT比（MT ratio：MTR）や％MTが使われます．

$$MTR = \frac{S_f - S_s}{S_f}$$

$$\%MT = 100 \times \frac{S_f - S_s}{S_f}$$

　ここでS_sはST画像の信号強度，S_fは飽和パルスを用いない通常の画像の信号強度です．例えばMT画像において，自由水（したがってH_f）が多く蛋白質などの高分子がほとんど含まれない嚢胞，血管腫，浮腫，脳脊髄液の信号はほとんど低下しないのに対して，蛋白質やリン脂質の多い脳実質をはじめとする実質臓器や実質性腫瘍の信号は大きく低下します．また，同じ脳実質でも，リン脂質のような高分子含有量が高い白質の方が灰白質に比べ信号低下は大きくなります（灰白質の％MTは25〜30％，白質

は35〜40％）．ただし，これらの値は，撮像法や飽和パルスの種類などによって異なってくるので，他施設の結果を単純に診断に応用することはできません．

② バックグラウンドの信号低下

これは，造影MRI，MRA（MR血管撮影）やMRCP（MR胆管膵管撮影），MR関節撮影などにMT画像を使い，バックグラウンドとなる実質臓器（例えば脳実質）の信号を低下させて，信号低下のない造影される部分，血管，自由水を含む胆管，膵管や関節腔とのコントラストを高める方法です．もちろんこの場合，信号量は全体として低下することになりますから，画像の信号雑音比（S/N）は低下しますが，目的とする部分は高コントラストに描出されます．

▶▶▶ 4　高速スピンエコー（FSE）法におけるMT効果

FSEにおいては短時間に多数の180°パルスを照射します．必然的に180°パルスの照射時間は短く，送信バンド幅（BW）は広くなります．これはRF照射時間とBWが反比例するためです（p.530 Q11-7-4）．このため，H_rを含めた広い周波数領域の^{1}Hを励起することになりMT効果を生じます．また，多スライス撮像時には，別のスライスに照射した180°パルスがオフレゾナントパルスとして働き，MT効果が生まれます．MT効果の強い一般の組織（脳実質，肝実質，筋肉，腫瘍など）の信号強度が低下し，互いのコントラストも低下するのに比べ，脳脊髄液（CSF）や嚢胞内，胆道などのH_fが多い部分や脂肪組織にはMT効果が働かないため，これら後者の信号強度が相対的に上昇することになります．このため，従来のSE画像（CSE）に比べて，**FSEのT_2強調像においては脂肪と自由水**（嚢胞性病変，関節液，CSF，胆汁や膵液など）**の信号強度が相対的に高くなり，実質組織間のコントラストは低下します．** FSEで脂肪が高信号に描出されるもう1つの大きな原因はJカップリングの減少です（p.336 Q7-10）．

Annex Q7-11

MT効果は$T_1\rho$に似ていませんか？

Annex A7-11

蛋白質などの高分子を間接的に観るという共通点があります．

よく気が付きましたね．緩和時間のところ（p.102 Q3-15）で説明したのでMTCとずいぶん離れてしまった$T_1\rho$は，実はMT効果と同様に蛋白質などの高分子と大いに関係がありました．組織に含まれる蛋白質などの高分子を磁化移動による信号低下（MT効果）として観察するか，$T_1\rho$の短縮として観察するかという違いです．実際に組織で比較しても**MT効果と$T_1\rho$短縮には強い相関があります**[2]．

POINT 7-11

- 自由水の信号が受けた変化を通して高分子や高分子に結合した水の^{1}Hを，間接的に観察する方法の1つがMT画像．
- 共存するH_rを飽和することによりH_fの信号強度が低下する．
- MTにはオンレゾナンス法とオフレゾナンス法がある．
- MTは性質診断と実質組織信号低下に使われる．
- FSEではバンド幅の広い180°パルスがMTパルスとして働くため，高分子を含む実質臓器の信号が低下し，自由水や脂肪が相対的に高信号になる．
- MT効果と$T_1\rho$短縮には強い相関がある．

■参考文献

1) Fullerton GD, et al: An evaluation of the hydration of lysozyme by an NMR titration method. Biochem Biophys Acta 869: 230–246, 1986.
2) Markkola AT, et al: Spin lock and magnetization transfer imaging of head and neck tumors. Radiology 200: 369–375, 1996.

Q 7-12 「CEST」は何のことですか？

A 7-12 化学交換飽和移動です．

▶▶▶1 CEST vs MT

CEST (chemical exchange saturation transfer)[1] は**化学交換飽和移動**です，といっても「直訳しただけじゃん」になってしまいます．しかし，MTにおける飽和移動を理解していればおおよその見当はつくはずです．MTの対象となる高分子は非特異的で，しかも^{1}Hの化学交換なのか磁化だけの移動なのかは問いませんが，**CESTでは高分子を構成する特定の化学シフトを持ち，化学交換可能な^{1}H**が対象になり，このような^{1}H（プロトン）を擁するもの（分子）を**CEST agent**と呼びます．測定したいCEST agentに含まれる，化学交換可能な^{1}H（H_{CE}）の共鳴周波数［自由水H_fの共鳴周波数ν_0から化学シフト差（$\Delta H_z : \delta$ppm）だけ離れている］の飽和パルス（MT飽和パルスに相当）で，H_{CE}を飽和します．この飽和したH_{CE}（次の励起パルスで信号を出せない）が自由水の^{1}H（H_f）と化学交換されて，水全体の信号が低下するというわけです．これが**CEST効果**です．つまり，①CESTは化学交換可能な特定の^{1}Hの多少を観察することができるわけです．したがって，この化学交換が速いほど信号は低下するのですが，あまりに速いともともと存在するH_fと区別できないので，**交換速度（K_{ex}）≦ Δ**が**CESTの条件**になります．

もうひとつMTにない大きな有用性をCESTは持っています．それは化学交換速

度K_{ex}にpHおよび温度依存性があり，pH（温度）が高いほどK_{ex}が大きいということです．つまり，信号↓⇔CEST効果↑⇔K_{ex}↑⇔pH（温度）↑という関係で，②温度が一定なら**CESTは組織のpHを知る手段（pHセンサー）**になるということです．

▶▶▶ 2 AP-CEST

生体にある可動性蛋白質/ペプチドに含まれる化学交換可能なアミドプロトン(-NH)のCEST［AP-CEST：**APTイメージング(amide proton transfer imaging)**[2]ともいう］でもう少し具体的に説明します．アミド基の^{1}H原子核（＝アミドプロトン）がH_2Oの^{1}H原子核と化学交換します（図7-12-1）．アミドプロトンの化学シフトは水より3.5ppm高いので，ここに選択性飽和パルスを照射してから信号$S_{+3.5ppm}$を取得します（図7-12-2）．ここでMTCのように，$S_{+3.5ppm}$を飽和パルスなしの信号S_0と比較しても意味がありません（というかMTCと同じです）．S_0から$S_{+3.5ppm}$への低下にはアミドプロトンの化学交換だけでなく通常のMTによる寄与も含まれているからです．そこで，ν_0を挟んで対称的な位置にある-3.5ppmに選択性飽和パルスを照射してから信号$S_{-3.5ppm}$を取得します．これには通常のMTによる信号低下だけで，アミドプロトンは無関係です．水のスペクトルは図7-12-2のように対称的なので，アミドプロトンの化学交換による低下は，$S_{-3.5ppm}-S_{+3.5ppm}$になります．これをS_0で割るとCESTのMTR(p.345 Q7-11-3)になるわけですが，これをMTR_{asym}（非対称MTR）と呼び，化学交換の指標にします．アミドプロトン（一般化すればCESTの対象^{1}H）はν_0に対して非対称($S_{-3.5ppm} > S_{+3.5ppm}$)で，化学交換が速いほど非対称性が大きくなるからです．

$$MTR_{asym}(3.5ppm) = (S_{-3.5ppm} - S_{+3.5ppm})/S_0 \qquad 7\text{-}12\text{-}1$$

pHの算出には多くの仮定を必要とするため，他の内因性CEST agent（次項「3　内因性CEST」参照）も含めて，このままでは臨床応用として定量的に扱うのは難しいと考えます．

図7-12-1　アミドプロトンHと水プロトンHは交換速度K_{ex}で化学交換する．

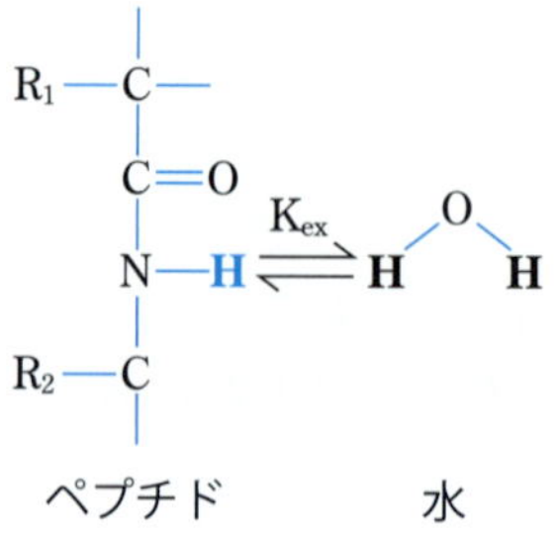

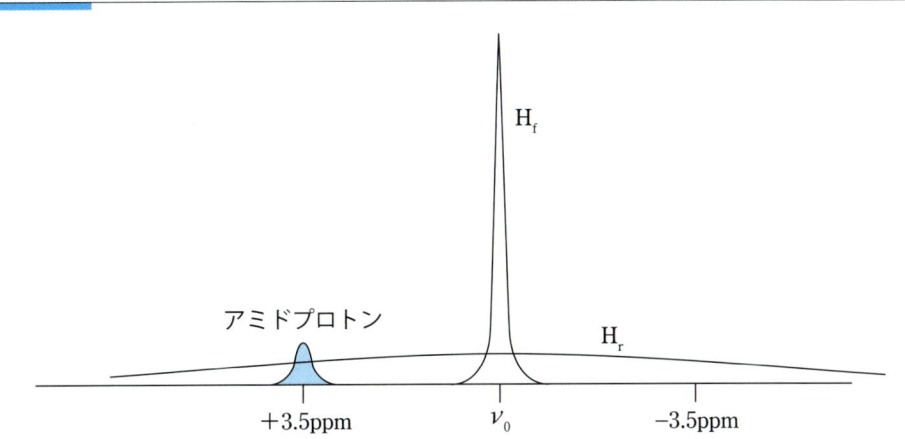

図7-12-2　AP–CEST（APTイメージング）

アミドプロトンの共鳴周波数（+3.5ppm）で飽和パルス照射後の信号$S_{+3.5ppm}$，自由水の共鳴周波数ν_0を挟んで対称位置の−3.5ppmで照射後の信号$S_{-3.5ppm}$と飽和パルスなしの信号S_0を取得する．

▶▶▶ 3　内因性CEST

　生体内に存在するCEST agentを対象とするCESTを内因性CEST，外部から投与するCEST agentを対象とするCESTを外因性CESTといいます．生体組織で化学交換可能な^{1}Hはアミド基（–NH）と水酸（ヒドロキシ）基（–OH）の^{1}Hなので，内因性CEST agentはこのどちらかを擁することになります．Q7–12–2で示したAP–CEST（APTイメージング）は細胞内の可動性蛋白質/ペプチドのアミド基を対象とする代表的な内因性CESTです．そのほかの内因性CESTには次のような例があります．

gagCEST：軟骨などの成分であるGAG（glycosaminoglycan）の水酸基の^{1}H（δ = +1ppm）の化学交換を対象とし，軟骨病変の早期検出に使われます[3]．

glycoCEST：ブドウ糖の重合体であるグリコーゲン（glycogen）の水酸基（δ = +0.5〜1.5ppm）を対象とし，糖代謝異常解明の手段になることが期待されます．

myo–inositol CEST：環状炭水化物で，六員環（シクロヘキサン）の炭素すべてが水酸基を持ち，生体膜の重要な構成要素でさまざまな脳疾患で増加します．ただし，δ = +0.6ppmと小さいため，よほど均一性が高い静磁場でないと困難です．

▶▶▶ 4　外因性CEST

　外因性CESTには，反磁性の非イオン性ヨード造影剤（iopamidolやiopromide）などをCEST agentとするdiamagnetic CEST（**DIACEST**）[4]と常磁性体のランタニドキレート化合物（図7-12-3，p.446 Q9–10）をCEST agentにするparamagnetic CEST（**PARACEST**）[5]があります．なお，内因性CEST agentはすべて反磁性です．上記のヨード造影剤には交換可能なアミドプロトンがあり，pHセンサーになりますが，$\Delta(\delta)$が大きくない（S/Nが低い）のと，CEST効果が造影剤の高集積によるものか高いK_{ex}によるものかを区別できないという弱点があります．

　PARACEST agentは，もともとNMRでは**シフト試薬**と呼ばれており，その強い

常磁性により，近くの原子核の化学シフトに大きな影響を及ぼします（**擬接触シフトpseudocontact shift**という）．自己を構成するアミド基（-NH），水酸基（-OH）および配位子（p.449 Q9-10）になっている水（-OH$_2$）のプロトンのδを50〜500ppmと，内因性CESTのδ（〜5ppm）と比べて桁違いに大きくすることができるので，より正確なpH測定が可能です．なぜか？ 最初に述べたように化学交換速度（K_{ex}）が速いほどCEST効果は高いのですが，$K_{ex} \leq \Delta$というCESTの条件があります．そこでΔ，したがってδを大きくすれば高いK_{ex}までCESTの対象になりCEST効果が高くなるからです．また，2種類のPARACEST agentを同時に使用して，あるいは1つのagent内の異なる2つの交換可能プロトンを飽和することにより濃度依存性を排除してK_{ex}を測定できます[6]．ただし，Gd造影剤はK_{ex}が高すぎて対象にならず，Eu^{3+}，Pr^{3+}，Tb^{3+}，Dy^{3+}，Yb^{3+}，Tm^{3+}などのキレート化合物が使われます（キレートでないと毒性が高くて投与できません）．さらにPARACEST agentは近くの内因性CEST agentのΔを変化させることができますが，その効果は常磁性中心（Eu^{3+}など）と内因性agentに含まれる交換可能プロトンとの距離の3乗に反比例します．

また，乳酸，ブドウ糖，Zn^{2+}がそれぞれ特定のPARACEST agent（を構成する交換可能プロトン）の化学交換を妨げ，濃度依存性にK_{ex}を低下させることがわかっています[6]．つまり，PARACESTはこれらの重要な生体物質濃度を間接的に測定することが可能なので，分子イメージングの新しい「造影剤」として有望視されています．そういえば，図7-12-3の骨格はGd造影剤のGd-DOTA（p.450 図9-10-3B）と同じですね．まとめると，**PARACEST agent**によるK_{ex}上昇効果（**CEST効果**）は，局所の**pH**，**温度**，**生体物質**（乳酸，ブドウ糖，Zn^{2+}など）**濃度**に依存するため，**PARACEST効果**から間接的にこれらを観察できるということになります．

図7-12-3　CEST agentになりうる代表的なランタニドキレートLnDOTA-tetraamide^{3+}

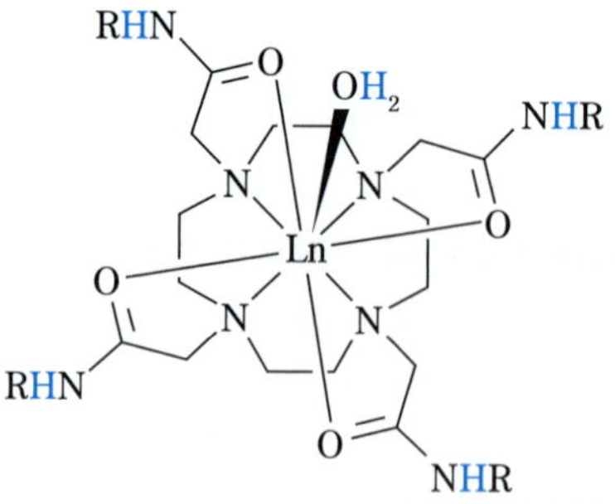

Ln：ランタニド金属イオン，H：化学交換可能プロトン，R：CH_2COO^-．

POINT 7-12

- CESTは化学交換可能な特定の^{1}Hを観察することができる．
- PARACESTはpH，温度，生体物質（乳酸，ブドウ糖，Zn^{2+}など）濃度センサーになる．

■ 参考文献

1) Ward KM, et al: A new class of contrast agents for MRI based on proton chemical exchange dependent saturation transfer (CEST). J Magn Reson 143: 79–87, 2000.
2) Zhou J, et al: Using the amide proton signals of intracellular proteins and peptides to detect pH effects in MRI. Nat Med 9: 1085–1090, 2003.
3) Ling W, et al: Assessment of glycosaminoglycan concentration in vivo by chemical exchange-dependent saturation transfer (gagCEST). Proc Natl Acad Sci USA 105: 2266–2270, 2008.
4) Longo DL, et al: Iopamidol as a responsive MRI-chemical exchange saturation transfer contrast agent for pH mapping of kidneys: In vivo studies in mice at 7T. Magn Reson Med 65: 202–211, 2011.
5) Aime S, et al: Paramagnetic lanthanoid (III) complexes as pH-sensitive chemical exchange saturation transfer (CEST) contrast agent for MRI applications. Magn Reson Med 47: 639–648, 2002.
6) Woods M, et al: Paramagnetic lanthanide complexes as PARACEST agents for medical imaging. Chem Soc Rev 35: 500–511, 2006.

Q 7-13 「高分子水和効果」とは何ですか？

A 7-13 蛋白質のような高分子が水の動きを制限して緩和時間を短縮することです．

　MTは高分子に結合して受信できない信号を出している水分子が対象ですが，**高分子水和効果（macromolecular hydration effect）**は，高分子（生体ではほとんどが蛋白質）に適度に動きが制限されて相関時間τ_cが$10^{-8} \sim 10^{-9}$ s程度になった水分子が対象です．このような水分子が増えるとT_1緩和が促進されてT_1が短縮し，T_1強調像で高信号を示します（図7-13-1，p.96 Q3-12，p.238 Q6-4 Annex）．粘稠な液体ですね．

図7-13-1　高分子水和効果

T_1強調像（SE, TR/TE 500/20ms）

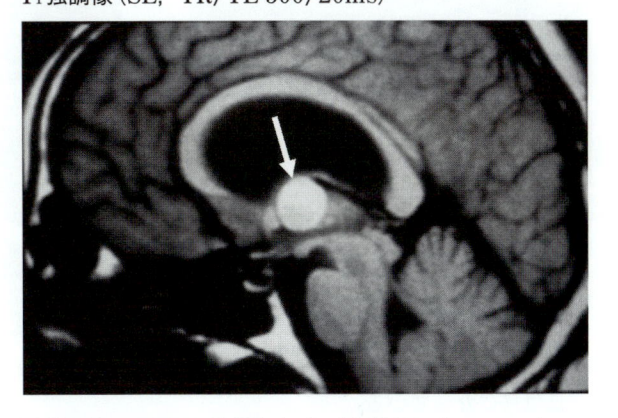

T_1強調像でコロイド嚢胞（→）が高信号になっている．

Q7 脂肪と蛋白質 ― 目立ちすぎる三枚目と密かに蠢く黒子 ―

Annex Q7-13「表面効果」とどう違うのですか？

Annex A7-13 石灰巣に水分子が捕捉されて，動きが適度に制限されてT_1が短縮し，T_1強調像で高信号を示すのが表面効果です（図7-13-2B）．水分子の動きを制限するのが蛋白質か石灰巣かの違いだけで，基本的なメカニズムは高分子水和効果と同じです．強い石灰化で水分子が入り込む隙間がなければ当然無信号になります．また，石灰化が少なすぎても水分子の捕捉が十分ではありません．図7-13-2C, Dを見ると石灰化が海綿（スポンジ）状で水分子を捕捉しやすい形状なのがよくわかりますね．20～30%（g/cm³）の石灰化が効率よくT_1を短縮し，石灰化の表面積が広いほどT_1短縮効果が高いと報告されています[1]．T_1強調像やプロトン密度強調像で膝関節半月板の亀裂が高信号になるのも同じメカニズムです．

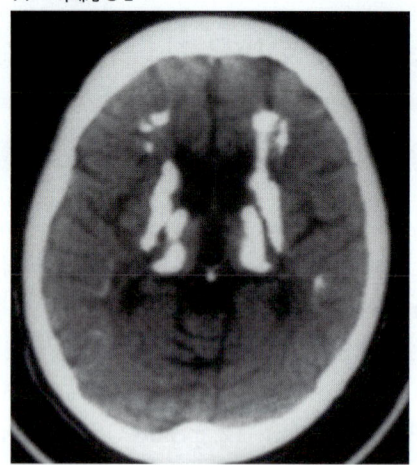

図7-13-2　表面効果（症例はFahr病）

A　単純CT

B　T_1強調像（SE, TR/TE 500/20ms）

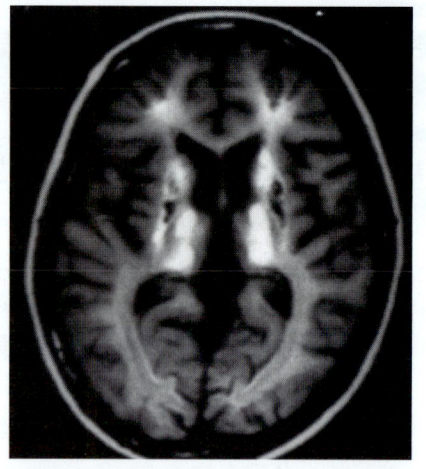

C　基底核石灰巣の電顕像

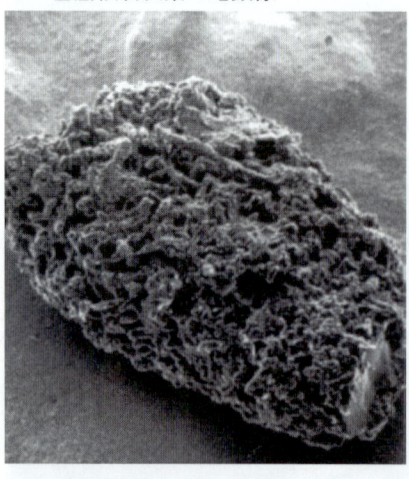

D　同，強拡大像

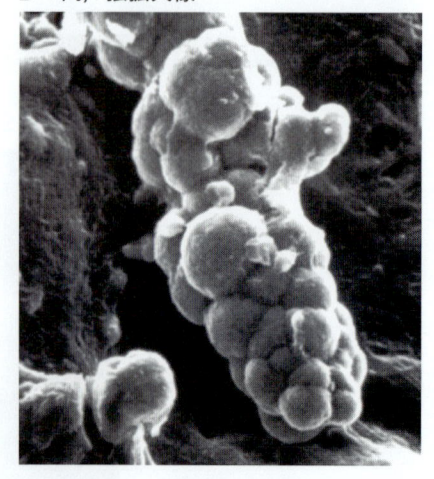

Aでの石灰化にほぼ一致してBで高信号になっているが，石灰化した被殻の一部はBで低信号になっている．

POINT 7-13

- 蛋白質のような高分子が水分子の動きを制限してT_1を短縮するのが高分子水和効果.
- 石灰巣が水分子を捕捉してT_1を短縮するのが表面効果.

■参考文献

1) Henkelman RM, et al: High signal intensity in MR images of calcified brain tissue. Radiology 179: 199–206, 1991.

Q 7-14 「魔法角(magic angle)」とは何ですか?

A 7-14 原子核磁気モーメントμが周囲に形成する磁場のz成分が0になる角度です.

▶▶▶1 魔法角

原子核磁気モーメントμが周囲に形成する磁場の静磁場方向(z)成分B_zは,式3-7-5 (p.87)のBをB_zで置き換えて,

$$B_z = \mu_0 \mu \frac{3\cos^2\theta - 1}{4\pi r^3} \quad\quad 3\text{-}7\text{-}5'$$

原子核は高速(共鳴周波数)で歳差運動をしていますが,静磁場$\boldsymbol{B}_0$にさらされると,その時間平均の磁気モーメントは静磁場(z)方向を向いています.ここでθはμの(平均の)方向との角度,したがってz軸との角度になります.式3-7-5'で$B_z = 0$とおけば,

$$3\cos^2\theta - 1 = 0, \quad \cos\theta = \pm\frac{1}{\sqrt{3}}, \quad \theta = 54.7356\ldots° \text{ or } 125.264\ldots°$$

になります.この角度方向では,μが周囲に形成する磁場$\boldsymbol{B}$が$\boldsymbol{B}_0$ (z軸)と垂直になり,$\boldsymbol{B}$のz成分$B_z = 0$ということです(図7-14-1).この角度(ほぼ55°と125°)を魔法角(magic angle)と呼びます.両者はx-y平面に対して対称なので,図1-7-2 (p.30)の円錐上が魔法角になります.**魔法角は55°**と憶えておけばよいですね.

図7-14-1　魔法角ではμが周囲に形成する磁場BのB_0方向成分は0になる．

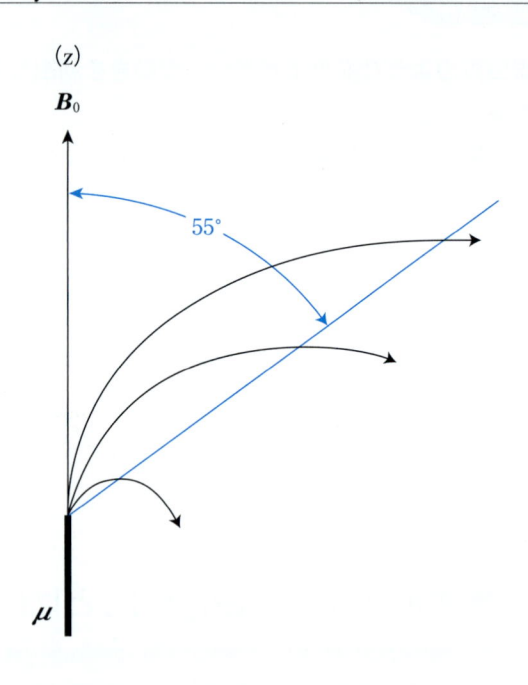

▶▶▶ 2　T_2延長

　水分子を形成する2つの水素原子核がある位置関係でしばらくとどまると（相関時間τ_cが長くなり），双極子間相互作用（DDI）でT_2緩和だけが促進されます．横（T_2）緩和は分子のτ_cに依存し，どんなτ_cの分子運動でも横緩和に貢献しますが，τ_cが長いほど貢献度（T_2短縮）が強く，T_1短縮には$\tau_c \fallingdotseq \nu_0$の分子運動だけが寄与するからです（p.84 Q3-7）．水素原子核が相互に及ぼすB_zは式3-7-5'の通り，2個の水素原子核を結ぶ直線とB_0(z)方向との角度θに依存し，両者の距離rの3乗に反比例します．ここでは水分子が対象なのでrは一定です．θが魔法角になると，互いの磁場がDDIに関与しなくなってT_2が延長するわけです．

▶▶▶ 3　魔法角アーチファクト

　腱は基本的に膠原線維（蛋白質）から構成され，膠原線維の近傍にある水分子は線維方向（腱の長軸方向）に並ぶ性質があります．つまり，線維方向とθが一致するわけです．腱の長軸がB_0に対して魔法角になるとT_2が延長することになり，**TEの短いパルスシーケンス（SEならT_1強調像やプロトン密度強調像）**で高信号になります（図7-14-2）．これを魔法角アーチファクト（magic angle artifact）と呼びます．出血などと間違わないよう注意する必要がありますね．

Annex Q7-14

魔法角でT_2が延長するのなら，TEの長いT_2強調像で高信号になるのではないでしょうか？

Annex A7-14

　鋭い指摘ですが，TEの長いT_2強調像では高信号にはなりません．魔法角アーチ

ファクトで対象になっているのは蛋白質（膠原線維）に束縛されている水分子なので，もともと動きが緩慢で（τ_cが長く）T_2は短いのです．これが魔法角になると少し長くなる程度です．例えば$T_2 = 2$msから$6 \sim 10$msになる程度です．したがって，TEが$60 \sim 120$msといった長いシーケンスでは，いずれにしても信号取得前に減衰してしまうので信号強度にはほとんど影響しないわけです（図7-14-3）．TEが短い（例えば4msとか15ms）だと$T_2 = 2$msから8msへの延長が信号強度上昇に直接結びつくわけですね．

図7-14-2　魔法角アーチファクト

A　T_1強調像（SE，TR/TE 300/15ms）　　B　T_1強調像（SE，TR/TE 300/15ms）

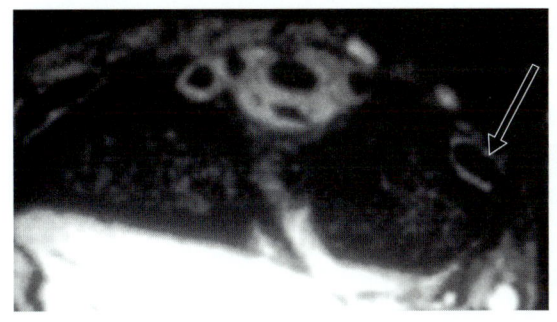

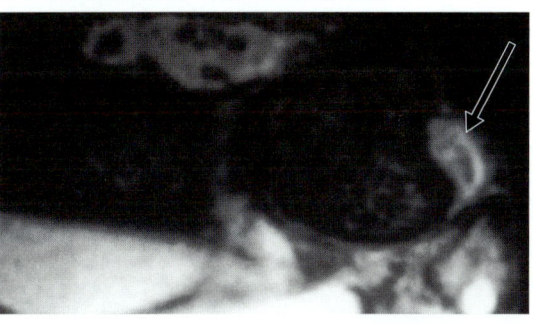

A，B：腱（→）の長軸がB_0に平行（$\theta = 0$，A）だと低信号だが，魔法角（$\theta = 55°$，B）になると高信号になる．

図7-14-3　魔法角になるとTEの短いシーケンスで黒曲線から青曲線へ信号が上昇するが，TEが長いと差が見られない．

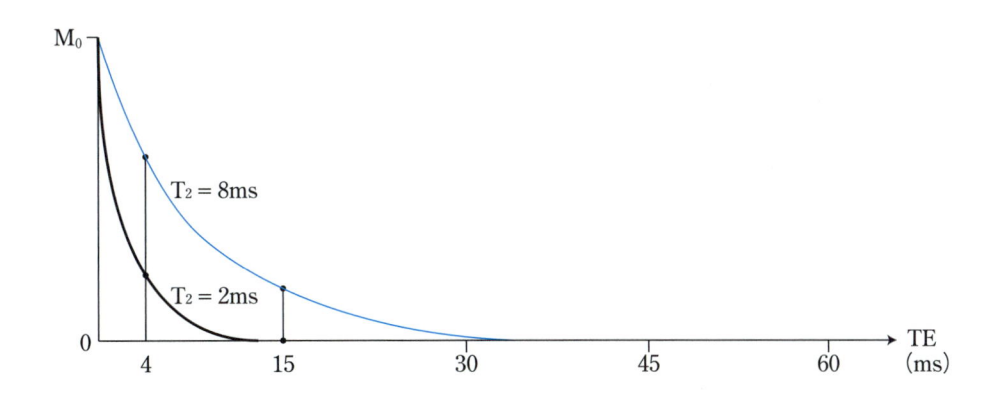

POINT 7-14

- 魔法角はB_0に対して55°．
- 腱の長軸が魔法角になるとTEの短いシーケンスで信号が上昇する．

Q8

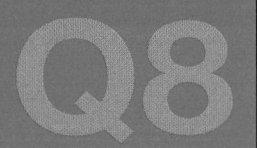

静磁場
— 役者を生かす檜舞台 —

Q8-1	北極の方向にN極があるのですか？
	Annex　　地球磁場の強さは？
Q8-2	地球のN極が北極にほぼ一致していた？
Q8-3	静磁場の「静」は何のこと？
Q8-4	MRI装置の静磁場はどのように作られるの？
	Annex　　超伝導コイルには無限の電流を流せる？
Q8-5	「クエンチ」って何？
Q8-6	液体ヘリウム1Lは気化すると何Lになるか？
Q8-7	「シムコイル」って何？
	Annex　　MRIにおける静磁場の均一性の程度は？
	AnnexⅡ　静磁場を0.1ppmまで均一にすると画像はよくなる？
Q8-8	ガウスとテスラの関係は？
Q8-9	磁場強度と磁束密度は同じなの？
Q8-10	磁場強度と磁束密度は比例関係？
Q8-11	磁化は磁場強度と磁束密度のどちらと同じ単位なの？
Q8-12	磁気の基本的物理量は磁荷（磁気量）ではないの？
Q8-13	静磁場の力学的作用は？
	Annex　　力学的作用以外の人体への影響は？
Q8-14	1ニュートンはどのくらいの力？
Q8-15	磁場はどのように遮蔽されるのか？
	Annex　　永久磁石の能動磁気遮蔽は？
Q8-16	5ガウスラインは何の線？
Q8-17	アクティブシールド（能動遮蔽型）MRI装置は安全か？
Q8-18	3Tと1.5Tの画像はどう違う？
	Annex　　3Tの生体への影響は？
Q8-19	3Tになると誘電効果が現れるのはなぜ？
	Annex　　肥満者のRF磁場不均一が目立たないのは？

Q8 静磁場 — 役者を生かす檜舞台 —

Q8-1 地球は1つの磁石だと言われますが，北極の方向にN極があるのですか？

A8-1 北極方向にあるのはS極です．

　正しくは，「地球の地理的な北極（North Pole）の近くに地球の磁極としてのS極（S磁極）が存在する」，そして「地球の地理的な南極（South Pole）の近くに地球の磁極としてのN極（N磁極）が存在する」ということになります．方位磁石（コンパス）の磁針のN極（一般に青く塗ってある端）は北を向きますね．電気の正（＋）や負（－）同士が反発するのに対して正と負は引き合いますね．これと同じく，磁石のN極とN極，S極とS極は反発し，N極とS極が引き合うのはご存じですね．したがって，コンパスのN極が向く方角（北）には地球磁石のS極が存在しなければなりません（図8-1-1）．

図8-1-1　地球の北極・南極と磁極（N，S）

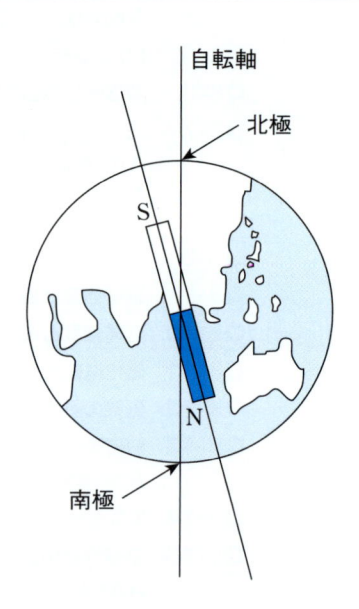

　とはいっても，地理的な北極点と地球という磁石の磁極としてのS極，ならびに南極点とN極とは大きくずれています．したがって，コンパスのN極磁針は真北を指してはいません．このN極磁針の指す方向が北極点方向からどれだけずれているかを示すのが**偏角**です．ちなみに東京における偏角は西に6.5°です．つまり，コンパスのN極が示す方向の6.5°東に北極点がある（真北である）ということですね．

　また，北極点と南極点は地球の表面にあるわけですが，地球磁石のN極とS極とは地下深くに存在します．そうすると，N極からS極へ向かう地球磁場の方向に従ってコンパスのN極は北を指すと同時に水平面から外れて下を向くはずです．この水平面からの角度を**伏角**と呼びます（図8-1-2）．伏角は当然のことながら赤道付近では小さく，緯度が高くなるほど大きくなります．日本における伏角は約50°とかなりのも

のです．そうすると磁針のN極がコンパスの底，S極がガラスに当たってうまく回転しません．そこで，磁針が水平を保つようにS極磁針の方が重く作られています．もちろん，これは北半球の話です．南半球で使うコンパスの磁針はN極側が重くなっています．

図8-1-2 伏角

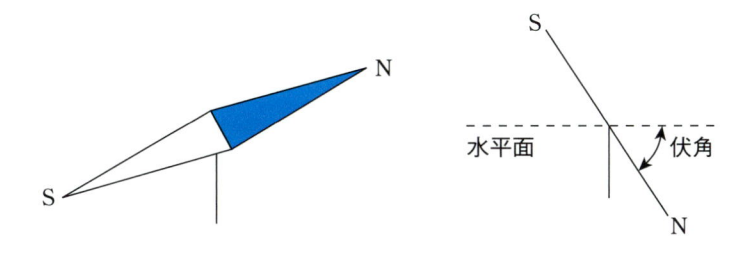

Annex Q8-1
地球の磁場はどの程度の強さですか？

Annex A8-1
日本では0.5G（ガウス）＝0.05mT（ミリテスラ）＝50,000nT（ナノテスラ）程度です．極地方では強く0.7G程度，赤道付近では弱く0.3G程度です．表8-1-1は国土地理院鹿野山測地観測所（千葉県君津市）における地磁気観測データ[1]の一部です．1961〜2011年の50年間に，偏角が西に大きく，地磁気全磁力，鉛直分力と伏角が大きくなっていることがわかります．

表8-1-1 鹿野山測地観測所の地磁気（年平均値）

年	偏角（西，度）	伏角（度）	水平分力（nT）	鉛直分力（nT）	全磁力（nT）
1961	6.072	48.04	30,474	33,891	45,577
2011	6.888	48.74	30,320	34,566	45,980

（文献1）より抜粋して転載）

POINT 8-1
■ 同じ磁極同士は反発し，異なる磁極は引き合う．
■ 地球磁場は0.5G程度．

■ 参考URL
1) 国土地理院 地磁気測量ホームページ．http://vldb.gsi.go.jp/sokuchi/geomag/

Q8-2 地球の磁極としてのN極が地理的な北極にほぼ一致していたことがあると聞きましたが本当でしょうか？

A8-2 本当です．

　これは溶岩の磁化方向を調べることによって明らかになりました．火山が爆発すると溶岩が流れ出します．溶岩の中には磁鉄鉱（マグネタイト）が含まれています．磁鉄鉱は通常は強磁性の一種であるフェリ磁性を示しますが，灼熱の高温状態では強磁性を失って常磁性になっています．一般に**強磁性体はある温度以上になると強磁性を失います**．その温度は**キュリー点**と呼ばれています．磁鉄鉱のキュリー点は550℃なので，流れ出して間もない高温の溶岩は常磁性ですが，次第に冷えて，この温度以下になると強磁性を示しはじめます．つまり磁石になるわけですが，この時点で**磁鉄鉱は周囲の磁場方向（磁力線方向）に磁化されます**．すなわち，地球のN極側に磁鉄鉱のS極，地球のS極側に磁鉄鉱のN極が形成されるわけです（図8-2-1）．したがって地球各地の火山の溶岩の磁化方向を調べると，爆発時の地球磁場方向，すなわちN極，S極の方向が明らかになるわけです．このような調査によれば，地球という磁石のN，S極は固定されたものではなく，流動的なこと，かつて北極方向にN極が存在したこともあることがわかっています．現在と同様に北極方向にS極がある期間を正磁極期，逆を逆磁極期と呼び，今はブルン（Brunhes）正磁極期（78万年前～），258万年～79万年前を松山逆磁極期，約360万年～259万年前はガウス（Gauss）正磁極期，さらに約500万年～360万年前はギルバート（Gilbert）逆磁極期と呼ばれています．つまり，

図8-2-1　溶岩内の磁鉄鉱は冷えるとともに地球磁場方向に磁化される．

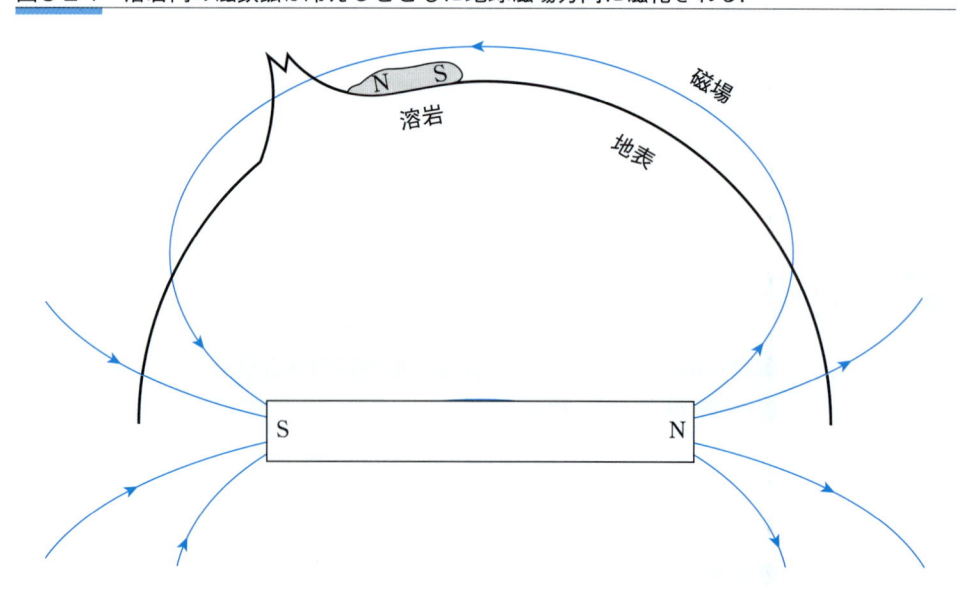

約500万年,360万年,259万年,79万年前に地球の磁極は反転したのです.このように流動的といっても地球の歴史といったとてつもなく長い時間軸での話です(永年変化).21世紀のうちに目に見えて位置が変わるというようなレベルではありません.しかし,細かく測定すれば,強さ・方向ともに地球磁場は毎日変動しています(日変化).

POINT 8-2

■強磁性体は磁場方向に磁化される.

Q 8-3 静磁場の「静」はどういう意味ですか？

A 8-3 「静」とは時間的に変動しないという意味です.

　静磁場(static magnetic field)の「静static」は,乾燥した冬に悩まされる静電気(static electricity:時間的に空間分布が変化しない電荷および電気現象)の「静」と同じですね.したがって,静磁場とは時間的に変動のない磁場ということになります.MRIで利用されている静磁場は,時間的に変動しないばかりか,撮像部位を含む広い範囲が空間的にも均一であることが必要です.つまり**MRIの静磁場は空間的にも時間的にも均一**です.これに対してMRIで使われる他の磁場(傾斜磁場とRF磁場)は時間的に変動するので静磁場ではありません.MRIでは静磁場が最も大がかりで強い磁場なので主磁場(main magnetic field)とも呼ばれます.

POINT 8-3

■静磁場は時間的に変動しない.

Q8-4 MRIで使われる静磁場はどのようにして形成されるのですか？

A8-4 永久磁石あるいは電磁石によって形成されます．

現在使用されているMRI装置は，永久磁石を使用する低磁場装置（～0.3T）と超伝導電磁石を使用する中高磁場装置（0.5～7T）がほとんどです．

▶▶▶ 1 永久磁石

① 残留磁束密度と保持力

鉄の釘を磁石に近づける（磁場にさらす）と，釘が強く磁化されて磁石になります．これは強磁性体が磁気履歴（磁気ヒステリシス）を持ち，磁場（H）を0にしてもある強さの磁化が残っているからです．この強磁性体に残っている磁化を残留磁化M_rと呼びます（p.425 Q9-4，図9-4-2）．図9-4-2は横軸に外磁場H，縦軸に磁化Mをプロットしたもので磁化曲線[†1]と呼ばれますが，ここでは縦軸にHにさらされた磁性体が示す磁束密度Bをプロットした図（H-B曲線[†1]）を示します（図8-4-1）．この曲線は強磁性体の場合には図8-4-1のようなループを形成するので**磁気ヒステリシスループ**と呼ばれています．Hを0に戻しても残っているBが**残留磁束密度**（B_r）になります．強磁性体が磁化されていない状態，すなわちB_rを0に戻すには（最初に磁化するためにかけた磁場とは）逆方向に強い磁場をかけなければなりません．このB_rを0に戻すために必要な磁場を**保持力**（H_c）と呼びます．永久磁石としては，残留磁束密度（B_r）が強いほど良いわけですが，それだけでは不十分です．周囲の磁場に影響されて簡単に磁束密度を失ってしまっては元も子もないからです．つまりB_rとH_cが大きいことが必要条件になります．したがって，図8-4-1の磁気ヒステリシスループのうち，永久磁石の特性を決めるのは第2象限（左上1/4）になり，これを**減磁曲線**と呼びます．鉄はB_rもH_cも小さいので永久磁石には適しません．磁石に近づけた鉄の釘がいつまでも磁石としての性質を持っていないことは経験していると思います．

ひとくちMEMO

[†1] 磁化曲線とH-B曲線
$B = \mu H = \mu_0(1 + \chi)H$, $M = \chi H$なので（p.674 付録2），H-B曲線は磁化曲線（H-M曲線）と基本的に同じ形になります．

図8-4-1　H–B曲線

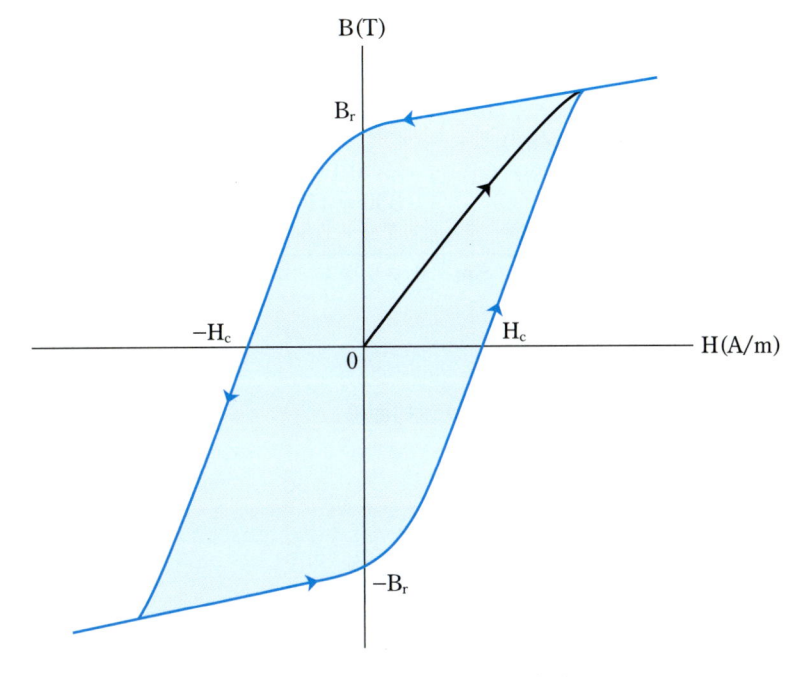

H：磁場，B：磁束密度，H_c：保持力，B_r：残留磁束密度

② 硬磁性材料

　H_cが1kA/m以上の物質を硬磁性材料（hard magnetic material）と呼んでおり，これが永久磁石として使われます（H_cが低い強磁性体は軟磁性材料と呼ばれます，p.392 Q8–15）．硬磁性材料にはさまざまな合金や化合物がありますが，現在広く利用されているのは，フェライト磁石（Coフェライト，Ba–Srフェライト），アルニコ磁石（Al–Ni–Co–Fe–Cu），サマリウム・コバルト磁石（$SmCo_5$），ネオジム磁石（$Nd_{15}Fe_{77}B_8$）です．これらの特性を表8-4-1に，減磁曲線を図8-4-2に示します．アルニコ磁石のB_rはネオジム磁石に匹敵しますが，H_cが小さいためMRIには適しません．**B_rとH_cが大きいネオジム磁石がMRI用永久磁石として使われています**．なお減磁曲線上の点におけるBとHの積をエネルギー積（B–H積）[†2]と言い，磁石の持つエネルギーを表しています．そのうち最大の値がBH_{max}です．当然エネルギーが高い方が磁石としても有利なので，B_r，H_cと並んで永久磁石の性能を示す指標になっています．温度係数T_cは温度変化1℃に対する磁場変化を％で表したものです（表8-4-1）．ネオジム磁石のT_cは比較的大きい（ネオジム磁石の弱点）ので，温度変化に注意する必要があります．

ひとくちMEMO

[†2] B–H積
　磁束密度Bと磁場Hの積がエネルギー？と思いますよね．単位（p.674 付録2）を算出すれば納得します．$B(NA^{-1}m^{-1})H(Am^{-1}) = BH(Nm^{-2} = Nm/m^3 = J/m^3)$とBHの単位は単位体積あたりのエネルギーになります．

表8-4-1 主な永久磁石の特性

	Nd	Sm	Al	Fer
B_r（残留磁束密度，T）	1.17〜1.43	0.9〜1.08	1.25〜1.35	0.21〜0.22
H_c（保持力，kA/m）	859〜955	637〜796	46〜52	144〜152
BH_{max}（最大エネルギー積，kJ/m^3）	223〜374	151〜223	36〜44	8〜9
T_c（温度係数，%/℃）	−0.11	−0.04	−0.02	−0.18
P_c（キュリー点，℃）	330〜340	730〜830	850	450
ρ（密度，g/mL）	7.5〜7.6	8.3〜8.4	7.3	4.6〜4.9

Nd：ネオジム磁石，Sm：サマリウム・コバルト磁石，Al：アルニコ磁石，Fer：フェライト磁石．

図8-4-2 主な永久磁石の減磁曲線

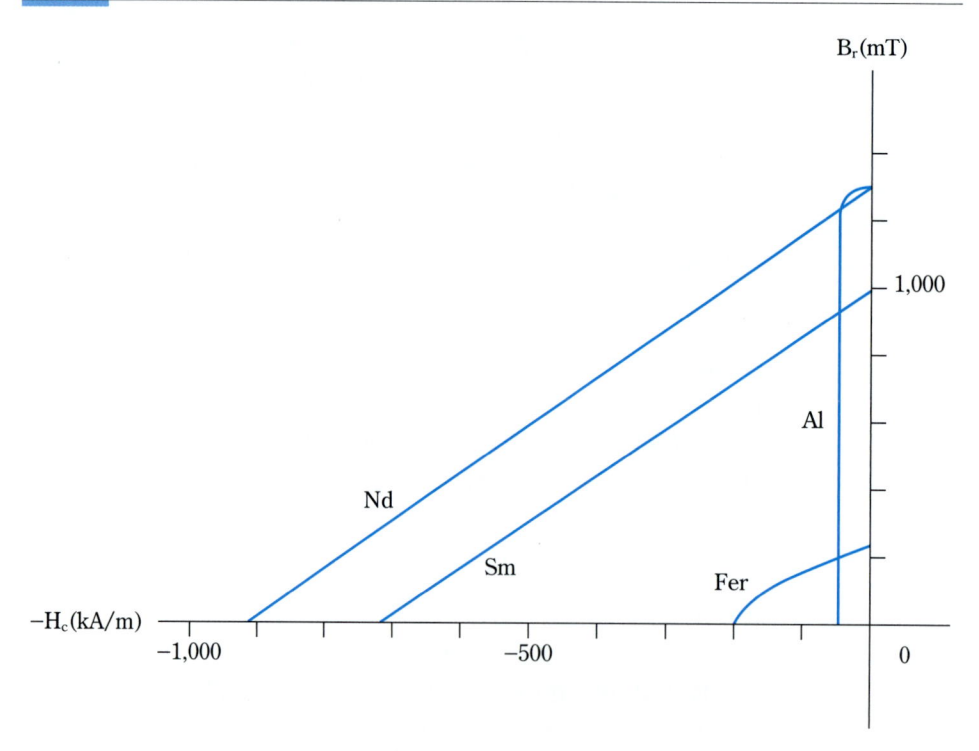

Fer：フェライト磁石，Al：アルニコ磁石，Sm：サマリウム・コバルト磁石，Nd：ネオジム磁石

③ 永久磁石の構造と特徴

　MRI用の永久磁石は磁極（ポールピース），永久磁石，継鉄（ヨーク）で構成されています（図8-4-3）．磁極は永久磁石の先端に取り付けられた平板で，永久磁石が発生した磁場を均一に調整します．継鉄は2個の磁石を一体化するとともに支持構造体として機能します．また，永久磁石の磁場は温度依存性があるので恒温装置（比較的簡単なヒーター）が取り付けられていますが，室温を常に一定に保つことも必要です．発生磁場は低磁場（〜0.3T）で，重い（8〜10t）のが欠点です．静磁場方向が垂直方向なので，感度が高いソレノイドRFコイルを使用でき漏洩磁場が少ない，電気代がか

からない，ガントリー長†3が短くて片方を空けることもできるので開放的で閉所恐怖症に陥り難く，インターベンションに適応しているという長所があります．

図8-4-3　MRI用永久磁石の基本構造

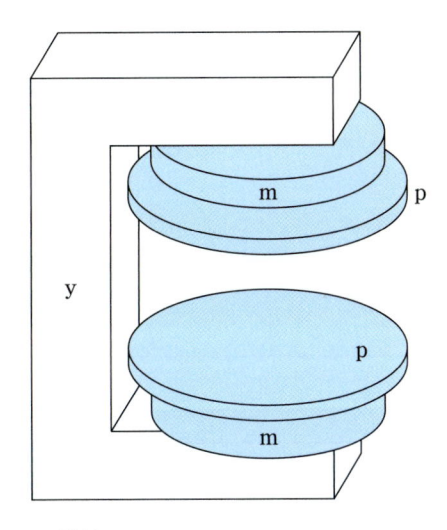

m：磁石，p：磁極，y：継鉄

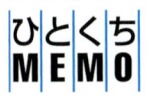

ひとくちMEMO

†3　ガントリーとボア（gantry vs bore）
　跨線橋や鳥居のように左右と上部をつないだ∏型の構造物がガントリー（gantry）です．大きな港ではガントリー型クレーンがコンテナを上げ下ろししています．CTやMRIでは寝台（患者）が入る空間を構成する構造物（図8-4-4, 8-4-5）がガントリーで，寝台（患者）からは∏型に囲まれているように見えるので，このように呼ばれています．しかし，実際には∏型というよりは円筒状空間で，大きな物体に円筒形の穴を掘ったという方がぴったりです．そこでこの円筒状空間のことをボア（bore）と呼びます．「そういえばエンジンのシリンダーの直径がボア径だな」と思い出した方もあるでしょう．MRI装置では磁石自体のボア内に傾斜磁場コイル，シムコイル，送信コイル，カバーなどが設置されるので実際に患者が入るガントリー径（ボア径）は，磁石自体のボア径よりかなり小さくなります．ボア（bore）の動名詞がboring（ボーリング，穴あけ，掘削）だと気が付けばこの用語がピンときますね．ボーリングといえば，球で10個のピンを倒すゲームがあります．玉転がしなのでてっきりballingかと思いきや，あのゲームはbowlingで，ballingはどんちゃん騒ぎ（ballはダンスパーティ）のことです．などと付き合っていただいた読者にboring（退屈だ）といわれる前に終了．

表8-4-2 MRI用磁石の特徴

	永久磁石	常伝導磁石	超伝導磁石
静磁場（T）	～0.3	～0.2	0.5～7
静磁場方向	垂直	水平／垂直	水平
静磁場均一性	低	低	高
静磁場コイル	不要	スプリット（銅／アルミ）	ソレノイド（超伝導素材）
電流密度（A/mm^2）		2～5	200～1,000
付属装置	恒温装置	冷却装置（水冷）	低温槽（液体ヘリウム）
消費電力	0	大	0
重量	重	軽	中
漏洩磁場	小	中	大
開放性	大	中	小
クエンチの可能性	−	−	＋
RFソレノイドコイル	可	不可／可	不可

▶▶▶ 2 電磁石

電磁石には常伝導磁石と超伝導[†4]磁石があります．

① 常伝導磁石

常伝導電磁石は，4～6本の銅あるいはアルミニウム製環状コイルを球状に配置するスプリット型コイルで磁場を均一化します（図8-4-4）．コイル軸方向だけでなく，コイルを縦型（上下方向）に配置すれば，大きな2つのコイル間に患者を寝かせることができます．つまり静磁場方向（コイル軸方向）と患者の長軸が並行になるシステム（超伝導磁石と同じ）と垂直になる（永久磁石と同じ）システムを設定できます．しかし，安定した電流を供給し続けなければならないので維持費がかさむ，電気抵抗のために発生する高熱を冷却するための水冷装置が必要，低磁場にとどまるなどのため現在ではほとんど使われていません．

図8-4-4 MRI用常伝導磁石の配置

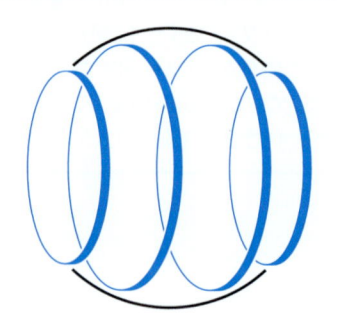

ひとくちMEMO

†4 伝導と電導

本来は伝導という字が使われていましたが，電気伝導という意味で最近では電導という字を当てることも多くなっています．

② **超伝導磁石**

電気抵抗0になる細芯超伝導材と銅で構成される（p.368 Q8-5）ソレノイドコイルを長い筒状に巻いて内部磁場を均一化したものです．超伝導状態に保つために，コイルは液体ヘリウムで満たされた低温槽（cryostat）に収まっています（図8-4-5）．一度コイルに電流を流せば永久に流れているので，維持電力は必要ありません．電気抵抗がないため大量の電流を流せるので強い磁場が得られます．磁場は電流に比例しますからね（p.510 Q11-2）．磁場の均一性も高く，中～高磁場（0.5T以上）装置として最も普及しています．ただし，患者の入る部分（ガントリー）が筒状に長いので閉所恐怖症の患者では検査ができません．

図8-4-5　MRI用超伝導磁石

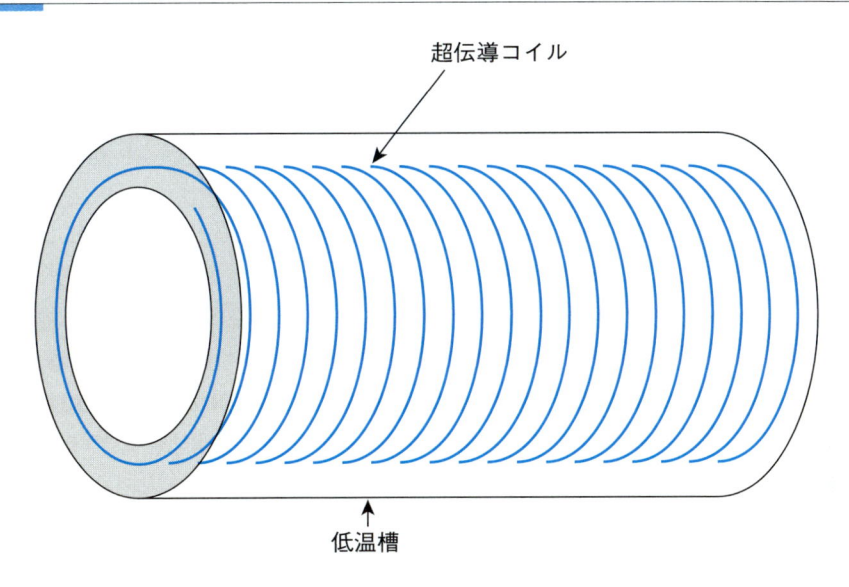

また，超伝導を保つために液体ヘリウムで冷却する必要があります（p.368 Q8-5）．低温槽内の液化ヘリウムは1時間に0.2～1L気化します．かつては，この気化したヘリウムガスが排気されていたために，大量の液化ヘリウムを数か月ごとに補充する必要があり，手間と金額がかさみました．しかし最近のMRI装置は，この気化したヘリウムを冷凍液化して再利用する装置（冷凍機）を持っており，実質的に液化ヘリウムを補充する必要がなくなっています．また液化窒素も不必要で，液化ヘリウムだけで臨界温度以下に保てるようになっています．

Annex Q8-4　電気抵抗のない超伝導コイルには無限の電流を流すことができるのですか？

Annex A8-4

そうは問屋が卸しません．電流を増やしていくと突然超伝導状態が壊れる（常伝導に移行する＝クエンチ：Q8-5）ことになります．この電流を臨界電流と言います．超伝導状態を維持するためには，コイルに通す電流は臨界電流以下でなければなりません（Q8-5）．

POINT 8-4

- MRI用磁石のほとんどは永久磁石（低磁場）と超伝導磁石（中高磁場）．
- B_rとH_cが大きいネオジム磁石がMRI用永久磁石として使われる．
- ネオジム磁石は温度変化に注意する必要がある．

Q 8-5 「クエンチ」とは何ですか？

A 8-5 超伝導から常伝導に急激に移行することです．

▶▶▶ 1 クエンチ

　　　超伝導状態から常伝導状態に急激に変化することをクエンチ（quench）と呼びます．超伝導状態で流れていた大量の電流は急に電気抵抗を受け発熱します（ジュール熱）．この熱は周囲の低温槽（cryostat）に伝わり，内蔵する液体ヘリウムの温度が沸点（4.1K）を超えると沸騰気化して大量のヘリウムガスになります（p.370 Q8-6）．このままでは低温槽内の圧力が上昇して爆発するので，低温槽の安全弁が作動してヘリウムガスを排気する構造になっています．撮影室内に排気されたガスはさらに屋外へ安全かつ迅速に排気されなければなりません．

▶▶▶ 2 超伝導の3つの敵

　　　超伝導といえば，極低温に保てばよいと思われるかもしれませんが，実は超伝導状態を保つためにはさらに2つ，計3つの条件を満たしていなければなりません．1つでも欠落すると常伝導への急激な移行，すなわちクエンチになります．3つの条件とは，**1）臨界温度，2）臨界電流，3）臨界磁場**です．臨界温度はよく知られている通り，かなりの低温で，水銀，鉛，スズ（錫）の臨界温度はそれぞれ，4.15K，7.2K，3.7Kで，これより温度が高くなると常伝導になってしまいます．

　　　臨界温度以下でも，臨界電流を超える電荷を流すとやはり常伝導になってしまいます．さらに臨界温度未満で臨界電流に達しない電流を流しても，超伝導体の受ける磁場がある値（臨界磁場）を超えると超伝導は破れてしまいます．臨界温度と臨界磁場との関係は超伝導体の種類によらず，ほぼ図8-5-1のような関係にあります．すなわち，臨界磁場（H_c）は0Kで最も高く，温度上昇とともに低下して臨界温度（T_c）では0になるという温度依存性を持っています．つまり，磁場がかかっていると臨界温度よりさらに低い温度でないと超伝導は保てません．この臨界磁場は0Kの鉛で0.08Tとかなり低いものです．また臨界磁場と臨界電流とはリンクしています．超伝導体に電流を流すとその周囲に磁場が発生しますね．この磁場が超伝導体表面で臨界磁場に達する時の電流が臨界電流（シルスビー[Silsbee]の法則）なのです．つまり超伝導と

いっても鉛を使った電磁石では，どんなにあがいても0.08T以上の磁石は作れないわけです．超伝導金属単体は，いずれも似たりよったりで高電流を流して高磁場を作ることはできません．

図8-5-1 臨界温度と臨界磁場の関係

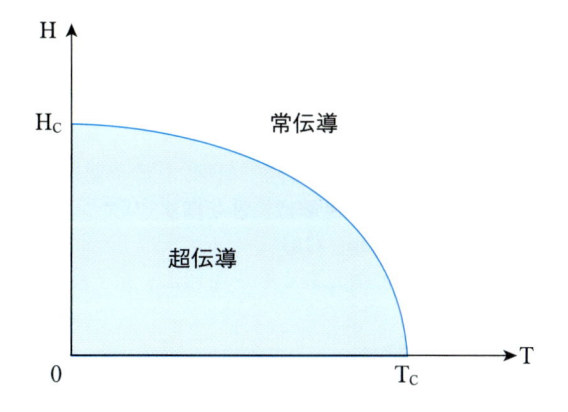

H_c：臨界磁場，T_c：臨界温度

そこで発見されたのがNb_3Sn（ニオブ3スズ）[†1]などの金属化合物で，単体に比べて臨界温度が高いだけでなく，高い磁場まで超伝導が失われない**高磁場超伝導体**です．実際の超伝導磁石では，これらの高磁場超伝導物質の細線（1～20μm径）を何本も銅に埋め込んだ**極細多芯材**にしてクエンチが生じにくい構造にしてあります．これらの高磁場超伝導体は一般に脆いため，超伝導磁石コイルに加工できるのはNbTi（ニオブチタン）[†2]，Nb_3Sn[†3]，V_3Ga（バナジウム3ガリウム）[†4]の3つです．3T以下のMRI用には展性が高く銅との加工上の相性がよいNbTiが使われています．NbTiの極細多芯材で5Tにおける臨界電流は5,000A/mm^{2}ですが，将来的には液体窒素の沸点を超える臨界温度を持つ**高温超伝導体**[†5]が期待されています．

表8-5-1 超伝導磁石に使われる高磁場超伝導極細材

	NbTi	Nb_3Sn	V_3Ga
臨界温度（K）	9.5	18.0	15.2
臨界磁場（T）	12	22.5	21

ひとくちMEMO

†1 ニオブ（niobium，Nb）
周期律表V族の金属元素で原子番号41，原子量92.906．比重8.56，融点1,950°Cで常磁性．展性，延性に富む．

†2 チタン（titanium，Ti）
周期律表IV族の金属元素で原子番号22，原子量47.90．比重は4.50，融点1,750°Cで常磁性．硬くて軽く，展性，延性あり．

†3 スズ（錫 stannum，Sn）
周期律表IV族の金属元素で原子番号50，原子量118.69．比重は5.8（αスズ），7.8（βスズ），融点が231.9°Cと低く，展性，延性あり．

†4 バナジウム（vanadium，V）
周期律表V族の金属元素で原子番号23，原子量50.94．比重は5.98，融点1,717°Cで常磁性．鋼に加えて強度，粘り，衝撃抵抗性を増す（バナジウム鋼）．

ガリウム（gallium，Ga）
周期律表III族の金属元素で原子番号31，原子量69.72．比重は5.91，融点29.78°C．柔らかい帯青白色金属．

†5 高温超伝導体
IEC（国際電気標準会議）およびJIS（日本工業規格）では「一般的に約25K以上の臨界温度をもつ超伝導体」と定義されていますが，最近は液体窒素温度（77.2K ＝ −195.8°C）以上の臨界温度をもつ超伝導体を高温超伝導体と呼ぶことが多くなっています．蛇足ですがC（摂氏）とF（華氏）とは異なり，Kに「°」は付きません［あやふやな記号を使うと絶対（温度）の名が廃れる］．

POINT 8-5

■超伝導は1) 臨界温度，2) 臨界電流，3) 臨界磁場以下でないと保たれない．

Q 8-6 液体ヘリウム1Lは気化すると何Lになるのですか？

A 8-6 25°Cで770Lになります．

超伝導MRI装置の低温槽（cryostat）には液体ヘリウムが500〜800L溜まっています．これがすべて気化すると770 × 500〜800 ＝ 385,000〜616,000L ＝ 385〜616kLのヘリウム†1ガスになります．8 × 8 × 3mのMR撮影室を想定すると，その容量は192kLです．つまり，超電導磁石がクエンチすると撮影室の2〜3倍のヘリウムガスが発生することになります．ヘリウム自体に毒性はありませんが，大量のヘリウムガスは酸素欠乏をもたらします．いかに迅速に排気する必要があるかわかりますね．撮影室には自動監視排気システムが不可欠です．また，ヘリウムガスは空気より

はるかに軽いので（ヘリウムガスを注入した風船は空高く飛んでいきますね），天井側から溜まります．低い姿勢ですばやく患者さんを室外に運び出さなければなりません．さらに液体窒素†2を併用する装置では，気化した窒素ガスも排気しなければなりません．窒素ガスは空気よりやや軽く，ヘリウムガスよりはかなり重い気体です．

ひとくちMEMO

†1 ヘリウム（helium，He）
周期律表0族の希ガス元素で原子番号2，質量数4，原子量4.0026．気体の密度は0℃，1気圧で0.1785g/Lと軽い．液体の比重は0.126で反磁性．沸点が1気圧で−268.9℃＝4.1Kと低いので液体ヘリウムは極低温に使われる．α粒子はHeの原子核．

†2 窒素（nitrogen，N）
周期律表Ⅴ族の元素で原子番号7，質量数14，原子量14.0067．気体窒素の密度は0℃，1気圧で1.2507g/L．液体窒素の比重は0.81で反磁性．沸点は1気圧で−195.8℃＝77.2K．空気の密度は1.293g/Lなので，窒素ガスの方が少し軽いことがわかります．空気は窒素75.51%，これ以外はこれより重い酸素（原子番号8）23.15%，アルゴン（原子番号18）1.28%なので当然ですね．

ここまでこだわらなくてもよいのですが！

▼ 液体ヘリウム1Lが25℃で770Lの気体になる根拠

液体ヘリウムの比重†3は0.126なので，1Lの質量は126gで，これをHeの質量数4で割るとモル数になります．すなわち液体ヘリウム1L＝126/4＝31.5mol．あとは**ボイル−シャルルの法則**，

$$PV = nRT \qquad 8\text{-}6\text{-}1$$

に代入するだけです．P＝1気圧＝$1.01325 \times 10^5 \text{J/m}^3$，T＝25＋273＝298K，R（ガス定数）＝8.3143J/(deg·mol)なので，V＝0.770m^3＝770L．ヘリウムガスの密度がわかっていれば（ひとくちMEMO），V＝126g/0.1785g/L＝706L，これは0℃の体積なので，25℃に直して，706×298/273＝770Lでもよいですね．同様にして液体窒素の比重は0.81なので，1Lの質量は810gです．窒素ガスの密度1.2507g/Lから，25℃の体積は810g/1.2507g/L×298/273＝707Lになります．

ひとくちMEMO

†3 密度と比重
密度（density）は単位体積あたりの質量（例えばg/L，g/mLなど）．比重（specific gravity）は同じ体積の標準物質との質量比なので無単位．固体や液体では標準物質が4℃の水（密度≒1g/mL）なので，g/mL単位の密度と比重は一致する．

POINT 8-6

■ 液体ヘリウム1Lが気化すると25°Cで770Lになる．

Q 8-7　シムコイルは何のためにあるのですか？

A 8-7　静磁場を均一にするためです．

　静磁場は永久あるいは電磁石で作られますが，そのままでは必ずしも満足する磁場の均一性を得られません．それは磁石自体の問題と周囲環境（例えば近くに強磁性体がある）のためです．さらに実際の撮像時には，被写体による磁場の撹乱もあります．そこで静磁場を均一にするための調整が行われます．これをシミング（shimming）と呼びます．受動シミングと能動シミングがあります．

▶▶▶ 1　受動シミング（passive shimming）

　装置設置時に行う方法で，撮影室内や磁石内壁に小さい強磁性体を貼り付けて静磁場を微調整する方法です．

▶▶▶ 2　能動シミング（active shimming）

　コイルに電流を流して磁場を調整します．磁場の不均一性は，1次（磁場変化が距離に比例する），2次（距離の2乗に比例する），3次……と細かくなっていきます．1次の調整は通常x, y, z 3方向の傾斜磁場コイルを使います（gradient offset shimming）[†]．これ以外は専用のシムコイルを使います．専用のシムコイルには，主磁場コイルと同じ低温槽（cryostat）内に設置された超伝導コイルと，低温槽と傾斜磁場コイルとの間に設置される常伝導シムコイルとがあります．前者は静磁場超伝導磁石設置時の調整に使われます．これらのシムコイルは基本的に円形コイルや鞍型コイルで傾斜磁場コイルと同形です（p.479 Q10-3）．装置によって異なりますが数個～十数個のシムコイルに流す電流を調整して均一な静磁場を形成します．もちろんコンピュータ制御で自動的に行われます．能動シミングは装置設置後も撮像ごとに（患者ごとに）行われます．

ひとくち MEMO

†shim
本来は，機械の磨り減った隙間に詰める物，水平に保つために敷く木片や金属片（名詞），あるいはその行為をする（動詞）という意味です．例えばテーブルがガタガタするので浮いている脚の下に敷く木片（名詞），あるいは敷いてテーブルを水平にする（動詞）ことです．転じて微調整（する）という意味で使われます．

Annex Q8-7 MRIにおける静磁場はどの程度均一に保たれているのですか？

Annex A8-7 ppm[脚注]程度のレベルに均一化されています．静磁場1.5T（共鳴周波数63.87MHz[脚注]），周波数エンコード方向のFOV：30cm，マトリクス（画素数）256，受信バンド幅32kHzとしてみましょう．1つの画素（300mm/256 = 1.17mm）には32,000Hz/256 = 125Hzが当てはめられます．そうすると，125Hz/63.87MHz = 1.957×10^{-6}，すなわち約2ppm以上の不均一性が静磁場にあると，隣の画素と区別できないことになります．また，水と脂肪（のメチレン基）の^{1}Hの共鳴周波数の差は3.5ppmです．これよりも静磁場の均一性が低いと両者を区別できないことになり，化学シフトによる脂肪抑制（p.313 Q7-3-2）が機能しません．

Annex II Q8-7 それなら静磁場を0.1ppmまで均一にすれば，画像は格段とよくなりますね？

Annex II A8-7 ppmよりさらに静磁場を均一にすると素晴らしい画像になる？ 残念ながらそううまくはいきません．この世に存在するすべてのものは磁場にさらされると何らかの反応をする磁性体です（p.412 Q9-1）．人間も例外ではありません．被写体として人間（局所的に存在する常磁性体や強磁性異物を除いて全体とすれば磁化率が10^{-6}程度の反磁性体）が静磁場内にさらされると磁化が生まれて人体内の磁束密度にppm程度の不均一性が必ず生じます．したがって，**どんなに静磁場を均一にしたところで，結局撮像時にはppmレベルの不均一性に戻ってしまう**ということになります．

● 脚注 ●
ppm：parts per million（百万分の1 = 10^{-6}），**MHz**：メガヘルツ（= 10^6Hz）．

POINT 8-7

- 静磁場はppmレベルに均一化されている．
- シミングには能動と受動がある．

Q 8-8 ガウスとテスラの関係は？

A 8-8 1T＝10,000G

ガウス（Karl Friedrich Gauss, 1777～1855年）は最小二乗法，複素関数論，ガウスの定理などで有名なドイツの数学者，物理学者，天文学者です．**テスラ**（Nikola Tesla, 1857～1943年）はクロアチアに生まれてアメリカで活躍した物理工学者で，現在のような交流による電力システムを主張してテスラ変圧器を製品化しました．年代的にも空間的にも両者に特別の関係はありません．

もちろんQ8-8はそういう個人的なことではなく，磁場（磁束密度）の単位としてのガウスとテスラの関係ですよね．ガウス（G）はCGS電磁単位における，テスラ（T）はSI（国際）単位における磁束密度の単位です．両者の関係は，**1T＝10,000G**です．SI単位が推奨され，「3TのMRI装置」のようにテスラを使うのが普通ですが，テスラは一般的には大きすぎる単位なので小さな磁場を表す時はガウスが便利で「5ガウスライン」「1,200ガウスのエレキバン」のようによく使われてきました．最近ではこれらにmTを使うことが一般的になってきました．次のように換算されます．

$$1mT = 0.001T = 10G$$

POINT 8-8

■テスラ（T）とガウス（G）は磁束密度の単位．

Q 8-9 磁場強度と磁束密度は同じなの？

A 8-9 別物です．

「1.5 T（テスラ）の静磁場」というように一般に言われていますが，テスラは磁束密度の単位ですから奇妙といえば奇妙な言い回しです．「磁場と磁束密度の関係はどうなっているの？」という疑問は当然です．

磁場（磁界 magnetic field）という物理量の概念は，磁気が示す力の場という意味ですが，これにはN/Wb（ニュートン/ウェーバー）という単位で示される（狭義の）磁場（これを磁場の強さ，あるいは磁場強度という）とT（＝Wb/m^2）という単位で示

される磁束密度が含まれます．この2つは，単位が異なるのですから当たり前ですが，異なる物理量です．しかし，磁気が示す力の場という意味では同じ概念に属します．

▶▶▶ 1 重力場

ここで，ひとまず磁気から離れて「場」について考えてみましょう．場（field）とは，物理量が空間的に分布している場所を指します．誰でも知っている**万有引力**を考えてみましょう．これは「空間に存在する2つの物体には引力が働き，その引力（F）は2つの物体の質量（m, M）の積に比例し，距離（r）に反比例する」というニュートンが発見した法則です（図8-9-1A）．つまり，

$$F = G\frac{mM}{r^2} \qquad 8-9-1$$

ここでGは万有引力定数と呼ばれる比例定数で，$6.67 \times 10^{-11} Nm^2kg^{-2}$です．地球と月や太陽の間にはどれだけの引力が働いているのかというような場合に使われる公式ですね．例えば，地球の質量（M）＝ 5.98×10^{24}kg，月の質量（m）＝ 7.36×10^{22}kg，両者の平均距離3.84×10^5kmを代入すると，地球と月との間の引力はF ＝ 1.99×10^{26}Nとなります．同様に，太陽の質量（m）＝ 1.99×10^{30}kg，太陽・地球間の平均距離＝ 1.496×10^8kmを代入すると，F ＝ 3.55×10^{28}Nの引力が太陽と地球の間にかかっていることになります．これは，宇宙のような広大な空間を考えるには便利な概念です．

これに対して，「地球はその周りの物体にどの程度の引力を及ぼすのか？」あるいは「地球は地上の人間に対してどのような引力を及ぼしているのか」というような1つの物体を中心とした概念もあります（図8-9-1B）．つまり，この概念は地球の**重力**[脚注]といった近接した物体に及ぼす力を考えるのに便利です．ここで，$GM/r^2 = g$とすれ

図8-9-1　万有引力の法則（A）と重力場g（B）

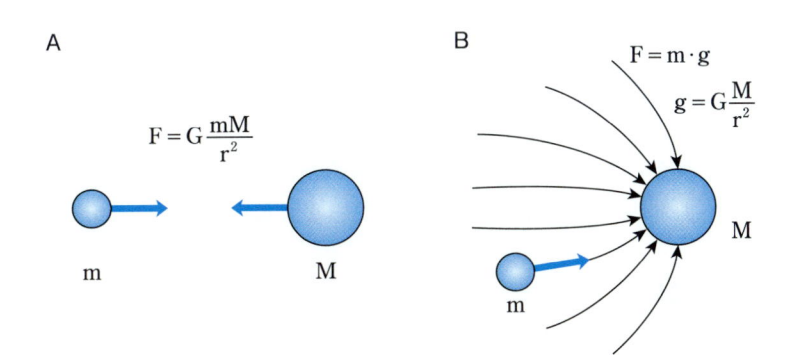

● 脚注 ●
重力：実際の地球の重力には万有引力以外に，わずかではあるが地球の自転による遠心力なども影響する．

ば式8-9-1は式8-9-2のように簡単になります．そうすると，ある場所（地球の中心からの距離r）に存在する質量mの物体にかかる重力（地球の引力）は，

$$F = \frac{GmM}{r^2} = mg \qquad 8\text{-}9\text{-}2$$

で表されます．gがこの場所の重力場になり，単位質量の物質（m = 1kg）が受ける力になっています．それでは，地球表面（赤道上で地球の中心からの距離r = 6378.14km）の重力場gを求めてみましょう．地球の質量とこのrの値を代入するとg = 9.8（m/s²）となります（実際に計算してみてください）．つまり，質量mの物質は地表において次式で示す重力（単位はN＝ニュートン）を受けることになります．

$$F(N) = 9.8(m/s^2) \cdot m(kg) \qquad 8\text{-}9\text{-}3$$

このg = 9.8（m/s²）は重力加速度として知られています．つまり単位質量（m = 1kg）の物体が受ける力（9.8 kgm/s²）で，地球表面という場所の地球の引力（重力）場（9.8 m/s²）を表しているわけです．質量×加速度＝力はご存じだと思います．

▶▶▶ 2　電場

　磁気が示す力の場，すなわち磁場に戻ります．と言いたいところですが，話の都合でもう1つ寄り道をします．電気の場合です．距離rだけ離れた電気量（q, Q）の2つの電荷の間には，万有引力の場合と同じように次式で示す力（クーロン力）が働きます（クーロンの法則，図8-9-2A）．ただし，電気には正と負があるので，qとQが同符号なら排斥力，異符号なら吸引力となります．

$$F = k\frac{qQ}{r^2} \qquad 8\text{-}9\text{-}4$$

kは比例定数です．ここで，$E = kQ/r^2$とおけば，

$$F = qE \qquad 8\text{-}9\text{-}5$$

と簡単になります（図8-9-2B）．このEは電場（＝電界 electric field）と呼ばれます．つまり，電荷Qが周囲に及ぼす力の場（電場E）は単位電荷[脚注]（q = 1C）に及ぼす力で表されたことになります．地球の及ぼす重力場を単位質量の物質（m=1kg）が受ける力で表すのと同じ概念になっていますね．

●脚注●
電荷：電気量とも呼ばれる．Cはクーロンで電荷（電気量）のSI単位．

図8-9-2　クーロンの法則（A）と電場E（B）

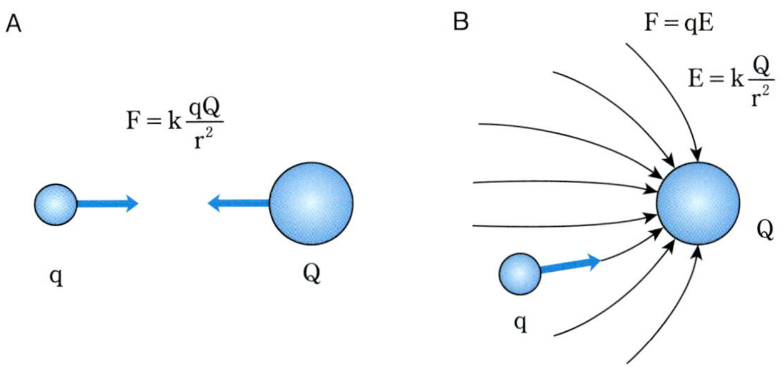

▶▶▶ 3　磁場

　やっと磁気が示す力の場，すなわち磁場に戻りました．2つの磁石がありその磁荷[脚注]（電気の電荷に相当する量）をq_m, Q_mとします（**図8-9-3A**）．電気と磁気とは類似性が大きく（**表8-9-1**），この2つの磁荷にも電気や万有引力の場合と同様に次式が成り立ちます（磁気に関するクーロンの法則）．

$$F = c \frac{q_m Q_m}{r^2} \qquad 8\text{-}9\text{-}6$$

cは比例定数です．ここで，$H = c\, Q_m/r^2$とおけば，

$$F = q_m H \qquad 8\text{-}9\text{-}7$$

となります（**図8-9-3B**）．このHは（狭義の）磁場，すなわち磁場強度です．つまり，磁荷Q_mが周囲に及ぼす力の場（磁場強度H）は単位磁荷（$q_m = 1Wb$の場合）に及ぼす力で表されたことになります．地球の及ぼす重力場を単位質量の物質（$m = 1kg$）が受ける力，電場を単位電荷が受ける力で表すのと同じ概念になっていますね．$H = F/q_m$なのでHの単位はN/Wbになります．$Wb = m^2 kg s^{-2} A^{-1}$，$N = kg m s^{-2}$なのでN/Wb = A/mとなります．つまり，磁場強度の単位はN/WbあるいはA/mです．ここまでは重力場g，電場Eと磁場Hとがうまく対応して，すっきりしています．でも，ここで終わっては磁束密度の出る幕がありません．

●脚注●
磁荷：電荷と異なり，磁荷（N極とS極がある）は単独では存在しない（必ずNとSがペアで現れる）ので，理論的に想定された物理量です．

Q8 静磁場 — 役者を生かす檜舞台 —

図8-9-3 磁気に関するクーロンの法則（A）と磁場（強度）H（B）

A

$$F = c\frac{q_m Q_m}{r^2}$$

B

$$F = q_m H$$

$$H = c\frac{Q_m}{r^2}$$

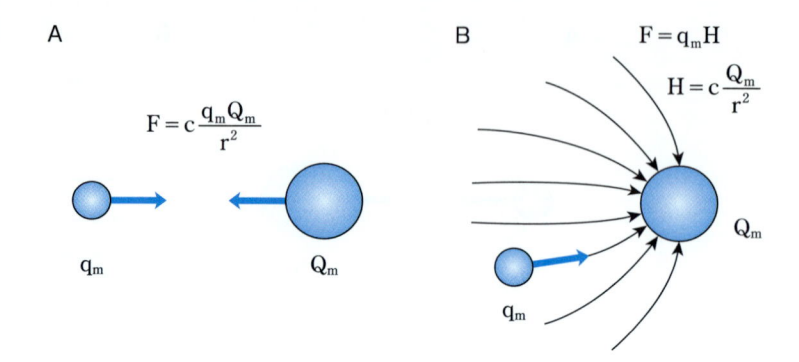

表8-9-1 電気と磁気の対応表

電気			磁気		
名　称	記　号	単　位	名　称	記　号	単　位
電　荷	Q, q	[C]	磁　荷	Q_m, q_m	[Wb]
電　束	Φ_e	[C]	磁　束	Φ	[Wb]
電　位	ψ	[V]	磁　位	ψ_m	[A]
電　圧	V	[V]	電　流	I	[A]
電　界	E	[V/m]	磁　界	H	[A/m]
電束密度	D	[C/m²]	磁束密度	B	[Wb/m²]
	$D = \varepsilon E$			$B = \mu H$	
誘電率	ε	[F/m]	透磁率	μ	[H/m]

単位のF（farad）：静電容量の単位．F = C/V
単位のH（henry）：自己誘導の単位．H = Wb/A

▶▶▶ 4 磁束密度

　磁気は磁石から発生しますが，電荷の移動，すなわち電流からも発生します．つまり電流は形を変えた磁石なので（電流磁石と呼ぶこともある），磁気に注目すると電流を磁石と同じように扱う必要があります．ミクロのレベルで見ると磁石からの磁気も，磁石を構成する原子内の電子の回転，つまり電荷の移動（＝電流）によることがわかっていますが，マクロではどう見ても電流と磁石が同じようには見えないので分けて考えることにします．磁石（磁荷Wb）に及ぼす力の場が（狭義の）磁場で，その強さ（磁場強度）は単位磁荷に及ぼす力で表されることは先程述べた通りです．今度は電流に及ぼす力の場，広義の磁場を考えてみます．電流Iが流れている線の極小部分（長さ$d\ell$）を$I d\ell$とし（Iは方向を持つベクトル），これを電流素片と呼びます（図8-9-4）．電流素片（単位はAm）は磁石の場合の磁荷（単位はWb = m²·kg·s⁻²·A⁻¹）に相当する概念ですが，単位が異なる通り別の物理量です．ここに，ある「広義の磁場」$\boldsymbol{B}$があるとします．$\boldsymbol{B}$の強さを，これまでの「場」の理論と同様に，電流素片に及ぼす力で表します．すなわち，

$$F = I d\ell B \qquad 8\text{-}9\text{-}8$$

Bは$Id\ell = 1\mathrm{Am}$の時に，この電流素片が受ける力で表されることになります．Fの単位はN（ニュートン）ですからBの単位がN/(Am)となることはおわかりですね．先程述べましたようにN/Wb = A/mなので，N/(Am) = Wb/m²となります．これは単位面積を通過する磁束（magnetic flux：単位は磁荷と同じWb）になっています．そこでこれを磁束密度（magnetic flux density）と呼びます．つまり，電流を元にして磁気を考えると，この電流素片に力を及ぼす（広義の）磁場が磁束密度（B）になるということです（表8-9-1）．ただし，実際には電流（I）も磁束密度（B）も方向のあるベクトルで，FはIとBが形成する平面に垂直でIからBへ右ねじが進む方向になります．したがって式8-9-8は，$Id\ell$とB（ベクトル）との外積である$F = Id\ell \times B$で示され，IとBの角度をθとすれば，F = Idℓ·B·sinθとなります．

図8-9-4 単位電流素片$Id\ell$が受ける力の場として定義される磁束密度B

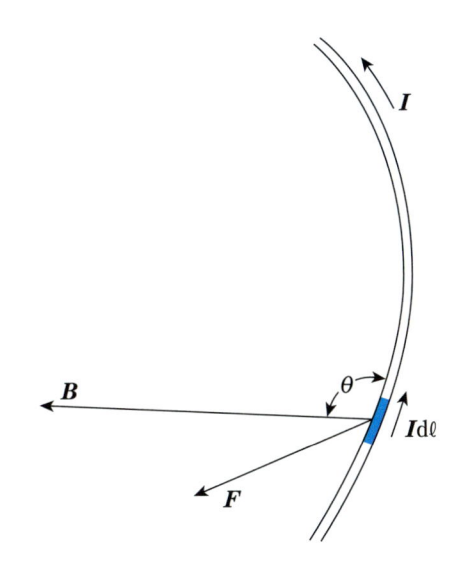

$$F = Id\ell \times B \qquad 8\text{-}9\text{-}8'$$

$$\mathrm{F} = \mathrm{Id}\ell \cdot \mathrm{B} \cdot \sin\theta \qquad 8\text{-}9\text{-}8''$$

したがって，単位長さの電流IがBから受けるける力は次式になります．

$$F = I \times B \qquad 8\text{-}9\text{-}8'''$$

これをローレンツ（Lorenz）力と呼びます．

一方，電流素片$Id\ell$が周囲に形成する磁場Hと磁束密度Bは次式で示されます．rは電流素片からの距離ベクトル（距離r）で，$Id\ell$とrの角度がϕです．また，μは媒体の透磁率です．

Q8 静磁場 ― 役者を生かす檜舞台 ―

$$d\boldsymbol{H} = \frac{1}{4\pi r^2} \boldsymbol{I} d\ell \times \frac{\boldsymbol{r}}{r} \qquad 8\text{-}9\text{-}9$$

$$dH = Id\ell \frac{\sin\phi}{4\pi r^2} \qquad 8\text{-}9\text{-}9'$$

$$d\boldsymbol{B} = \frac{\mu}{4\pi r^2} \boldsymbol{I} d\ell \times \frac{\boldsymbol{r}}{r} \qquad 8\text{-}9\text{-}10$$

$$dB = \mu I d\ell \frac{\sin\phi}{4\pi r^2} = K \frac{I d\ell \cdot \sin\phi}{r^2} \qquad 8\text{-}9\text{-}10'$$

これはビオ・サバール(Biot–Savart)の法則と呼ばれます(p.510 Q11-2に関連事項)。ビオ・サバールの法則とローレンツ力が磁気の元を電流と考えた時の基本で、電気の元を電荷、磁気の元を磁石(磁荷)とした時に基本となるクーロンの法則とクーロン力に相当します。

図8-9-5　電流素片 $\boldsymbol{I}d\ell$ が距離ベクトル($\boldsymbol{r}$)の位置に形成する磁束密度($d\boldsymbol{B}$)

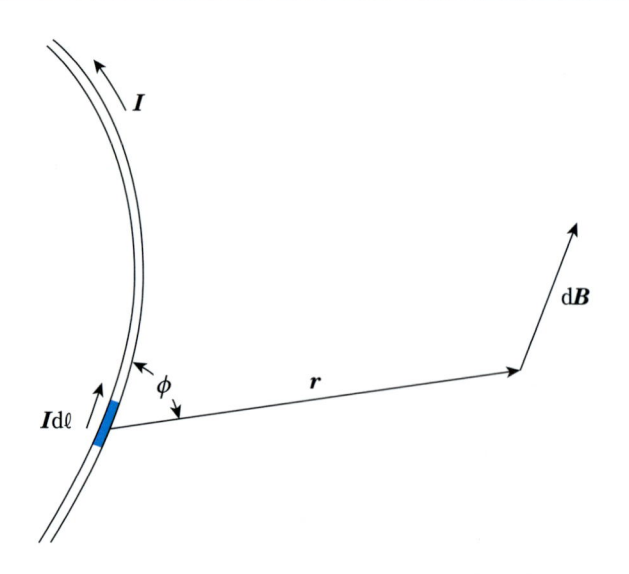

POINT 8-9

■ 磁性には磁石(磁荷)を基本とする考え(磁場強度 H、クーロンの法則、クーロン力)と、電流を基本とする考え(磁束密度 B、ビオ・サバールの法則、ローレンツ力)がある。

■ 広義の磁場
- 磁場強度(磁荷から定義)：磁荷に及ぼす力の場
- 磁束密度(電流から定義)：電流素片に及ぼす力の場

Q 8-10 磁場強度と磁束密度の関係は？

A 8-10 磁性体外では比例関係にあるが，磁性体内では比例しません．

▶▶▶ 1　H と B

磁石の磁荷から生まれた磁場（H）と電流から定義された磁束密度（B）とは次の関係にあります．

$$B = \mu_0 H \qquad 8\text{-}10\text{-}1$$

μ_0 は真空の透磁率（$= 4\pi \times 10^{-7}$ kg·m·C^{-2}）です（C はクーロンで電気量の単位）．ただし，これは真空中だけの話です．実際には，MRI 装置が真空の中に設置されたり，真空を撮像することはあり得ないので，両者は次のような関係になります．

$$B = \mu_0 (H + M) \qquad 8\text{-}10\text{-}2$$

M は磁化です．M は（真空以外の）物質が磁場強度 H にさらされた時に帯びた磁性のことで，その程度 M/H を磁化率と言い，χ（カイ）で表します（$\chi = M/H$）．したがって，

$$B = \mu_0 (H + M) = \mu_0 (H + \chi H) = \mu_0 (1 + \chi) H \qquad 8\text{-}10\text{-}3$$

ここで $\mu_0 (1 + \chi) = \mu$ とおくと次式になります．

$$B = \mu H \qquad 8\text{-}10\text{-}4$$

μ はこの磁化された物質の透磁率で，磁場強度と磁束密度の比です．磁性体周囲の磁場強度は，印加した磁場強度 H と磁化 M が作る磁場強度の和 $(1 + \chi)H$ になります．これからわかるように B と H は線形関係にあるので，（広義の）磁場の単位としてどちらを用いても問題は生じません．趣味の問題ですね．また，χ の絶対値が小さい（$10^{-5} \sim 10^{-6}$）反磁性体や常磁性体では M は無視しても構わないこともあります．磁場強度と磁束密度の関係が崩れるのは，磁性体内の場合です．

▶▶▶ 2　磁性体内の H と B

磁場にさらされると磁性体内に磁化 M が発生します．χ が正の常磁性体および強磁性体では，外から印加した磁場（外部磁場と呼ぶ）と M は同じ方向です（磁化の方向は S 極→N 極，図 8-10-1A）．また，χ が負の反磁性体では外部磁場と逆方向になります（図 8-10-1B）．すなわち，常磁性体および強磁性体では，真空中と比べて磁束密度が増加し，反磁性体では減少します．いずれにしても，磁化率 χ の符号を考慮すれば，磁性体内の磁束密度（B）は式 8-10-3 で示す通りになり，**磁性体内部と外で磁束密度の連続性が保たれます**．

Q8 静磁場 — 役者を生かす檜舞台 —

図8-10-1　磁場にさらされた常(強)磁性体(A)と反磁性体(B)

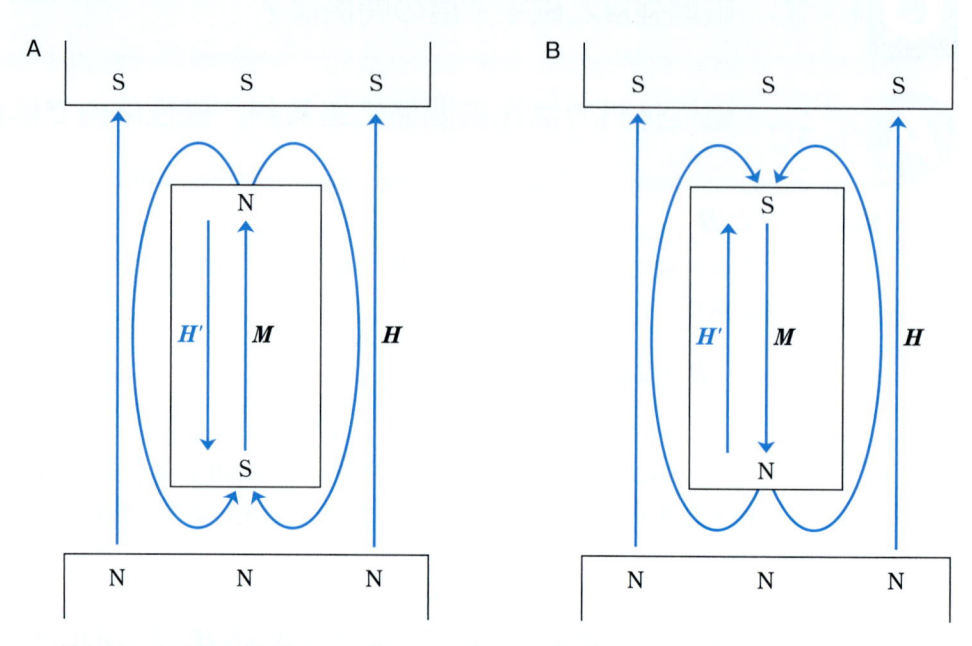

内部の磁化(M)と磁化により形成された内部の磁場(H')

　次に磁性体内の磁場(内部磁場)を考えます．磁場の方向はN→Sと決まっていますから，磁化によって作られる常磁性体および強磁性体内部の磁場H'は外部磁場と反対方向になり，両者の差が磁性体の内部磁場となります(図8-10-1A)．すなわち常磁性体および強磁性体内部の磁場強度は減少します．反磁性体では外部磁場とMが内部に形成する磁場H'は同方向になり，内部磁場は両者の和となって増加します(図8-10-1B)．つまり，**磁性体内部と外で磁場強度は不連続になり，磁性体内部では磁場強度と磁束密度の線形関係が崩れる**ことになります．

　とはいっても，χしたがってMが小さい反磁性体や常磁性体においては，$H \gg H'$ですから，磁場強度と磁束密度が大きく乖離することはありません．しかし，強磁性体内部では$H \ll H'$で両者は逆方向を向いていますから，内部磁場全体としてはH'方向を向くことになり，H方向を向いている磁性体内部のBとは反対向きになってしまいます(図8-10-2)．こうなると，HとBはまったく異なった概念と考えざるを得ません．

図8-10-2　磁化された強磁性体内外の磁束密度（A）と磁場（B）

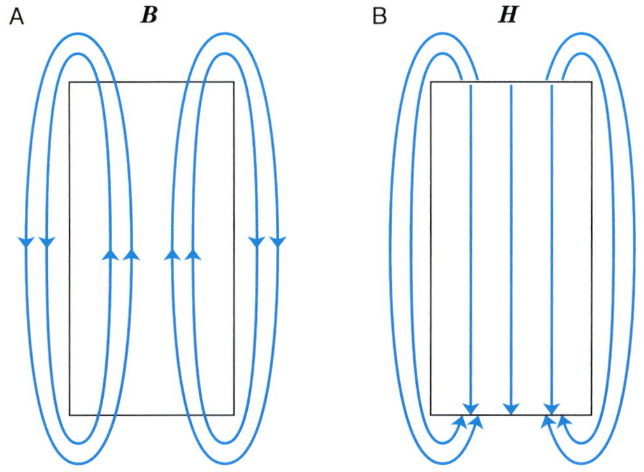

▶▶▶3　MRIにおけるHとB

　MRI装置は空気のなかに設置され，被写体は人間です．いずれの磁化率χもきわめて小さいので，N/Wb（ニュートン／ウェーバー）あるいはA/mという単位で示される磁場強度Hを使ってもT（＝Wb/m^2）で表される磁束密度Bで表しても大差はありません．しかし，空気も人間も$\chi = 0$ではなく（つまり磁性体），被写体である人間内部はさまざまなχしたがって$\mu [= \mu_0(1 + \chi)]$を持つ不均一な磁性体の寄り合い所帯です．磁性体の内外で連続性があり，実際に共鳴周波数に比例する（$\omega_0 = \gamma B_0$）磁束密度を使う方が賢明と言えるでしょう．

> **ここまでこだわらなくてもよいのですが！**
>
> ### ▼超伝導の完全反磁性
>
> 　超伝導（**superconductivity**）はご存じですね．電気抵抗が0なので，一度電気を流すと永久に流れ続ける状態のことです．MRI装置においても静（主）磁場を形成するために超伝導磁石（**superconductive magnet**）が使われています．超伝導物質として，ニオブチタン（NbTi），ニオブ3スズ（Nb$_3$Sn），バナジウム3ガリウム（V$_3$Ga）などの合金が使われています．これらの細線を巻いてソレノイドコイルを作り，電流を流して電磁石にしているわけですが，極低温でないと超伝導状態が保たれないので，液体ヘリウムで冷やさないとなりません（p.362 Q8-4, p.368 Q8-5）．
>
> 　ところで，この超伝導状態にある物質には**完全反磁性**という特別な性質が備わっています．反磁性体を磁場にさらした図8-10-1Bを見てください．先程説明したように，磁場Hにさらされている反磁性体内部では磁化MがHと反対方向に生じます．この時に超伝導体内部では$H = -M$，すなわち外部磁場強度Hとまったく同じ強さの磁化（向きは反対）が生まれます．したがって，超伝導体内部の磁束密度は$B = \mu_0(H - M)$ ＝ 0となります．つまり，外部から磁場を印加しても**超伝導内部には磁束は入り込めない**（内部の磁束密度は0）ということです（図8-10-3）．これを**マイスナー効果（Meissner effect）**と呼びます．超伝導体表面に外部磁場と垂直な面を回転する超

電流（マイスナー電流）が生まれて，これによる磁束が外部磁場による磁束を相殺するためです．電気抵抗0と磁束密度0は超伝導物質の最も基本的な性質なのです．したがって，超伝導物質で磁石を完全に覆えば，完全な磁気遮蔽（p.392 Q8-15）が可能になるわけですが，MRIではそこまで磁場を完全に遮断する必要はありません．

図8-10-3　通常の反磁性体（A）と超伝導体（B）の磁束密度

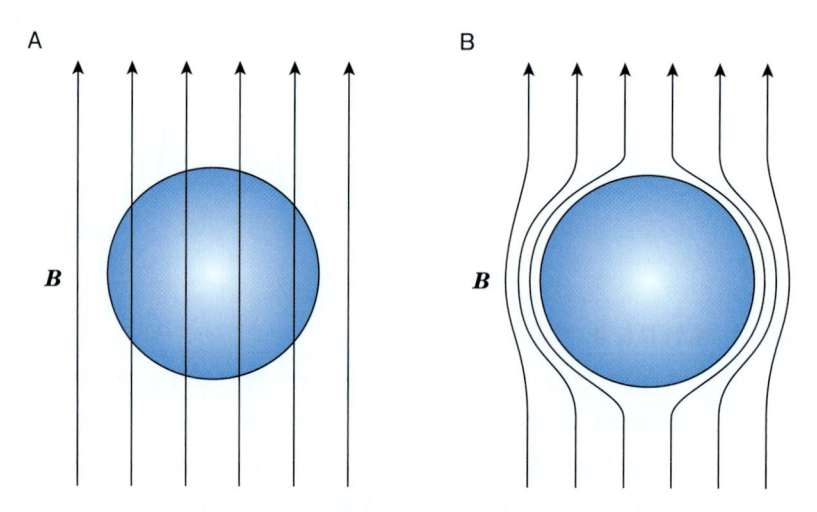

Aでは磁化率がきわめて小さいため磁束はほとんど影響を受けないが，Bでは完全反磁性体である超伝導体内部に磁束は入れない．

POINT 8-10

■磁性体内部と外で磁束密度Bの連続性は保たれるが，磁場強度Hは不連続になる．
■磁性体外では磁場強度Hと磁束密度Bは線形関係にあるが，磁性体内部では線形関係が崩れる．

Q8-11
Q8-9, 8-10（p.374, 381）では磁化Mと磁場強度Hが同じ単位（N/Wb）で扱われています．しかし，Mと磁束密度Bを同じ単位（Wb/m^2）で扱っている教科書もあります．どちらが正しいのですか？

A8-11
これは定義の問題で，どちらかが正しいということではありません．

　一般に電磁気学の記載は混乱しています．この混乱，したがってこれから学ぼうという人たちにとって電磁気学が理解しにくい理由は2つあります．1つは，いくつもの単位系が使われてきたことです．これには，**CGS**（centimeter-gram-second）系のCGS静電単位，CGS電磁単位，ガウス単位系や**MKSA**（meter-kilogram-second-ampere）単位系があります．最近ではMKSA単位系［≒ 国際（SI）単位系］に統一されているので，こちらの混乱は少なくなっています．

　もう1つは，***E*–*H***対応か***E*–*B***対応かという問題です（p.674 付録2）．電気と磁気は裏表の関係にあり類似しています．しかし，電気においては単独に取り出せる電気量（＝電荷；正または負）が基本になっているのに対して，磁気では磁荷を単独には取り出せない（必ずN極とS極がペアで現れ磁気モーメントを形成している）うえに，磁気は磁石だけでなく電流からも生じるという根本的な違いがあります．

　そこで，（電荷に対する力の場としての）電場***E***に対応する物理量として（磁石に備わった磁荷に対する力の場である）磁場強度***H***を設定するか，それとも，（電流素片に対する力の場としての）磁束密度***B***を設定するかという2つの立場が存在するわけです（p.374 Q8-9参照）．磁荷q_mを扱う場合や理論的な理解を進める上では式8-9-5および8-9-7に見るように，***E*–*H***対応の方が，すっきりした形になります．

　しかし，これまで述べてきたように，実際に問題となるのは磁束あるいは磁束密度であり，磁石の磁性も分子レベルまで突き詰めれば電流（電子の運動）に基づくことがわかっています．またMRI装置をはじめ，ほとんどの電磁機器は電流による磁気を利用しています．このために国際的には国際（SI）単位に基づく***E*–*B***対応が推奨されています．なお，***E*–*H***と***E*–*B***の見かけ上の大きな違いは，***E*–*B***では磁化Mと磁場強度Hが同じ単位［$B = \mu_0(H + M)$］なのに対して，***E*–*H***では磁化Mと磁束密度Bが同じ単位になっていることです（$B = \mu_0 H + M$）（p.674 付録2）．μ_0は真空の透磁率です．なお，***E*–*H***対応においては磁化を磁気分極と呼び，P_mと記すことが多いようです．

POINT 8-11
■電磁気学には***E*–*B***対応と***E*–*H***対応という2つの系がある．

Q8 静磁場 ― 役者を生かす檜舞台 ―

Q 8-12 磁気を表す基本的物理量が磁荷ではなく磁気モーメントだと聞きました．なぜですか？

A 8-12 単磁極が存在しないからです．

　電気と磁気とは類似性が大きく，電気における電位（ψ），電場（電界 E），電束密度（D），誘電率（ε）には，それぞれ磁位（ψ_m），磁場（磁界 H），磁束密度（B），透磁率（μ）が対応しています（p.378 表8-9-1）．電気における基本的な物理量は電気量（電荷 q）で単位はクーロン（C）です．これに対応する磁気における基本的な物理量は磁気量（磁荷 q_m）で単位はウェーバー（Wb）です（これらとはまったく別に磁気の基本は電流であるという考えもあります；E-B 対応，p.385 Q8-11参照）．

　となれば，電気における基本的な物理量である電荷（q）に対応して，磁気の基本的物理量を磁荷（q_m）にしてもなんら問題ないことになります．実際このように**理論的には問題ない**とも言えます．しかし問題は「磁荷は単独には存在しない」という事実なのです．すなわち電気の場合には，正の電荷と負の電荷を分離することができます．ところが，**磁気の場合にはどんなに小さくしたつもりでも必ず一方にN極の磁荷，他端にこれと同じ量のS極の磁荷が生じ，単磁極は存在しない（存在が確認されていない）**ということなのです．このことが磁気を電気のアナロジーとして扱うことの障壁のひとつになっているのですが，これ以上立ち入るとさらに混沌としてしまうのでこの辺で切り上げて，磁気モーメントの説明をしましょう．

　離れることのできない異極の磁荷ペア（渡辺淳一の小説のようですが）を1つの物理量として扱うのが磁気モーメント（μ，先程登場した透磁率と同じ記号なので混同しないように）です．これはベクトル量で，その大きさは両端にある磁荷 q_m（極性は異なるが同量で単位はWb）と磁極間距離（単位はm）の積（Wb・m），その方向はS極からN極に向かうと定義されます．つまり，磁気の理論的な基本物理量は磁荷で，事実に即した基本物理量は磁気モーメントということになります．だから，**NMR (MRI)** でも，その基本単位となる磁性を有する原子核（^{1}H原子核など）を磁気モーメントとして扱うわけです．

　ただし，以上は E-H 対応における説明です．E-B 対応では磁気の基本は電流素片（単位はA・m）なので磁気モーメント μ の単位はA・m^2 = J/T になります（p.674 付録2）．この μ と区別するために，E-H 対応における磁気モーメント（単位はWb・m）を磁気双極子モーメント m と呼ぶこともあります．

POINT 8-12

■ 磁性を表す実存する基本物理量は磁気モーメント μ．
■ 単磁極は存在しない．

Q 8-13 静磁場の力学的作用にはどのようなものがありますか？

A 8-13 牽引力と回転力があります．

釘のような細長い強磁性体を磁極に近づけると，釘が牽引されると同時に，その長軸が磁場方向に平行になります．つまり，静磁場の作用には，釘を引っ張る牽引力と長軸を磁場に平行にしようとする回転力が作用していることになります．強磁性体以外の常磁性体や反磁性体にも力は加わりますがきわめて弱く，銅やアルミニウムの釘が引っ張られるようなことは，通常はありませんから，ここでは強磁性体について考えることにします．

▶▶▶ 1 牽引力

これは（外部）磁場の弱い位置（磁石から遠い位置）から強い位置（近い位置）に強磁性体を引っ張る力です．体積V，長さ$d\ell$，磁化率χの強磁性体が勾配のある磁場に置かれた場合，磁場がこの磁性体に及ぼす力を考えてみましょう（図8-13-1）．磁場H_0にさらされた強磁性体は磁化されます．この磁化はχH_0（単位はN/Wb = A/m）になります．そうすると，この磁化によって磁性体の両端にNとSの磁極が生まれます．この磁極の強さ（磁荷）をq（単位はWb）とします．また，N極とS極では外部磁場の強さが異なっているはずです．ここではN極の磁場を$H_0 + dH/2$，S極の磁場を$H_0 - dH/2$としましょう．p.377 Q8-9-3で説明したように，磁場Hは単位磁荷に及ぼす力として定義されています．N極には，$q(H_0 + dH/2)$，S極には$q(H_0 - dH/2)$の力が反対方向に働きます．したがって，この磁性体に作用する力FはNS両極に働く力の差になります．すなわち，

$$F = q \cdot dH \qquad 8\text{-}13\text{-}1$$

ここで，qを求めなければなりません．距離d離れて両端に同じ強さのNとSの磁極が存在するので，この磁性体内には$m = q \cdot d\ell$の磁気双極子モーメント（単位はWb・m）があることになります．ところで，単位体積あたりの磁気モーメントが磁束密度ですから，この磁化によって誘導される磁束密度は$q \cdot d\ell/V$です．このVは電圧・起電力ではなく体積です．ご注意ください．一方，この磁化χH_0に誘導される磁束密度は，これと真空の透磁率μ_0との積，$\mu_0 \chi H_0$としても算出されます．つまり，$q \cdot d\ell/V = \mu_0 \chi H_0$となります．これから強磁性体の両端に生じた磁荷qは簡単に求められます．

図8-13-1 勾配のある磁場に，長軸が磁場と平行になるように置かれた強磁性体が受ける力

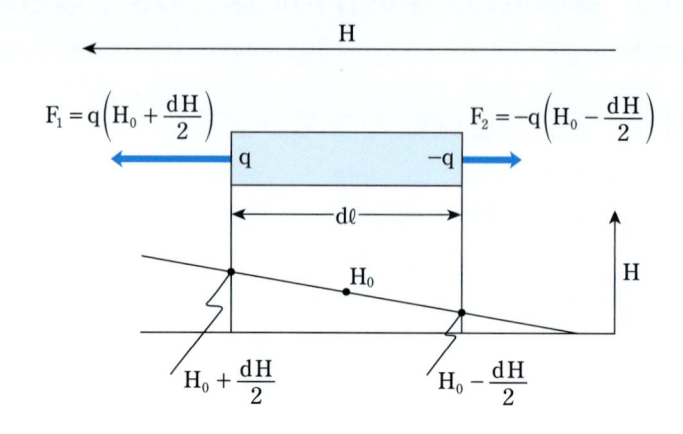

$$q = \frac{V\mu_0\chi H_0}{d\ell} \qquad 8\text{-}13\text{-}2$$

これを式8-13-1に代入し，一般式とするためにH_0をHで置き換えると，次のようにこの磁性体に作用する力が求められます．

$$F = V\mu_0\chi H \frac{dH}{d\ell} \qquad 8\text{-}13\text{-}3$$

ここで$dH/d\ell$は磁場勾配(傾斜)になっています．つまり，**磁性体に磁場が及ぼす牽引力は磁場強度，磁場勾配，磁性体の体積と磁化率に比例する**ということになります．式8-13-3の磁場 {N/(A·m)} を空気中の磁束密度(≒真空中の磁束密度)に直す($B = \mu_0 H$)と次のようになります．

$$F = V\frac{\chi}{\mu_0} B \frac{dB}{d\ell} \qquad 8\text{-}13\text{-}4$$

1.5T-MRI装置のガントリー近く($dB/d\ell = 1$ T/m)に長さ20cm，体積60cm^3，重さ0.5kgの鉄製スパナ(SI単位の体積磁化率$\chi = 2 \times 10^2$とする)を置いたとしましょう．$\mu_0 = 4\pi \times 10^{-7}$ Wb/(A·m)です［空気と真空の透磁率はほぼ同じ(p.394 表8-15-1)］．式8-13-3に代入すると，

$$F = 6 \times 10^{-5} (\text{m}^3) \times 2 \times 10^2 \div (4\pi \times 10^{-7}) [\text{Wb/(A·m)}] \times 1.5(\text{T}) \times 1(\text{T/m})$$
$$= 14{,}331 \text{N}$$

というすごい力でガントリー内に飛び込んでいくことになります．1N(ニュートン)は1kgの物体に1m/s^{2}の加速度を与える力だから，14,331Nは1kgのスパナに14,331m/s^2，500gのスパナに28,662m/s^{2}の加速度が作用することになります．つまり，重力の約2925倍の加速度を受けて，500gのスパナが1,462kgの重さ(と同じ力を持つこと)になるわけです．恐ろしいことですね．一方，これが同じ体積の反磁性体アルミニウム($\chi = 2 \times 10^{-5}$とする)だと1.4×10^{-5}N，170gなので82μm/s^{2}の加速度という取るに足りない力でガントリーから押し返されるにすぎないわけです

(誰も気づかない)．常磁性体や反磁性体ならば問題ありませんが，強磁性体をMRI室内に持ち込むといかに危険かおわかりいただけたと思います．強磁性体の医療器具（メス，鋏，酸素ボンベ，生体反応モニター装置など）を撮影室内に持ち込んでしまい，ガントリーに向かって高速で吸引されるこれらの器具による患者さんや医療関係者の傷害（**missile injury**と呼ばれている）が数多く報告されています．

このように磁場による牽引，反発力は，磁場の強さに空間的な差がある（磁場勾配が存在する）場合のみに作用する力なのです．均一な磁場（$dB/d\ell = 0$；例えばMRIガントリー内の中心部分）のなかでは働きません．

▶▶▶ 2　回転力

先程の牽引力の場合と同じ強磁性体（体積V，長さ$d\ell$，磁化率χ）が均一な磁場Hに，磁場方向と強磁性体の長軸が角度θになるように置かれたとします（図8-13-2）．両端に磁荷±qが生まれ，力$F_1 = qH$と$F_2 = -qH$が作用します．F_1とF_2は大きさが同じで方向が逆です．このような力が剛体（ここでは均一な磁場に置かれた強磁性体）の両端に，剛体の長軸とある角度（ここではθ）を持って作用する時，この力の組み合わせを偶力と呼びます．F_1とF_2をそれぞれ剛体の長軸方向とこれと直交する短軸方向の2つのベクトルに分けてみます．そうすると，長軸方向のベクトル（= $F \cdot \cos\theta$）は互いに打ち消し合って消失します．残ったF_1の短軸方向の力のベクトル（= $F \cdot \sin\theta$）は剛体の左端を上方へ，F_2の短軸方向の力のベクトルは剛体の右端を下方へ動かします．つまり剛体をその場で回転させることになります．長軸が磁場方向と平行になると，短軸方向のベクトルは0になりますから，回転力は消失して，平行のままになります．このような回転力はトルク（T），すなわち偶力（$F \cdot \sin\theta$）と両者間の距離（$d\ell$）の積で表されます．

Q8 静磁場 ― 役者を生かす檜舞台 ―

図8-13-2 均一な磁場に，長軸が磁場と角度θになるように置かれた強磁性体が受ける力

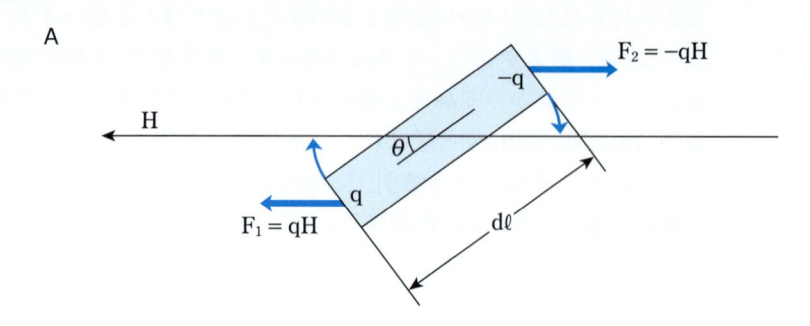

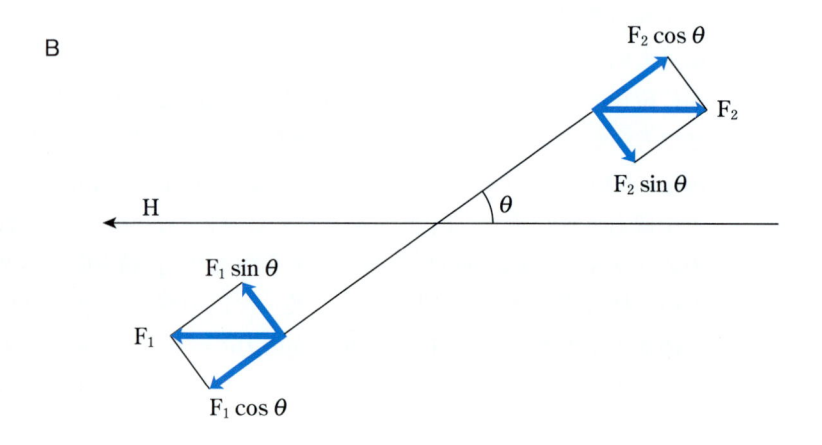

$$T = F \cdot d\ell \cdot \sin\theta = qH \cdot d\ell \cdot \sin\theta \qquad 8\text{-}13\text{-}5$$

式8-13-2から，$q = V\mu_0\chi H_0/d\ell$になるので，これを式8-13-5に代入するとTが求められます．

$$T = F \cdot d\ell = V\mu_0\chi H^2 \cdot \sin\theta \qquad 8\text{-}13\text{-}6$$

磁場を磁束密度に直して，

$$T = V\frac{\chi}{\mu_0}B^2 \cdot \sin\theta \qquad 8\text{-}13\text{-}7$$

すなわち，磁場に置かれた磁性体は，磁化率に比例し，磁場強度の2乗に比例するトルクを受けて，長軸が磁場方向と平行になるのです．

先程と同じ鉄製スパナを磁場1.5Tの磁束密度のガントリー内に角度90°で（磁場方向に垂直に）置いたとしましょう．式8-13-7に代入すると，T = 21,500（N·m；ニュートンメーター）になります．これに対して，同じ大きさのアルミニウムなら，T = 2.1×10^{-5} N·m程度のとるに足らない（感じない）回転力になります．ただし，アルミニウムのような反磁性体でも，大きなもので，強い磁場ならば無視できなくなります．たとえば，長さ50cm，断面10cm×10cmのアルミニウム角棒を1.5T，3T，7T

の磁場に直角に長軸を置くと，それぞれ0.18N・m，0.72N・m，3.92N・mのトルクを受けることになります．これはどの程度の感覚なのでしょうか？ 答えはQ8-14 (p.391)を見てください．

Annex Q8-13 力学的作用以外に静磁場の人体への影響は考慮しないでよいのですか？

Annex A8-13 　誘導電流による細胞興奮以外は考慮しなくてよいでしょう．誘導電流による細胞興奮についてはQ10-11 Annex Ⅱ (p.504)を参照してください．なお，脳動脈瘤クリップによる事故や心臓ペースメーカーのリードスイッチの開閉も静磁場の力学的作用によるものです(p.660 Q14-2)．

POINT 8-13

- 磁場が磁性体に及ぼす牽引力は磁場強度，磁場勾配，磁性体の体積と磁化率に比例する．
- 磁場に置かれた磁性体は，磁化率に比例し，磁場強度の2乗に比例するトルクを受けて，長軸が磁場方向と平行になる．
- missile injuryに注意！

Q8-14 Q8-13で鉄製のスパナが14,331N（ニュートン）の力を受けると聞きましたが，ニュートンという単位の感覚がもう一つ掴めません．どのくらいの力ですか？

A8-14 1ニュートンは，ほぼ100gの重さに相当します．

　N（ニュートン）は力の単位で$kg・m/s^2$のことです．Q8-9 (p.374)でも登場した重力加速度は$9.8m/s^2$ですから，どのくらいの質量（ϕkg）を手で支えた時が1ニュートンになるかを計算してみます．

$$1N = 1kg・m/s^2 = \phi kg \times 9.8m/s^2$$

すなわち，$\phi = 0.102kg = 102g$を手で支えた感覚が1Nです．名前がニュートンなのでかなり強い力かと思っていたのではありませんか？ 実は意外と小さい単位なんですね．ところで，以上の事実からわかるように，1kgは質量の単位ですが，重さ1kgや体重50kgはそれぞれこれに重力加速度$9.8m/s^2$を乗じた力になります．つま

り体重50kgとは50kg×9.8m/s²＝490Nの力を体重計や床に加えているということです．同じ質量50kgの彼女を抱き上げても，地球上と月面では，重力加速度が大きく異なるためにあなたの腕にかかる力は大違いなのです．

　Q8-13（p.387）のように500gの鉄製のスパナを止めるには1,462kgの重りを支えるのと同じ力が必要です．人間の力では不可能ですね．同じスパナを磁場1.5Tの磁束密度のガントリー内に角度90°で（磁場方向に垂直に）置くと，T＝21,500（N・m；ニュートンメーター）のトルクがかかりました．これは50cmの棒の一端を手で水平に保持した時に43,000Nの力を他端にかける，つまり他端に4,300kgの重りを載せるのと同じです．とても人間が支えられるレベルではありません．Q8-13末尾（p.390）のアルミニウムの角材の場合，50cmの棒の他端に1.5Tなら36gですが，3Tで144g，7Tで784gの重りを載せた時と同じ感覚です．反磁性体だと馬鹿にしてはいけません．

POINT 8-14

■ 1ニュートンは，ほぼ100gの重さ．

Q 8-15　磁場はどのように遮蔽されるのですか？

A 8-15　RF（磁場）は導電体で，静磁場は強磁性体で遮蔽されます．

▶▶▶ 1　RFは導電体で遮蔽される

① RF遮蔽

　MRIで受信される信号は数μV〜数100μVときわめて微弱です．だから復調（検波）の前後で何段階もの増幅が必要になります．一方，現代社会の空中にはラジオ，テレビ，携帯電話をはじめ，さまざまなRFが飛び交っており，そのままでは微弱なMRI信号はこれらに妨害されて明瞭に受信されません．そこでMR撮影室内を外部のRFから遮蔽する必要があります．

　RFは空間を電気伝導体（導電体）で覆うことにより遮蔽されます．これはRF（高周波で変動する電磁場）があたると導電体内に渦電流が誘導され，この渦電流（による磁場）がRFを相殺するためです．この渦電流（誘導電流）は電気伝導度（率）が高いほど大きいため，電気伝導率の高い金属を使います．具体的には，MR撮影室の6面（壁4面，床と天井）をジュラルミン，アルミニウム，銅，亜鉛などの金属板で，原則として隙間なく覆うことになり，扉も同様で，さらに扉と壁との通電性が保たれている必要があります．監視窓には細かい金属網を設置します．金属板の厚さは0.4〜0.8mm

程度です．渦電流が発生するのは金属の表面下 $50\mu m$（0.05mm）程度までなので，金属板をこれ以上厚くしても遮蔽効果が上がるということはありません．遮蔽をより確実にするためには二重に覆う方が有効です．この場合には内外の金属板が完全に絶縁されていなければなりません．最近では導電体の細かい網（肉眼では確認し難いくらい細い）をガラスやアクリル板に埋め込んで壁一面を透明にした開放感のあるMR撮影室も施工されています．

② ジッパーアーチファクト

　画面を水平ないし垂直方向に横切る破線状の直線をジッパーアーチファクト（zipper-like artifact）と呼びます．これは信号取得時にRFが混入したものです．外部からのRF（撮影室外のラジオの電波や室内のモニター機器など）が混入すると，周波数エンコード上の混入した周波数の位置を通って位相エンコード方向に走るアーチファクトとなって現れます（p.655 図13-1-1）．また周波数エンコード方向に走るジッパーアーチファクトは通常装置内部のRF［STE（誘発エコー）など］の混入によるものです．

▶▶▶2　静磁場は強磁性体で遮蔽される

　磁場は透磁率が異なる境界で弱められ，その程度は透磁率の比に依存します．これは磁力線（磁場の方向）が境界面で屈折するためです．例えば，透磁率 μ_1 の物質と μ_2 の物質の境界面の法線と磁場方向の角度を θ_1，θ_2 とすると，

$$\frac{\tan\theta_1}{\tan\theta_2} = \frac{\mu_1}{\mu_2} \qquad\qquad 8\text{-}15\text{-}1$$

が成り立ちます（図8-15-1）．ここで $\mu_1 \ll \mu_2$ なら $\theta_2 \fallingdotseq 90°$ となって，磁場は境界面で，境界面に沿った方向に曲げられるので，磁場は境界面を通過しにくくなります．つまり，空気（μ_1）に対して透磁率の極端に高い物質（強磁性体 μ_2）で覆われた閉鎖空間は外部の磁場から，あるいは外部は閉鎖空間内の磁場から遮蔽されることになります．

図8-15-1　磁場（磁力線）は透磁率の異なる境界面で屈折する．$\mu_1 \ll \mu_2$ なら $\theta_2 \fallingdotseq 90°$ となってH$_2'$方向になるので，磁場は境界から進入できない．

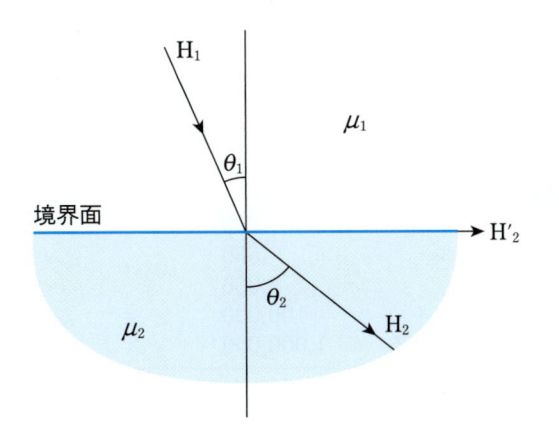

図8-15-2　閉鎖空間内磁場Hは球殻の透磁率μ_2と厚さに依存する

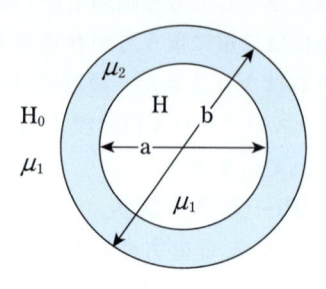

外(直)径b，内径a，透磁率μ_2の物質でできた球殻を想定します(図8-15-2)．この球殻の外の磁場と透磁率をH_0，μ_1，内部空間の磁場をH，透磁率をμ_1とします．そうすると次式が成り立ちます．

$$\frac{H}{H_0} = \left\{ 1 + \frac{2}{9}\left[1 - \left(\frac{a}{b}\right)^3\right]\frac{(\kappa-1)^2}{\kappa} \right\}^{-1} \qquad 8\text{-}15\text{-}2$$

$\kappa = \mu_2/\mu_1$です．つまり，球殻が厚いほど，そして透磁率の比が大きいほど磁場が強く遮蔽されるわけです．したがって，真空の透磁率μ_0(≒空気の透磁率)に対する透磁率(比透磁率μ_r)が極端に高い強磁性体(鉄など，表8-15-1)の厚い板でMRI装置自体，あるいは撮影室の壁を覆うことによって，磁石からの磁場(磁気)を封じ込める(漏洩磁場を最小限にする)ことができ，外部からの磁場を遮蔽する(静磁場の均一性を保つ)ことができます．ただし，強磁性体がいつまでも強く磁化されたままでは困るので，透磁率が高く保持力の低い材料(**軟磁性材料**†)が磁場遮蔽には適しています．最近では軟磁性材料を格子状に組んで透明性を確保した磁場遮蔽壁も利用されています．

このようにMR撮影室全体あるいはMRI装置を軟磁性材料で覆う磁気遮蔽を**受動磁気遮蔽**(passive magnetic screening)と呼びます．

表8-15-1　比透磁率μ_r(真空の透磁率μ_0との比)

常磁性	
空気	1.0000004
アルミニウム	1.00002
反磁性	
ビスマス	0.99983
銅	0.99999
水	0.99999
強磁性	
コバルト	250
ニッケル	600
鉄	5,000
パーマロイ	100,000
超パーマロイ	1,000,000

ひとくちMEMO

†軟磁性材料
　強磁性体のうち透磁率が高くて保持力が小さいものが軟磁性材料（soft magnetic material）で，純鉄，珪素を含んだ（＜3.5%）鉄や一般にパーマロイと呼ばれる鉄ニッケル合金などがあります．逆に保持力が大きいものを硬磁性材料といい永久磁石として使われます（p.362 Q8-4）．

▶▶▶3　能動磁気遮蔽

　静磁場用超伝導コイルの外側に，さらにソレノイドコイルを巻き，これに静磁場用コイルと反対方向に通電して，外部に漏れる磁場を相殺する方法を能動磁気（磁場）遮蔽（active magnetic screening）と言います．MRIで利用する内部の静磁場も2つのソレノイドコイルが形成する磁場の和（実際には反対方向なので差）になるので，本来の静磁場コイルはより強い磁場を発生する必要があります．もちろん両コイルとも超伝導なので電気代がかさむということはありませんが，構造は複雑になり製作費も高くつきますね．しかし**超伝導MRI装置では，この能動磁気遮蔽が最も一般的に**なっています．撮影室が広い場合には能動磁気遮蔽単独で，広い空間が確保できない場合には撮影室壁の受動遮蔽と併用します．

Annex Q8-15　永久磁石や常伝導電磁石のMRI装置に能動磁気遮蔽はしないのですか？

Annex A8-15　しません．RF遮蔽はどんな装置でも必要ですが，低磁場の永久磁石や常伝導電磁石のMRI装置では能動にしろ受動にしろ静磁場に対する磁気遮蔽は行わないのが一般的です．理由は，静磁場が低いので撮影室にある程度の広さがあれば，室外の漏洩磁場は問題にならない程度まで低下するからです．

POINT 8-15

- RFは導電体で遮蔽される．
- 静磁場は軟磁性材料で遮蔽（受動遮蔽）される．
- 超伝導装置では能動磁気（場）遮蔽が一般的．

Q 8-16　5ガウスラインは何の線ですか？

A 8-16　立ち入り制限区域を示す線です．

　磁気的影響を避けるために，MRI装置の近くでは立ち入り制限区域が設定されます．傾斜磁場やRF磁場の影響は撮影室外では問題になりませんが，高い静磁場の装置では撮影室外でも漏洩磁場が存在します．5ガウス（5gauss = 0.5mT）は植込み型**心臓ペースメーカー**などの医用電子機器に影響を与えない磁場（磁束密度）として設定され，**一般人の立ち入りを制限する基準**になっています．5ガウスラインの中には一般の人は立ち入らないでくださいという意味ですね．もちろん，患者，医療従事者，メンテナンス要員などはこの限りではありません．なお，心臓ペースメーカーについては，正常な動作を維持すべき静磁場を1mTとする国際規格（ISO 14708-1&2）が定められ，厚生労働省の承認規準も1mTになっています．

POINT 8-16

■5ガウスラインは一般人の立ち入り制限区域を示す．

Q 8-17　アクティブシールド（能動遮蔽型）MRI装置は安全か？

A 8-17　必ずしも安全ではありません．

　能動遮蔽型装置は外部に漏れる磁場を相殺するので漏洩磁場の範囲が狭く，超伝導磁石のすぐ近傍以外の磁場はきわめて低いという意味では安全域が広いといえます．しかし式8-13-4に示すように，**磁石が磁性体を牽引する力Fは磁場勾配（磁場傾斜）dB/dℓに比例**します．

$$F = V \frac{\chi}{\mu_0} B \frac{dB}{d\ell} \qquad 8\text{-}13\text{-}4$$

　漏洩磁場の範囲が狭いということは，その部分でのdB/dℓが大きいということにほかなりません（図8-17-1）．つまり強磁性体を持っていても，ある距離までは何の影響もないので安心して近づくと急激に大きな力で牽引されて大惨事という危険度が高いということです．遮蔽の弱いMRI装置は「遠くから吼えて威嚇しているライオン」

ですが，能動遮蔽装置は「じっと音も立てずに草むらで待ち伏せしているライオン」なのです．実際に大きな事故は能動遮蔽型装置で起きています．注意しましょう．

図8-17-1　漏洩磁場を狭い範囲に押し込めるほど，磁場勾配（したがって牽引力）は大きくなる．

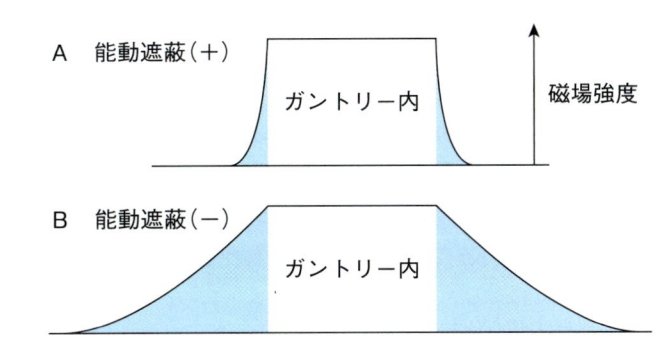

A　能動遮蔽（＋）
ガントリー内
磁場強度

B　能動遮蔽（－）
ガントリー内

POINT 8-17

■能動遮蔽装置は「草むらで待ち伏せしているライオン」．

Q 8-18　3T装置の画像は1.5Tと同じですか？

A 8-18　3Tの方がS/Nが高く，アーチファクトが多い画像になります．

表8-18-1に静磁場（磁束密度B_0）と各パラメータとの関係を示します．

表8-18-1　静磁場（磁束密度B_0）と各物理パラメータの関係

パラメータ	関係	関係式	式番号
縦緩和時間（T_1）		$B_0\uparrow \Rightarrow T_1\uparrow$	
信号雑音比（S/N）	線形（単純比例）	$S/N \propto B_0$	8-18-1, 2
磁化率（χ）による周波数ずれ（$\Delta\nu$）（Hz）	線形	$\Delta\nu(Hz) = 2\gamma\chi B_0$	8-18-7
化学シフト（C.S.）（Hz）	線形	$C.S.(Hz) = \gamma\delta(10^{-6})B_0$	7-3-1
比吸収率（SAR）	2乗に比例	$SAR_{AV} \propto \sigma D(B_0\theta R)^2/\rho$	11-11-5′
牽引力（F）	線形	$F = V(\chi/\mu_0)B_0 \cdot dB_0/d\ell$	8-13-4
トルク（T）	2乗に比例	$T = V(\chi/\mu_0)B_0^2 \cdot \sin\theta$	8-13-7
RF波長（λ）	反比例	$\lambda \propto 1/(B_0\sqrt{\varepsilon_r})$	8-19-5′
被写体運動による誘導起電力	比例	$V = B_0 dA(t)/dt$	10-11-1″

$\gamma = 42.58$ MHz/T．記号は式番号の項を参照．式8-13-4，8-13-7のVは体積，10-11-1″のVは起電力．

▶▶▶ 1　S/N

MRIの**SNR**（= **S/N** =信号雑音比）は理論的にB_0に比例します（p.133 Q4-8）．したがって3Tは1.5Tの2倍のS/Nが得られ，3T装置の唯一の純粋な利点になっています．ただし後述するように，RFの不均一性，T_1延長，磁化率効果と化学シフトの増加，SARの規制などのために，撮像部位によっては実際のS/Nは2倍よりかなり低下します．

▶▶▶ 2　T_1

T_1（縦緩和時間）はB_0が高くなると長くなります（p.89 Q3-8）．これは単純な比例関係ではありませんし，組織によって長くなる程度が異なります[1~3]（表8-18-2～8-18-4）．1.5Tに対して3.0TにおけるT_1は，脳で平均10％，体幹部で平均20％程度延長します．

表8-18-2　大脳の1.5Tと3TにおけるT_1

	T_1 (ms)		増加率（％）
	1.5T	3T	
灰白質	1,200	1,331 ± 13	11
白質	756	832	10

（文献1）を改変して転載）

表8-18-3　腹部臓器の1.5Tと3TにおけるT₁, T₂

	T₁ (ms)		増加率 (%)	T₂ (ms)		増加率 (%)
	1.5T	3T		1.5T	3T	
腎皮質	966 ± 58	1,142 ± 154	18	87 ± 4	76 ± 7	−13
髄質	1,412 ± 58	1,545 ± 142	9	85 ± 11	81 ± 8	−5
肝	586 ± 39	809 ± 71	38	46 ± 6	34 ± 4	−26
脾	1,057 ± 41	1,328 ± 31	26	79 ± 15	61 ± 9	−23
膵	584 ± 14	725 ± 71	24	46 ± 6	43 ± 7	−7
傍脊椎筋	856 ± 61	898 ± 33	5	27 ± 8	29 ± 4	7
骨髄	549 ± 52	586 ± 73	7	49 ± 8	49 ± 4	1
皮下脂肪	343 ± 37	382 ± 13	11	58 ± 4	68 ± 4	17
子宮筋層	1,309 ± 35	1,514 ± 156	16	117 ± 14	79 ± 10	−33
内膜	1,274 ± 64	1,453 ± 123	14	101 ± 21	59 ± 1	−42
頸部	1,135 ± 154	1,616 ± 61	42	58 ± 10	83 ± 7	43
前立腺	1,317 ± 85	1,597 ± 42	21	88 ± 0	74 ± 9	−16

（文献2）より抜粋して転載）

表8-18-4　関節部の1.5Tと3TにおけるT₁

	T₁ (ms)		増加率 (%)
	1.5T	3T	
筋肉	1,130 ± 92	1,420 ± 38	20.4
軟骨	1,060 ± 155	1,240 ± 107	14.5
滑膜液	2,850 ± 279	3,620 ± 320	21.2
皮下脂肪	288 ± 8	371 ± 8	22.3
骨髄脂肪	288 ± 5	365 ± 9	21.1

（文献3）より抜粋して転載）

① S/N低下

SEシーケンスとGREシーケンスのS/Nは次式で表されます．

$$S/N(SE) \propto B_0 V \sqrt{\frac{N_{PE}N_{PA}N_{SA}}{BW}} \left[1 - \exp\left(-\frac{TR}{T_1}\right)\right] \exp\left(-\frac{TE}{T_2}\right) \qquad 8\text{-}18\text{-}1$$

$$S/N(GRE) \propto B_0 V \sqrt{\frac{N_{PE}N_{PA}N_{SA}}{BW}} \sin\theta \frac{\left[1 - \exp\left(-\frac{TR}{T_1}\right)\right] \exp\left(-\frac{TE}{T_2^*}\right)}{1 - \exp\left(-\frac{TR}{T_1}\right)\cos\theta}$$

$$8\text{-}18\text{-}2$$

B_0：静磁場（磁束密度），V：ボクセル体積，N_{PE}：位相エンコードステップ数，N_{PA}：パーティション（スラブ）数（3Dの場合），N_{SA}：信号加算回数，BW：受信バンド幅，θ：フリップ角．

TR＝5,000msのFSEで肝のT₁が1.5Tで590ms，3Tで810msとし（**表8-18-3**），他の条件は同じにすると［$1-\exp(-TR/T_1)$］の項の差によって，3TのS/Nは1.5Tの99.4％になります．したがって，T₁の延長の影響はなく，3TのS/Nは1.5Tの2倍のままとしてよいでしょう．しかしTR＝8ms，FA＝30°のFGREなら式8-18-2からT₁延長だけで3TのS/Nは1.5Tの75％になります（**表8-18-5**）．したがって，T₁の延長によって3TのS/Nは1.5Tの2倍から1.5倍に低下することになります．T₁延長によるS/N低下を防ぐにはTRを長くして縦磁化の回復を待ってあげればよいわけですが，撮像時間が長くなるという欠点を生じます．この場合にはN$_{SA}$を半分にすればよいでしょう．S/Nは1.5→3Tの2倍とN$_{SA}$が半分になることによる$1/\sqrt{2}$の積で$2/\sqrt{2}=1.4$，それでも1.5Tの1.4倍なので十分元が取れます．

表8-18-5　T₁延長によるS/Nの低下の例，［S/N(3T)］/［S/N(1.5T)］

	TR/FA	A	B	AB
FSE	4,000/90°	2	0.994	1.988
SE	2,000/90°	2	0.943	1.886
SE	300/90°	2	0.775	1.550
GRE	150/60°	2	0.792	1.584
FGRE	8/30°	2	0.747	1.494

A：T₁延長がないと仮定した場合，B：T₁延長のみによる低下（1.5Tと3Tにおける肝のT₁をそれぞれ590ms，810msとする），C：実際のS/Nの比（A×B）

さらに3TのGRE（balanced SSFPも含む）では磁化率効果のためにT₂*が短縮するので，TEの短いシーケンスを用いないと3TのS/Nはもっと小さくなります．理論的にはB₀によるT₂の有意な変化はないとされていますが，1.5Tに対して3TではT₂が10〜20％程度短縮するという報告もあります（**表8-18-3**）．この場合にはSEの3TにおけるS/Nもさらに低下することになります．

② T₁コントラストの低下

程度の差はありますが1.5Tと比較して3Tでは，すべての組織のT₁が延長します．例外が純水でいずれにおいてもT₁＝4.2sです．このため1.5Tと比較して，3Tではすべての組織のT₁が4.2sに近づくことになり，結果としてT₁強調像におけるコントラストが低下します．SEのT₁強調像は1.5TにおいてもT₁強調が弱いシーケンスなので（p.236 Q6-4），3TにおけるSEのT₁強調像は十分なT₁強調像を提供してくれません．反転（IR）予備パルスによるT₁強調が推奨されます．

③ 脂肪信号上昇

腹部ではT₁延長の程度は脂肪が最も軽度です（**表8-18-3**）．したがって，相対的に脂肪信号が強くなります．これは水信号間の組織コントラストを低下させ，化学シフトアーチファクトや脂肪との境界で生じる打ち切りアーチファクトを増加させます．頭部や骨軟部組織では脂肪との間にT₁延長の有意な差はなく[1)3)]，特に問題になりません．

④ 流入効果増強

T₁延長によりTR内に縦磁化が回復できない軟部組織が多くなり，全体の信号が低

下します．したがって新しく撮像面内に流入してくるisochromatは相対的に強い信号を呈することになります[1]．

⑤ 造影効果増強

造影剤緩和能をr_1，造影剤投与前の緩和時間をT_{1_0}，投与後に組織内の造影剤濃度がcとなった時の緩和時間をT_{1_p}とすると，造影剤によるT_1短縮効果は式3-13-1（再掲）の通りです．

$$\frac{1}{T_{1_p}} = r_1 c + \frac{1}{T_{1_0}} \qquad 3\text{-}13\text{-}1$$

両辺にT_{1_0}を乗じて，

$$\frac{T_{1_0}}{T_{1_p}} = T_{1_0} r_1 c + 1 \qquad 8\text{-}18\text{-}3$$

つまり，3TではT_{1_0}が大きい→T_{1_0}/T_{1_p}が大きい→造影剤投与前の緩和時間T_{1_0}に対して投与後の緩和時間T_{1_p}が相対的に短い→造影効果が強い，となります．これは3Tの方が同量のT_1短縮造影剤によってより強いコントラストが得られる，または同じコントラストなら造影剤量を少なくできるということですね．3TのT_1強調像で健常者の黒質緻密部と青斑核が高信号に描出されます[5]．これらの部位に含まれる常磁性の**メラニン**をT_1短縮造影剤と考えれば，前述と同じメカニズムで高信号が説明されますね．

ただしここで問題があります．それは，r_1には磁場依存性があり，高磁場になると低下するという事実です．つまり1.5→3Tになると式8-18-3のT_{1_0}が大きくr_1が小さくなるということになり困ってしまいます．でもご安心ください．1.5→3Tにおける各T_1短縮造影剤のr_1の低下はいずれも10％程度です[6]（表8-18-6）．T_1の延長は10～20％程度なのでT_{1_0}/T_{1_p}はわずかに大きくなる，つまり1.5→3TでT_1短縮造影剤の造影効果はわずかに増強するということになります．また，1.5→3TではT_1短縮造影剤のT_2緩和能（r_2）が上昇し，組織のT_2（T_2^*）が短縮するので，T_1強調像でもTEが極端に短いシーケンス（例えばGRE系）を除けば造影効果が低下することもあります．同じメカニズムでDSC（p.624 Q12-18）は3Tでより効果的になります．

表8-18-6　1.5Tと3Tにおける造影剤の緩和能

	1.5T			3T		
	r_1	r_2	r_2/r_1	r_1	r_2	r_2/r_1
Gd-DTPA（マグネビスト）	4.1	4.6	1.12	3.7	5.2	1.41
Gd-HP-DO3A（プロハンス）	4.1	5.0	1.22	3.7	5.0	1.35
Gd-DTPA-BMA（オムニスキャン）	4.3	5.2	1.21	4.0	5.6	1.40
Gd-DOTA（マグネスコープ）	3.6	4.3	1.19	3.5	4.9	1.40
Gd-EOB-DTPA（プリモビスト）	6.9	8.7	1.26	6.2	11	1.77
Gd-DTPA-BMEA（OPTIMARK）	4.7	5.2	1.11	4.5	5.9	1.31
Gd-DO3A-butrol（GADOVIST）	5.2	6.1	1.17	5.0	7.1	1.42
Gd-BOPTA（MULTIHANCE）	6.3	8.7	1.38	5.5	11.0	2.00
Mn-DPDP（TESLASCAN）	3.6	7.1	1.97	2.7	9.3	3.44
SHL643A（Gadomer-17）*	16	19	1.19	13	25	1.92
MS-325*	19	34	1.79	9.9	60	6.06
AMI-25（フェリデックス）	4.5	33	7.33	2.7	45	19.6
SHU555A（リゾビスト）	7.4	95	12.8	3.3	160	48.5
SHU555C*	10.7	38	3.55	5.6	95	17.0

r_1, r_2の単位はLmmol^{-1}s^{-1}．37℃，牛血漿中の測定値［文献6）から抜粋改変］．（カタカナ）は日本で市販されている製剤．フェリデックスは現在発売中止．下の3剤は超常磁性酸化鉄．SHL643A（Gadomer）とMS-325は高分子Gd製剤で血液プール用造影剤（p.459 Q9-11 Annex Ⅲ）．＊は開発中．

▶▶▶ 3　磁化率効果

空気と真空の透磁率はほぼ同じとみなせるので，磁場強度Hにおける空気中の磁束密度B_0は式8-10-3から（ここではスカラーで示す），

$$B_0 = \mu_0 H \qquad 8\text{-}18\text{-}4$$

空気中に磁化率χの磁性体があると磁性体の磁束密度Bは式8-10-3から，

$$B = \mu_0(H+M) = \mu_0(H+\chi H) = \mu_0(1+\chi)H \qquad 8\text{-}10\text{-}3$$

$$B - B_0 = \chi\mu_0 H = \chi B_0 \qquad 8\text{-}18\text{-}5$$

磁性体周囲にはこの磁性体の有無による磁束密度の違い（最大でχB_0）が加算される部分と減算される部分が生じるので，磁性体の存在による周囲の磁束密度変異ΔBは次式になります．

$$-\chi B_0 \leq \Delta B \leq \chi B_0 \qquad 8\text{-}18\text{-}6$$

したがって，磁性体周囲の^{1}Hの共鳴周波数変異（最大ずれ幅Δν）は，

$$\Delta\nu = \gamma\Delta B = 2\gamma\chi B_0 \qquad 8\text{-}18\text{-}7$$

γ = 42.58MHz/Tにとれば$\Delta\nu$はHz単位になります．式8-18-7から磁性体（磁化率χ）による局所の共鳴周波数のずれに伴う位相分散，すなわち**磁化率効果は静磁場（磁束密度）B_0に比例する**ことになります．被写体（生体）の構造は不均一でχの分布

も不均一なので静磁場が高くなるほど静磁場の変異，したがって共鳴周波数差（ずれ）が大きくなります．つまりT_2^*が短縮します．また磁化率アーチファクトも強くなります．

EPIでは共鳴周波数差が位相エンコードステップごとに積算されていくので，3Tでは誤差が大きくなり画像に大きな歪みが生じます．これはパラレルイメージング（SENSEなど）を使ってETLを少なくすることにより減弱されます．acceleration factor 2で1.5Tと同様の歪みに収まります．この場合，S/Nは$1/\sqrt{2}$に低下しますが，それでも1.5Tの1.4倍なので問題ありません．

3Tでは化学シフト（周波数）選択性RFパルスが，強い磁化率効果とRF不均一性のために部分的に上手くかからないことがあり，化学シフト選択性のIRパルスや飽和パルスが必要な場合には問題が生ずることもあります．逆に脂肪抑制のCHESSパルスやCSS-IRパルスは，3Tでは水と脂肪の化学シフト差（Hz単位）が大きくなるので，より正確に照射できるという面もあります．

balanced SSFPをはじめとするSSFPシーケンスの成功はいかにFLASH bandを軽減するかにかかっていますが，その原因は共鳴オフセット角βにありました（p.250 Q6-7）．式6-7-1に示すようにβはΔBが増えると増加するので，3TでのFLASH band軽減には慎重な静磁場シミングを必要とします．さらにSAR（後述）を抑えるためにフリップ角を小さくしなければならないこと，およびT_1が長くなるためT_2/T_1が低下することから，balanced SSFPのS/Nとコントラストが低下します．ΔBの増加は式6-7-1（p.251）からTR短縮で相殺できます．

以上は磁化率効果が強くなることによる短所ですが，長所もあります．常磁性物質（デオキシヘモグロビンなど）を敏感に捉えることができるので，微小出血などの診断能が向上し，SWI（p.295 Q6-17）やBOLD効果によるfMRI（p.300 Q6-18）の有効性が高くなります．

▶▶▶ 4　化学シフト

式7-3-1（p.315）に示すように**化学シフト（Hz単位）はB_0に比例する**ので，3Tの化学シフトは1.5Tの2倍になります（p.308 Q7-2, p.311 Q7-3）．このことはMRIにおいて短所にも長所にもなります．短所は化学シフトアーチファクトが2倍の大きさになることです．BWを2倍にすればこれは解消されますが，S/Nが$1/\sqrt{2}$に低下します（それでも1.5Tの1.4倍）．化学シフトアーチファクトを抑えるには脂肪抑制併用も推奨されます．

第2の化学シフトアーチファクトの強さはB_0に無関係です．これは脂肪と水の磁化が同位相か逆位相かの問題だからですね．変わるのは同位相と逆位相になる時間です．B_0が高くなるほど両位相の間隔が短縮するので，水脂肪分離（Dixon法）において正確な同位相ないし逆位相のTEを設定する条件が厳しくなります（p.325 Q7-6 Annex）．また，3TでTE = 2.2msの同位相画像と3.3msの逆位相画像を比較しても脂肪の混在を証明できないことに注意してください（p.322 Q7-4 Annex）．

長所は化学シフトスペクトルピーク間が広くなることです．このため，スペクトロスコピーの分解能が向上し，化学シフト選択性パルスによる脂肪抑制（脂肪飽和，CSS-IR）がより確実になります．

▶▶▶ 5 SAR

RF照射による**SAR**（体内エネルギー比吸収率）はB_0の2乗に比例します（式11-11-5, 11-11-5′再掲）．

$$\mathrm{SAR}_{AV} = \frac{\pi^2 \sigma (\nu B_1 R)^2}{5\rho} \propto \frac{\sigma D (B_0 \theta R)^2}{\rho} \qquad 11\text{-}11\text{-}5, 5'$$

したがって，同じパルスシーケンスで撮像した場合に3TのSARは1.5Tの4倍になり，多くのシーケンスでSAR基準値を超えてしまいます．σ（電気伝導度），R（半径）とρ（比重）は被写体の因子なので，撮像サイドで変えられるのはB_1（RF磁場），D（デューティサイクル）とθ（フリップ角）です．Dは撮像時間に対するRF照射時間の割合なので，これを下げるには，1) TR内のRF照射時間（回数）を減らす，2) TRを延長する，3) 予備パルス使用を制限することになります．1)にはRFパルスを近接して照射するパルスシーケンス（FSEなど）を避ける，RF間隔を長くする，多層撮像法や3D撮像ならスライス数を減らす方法が含まれます．いずれにしても，S/Nおよび画像コントラストの低下and/or撮像時間延長と撮像範囲の低下は避けられません．

B_1はコンポジットパルスや断熱パルスで低下します（p.552 Q11-14）．また**VERSE**（variable rate selective excitation）[7]は，2つに分けたRFと時間的に変動する磁場勾配を組み合わせてSARを抑えつつ選択性RFパルスを照射する方法でコンポジットパルスのひとつです．B_1を下げれば照射時間Δtが長く（TRが同じならDが大きく）なり，TRを延長すれば撮像時間が増加します．SARはDに比例してB_1の2乗に比例するので，Δtを短縮するよりもB_1を下げる方が効率よくSARを低下できます．

FSEの再収束パルスのフリップ角θを小さくする可変フリップ角FSEについてはp.230をご覧ください．

また高磁場においてはRFの空間分布が不均一になりやすいため（p.406 Q8-19），局所的高熱部分（hot spot, p.543 Q11-11-2）を生じやすいので注意が必要です．

▶▶▶ 6 RF分布

Q8-19（p.406）を参照してください．

Annex Q8-18 3Tになると生体への影響は強くなりますか？

Annex A8-18 強くなります．さらなる注意が必要です．

1) B_0の力学的作用

牽引力と回転力（トルク）があります（p.387 Q8-13）．牽引力はB_0と空間磁場勾配の積（$B_0 dB_0/d\ell$）に比例し，トルクはB_0の2乗に比例するので，3Tでは**強磁性体は凶器**とみなして注意する必要があります．

2）B_0の誘導電流

　静磁場でも被写体（例えば心臓）が動けばB_0に比例する誘導電流が発生します（p.504 Q10–11 Annex Ⅱ）.

3）RF加熱

　RF加熱（p.541 Q11–11）の尺度であるSARは前述した通りB_0の2乗に比例します. これは誘導加熱だけを考慮していますが, B_0が高くなってRF波長が短くなると誘電加熱も考慮する必要があり, またhot spotもできやすくなります.

4）傾斜磁場による誘導電流

　これはB_0には直接関係ありません. しかし3Tでは性能を維持向上させ潜在能力を発揮させるために高性能傾斜磁場を使用します. 例えば磁場勾配が80mT/m程度と1.5Tの2〜3倍の性能を持っている機種もあります. 1.5Tと同じシーケンスを走らせるにはdB/dtがこれに応じて大きくなります. 式10–11–3のように誘導電流はdB/dtに比例する（p.498 Q10–11）ので, 3Tでは被写体内に誘導される電流は1.5Tと比べてかなり強くなっているはずです.

POINT 8-18

- S/NはB_0に比例する.
- T_1はB_0が高くなると長くなる.
- 磁化率効果はB_0に比例する.
- 化学シフト（Hz単位）はB_0に比例する.
- 第2の化学シフトアーチファクトの強さはB_0と無関係.
- SARはB_0の2乗に比例する.
- 3Tでは生体への影響（力学的作用, 誘導電流, RF加熱）も強くなる.

■参考文献

1) Wansapura JP, et al: NMR relaxation times in human brain at 3.0 tesla. J Magn Reson Imaging 9: 531–538, 1999.
2) de Bazelaire CM, et al: MR imaging relaxation times of abdominal and pelvic tissues measured in vivo at 3.0T: preliminary results. Radiology 230: 652–659, 2004.
3) Gold GE, et al: Musculoskeletal MRI at 3.0T: relaxation times and image contrast. AJR 183: 343–351, 2004.
4) Willinek WA, et al: Time-of-flight MR angiography: comparison of 3.0-T imaging and 1.5-T imaging-initial experience. Radiology 229: 913–920, 2003.
5) Sasaki M, et al: Neuromelanin magnetic resonance imaging locus ceruleus and substantia nigra in Parkinson's disease. Neuroreport 17: 1215–1218, 2006.
6) Rohrer M, et al: Comparison of magnetic properties of MRI contrast media solutions at different magnetic field strengths. Invest Radiol 40: 715–724, 2005.
7) Hargreaves BA, et al: Variable-rate selective excitation for rapid MRI sequences. Magn Reson Med 52: 590–597, 2004.

Q8-19 3TになるとRFの空間分布が不均一になるのはなぜですか？

A8-19 誘電効果と誘導電流によるRF遮蔽効果のためです．

▶▶▶1 空中のRF波長

空気中（真空中と同じとみなせる）のRFを含む電磁波は光速cで伝播します．波長λと周波数νの積がcになります．したがってλはνに反比例し，共鳴周波数ν_0はB_0に比例するので，共鳴RFの波長λ_0はB_0に反比例します．共鳴RFの波長は1.5Tで，$c/\nu_0 = 3 \times 10^8 (m)/[1.5(T) \times 42.58(MHz/T)] = 4.7m$，3Tで2.35mです．

▶▶▶2 物質中のRF波長

電磁波は自分の波長と同程度か，さらに大きい物体に対してはそのまま進むことができません．これは空中の光が水に入ると波長λが短くなり，速度vが低下して（v = $\nu\lambda$），屈折，反射を受けるのと同じ現象です（くどいようですが光も電磁波です）．λ_0 = 4.7mはもちろん3Tにおける2.35mでもMRIにおける被写体の直径（30cm程度）をはるかに超えているのでRFの被写体通過（照射）になんら問題はないようですが，実はこのRFの波長を左右するのが比誘電率（ε_r）[†]で，波長は伝播体（MRIでは被写体）のε_rの平方根に反比例します．人体のε_rは10〜200MHzで10〜100の範囲にあります（表8-19-1）．平均70として，1.5Tにおける共鳴RFの人体内での波長は，$4.7(m)/\sqrt{70} = 0.56m = 56cm$，3Tで28cmになります．

表8-19-1　生体の比誘電率と電気伝導率（at 100MHz）

	比誘電率	伝導率（Siemens/m）
水，血液	80	1
灰白質	90	0.7
白質	60	0.4
腹部臓器	60〜70	0.5〜0.7
筋肉	50	0.6
皮膚	50	0.5
海綿骨	30	0.2
骨皮質	20	0.07
脂肪	15	0.07

周波数が高くなると比誘電率は小さく，伝導率は高くなるが単純な線形関係ではない[2]．

> **ひとくち MEMO**
>
> **†誘電率(dielectric constant)**
> 電束密度 D と電場 E の比例関係を示す定数 ε で,磁気で同じ立場にあるのが磁束密度 B と磁場 H の関係を示す透磁率 μ です.
>
> $$D = \varepsilon E, \quad B = \mu H$$
>
> ε は電場に対する誘電体(絶縁体)の影響を,μ は磁場に対する磁性体の影響を表しています.真空の誘電率 $\varepsilon_0 (= 8.85 \times 10^{-12} \mathrm{C^2 N^{-1} m^{-2}})$ に対する比率を比誘電率 ε_r と呼びます($\varepsilon_r = \varepsilon/\varepsilon_0$).誘電率 ε そのものはRFの周波数が大きくなると低下しますが,生体の ε の1.5T(63MHz)と3T(126MHz)の差,したがって ε_r =の差も10〜20%です.その平方根は数%に過ぎないので,実質的に1.5Tと3Tにおける ε_r はほぼ同じ(平均70)としたわけです.

▶▶▶ 3　RFの不均一分布

1.5Tなら共鳴RFの波長(56cm)は被写体の直径の約2倍なのでほとんど問題ありません.しかし3Tになると直径以下になり,体表(誘電率が変化するところ)でRFの一部が反射を受けます(図8-19-1).体表を通過したRFも被写体から出るところで反射されて一部が体内に戻ってきます.これを被写体の両端で繰り返すと体内のRFは最初の通過波と複数の反射波の和になり,定常波(standing wave)が形成され,RFが強い部分と弱い部分が生まれます.すなわち,RFの空間分布が不均一になります.これは波長に対して被写体径が大きいほど増強されるので,妊婦や大量の腹水患者で目立ちます.このような**誘電率の差によってRFの空間分布が不均一になる現象を誘電効果(dielectric effect)あるいは定常波効果(standing wave effect)**[1]と呼びます.励起90°パルスを照射したはずなのに,部位によって60°になったり120°パルスになったりしてしまうわけで,横磁化の大きさ(したがって信号強度)が影響を受けます.IRパルスやCHESSパルスも十分照射される部分と不十分な部位が生まれます.なお何回か体表で反射して弱くなったRFは熱となって体内に吸収されます(誘電加熱,p.541 Q11-11-1).

図8-19-1　1.5Tでは波長が長いので被写体を通り抜けるが,3Tでは被写体径に比べて波長が短いためRFの一部は体表で反射される.

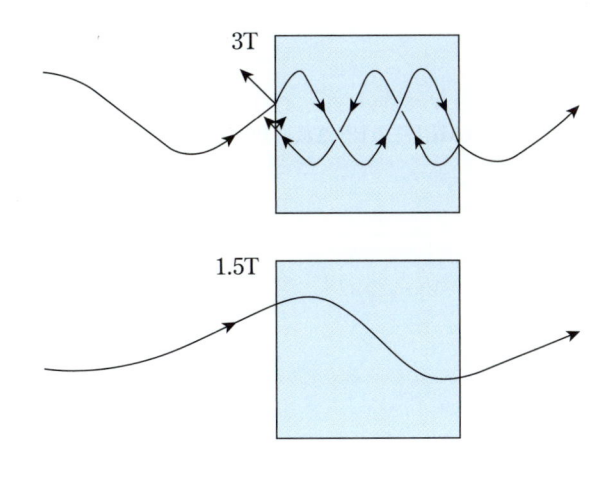

▶▶▶ 4　不均一なRFの補正

　これには1) 送信RFの補正, 2) 受信信号の平均化と3) RF反射の抑制があります. 1) としてはRFのシミングや多チャンネルから照射して平均化する方法 (パラレル送信[1], p.558 Q11–15), 2) にはフェーズドアレイコイル (phased array coil) で受信して信号を平均化し, さらに受信感度で補正する方法や信号後処理で補正する方法などがあります. 3) は**誘電パッド** (dielectric pad) を体表に置く方法でシンプルながら腹部では有効ですが, パラレル送信の進歩により使われなくなりました. 誘電パッドの内容は誘電率の高いジェル (超音波検査用ジェル) で, パッド自体を無信号にするためにMRI造影剤を高濃度に混ぜてあります. パッド内でRFの波長は極端に短くなり減衰するとともに, 反射した短波長成分が体内の極端にRF分布の低い部分を補うわけです.

▶▶▶ 5　誘導電流によるRF遮蔽

　RF磁場が生体内で不均一になる第2の原因が体内の誘導電流 (渦電流, p.484 Q10–4) です. 生体は上記の誘電体としての性質とともに導電体としての性質を持っています. RFは高速で正負が入れ替わる交流電磁場なので, 変化する磁場によって導電体でもある体内に起電力が誘導され渦電流が発生します. この (円) 電流が形成する磁場がRF磁場を弱めます (p.484 Q10–4). これが誘導電流による**RF遮蔽効果** (**shielding effect**)[1] です. 渦電流はその部位の電気伝導度 (表8-19-1) が大きいほど大きくなり[脚注], また導電体 (ここでは被写体) の表面にできやすい性質があります (p.541 Q11–11). このためRFに対抗する磁場に大小が生じてRFは不均一になります.

　それなら1.5Tでも同じじゃない？ということになりますよね. 式2-7-1 (p.65) を見てください. 起電力は磁束Φの時間変化率$d\Phi/dt$に比例していますね. RFの周波数が高い (B_0が高い) ということは$d\Phi/dt$が大きいということなので, 起電力が大きい→渦電流が強く不均一度も大きい (局所の電気伝導率に比例するから) →対抗磁場が強く不均一性も大→RF磁場の遮蔽が強く不均一性が大→RF磁場の不均一性が大となります. なお, 単位面積あたりの磁束Φが磁束密度Bなので, この場合にはBに局所 (渦電流発生部位) の断面積をかければその部位の磁束Φになります. また, 定常波効果によってRF磁場自体 (磁束Φ) が不均一になっているので, 渦電流による遮蔽効果もさらに不均一になります.

●脚注●

電気伝導度がきわめて高い (例えば銅) と, 誘導電流による磁場がRF磁場を完全に相殺することもあります. これはMRI室のRF遮蔽に利用されています (p.392 Q8–15).

Annex Q8-19 RFの不均一性は妊婦や大量の腹水患者で目立ちますが，同じくらいの大きさの肥満者ではあまり目立ちません．なぜでしょうか？

Annex A8-19 水や筋肉と比較して脂肪の比誘電率と電気伝導度が低い[2]からです（表8-19-1）．妊婦や腹水患者では，比誘電率と電気伝導度が（生体内では）高い水が多いので誘電効果も遮蔽効果も高く，脂肪では誘電効果も遮蔽効果も低くなります．脂肪内での3Tの共鳴RFの波長は $2.35\text{m}/\sqrt{15} = 61\text{cm}$ になりますね．

● ここまでこだわらなくてもよいのですが！

▶ 共鳴RFの波長は B_0 に反比例し ε_r の平方根に反比例する

真空中の電磁波（RFを含む）は光速 c（= 300,000km/s）で伝播します．光もRFも電磁波のひとつですから当たり前ですね．cは真空の誘電率 ε_0 および透磁率 μ_0 と次式の関係にあります．

$$c = \frac{1}{\sqrt{\varepsilon_0 \mu_0}} \qquad 8\text{-}19\text{-}1$$

真空以外の物質（例えば水）内での電磁波の速度（v）は同様に，その物質の誘電率 ε および透磁率 μ と次の関係にあります．

$$v = \frac{1}{\sqrt{\varepsilon \mu}} \qquad 8\text{-}19\text{-}2$$

つまりRFの速度は伝播物質の誘電率と透磁率の平方根に反比例します．式8-19-1を8-19-2で割ると，

$$c/v = \sqrt{\frac{\varepsilon \mu}{\varepsilon_0 \mu_0}} = \sqrt{\varepsilon_r \mu_r} \qquad 8\text{-}19\text{-}3$$

ここで $\varepsilon/\varepsilon_0 = \varepsilon_r$，$\mu/\mu_0 = \mu_r$ で，それぞれ比誘電率，比透磁率と呼びます．強磁性体以外では $\mu_r \fallingdotseq 1$ なので，

$$c = v\sqrt{\varepsilon_r} \qquad 8\text{-}19\text{-}4$$

になります．RFの周波数を ν，物質中での波長を λ とすれば $v = \lambda \nu$ なので，これを式8-19-4に代入して，

$$\lambda = \frac{c}{\nu \sqrt{\varepsilon_r}} \qquad 8\text{-}19\text{-}5$$

ここで一般的な ν の代わりに共鳴周波数 $\nu_0 = \omega_0/2\pi = \gamma B_0/2\pi$ を代入して,

$$\lambda = \frac{2\pi c}{\gamma B_0 \sqrt{\varepsilon_r}} \qquad 8\text{-}19\text{-}5'$$

$2\pi c$ と γ は定数なので,

$$\lambda \propto \frac{1}{B_0 \sqrt{\varepsilon_r}} \qquad 8\text{-}19\text{-}5''$$

POINT 8-19

- 共鳴RFの波長は B_0 に反比例し,ε_r の平方根に反比例する.
- 誘電率の差によってRFの空間分布が不均一になる現象を誘電効果あるいは定常波効果という.
- 誘導(渦)電流によってもRFは不均一に分布する(遮蔽効果).

■参考文献
1) Soher BJ, et al: A review of MR physics: 3T versus 1.5T. Magn Reson Imaging Clin N Am 15: 277-290, 2007.
2) Gabriel C, et al: The dielectric properties of biological tissues: I. Literature survey. Phys Med Biol 41: 2231-2249, 1996.

Q9

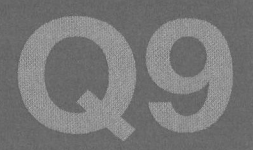

決定版　MRI完全解説　第2版

磁性
— 役者を生かす名化粧 —

Q9-1　紙や水にも磁性がある？
　　　　Annex　　磁化率が大きいとなぜ周囲への影響が大きくなるのか？
　　　　Annex II　磁化率効果を左右する因子は何？
Q9-2　反磁性体にはどんなものがあるのか？
　　　　Annex　　反磁性体のMRIでの役割は？
Q9-3　常磁性体にはどんなものがあるのか？
　　　　Annex　　NaとNa$^+$の磁性は同じか？
　　　　Annex II　常磁性体のMRIでの役割は？
Q9-4　強磁性の特徴は磁化率が大きいことだけ？
　　　　Annex　　キュリー点とは何？
Q9-5　強磁性体にはどんなものがあるのか？
　　　　Annex　　強磁性体のMRIでの役割は？
Q9-6　鳩の生体内で磁場を感知しているのは強磁性体？
Q9-7　体内にある「鉄」は強磁性？
Q9-8　なぜデオキシヘモグロビンは常磁性で，オキシヘモグロビンは反磁性なのか？
　　　　Annex　　さまざまな「鉄」の磁性をまとめると？
Q9-9　ヘモジデリン，フェリチンはT$_2$(T$_2$*)短縮効果が強く，メトヘモグロビンはT$_1$短縮作用が強いのはなぜ？
　　　　Annex　　血腫の信号強度の時間経過は？
Q9-10　Gdは常磁性体？
　　　　Annex　　Gd^{3+}をそのままでは造影剤としては使えない理由は？
　　　　Annex II　NSF（腎性全身性線維症）の原因は遊離Gd^{3+}？
　　　　Annex III　肝細胞特異性造影剤は腎からは排泄されない？
Q9-11　Gd^{3+}溶液やFe^{3+}溶液が高濃度になると低信号になるのはなぜ？
　　　　Annex　　Gd造影剤が陰性造影剤として使われる？
　　　　Annex II　SPIOがT$_1$短縮（陽性）造影剤として使われないのはなぜ？
　　　　Annex III　血液プール造影剤には何がある？
　　　　Annex IV　経口造影剤は常磁性体？
Q9-12　脂肪はなぜ造影されないのか？
　　　　Annex　　Gd^{3+}は圧倒的に多い水分子のT$_1$をどのようにして短縮するのか？
Q9-13　メラニンがT$_1$強調像で高信号になるのはなぜ？
Q9-14　酸素分子（O$_2$）が常磁性なのはなぜ？
　　　　Annex　　O$_2$の磁化率効果が目立たないのはなぜ？

Q9 磁性 — 役者を生かす名化粧 —

Q 9-1 紙や水にも磁性があるのですか？

A 9-1 あります．

▶▶▶ 1 磁性

磁場は磁石や電流によってその周囲に形成されます（p.362 Q8–4）．この磁場に対して物質が示す性質を磁性（magnetism）と言います．すべての物質は磁石（磁場）に対して何らかの反応をするので，すべての物質には磁性があり，**すべての物質は磁性体**ということになります．磁性は**反磁性（diamagnetism），常磁性（paramagnetism），強磁性（ferromagnetism）**に大別され，ほとんどすべての物質はこのいずれかに属します（表9-1-1）．そして**物質の磁性は，電子の磁気モーメントの状態で決まります**（p.24 Q1–4）．ただし，強磁性以外は磁化率がきわめて小さい（$1 \times 10^{-6} \sim 10^{-2}$）ので，通常の磁石を近づけても目に見える反応はしません．磁石に引きつけられるのは強磁性体だけです．このため一般には，鉄などの強磁性体を磁性体（magnetic substance），反磁性体や常磁性体を非磁性体（non-magnetic substance）と呼んでいます．しかしMRIに携わる方々は専門家ですから，強磁性体，非強磁性体（non-ferromagnetic substance）と呼んで欲しいですね．

表9-1-1 磁性

---
1) 反磁性
　　ラーモア反磁性
　　ランダウ反磁性＊
2) 常磁性
　　弱常磁性（パウリ常磁性）＊
　　（強）常磁性
　　超常磁性＊＊
3) 強磁性
　　フェロ磁性
　　フェリ磁性
4) 反強磁性

＊は金属の伝導電子の示す磁性．
＊＊は単磁区以下に細粒化された強磁性体が示す磁性．
上記以外にヘリ磁性，寄生磁性など特殊な磁性があるが，きわめて稀．

▶▶▶ 2 磁化率

磁場（H）と磁化（M）の関係を示す比例定数が磁化率（magnetic susceptibility）で，通常 χ で表します（$M = \chi H$）．常磁性体と強磁性体は M と H が同方向なので $\chi > 0$，反磁性体は反対方向に磁化されるので $\chi < 0$ になります．χ（の絶対値）が大きい物質ほど強く磁化される（強い磁石になる）ので，周囲への影響も大きくなります．M は単位体積（SIならm^3，CGSならcm^3）あたりの磁気モーメントなので，物質の単位体積あたりの磁化率 χ（体積磁化率）は無単位になります．単に磁化率（χ）という

場合には，この体積磁化率を指します．しかし，体積は温度や圧力によって変化し，また溶液の場合には濃度によって磁化率が変化します．そこでモル磁化率χ_{mol}や質量磁化率（CGS単位ではグラム磁化率χ_g）が定義されます．χ_{mol}はその物質が単位体積にそれぞれ1mol存在する時，χ_gは1cm³に1g存在する時の磁化率です．こちらは単位が生じてχ_{mol}の単位はm³/molあるいはcm³/mol，質量磁化率はm³/kgやcm³/gになります．CGS単位ではχ_g（cm³/g）に密度ρ（g/cm³）をかければ（体積）磁化率χになり，モル磁化率χ_{mol}（cm³/mol）を分子量（M）で割ればグラム磁化率χ_g（cm³/g）になります．1(mol) = M(g)ですからね．磁化率では伝統的にCGS（電磁）単位を使うことが多いようですが，これらCGS間の換算とSI（国際）単位への換算（結構面倒です）を表9-1-2にまとめました．

物質によっては磁化されやすい方向とされにくい方向がある場合があります．つまり，方向によって磁化率が異なることがあり，**磁気異方性**と呼ばれます．この場合には磁化率は単なる数値（スカラー）ではなくテンソルになります．

表9-1-2　磁化率の換算表

1) CGS単位間
$$\chi = \rho\chi_g,\ \chi_g = \chi_{mol}/M,\ \chi_{mol} = \chi(M/\rho)$$

2) CGS (χ, χ_g, χ_{mol}) → SI (χ, χ_m, χ_{mol})
$4\pi\chi$ → χ
$4\pi \times 10^{-1} \cdot \chi_g$ (cm³/g) → χ_m (m³/kg)
$4\pi \times 10^{-4} \cdot \chi_{mol}$ (cm³/mol) → χ_{mol} (m³/mol)

ρ：密度 (g/cm³)，M：分子量 (g/mol)，χ_m：質量磁化率

Annex Q9-1
磁化率が大きいとなぜ周囲への影響が大きくなるのですか？

Annex A9-1

磁化率の大きな物質周囲の磁束密度が大きく変化し，共鳴周波数が大きく変化するためです．まず磁場Hが印加されているMRI装置内の撮像部位を考えます．空気の透磁率は真空の透磁率μ_0とほぼ同じなので，この部位の磁束密度Bは式8-10-1から，

$$B = \mu_0 H \qquad 9\text{-}1\text{-}1$$

磁化率χの物質があると，周囲の磁場はHに磁化M（$=\chi H$）が加わるので式8-10-2, 8-10-3から，

$$B = \mu_0(H + M) = \mu_0(1 + \chi)H \qquad 9\text{-}1\text{-}2$$

最大で式9-1-2と式9-1-1の差（$\mu_0\chi H$）が周囲の磁束密度に加わったわけです．最大と断ったのは，磁性体内に形成された磁化の影響は磁化が形成する磁場によって異なり，磁性体から離れると弱く，また位置によっても増減するからです．図9-1-1からB（あるいは$H + M$）が最大になるのは磁化された磁性体の両極（HのN極とS極方向，図では上下）で，側面ではやや減少することがわかりますね．これは，HとMが同じ向きなので常磁性体ないし強磁性体の場合ですが，反磁性体では逆に両極でB

が減少し側面で増加します（p.417 図9-2-1）．ということは**磁性体の周囲には複雑な磁場勾配（不均一磁場）が生じる**ことになります．MRIのボクセル内にこのような不均一磁場ができると，内部で回転している ^1H 原子核磁気モーメントの周波数に差が生まれて位相が分散します．これを**磁化率効果（magnetic susceptibility effect）**，その結果生じる低信号域を**磁化率アーチファクト**と呼びます．磁性体があると磁場が乱れるということは，撮像部位に被写体が入っただけで磁場は乱れているということです．**人間ももちろん磁性体**ですからね．

図9-1-1　磁性体周囲の磁場は，外磁場 H（→）と磁化 $M = \chi H$ の作る磁場（→）の和

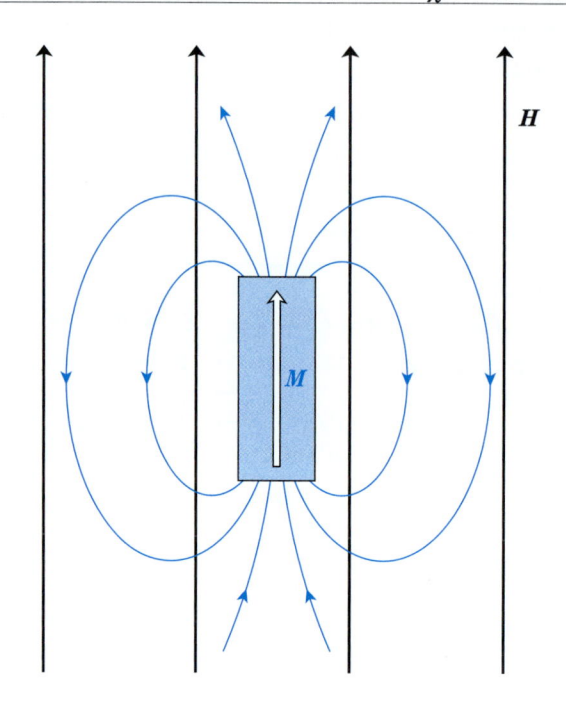

図9-1-2　先端を磁気テープの酸化鉄でコーティングした同じカテーテルのMRI

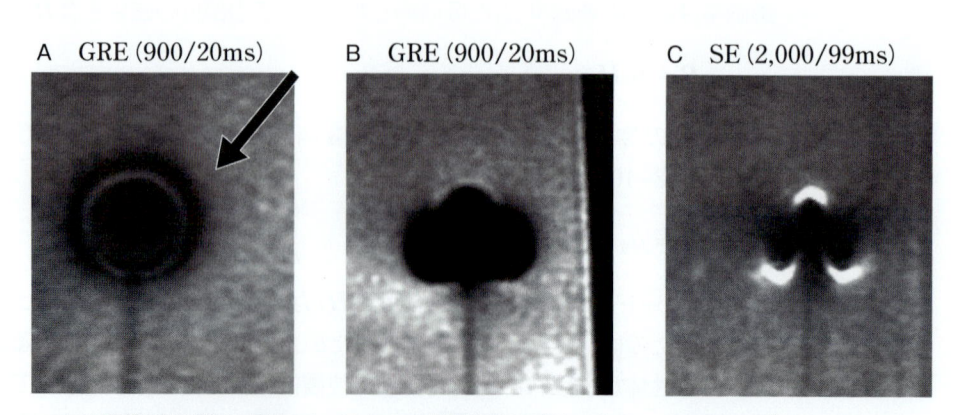

A　GRE (900/20ms)　　B　GRE (900/20ms)　　C　SE (2,000/99ms)

Aの撮像面は H_0 に垂直で，BとCの撮像面は平行．カテーテルはいずれも H_0 に垂直．磁化率効果による無信号域の大きさと形は撮像面と H_0 の位置関係やパルスシーケンスでも変化する．

Annex II
Q9-1 磁化率効果による低信号（磁化率アーチファクト）の程度や形に影響する因子には何がありますか？

Annex II
A9-1 **磁性体の①磁化率，②静磁場強度（H_0），③撮像パルスシーケンス，④静磁場（H_0）方向に対する磁性体および撮像面の角度が磁化率効果に影響する因子**です．

　カテーテル（磁化率の低い反磁性体）の先端（長さ7mm，以下カテ先）に磁気テープに使用する酸化鉄（弱い強磁性体）をコーティングしました．カテ先は無信号領域として（黒く）描出されます（図9-1-2）．ここには信号を出す^{1}H原子核がないから無信号なのは当たり前ですが，実際には無信号域が実寸以上に拡大かつ変形され，その程度は①～④によってさまざまです．実寸より大きく変形して見えるのは，カテ先が磁化されて近傍の磁場が極端に変化することによる磁化率効果が原因です．磁化Mは静磁場強度H_0と磁化率の積（$M = \chi H_0$）なので，①カテ先の磁化率が大きいほど，②静磁場強度が高いほど大きく描出されます．また，③パルスシーケンスによっても変化します．磁化率により敏感なグラディエントエコー（GRE）系のパルスシーケンスで撮像すると，スピンエコー（SE）系の画像に比べて大きく見えるし（SEは再収束180°パルスによって時間的に変動しない磁場の不均一性を相殺する，図9-1-2，9-1-3），EPIではさらに大きくなります．

　さらに，磁性体は静磁場（H_0）方向あるいは逆方向に磁化されるので，磁化率による低信号はH_0方向に拡大変形されます．カテ先がH_0に平行な場合には，磁荷は両端に集中するので，両端が太く，中央は比較的拡大率が低い無信号になります．これに対し，カテ先の長軸がH_0に垂直な場合には側面に磁荷が分布するために比較的強い磁場変化が全体に及び，無信号領域の拡大率が大きくなります．つまり，太い無信号域として描出されます．また，撮像面とH_0の角度によっても変わります．カテ先方向をH_0に垂直に置き，H_0に垂直（図9-1-1A）と平行（図9-1-1B）な撮像面で撮影すると，図9-1-1Aでは面内の磁場勾配には大差がない（面に垂直なH_0方向に磁場勾配が大きい）のでほぼ円形，図9-1-1Bでは面内のH_0方向の磁場勾配が大きくなるのでクローバー状の無信号領域になります．さらに，カテ先が周波数エンコード方向に垂直な場合の方が，位相エンコード方向に垂直な場合に比べて無信号域が少し太くなりますが，それほど大きな差ではありません．

図9-1-3 小血腫周辺部のヘモジデリン（常磁性体）による磁化率効果のパルスシーケンスによる違い

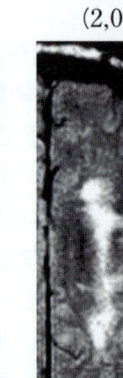

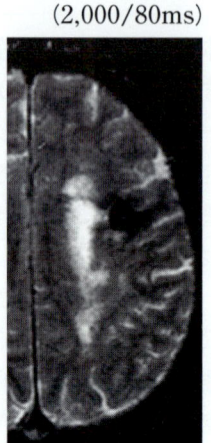

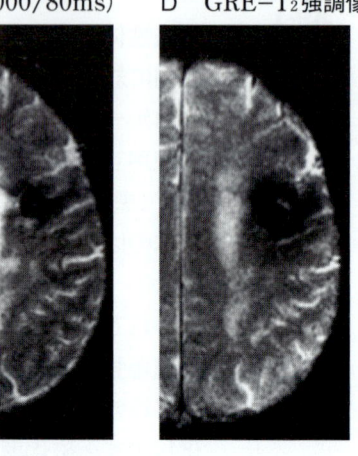

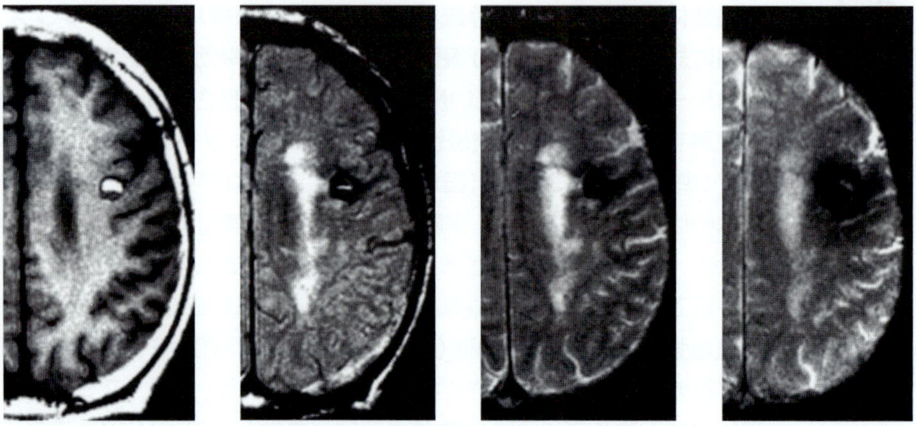

A　SE-T$_1$強調像（TR/TE 500/20ms）
B　SE-プロトン密度強調像（2,000/30ms）
C　SE-T$_2$強調像（2,000/80ms）
D　GRE-T$_2$強調像

A→Dと無信号部が大きくなる．実際の血腫の大きさはAが最も正確．Aにおける血腫中心部の高信号はメトヘモグロビンによる（p.441 Q9-9）．

POINT 9-1

- すべての物質は磁性体．
- 磁性体によって周囲の磁場（磁束密度）が乱れ不均一になる．
- 磁化率差により不均一磁場ができると^{1}H原子核磁気モーメントの位相が分散して低信号になる（磁化率効果）．
- 磁性体の①磁化率，②静磁場強度（H_0），③撮像パルスシーケンス，④静磁場（H_0）方向に対する磁性体および撮像面の角度が磁化率効果に影響する．

Q 9-2 反磁性体にはどのようなものがあるのですか？

A 9-2 紙，水，金，銀などです．

▶▶▶1 反磁性

磁場にさらされた時にそれ自体がわずか（さらされた磁場のおよそ$1/10^6$）に磁場と反対方向に磁化される性質が反磁性（diamagnetism）で，木，紙，布などのほとん

どの有機物質や水晶，金属状態の金，銀，銅，水銀，鉛などが反磁性体です．磁化率は-1×10^{-6}〜10^{-5}程度です（表9-2-1）．磁場と反対方向に磁化されるとは，磁場を形成する磁石のN極と反磁性体のN極が向かい合うように反磁性体自身が微弱な磁石になることです（図9-2-1A）．同じ磁極（NとN，SとS）が向かい合うので磁場を形成する磁石（の磁極）からは反発を受けます．これに対し，常磁性体と強磁性体は磁場と同方向に磁化され，磁場を形成する磁石のN極と常磁性体や強磁性体のS極が向かい合うように磁化されるので（図9-2-1B），磁場を形成する磁石（の磁極）に吸引されることになります．この反磁性はすべての物質に備わった性質ですが，他の磁性（常磁性や強磁性）が共存すると，反磁性は弱く方向が逆なので，常磁性や強磁性に隠れて外部には現れません．また**反磁性体の磁化率は温度に無関係**です．

表9-2-1　反磁性体の磁化率χ_g（$\times 10^{-6}$cm^3/g）

C（グラファイト）	−3.0
Au	−0.142
Ag	−0.192
Cu	−0.086
GaAs（ガリウム砒素）	−0.230
H$_2$O	−0.720
H$_2$	−1.987
CO$_2$	−0.454
N$_2$	−0.43
NaCl	−0.517

図9-2-1　反磁性体（A）と常磁性体（B）が磁場Hにさらされた状態

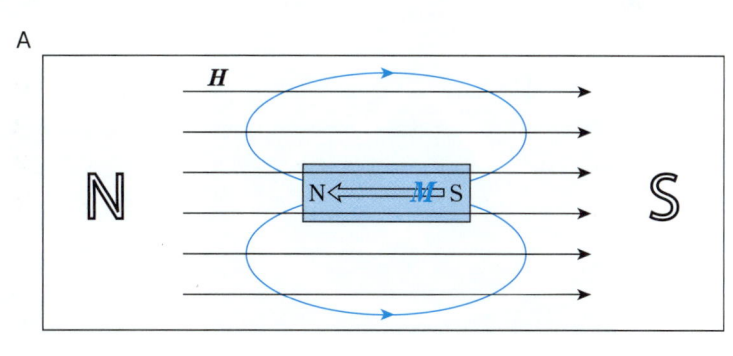

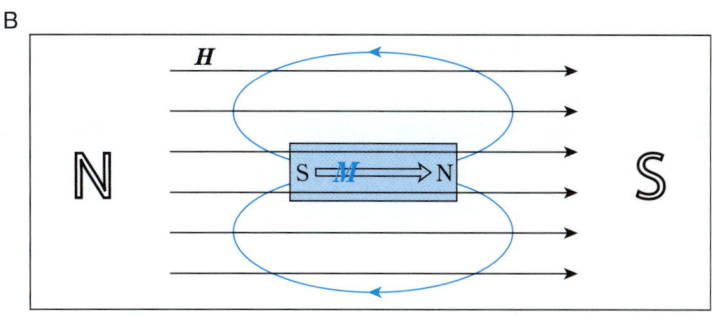

Annex Q9-2 反磁性体のMRIでの役割はなんですか？

Annex A9-2

　基本的に無役です．反磁性体が磁化されると言ってもきわめて弱いので，日常で経験する通り，反磁性体である紙や木や銅板に磁石を近づけても肉眼的な反応は見られません．MRIに利用されている静磁場の強さ（磁束密度）は，0.1〜3T（テスラ）ですが，その均一性は最も良いところ（通常はガントリー内の中心近く）でも数ppm[†]で，MRIはもともとppm（百万分の1）程度の磁場の誤差（不均一性）を前提として成り立っている装置です．したがって，反磁性体（生体のほとんどは反磁性体で構成されている）が存在することによって生じる磁場の不均一性（百万分の1程度）は，静磁場自体の均一性の誤差範囲内ということになり，**反磁性体の影響はほぼ無視できます**．ただし，磁化率に特に敏感なEPI（p.268 Q6-12）やSWI（p.295 Q6-17）では，磁化率が急変する部位近傍（頭蓋底等）の画像が乱れて無視できないことがあります（図9-2-2）．

図9-2-2　小さな磁化率の変化でもEPI（B）では画像の歪みを生じる

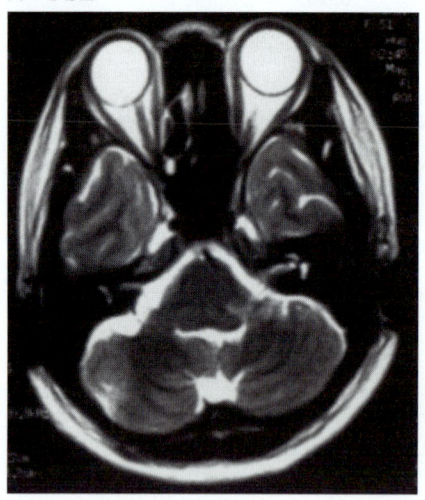

A　FSE　　　　　　　　　　B　EPI

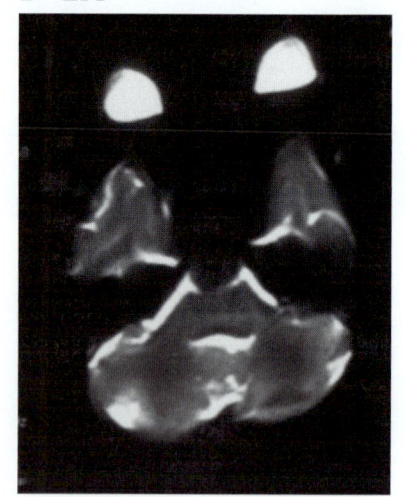

ひとくちMEMO

[†] ppm
　parts per millionの略で百万分率のことです．百分率はもちろん%（percent）ですね．

> ここまでこだわらなくてもよいのですが！

▼ ラーモア（Larmor）反磁性とランダウ（Landau）反磁性

反磁性には2種類あります．通常見られるのがラーモア（Larmor）反磁性で，ランダウ（Landau）反磁性は金属だけに認められます（表9-1-1）．

1）ラーモア反磁性

常磁性体と強磁性体が孤立電子を擁するのに対し，反磁性体には孤立電子が存在せず，すべての電子が対となってそのスピン並びに軌道角運動量，したがって磁気モーメントが相殺され0になっています．それゆえ，磁場にさらされない限りまったく磁性を示しません．周囲の磁場が変化すると，軌道電子がその運動（速さと方向）を変えることによって磁場の変化を相殺する方向に弱い磁気モーメントを生じます（弱く磁化されます：レンツの法則，図9-2-3）．これがラーモア反磁性です．

図9-2-3　反磁性の概念図

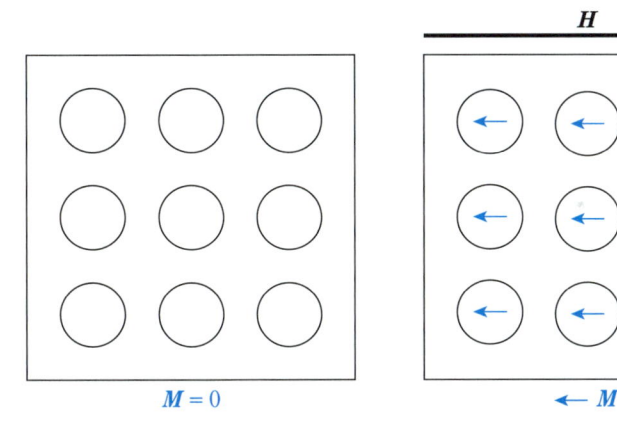

$M = 0$　　　　　$\leftarrow M$　　H

2）ランダウ反磁性

もう1つの反磁性であるランダウ（Landau）反磁性は，金属だけに見られる磁性で，伝導（自由）電子が磁場にさらされた時にローレンツ力を受けて磁場方向を軸とするらせん運動をすることにより，外磁場と反対方向に弱く磁化される性質です．磁束密度 B，電場 E の中を速度 v で運動する電荷 q を持つ粒子は，$F = q(E + v \times B)$ の力を受け，この力を**ローレンツ力（Lorentz force）**と呼び，$E = 0$ だと式8-9-8′，8″（p.379）になります（$I\mathrm{d}l = qv$）．ランダウ反磁性の磁化率（χ_L）は，同じく金属に認められるパウリ常磁性（後述）の磁化率（χ_P）と，$\chi_L = -\chi_P/3$ の関係にあるので，ランダウ反磁性はパウリ常磁性にマスクされて一般に表には出てきません．

POINT 9-2

■ 反磁性体のMRIへの影響はほぼ無視できる．

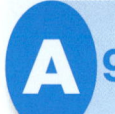

Q 9-3 常磁性体にはどのような物質があるのですか？

A 9-3 Fe^{2+}, Fe^{3+}, Cu^{2+}, Mn^{2+}, Gd^{3+}, Dy^{3+}, O_2, 白金の指輪, アルミニウムの鍋, フリーラジカル, メラニンなどがあります．

Cu^{2+}は常磁性ですがCu^+は反磁性です．なぜかおわかりですか？

▶▶▶ 1 常磁性（強常磁性）

この**常磁性**は孤立電子が示す性質で，強磁性体以外の孤立電子を擁する物質が**常磁性体**（paramagnetic substance）です．常磁性といえば通常この常磁性を指します．磁化率は$1 \times 10^{-6} \sim 10^{-2}$で，ほとんどは$1 \times 10^{-5} \sim 10^{-4}$程度です（表9-3-1）．後述するパウリ常磁性に対して強常磁性と呼ばれることもあります．

表9-3-1 （強）常磁性体の磁化率 χ_g（室温）
（$\times 10^{-6} cm^3/g$）

$CuCl_2$	8.03
$FeCl_2$	116.4
FeO	100.2
$NiCl_2$	27.7
$MnCl_2$	114
$MnSO_4$	90.5
$GdCl_3$	105.8
DyP	221
O_2	108

電子は陽子の658倍の磁気モーメントを持っていますが，そのほとんどは2個ずつが対（ペア）になってその磁気モーメントを完全に相殺しています．すべての電子が対になっているのが反磁性体で，孤立電子が存在すると常磁性あるいは強磁性になります．とはいっても磁場が存在しない状態では，常磁性体の孤立電子は勝手な方向を向いているため，磁気モーメントのベクトル和は0になり，マクロには磁性は現れません（図9-3-1A）．磁場にさらされると磁場方向を向く磁気モーメントがわずかに増えるため，磁気モーメントのベクトル和が磁場方向を向いて，その物質は磁場方向に弱く磁化されます（図9-3-1B）．単位体積あたりの磁気モーメントのベクトル和が磁化ですからね．

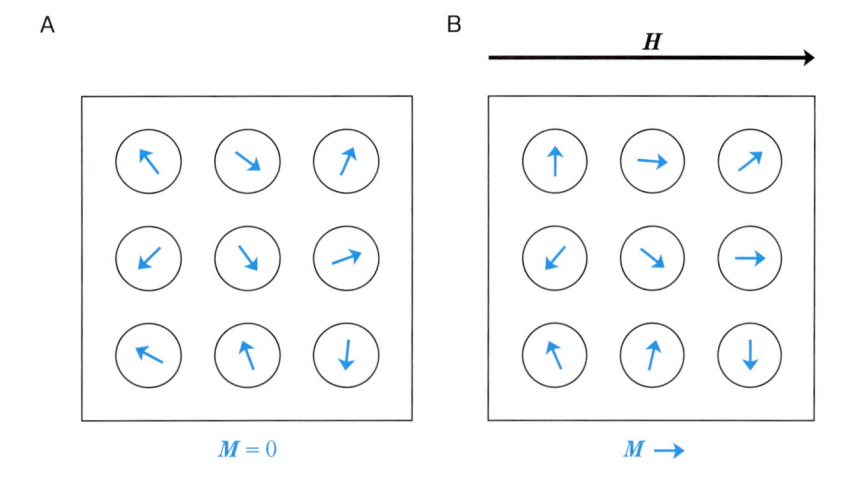

図9-3-1　常磁性（強常磁性）の概念図

A　　　　　　　　　　　　B　　$H \rightarrow$

$M = 0$　　　　　　　　　$M \rightarrow$

　このような孤立電子による常磁性体（強常磁性体）には，Fe^{2+}，Fe^{3+}，Cu^{2+}，Mn^{2+}などの鉄族（第1遷移金属）元素と呼ばれる金属原子のイオンやGd^{3+}，Dy^{3+}のようなランタニド元素のイオンがあります．これらの金属イオンはそれぞれ3d軌道と4f軌道に孤立電子を持っています．第1遷移金属元素イオンの電子配置を見てください（**表9-3-2**）．1s（定員2），2s（定員2），2p（定員6），3s（定員2），3p軌道（定員6）まではすでに満員で，ちょうど3pまでの18個を持つ原子が原子番号18のアルゴン（Ar）です．この18個はすべてスピンが逆同士で対になっているので磁気モーメントは完全に相殺されて0です．次のK（カリウム：原子番号19）やCa（カルシウム：原子番号20）をはじめさらに原子番号の高い原子の19，20番目の電子は3d軌道ではなく自由度の高い4s軌道を選択して金属状態では伝導（自由）電子になっています．これらの4s電子を失うと陽イオンになります．

　3d軌道の電子定員は$2 \times 5 = 10$です．同じエネルギー準位にある軌道が複数あれば，電子も同じ軌道に入るよりは煩わしさのない個室を選ぶので，Mn^{2+}とFe^{3+}が最も多い5個の孤立電子を持つ（両者の電子配置は同じ）ことになり，磁気モーメントも第1遷移金属元素イオンのなかで最も大きくなります（**表9-3-2**，**図9-3-2**）．図9-3-2の縦軸のボーア磁子（μ_B）とは電子の磁気モーメントを表すのに使う単位です（p.27 Q1-6）．Fe^{3+}より3d軌道の電子が増えても2個ずつが対になるので，孤立電子は減少します．これによってなぜ，Cu^+に常磁性がない（つまり反磁性）ことも理解できましたね．緩和時間（T_1，T_2）を短縮することによってMRI画像に大きな影響を与えるのは，このような孤立電子を持つ常磁性体です．

　ランタニド元素についてはQ9-10（p.446）を参照してください．

表9-3-2 第1遷移金属元素（イオン）の電子配置と不対電子数．4s電子は自由（伝導）電子になる

電子殻 軌道		K 1s	L 2s	L 2p	M 3s	M 3p	M 3d	N 4s	N 4p	不対電子数 (3d)	磁気モーメント (μ_B)
原子番号	イオン (原子) 定員	2	2	6	2	6	10				
21	Sc^{3+}	2	2	6	2	6	0			0	
22	Ti^{3+}	2	2	6	2	6	1			1	1.8
23	V^{3+}	2	2	6	2	6	2			2	2.8
24	Cr^{3+}	2	2	6	2	6	3			3	3.7
25	Mn^{3+}	2	2	6	2	6	4			4	5.0
25	Mn^{2+}	2	2	6	2	6	5			5	5.9
26	Fe^{3+}	2	2	6	2	6	5			5	5.9
26	Fe^{2+}	2	2	6	2	6	6			4	5.4
26	(Fe)	2	2	6	2	6	6	2		4	
27	Co^{2+}	2	2	6	2	6	7			3	4.8
28	Ni^{2+}	2	2	6	2	6	8			2	3.2
29	Cu^{2+}	2	2	6	2	6	9			1	1.9
29	Cu^+	2	2	6	2	6	10			0	
29	(Cu)	2	2	6	2	6	10	1		0	

＊4s電子は自由電子になる．(Fe)は金属鉄, (Cu)は金属銅．

図9-3-2 パウリ常磁性（弱常磁性）の概念図

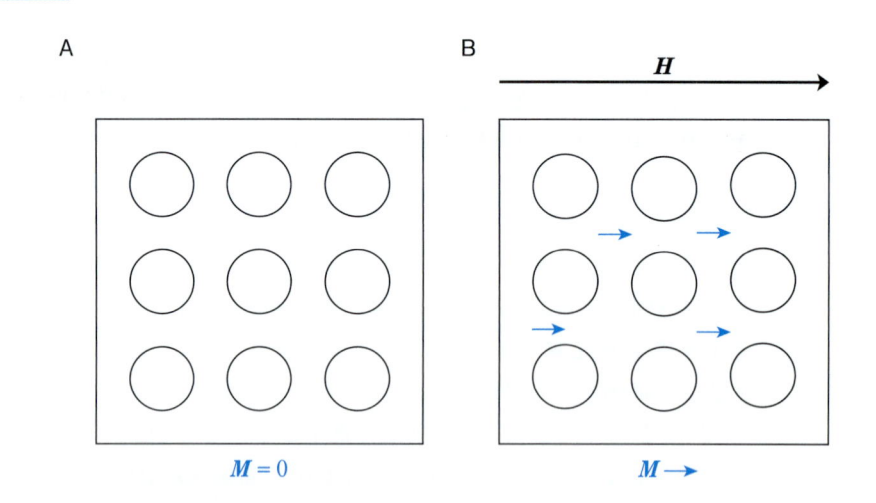

A $M=0$

B $H\rightarrow$ $M\rightarrow$

▶▶▶ 2　パウリ常磁性（弱常磁性）

　通常見られるのは上記の孤立電子による常磁性ですが，もう1つ別の種類の常磁性があります．白金の指輪やアルミニウムの鍋のような金属状態には弱い常磁性を示すものがあり，一般に弱常磁性あるいはパウリ常磁性（Pauli paramagnetism）と呼ばれています．これは，外磁場にさらされると，最外殻にある伝導電子（自由電子）のスピンによる磁気モーメントがより多く外磁場方向に向くため，全体として外磁場方向に弱く磁化されるのが原因です（図9-3-2）．この磁化される強さ（磁化率）は反磁性

（すべての物質に備わった性質であるラーモアの反磁性）と似た程度の大きさ（10^{-6}のオーダー，正負は逆，表9-3-1）で，同じく金属に見られるランダウ反磁性の磁化率の3倍（正負は逆，p.416 Q9-2）です．このため金属では，伝導電子によるパウリ常磁性による磁化（正の磁化率）が反磁性（ラーモア＋ランダウ反磁性；負の磁化率）を上回った場合（合計の磁化率が正）には弱常磁性，下回った場合（合計の磁化率が負）には反磁性になります．

このような弱常磁性を示すものに，金属状態のLi, Na, Al, Mg, Ka, Caなどがあります．弱常磁性と区別するために通常の孤立電子による常磁性を特に強常磁性と呼ぶこともあります．したがって，常磁性は，孤立電子による常磁性（強常磁性），伝導電子による弱常磁性（パウリ常磁性），ならびに強磁性体を単磁区以下に細粒化した超常磁性（p.432 Q9-6）に細分化されますが（p.412 表9-1-1），単に常磁性といった場合には孤立電子による常磁性を指すのが一般的です．**磁化率は超常磁性 ＞ 強常磁性 ＞ 弱常磁性**となります．

Annex Q9-3

Na（金属状態）とNa$^+$（イオン）の磁性は同じですか？

Annex A9-3

違います．Na（金属状態）は（弱）常磁性でNa$^+$（イオン）は反磁性です．NaとNa$^+$の電子配置を見てください（表9-3-3）．Na$^+$はすべての電子が対になっているので反磁性です．伝導電子によるパウリ常磁性とランダウ反磁性は，金属状態ではないイオンには関係ありませんね．Na（金属状態）は伝導電子である3s電子のパウリ常磁性が反磁性にうち勝って弱常磁性になります．このように**同じ金属原子であっても金属状態にある場合とイオン状態とで磁性は異なります**（表9-3-4）．これはパウリ常磁性の金属とそのイオンだけでなく，強磁性金属（表9-5-1）のイオン（塩化合物，表9-3-1）が常磁性を示すことにも認められます．

表9-3-3 Na, Ar, K, Caの電子配置．金属状態のNaの3s電子とK, Caの4s電子は自由（伝導）電子になる

原子番号/原子,イオン	電子殻	K	L		M			N
	軌道	1s	2s	2p	3s	3p	3d	4s
	定員	2	2	6	2	6	10	2
11 Na		2	2	6	1			
11 Na$^+$		2	2	6	0			
18 Ar		2	2	6	2	6		
19 K		2	2	6	2	6	0	1
19 K$^+$		2	2	6	2	6	0	0
20 Ca		2	2	6	2	6	0	2
20 Ca^{2+}		2	2	6	2	6	0	0

Q9 磁性 — 役者を生かす名化粧 —

表9-3-4 弱常磁性金属とイオン（反磁性）の磁化率 χ_g（室温）（$\times 10^{-6} \text{cm}^3/\text{g}$）

Na	0.66	Na^+	−5
Al	0.61	Al^{3+}	−2
K	0.53	K^+	−13
Ca	1.1	Ca^{2+}	−8
Ba	0.15	Ba^{2+}	−32

Annex II Q9-3 常磁性体のMRIでの役割はなんですか？

Annex II A9-3 **常磁性体は診断に寄与する名脇役**です．弱（パウリ）常磁性体の磁化率は反磁性磁化率とほぼ（絶対値が）同程度なのでほとんど無視できますが，大きなものでは多少画像が乱れます（図9-3-3）．（強）常磁性体はその緩和時間短縮作用が造影剤に利用され，また，適度の磁化率効果はさまざまな形で診断に貢献しています（p.436 Q9-8〜Q9-12）．

図9-3-3 脊椎固定金属（Ti：チタン，弱常磁性）

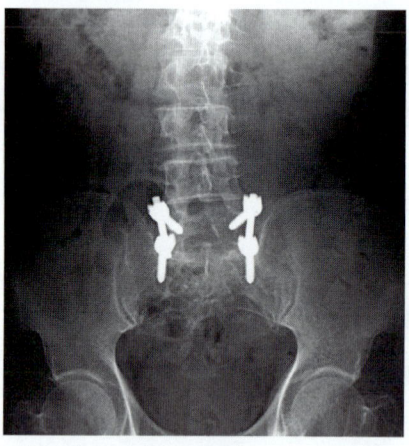

A X線写真　　B MRI（FSE，TR/TE 3,000/87ms）

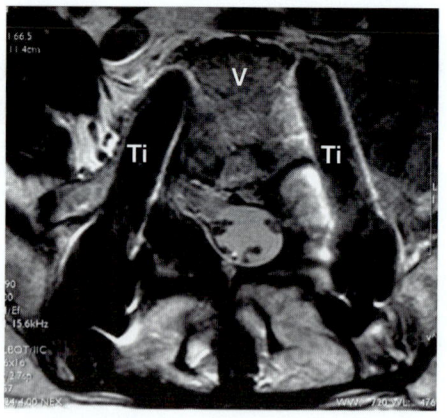

BではTi周囲が高信号になっている．V：椎体．

POINT 9-3

- 常磁性（強常磁性）は孤立電子が示す磁性．
- パウリ常磁性は金属が示す弱い常磁性．
- 同じ金属原子であっても金属状態とイオン状態では磁性が異なる．
- 常磁性体は診断に寄与する名脇役．

Q 9-4 強磁性の特徴は磁化率が大きいことだけですか？

A 9-4 それ以外にも強磁性には特別な性質があります．

▶▶▶1 強磁性の特徴

　強く磁化される，すなわち磁化率が大きいこと（p.428 表9-5-1）は強磁性体の特徴ですが，これだけでは強磁性体とは言えません．反磁性体や常磁性体はその磁化率の大きさに関わらず，一度磁場にさらされて磁化されても磁場を取り去ると磁化は0に戻ります．つまり，磁場にさらされている時だけ磁性を示すわけです．これに対し，強磁性体は，一度磁場にさらされると磁場を除いても磁化が残り，これを**残留磁化 (residual magnetization)** と呼びます．一度磁化された強磁性体の磁化を0にするには，磁化した時と方向（N, S）が反対の磁場をかけなければなりません．この強磁性体の磁化を0にするために必要な反対方向の磁場の強さを，強磁性体の**保磁力 (coercive force)** と言います．強磁性体を永久磁石にする場合には，磁場を取り去っても磁化が強く（すなわち残留磁化が大きく），多少反対方向に磁場がかかったくらいで磁化が失われては困るので，保磁力が大きいことが望ましいわけです（p.362 Q8-4）．強磁性体の特徴は，磁場を変化させた時に磁性体の磁化がどのように変わるかという磁化曲線（図9-4-2）によく現れています．

▶▶▶2 磁化曲線

　強磁性体も常磁性体も磁場方向に磁化されるのは同じですが，常磁性体の場合には磁場と磁化は比例し（つまり磁化率が一定），磁場がなくなれば磁化も0です（図9-4-1）．反磁性体も正負の差はありますが，磁化が磁場に比例し，磁場がなくなると磁化も消失します．

　これまで磁場にさらされたことがない強磁性体に磁場を印加します．磁場Hを徐々に強くしていくと強磁性体の磁化は急速に強くなる（図9-4-2, 0〜a）が，ある磁場強度で磁化は頭打ちになってこれ以上は強くなりません．これを**磁気飽和**，その時の磁化を**飽和磁化**（M_s），そして0〜aの曲線を初期磁化曲線と呼びます．ここで磁場を下げていくと磁化は下がるがその程度は緩慢で，磁場が0になっても磁化は0になりません．すなわち，残留磁化（M_r）が存在します．さらに，反対方向の磁場を次第に強くしていくと，やがてある磁場強度（$-H_c$）で磁化は0になります．この時の磁場強度が**保磁力** H_c です．さらに（反対方向の）磁場を強くしていくと強磁性体は最初と反対方向に磁化されていき，やがて飽和されます（$-M_s$）．再び磁場を0まで弱くし，さらに方向を反転して最初と同じ方向の磁場を上げていくと，$M_s \sim M_r \sim -H_c \sim -M_s$ と点対称の曲線（$-M_s \sim -M_r \sim H_c \sim M_s$）が描かれます．この閉鎖曲線を**ヒステリシス（磁化履歴）ループ**と呼びます．ここで磁場0の時の強磁性体の磁化を見てみると，$-M_r$, 0, M_r の3つの値が存在することになります．つまり，強磁性体においてはその時の磁場だけでは磁化を特定することはできず，磁化は強磁性体がこれまでどのような磁場にさらされてきたかという履歴に依存することになり，これを**磁化履歴現象**

（磁化ヒステリシス）と言います．例えば，まったく同じに見える鉄製の釘でも，直前に磁場にさらされた釘は他の釘を引きつけるのに，磁場にさらされたことのない釘同士では反応しません．このように強磁性体を特徴づけるのは磁化率が大きいことだけでなく，残留磁化や磁化履歴現象が存在することです．これらの強磁性体の特徴（表9-4-1）は，強磁性体が多数の磁区と呼ばれる単位から成り立っていることによるものです．

図9-4-1 常磁性体（p）と反磁性体（d）の磁化曲線

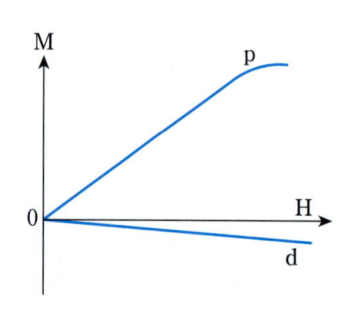

H：磁場，M：磁化

図9-4-2 強磁性体の磁化曲線

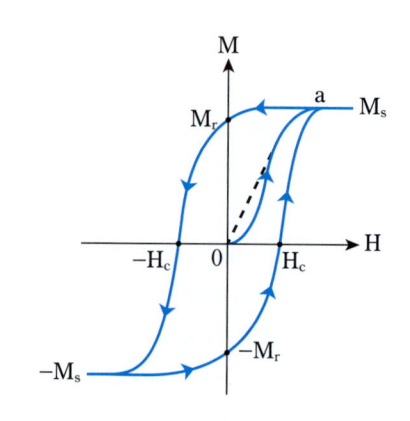

0：磁化履歴0の状態．H：磁場，M：磁化，M_s：飽和磁化，M_r：残留磁化，H_c：保磁力
破線（- - -）の傾きが初期最大磁化率

表9-4-1 強磁性体の特徴

1) 磁化率が大きい．
2) **残留磁化がある．**
3) **磁化履歴現象がある．**
4) 磁気飽和がある．
5) 自発磁化がある．

＊太字は強磁性体にしか見られない特徴．

▶▶▶3　磁区

強磁性体は無数の磁区（magnetic domain）に分かれていて，1つの磁区の中ではすべての分子（原子，イオン）の磁気モーメントの方向が揃っています．したがって，強磁性体の磁区は磁場にさらされていなくても常に磁化された状態にあるわけです（図9-4-3A，B）．これを**自発磁化**（spontaneous magnetization）と呼びます．でも，強磁性体だからといって（残留磁化がある場合を除いて）一般に磁化されてはいません．金物屋で買ってきた釘は磁石になってはいないし，校庭の鉄棒は磁石ではないですよね．これは，多数の磁区が異なった方向に磁化されているために，全体としては磁化が相殺されているからです（図9-4-3A）．このような強磁性体を磁場にさらし，磁場を上げていくと，次第に各磁区の磁気モーメントが磁場方向に回転し，また磁場

方向に磁化された磁区が大きくなることによって次第に磁場方向に強く磁化されるのです（図9-4-3C）．しかし，すべての磁気モーメントが磁場方向を向いてしまうと，それ以上はどんなに磁場強度を上げても磁化は大きくなりませんね．これが磁気飽和です．このように磁場にさらされた時に，**磁区方向が回転したり，磁区が大きくなったり小さくなることが強磁性のメカニズム**です．したがって，強磁性体は磁区以下の大きさに細粒化されると強磁性を失い，磁化率の大きい常磁性体（超常磁性体）になります．磁区の大きさはさまざまですが，だいたい径0.1mm〜1μm程度です．

図9-4-3　強磁性体と磁区

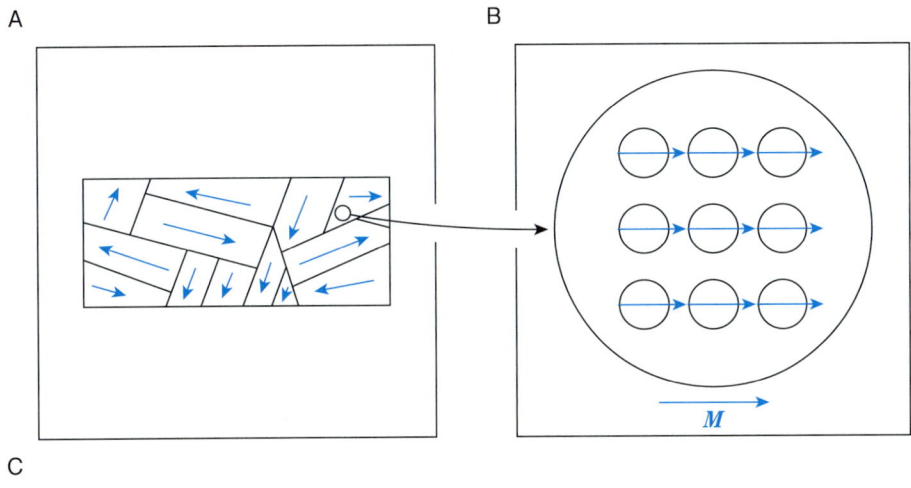

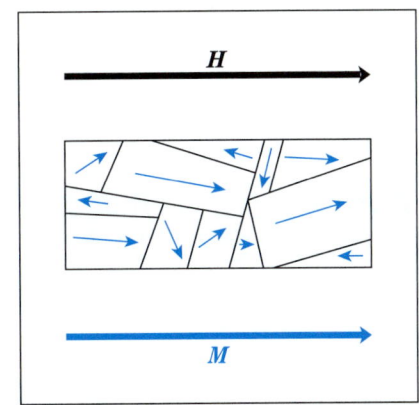

強磁性体は多数の磁区に分かれ（A），個々の磁区内では磁気モーメントの方向が揃い，磁化（自発磁化）を有する（B）が，全体としての磁化は相殺されている（A）．磁場にさらされると（C），各磁区の磁化方向と大きさが変わって磁場方向に磁化されていく．
H：磁場，M：磁化

▶▶▶ 4 磁化率

強磁性体の磁化率が高いのは前述の通りです（表9-4-1，表9-5-1）．磁化率は磁化と磁場の比（$\chi = M/H$）なので図9-4-1, 2に示す磁化曲線の傾きです．反磁性体と常磁性体の磁化率は図9-4-1の通り，広い磁場強度域でその物質ごとに一定です．ところが，図9-4-2のように強磁性体の磁化曲線の傾き（磁化率）はさまざまで，同じ物質であっても磁場強度と磁化履歴によって異なり一定しません．これも強磁性体の特徴のひとつです．

「それなら表9-5-1の磁化率はどれなんだ？」という質問は当然です．一般に強磁性体の磁化率は初期最大磁化率を指し，これは原点0から初期磁化曲線に引いた接線（図9-4-2；- - -）の傾きです．

Annex Q9-4
強磁性のキュリー点とは何ですか？

Annex A9-4
温度が上がると強磁性体を構成する各原子（分子）の熱運動が激しくなり，各磁気モーメントが勝手な方向を向くようになって磁区構造を失い，常磁性になります．その温度を**キュリー温度あるいはキュリー点**と呼びます．鉄，ニッケル，コバルトのキュリー温度はそれぞれ，770℃，358℃，1120℃です．このキュリーは夫のピエール・キュリー（Pierre Curie, 1859–1906）に因んでいます．

Q9-5 強磁性体にはどんなものがあるのでしょうか？

A9-5 金属状態の鉄属元素とランタニド元素の一部，および磁性フェライトやこれらの合金で，いずれも高い磁化率を持っています（表9-5-1）．

表9-5-1 強磁性体の磁化率 χ_g（室温）（cm³/g）

Fe	218
Ni	55
Co	161
Gd (0K)	268
FeCo	227
（フェリ磁性）	
$CuFe_2O_4$	25
$MgFe_2O_4$	31
$NiFe_2O_4$	50
$CoFe_2O_4$	80
Fe_3O_4	92
γFe_2O_3	90

＊表9-2-1，9-3-1，9-3-4と比べて単位が6桁大きいことに注意（10^{-6} cm³/g → cm³/g）．

▶▶▶ 1 強磁性

第1遷移金属（鉄属）元素の鉄（Fe），コバルト（Co），ニッケル（Ni）が強磁性体であることはご存じでしょう．さらに，ランタニド元素の一部（Gd, Tb, Dy, Ho, Er, Tm）も金属状態では強磁性（ferromagnetism）を示します．これらは磁区内ではすべての磁気モーメントが同方向に配列しています（図9-4-3B）．このような強磁性を次に示すフェリ磁性と区別して，**フェロ磁性**と呼ぶこともあります．

▶▶▶ 2 フェリ磁性と反強磁性

反対方向を向いた磁気モーメントが規則正しく配列（逆平行配列）した構造を有する物質があります．逆平行の磁気モーメントが同じ大きさで同数なら，すべての磁気モーメントは相殺されて自発磁化がありません（図9-5-1A）．これを反強磁性（antiferromagnetism）と呼びます．逆平行の磁気モーメントの大きさ，あるいは数が異なれば自発磁化を持つことになります（図9-5-1B）．これがもう1つの強磁性で，鉄などと区別してフェリ磁性（ferrimagnetism）と呼び，磁性フェライトがその代表です．

図9-5-1　反強磁性（A）とフェリ磁性（B）の概念図

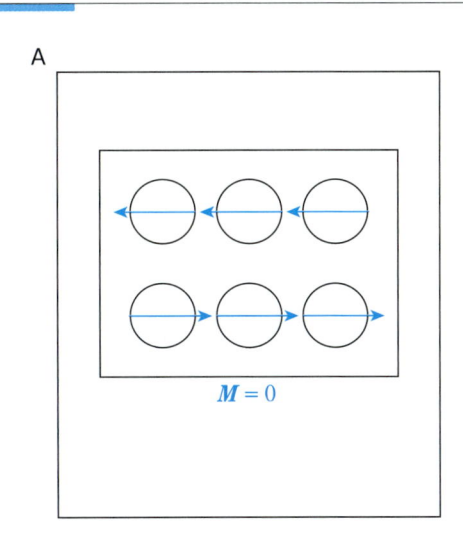

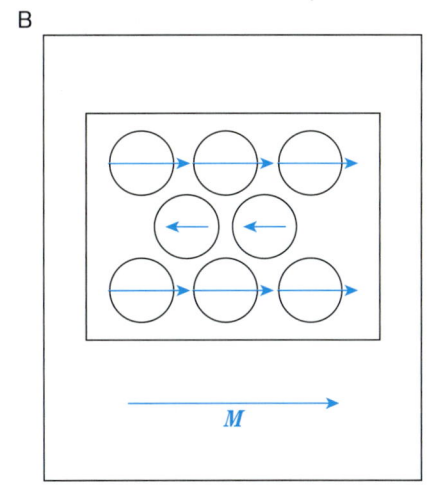

▶▶▶ 3 フェライト

フェライト（ferrite）は$MO \cdot Fe_2O_3$あるいは$(MO)m(Fe_2O_3)n$の組成でスピネル型構造（スピネル＝尖晶石＝$MgO \cdot Al_2O_3$と同じ構造）を持つ酸化鉄化合物の総称です．Feは3価の鉄イオン（Fe^{3+}），Mは2価の金属イオン（M^{2+}）（Mn^{2+}, Fe^{2+}, Ni^{2+}, Co^{2+}, Cu^{2+}など）です．M^{2+}がFe^{2+}の時，すなわちFe_3O_4がマグネタイト（磁鉄鉱）であり，その他はマンガンフェライトのように2価の金属イオンの名前を冠して呼ばれます．スピネル構造には酸素イオン（孤立電子はない）に囲まれた2種類（A位置，B位置）の金属イオン用ポケットがあり，1ユニット（8分子）あたり，A位置が8個，B位置が16個です（図9-5-2）．通常はA位置のすべてにFe^{3+}が入り，B位置に2価の金属イオン（M^{2+}）のすべてと3価の鉄イオンの残り半分が入ります（これを逆ス

ピネル構造ということもある).A位置とB位置のFe^{3+}は8個ずつで磁気モーメントの方向が反対なため,それらの磁気モーメントはすべて相殺され,磁気モーメントとしては1ユニットあたり8個,1分子あたり1個のM^{2+}だけが残ります.M^{2+}のスピン(量子数)が0でなければ(つまり磁気モーメントを有していれば)自発磁化を有し,磁区を形成して強磁性として振る舞うことになります.

図9-5-2 フェライトの構造

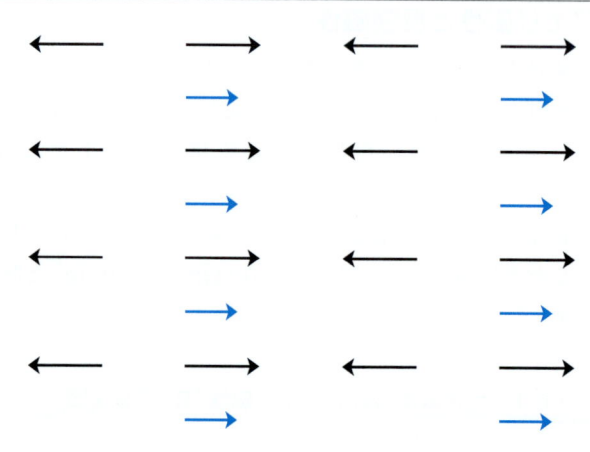

→がFe^{3+},→がM^{2+},1,3縦列がA位置,2,4縦列がB位置.

B位置に入る2価の金属イオンがZn^{2+}のように孤立電子を持たない(3d軌道電子が10)場合には,そのフェライト(亜鉛フェライト)の磁気モーメントはすべて相殺されて0になります(図9-5-1A).このような場合にはフェリ磁性ではなく,反強磁性になります.

このように反対方向の磁気モーメント(を持つ原子やイオン)が規則正しく配列して,その磁気モーメントが全体として相殺されている場合が反強磁性,相殺されずにどちらかの磁気モーメントが残っている場合がフェリ磁性になるわけですね.反強磁性体にはMnO,NiOなどの酸化物もあります.反強磁性体の磁性は常磁性体に似ています.

▶▶▶4 強磁性合金

鉄など強磁性金属の合金で永久磁石に使われています(p.362 Q8-4).

Annex Q9-5
強磁性体のMRIでの役割はなんですか？

Annex A9-5

基本的に悪役です．強磁性体（例えば義歯）は周囲の広い範囲の磁場を乱して無信号域とし（図9-5-3），さらにその周辺の画像も歪み，MRI検査自体が駄目になってしまうこともあります．また，強磁性の鋏などをMRI室に持ち込むと凶器に変身します（p.387 Q8-13）．**強磁性体はMRIにとっては大敵**なのです．しかしMRIに貢献している面もあります．永久磁石として静磁場を提供し（p.362 Q8-4），また静磁場の遮蔽にも使われています（p.392 Q8-15）．

図9-5-3 強磁性体（ペッサリー）による無信号域

A　X線写真

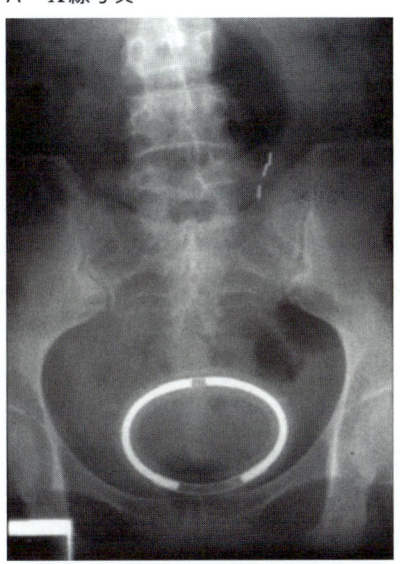

B　MRI（GRE-T₁強調像）

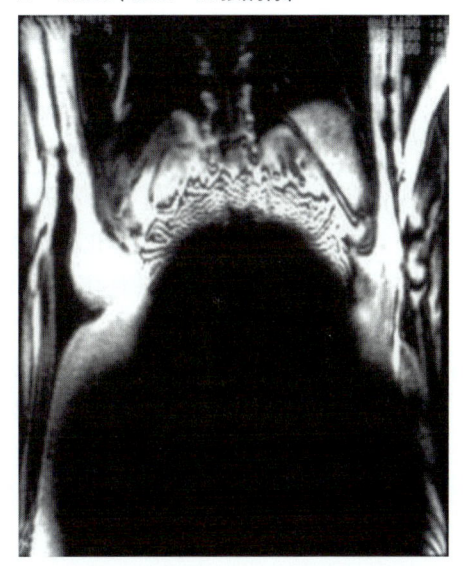

POINT 9-5

- 強磁性体には強磁性金属ならびに合金とフェリ磁性を持つ磁性フェライトがある．
- 強磁性体はMRIにとっては大敵．

Q9 磁性 — 役者を生かす名化粧 —

Q 9-6 鳩や特殊な生物は地球磁場を感知して方角を知ると聞いたことがあります．これらの生体内で磁場を感知しているのは何ですか？

A 9-6 磁鉄鉱粒子です．

▶▶▶ 1 走磁性微生物と伝書鳩

　1975年にマサチューセッツ州Woods Hole海洋研究所のBlakemoreが，北にだけ向かって泳ぐ細菌があり，これに磁石のS極を近づけるとS極に向かって泳ぐことを発見しました．この細菌は体内に直径35〜120nm[†1]程度のマグネタイト（Fe_3O_4 磁鉄鉱：フェライトの一種，p.428 Q9-5）粒子約20個からなる連鎖を擁しており，走磁性微生物（細菌）と呼ばれています．その後，南半球では南（N極）にだけ向かって泳ぐ走磁性微生物が発見されています．また，1979年から1980年にかけて伝書鳩の頭蓋骨や頸部の筋肉内から同様のマグネタイト粒子が発見されました．これらの生物は，体内のマグネタイト粒子によって地磁気の方向を感知していると考えられています．

▶▶▶ 2 強磁性 vs 超常磁性

　ところで，このマグネタイト粒子は強磁性体でしょうか？強磁性を特徴づける重要な性質として，磁化率が高いことに加えて，残留磁化があります（p.425 Q9-4）．これによって強磁性体は磁石になることができます．この残留磁化と保磁力が特に強いものは永久磁石として使われています（p.362 Q8-4）．しかし，伝書鳩にとってこれでは不便です．強い磁化が残留すると，磁化方向を修正できず，real-timeに対処できなくなってしまいますからね．これでは交差点を曲がっても，曲がる前と同じ方向を指示するカーナビ（car navigation system）と同じです．伝書鳩にとっては磁化方向をreal-timeにモニターできなければ役立ちません．このように磁化率は比較的高い（磁場方向に強く磁化される）が，残留磁化などの強磁性体としての特徴を持たないで，磁場がなくなればそれ自体の磁化もなくなる（あるいはきわめて弱くなる）性質が**超常磁性（superparamagnetism）**です．金属状態の鉄やマグネタイト（磁鉄鉱）は通常は強磁性体です（p.428 Q9-5）が，1つの磁区以下の大きさに細かく粒子化する（このような粒子を**単磁区粒子**という）と強磁性を失い，磁化率の大きい常磁性体，すなわち超常磁性体になります．強磁性は多数の磁区によって生じる性質でしたね（p.427 図9-4-3）．すなわち，走磁性微生物や伝書鳩の体内にあるマグネタイト粒子は強磁性体ではなく超常磁性体です．もっとも，イルカや鳩などのマグネタイトには弱い残留磁化が測定されるので完全に強磁性体としての性質を失っているわけではないようです．個々の磁区の大きさはさまざまなので，磁鉄鉱粒子の大きさによっては弱い強磁性が残存することになります．一般に直径が100nmを超えると強磁性が認められることがあると考えておけばよいでしょう．

▶▶▶ 3 超常磁性酸化鉄粒子（SPIO）

　強磁性物質を直径5〜35nm程度に細粒化して超常磁性化したものに陰性MRI造影剤として使われている超常磁性酸化鉄粒子（SPIO：superparamagnetic iron oxide）があります（図9-6-1）．AMI-25（フェリデックス）は細粒化した四酸化三鉄（Fe_3O_4）と酸化鉄（Ⅱ）（FeO）（表9-6-1）をデキストラン（dextran）でコーティングして直径100〜250nmの粒子としたもの，SHU555A（レゾビスト）は細粒化したγ酸化鉄（Ⅲ）をカルボキシデキストラン（carboxydextran）でコーティングして直径62nm程度にしたものです．T_2短縮作用（T_2緩和能r_2）が大きいため（p.457 表9-11-1），陰性造影剤として利用されます．これらは網内系細胞（肝のKupffer細胞など）に取り込まれ凝集するので，さらにT_2^*短縮作用が強く，T_1短縮作用は低下します．これを**クラスター**[†2]**効果（clustering effect）**と言います．

図9-6-1　陰性造影剤SPIO．FSE-T_2強調像（TR/TE 3000/80ms）

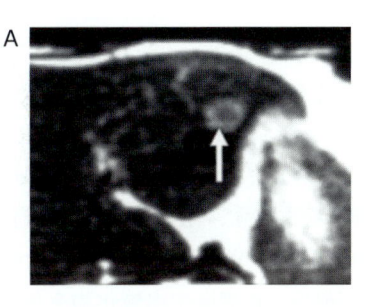

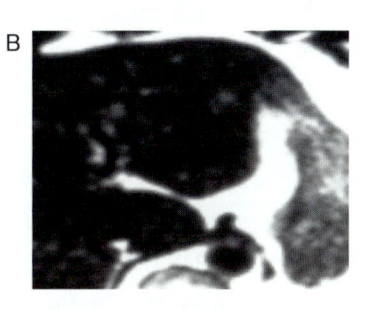

造影前（A）高信号のFNH（限局性結節性過形成）が，造影後（B）は腫瘤内のKupffer細胞に取り込まれたSPIOにより低信号になっている．

表9-6-1　酸化鉄の磁性

化学名	旧化学名	化学式	鉄鉱石	磁性
酸化鉄（Ⅱ）	酸化第1鉄	FeO		常磁性
α酸化鉄（Ⅲ）	α酸化第2鉄	$\alpha\text{-}Fe_2O_3$	赤鉄鉱（hematite）	常磁性
γ酸化鉄（Ⅲ）	γ酸化第2鉄	$\gamma\text{-}Fe_2O_3$	磁赤鉄鉱（maghemite）	フェリ磁性*
四酸化三鉄		Fe_3O_4	磁鉄鉱（magnetite）	フェリ磁性*

＊単磁区粒子は超常磁性

ひとくちMEMO

†1 **nm（ナノメーター）**
　nm = 10^{-9}m = $10^{-3}\mu$m．
†2 **クラスター（cluster）**
　ぶどうなどの「房」のことです．

さらに小さく粒子化したものは**USPIO**（ultrasmall SPIO），**MION**（monocrystalline iron oxide nanoparticle）と呼ばれています．USPIOは，直径4.3～6.0nmの酸化鉄結晶の核をデキストランで包んで平均径20nmの粒子になるように加工したもので，デキストランの厚さは7～8nmです．SPIOと比較して，これらはr_2およびr_2/r_1が小さくなるので（p.457 表9-11-1），陽性造影剤（T_1短縮造影剤）としても利用できるようになり，血中半減期が長いので**血液プール造影剤**として使われます．また，そのあとでリンパ節に取り込まれるので，**リンパ節造影剤**としても利用されます．正常あるいは反応性に腫大したリンパ節は，マクロファージがこれらの造影剤を貪食するため，T_2（T_2^*）強調像で低信号になりますが，マクロファージがない転移巣には取り込まれず，低信号化しません．ferumoxtran（商品名Sinerem, Combidex）がその1例ですが，日本ではまだ市販されていません．

● ここまでこだわらなくてもよいのですが！

▶ 酸化鉄

　酸化鉄（iron oxide）には前述したマグネタイト（四酸化三鉄ともいう）の他に酸化鉄（Ⅱ），酸化鉄（Ⅲ）などがあります（表9-6-1）．酸化鉄（Ⅱ）はかつて酸化第1鉄と呼ばれたもので，2価の鉄イオン（第1鉄イオン）の酸化物（FeO）で，酸化鉄（Ⅲ）を還元して得られる，常温では黒色の粉末です．酸化鉄（Ⅲ）は酸化第2鉄と呼ばれてきたもので，3価の鉄イオン（第2鉄イオン）の酸化物（Fe_2O_3）でα型とγ型に分類されます．α酸化鉄（Ⅲ）（α-Fe_2O_3）は硝酸塩，蓚酸塩や水酸化物を仮焼（加熱処理）して得られ，自然に産するものは赤鉄鉱（hematite）と呼ばれています．γ酸化鉄（Ⅲ）（γ-Fe_2O_3）は四酸化三鉄（Fe_3O_4）を酸化して得られます．α酸化鉄（Ⅲ）は常磁性ですが，γ酸化鉄（Ⅲ）はフェリ磁性（粉末や細粒状では超常磁性）です．このために，自然に産するγ酸化鉄（Ⅲ）は磁赤鉄鉱（maghemite）と呼ばれます．2価と3価の鉄イオンを含む四酸化三鉄（Fe_3O_4）はフェライト構造を持ち，フェリ磁性を示すため，磁性酸化鉄とも呼ばれ，自然に産するものが磁鉄鉱（magnetite）です．1μm以下に粉末化した磁鉄鉱やγ酸化鉄（Ⅲ）は，残留磁化と強い保磁力を保っており磁気テープに使われています．さらに細かくするとこれらの強磁性体としての性質を失い，超常磁性を示し，陰性造影剤（SPIOなど）として使われます．四酸化三鉄は黒の顔料としても使われ鉄黒（black iron oxide）と呼ばれます．加熱すると200～400℃で茶色のγ酸化鉄（Ⅲ）に，さらに500～600℃で赤いα酸化鉄（Ⅲ）になります．

POINT 9-6

■ 強磁性体を単磁区粒子に細分化すると超常磁性体になる．

Q 9-7 鉄欠乏性貧血を引き合いに出すまでもなく鉄は人間に必須です．体内に強磁性の鉄があるとMRIで問題にならないのですか？

A 9-7 異物は別として，生理的に人体内に強磁性体は存在しません．

生体内には「鉄」が存在し，成人の体内総鉄量は約4gです．そのうち，約65％はヘモグロビンとして赤血球内に，約4％はミオグロビンとして筋細胞内に存在し，約1％はチトクローム，ペルオキシダーゼ，カタラーゼなどの酵素を形成します．血漿にトランスフェリンとして存在する「鉄」は約0.1％で，残りの大半（全体の約27％）はフェリチン (ferritin)†の形で肝，脾，骨髄，筋肉に貯蔵され（その2/3は肝細胞内），一部はヘモグロビン代謝物（ヘモジデリンなど）として存在します．しかし，これらの「鉄」はすべて2価（第1鉄イオン，Fe^{2+}），あるいは3価（第2鉄イオン，Fe^{3+}）のイオンとして存在し，金属状態の鉄（金属鉄，metal iron）としては存在しません．

強磁性は磁区による性質であって，金属状態にある鉄，ニッケル，コバルトや特殊な合金，磁性フェライトならびに金属状態にあるランタニド元素の一部（ガドリニウムなど）にだけ認められます (p.425 Q9-4)．イオン状態にある「鉄」およびその化合物はすべて常磁性体（例えば単体のFe^{2+}やFe^{3+}イオン，Fe^{2+}イオンを含むデオキシヘモグロビンやFe^{3+}イオンを含むメトヘモグロビン，ヘモジデリン，フェリチン）か反磁性体（例えばFe^{2+}イオンを含むオキシヘモグロビン）です．このように**金属鉄と鉄イオンでは磁気的性質（磁性）が大きく異なる**ことに注意してください．これは鉄に限らず，他の金属元素においても同様で，金属状態とイオン状態では磁性が異なります．例えば金属状態のガドリニウム (Gd) は強磁性でGdイオン (Gd^{3+}) は常磁性，金属状態のナトリウム (Na) は（弱）常磁性でNaイオン (Na^+) は反磁性です (p.423 Q9-3 Annex)．

ひとくちMEMO

†フェリチン (ferritin)
　分子量約46万の水溶性蛋白質であるアポフェリチン (apoferritin) 1分子が約2,000個のFe^{3+}と結合したもので，Fe^{3+}を含む水酸化鉄を主成分とする球状の核を24個のペプチド鎖が囲む構造をしています．フェリチン分子が集合し，蛋白質が部分的に変性，喪失したものがヘモジデリンです．

POINT 9-7

■体内に存在する「鉄」は強磁性体ではない．
■体内の強磁性体はすべて異物．

Q9 磁性 —— 役者を生かす名化粧 ——

Q9-8 同じFe^{2+}を擁しながら，なぜデオキシヘモグロビンは常磁性でオキシヘモグロビンは反磁性なのですか？

A9-8 Fe^{2+}の電子軌道のエネルギー準位が変わるからです．

▶▶▶1 Feの電子配置

表9-3-2（p.422）のFe^{2+}の電子配置を見てください．鉄の原子番号は26なので，鉄原子Feには26個，Fe^{2+}には2つ少ない24個の電子があります．これらがエネルギー準位の低い軌道から埋めて行きます．各軌道の定員は2（パウリの原理[†1]）で，2個入るとスピンが互いに逆なので磁気モーメントは相殺されます．すなわち，K殻の1s軌道に2個，L殻の2s軌道と2p軌道にそれぞれ2個，6個，M殻の3s軌道と3p軌道にそれぞれ2個，6個とまず18個が入り，これらの軌道は満員ですべて電子が対になっているので磁気モーメントは0です．次のM殻の3d軌道は5つあり，定員は$2 \times 5 = 10$です．裸のFe^{2+}の場合には，5つの3d軌道はすべて同じエネルギー準位で，6個の電子はできるだけ別の3d軌道を選びます（図9-8-1A）．同じ軌道内で対を形成するためには，多少のエネルギー（ペアリングエネルギー）を必要とするからです．人間ができれば個室を選びたいのと同じですね．他人と相部屋では何かと気を遣ってエネルギーを費やさねばなりません．6個の電子に対して軌道は5個なので，2つは同じ軌道を占め，4つが孤立電子になります．したがって，裸のFe^{2+}，あるいは周囲の影響を無視できるような場合（例えば$FeSO_4$）は常磁性体です．

図9-8-1 Fe^{2+}の3d電子

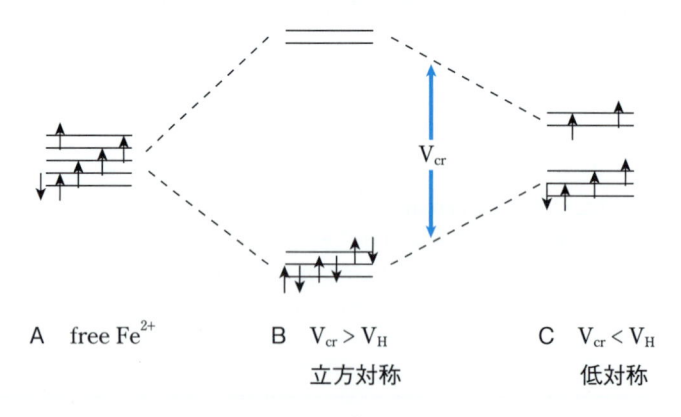

A free Fe^{2+} B $V_{cr} > V_H$ 立方対称   C $V_{cr} < V_H$ 低対称

A：裸のFe^{2+}，B，C：結晶中のFe^{2+}．
V_{cr}：結晶場のポテンシャル，V_H：ペアリングエネルギー．

▶▶▶ 2　電子の軌道選択の原則

ここで電子が軌道を選択する時の原則をまとめます．
① 各軌道の定員（電子数）は2で，スピンが互いに逆の電子が2つ入ると磁気モーメントは相殺される．
② エネルギー準位の低い軌道を選択する．
③ 同じエネルギー準位にある軌道あるいは同一軌道内で対を形成するためのペアリングエネルギーよりエネルギー準位差が小さい軌道の場合には，できるだけ別の軌道を選ぶ（個室を選ぶ）．

▶▶▶ 3　ヘモグロビン

成人のヘモグロビンは，2種類のポリペプチド（α, β）が2対集合した4量体（$\alpha_2\beta_2$）です．個々のポリペプチドに1個のヘムが結合しています（図9-8-2）．ヘモグロビン1分子はαポリペプチド2本，βポリペプチド2本，ヘム4個からなり，分子量は64,548です．ヘムは平面構造をもつプロトポルフィリンIXからなり，中央にポケット状の構造（ヘムポケット）があって鉄イオン1個を抱えています（図9-8-3）．この鉄イオンは2価（Fe^{2+}）で，配位数は6です．すなわち，6個の電子供給原子（O, N, Sなど）と配位結合[†2]をすることができます．このうち，4個はプロトポルフィリンIXのN（窒素原子）が占め，第5番目をαあるいはβポリペプチドのF_8の位置にあるヒスチジンのNが占めます．残りの6番目に分子酸素（O_2）が結合するとオキシヘモグロビン（oxyhemoglobin）になります．

ヘモグロビンに酸素が結合し，オキシヘモグロビンになると抱え込まれているFe^{2+}の3d軌道のエネルギー準位が変化します（図9-8-1B, 9-8-4A）．すなわち**エネルギー準位が低い3軌道と高い2軌道に分かれます**．このため6個の電子は，ペアリングエネルギーを加えてもさらに高いレベルにある軌道を避けて，3つの低準位軌道に2つずつ収まります．つまり，あまりにルームチャージの高いホテルを避けて相部屋でも安いホテルで我慢するわけです．電子は倹約家なのです．オキシヘモグロビンの電子はこれですべて対となったので，常磁性を失って反磁性になります．

酸素を解離し，デオキシヘモグロビン（deoxyhemoglobin）になると，2つのエネルギー準位の高かった軌道の準位が下がるので，再び，電子は個室を選ぶようになり4個の孤立電子が生まれ，常磁性体となります（図9-8-1C, 9-8-4B）．

Fe^{2+}がFe^{3+}に酸化されるとメトヘモグロビン（methohemoglobin）になります．Fe^{3+}の電子はさらに1つ減って23個なので，3d軌道には5個となります．これらはそれぞれ別の軌道を選び，5個の孤立電子になります（図9-8-4C）．したがって，メトヘモグロビンは常磁性体です．

図9-8-2 ヘモグロビンの構造

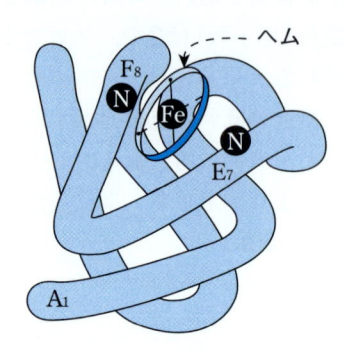

このようなヘムとポリペプチド（アミノ酸鎖）が4個集合して1つのヘモグロビンとなる．

図9-8-3 ヘムの構造（A）．Bは模式化した図

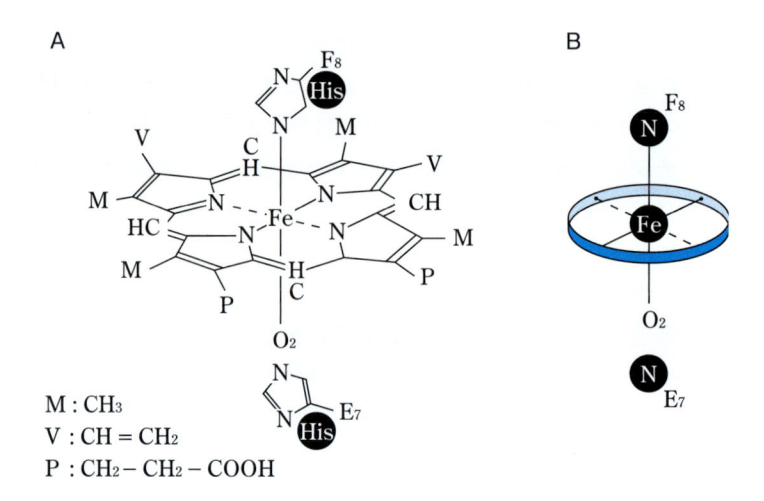

M : CH₃
V : CH = CH₂
P : CH₂ – CH₂ – COOH

平面状構造のプロトポルフィリンIXのN4個とF₈の位置にあるヒスチジンのNおよび（オキシヘモグロビンでは）O_2 が正八面体立方対称様にFe^{2+}を囲み，キレート化する．

ひとくちMEMO

†1 **パウリの原理（Pauli principle）**
　パウリの排他律，禁制原理とも呼ばれます．2個以上の電子の量子数がまったく一致することはあり得ないという原理．すなわち，1つの電子軌道にはスピン（量子数）の異なる（1/2，−1/2）2個の電子しか入れないということです．パウリ（Wolfgang Pauli, 1900−1958）はウィーン生まれでスイスで活躍した理論物理学者でチューリヒ大学教授．パウリの常磁性（p.422 Q9−3−2）も彼が発見した磁性です．

†2 **配位結合**
　Q9−10 ここまでこだわらなくてもよいのですが！（p.449）参照．

図9-8-4　ヘモグロビンの鉄イオンの3d電子

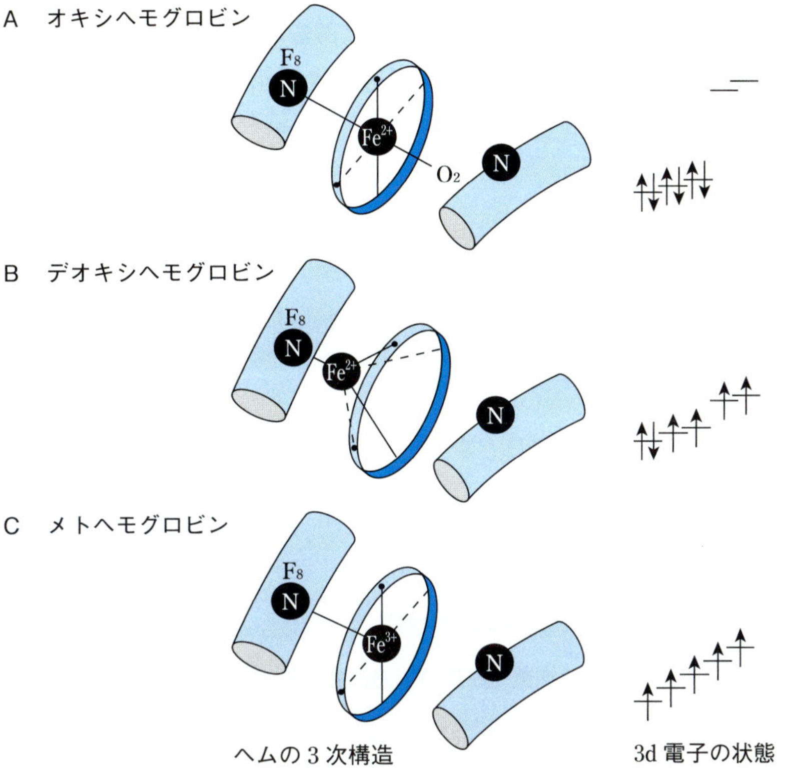

A　オキシヘモグロビン

B　デオキシヘモグロビン

C　メトヘモグロビン

ヘムの3次構造　　　　3d電子の状態

● ここまでこだわらなくてもよいのですが！

Fe^{2+}の3d軌道のエネルギー準位

　Fe^{2+}のような遷移元素イオンが裸（free）で存在する場合には，5つの3d軌道はすべて同じエネルギー準位になります（図9-8-1A）．しかし，このようなイオンがまったく裸の状態で存在することは少なく，通常は周囲に陰イオンが存在して分子や結晶を形成しています．例えば，周囲に6個の陰イオンを配して，正八面体構造を形成すると，陰イオンが遷移元素イオンの3d軌道に影響を与えて結晶場と呼ばれる静電ポテンシャル（V_{cr}）が生まれます．これによりエネルギー準位が低い3軌道（xy, yz, zx）と高い2軌道（$x_2-y_2, 3z_2-r_2$）に分かれます．両者のエネルギー差がV_{cr}です（図9-8-1B）．すなわち，家賃に格差が生じます．正八面体のような立方対称構造からずれて，対称性が低くなるにしたがってV_{cr}は低下します（図9-8-1C）．一方，電子が同じ軌道に2個存在するためには，電子間相互作用によって単独で存在する場合に比べてエネルギー（ペアリングエネルギー：V_H）を必要とします．すなわち，同居による摩擦が生じるわけですね．そこで，V_{cr}がV_Hより高い場合には，電子はエネルギー準位が低い3軌道をまず選び，4個目からはエネルギー準位が高い軌道よりも低い軌道に2つずつ入る方を選びます．すなわち高い家賃（V_{cr}）よりも，同居による摩擦（V_H）を選ぶわけです．逆に，V_{cr}がV_Hより低い場合には，電子はエネルギー準位が低い3軌道をまず選んだあと，4個目からもエネルギー準位が少し高い軌道を選択し，同居

による摩擦(V_H)を避けます.

ヘモグロビンに酸素分子が取り込まれると,ヘムに含まれる4個の窒素原子(N)とグロビンを構成するF_8の位置にあるヒスチジンのNおよび酸素分子がFe^{2+}を取り囲み,正八面体立方対称結晶の場合と同じように,Fe^{2+}の電子軌道はエネルギー準位が低い3軌道(xy, yz, zx)と高い2軌道($x_2-y_2, 3z_2-r_2$)に分かれ,$V_{cr} > V_H$となります.酸素を放棄すると,低対称となり,$V_{cr} < V_H$となるわけです.

Annex Q9-8
これまでさまざまな「鉄」が登場しました.この辺りで「鉄」の磁性をまとめていただけないでしょうか?

Annex A9-8
表9-8-1の通りです.ひとくちに「鉄」といっても磁性はさまざまです.注意しましょう.

表9-8-1 「鉄」の磁性

1) 強磁性(フェリ磁性を含む)
 金属鉄
 Fe^{3+}:四酸化三鉄(Fe_3O_4,磁鉄鉱),γ酸化鉄(III)(γFe_2O_3,磁赤鉄鉱)
2) 常磁性
 Fe^{2+}:硫酸鉄(II)($FeSO_4$),デオキシヘモグロビン
 Fe^{3+}:酸化鉄(III)(FeO),α酸化鉄(III)(αFe_2O_3,赤鉄鉱),
  メトヘモグロビン,ヘモジデリン,フェリチン,フェリセルツ
3) 超常磁性
 強磁性体の単磁区粒子:SPIO,USPIO,MION
4) 反磁性
 Fe^{2+}:オキシヘモグロビン

POINT 9-8

■ヘモグロビンに酸素が結合すると,Fe^{2+}の3d電子軌道がエネルギー準位が低い3軌道と高い2軌道に分かれる.

■オキシヘモグロビンは,6個の3d電子が3ペアになって磁気モーメントが相殺され,反磁性になる.

Q 9-9 同じ Fe^{3+} が常磁性の原因になっているのにヘモジデリン,フェリチンは T_2(T_2^*) 短縮効果が強く,メトヘモグロビンは T_1 短縮作用が強いのはなぜですか?

A 9-9 メトヘモグロビンの Fe^{3+} には水分子が接近できるが,ヘモジデリンやフェリチンの Fe^{3+} には接近できないからです.

▶▶▶ 1 2つの常磁性効果

A群:CuO溶液,$FeSO_4$溶液,Gd–DTPA溶液,溶液中のマンガンイオン,赤血球から逸脱したメトヘモグロビン,超常磁性酸化鉄粒子(SPIO)

B群:赤血球内のデオキシヘモグロビン,ヘモジデリン,フェリチン

A群の常磁性体は T_1 短縮作用と T_2 短縮作用を合わせ持っています.信号強度に対する影響は,低濃度の場合には T_2 短縮作用に比べ T_1 短縮作用の方が強いため T_1 強調像で高信号の原因となります(p.455 図9-11-1).これをうまく利用したのがGd–DTPAに代表される**陽性造影剤**です.しかし,高濃度になると T_2 短縮作用が勝って,いずれの撮像法においても低信号を示すようになります.これに対してB群の常磁性体には T_1 短縮効果がほとんどなく T_2^* 短縮効果(磁化率効果)が強いため,特に T_2(T_2^*) 強調像で低信号になります.SPIOには T_1,T_2 両方を短縮する作用がありますが,Kupffer細胞に取り込まれると凝集してヘモジデリンやフェリチンと同様に磁化率効果だけ増強される(クラスター効果,p.433)ために,陰性造影剤として利用されています.

このように常磁性体が緩和時間を短縮する効果(常磁性効果:paramagnetic effect)には2種類あります.同じ常磁性体でありながら,このような緩和時間短縮作用の違いはどこから生まれるのでしょう? これは,実際に信号を出す(共鳴する) ^1H 原子核(例えば水分子の ^1H)がその**常磁性中心**に自由に近づけるか否かにかかっています.ここで常磁性中心とは常磁性体の中で実際に常磁性の原因となっている不対電子(孤立電子)を持つ原子やイオンのことです.

▶▶▶ 2 電子陽子双極子間相互作用

常磁性体の不対電子と ^1H 原子核(両方とも磁気モーメントを持つ小さな磁石と考えられる)が自由にお互いに影響を与える [**電子陽子双極子間相互作用 electron–proton dipolar–dipolar interaction(e–p DDI)**という] 状態にあると T_1 緩和も T_2 緩和も促進されて,緩和時間(T_1,T_2)が短縮されます.この双極子間相互作用は両者の距離の6乗に反比例するので,両者が離れるにしたがって急速に相互作用は消失してしまいます.一般的に陽子陽子双極子間相互作用が効率よく生じるためには,^1H 原子核間距離(r)が5Å(オングストローム,1Å = 10^{-8}cm = 10^{-10}m = 0.1nm)以内に近づく必要があるとされています(p.84 Q3–7).

$$\text{DDI} \propto \frac{\mu_p^2}{r^6} \qquad 3\text{-}7\text{-}1$$

それでは不対電子と陽子(^{1}H原子核)の間の相互作用(電子陽子双極子間相互作用)が働くためには両者間距離Rはどの程度まで短くなればよいのでしょう？

電子の磁気モーメントをμ_B(ボーア磁子)，電子と陽子の距離をRとすれば，電子の陽子への作用(DDI_B)は式3-7-2から，

$$\text{DDI} \propto \frac{\mu_B^2}{R^6} \qquad 9\text{-}9\text{-}1$$

μ_Bは陽子の磁気モーメントμ_pの658倍なので，式3-7-1と式9-9-1が同じ比例定数であるとしてR = 8.7rになります[実際には式3-11-1(p.93)，3-12-1(p.97)のように複雑なので，これはあくまでおよその数字です]．すなわちR = 8.7×5Å = 43.5Å = 4.35nm以下になればe-p DDIが効率よく働くことになります．Gd^{3+}の場合には磁気モーメントが$7.9\mu_B$なので，R = 17.3rとなりR = 8.65nm以内に近づけばe-p DDIが効率よく働くことになります．すなわち**e-p DDIは常磁性体の磁気モーメントだけでなく，常磁性中心に陽子(^{1}H原子核)がどれだけ接近できるかにかかっているわけです**．

図9-9-1はおもな鉄族とランタニド元素イオンのT_1緩和能(緩和度：常磁性体のT_1短縮作用の強さを示す指標，p.99 Q3-13)と磁気モーメントを示しています．同じ磁気モーメントを持つFe^{3+}でも，フリーな状態$[Fe(NO_3)_3]$と比べてキレート化(p.446 Q9-10)されたFe-DTPAの緩和能がかなり小さくなっていることがわかります．Gd^{3+}やその他の常磁性イオンでも同様にキレート化されるとT_1緩和能は低下します．DTPAでキレート化されると常磁性体中心がキレート分子の中心部に抱え込まれるために，水分子が少し接近し難くなるからですね．また，図9-9-1から**磁気モーメントが大きい常磁性体のT_1緩和能が必ずしも高いわけではない**こともわかりますね．例えば，Dy-DTPAとGd-DTPAの磁気モーメントはそれぞれ$10.5\mu_B$，$7.9\mu_B$ですが，T_1緩和能はGd-DTPAの方が10倍以上高くなっています．

図9-9-1　常磁性イオンのT$_1$緩和能（薄青色棒グラフ）と磁気モーメント（直線）

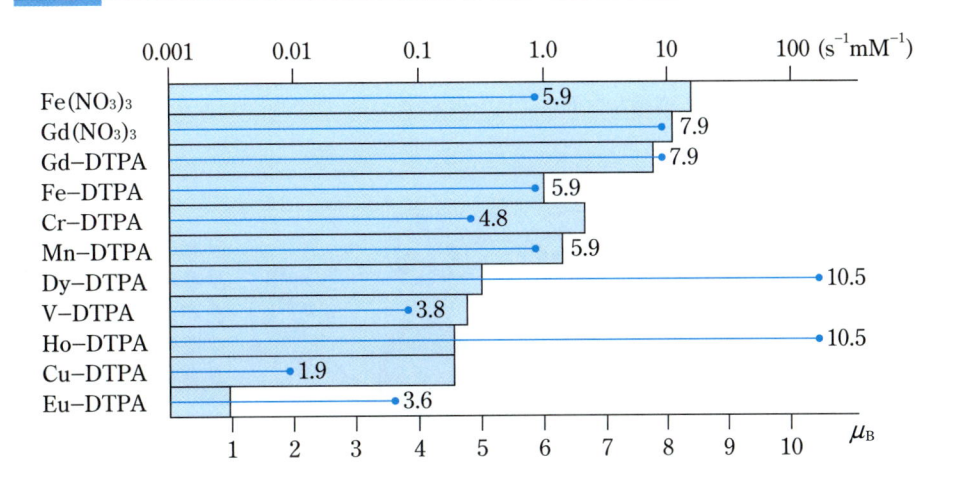

	緩和能 (s^{-1}mM^{-1})	磁気モーメント (μ_B)
Fe(NO$_3$)$_3$	—	5.9
Gd(NO$_3$)$_3$	—	7.9
Gd–DTPA	—	7.9
Fe–DTPA	—	5.9
Cr–DTPA	—	4.8
Mn–DTPA	—	5.9
Dy–DTPA	—	10.5
V–DTPA	—	3.8
Ho–DTPA	—	10.5
Cu–DTPA	—	1.9
Eu–DTPA	—	3.6

緩和能 (s^{-1}mM^{-1}) は対数軸，磁気モーメントの単位はボーア磁子 (μ_B).

▶▶▶ 3　磁化率効果

^{1}H原子核が不対電子に十分に近づけない状態になると，双極子間相互作用による緩和時間短縮作用はほとんど働かないのでT$_1$短縮作用はありません．ただしそのような場合にも，磁場にさらされている常磁性体は磁化されて，それ自体が小さな磁石として働くので，その周囲には不均一磁場が生じます (p.412 Q9–1–1)．不均一な磁場にある水分子の^{1}H原子核は異なった周波数で回転することになり，位相が乱れてT$_2^*$が短縮します．このように磁化率の異なる物質（ここでは常磁性体）によって静磁場の均一性が乱れ，T$_2^*$が短縮することを**磁化率効果 (magnetic susceptibility effect)** と呼びます．Q9–9–1のA群の場合には，水分子が自由に常磁性中心に近づくことができるため，双極子間相互作用が緩和の主役となり，B群の場合には近づけないために磁化率効果が前面に躍りでて，T$_2^*$短縮効果を示すわけです．ヘモジデリンやフェリチンは，常磁性中心となるFe^{3+}が凝集し蛋白質などで厚く取り囲まれているために水分子が近づけないのです．また赤血球内のデオキシヘモグロビンの常磁性中心はFe^{2+}ですが，Fe^{2+}がポルフィリン面からポリペプチド側に引き込まれてしまう（ヘムポケットが深くなる，図9–8–4B）ため水分子が近づけなくなるのと，信号放出の主役である細胞外液がやはり赤血球内のFe^{2+}に自由に近づけない環境にあるため，T$_2^*$短縮効果が主役となっています．

Annex Q9-9　出血後のヘモグロビンの変化による血腫の信号を説明してください．

Annex A9-9　血腫のMRI像は時間経過とともに変化します．その原因には血腫の退縮，つまり水分量と粘性の変化も関与していますが，最も強く影響しているのはヘモグロビンの変化です．すなわち，ヘモグロビンが反磁性体の赤血球内オキシヘモグロビン→常磁性体の赤血球内デオキシヘモグロビン→赤血球内メトヘモグロビン→赤血球外遊離メ

トヘモグロビン→貪食細胞内ヘモジデリンという時間経過です（図9-9-2, p.412 表9-1-1）．

図9-9-2　血腫とヘモグロビンの変化

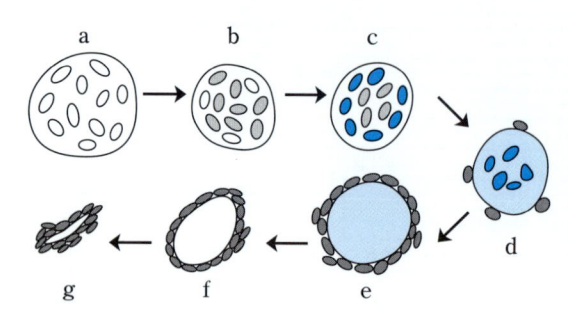

○ 赤血球内オキシヘモグロビン
◯ 赤血球内デオキシヘモグロビン
● 赤血球内メトヘモグロビン
○ 遊離メトヘモグロビン
● 貪食細胞内ヘモジデリン

表9-9-1　ヘモグロビンの変化と緩和時間短縮効果

ヘモグロビンの変化	T₁短縮効果	T₂(T₂*)短縮効果
赤血球内オキシヘモグロビン	(−)	(−)
赤血球内デオキシヘモグロビン	(−)	(#)
赤血球内メトヘモグロビン	(+)	(#)
遊離メトヘモグロビン	(#)	(+)
貪食細胞内ヘモジデリン	(−)	(#)

T₁強調像ではT₁短縮が強いと高信号になる．
T₂強調像ではT₂短縮が強いと低信号になる．

1) 超急性期（〜数時間）

ヘモグロビンの大半は緩和時間短縮作用のない反磁性のオキシヘモグロビンとして存在する（図9-9-2a）ため，出血直後の血腫は細胞成分を有する薄い蛋白質溶液としての信号強度，すなわちT₁強調像で大脳灰白質と比べて等ないしやや低信号，T₂強調像でやや高信号を示します（図9-9-3）．

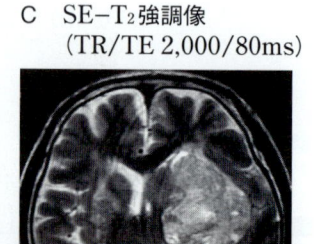

図9-9-3　超急性期（出血後1時間）の脳内血腫

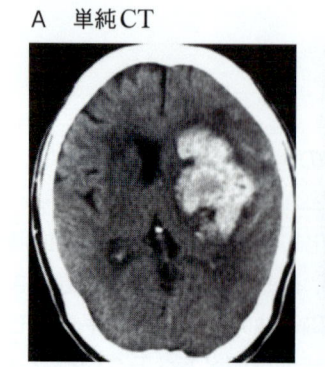

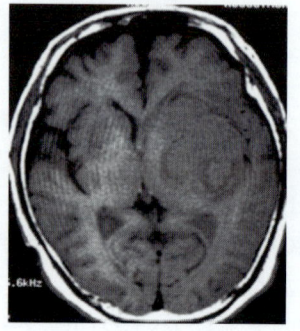

A　単純CT
B　SE－T₁強調像（TR/TE 500/20ms）
C　SE－T₂強調像（TR/TE 2,000/80ms）

2）急性期（数時間〜数日）

赤血球内のオキシヘモグロビンがT_2（T_2^*）短縮作用の強いデオキシヘモグロビンに変化します（図9-9-2b）．このためT_2強調像で強い低信号，T_1強調像でも短いT_2^*のために低信号になります（図9-9-4）．

図9-9-4　急性期（出血後3日目）の脳内血腫

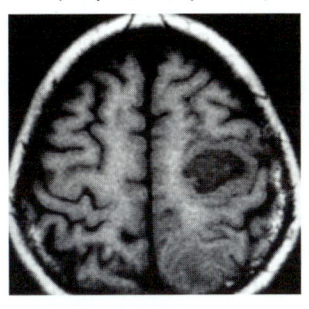

A　SE-T_1強調像（TR/TE 500/20ms）
B　SE-T_2強調像（TR/TE 2,000/80ms）

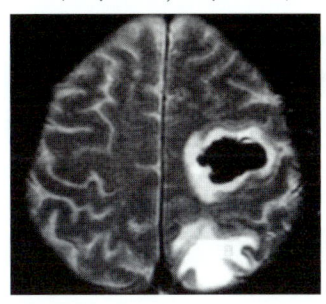

3）亜急性期（数日〜3週）

血腫内のデオキシヘモグロビンは周辺部から赤血球内メトヘモグロビン→遊離メトヘモグロビン→貪食細胞内ヘモジデリンと変化していきます（図9-9-2c, d）．このため，T_1強調像では時間とともに周辺部から中心に向かって（遊離メトヘモグロビンのT_1短縮作用により）高信号になります（図9-9-5）．T_2強調像では，T_2^*短縮作用の強いデオキシヘモグロビンと赤血球内メトヘモグロビンが減り，血球成分や蛋白質が破壊融解されて次第に低信号から高信号になり，貪食されたヘモジデリンによる低信号帯（hemosiderin ring）が血腫辺縁に認められるようになり，さらにその周囲は浮腫による高信号が残ります．

図9-9-5　亜急性期の脳内血腫．出血後8日目（A，B）と13日目（C）

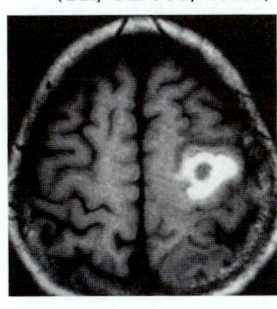

A　SE-T_1強調像（TR/TE 500/20ms）
B　SE-T_2強調像（TR/TE 2,000/80ms）
C　SE-T_2強調像（TR/TE 2,000/80ms）

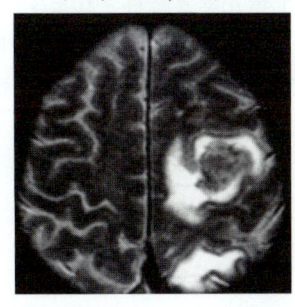

Cではhemosiderin ringが明瞭．

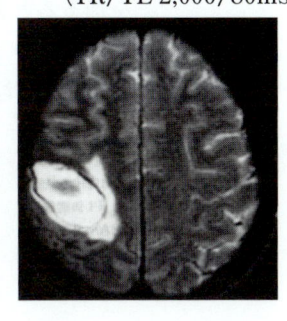

4）慢性期（4週～）

最外層のヘモジデリンと内部の遊離メトヘモグロビンが常磁性体として残り内部は液化しています（図9-9-2e）．このため，内部はT_1強調像，T_2強調像で高信号，T_2強調像でhemosiderin ringが明瞭です．さらに時間が経過すると遊離メトヘモグロビンも消失して内部は脳脊髄液（CSF）と同様のT_1強調像で低信号，T_2強調像で高信号になり，T_2強調像でhemosiderin ring，そして最後はヘモジデリン結節だけが残ります（図9-9-2f, g）．ヘモジデリンの低信号は，T_2^*強調像でより強調されます．

POINT 9-9

- 常磁性効果には双極子間相互作用と磁化率効果がある．
- 常磁性中心に水分子が自由に接近できると，双極子間相互作用によりT_1が，接近が制限されると磁化率効果によりT_2^*が短縮する．

Q 9-10 ガドリニウム（Gd）は孤立電子を持つ常磁性体ですか？

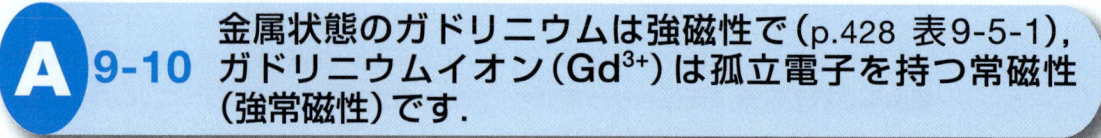

A 9-10 金属状態のガドリニウムは強磁性で（p.428 表9-5-1），ガドリニウムイオン（Gd^{3+}）は孤立電子を持つ常磁性（強常磁性）です．

▶▶▶ 1 ランタニド元素

金属鉄が強磁性で鉄イオン（Fe^{2+}, Fe^{3+}）が常磁性なのと同じですね（p.423 Q9-3 Annex）．ガドリニウムは原子番号64の金属原子で，ランタニド元素のひとつです．ランタニド元素は原子番号57のランタンから71のルテチウムまでの15元素のことで（表9-10-1），これらに原子番号21のSc（スカンジウム）と39のY（イットリウム）を加えると希土類元素と総称されます．すべて3族（周期表で左から3番目の列）の元素です．ランタニド元素はすべてが同じ外殻電子（5d軌道に1個，6s軌道に2個）を持ち，これらが電離して3価のイオンになるため化学的性質が類似しています．

表9-10-1 ランタニド元素の電子配置と不対電子数

電子殻 軌道 元素	K 1s	L 2s	L 2p	M 3s	M 3p	M 3d	N 4s	N 4p	N 4d	N 4f	O 5s	O 5p	O 5d	O 5f	P 6s	P 6p	不対電子数
57 La	2	2	6	2	6	10	2	6	10	**0**	2	6	1	0	2		**0**
58 Ce	2	2	6	2	6	10	2	6	10	**1**	2	6	1	0	2		**1**
59 Pr	2	2	6	2	6	10	2	6	10	**2**	2	6	1	0	2		**2**
60 Nd	2	2	6	2	6	10	2	6	10	**3**	2	6	1	0	2		**3**
61 Pm	2	2	6	2	6	10	2	6	10	**4**	2	6	1	0	2		**4**
62 Sm	2	2	6	2	6	10	2	6	10	**5**	2	6	1	0	2		**5**
63 Eu	2	2	6	2	6	10	2	6	10	**6**	2	6	1	0	2		**6**
64 Gd	2	2	6	2	6	10	2	6	10	**7**	2	6	1	0	2		**7**
65 Tb	2	2	6	2	6	10	2	6	10	**8**	2	6	1	0	2		**6**
66 Dy	2	2	6	2	6	10	2	6	10	**9**	2	6	1	0	2		**5**
67 Ho	2	2	6	2	6	10	2	6	10	**10**	2	6	1	0	2		**4**
68 Er	2	2	6	2	6	10	2	6	10	**11**	2	6	1	0	2		**3**
69 Tm	2	2	6	2	6	10	2	6	10	**12**	2	6	1	0	2		**2**
70 Yb	2	2	6	2	6	10	2	6	10	**13**	2	6	1	0	2		**1**
71 Lu	2	2	6	2	6	10	2	6	10	**14**	2	6	1	0	2		**0**

La：ランタン，Ce：セリウム，Pr：プラセオジム，Nd：ネオジム，Pm：プロメチウム，Sm：サマリウム，Eu：ユーロピウム，Gd：ガドリニウム，Tb：テルビウム，Dy：ディスプロシウム，Ho：ホルミウム，Er：エルビウム，Tm：ツリウム，Yb：イッテルビウム，Lu：ルテチウム．

しかし，ランタニド元素の磁気的性質を左右しているのは，これらの外殻軌道ではなく内側のN殻の4f軌道の電子です．4f軌道は7個存在し，その定員は$2 \times 7 = 14$です．鉄イオンの場合（p.422 表9-3-2，p.436 図9-8-1A）と同様に電子は個室を望むので，4f軌道の電子が7個であるGdイオンが最も多い7個の不対電子を持つことになり，これより原子番号が減っても増えても不対電子数は減ります．常磁性は不対電子による性質だから，不対電子のないランタンとルテチウム（イオン）は常磁性ではなく反磁性です．第1遷移金属（鉄族）元素においては，最多の不対電子を擁するMn^{2+}とFe^{3+}が最も強い磁気モーメントを持ち，緩和時間（T_1，T_2）短縮作用も最も強いのと同じ理由でランタニド元素においてもGd^{3+}が最も大きな磁気モーメントを持つと言いたいのですが，実測するとTb^{3+}，Dy^{3+}，Ho^{3+}，Er^{3+}の方がGd^{3+}より大きな磁気モーメントを持っています（図9-10-1）．これらのイオンでは孤立電子のスピン磁気モーメントと軌道磁気モーメントが結合しているためと説明されています．理論的な説明はともかく，Dy^{3+}がGd^{3+}より強い磁化率効果（T_2^*強調像でより低信号）を示すことはMR画像上でも実際に示されています（ただしT_1短縮作用はGd^{3+}の方が強い：p.443 図9-9-1）．

図9-10-1　ランタニド元素（3価のイオン）の磁気モーメント

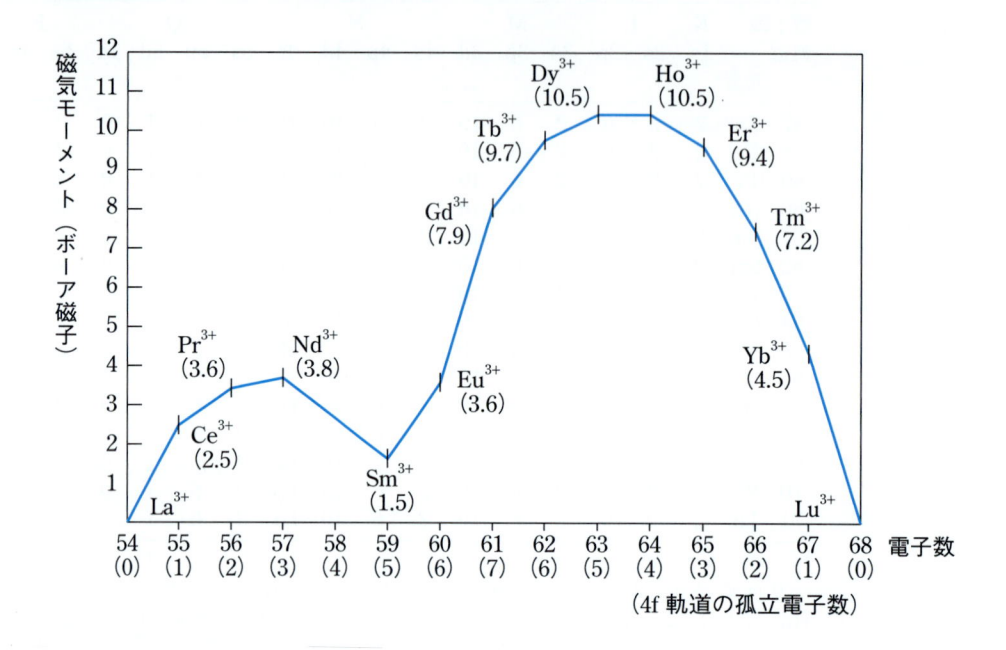

[図：横軸は電子数54（La³⁺, 0）〜68（Lu³⁺, 0）、括弧内は4f軌道の孤立電子数。縦軸は磁気モーメント（ボーア磁子）0〜12。各点：La³⁺(0), Ce³⁺(2.5), Pr³⁺(3.6), Nd³⁺(3.8), Sm³⁺(1.5), Eu³⁺(3.6), Gd³⁺(7.9), Tb³⁺(9.7), Dy³⁺(10.5), Ho³⁺(10.5), Er³⁺(9.4), Tm³⁺(7.2), Yb³⁺(4.5), Lu³⁺(0)]

▶▶▶ 2　常磁性磁化率

鉄属イオンやランタニドイオンなどの磁性粒子で構成される常磁性体のモル磁化率は次式で求められます．

$$\chi_{mol} = \frac{N(p\mu_B)^2}{3\kappa T} \qquad 9\text{-}10\text{-}1$$

N：粒子数，μ_B：ボーア磁子，p：ボーア磁子を単位とする磁気モーメント，κ：ボルツマン定数，T：絶対温度（K）．

ここで，有効磁気モーメントが$7.9\mu_B$のGd^{3+}を擁する$GdCl_3$の27℃（= 300K）におけるモル磁化率（χ_{mol}）を算出してみましょう．$N = N_A = 6.02 \times 10^{23}$，p = 7.9，$\mu_B = 9.273 \times 10^{-21}$ erg/G，$\kappa = 1.38 \times 10^{-16}$ erg/Kを式9-10-1に代入して，χ_{mol}（$GdCl_3$）= 26.0×10^{-3} cm³/mol，これを$GdCl_3$の分子量263.6で割ると，$\chi_g = 98.6 \times 10^{-6}$ cm³/gになります．これは実測値105.8×10^{-6} cm³/g（p.420 表9-3-1）にかなり近い値ですね．

一般にT_2*短縮効果（磁化率効果）は複雑ですが，ほぼ磁化率に比例します（p.413 Q9-1 Annex）．したがって式9-10-1から磁気モーメントの2乗にほぼ比例することがわかります．しかしT_1短縮作用は水分子の^{1}H原子核と孤立電子の相互作用（電子陽子双極子間相互作用，p.441 Q9-9）によるので，必ずしも磁気モーメントだけでは決まりません（p.443 図9-9-1）．

Annex Q9-10 ガドリニウムイオン(Gd^{3+})は水分子の^1H原子核に対して強い緩和時間短縮作用を持っていますが，そのままでは造影剤としては使えないのですか？

Annex A9-10 　毒性が強いため使えません．ガドリニウムイオン(Gd^{3+})は原子番号64で，鉄（原子番号26）より遥かに重く毒性の高い重金属イオンです．ちなみにイタイイタイ病のカドミウム（Cd），水俣病の水銀（Hg）の原子番号はそれぞれ48，80です．そこで，このGd^{3+}が体内に吸収されることなく一定時間内に体外へ排泄されるようにGd^{3+}をキレート化して無（低）毒化したもの（例えばGd-DTPA）が造影剤として使われています．ラットのLD_{50}は$GdCl_3$が0.4mmol/kgに対してGd-DTPAが10mmol/kgとキレート剤の安全性が高くなっています．したがって，リガンド（配位子）との結合が弱いGd造影剤は遊離Gd^{3+}が多く危険ということになります．

Annex II Q9-10 NSF（腎性全身性線維症）の原因は遊離Gd^{3+}ですか？

Annex II A9-10 　かつてNFD（nephrogenic fibrodermatitis：腎性線維皮膚炎）と呼ばれていましたが病変が皮膚にとどまらないことが判明してからはNSF（nephrogenic systemic fibrosis：腎性全身性線維症）と呼ばれています．Gd造影剤を投与されたNSF患者の線維化した病変部からGd^{3+}が検出され，NSFの原因（の少なくとも1つ）は遊離Gd^{3+}と考えられています（p.662 Q14-4）．

● ここまでこだわらなくてもよいのですが！

1）キレート化

　キレート化とは金属（イオン）を**配位結合**で配位子の中心に包み込むことです．共有結合では，普通，両方から電子を1つずつ提供しあいます（図9-10-2A）．これに対して結合電子を2つとも一方が供給している場合があり，これを配位結合と言います．例えば，アンモニア（NH_3）と水素イオン（H^+）が結合してアンモニウムイオン（NH_4^+）ができる場合ですね（図9-10-2B）．水素イオンには電子がないからアンモニウムイオンの窒素原子が2個の電子を供給して結合するわけです．このように電子を供給する側（**電子供給体**）になる原子は一般にO，N，Sなどで，これを含む分子，基，イオンを**配位子（リガンド）**と呼びます．リガンドは気前のよい親分肌なのです．電子を供給する原子を2つ，3つ，6つ持つ配位子をそれぞれ2座，3座，6座配位子，一般に複数持つ配位子を多座配位子と言います．電子を受ける側（**電子受容体**）は金属イオンが多く，複数の原子と配位結合するのが一般的です．1つの受容体が配位結合する数を**配位数**と言い，金属イオンによってだいたい決まっています．例えば，Cu^+，Cu^{2+}，Fe^{2+}，Fe^{3+}の配位数はそれぞれ2，4，6，6です．配位数すべてが配位結合すると最も

安定がよくなります．Fe^{2+}の配位数は6なので，これに6座配位子が1個，3座配位子が2個，あるいは2座配位子が3個結合すると安定します．

図9-10-2　共有結合（A）と配位結合（B）

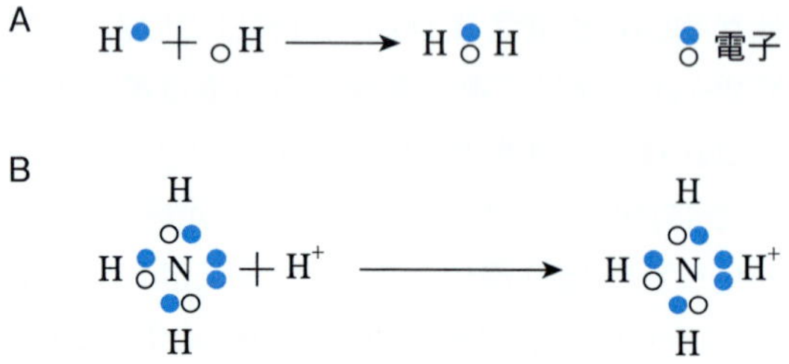

金属イオンが多座配位子と配位結合した化合物をキレート化合物（chelate compound）あるいは単にキレート（chelate）と呼びます．キレートはもともとカニなどのハサミを意味するcheleに由来する用語です．2座配位子（例えばエチレンジアミン）が金属イオンを抱えるとカニのつめが石（金属イオン）を鋏んだようになるからですね．Gd^{3+}の配位数は9なので6座配位子のEDTA（ethylenediaminetetra-acetic acid）との結合では不安定です．8座配位子のDTPA（diethylenetriamine-pentaacetic acid）やDOTA（tetraazacyclododecanetetraacetic acid）などとのキレートがより安定してGd^{3+}を手放しにくいためMRI用造影剤として使われています（図9-10-3）．そうすると，キレート化されたGd^{3+}はもう1個所で配位子と結合することができ，ここに水分子が一時的に配位することによって，緩和が促進されるわけです（p.96 Q3-12）．

図9-10-3　イオン性Gd造影剤

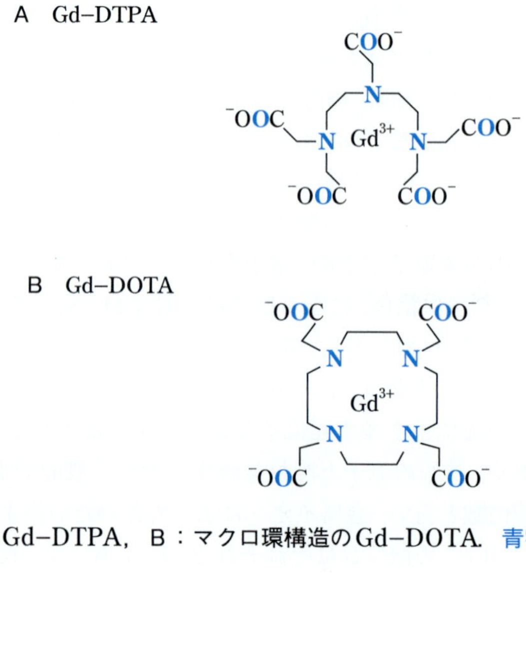

A：直鎖構造のGd-DTPA，B：マクロ環構造のGd-DOTA．青字が電子供給原子．

2) 直鎖構造/マクロ環構造とイオン性/非イオン性

　配位子には，DTPAのような直線状の直鎖構造とDOTAのような環状構造（マクロ環構造）があります（図9-10-3, 9-10-4, 表9-10-2）．また，配位子1個あたり4つ以上の負のイオンを持つとGd^{3+}との間で電荷が相殺されず，キレート全体としては負のイオンになります．**イオン性造影剤**ですね．この場合にはメグルミンやナトリウムイオンのような正のイオンが必要になります．例えば，Gd-DTPA（商品名 Magnevist［マグネビスト］）には5個，Gd-DOTA（Dotarem［マグネスコープ］）には4個のカルボキシル基があり，水溶液中ではそれぞれ電離してCOO⁻になっています（図9-10-3）．したがって，いずれもキレートとしてはイオン性で，前者は1分子あたり2個のメグルミン，後者は1個のメグルミンとの塩となっています（マグネビストの一般名はgadopentetate dimeglumine，マグネスコープはgadoterate meglumine）．

　配位子1個あたり3つの負のイオンを持つと，Gd^{3+}との間でちょうど電荷が相殺され，キレート全体としては電気的に中性，すなわち非イオン性造影剤になります．Gd-DTPAにある5つのカルボキシル基の中の2個を非電離性の基に変えたのが非イオン性のGd-DTPA-BMA（gadodiamide，商品名 Omniscan［オムニスキャン］），Gd-DOTAの4つのカルボキシル基の中の1個を非電離性の基に変えたのが非イオン性のGd-HP-DO3A（gadoteridol，商品名 ProHance［プロハンス］）です（図9-10-4）．非イオン性造影剤の方が浸透圧が低いのですが（表9-10-2），MRIの場合にはX線CTのヨード系造影剤と比べて投与量が少ないため，全身浸透圧負荷としてはイオン性造影剤と非イオン性造影剤の間に大きな差はなく，副作用にも有為な差はないとされています．まとめると，**Gd造影剤にはマクロ環構造と直鎖構造があり，それぞれにイオン性と非イオン性がある**ということになります．

図9-10-4　非イオン性Gd造影剤

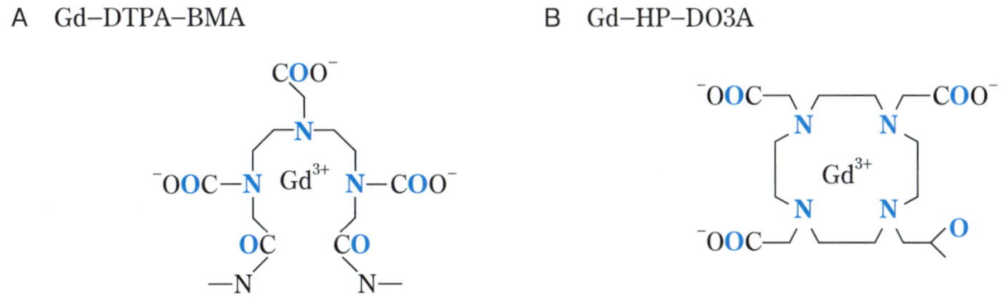

A　Gd-DTPA-BMA　　B　Gd-HP-DO3A

A：直鎖構造のGd-DTPA-BMA，B：マクロ環構造のGd-HP-DO3A．青字が電子供給原子．

表9-10-2　Gd造影剤の分子量，浸透圧，粘稠度

	分子量	浸透圧 (Osm/kg/37℃)	粘稠度 (mPAS/37℃)
細胞外液性			
イオン性			
［直鎖構造］			
Gd–DTPA（マグネビスト）	547.6	1.96	3.03
［マクロ環構造］			
Gd–DOTA（マグネスコープ）	558.5	1.35	2.0
非イオン性			
［直鎖構造］			
Gd–DTPA–BMA（オムニスキャン）	573.7	0.79	1.4
［マクロ環構造］			
Gd–HP–DO3A（プロハンス）	558.6	0.63	1.3
Gd–DO3A–butriol（Gadovist）	605	0.57	1.41
肝細胞性			
イオン性			
［直鎖構造］			
Gd–EOB–DTPA（プリモビスト）	725.6	0.688	1.19
Gd–BOPTA（MultiHance）	1,058.2	1.97	5.3

（カタカナ）は日本で市販されている製剤．

3）肝細胞胆道系造影剤

① 肝細胞胆道系Gd造影剤

　Gd–DTPAなどのこれまで扱ったGd造影剤はすべて細胞外腔に非特異的に分布する**細胞外腔造影剤**です．これに対して，配位子に疎水性（脂溶性）側鎖を付加して肝胆道系から排泄されるようにしたものが**肝細胞特異性造影剤（肝細胞胆道系造影剤）**です．例えばGd–EOB–DTPA（gadoxetate sodium，商品名 EOB・プリモビスト）には脂溶性側鎖であるエトキシベンジル（ethoxybenzyl：EOB）が付加されています（図9-10-5）．その他にGd–BOPTA（gadobenate dimeglumine, MultiHance）やGd–DTPA–DeAがあり，いずれも直鎖構造イオン性ですが日本で市販されているのはGd–EOB–DTPAだけです．これらは他の細胞外腔造影剤と同様に細胞外腔に分布した後で肝細胞に漸次取り込まれるので，通常のdynamic MRI（動脈相，門脈相，平衡相など）を撮像した後で，肝細胞相（20〜40分後）で病変の肝細胞機能の有無を評価でき（図9-10-6），さらに胆道も造影できます．「2度美味しい」造影剤ですね．副作用は細胞外腔造影剤と同程度です．

図9-10-5　肝細胞特異性造影剤（Gd–EOB–DTPA）

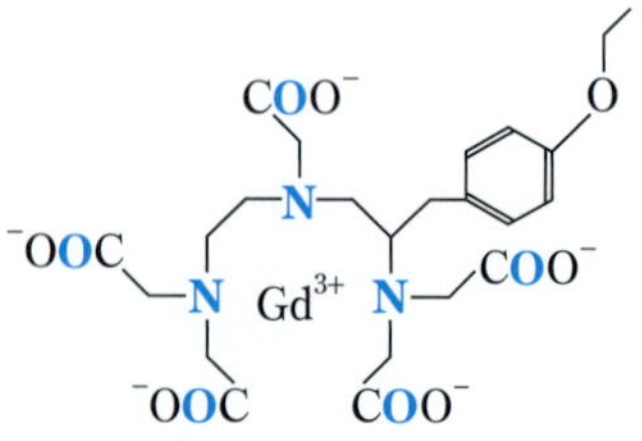

イオン性でナトリウム塩として供給される．

図9-10-6　肝細胞特異性造影剤(Gd–EOB–DTPA 25μmol/kg)による肝細胞癌(→)の描出

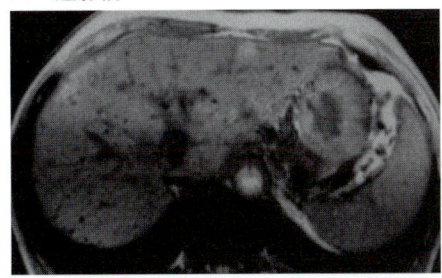

A　造影前
B　動脈相(30秒)
C　肝細胞相(32分)

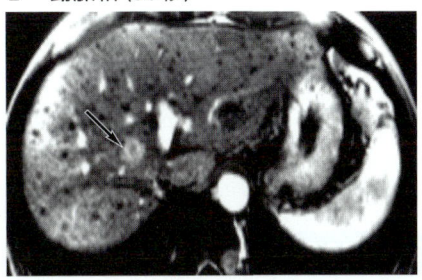

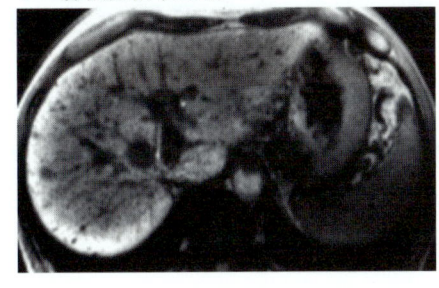

② Mn–DPDP

Mn–DPDP (manganese dipyridoxyl–5'–diphosphate, 商品名 Teslascan) はMRI用の肝細胞胆道系造影剤で, Mn^{2+}がDPDPにキレートされています[1]. 本邦では市販されていませんがユニークなのでここで紹介します. 静注(2〜3mL/minと緩徐)後, 血中のZn^{2+}がMn^{2+}に置き換わって, Zn–DPDPと遊離Mn^{2+}になります. Zn–DPDPは, やがて腎から排泄されますが, Zn^{2+}は反磁性(p.429 Q9–5–3)なので信号強度には関与しません. 血中に遊離したMn^{2+}は肝, 膵, 腎, 副腎に取り込まれ正常実質がT_1短縮効果(T_1強調像で高信号)を示す(投与後15分〜4時間)ので, 肝だけでなくこれらの臓器の病変検索に使用できます. 肝細胞に取り込まれたMn^{2+}は胆管へ排泄されます.

③ AG–USPIO

これはarabinogalactane (AG) にUSPIO (p.433 Q9–6–3) を結合したものです. AGは肝細胞膜にあるasialoglycoprotein (ASG) receptorを標的とするので, 肝細胞膜に結合することになります[2]. まだ開発段階です.

Annex Ⅲ Q9-10　肝細胞胆道系Gd造影剤は腎からは排泄されないのですか？

Annex Ⅲ A9-10　　肝細胞胆道系Gd造影剤といっても腎からかなりの部分が排泄されます. 配位子の側鎖に疎水基を付加して脂溶性を高め, 肝細胞に取り込まれた後に胆道系から排泄さ

れるようにした肝細胞特異性造影剤は，Gd-DTPAのような非脂溶性造影剤に比べれば肝細胞に取り込まれた後に胆道系に排泄される割合が多く，X線胆道造影剤に類似しています．しかしながら，これらの肝細胞・胆道排泄率はGd-BOPTAで4.5%，Gd-EOB-DTPAで約40%，Gd-DTPA-DeAで90%です（Gd-DTPAの肝細胞胆道系排泄率は1%以下）．残りはすべて腎から排泄されるのですが，造影剤投与後に正常な肝実質が強い造影効果を示し，T_1強調像で高信号となって肝細胞機能を反映します．

POINT 9-10

- 金属状態のガドリニウムは強磁性，ガドリニウムイオン（Gd^{3+}）は（強）常磁性．
- T_2^*短縮効果（磁化率効果）は磁化率にほぼ比例，したがって磁気モーメントの2乗にほぼ比例する．
- T_1短縮作用は磁化率や磁気モーメントだけでは決まらない．
- Gd造影剤にはマクロ環構造と直鎖構造があり，それぞれにイオン性と非イオン性がある．

■参考文献

1) Rofsky NM, et al: Hepatocellular tumors: characterization with Mn-DPDP-enhanced MR imaging. Radiology 188: 53-59, 1993.
2) Reimer P, et al: Asialoglycoprotein receptor function on benign liver disease: evaluation with MR imaging. Radiology 178: 769-774, 1991.

Q 9-11 Gd^{3+}溶液やFe^{3+}溶液が高濃度になると，T_2短縮作用がT_1短縮作用に勝って低信号になるのはなぜですか？

A 9-11 T_1短縮による縦磁化回復が終了して頭打ちになり，T_2短縮による信号低下が進むからです．

▶▶▶1 低濃度では縦磁化の回復促進 → 信号上昇

確かに，Gd^{3+}溶液やFe^{3+}溶液，あるいはGd造影剤（Gdキレート剤）が高濃度になると，T_2短縮作用がT_1短縮作用を凌駕してどんな撮像法（例えばT_1強調スピンエコー像）でも，無信号になってしまいます．T_1強調像にて膀胱内の高濃度Gd造影剤が低信号になるのはよく知られています．

常磁性体の不対電子と水分子の^1H原子核との双極子間相互作用はT_1短縮作用とT_2短縮作用を併せ持っています．ところで，同じ^1H原子核密度であっても，その信号強度はTR（繰り返し時間）間の縦磁化の回復（T_1緩和）とTE（エコー時間）間における信号減衰（T_2あるいはT_2^*緩和）によって決まります（図9-11-1A）．一般に，低濃度のGd^{3+}やFe^{3+}水溶液においては，T_1短縮によってTR間の信号放出能力が高くなり，

TE間の減衰が少し速くなっても，常磁性体がない時に比べてより強い信号を放出します（図9-11-1B）．

図9-11-1　常磁性体の双極子間相互作用によるT₁，T₂短縮と信号強度

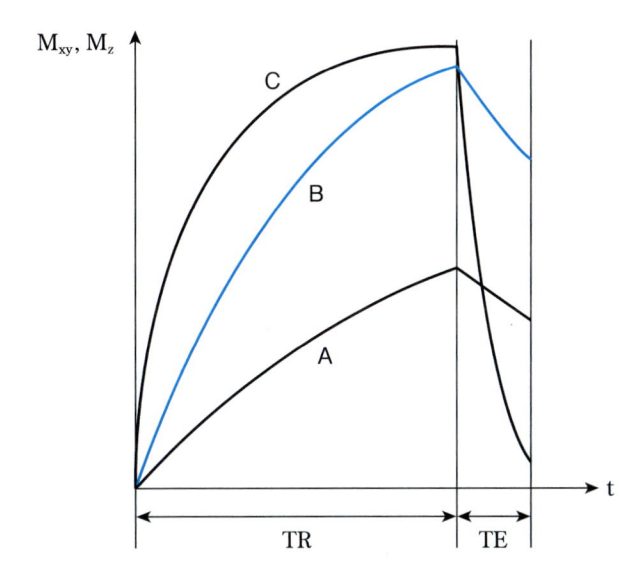

A：常磁性体のない場合，B：薄い常磁性体溶液，C：濃い常磁性体溶液．

▶▶▶ 2　高濃度では縦磁化の回復は頭打ち

高濃度になるとT_1もT_2もさらに短縮します．しかし，T_1短縮による縦磁化の回復（信号放出能力）はいち早く100％まで回復するがすぐ頭打ちになってしまいます．一方，T_2緩和（信号減衰）が速く進行するためにせっかく100％に高まった信号放出能力はTE間にほとんど減衰し，信号はきわめて低くなってしまいます（図9-11-1C）．CT値はヨード造影剤濃度に比例します．これに対して**MRIの信号強度がGd造影剤濃度に比例するのは低濃度の狭い範囲に過ぎません**．

実際にどの程度の濃度まで信号が上昇し，どの濃度から信号が低下するかは，常磁性体の緩和度（緩和能）とパルスシーケンスに依存します．当然，T_1強調像における方が，より高い濃度まで信号上昇が続き，T_2強調像においてはより低濃度で信号低下が始まります．例えば，T_1強調像であるTR/TE 500/20msのスピンエコー（SE）で撮像した場合には，Gd-DTPAが1mmol/Lまでは濃度とともに信号が上昇するが，これを超えると信号が低下し始め，50mmol/Lでまったく無信号になります（図9-11-2）．これに対し，T_2強調像であるTR/TE 2,000/80msのSEで撮像した場合には，濃度とともに信号が上昇するのはGd-DTPAが0.25mmol/Lまでで，これを超えると信号が低下し始め，10mmol/Lでまったく無信号になってしまいます．

Q9 磁性 ― 役者を生かす名化粧 ―

図9-11-2 パルスシーケンス，Gd–DTPA濃度と信号強度の関係

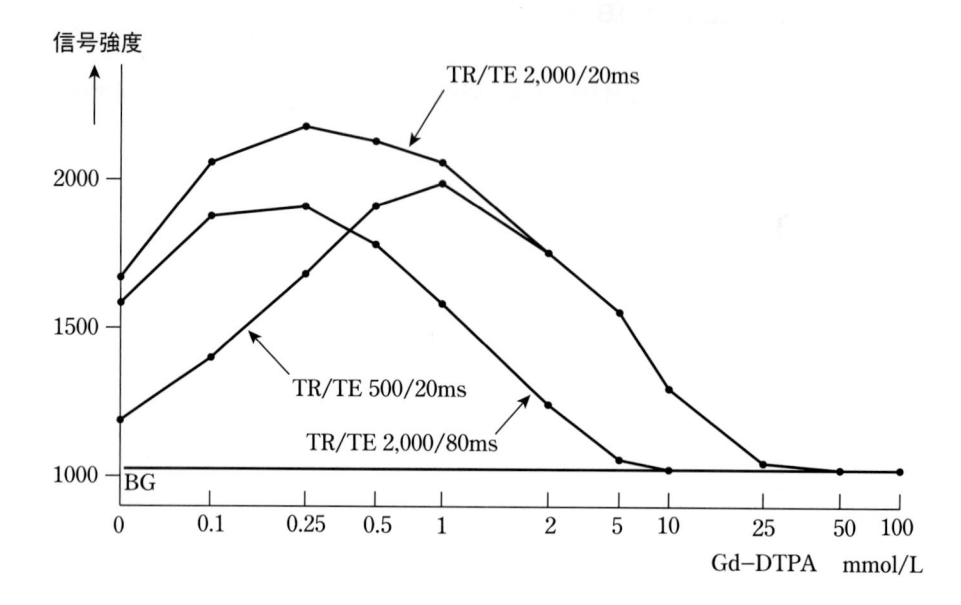

定量的に扱ってみましょう．Q3-13（p.99）で説明した通り，T_1緩和，T_2緩和におけるある物質の緩和能をそれぞれr_1, r_2, この物質投与前の緩和時間をT_{1_0}, T_{2_0}, 投与後に組織内のこの物質の濃度がcとなった時の緩和時間をT_{1_p}, T_{2_p}とすると，緩和速度（緩和時間の逆数）は加算されるので次式が成り立ちました．

$$\frac{1}{T_{1_p}} = r_1 c + \frac{1}{T_{1_0}} \qquad 3\text{-}13\text{-}1$$

$$\frac{1}{T_{2_p}} = r_2 c + \frac{1}{T_{2_0}} \qquad 3\text{-}13\text{-}2$$

上記のGd–DTPAが50mmol/L（TR/TE 500/20msで無信号の濃度）と10mmol/L（TR/TE 2,000/80msで無信号の濃度）の時の溶液の$T_1(= T_{1_p})$, $T_2(= T_{2_p})$を算出します．Gd–DTPAのr_1, r_2はそれぞれ，5.3，6.8 $(s^{-1}mM^{-1})$です．$T_{1_0} = T_{2_0} ≒ 4s$として，

50mmol/Lの時；

$$\frac{1}{T_{1_p}} = 5.3(50) + \frac{1}{4} = 265.25, \quad T_{1_p} = \frac{1}{265.25} = 0.0038s = 3.8ms$$

$$\frac{1}{T_{2_p}} = 6.8(50) + \frac{1}{4} = 340.25, \quad T_{2_p} = \frac{1}{340.25} = 0.0029s = 2.9ms$$

TE = 20msのパルスシーケンスでは，T_2（信号強度が36.8％まで減衰する時間）が2.9msの液体の信号は20msの間に雑音の中に消えてしまうことに符合します．

10mmol/Lの時；$T_{1_p} = 18.8ms$

$T_{2_p} = 14.7ms$

TE = 80msのパルスシーケンスでは，T_2が14.7msの液体の信号は80msの間に雑音の中に消えてしまうことに符合します．

さらに，生体組織においては造影剤を加える前の組織のT_1はT_2の5〜10倍なのに比べて，Gd造影剤のr_1とr_2にはそれほど大差がありません（表9-11-1）．このため，一般的にはT_1短縮効果の方がT_2短縮効果より強くなります．例えば，造影前にT_{1_0} = 500ms，T_{2_0} = 50msの組織が造影によってGd-DTPAの組織濃度が0.1mmol/Lになったとします．この造影後の組織のT_{1_p}とT_{2_p}は；

$$\frac{1}{T_{1_p}} = \frac{1}{0.5} + 5.3 \times 0.1 = 2.53/s, \quad T_{1_p} = \frac{1}{2.53} = 0.395s = 395ms$$

$$\frac{1}{T_{2_p}} = \frac{1}{0.05} + 6.8 \times 0.1 = 20.7/s, \quad T_{2_p} = \frac{1}{20.7} = 0.0483s = 48ms$$

T_1は105ms，21%短縮しましたが，T_2の短縮は2ms，4%にすぎません．このように同じ濃度のGd造影剤はT_2に比べてT_1をより高い割合で短縮することにより信号上昇を招きますが，高濃度になってTEに比べてT_2が短くなると信号は低下していきます．

表9-11-1　MR造影剤の緩和能r_1，r_2

造影剤	径 (nm) （core径）	r_1 ($mM^{-1}s^{-1}$)	r_2	r_2/r_1	血液中半減期 （分）
SPIO					
AMI 25 　　（フェリデックス）	150（4〜5）	24	85	3.54	8
SHU555A 　　（リゾビスト）	62（4.2）	8.3	232	28.1	3.9〜5.8
USPIO, MION					
AMI 227	17〜21（5〜6）	24	53	2.21	84〜118
NC100150	20（5.7）	20	35	1.75	180
MION46	20（4.6）	5.9	11.3	1.92	180
Gdキレート剤					
Gd-DTPA 　　（マグネビスト）		5.3	6.8	1.28	
Gd-EOB-DTPA 　　（プリモビスト）		8.1	11.6	1.43	

AMI25，AMI227，MION46は酸化鉄coreがdextran，SHU555Aはcarboxydextran，NC100150はoxidized starchでコーティングされている．
Gd-DTPA，Gd-EOB-DTPAは2T（室温），AMI 25は0.47T（40°C），SHU555Aは1.5T（22°C）の値．

Annex Q9-11　Gd造影剤が陰性造影剤として使われることがありますか？

Annex A9-11
あります．EPIと組み合わせた灌流画像（perfusion imaging）に利用されます．

1）灌流画像

EPIは磁化率に敏感なパルスシーケンスなので，細動脈〜毛細血管内のGd造影剤と血管外との磁化率差によって強い磁化率効果が生まれ，造影剤が灌流した領域が低信号になります（図9-11-3）．これは**DSC**（p.624 Q12–18）と呼ばれています．位相エンコード数 = 128，実効TE = 32ms，エコースペースEsp = 0.6msでsingle-shot EPIを撮像すると1スライスあたり128 × 0.6ms = 77msなので，15スライスを2s以内に撮像することができます．つまり，全脳あるいは全肝を2sごとに撮像することができるわけで，組織の灌流状態を反映する画像になっているわけです（p.631 Q12–20）．

図9-11-3　肝細胞癌（→）の灌流MRI（DSC）

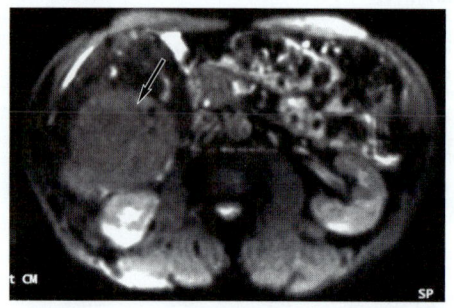

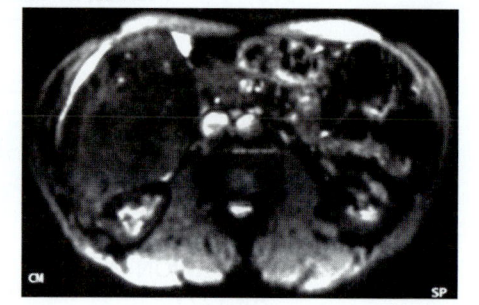

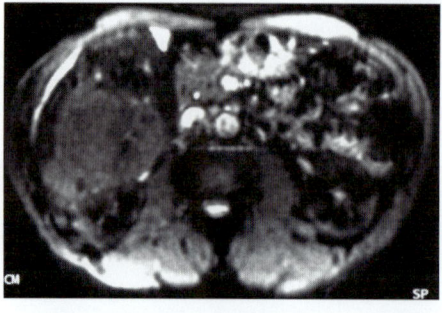

8秒後（A）にはまだ灌流は見られず腫瘍は肝実質より高信号，44秒後（B）には腎皮質と腫瘍が低信号になり，72秒後（C）には腎髄質が低信号で，腫瘍は再び相対的高信号に戻っている．

Annex II Q9-11

表9-11-1を見るとSPIOのr_1が最大です．なぜT_1短縮（陽性）造影剤として使われないのですか？

Annex II A9-11

r_2が大きいために信号が低下してしまうからです．図9-11-1Cと同じですね．**どんなにr_1が大きくても，r_2が大きくてTE間に信号が減衰（T_2緩和）すればすべてのパルスシーケンスで低信号**になります．同じ材料の酸化鉄粒子でも粒子が大きいほど磁化率が大きいのでr_2自体も大きく，またr_1に対する比（r_2/r_1）も大きくなり（表9-11-1，p.402 表8-18-6）[脚注]，T_2短縮作用が主になるため陰性造影剤として利用されます．しかし粒子径が小さくなると（USPIO，MION）r_2およびr_2/r_1が小さくなるので，陽性造影剤（T_1短縮造影剤）としても利用できるようになり，血中半減期が長いので血液プール造影剤として使われます（p.433 Q9-6-3）．

●脚注●
緩和能は測定条件により変化します．特にSPIOのr_2は変動が大きいことが知られています．

Annex III Q9-11

血液プール造影剤には何がありますか？

Annex III A9-11

血液プール造影剤には，①USPIO・MIONと②高分子Gd製剤がありますが，いずれも開発中で現在市販されているものはありません．

① USPIO・MION

表9-11-1のAMI 227，NC100150，MION46や 表8-18-6（p.402）のSHU555Cなどがあり，いずれもSPIO（フェリデックス，リゾビスト）と比べてr_2/r_1が小さくT_1短縮造影剤として使用できることがわかります．酸化鉄粒子としては粒子径がきわめて小さいとはいえGd–DTPAなどから比べれば桁違いに大きいので，毛細血管から逸脱することなく長時間血管内にとどまります．

② 高分子Gd製剤

Gdキレートをポリマーにしたり蛋白質などに結合させて高分子化して毛細血管からの逸脱を防いだもので，代表例は表8-18-6（p.402）にあるMS–325[1]とSHL643A（Gadomer–17）[2]です．MS–325は血中のアルブミンに結合して（結合率80〜96%）比較的長く血管内にとどまり，順次アルブミンから外れて腎から排泄されます．Gadomer–17（Gd–DTPA–cascade polymer）は24個のGd^{3+}を含むポリマー（分子量17,000）でやはり腎から排泄されます．いずれもr_1は細胞外液Gd造影剤の4〜5倍とT_1短縮作用が強く，r_2/r_1は同レベルです（p.402 表8-18-6）．

Annex IV
Q9-11 経口造影剤も常磁性体ですか？

A9-11
経口MRI造影剤には，①常磁性体と②水分子を除去する物質の2種類があります．

① 常磁性体
現在市販されている経口造影剤は，クエン酸鉄アンモニウム製剤（フェリセルツ）と塩化マンガン（Ⅱ）四水和物（ボースデル）の2つで，いずれも常磁性体です．前者は3価鉄イオンFe^{3+}とアンモニウムイオンNH_4^+のクエン酸塩でFe^{3+}が，後者はMnClのMn^{2+}が（強）常磁性体として働きます．Fe^{3+}とMn^{2+}は，第1遷移（鉄族）元素の中で最も強い磁気モーメントを持ち（p.422 表9-3-2），水分子が自由に接近できるのでGd^{3+}と同様の緩和時間短縮効果（図9-11-2）を示します．したがって，両剤とも低濃度でT_1短縮，高濃度でT_2短縮効果が強く現れますが，フェリセルツは本来T_1短縮剤として開発されたために承認された用量（2mg/mL）ではT_2短縮作用が弱く，陰性造影剤として使用する場合には数倍濃度の投与が必要です．ボースデルはそのまま（36mg/250mL，Mn濃度は10mg/250mg）で，T_1強調像で陽性，T_2強調像で陰性造影剤として使用可能です[3]．緑茶やブルーベリージュースもMn^{2+}を低濃度に含むためT_1短縮（陽性）経口造影剤として使用できます．

② 水排除剤
信号源である水分子を含まない液体を服用させて陰性造影剤として使用します．これにはフッ素化合物（perfluorochemical, PFC）やカオリンベントナイト（Barium-kaolin† suspension）などがあります．

ひとくちMEMO

†カオリン（kaolin）
「かおりちゃん」という意味ではありません．特殊な粘土で主成分は$Al_2Si_2O_5(OH)_4$，陶磁器の原料です．

POINT 9-11

- MRIの信号強度がGd造影剤濃度に比例するのは低濃度の狭い範囲にすぎない．
- Gd造影剤は濃すぎると信号低下を招く．
- Gd造影剤はEPIと組み合わせて陰性造影剤として使われることもある（灌流画像）．
- r_1が大きくても，r_2も大きいとすべてのパルスシーケンスで低信号．
- 血液プール造影剤にはUSPIO・MIONと高分子Gd製剤がある．
- 経口MRI造影剤には常磁性体と水分子排除物質がある．

■参考文献
1) Grist TM, et al: Steady-state and dynamic MR angiography with MS-325: initial experience in humans. Radiology 207: 539-544, 1998.
2) Dong Q, et al: Magnetic resonance angiography with gadomer-17. An animal study original investigation. Invest Radiol 33: 699-708, 1998.
3) 上野英雄・他：MRIによるMM-Q01製剤［塩化マンガン（Ⅱ）四水和物］の造影特性およびクエン酸鉄アンモニウム製剤との比較研究．新薬と臨床 54: 1421-1430, 2005.

Q 9-12 Gd造影剤によって脂肪はなぜ造影増強効果を示さないのですか？

A 9-12 Gd^{3+}に脂肪分子が十分近づけないからです．

T_1緩和は双極子間相互作用（DDI）によるものです（p.84 Q3-7, 8）．Gd^{3+}が水の^1H原子核（プロトン＝陽子）のT_1緩和を促進するのは，Gd^{3+}にある孤立電子の磁気モーメント（磁気双極子）とプロトン（磁気双極子）のDDI（電子陽子双極子間相互作用：e-p DDI）です（p.441 Q9-9-2）．式9-9-1（p.442）に示すように，この作用は孤立電子と陽子の距離の6乗に反比例します．つまり，Gd^{3+}（あるいは他の常磁性体）が^1H原子核のT_1を効率よく短縮するためには両者が十分に接近する必要があります．このT_1を効率よく短縮する範囲を **cordination sphere（CS）** と呼びます．Gdキレート剤は比較的大きな分子で，しかもGd^{3+}はその中心に存在し，配位子からの8個の腕（配位結合）が絡んでいます．CS内部は混んでいるのです．小さな水分子はこの中を自由に拡散してGd^{3+}に近づくことができ，e-p DDIによるT_1短縮が効率よく生じます．**脂肪分子は水分子に比べ大きいのでCS内に到達できず，e-p DDIが生じないために脂肪分子の^1H原子核はT_1短縮作用を受けない**わけです．

Annex Q9-12
Gd^{3+}に比べて水分子は圧倒的に多いはずですが，希釈されたGd^{3+}で多数の水分子（の^1H原子核）のT_1を短縮できるのですか？

Annex A9-12
できます．T_1強調SE像においてGd造影剤溶液が最も高信号になる（T_1短縮効果が強い）のは濃度が約1mmol/Lの場合です（図9-11-2）．この時の溶液中のGd造影剤分子と水分子の個数比を見てみましょう．Gd造影剤分子数は1L中に1mmol＝$N_A \times 10^{-3}$，一方，1L中の水分子は$N_A \times 1,000g/18g = 55.6 N_A$，したがって個数比は1：$55.6 \times 10^3$になります．水分子1個に2つの$^1H$があるので，Gdと$^1H$の比は約1：$10^5$になります．Gdがすべての水分子と**e-p DDI**をすると仮定すると，**1個の**Gd造影剤分子は10万個の^1H原子核を相手にしなければなりません．でもご安心ください．実際に熱平衡状態でα群とβ群に含まれる^1H原子核の差は10万分の1にすぎません（p.32 Q1-8）．つまり90°パルスで励起されてβ群に移ったのは10万分の1個にすぎ

Q9 磁性 — 役者を生かす名化粧 —

ない（もちろん動的平均ですが）ので，Gd1個あたり ^{1}H原子核1個の担当になります．これなら簡単ですね．ところで，CS内に入った水分子はGd^{3+}と相互作用を終えるとすぐにその場から離れ，後続の水分子と交代します．独り占めにしたり，未練がましくいつまでもその場にとどまるような人間社会と違って，なんと最大で毎秒10^{6}回も交代するのです．最速1μsでT$_1$緩和終了になります．とは言っても，実際には^{1}H原子核はα群$\rightleftarrows\beta$群と動的平衡にあるわけで，こんなに単純かつ迅速には進みませんが，とにかく希釈されたGd^{3+}が圧倒的に多い水分子（の^{1}H原子核）のT$_1$を短縮できることはおわかりのことと思います．

POINT 9-12

- 脂肪分子はGd^{3+}に近づけず，e-p DDIが生じないために脂肪分子の^{1}H原子核はT$_1$短縮作用を受けない．
- T$_1$短縮は^{1}H原子核10万個にGd造影剤1分子あれば十分．

Q 9-13 メラノーマ（黒色腫）がT$_1$強調像で高信号になるのはなぜですか？

A 9-13 3つの原因が重なっています．

確かにメラノーマはT$_1$強調像で高信号を示します（図9-13-1）．これはメラノーマに色素であるメラニンが含まれているからです．メラノーマでもメラニンを含まないもの（amelanotic melanoma）はT$_1$強調像で高信号ではありません．ただし，メラノーマは出血しやすい腫瘍なので，そのT$_1$強調像での高信号はメラニンが原因の場合とメトヘモグロビンが原因の場合（出血部：p.441 Q9-9）とがあることに注意してください．ここではメラニンのT$_1$短縮作用について説明します．

図9-13-1　脳幹の黒色腫

T$_1$強調像（TR/TE 400/17ms）

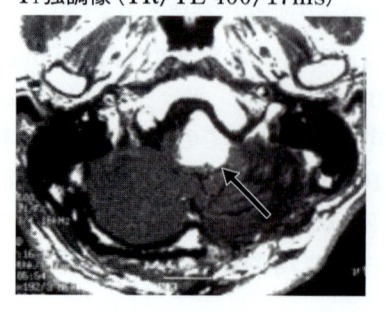

▶▶▶ 1　メラニン

　メラニン（melanin）は人間の毛や皮膚を始め広く動植物に分布する黒あるいは褐色の色素で，メラニン細胞（melanocyte）内の細胞質顆粒であるメラノソームにおいてチロシン（tyrosine）から生合成されます．ユーメラニン（eumelanin），フェオメラニン（pheomelanin）およびトリコクロム（trichochrom）の3種類が知られています（図9-13-2）．チロシンからチロシナーゼ（tyrosinase）によってドーパ（dopa），ドーパキノン（dopaquinone）を経て5,6 ジヒドロキシインドール（5,6 dihydroxy-indole）さらにインドール-5,6-キノン（indole-5,6-quinone）となり，これが酸化的に重合した多量体（polymer）がユーメラニン（eumelanin）で，フェオメラニンとトリコクロムはドーパキノンと含硫アミノ酸であるシステイン（cysteine）から合成されるジヒドロベンゾチアジン（dihydrobenzothiazin）が重合してできます．

図9-13-2　メラニンの生合成過程

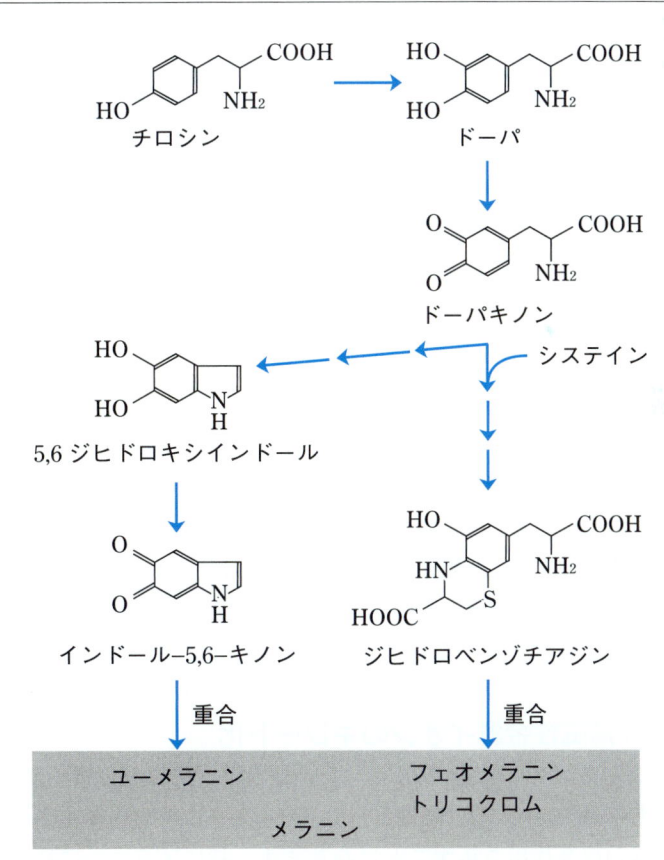

▶▶▶ 2　メラニンのT_1短縮作用

メラニンの緩和時間短縮作用の原因として，
① メラニンが常磁性体である遊離基（free radical）を擁している
② メラニンが凝集して蛋白質のような高分子を形成する
③ メラニンが常磁性体であるFe^{3+}，Cu^{2+}などをキレート化する
が考えられます．

① 遊離基

　ESR（電子スピン共鳴）などを使った研究により，メラニン自体が常磁性体である遊離基（free radical）を擁していることが明らかになっています．例えば5, 6ジヒドロキシインドールとインドールキノンの中間生成物としてセミキノン（遊離基＝孤立電子を持つ常磁性体）を生じることが想定されています（図9-13-3）．一般にキノンとヒドロキシキノンの中間生成物としてセミキノンが生じるからです．このような遊離基がメラニン自体の常磁性の原因と考えられてきましたが，Enochsらによれば，合成メラニン溶液（濃度20mg/mL）の遊離基濃度は0.05mM程度で，この場合の緩和速度（$1/T_1$）は$0.05s^{-1}$上昇するだけでした[1]．これは生体における緩和促進作用としては無視しうる程度にすぎません．

図9-13-3　メラニン構成要素が擁する遊離基の1例

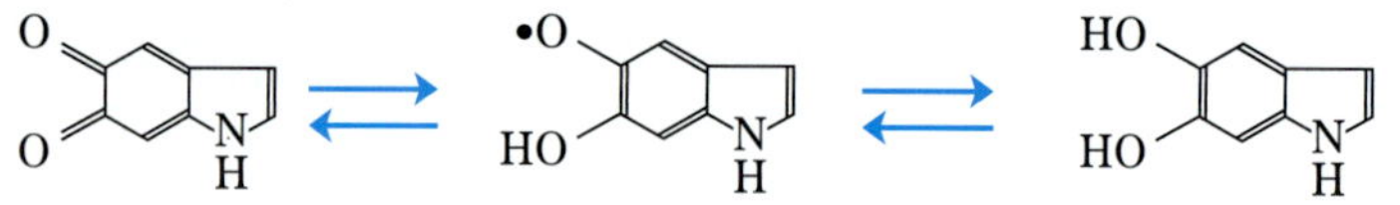

インドールキノン　　セミインドールキノン　　ジヒドロキシインドール

② 高分子水和効果

　これに対し，メラニンが凝集して蛋白質のような高分子を形成することによるT_1緩和促進効果＝T_1緩和速度上昇効果（高分子水和効果）は，20MHzにおいて〜$1s^{-1}$程度と推定され，それなりに無視できる量ではありません．ただし，高分子水和効果は共鳴周波数が高くなるほど低下する（p.91 Q3-8 Annex）ので，1.5T＝63.9MHzのMRI装置ではもう少し効果は低いはずです．

③ 常磁性金属イオンのキレート化

　メラニンにはZn^{2+}，Fe^{3+}，Cu^{2+}，Mn^{2+}などの金属イオンをキレート化する性質があり（図9-13-4），結果としてメラニン（にキレート化された常磁性金属イオン）がT_1緩和促進作用を示すことになります．特にメラニンに捕捉されたFe^{3+}の作用は強く，同じ濃度ならばトランスフェリンに結合したFe^{3+}の3倍，メトヘモグロビンに結合したFe^{3+}の30倍とされています．このため，薄い濃度でも強い効果を示し，20MHzにおいて$830\mu M$[†]のメラニンに捕捉されたFe^{3+}のT_1緩和促進効果は約$8s^{-1}$と報告されています[1]．ちなみにメラニンに捕捉されたCu^{2+}（$68\mu M$），Mn^{2+}（$24\mu M$）のT_1緩和促進効果はそれぞれ$1.6s^{-1}$，$0.3s^{-1}$でした．すなわち，**メラニンに捕捉されたFe^{3+}がメラニンのT_1短縮作用の主たる原因**と言えます[1,2]．

図9-13-4 メラニン構成要素の金属イオン Ⓜ のキレート化

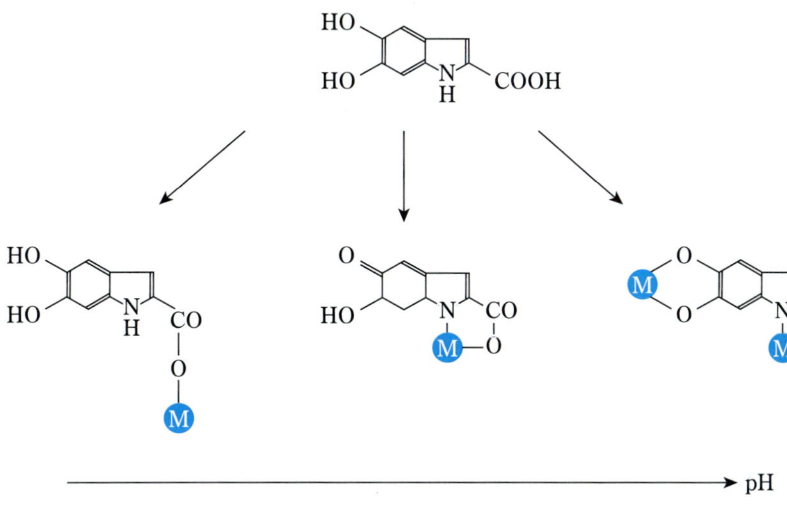

→ pH

ひとくちMEMO

† μM

先ほど登場したμはm（ミリ＝10^{-3}），μ（マイクロ＝10^{-6}），n（ナノ＝10^{-9}）のμです．Mはモル濃度（molarity）を示す記号で，M＝mol/L，したがって$\mu M＝\mu mol/L＝10^{-6}mol/L$になります．

POINT 9-13

■ メラニンのT_1短縮作用の主たる原因はメラニンに捕捉されたFe^{3+}．

■ 参考文献

1) Enochs WS, et al: Sources of the increased longitudinal relaxation rates observed in melanotic melanoma. An in vitro study of synthetic melanins. Invest Radiol 24: 794-804, 1989.
2) Enochs WS, et al: Paramagnetic metal scavenging by melanin: MR imaging. Radiology 204: 417-423, 1997.

Q9 磁性 — 役者を生かす名化粧 —

Q 9-14 電子16個で偶数の電子を持つ酸素分子（O_2）は金属でもないのに，なぜ常磁性体なのですか？

A 9-14 酸素分子（O_2）は孤立電子を持つ常磁性体です．

▶▶▶ 1　酸素原子

　原子番号8の酸素原子（O）は電子を8個持っています．これらが，1s軌道に2，2s軌道に2，2p軌道に4個とエネルギー準位の低い電子軌道から埋めます（図9-14-1）．2p軌道は3つありエネルギー準位は同じだから，4個のうち3個がまず3つの軌道に1つずつ入り，残る1つは3つのうちのどれかと同居することになります．いずれにしても2個は孤立電子になります．したがって常磁性ですが，これは酸素原子の場合です．

図9-14-1　酸素原子（O）と酸素分子（O_2）の電子軌道エネルギー準位

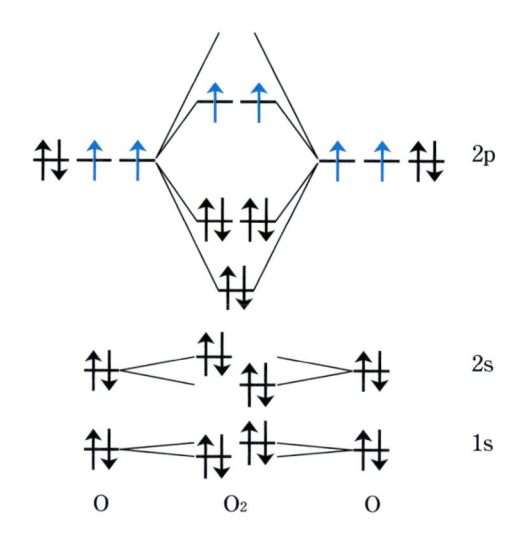

▶▶▶ 2　結合軌道と反結合軌道

　問題は酸素分子（O_2）でしたね．一般に原子が結合して分子になる時，互いに接近することによって各原子の同じ（あるいは近い）エネルギー準位にある電子軌道が重なって相互に影響を与えながら，新しい分子の電子軌道を形成します．この場合，もとの原子のエネルギー準位，相互接近の程度，軌道の形態などにより，新しくできる分子の電子軌道のエネルギー準位が，もとの原子の電子軌道エネルギー準位に比べ，さまざまな程度に高くなったり低くなったりします．もとの原子の電子軌道より低いエネルギーレベルの分子（電子）軌道を結合軌道（p.439参照）（bonding orbital），高い軌道を反結合軌道（antibonding orbital）と呼びます．一般に，相互作用が強い（軌道の重なりが大きい）ほど結合軌道と反結合軌道のエネルギー差が大きくなります．結合軌道に電子が入ると2つの原子の結合が強く（分子としてより安定に）なり，反結合軌道に電子が入ると結合が弱くなり分子としては不安定になります．

▶▶▶ 3 酸素分子

　O_2に話を戻しましょう．1s軌道はより原子核に近いところにあるから，酸素分子を形成する2つの酸素原子の1s軌道の相互作用は大きくありません．したがって，結合軌道と反結合軌道のエネルギー差も大きくありません．2s軌道も同様です．2p軌道は3つあります（図9-14-2）．2p軌道の1つ（2pz）は水素原子間の結合軸上にあり，相互作用が強く，エネルギー準位差が大きい結合軌道と反結合軌道を形成します．これと直交する2個の2p軌道（2px, 2py）の相互作用は弱いのですが，2s同士よりは強くなります．このため，O_2の分子軌道エネルギー準位は図9-14-1中央のようになり，O_2の16個の電子がこの分子軌道を下から埋めていきます．ここで，電子が軌道を選択する原則を復習してください（p.437 Q9-8-2）．

図9-14-2　2p軌道の模式図

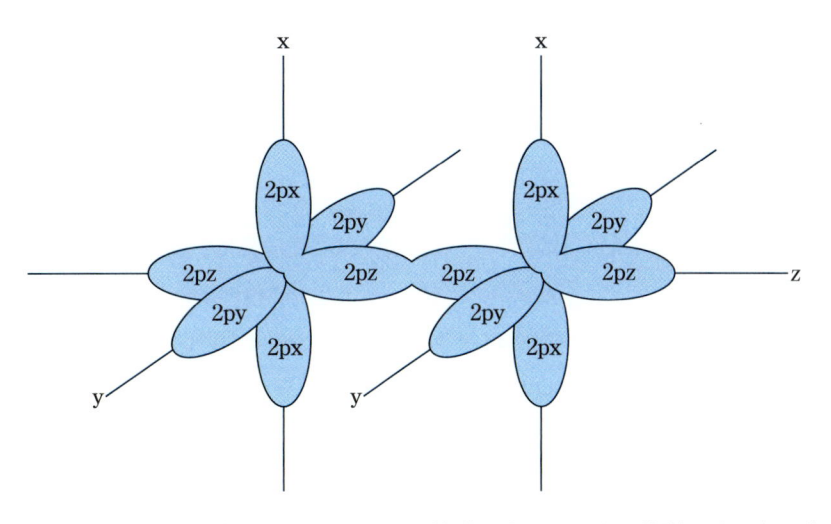

2個の酸素原子が接近すると，2px，2py軌道同士よりも2pz軌道同士の相互作用が強くなる．

　1sから形成される2つの分子軌道（定員4），2sから形成される2つの分子軌道（定員4），2pzから形成される2つのうちエネルギー準位の低い結合分子軌道（定員2），2pxと2pyから形成される4つの分子軌道のうちエネルギー準位の低い2個の結合分子軌道（定員4）と16個のうち14個が埋まりました．ここまではすべての電子が対を形成し，電子の磁気モーメントは完全に相殺されています．残りは2個ですね．次の軌道は2pxと2pyから形成される4つの分子軌道のうちエネルギー準位の高い反結合軌道です．同じエネルギー準位の軌道が2個あるから，それぞれに1つずつ電子が入ります．すなわち，**O_2は2個の孤立電子を持つ常磁性体なのです**（p.420 表9-3-1）．

▶▶▶ 4 窒素分子とフッ素分子

　ついでといっては何ですが，原子番号7の窒素原子（N）2個からなる窒素分子（N_2）と原子番号9のフッ素原子（F）2個からなるフッ素分子（F_2）の磁性を見てみましょう．第2周期元素による等核2原子分子であるN_2，F_2，およびO_2は基本的に同様の分子電

子軌道を形成します（図9-14-1）．N_2の電子数は14なので，O_2の孤立電子2つがない状態と同じです．したがって，常磁性はなく反磁性です．F_2の電子数は18なので，O_2の状態に2個の電子が加わります．2pxと2py軌道から形成される4つの分子軌道のうちエネルギー準位の高い2個の反結合軌道（O_2では孤立電子を擁する軌道）を選んで対（ペア）になります．したがって反磁性です．

Annex Q9-14

表9-3-1（p.420）を見るとO_2の磁化率はFe^{2+}とほぼ同じです．しかし，MR画像で空気が近くにあってもFe^{2+}ほど磁化率効果は目立ちません．なぜですか？

Annex A9-14

確かに空気には約20％の酸素が含まれていますし，酸素は孤立電子を持つ（強）常磁性体です．しかし，副鼻腔や乳突蜂巣の空気（酸素）が影響を与えると思われる頭蓋底でも，磁化率に特に敏感なEPIで画像が乱れる程度で（p.418 図9-2-2），Fe^{2+}のような磁化率効果は示しません．その理由は表9-3-1（p.420）の数値がグラム磁化率χ_g（単位cm^3/g）だからです．酸素分子O_2がFe^{2+}と同じ質量あれば，両者はほぼ同じ磁化率を示すわけですが，同じ体積の磁化率に換算するとどうでしょう．磁化率cm^3/gに密度（g/cm^3）をかければ（体積）磁化率χになります（p.412 Q9-1-2）．$FeCl_2$の場合$\chi_g = 116.4 \times 10^{-6}$（$cm^3/g$），$Fe^{2+}$の密度7.9（$g/cm^3$）から$\chi = 9.2 \times 10^{-4}$になります．$O_2$の分子量は32なので，1molが32g，これが1気圧，37℃（310K）で占める体積Vは，ボイル–シャルルの法則から，$V = 310R = 25.44L = 25.44 \times 10^3 cm^3$になります．したがって密度は$32g/(25.44 \times 10^3 cm^3) = 1.26 \times 10^{-3} g/cm^3$で，$\chi = 108 \times 10^{-6}$（$cm^3/g$）$\times 1.26 \times 10^{-3}$（$g/cm^3$）$= 0.136 \times 10^{-6}$になります（$Fe^{2+}$の1/6765）．ちなみに反磁性体で$\chi_g = -8 \times 10^{-6}$（$cm^3/g$）の$Ca^{2+}$の$\chi$は，密度が1.55（$g/cm^3$）なので$\chi = -12.4 \times 10^{-6}$になります．つまり，酸素分子$O_2$（分子量32）と$Fe^{2+}$イオンとは同程度のグラム磁化率を持っているのですが，気体のO_2は大幅に希釈されているので，常磁性体のFe^{2+}はおろか，反磁性体のCa^{2+}にも体積磁化率χの絶対値争いで負けてしまうというわけです．空気の場合にはさらに希釈されています．N_2は反磁性体ですからね．

● ここまでこだわらなくてもよいのですが！

▼ 1）結合軌道と反結合軌道

最もシンプルな水素分子（H_2）で説明します．2つの水素原子（H_A, H_B）が独立して存在する時，それぞれの原子は同じエネルギー準位の1s軌道に1つの電子を擁しています．このように2つの原子が十分離れている時の各電子の波動関数（次項参照）をψA, ψBとします（ψ；プサイ，図9-14-3A）．2つの原子が接近すると，2つの1s電子軌道が重なり合い，新しい2つの軌道（分子軌道）を形成します．この時の新しい軌道電子の波動関数は次式で表されます．ここでSはψAとψBの重なり積分です．

$$\psi^+ = \frac{\psi A + \psi B}{\sqrt{2(1+S)}} \qquad 9-14-1$$

$$\psi^- = \frac{\psi A - \psi B}{\sqrt{2(1-S)}} \qquad 9-14-1'$$

図9-14-3Bに示すようにψ^+は左右対称の，ψ^-は反対称の形になります．波動関数の絶対値の2乗が電子の存在確率密度を表すので，これを図示すると図9-14-3Cのようになります．ψ^-軌道においては2つの水素原子の中間地点付近に電子が存在する確率がψ^+軌道に比べてきわめて低くなっています．電子が原子を接着する役目を担うので，ψ^-軌道に電子が存在すると分子としての安定性は低いことになります．逆にψ^+軌道に電子が存在する方が分子としての安定性は高いですね．すなわち，電子軌道のエネルギー準位は$\psi^+ < \psi^-$です．このように，分子軌道のうち，そこに電子が入ることによって原子同士の結合が強くなる軌道（もとの原子の電子軌道より低いエネルギー準位の分子軌道）を結合軌道，結合が弱くなる軌道（もとの原子の電子軌道よりエネルギー準位が高い軌道）を反結合軌道と呼び，さらに分子を形成しても変わらない軌道を非結合軌道と呼びます．水素分子では，2つの電子がスピンを逆にして同じ結合軌道に入り，分子としてより安定した状態になります．水素に比べて大きな酸素原子同士の結合，すなわち酸素分子の場合には，1s，2s軌道は原子核の近くにあるため相互の影響は少なく，外側にある2p電子が結合軌道と反結合軌道に分かれます（図9-14-1）

図9-14-3 水素分子（H₂）の分子軸上の波動関数と電子の存在確率

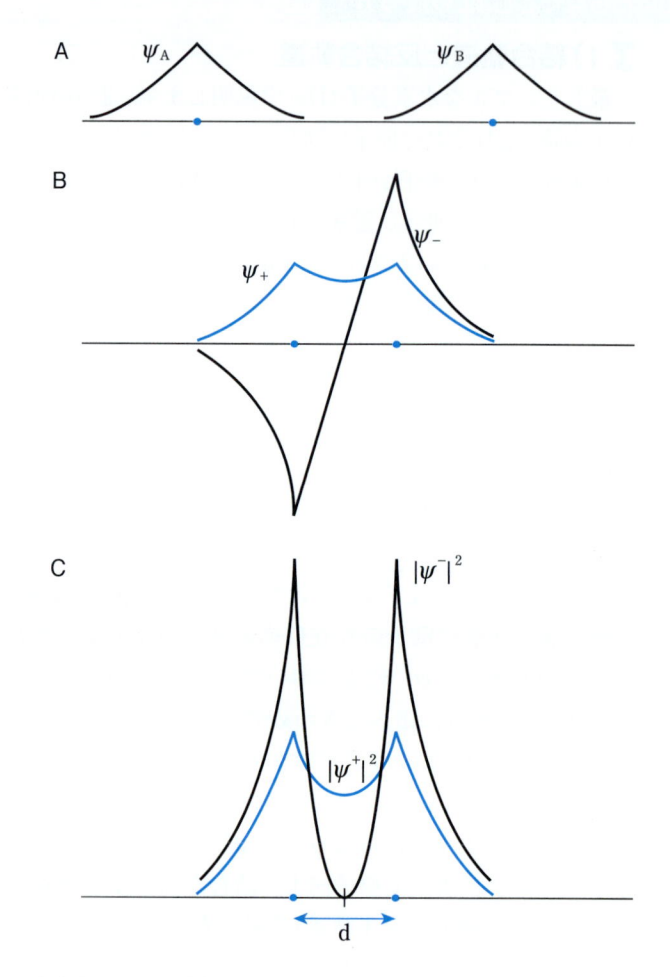

A：個々の水素原子の1s軌道電子の波動関数（ψA, ψB），B：水素分子の電子の波動関数（ψ^+, ψ^-），C：結合軌道と反結合軌道における電子の存在確率．d：原子核間距離．

▼2) 波動関数

電子のような量子的粒子は粒子としての性質（粒子性）と波としての性質（波動性）を併せ持っており，この2面性を表す概念（運動の状態を表す状態ベクトル）が波動関数（ψ）です．波動関数ψ(x, t)は波動の空間的時間的変動を表し，シュレーディンガー（波動）方程式（$i\hbar\partial\psi/\partial t = H\psi$，i：虚数単位，$\hbar$：Diracの定数 = h/2$\pi$，H：ハミルトン演算子）の解で，位置xと時間tを変数とする複素数です．例えば，1次元空間（座標x）では，

$$\psi(x, t) = \sqrt{\rho(x, t)} \cdot \exp[-i\phi(x, t)] \qquad 9\text{-}14\text{-}2$$

のように表されます．ここでρは（電子）密度，ϕは位相で，$\phi(x, t) = \omega t - kx - \theta$，$\omega$は角周波数，kは波数，$\theta$は初期位相です．$\exp[-i\phi(x, t)] = \cos\phi(x, t) - i \cdot \sin\phi(x, t)$

なので，$\psi(x,t)$ が波動を示していることがわかりますね．しかし，この $\psi(x,t)$ は何らかの物理量（速度，位置，運動量，エネルギーなど）を直接表しているわけではありません．物理量として意味があるのは波動関数の絶対値の2乗，すなわち $|\psi(x,t)|^2$ です．

$$|\psi(x,t)|^2 = \rho(x,t)[\cos\phi(x,t) - i\cdot\sin\phi(x,t)][\cos\phi(x,t) + i\cdot\sin\phi(x,t)]$$
$$= \rho(x,t) \qquad 9\text{-}14\text{-}3$$

となって，$|\psi(x,t)|^2$ が量子的粒子の位置 x，時刻 t における存在確率密度を表すわけです．したがって，3次元空間のある位置 (x, y, z) を含む小領域 $\Delta x\Delta y\Delta z$ の中に量子的粒子が存在する確率は $|\psi(x,y,z,t)|^2 \Delta x\Delta y\Delta z$ になります．これを図示すると原子核の周りを覆う雲のような，あの電子雲になるわけです．この時 ψ は確率振幅とも呼ばれます．粒子が定常状態にある時，この振幅［= 波動関数（ψ）］は時間によらず一定となるので，位置 (x, y, z) だけが変数となって $\psi(x, y, z)$ で表されます．

POINT 9-14

■ 酸素分子 O_2 は2個の孤立電子を持つ常磁性体．
■ O_2 は気体なので（体積）磁化率 χ が低く，磁化率効果が目立たない．

Q10

決定版　MRI 完全解説　第 2 版

傾斜磁場
— 舞台を彩る大道具 —

Q10-1 磁場傾斜と傾斜磁場は違うの？
　　　　Annex　　磁場勾配が強い？　負の磁場勾配？　磁場勾配は何方向？

Q10-2 傾斜磁場 B(x) の方向は x 方向？

Q10-3 磁場勾配はどのように作られる？
　　　　Annex　　傾斜磁場コイルの電流は？
　　　　Annex II　斜め方向のスライスを撮影する時の磁場勾配は？

Q10-4 渦電流は傾斜磁場に影響する？

Q10-5 グラディエントモーメント（gradient moment：GM）？

Q10-6 「スルーレート」と dB/dt は同じか？

Q10-7 高性能傾斜磁場コイルは何が高性能なの？

Q10-8 断層面はどのように決まるの？
　　　　Annex　　断層を薄くするには送信バンド幅(BW)を狭くすればよい？

Q10-9 スライス選択磁場勾配 G_{SS} の負のローブは何のため？

Q10-10 MR検査中のトントントンという音は何？
　　　　Annex　　傾斜磁場コイルの受ける力は？
　　　　Annex II　RFコイルからの音は？

Q10-11 傾斜磁場の人体への影響は？
　　　　Annex　　傾斜磁場による誘導電流は加熱の原因にはならない？
　　　　Annex II　静磁場は被写体内に誘導電流を生じない？

Q10 傾斜磁場 ― 舞台を彩る大道具 ―

Q 10-1 磁場傾斜（磁場勾配）と傾斜磁場（勾配磁場）は違うのですか？

A 10-1 違います．

　両者は混同されやすいので，本書では**磁場勾配**と**傾斜磁場**を採用することにしました（p.143）．磁場勾配（磁場傾斜）は磁場の強さの空間的な傾斜（勾配）（gradient†）を指しています．例えば−x方向の磁場が低くx方向で高いとします（図10-1-1）．MRIで使われる磁場勾配Gは線形なので，勾配は空間的にどこ（どのx座標）でも一定です．この勾配がx方向の場合がG_xです．原点の磁場を0とすれば，$x = x_1$における磁場（磁束密度）$B(x_1)$は，

$$B(x_1) = G_x x_1$$

で，一般化すれば座標xの磁場$B(x)$は，

$$B(x) = G_x x \qquad \text{10-1-1}$$

これが図10-1-1の直線を表す式です．磁場$B(x)$がx座標に比例し，その比例定数（傾き）がG_xになっています．$B(x)$の単位はテスラ（T），xは原点からの距離なので単位はm，したがって**磁場勾配G_xの単位はT/m**です．距離を乗じなければ磁場（磁束密度）にはなりません．現在の臨床MRIで使われているGは10〜80mT/m（= 0.01〜0.08T/m）です．

図10-1-1　x方向の磁場勾配G_xと傾斜磁場$B(x)$の関係は$B(x) = G_x x$

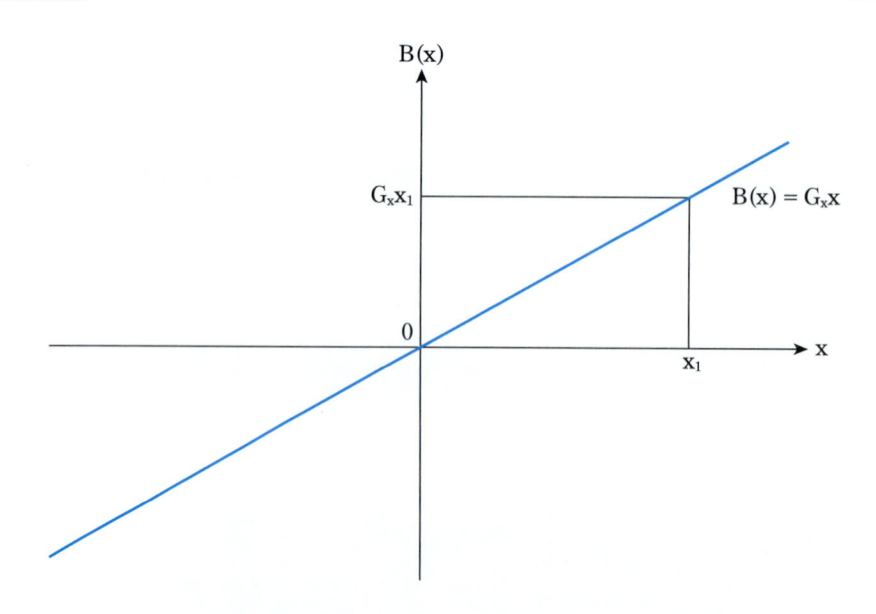

　これに対して，傾斜（勾配）磁場は文字通り傾斜した磁場（磁束密度）なので，単位はTです．傾斜した道路（傾斜道路）が傾斜した磁場（傾斜磁場）に相当し，道路の傾斜（勾

配)が磁場の勾配(磁場勾配)になりますね．両者は，どちらでも通用する場合もあります．例えば，「傾斜磁場コイル」も「磁場勾配コイル」も同じコイルを指すし，「傾斜磁場を印加する」でも「磁場勾配を印加する」でも結果としては同じことになります．しかし，前述のように別の物理量であることを認識していなければなりません．また，原点の磁場勾配はG_xで，座標xの磁場勾配もG_xですが，原点の傾斜磁場は0です．座標xの傾斜磁場は$G_x x$であってG_xではありません．座標xにおける傾斜磁場$B(x)$は$G_x x$なので式10-1-1の両辺にγをかけて，

$$\gamma B(x) = \gamma G_x x = \Delta\omega \qquad 10\text{-}1\text{-}1'$$

と式4-11-2′になります．ω_0からの共鳴周波数のずれ$\Delta\omega$がx座標に比例するという**周波数エンコードの基本原理**を示しています．

ひとくちMEMO

† gradient

勾配，傾斜のことで，この線路の勾配(gradient)は3‰のように表されます．MRIでは磁場勾配(gradient of magnetic field)のことを単にgradient，傾斜磁場はgradient magnetic fieldですが単にgradient fieldというのが一般的です．gradientは数学にも登場してgradと記されます．関数$f(x, y, z)$がある時(直交座標の場合)，grad $f = (\partial f/\partial x, \partial f/\partial y, \partial f/\partial z)$と定義されます．gradの代わりに$\nabla$(ナブラ)を使うこともあります．grad $f = \nabla f$．

Annex Q10-1

磁場勾配が強いとはどういう意味ですか？ また図10-1-1の左側では磁場B_xが負になりますが，どういう意味ですか？ MRIでは何方向の磁場勾配を使うのですか？

Annex A10-1

1)磁場勾配強度

磁場勾配強度(gradient strength)は単位距離あたりの磁場の差が大きいということですから，図10-1-1の直線の傾きが大きくなることです．したがって，より強い磁場勾配がかかると，同じ座標x_1の磁場が強くなります．図10-1-2右上を見てください．弱い磁場勾配と強い磁場勾配をそれぞれG_{xa}, G_{xb}とすると，同じ座標x_1の磁場はG_{xb}をかけた方が強くなっていますね(絶対値の話です)．

ここでx方向のボクセル径をΔxとすると，G_{xa}, G_{xb}印加時の各ボクセル内の磁場の差は，それぞれ$G_{xa}\Delta x$, $G_{xb}\Delta x$になります(図10-1-2左下)．したがって，共鳴周波数差は$\gamma G_{xa}\Delta x$, $\gamma G_{xb}\Delta x$です．G_xを強くするとボクセルあたりのバンド幅(BW)が大きくなるわけですね．そして位相差は$\gamma G_{xa}\Delta x t$, $\gamma G_{xb}\Delta x t$(tは印加時間)になります．つまり，**各ボクセル内の位相差(=隣のボクセルとの位相差)が磁場勾配の強さに比例するという位相エンコードの基本原理になっている**のです(p.159 Q5-6, p.165 Q5-8)．おっと，ここはxをyと読み替えてください(強さを変化させるのは位相エンコード磁場勾配ですからね)．図10-1-1とともに磁場勾配が周波数ならびに位相エンコード(つまりフーリエ変換MRI)の根幹をなしていることがおわかりになったでしょう．

図10-1-2　磁場勾配が強くなると，同じ座標の磁場B(x)は強くなる．

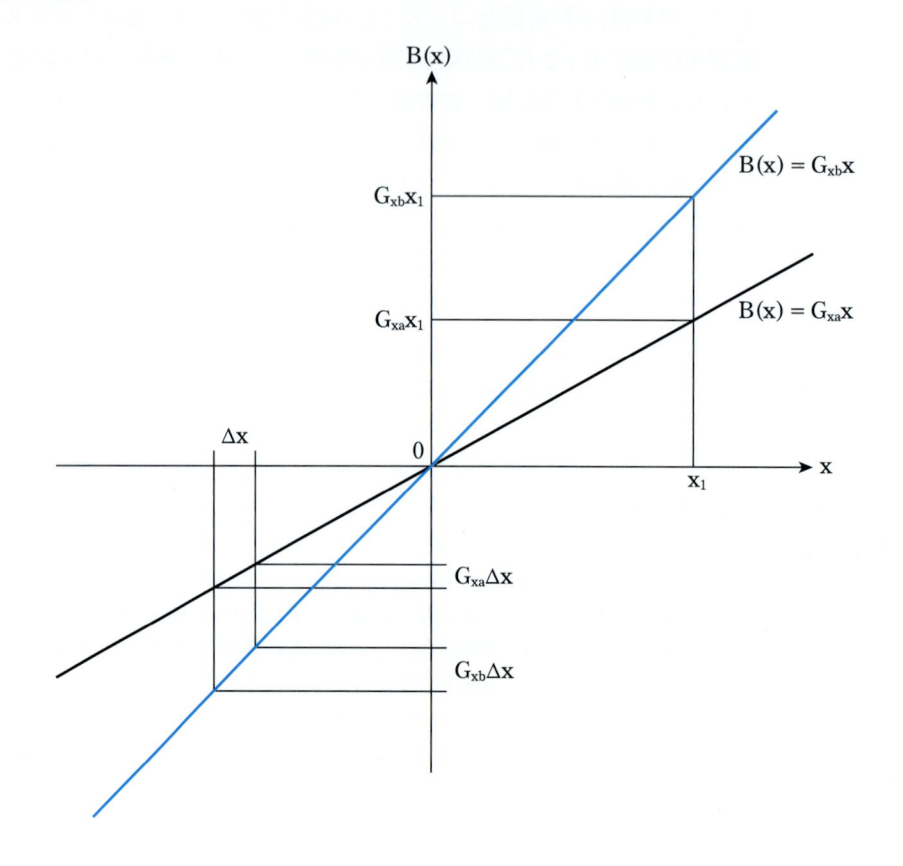

2) 負の傾斜磁場

　磁場が負（マイナス）とは，磁場が正の場合と反対（NとSが逆）方向という意味です．磁場方向（N→S）が左→右，あるいは下→上を正とすると，それぞれ右→左，上→下方向の磁場が負の磁場ということになります．くどいようですが図10-1-1の左側で負になっているのは（傾斜）磁場B(x)であって磁場勾配G_xではありません．磁場勾配はどこでも同じです（直線の傾きですからね）．

3) 負の磁場勾配

　紛らわしいことを承知で，ついでに負の磁場勾配を説明します．一般に右（+x）側で磁場が高く左側（−x）で低い磁場勾配（右肩上がり）を正とします．x座標と磁場が正比例するからですね（図10-1-3A左）．この逆，左（−x）側で磁場が高い磁場勾配が負になります（図10-1-3A右）．両者の絶対値は同じですが正負は逆で，図10-1-3左がG_xなら右は$-G_x$になります．これらの磁場勾配（G_x）を印加時間に対してプロットすると図10-1-3Bになります．これがPSD（パルスシーケンス図）に必ず登場する磁場勾配の表記法です．

図10-1-3　磁場勾配 G_x の正負

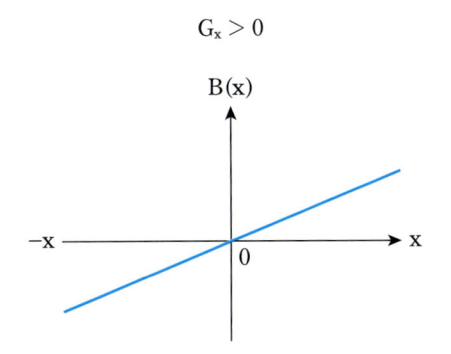

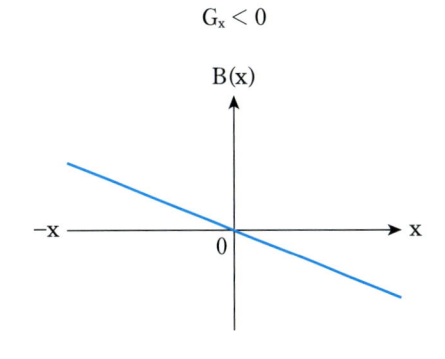

A　磁場 B(x) の x 座標分布

$G_x > 0$　　　　　　　　　　　　　　$G_x < 0$

B　磁場勾配 G_x の時間分布

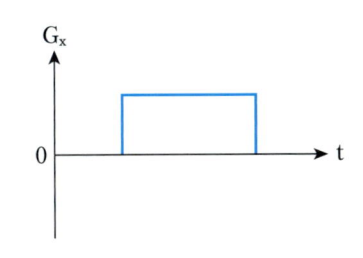

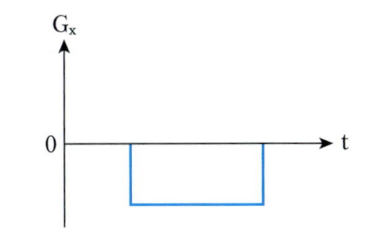

左列が $G_x > 0$，右列が $G_x < 0$

4）磁場勾配の方向

磁場勾配は実空間における核磁気モーメント（の集合である磁化）の位置を周波数エンコードと位相エンコードを使って特定するために使います．したがって **x, y, z の3軸方向に磁場勾配が必要**なので答えは3方向です．なお，方向性を重視する場合（例えばDTI［diffusion tensor imaging］：拡散テンソル画像）ではさらに多軸方向の磁場勾配が必要になります．

POINT 10-1

- 磁場勾配の単位はT/m，距離を乗じなければ磁場にはならない．
- x，y，zの3軸方向に磁場勾配が必要．

Q10 傾斜磁場 — 舞台を彩る大道具 —

Q 10-2　傾斜磁場B(x)の方向はx方向ですよね？

A 10-2　違います．傾斜磁場B(x)の方向は静磁場(z)方向です．

　よくある間違いです．確かに磁場勾配G_x，G_y，G_zはそれぞれx，y，z方向に傾いています．しかし，いずれの傾斜磁場も磁場方向は静磁場(z)方向です．MRIで使う静磁場および3方向の傾斜磁場の方向はすべてz方向です（図10-2-1）．したがって，式10-1-1以来登場しているB(x)は$B_z(x)$と記すのが正確ですね．

図10-2-1　傾斜磁場

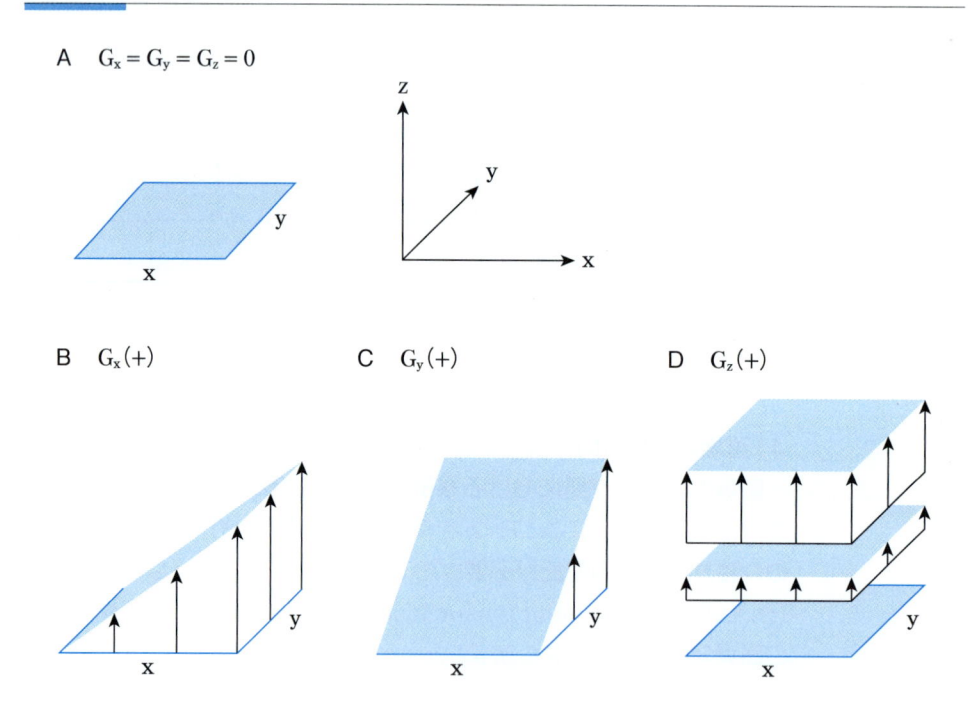

A　$G_x = G_y = G_z = 0$

B　$G_x(+)$　　　C　$G_y(+)$　　　D　$G_z(+)$

磁場はすべて静磁場(z)方向を向いているが，磁場勾配がそれぞれx，y，z方向になっている．

　MRIにおける各座標にある磁化の回転周波数と位相を決めているのは傾斜磁場です．静磁場による高い周波数は搬送波として使っているだけです．つまり静磁場という高い展望台を使ってはいますが，実際に位置を確かめているのはその上に立つ観測者である傾斜磁場なのです．展望台（静磁場）は高いのですが平らなので位置情報をまったく持っていませんからね．展望台と観測者は同じ方向（高さ方向）でないと意味がないですね．横にばかり長くて低いビルの端で背伸びしてもよく見えないし，高いビルの上で寝ていてもやはり四方八方を確かめることはできません．つまり静磁場と傾斜磁場は同じ方向でないと意味がないのです．ただしx-y平面を回転するRF磁場はz方向に垂直です．

POINT 10-2

■ どの傾斜磁場も磁場方向は静磁場（z）方向．

Q 10-3 磁場勾配はどのように作られるのですか？

A 10-3 Maxwellコイルと平行4線コイルを使います．

▶▶▶1 G_zコイル

z方向の磁場勾配コイル（G_zコイル）は一対の円形コイルで構成され，それぞれに逆方向に電流を流します．1つの円形コイル（半径a）に電流Iを流すと，**コイル面に垂直で電流に比例した磁場H**が得られます（p.511 図11-2-1，式11-2-1）．ここではz方向を考えているので式11-2-1のxをzに変更します．また，Hを磁束密度Bに変えるため，空気の透磁率μをかけます．

$$B_z(z) = \mu H_z(z) = \frac{\mu I a^2}{2(a^2 + z^2)^{\frac{3}{2}}}$$　　　　10-3-1

ここでzは原点（ここではコイル面の中心：p.511 図11-2-1の0点）からのz軸上の距離で，$B_z(z)$はz座標の関数になっているz方向の磁束密度という意味です．zに対して$B_z(z)$をプロットすると緩やかなS状曲線になります（図10-3-1）．左右対称なの

図10-3-1　円形コイルが形成する+z軸上の磁場

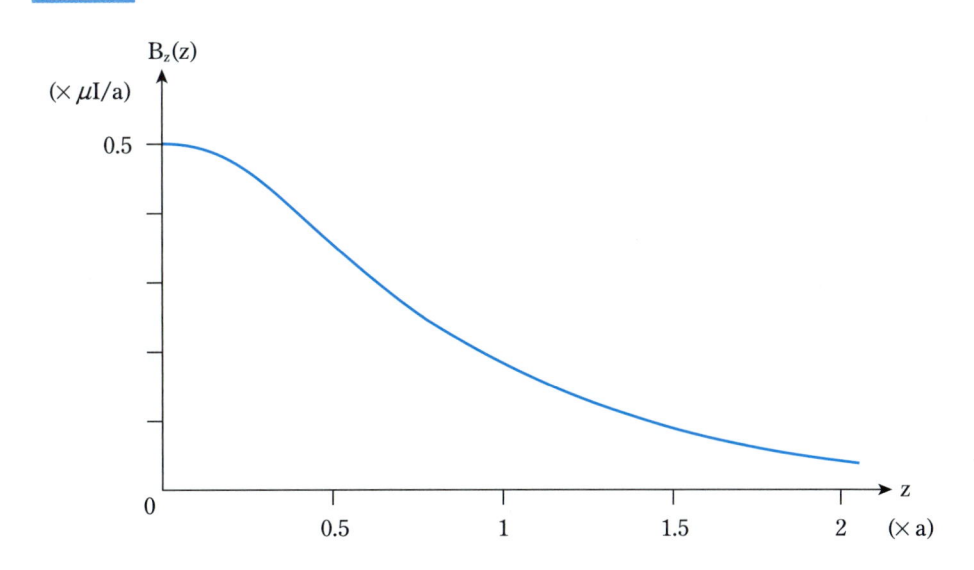

Q10 傾斜磁場 — 舞台を彩る大道具 —

でコイルの両側に対称的な磁場分布ができます（図10-3-2A）．そこで原点を中心にz = b/2, −b/2の地点に，z軸がコイル軸になるように2つの円形コイルを立てます（図10-3-2B）．両コイル間の距離がbになりますね．互いに逆方向に同じ強さの電流を通すと，両コイルの中央部付近（原点の近く）では線形のz方向に傾いた磁場勾配が得られます．実際に両コイルが形成する磁場を加算すると複雑な級数でしか表せませんが，$b=\sqrt{3}a$にすると両コイルの中心部分では$B_z(z) = G_z z$（G_zは比例定数＝z方向の磁場勾配）となり，線形の磁場勾配を得られることが証明されます．このように距離$\sqrt{3}a$離して正対させた半径aの一対の円形コイルを**Maxwellコイル**と呼びます．z軸から外れた部位の磁場分布の算出はさらに複雑になりますが，Maxwellコイルによって同様の線形磁場勾配が得られます．

図10-3-2　1つの円形コイル（A）とMaxwellコイル（B）の形成する磁場

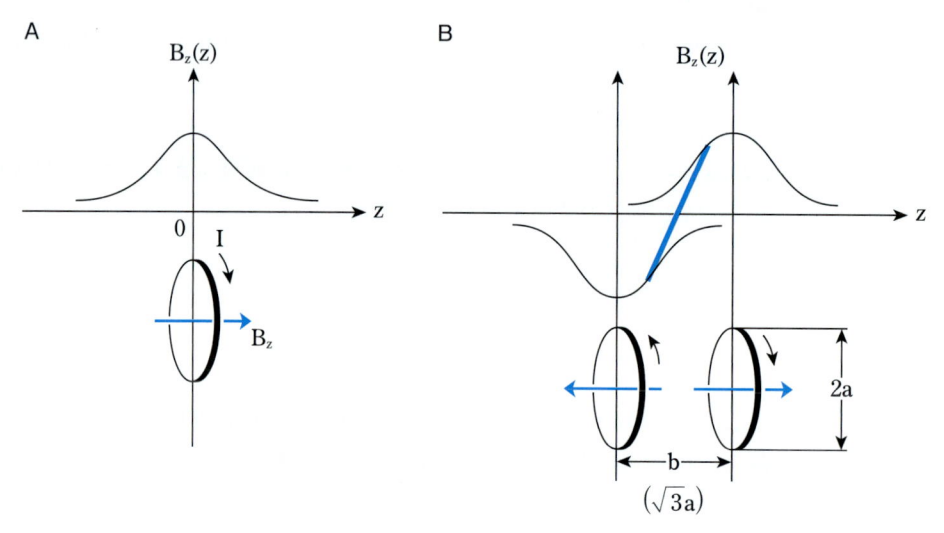

Bではコイル間中央部に線形の磁場勾配ができる．

▶▶▶2　平行4線コイル

x, y方向の磁場勾配コイル（G_x, G_yコイル）は平行4線コイルが基本になります．ここではy方向の磁場勾配コイルを想定して説明します．4本のコイルをx軸に平行に（断面が矩形になるように）並べてすべて同じ方向に同じ強さの電流を通します（図10-3-3A）．上下と左右のコイル間距離をそれぞれ2a, bとします．各コイルの周辺には，右ねじの回る方向に電流に比例した磁場が形成されます（図10-3-3B）．そうするとz方向の磁場成分B_z（傾斜磁場で必要な磁場の方向はすべてz方向でしたね）は，上下のコイルの中央（z軸を通る水平面）では相殺されて0，相殺が軽微な上下端では強いままなので，B_zがyの関数$B_z(y)$となってy方向の磁場勾配（G_y）が形成されます（図10-3-3C）．実際に4本のコイルが形成する磁場のz成分を加算するとやはり複雑な級数になりますが，$b/2a = \sqrt{2} \pm 1 = 0.41$ or 2.41にすると線形性のよい磁場勾配になることがわかります．上下（y）方向の磁場成分も生じますが，磁化の周波数・位相には関係ないので無視します．

図10-3-3　平行4線コイル

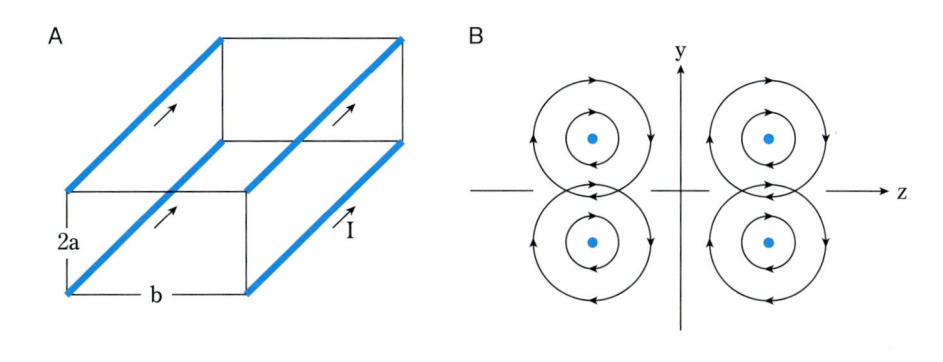

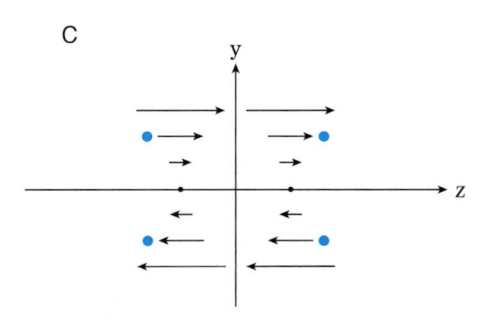

4本に同方向の電流を通す（A）と，各コイル周囲に磁場が発生する（B）．
磁場ベクトルの和のz成分B_zの分布はy方向に傾斜している（C）．

▶▶▶ 3　G_x, G_yコイル

　引き続きy方向の磁場勾配コイル（G_yコイル）です．実用のコイルでは4本に同方向の電流を流すことはできません．また，内部に被写体を寝かせるスペースが必要なので鞍型コイル（p.516 図11-3-2）4個を図10-3-4のように配置します．各鞍型コイルの曲線部分が平行4線に相当し，内側の4本（上下各2本）が1組の，外側の4本がもう1組の平行4線コイルを形成し，中心部分に正確なy方向の磁場勾配G_yができあがります．ここではb/2a = 0.39 & 2.52で$\sqrt{2}$ ±1と少し異なっているのは，「平行」4線が曲線になっているためです．x方向の磁場勾配コイル（G_xコイル）はG_yコイルをz軸を中心に90°回転したものになります．

Q10 傾斜磁場 ― 舞台を彩る大道具 ―

図10-3-4　鞍型コイル4個で構成されるy方向磁場勾配コイルの配置

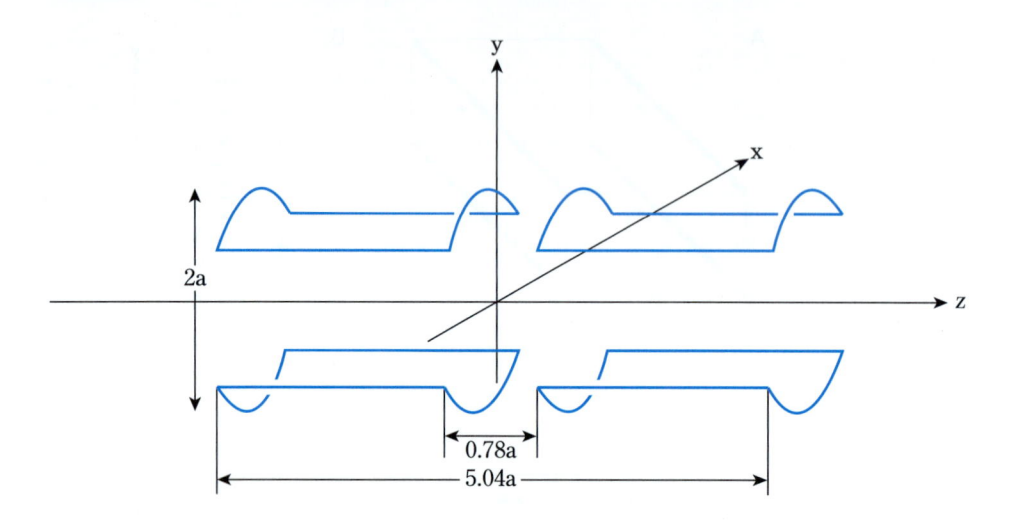

▶▶▶ 4　G_x, G_y, G_zコイルの配置

　ガントリー内の中心（原点0）から±z方向に0.78aの間隔で，G_yコイル（4個の鞍型コイル）が上下に配置されます（図10-3-4）．同じz座標でz軸を中心に90°回転した位置（ガントリー内の左右）に今度は同じく4個の鞍型コイルで構成されるG_xコイルが配置されます．そして原点から±z方向に$\sqrt{3}$aの間隔で，G_zコイル（2個の円形コイル，図10-3-1）が配置されるわけです．aは円形コイルの半径で，設置された鞍型コイルの上下あるいは左右径の1/2に相当します．これら傾斜磁場コイルの外周には静磁場コイルとシムコイル（静磁場を均一に調整する補助コイル）があります．また内周にはRF体積コイル（p.515 Q11-3）が設置されます．さらにこの内部の空間に被写体が入ることになります．

▶▶▶ 5　磁場勾配は電流に比例する

　これまで説明してきたようにMaxwellコイルのG_zコイル（図10-3-2）および平行4線コイル（図10-3-3）の変形である鞍型コイルを組み合わせたG_x, G_yコイルが形成する磁場（のz成分）はコイルに流す電流Iに比例し，かつそれぞれx, y, z座標（原点からの距離）に比例します．

$$B_z(x) \propto Ix \qquad 10\text{-}3\text{-}2$$

したがって，

$$\frac{B_z(x)}{x} = G_x \propto I$$

すなわち各磁場勾配G_x, G_y, G_zもコイルに流す電流に比例します．電流を反対方向に流すと磁場方向が逆向きになるので，磁場勾配の正負が逆転します（p.477 図10-1-3）．

Annex Q10-3

必要な磁場勾配を得るためには，コイルにどの程度の電流を流すのでしょうか？

Annex A10-3

Maxwellコイルを使って40mT/mのG_zを作るとしましょう．円形コイルの半径a = 30cmとすればコイル間距離 b = $30\sqrt{3}$ = 52cmです．原点（コイル間中点）からコイルまでの距離は26cmなので，40mT/mの磁場勾配を作るには，コイル面中央（式10-3-1でz = 0）に$B_z(0)$ = 40(mT/m) × 0.26(m) = 10.4mTの磁束密度を作ればよいことになります．式10-3-1でz = 0とおいて，

$$B_z(0) = \frac{\mu I}{2a} \qquad 10\text{-}3\text{-}3$$

a = 0.3m，$B_z(0)$ = 10.4mT，$\mu = 4\pi \times 10^{-7}$H/m [= 1Wb/(A·m)] を代入して，I = 4.97kAとなります．一般的に傾斜磁場コイルには0〜10kA程度の電流を通すのですね．

Annex II Q10-3

MRIではx，y，z軸に直交するスライスだけでなく，斜め方向のスライスも撮影できます．この時は専用の傾斜磁場コイルが必要なのですか？

Annex II A10-3

必要ありません．形成される磁場勾配はG_x，G_y，G_zのベクトル和になります．したがって**G_x，G_y，G_zコイルに流す電流を調整すれば，任意の方向に磁場勾配を形成することができます**．この3つの傾斜磁場コイルで形成される磁場勾配を**実効磁場勾配**（effective gradient：G_{eff}）と呼びます．実効磁場勾配の強さと方向は次のようになります（図10-3-5）．

$$G_{eff} = \sqrt{G_x^2 + G_y^2 + G_z^2} \qquad 10\text{-}3\text{-}4$$

$$\tan\theta_{xy} = \frac{G_y}{G_x} \qquad 10\text{-}3\text{-}5$$

$$\tan\theta_{xyz} = \frac{G_z}{\sqrt{G_x^2 + G_y^2}} \qquad 10\text{-}3\text{-}6$$

θ_{xy}はG_xとG_yが形成する磁場勾配G_{xy}のx軸からの角度，θ_{xyz}はG_{eff}のx-y平面からの角度です．

図10-3-5　実効磁場勾配 G_{eff}

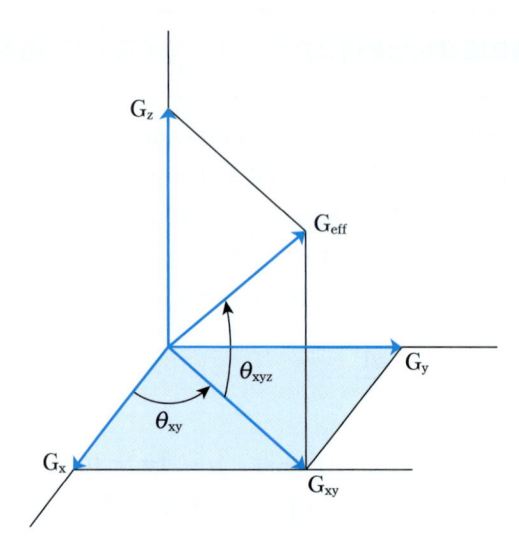

POINT 10-3

- G_z は Maxwell コイル，G_x，G_y は鞍型コイルの組み合わせで作られる．
- 磁場勾配 G_x，G_y，G_z はコイルに流す電流に比例する．
- コイルの電流を反対方向にすると磁場勾配の正負が逆転する．
- G_x，G_y，G_z コイルに流す電流を調整すれば，任意の方向に磁場勾配を形成することができる．

Q 10-4　渦電流は傾斜磁場に影響するのですか？

A 10-4　渦電流は傾斜磁場の大敵です．

▶▶▶1　渦電流

渦電流（eddy current）†は導体が受ける磁場が変化した時に，その導体内に誘導される電流です（図10-4-1）．この誘導電流は磁場方向に垂直な面内を，電流によってできる磁場が変化した磁場を打ち消す方向に回転します［レンツ（Lenz）の法則］．と言えば，「なーんだ，電磁誘導じゃん」と気づくはずです．そうです，MR信号と同じ，ファラデー（Faraday）の電磁誘導による誘導電流です．eddyは主流になれない（p.486 ひとくちMEMO）ので，本来の目的外に生じた誘導電流は一般に渦電流（eddy current）と呼ばれているようです．例えば，渦電流は導体の抵抗によって熱

(ジュール熱)となり，電気機器の効率を下げるため，渦電流による加熱は渦電流損失(eddy current loss)と呼ばれて邪魔者扱いされます．これに対してまったく同じものなのに，この加熱が調理器として使われると誘導加熱(IH)調理器(induced heat cooker)と呼ばれて人気者になっています．

図10-4-1　低温槽に発生する渦電流

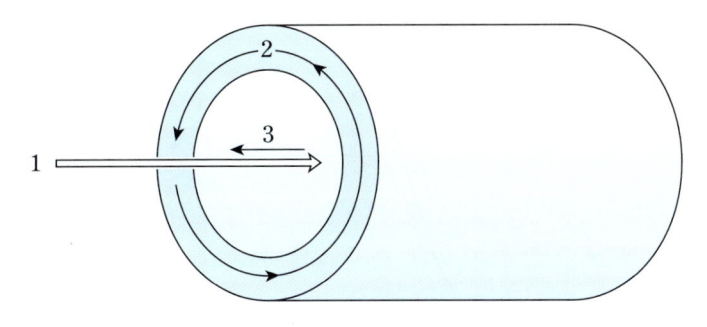

傾斜磁場(1)が印加されると渦電流(2)が誘導され，2によって1と反対方向の磁場(3)が生まれる．

▶▶▶ 2　傾斜磁場と渦電流

　傾斜磁場にとっても渦電流は邪魔者，厄介者です．傾斜磁場が印加されると，内部に磁場勾配が形成されますが，傾斜磁場コイルの周囲にも磁場が生じます(p.481 図10-3-3B)．この傾斜磁場印加時の磁場変化により，周囲にある導体[静磁場コイルを覆う冷却槽(cryostat)，RFコイル，シムコイル，他の傾斜磁場コイル，静磁場コイル，導線，被写体など]に渦電流が誘導されます．この渦電流は傾斜磁場コイルの近くで傾斜磁場と反対方向の磁場を生むことになり，傾斜磁場が弱められます(図10-4-2)．中でも傾斜磁場コイルのすぐ近く(外)にある，超伝導装置に必須の低温槽(金属の二重筒)が問題です(図10-4-1)．傾斜磁場を切る時はどうでしょう？今度は，切られた傾斜磁場を存続させる方向に渦電流が発生するので，傾斜磁場がきちんとOFFにならずに，だらだら続くことになります．渦電流の持続時間は一般に数μs～数10μsです．一般の感覚としてはきわめて短時間ですが，傾斜磁場印加時間が十数μs～数10msであることを考えれば十分に長い時間なのです．

図10-4-2　渦電流の磁場勾配への影響

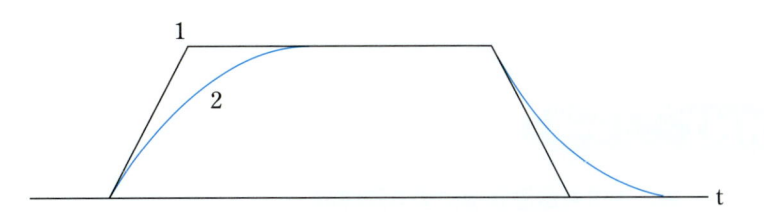

1：目的とする磁場勾配，2：渦電流の影響を受けた磁場勾配

▶▶▶3 渦電流対処法

① 前強調法(preemphasis)
前置補償(precompensation)とも言います．渦電流の影響を予測し，影響を受けた磁場勾配が理想的な強度になるように，前もって傾斜磁場コイルに流す電流を調整して印加する方法です(図10-4-3)．

図10-4-3　前強調法

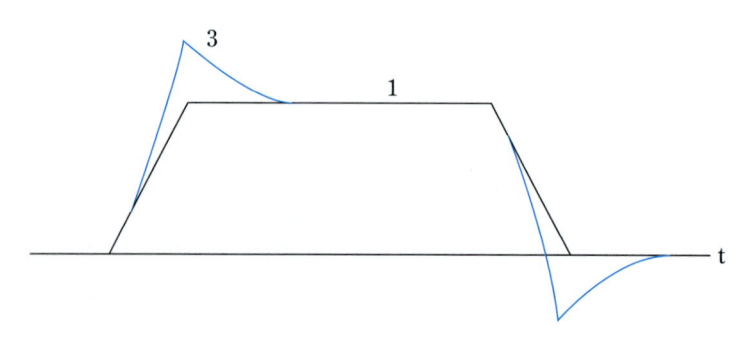

1：目的とする磁場勾配，3：1を得るために実際に印加する磁場勾配

② 傾斜磁場遮蔽(shielding)
静磁場遮蔽と基本的には同じです．従来の傾斜磁場コイル(1次コイル)の外側に2次傾斜磁場コイルを設置して，後者に反対方向の磁場を形成させて外側(低温槽側)に傾斜磁場が漏れないように遮蔽します．内部の本来使用する傾斜磁場も両者の合計(差し引き)になるので，1次コイルにはより強い負荷がかかり，また構造が複雑になるという欠点があります．

③ 近くに導体を置かない
最も確実な渦電流対処法ですがMRI装置では不可能です．

MRIでは，この他に渦電流はRF加熱の主な原因としてやはり悪役になっています(p.541 Q11-11)．

ひとくちMEMO

†eddy

EddyはEdwardの愛称なので，eddy currentのeddyも人名？と思われる方もあるでしょう．最初が大文字になっていないので，もちろん普通名詞で「渦」のことです．渦は本来の流れから外れて流れるので，eddyには主流から外れたもの，主流に反対するもの，はぐれもの，挫折などの意味もあります．渦電流に負けて挫折したら洒落にもなりません．

POINT 10-4

- 渦電流も電磁誘導による誘導電流．
- 傾斜磁場にとっても渦電流は厄介者．
- 渦電流には前強調法と磁場遮蔽で対処する．

Q 10-5 グラディエントモーメント（gradient moment：GM）について説明してください．

A 10-5 磁場勾配の位相シフト能力を示す指標です．

▶▶▶ 1 GM

グラディエントモーメント（gradient moment：GM）†のgradientはもちろんG_x, G_y, G_zなどの磁場勾配のことです．傾斜磁場がかかると磁化の回転速度（角周波数）が変わって位相が変化します．例えば一定の磁場勾配G_xを時間t印加したとします．座標xの磁場はG_xx（G_xではない！）なので，座標xにある磁化は次の位相変化ϕを受けます．以下x軸方向で説明しますが，y, z軸でも同じです．

$$\phi = \gamma G_x x t \qquad 10\text{-}5\text{-}1$$

単位を確かめましょう．
$\gamma(\text{rad}\cdot\text{T}^{-1}\text{s}^{-1})\, G_x(\text{T}\cdot\text{m}^{-1})\, x(\text{m})\, t(\text{s}) = \phi(\text{rad})$.

確かに位相を示すrad（ラジアン）になりました．ここでG_xがt時間作用して位相シフト（増減）をもたらしたのですが，この位相ϕはx座標によって変わるので，ϕを磁場勾配G_xが磁化を回転させる能力の指標にできないことは明白です．G_xは磁場勾配であって磁場そのものではないからです（p.474 Q10-1）．そこで磁場勾配G_xが磁化を回転させる能力の指標を$G_x t$として，これをグラディエントモーメント（GM）と呼んでいるわけです．すなわち磁場勾配が時間的に一定の場合には，

$$GM = G_x t \qquad 10\text{-}5\text{-}2$$

すなわち，磁場勾配と印加時間の積になります．

わざわざ磁場勾配が時間的に一定の場合と断ったのは，一般化して磁場勾配が時間的に変化する場合も含めると，G_xがtの関数$G_x(t)$になりGMは磁場勾配の時間積分になるからです．

$$GM = \int G_x(t)\,dt \qquad 10\text{-}5\text{-}3$$

ひとくち MEMO

† モーメント（moment）

モーメント（moment）は一般的には「瞬時」あるいは「時期」といった意味ですが，物理では「回転能率」という意味を持っています．例えば力のモーメント（moment of a force）は中心からの距離とこれに垂直な力の積，すなわちトルク（回転力）のことです．原子核磁気モーメントμでお馴染みの磁気モーメント（磁気能率）は磁荷と両磁荷間距離の積です（p.386 Q8-12）．一見回転に関係ないようですが，磁場に対して斜めに位置する磁気モーメントは磁場に平行になるような回転力を受けます（p.387 Q8-13）．磁気モーメントのベクトル和である磁化も同じです．こう見てくるとgradient momentはgradient（磁場勾配）が磁化（IC）を回転させる（位相をシフトさせる）能力（回転能率）であると納得できますね．

Q10 傾斜磁場 —舞台を彩る大道具—

つまり横軸を印加時間，縦軸を磁場勾配（強度）とすると磁場勾配強度を示す線と基線で囲まれる面積がグラディエントモーメント（GM）です（図10-5-1）．面積が同じなら形はさまざまでも同じ **GM** になるわけですね．$G_x(t)$が一定（図10-5-1A，C）なら式10–5–1になりますね．したがってϕの一般式は次のようになります．

$$\phi = \gamma x \int G_x(t) dt = \gamma GM \cdot x \qquad 10\text{--}5\text{--}4$$

そして，x方向のボクセル径をΔxとすれば，G_xによるボクセル内のisochromat（IC）の位相シフト$\Delta\phi$は，

$$\Delta\phi = \gamma \Delta x \int G_x(t) dt = \gamma GM \cdot \Delta x \qquad 10\text{--}5\text{--}5$$

つまり，**GM**は磁場勾配の位相シフト能力を示す指標なのです．

図10-5-1 すべて磁場勾配下の面積が同じなので（0次の）GMは同じ．

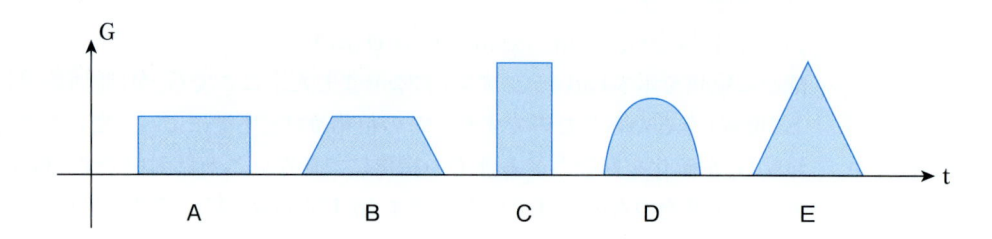

▶▶▶ 2　0次，1次，2次のGM

ただしこれは，ICが位置を変えない場合のお話で，本当は0次のグラディエントモーメント（0 order gradient moment）と呼ばれるものです．それはICが移動する（例えば血液）と位置座標（ここではxとする）が変わるので，同じ強さの磁場勾配を同じ時間印加してもICの位相シフトが大きく異なるからです（位相ϕは磁場$G_x x$に比例，磁場$G_x x$は座標xに比例するからですね）．移動するICの位置は時間の関数になります（次式）．

$$x = x_0 + vt + at^2 + bt^3 + ct^4 \cdots \qquad 10\text{--}5\text{--}6$$

x_0はt = 0でのICのx座標（=静止しているICの座標，0次項），vは速度（1次項），aは加速度（vの変化率=微分，2次項），bはaの変化率（微分），cはbの変化率…です．したがって，静止ICの場合には0次のGMだけ考慮すれば足りるのですが，同じG_xでも相手（IC）が移動している場合には1次，2次…のGMを考慮する必要があるわけです．これらについてはQ12–7（p.583）を参照してください．

▶▶▶ 3　GMの意義

「何でくどくどGMなんかの説明をしているんだ？」という声がそろそろ聞こえそうです．「各空間座標にある核磁化の位置情報をG_x, G_y, G_zを使って位相ϕという形に暗号化する」のがフーリエ変換法の基本です（p.142 Q4–11）．この各座標における磁

化のφは式10-5-4のようにGMで決まります．したがって，フーリエ変換法の責任者がGMなのです．文字通り，**GMはフーリエ変換法のGM（general manager）**なのです．

▶▶▶ 4　GMを分解すると

式10-5-2のようにGMは磁場勾配Gと印加時間tに分解されます．つまり，同じφで暗号化（エンコード）するのに，Gが大きければtを短縮できるということです．tを短縮すればTRが短くなって撮像時間が短縮されます．すなわち，**Gが大きければ撮像時間が短縮される**のです．

POINT 10-5

■グラディエントモーメント（GM）は磁場勾配の位相シフト能力を示す指標．
■磁場勾配曲（直）線下の面積が0次のGM．
■磁場勾配Gが大きければ撮像時間が短縮される．

Q 10-6　「スルーレート」とdB/dtは同じですか？

A 10-6　違います．

▶▶▶ 1　スルーレート

磁場勾配は図10-5-1A，Cのように矩形に印加されるのが時間効率からは理想的ですが，実際には図10-5-1Bや図10-6-1のような形になります［ここでは渦電流の影響は無視，あるいは補償されたとします（p.484 Q10-4）］．つまりコイルに通電してから磁場勾配がプラトー値（安定した最大値）G_Pに達するまでに時間がかかるわけです．この時間を**立ち上がり時間（rise time：τ_r）**と呼びます．**スルーレート（slew rate：SR）**[†]はプラトー値と立ち上がり時間の比で，次式で示されます．

$$SR = \frac{G_P}{\tau_r} \tag{10-6-1}$$

Q10 傾斜磁場 ─ 舞台を彩る大道具 ─

図10-6-1で言えば，各磁場勾配の最初の傾き（正接）になります．つまり，スルーレート（SR）は傾斜磁場コイルが「いかに迅速に安定した磁場勾配（プラトー）を作ることができるか」を示す指標です．SRが高ければ，より短い印加時間で同じグラディエントモーメント（GM）を得ることができるわけです．それだけTRを短縮できるので撮像時間を短縮できるし，同じTRなら撮像枚数を増やすこともできます．SRの単位は，式10-6-1から（T/m）/s＝T/(m·s)になりますね．

図10-6-1 磁場勾配のプラトー値（G_P），立ち上がり時間τ_rとスルーレート（SR）

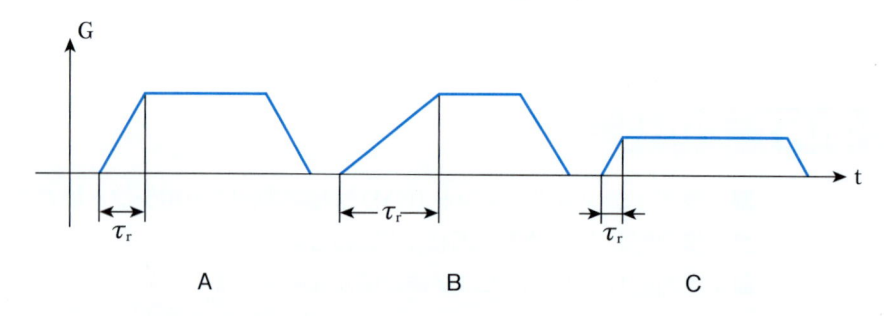

AとBのG_Pは同じだが，SRはAの方が高い．AとCのSRは同だが，G_PはAの方が高い．

ひとくちMEMO

†slew

一般的には「回転，旋回（する）」という意味でslueとも綴り，クレーンが旋回するというような時に使います．slew rate（SR）はサーボ増幅機構などにおいて「出力Vが，入力に対して期待される出力値に達するまでの単位時間あたりの変化量」のことでVの時間微分で表されます（SR＝dV/dt）．磁場勾配の場合はコイルに通す電流Iが入力に，コイルが発生する磁場の傾斜（磁場勾配G）が出力になりますね．サーボ回転機構で90°まで回転するのに要する時間をslewing timeと呼んでいる通り，もともとは回転（旋回）に関連した用語なんですね．スリューと訛らないでください．

▶▶▶2 dB/dt

数式の通り磁束密度（B）の時間（t）微分です．つまり，磁場（磁束密度）の変化がどれだけ迅速かを示します．単位はT/sです．磁場勾配G_xが印加された時にSRはどのx座標でも同じですが，dB/dtは座標x（原点からの距離）に比例し，SRとxの積になります．

$$\frac{dB}{dt} = \frac{\partial B(x,t)}{\partial t} = \frac{d[G_x(t)\cdot x]}{dt} = x\frac{dG_x(t)}{dt} \qquad 10\text{-}6\text{-}2$$

ですからね．図10-6-1のように直線的にG_xが立ち上がるとすればSR＝$dG_x(t)/dt$になるので，

$$\frac{dB}{dt} = x \cdot SR \qquad \text{10-6-3}$$

y，z方向でも同じです．dB/dt，したがってSRは体内に誘導電流を発生させるため，MRIで使用できる大きさには限度があります（p.498 Q10-11）．

POINT 10-6

■スルーレートは傾斜磁場コイルが「いかに迅速に強い磁場勾配を作ることができるか」を示す指標．

Q 10-7 高性能傾斜磁場コイルは何が高性能なのですか？

A 10-7 渦電流の影響が少なく，線形性，最大磁場勾配強度，スルーレート，そして安定性が高いコイルです．

▶▶▶ 1 線形性

3方向において磁場と座標（x, y, z）が正確に比例していること，すなわち図10-1-1, 2の直線性が各磁場勾配強度において正しく保たれていることです．特に位相エンコード方向の磁場勾配強度は位相エンコードステップ（k空間の行）ごとに変化しますからね．またx, y, z各軸上や原点近くだけでなく，より広い範囲で正確な線形性が保たれている必要があります．また，**実効磁場勾配 G_{eff}**（p.483 Q10-3 Annex）の線形性が保たれていることも重要です．線形性が不正確だと磁化の周波数，位相が空間座標に比例するという周波数・位相エンコードの根本が崩れます．

▶▶▶ 2 最大磁場勾配強度

最大磁場勾配Gが強いと，1) 断層厚を薄くできる，2) FOV（撮像野）を小さくできる（p.188 Q5-13），3) 印加時間を短くできる（p.489 Q10-5-4）という利点があります．現在使用されているMRIに搭載されている傾斜磁場コイルの最大磁場勾配は80mT/m程度です．

▶▶▶ 3 スルーレート・立ち上がり時間

SRが高い，あるいは立ち上がり時間が短ければGを印加する時間が短くなるので撮像時間が短縮されます（p.489 Q10-6）．

▶▶▶ 4　安定性

時間的かつ空間的に磁場勾配が安定している必要があります．

▶▶▶ 5　渦電流

渦電流の影響を抑えないと，上記Q10-7-1〜10-7-4のすべてが低下してしまいます（p.484 Q10-4）．

POINT 10-7

■高性能傾斜磁場コイルは，最大磁場勾配強度とスルーレートが高いだけでなく，線形性，安定性が高く，渦電流の影響が排除されている．

Q 10-8　断層面はどのように決まるのですか？

A 10-8　磁場勾配と励起RFで決まります．

ここではz軸に垂直な断層面（スライス）を例に説明します．x, y軸に垂直な断層面でも同様です．それぞれz→x, yと読み替えてください．

▶▶▶ 1　共鳴周波数は磁場に比例する

NMRの基本（p.42 Q1-11）に戻って，

$$2\pi\nu_0 = \omega_0 = \gamma B_0 \qquad \text{1-11-2}$$

共鳴角周波数ω_0は静磁場B_0に比例し，その比例定数が磁気回転比γでした．

z方向のスライス選択磁場勾配†G_zを印加すると，座標zの磁場は$B_0 + G_z z$になるので，

$$\omega = \gamma(B_0 + G_z z) = \omega_0 + \gamma G_z z \qquad \text{10-8-1}$$

▶▶▶ 2　断層面を指定する

撮像する断層面を座標z_1〜z_2にしましょう（$z_1 < z_2$）．断層厚$\Delta z = z_2 - z_1$，中央の座標は$z_c = (z_1 + z_2)/2$になりますね（図10-8-1）．座標z_1, z_2, z_cに対応する共鳴周波数は式10-8-1から，

$$\omega_1 = \omega_0 + \gamma G_z z_1 \qquad \text{10-8-2}$$

$$\omega_2 = \omega_0 + \gamma G_z z_2 \qquad 10\text{-}8\text{-}3$$

$$\omega_c = \omega_0 + \gamma G_z z_c = \omega_0 + \frac{\gamma G_z (z_1 + z_2)}{2} \qquad 10\text{-}8\text{-}4$$

図10-8-1　z座標と磁場B_z，共鳴角周波数ωの関係

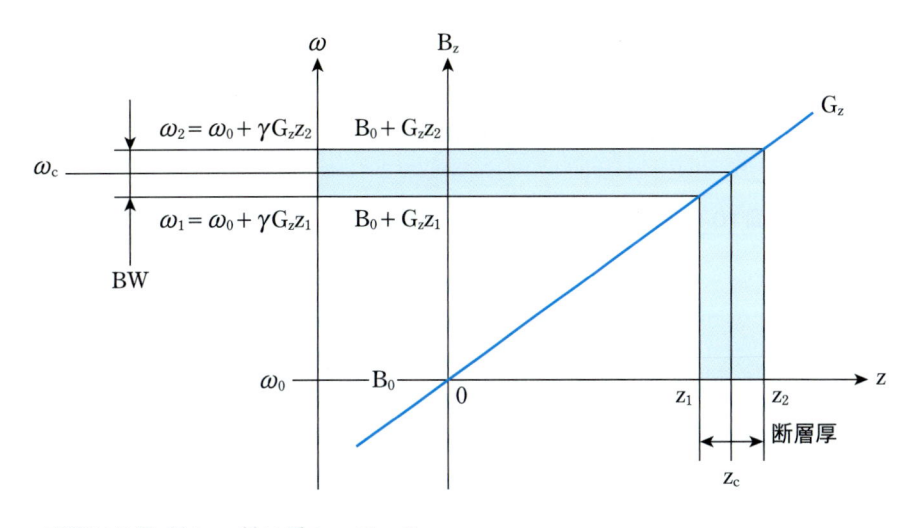

実際にはB_z軸とω軸は重なっている．

▶▶▶ 3　励起RFを選ぶ

　式10-8-2〜10-8-4により，共鳴角周波数がω_1〜ω_2の領域を均一に励起すればよいことになります．すなわち，中心周波数ω_c，送信バンド幅（BW）$\omega_2 - \omega_1$のRFパルスを照射すればよいわけです．励起RFの搬送波の周波数を中心周波数にし，RF波形（envelope）を調整してBWに合わせればよいわけです（p.527 Q11-7, 8）．RF波形によってRF照射時間が決まるので，これに合わせてG_zを印加すれば目的とする断層面内の核磁気モーメントだけが励起されるわけです（図10-8-2）．

図10-8-2　励起RFパルスとG_zを印加するタイミング

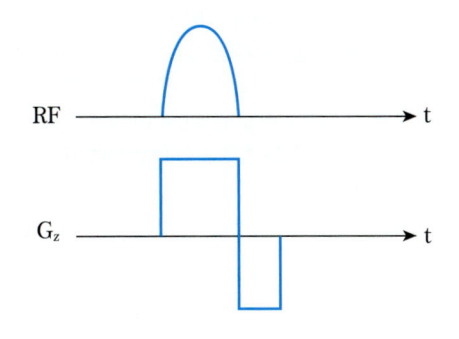

▶▶▶ 4 磁場勾配と断層厚は反比例する

断層（スライス）厚 Δz は送信バンド幅（BW）で決まり，両者は式10-8-2, 10-8-3から，

$$\mathrm{BW} = \omega_2 - \omega_1 = \gamma G_z(z_2 - z_1) = \gamma G_z \Delta z \qquad 10\text{-}8\text{-}5$$

$$\Delta z = \frac{\mathrm{BW}}{\gamma G_z} \qquad 10\text{-}8\text{-}6$$

すなわち，断層厚は磁場勾配に反比例するので，**磁場勾配を強くすれば断層厚を薄くすることができます**（図10-8-3）．

図10-8-3 RFの送信バンド幅（BW）が同じなら磁場勾配の強い方が（$G_{zb} > G_{za}$），断層厚は薄くなる（$\Delta z_b < \Delta G_{za}$）

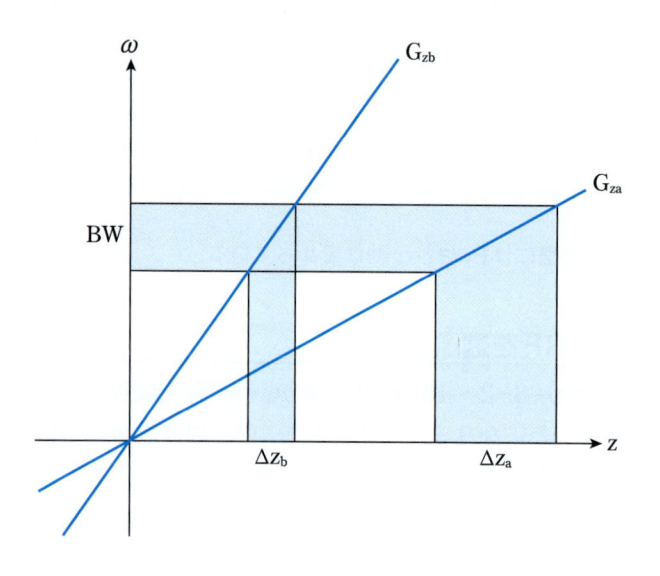

ひとくちMEMO

†スライス選択磁場勾配

磁場勾配Gはx, y, z 3方向に必要です．2次元フーリエ法ではスライス（断層）面に垂直な方向のGをスライス選択磁場勾配（slice selective gradient：G_{SS}），周波数エンコード（信号読み取り）方向のGを読み取り磁場勾配（read-out gradient：G_{RO}），位相エンコード方向のGを位相エンコード磁場勾配（phase-encoding gradient：G_{PE}）と呼んで区別します．$G_{RO} = G_x$, $G_{PE} = G_y$, $G_{SS} = G_z$ になることが多いのですが，断層面をどのように設定するか（横断面，冠状断面，矢状断面あるいは斜断面など），断層面内で周波数エンコードと位相エンコード方向をどちらの軸にするかは自由なので，必ずしもこのようになっているわけではありません（p.154 Q5-4）．

Annex Q10-8

断層厚を薄くするには，磁場勾配を強くしなくても送信バンド幅（BW）を狭くすればよいのではないでしょうか？

Annex
A10-8

その通りです(式10-8-6).が,BWはRFの照射時間に反比例します(p.531 式11-7-6).BWを狭くするにはRFの照射時間を長くしなければなりません.そうすると撮像時間が長くなる,FID(free induction decay:自由誘導減衰)とRFの重なりが多くなるなどの不都合が生じてくるので,強い磁場勾配によって断層厚を小さくする方が有利なのです.

POINT 10-8

■断層面は磁場勾配G_zと励起RFで決まる.
■断層厚Δzと磁場勾配G_zは反比例する.

Q 10-9 スライス選択磁場勾配G_{SS}にはRFが切られたあと負のローブが付いています.どうしてですか？

A 10-9 断層(スライス)面内にあるisochromatの位相を揃えるためです.

確かにG_{SS}(G_z)には正のローブの次に面積(グラディエントモーメント:GM)が半分の負のローブが付いています(p.493 図10-8-2).よく気がつきましたね.これがなぜ存在するのかという質問です.

▶▶▶1 G_{SS}が存在しなければ位相が揃う

静磁場$\boldsymbol{B}_0$だけが存在する状態で励起RFパルスを照射すると,巨視的磁化$\boldsymbol{M}$はx-y平面へ倒れていき,「磁気モーメント$\boldsymbol{\mu}$はβ群が増えるとともに,位相が揃ってくる」でした(p.63 Q2-6).NMRの場合ですね.

▶▶▶2 G_{SS}がかかると位相が分散する

磁気モーメント$\boldsymbol{\mu}$では都合が悪いのでisochromatに登場してもらいました(p.125 Q4-6 Annex).同じボクセル内には多数のisochromatが存在します.これらの位相は励起RFパルスによってy'(回転座標です)方向に揃ってきます.と同時に,G_{SS}によって同じボクセル内にも磁場勾配ができているので,それぞれ別の磁場を受けて回転速度(角周波数)が異なります.したがって,時間とともに位相の分散が大きくなります.つまり最初はRFによって位相が揃ってくるのに,途中からG_{SS}による位相分散の方が優位になってくるわけです.結局,RF照射時間の真ん中で最も位相が揃い,それ以後は分散に転じることになります.

▶▶▶ 3　負のローブで位相を再収束する

したがって，G_{SS}の正のローブの半分の面積（GM）の負のローブを与えれば各ボクセル内で（つまり断層内全体で）isochromatの位相が再び揃うことになります．負のローブを付加するのは断層面内のisochromatの位相を揃えておくためです．どうして位相を再収束させなければならないのかって？　それはフーリエ法の大原則「**k空間を構成する各行のMRI信号は位相エンコード磁場勾配G_{PE}の強さだけに影響される**」（p.165 Q5-8）に背くからです．G_{PE}を印加する前に，すでに「G_{SS}のお手つきだった」ではまずいですからね．

POINT 10-9

■ G_{SS}の負のローブは，正のローブにより分散した位相を再収束するため．

Q 10-10　MR検査中のトントントンという音は何から発生するのですか？

A 10-10　傾斜磁場コイルの振動からです．

静磁場B_0にさらされた傾斜磁場コイルに電流Iを通すとコイルには静磁場ならびに電流と垂直な方向に力Fが働きます．電流が切られる（傾斜磁場off）とFもoffになります．したがって固定部以外のコイル部分が振動することになります．傾斜磁場のon-off頻度（周波数）は，パルスシーケンスによって異なりますが，1秒間に数回〜数千回（数〜数1,000Hz）なので（p.548 表11-12-1），傾斜磁場コイルの振動も可聴領域になります．このためコイルが振動して音として聞こえるわけです．これはスピーカーと同じ原理です．なおB_0（一般化してB），I，Fの3方向の関係はフレミング（Fleming）の左手の法則として知られています（図10-10-1）．

図10-10-1　フレミングの左手の法則

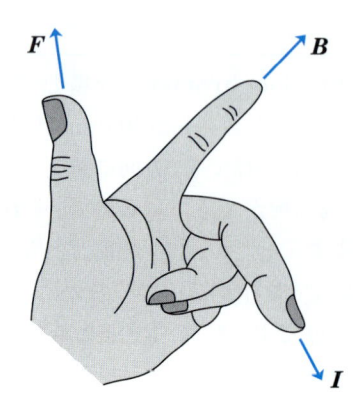

F：力，B：磁場（磁束密度），I：電流．

● ここまでこだわらなくてもよいのですが！

▼ローレンツ力

静磁場[磁束密度B(T)]にさらされている状態で電荷q(C)が速度v(m/s)で流れると電荷には力Fが働きます．この力はローレンツ(Lorenz)力と呼ばれています．

$$F = qv \times B \qquad 10\text{-}10\text{-}1$$

$v \times B$はベクトル同士の外積(ベクトル積)なのでvからBへの角度をθとすれば，F = qvB sin θでFの向きはvとBに垂直で右ねじの進む方向になります(図10-10-2)．長さℓの導線に電流I(ベクトル)が流れていると，I = q/t(単位で記せばA = C/s)なので，$qv = I\ell$となって式10-10-1は，

$$F = I\ell \times B \qquad 10\text{-}10\text{-}2$$

$$F = I\ell B \sin\theta \qquad 10\text{-}10\text{-}2'$$

となります．p.379の式8-9-8‴($F = I \times B$)が単位長さあたりに働く力だったので，長さℓにそのℓ倍の力が働くのは当たり前ですね．つまり，電流Iと磁束密度B双方に垂直な方向に導線は単位長さあたりF/ℓの力を受けることになります．

図10-10-2 ローレンツ力

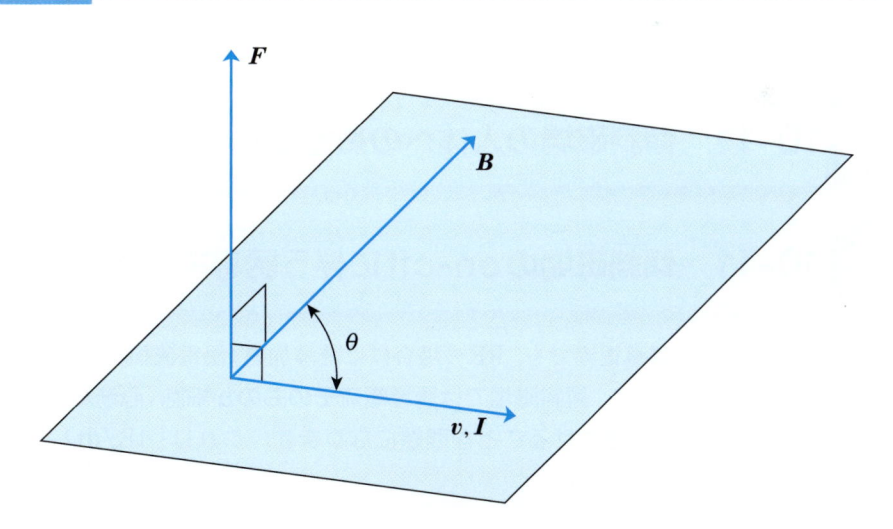

F：力，B：磁場(磁束密度)，v：電荷速度，I：電流．

Annex Q10-10 傾斜磁場コイルが受ける力はどのくらいですか？

Annex A10-10 B = 3T，I = 5kAとして(p.483 Q10-3 Annex)，3(T)×5(kA) = 1,500N/m．コイル1mあたり1,500N(ニュートン)の力を，G_zコイル(p.480 図10-3-2)全体とG_xお

よび G_y コイル（図10-3-4）の曲線部分が受けます．約150kgの重りと同じですね．この力で左右に高速で振動させるわけですから，あの音の発生も納得できますね．

Annex II
Q10-10 静磁場にさらされたRFコイルにも電流が通されるはずですが，RFコイルからの音は聞こえないのですか？

Annex II
A10-10 聞こえません．RFの周波数，したがってコイルの振動数はMHz（= 100万Hz）のオーダーです．これは人間の可聴域（20〜2万Hz）を超えた超音波なので，たとえ十分な強さであっても人間には聞こえません．そしてRFコイルの電流は数〜数10Aで（p.513 Q11-2 Annex），傾斜磁場コイル電流の1/100〜1/1,000なので振動もきわめて微弱です．

POINT 10-10
■MRI検査中の音は傾斜磁場コイルの振動音．

Q 10-11 傾斜磁場の人体への影響はないのですか？

A 10-11 傾斜磁場のon-offに伴う誘導電流が問題になります．

同じ誘導電流でも，RFの場合には誘導加熱（渦電流損失）が問題になります（p.541 Q11-11）が，傾斜磁場では誘導電流そのものが細胞（心筋細胞，神経細胞，網膜細胞など）を興奮させることが問題になります．これは「dB/dt」として知られています（p.489 Q10-6）．

▶▶▶ 1 傾斜磁場が生体に誘導する電流

人間を電気伝導度 σ，半径rの円柱と仮定します（図10-11-1）．ファラデーの電磁誘導（p.66 式2-7-1'）から誘導起電力Vは，

$$V = \frac{d\Phi}{dt} \qquad \text{2-7-1'}$$

磁束 Φ は磁束密度Bとこれに垂直な断面積Aの積です．したがって，

$$V = \frac{d[B(t)A(t)]}{dt} \qquad 10\text{-}11\text{-}1$$

ここでは一般的にBとAをtの関数にしていますが，A（被写体の断面積）が時間で変化しないとして，

$$V = A\frac{dB(t)}{dt} \qquad 10\text{-}11\text{-}2$$

誘導電流Iはこれを電気抵抗Rで割って，

$$I = \frac{A}{R}\frac{dB(t)}{dt} \qquad 10\text{-}11\text{-}3$$

誘導される渦電流の半径を最大に見積もってrとすると，渦電流ループの長さが$2\pi r$なので電気抵抗$R = 2\pi r/\sigma$になり，$A = \pi r^2$なので，

$$I = \frac{\pi r^2}{(2\pi r/\sigma)} \cdot \frac{dB(t)}{dt} = 0.5 \cdot r \cdot \sigma \cdot \frac{dB(t)}{dt} \qquad 10\text{-}11\text{-}4$$

$r = 0.15$m，$\sigma = 0.1$Siemens[1]/m，$dB/dt = 20$T/sとして，式10-11-4に代入すると，$I = 0.15(A/m^2)$が得られます．

図10-11-1　人間を電気伝導度σ，半径rの円柱と仮定する．

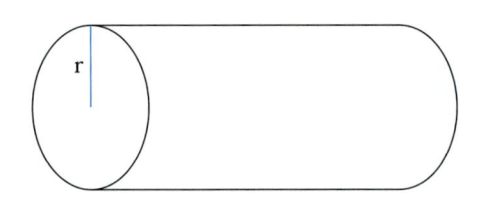

ひとくちMEMO

[1] **Siemens（S）**
　電気伝導（電気抵抗の逆数）の国際単位で，$S = 1/\Omega = A/V$．単位長さあたりの電気伝導すなわち電気伝導度（電気伝導率，導電率ともいう）の単位はS/m．水分の少ない組織（脂肪，骨髄など）では0.02～0.08S/m，水分の多い筋肉や内臓（肝，血液，脳，腎など）は0.5～0.7S/mで，人体の平均は約0.1S/m（p.406 表8-19-1）．

[2] **ファラデー定数（Faraday constant）**
　1g当量を電気分解するのに必要な電気量（96,487C/mol）で，電子の電荷（e）とアボガドロ数（N_A）の積（p.673 付録1）．

▶▶▶ 2　生体細胞の電気刺激による興奮

　生体細胞の興奮をもたらす最小の電流密度（**刺激閾値**）は，磁気閃光（網膜細胞の変動磁場による興奮）0.17（A/m^2），筋肉攣縮0.15〜1（A/m^2），心室細動2〜10（A/m^2）とされています．なかでも心室細動は絶対に起こってはならないことです．ということは，最も閾値の低い磁気閃光が傾斜磁場のon-offに伴う重大な誘導電流の影響を予知する警鐘になると言えますね．磁気閃光の閾値よりわずかに低いI = 0.15（A/m^2）となるdB/dt = 20T/sをdB/dtの許容上限のrb（rheobase：p.502）としているのはこのためなのです（p.669 表14-6-4）．

　心室細動が起こりうるとされるI = 2（A/m^2）を式10-11-4に代入するとdB/dt = 267（T/s）になります．これはきわめて危険な値です．これは許容上限のdB/dt = 20T/sと比べてはるかに大きいので非現実的な値かというとそんなことはありません．80mT/mの磁場勾配をかける時を考えましょう．原点から50cmの位置では40mTの磁場が印加されることになります．これが267T/sになるためには，40（mT）/267（T/s）= 0.15ms，つまり立ち上がり時間0.15msで80mT/mの磁場勾配をかけると心室細動が起こるかもしれないわけですからね．これは現代のMRI装置では十分に印加可能な磁場勾配です．というわけで，MRI装置にはこのようなdB/dtにならないように規制がかかっているわけです．

　ただし，実はこれらの細胞の興奮はdB/dtだけでは決まりません．この磁場の時間変化率dB/dtの持続時間にも関係があり，持続時間が短くなると細胞を興奮させるのに必要なdB/dtは，持続時間にほぼ反比例して大きくなります．これが，IEC規格（p.668 Q14-6-3）で立ち上がり時間が0.1msではdB/dtが92T/sに規制されるのに，0.01msなら740T/sまでdB/dtが許容されている根拠なのです．

●ここまでこだわらなくてもよいのですが！

▼細胞興奮のメカニズム

1）静止電位

　細胞膜はイオンに対する選択的透過性によって一定の膜電位を有し，細胞外に対して細胞内が電気的に負の状態にあります．電気的に**分極**しているわけです．すなわち細胞内は細胞外に対して−50〜−90mV程度の電位を持っており，この非活動時の電位を静止電位V_rと言います．これは細胞内外のNa$^+$，K$^+$，Cl$^-$イオンの濃度と**細胞膜透過度**によって決まるのですが，実質的には細胞膜透過度の高いK$^+$の細胞内外の濃度［K］に支配されています．

$$V_r \fallingdotseq \frac{RT}{F} \ln \frac{[K]_i}{[K]_0} \qquad 10\text{-}11\text{-}5$$

　Rはガス定数，Tは絶対温度，Fはファラデー定数[†2]です．

2）活動電位

　細胞が活動（興奮）状態にある時の膜電位を活動電位 V_a と呼びます．これも細胞内外の Na^+, K^+, Cl^- の濃度と細胞膜透過度によって決まるのですが，実質的には急激に透過度の亢進した Na^+ イオンの細胞内外の濃度 $[Na]$ に支配されています．

$$V_a \fallingdotseq \frac{RT}{F} \ln \frac{[Na]_i}{[Na]_0} \qquad 10\text{-}11\text{-}6$$

Na^+ の細胞膜透過性の亢進に伴い細胞内 Na^+ 濃度 $[Na]_i$ が高くなり，式10-11-6にしたがってスパイク状に膜電位が上昇します．この状態，すなわち膜電位の絶対値が減少することを**脱分極**と言います．やがて静止時とは逆に細胞外に対して細胞内が電気的に正になります（図10-11-2）．こうして細胞が興奮した後は Na^+ の透過性が低下し，K^+ の透過性が上昇することによって再び静止電位に戻ります．

図10-11-2　細胞の活動電位

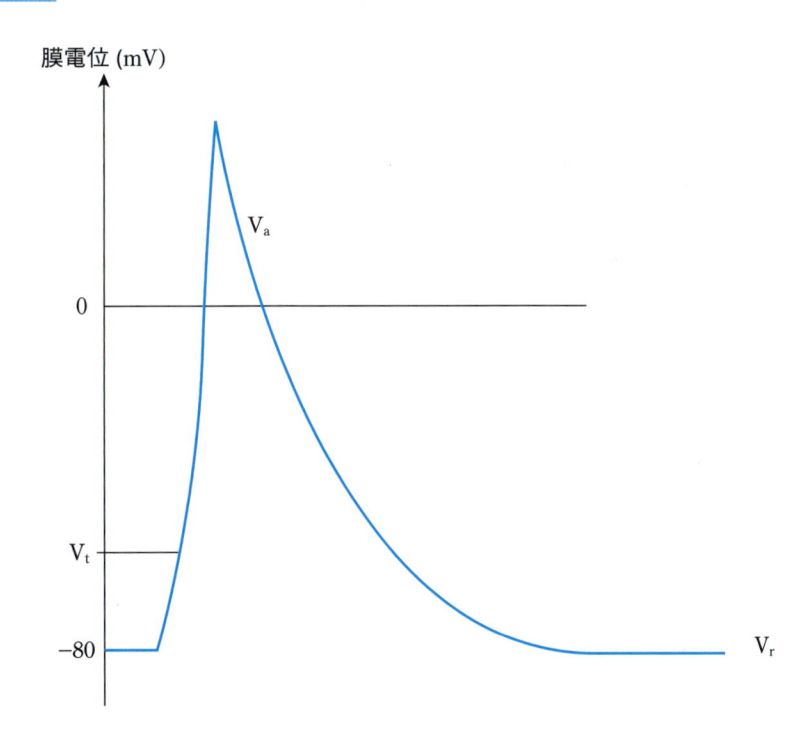

V_r：静止電位，V_a：活動電位，V_t：膜閾電位

3）刺激電流

　細胞の活動電位（興奮）は上記のように Na^+ の膜透過性の変化によってもたらされますが，細胞内から外へ電流を通すこと（**刺激電流**）によっても同じ効果が得られます．刺激電流が増加して膜電位があるレベル（閾膜電位 V_t）に達すると，突然脱分極が自己再生的に進行して活動電位になります（図10-11-3）．つまり細胞の興奮（活動）がもたらされます．この膜電位が閾膜電位に達する刺激電流を**刺激閾値**と呼びます．傾斜磁場のon-offによって刺激閾値以上の細胞内から外への電流が誘導されると，細

胞が興奮する可能性があるわけですね．細胞の興奮（活動電位）は，図10-11-3のように刺激によって膜電位が閾膜電位を超えれば最大になり，達しなければ0というall or nothingの世界なのです．

図10-11-3　刺激電流Iと膜電位

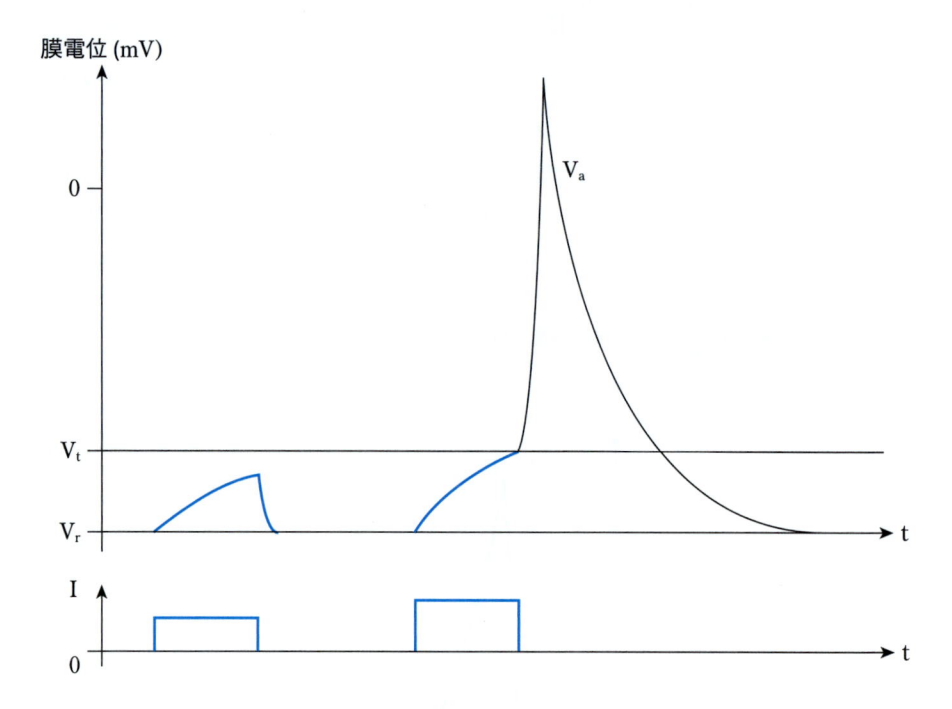

V_r：静止電位，V_a：活動電位，V_t：膜閾電位

4）刺激電流の持続時間

刺激電流の効果は，1）強さI（単位はAm^{-2}），2）持続（通電）時間t（s），3）時間変化dI/dt（$As^{-1}m^{-2}$）の3要素で決まります．3）を考慮する必要がない直流電流の場合の刺激閾値持続時間-強さ曲線は，細胞の種類にかかわらず図10-11-4のようになり，次式で表されます．

$$I = a + \frac{b}{t} \qquad 10\text{-}11\text{-}7$$

通電時間を十分に長くしたときの（刺激）閾値がaで**基電流（rheobase）**と呼ばれ，閾値を示す指標になります．両辺をaで割って，

$$\frac{I}{a} = 1 + \frac{b}{at} \qquad 10\text{-}11\text{-}7'$$

tが短くなると閾値Iは急激に上昇して測定誤差が大きくなります．そこで，閾値が基電流の2倍になる持続時間tを**クロノキシー（chronoxie）**と呼び，**持続時間因子の指標**としています．式10–11–7でI＝2aとおくとt＝b/aがクロノキシーになります．

図10-11-4　刺激電流の持続時間(t)−閾値(I)曲線

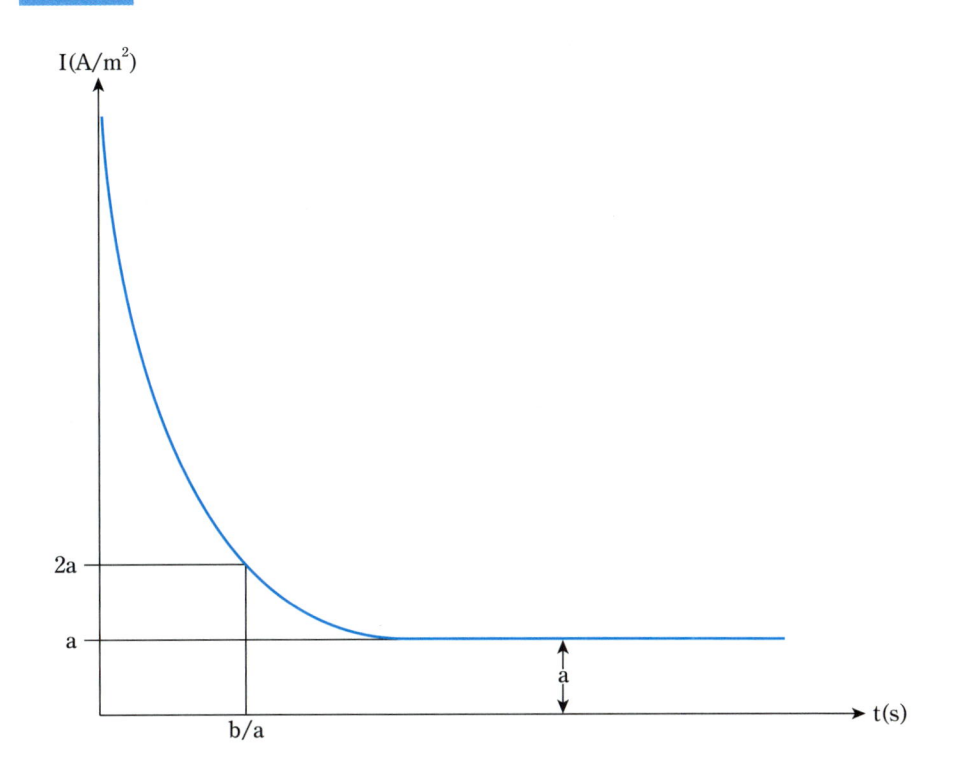

a：基電流，b/a：クロノキシー

　同じ閾値であってもクロノキシーが小さい細胞ほど短時間の通電で興奮しやすいことになりますね．持続時間tがクロノキシーに対して極端に短くなる（t≪b/a）と式10–11–7′の1は無視されて，I≒b/tになります．つまり刺激電流閾値I（∝dB/dt；式10–11–4）が持続時間tに反比例することになります．立ち上がり時間（持続時間tに相当する）が短い時には，強いdB/dt（Iに比例する）が許容されている根拠はこれなのです（p.666 Q14–6，表14-6-4）．

　3要素の3）はどうしたのかって？　これについてはQ11–12（p.546）を参照してください．

Q10 傾斜磁場 — 舞台を彩る大道具 —

Annex Q10-11

傾斜磁場のon-offで被写体内に誘導電流が生じます．RFの場合には誘導電流による誘導加熱が問題になりますが，傾斜磁場による誘導電流は加熱の原因にはならないのですか？

Annex A10-11

無視してください．といっても納得されないでしょうから，代表的な例で考えてみましょう．式11–11–4（p.543）に示されるように体内に蓄積する誘導加熱による熱量Pは磁場変化の周波数νと磁場（磁束密度B）の積の2乗に比例すると考えられています．

$$P \propto (\nu B)^2 \qquad 10\text{–}11\text{–}8$$

磁場勾配は最大でも80mT/mなので，ガントリー内の中心点から25cm離れた部位の傾斜磁場による最大磁束密度は20mTです．この強さが連続して印加されることはない（磁場勾配は信号取得ごとに変わりますからね）ので，平均して10mTの磁束密度Bが周期的に印加されるとします．パルスシーケンスは傾斜磁場を高速に切り替える高速SEで，エコー間隔を16msとします．この中で位相エンコードと読み取り傾斜磁場が印加されるので，平均の傾斜磁場周期は8msになります．すなわち傾斜磁場の周波数ν = 1/8ms = 125Hz．したがって，

$$(\nu B) = 125(\text{Hz}) \cdot 10(\text{mT}) = 1.25(\text{HzT}), \quad (\nu B)^2 = 1.56(\text{T}^2\text{s}^{-2})$$

次はRFです．静磁場1.5Tとしてν = 63MHz，RFの磁束密度は式2–4–1（p.54）から算出されます．

$$\theta = \gamma B_1 t \qquad 2\text{–}4\text{–}1$$

高速SEで多用する180°パルスを想定して，$\theta = \pi$(rad)，$\gamma = 2\pi \times 42.6$MHz/T，t = 2msを代入すると，$B_1 = 4\mu$T．したがって，

$$(\nu B) = 63(\text{MHz}) \cdot 4(\mu\text{T}) = 252(\text{HzT}), \quad (\nu B)^2 = 63504(\text{T}^2\text{s}^{-2})$$

つまりMRIにおいて傾斜磁場の切り替えによって体内に蓄積する熱量は，RFによる蓄積熱量の1.56/63504 ≒ 1/40000，4万分の1にすぎないわけです．もちろんパルスシーケンスや静磁場強度によってこの数値は多少前後しますが，基本的に4桁の差があるわけで，これなら**傾斜磁場による加熱は無視しても差し支えありません**ね．

Q10-11 静磁場だけでは被写体内に誘導電流が生じないのですか？

A10-11

1）静磁場で誘導電流が生まれる？

1）静磁場は時間的に変動しない磁場（p.361 Q8–3）→2）誘導電流は磁場の時間的変動によって生まれる→3）誘導電流は静磁場からは生じない，と言いたいところですが，実は静磁場によっても誘導電流が体内に生じます．この論理の破綻は2）に起因します．2）は「誘導電流は通過する磁束Φの変動によって生まれる」が正しいので，時間的に変動する傾斜磁場とRF磁場がoffで，時間的に一定の**静磁場だけにさらされた状態でも，被写体あるいは内部構造（例えば心臓）の断面積A(t) が時間的に変化すれ**ばΦの時間的変動が生まれ誘導電流が発生します（図10-11-5）．式2-7-1′と式10-11-1を合わせて，

$$V = \frac{d\Phi}{dt} = \frac{d[B(t)A(t)]}{dt} \qquad 10\text{-}11\text{-}1'$$

本項（p.498 Q10-11）の最初に「A（被写体の断面積）が変わらないとして」と断って話を進めてきたのは，BもAも変動すると複雑になってしまうからです．それでは，具体例を考えてみましょう．

図10-11-5　静磁場（B_0）にさらされただけでも，対象が動けば誘導電流が発生する．

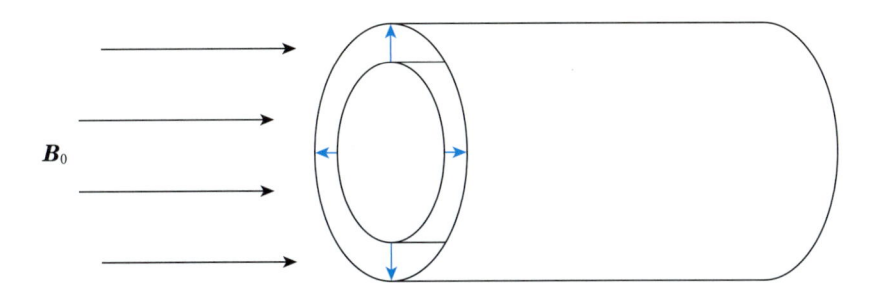

2）心臓に誘導される電流

「それでは検査を始めます．動かないでくださーい」と言われても心臓だけは止められません．ということで心臓を例にラフなシミュレーションをしてみます．収縮期と拡張期の心臓をそれぞれ半径4cm（= 0.04m），4.5cm（= 0.045m）の球とします．

① dA/dtは？

収縮期と拡張期の最大断面積差は，$\pi[(0.045)^2 - (0.04)^2] = 4.25\pi \times 10^{-4} \mathrm{m}^2$．拍動周期を1s，心断面積最大（拡張末期）から最小（収縮期）までの時間を拍動周期の1/4 = 0.25sとして，

$$\frac{dA}{dt} = \frac{4.25\pi \times 10^{-4} \mathrm{m}^2}{0.25 \mathrm{s}} = 17\pi \times 10^{-4} \mathrm{m}^2/\mathrm{s}$$

② 誘導電位は？

磁場 $B = B_0$（静磁場）で変動しません．したがって式10-11-1′は

$$V = \frac{d\Phi}{dt} = B\frac{dA(t)}{dt} \qquad \text{10-11-1″}$$

$B = B_0 = 3T$ として式10-11-1″に代入すれば誘導される起電力Eは，

$$V = 3(T) \times 17\pi \times 10^{-4}(m^2 s^{-1}) = 51\pi \times 10^{-4}(T \cdot m^2 s^{-1})$$
$$= 51\pi \times 10^{-4}(V) = 16(mV)$$

③ 誘導電流は？

心臓の電気伝導度を0.6 Siemens/mとすれば，電流ループの長さは $2\pi r = 2\pi \times 0.045 = 0.09\pi(m)$ なので，電気抵抗Rは $1/[0.6(S/m) \times 0.09\pi(m)] = 5.9\Omega$ になります．したがって誘導電流Iは，

$$I = \frac{V}{R} = \frac{51\pi \times 10^{-4}(V)}{5.9(\Omega)} = 27.1 \times 10^{-4}(A)$$

断面積 $A = \pi r^2 = (0.045)^2 \pi = 0.00205\pi = 20.5\pi \times 10^{-4}(m^2)$ なので，単位面積あたりの誘導電流は，

$$\frac{27.1 \times 10^{-4}(A)}{20.5\pi \times 10^{-4}(m^2)} = 0.42(A/m^2)$$

になります．これは $B_0 = 3T$ の場合なので，1.5Tなら $0.21(A/m^2)$ です．いずれも心室細動の閾値（$2A/m^2$）には達していませんが，磁気閃光の閾値をはるかに超えています（対象が心臓なので磁気閃光は生じませんが）．目には見えませんが，心筋細胞は閾値以下とはいえ活動電位スパイク誘発の刺激電流を常に受けていることになります．同じ条件なら静磁場14.3Tで心室細動の閾値を超えることになります．超高磁場装置を使用する時は特に注意が必要です．**dB/dt（傾斜磁場）はなくてもdA/dt（心拍動）だけで電流が心臓に誘導されます**．

POINT 10-11

- ■傾斜磁場のon-off（dB/dt）による誘導電流は細胞（心筋細胞，神経細胞，網膜細胞など）を直接興奮させる．
- ■刺激電流の閾値は基電流が，時間要素はクロノキシーが指標になる．
- ■刺激電流の持続時間が短いと，閾値は反比例して大きくなる．
- ■傾斜磁場による加熱は無視してよい．
- ■静磁場にさらされただけでも心筋には誘導電流が発生している．

Q11

RF
— 阿吽の呼吸の舞台照明 —

Q11-1　RFって何？
Q11-2　RFはどのように作られる？
　　　　Annex　　RFコイルを流れる電流は？
Q11-3　送信と受信は同じコイルを使うのか？
　　　　Annex　　RFコイルの向きを制限するのは？
Q11-4　RF磁場がx-y平面を回転するのはなぜ？
Q11-5　直角位相コイル？
　　　　Annex　　直角位相コイルそれぞれが逆方向の2つの回転磁場を形成する？
　　　　Annex II　直角位相コイルでS/Nが$\sqrt{2}$倍になるのはなぜ？
Q11-6　RF送信機は何をしているの？
Q11-7　シンク波が使われるのはなぜ？
Q11-8　実際に送信されるRFパルスはどんな波？
Q11-9　共振回路とインピーダンス整合？
Q11-10　RFの単位はJ，WそれともT？
Q11-11　RF加熱とSARの関係は？
Q11-12　RF磁場によるdB/dtの人体への影響は？
　　　　Annex　　静磁場，傾斜磁場，RF磁場の特徴と人体への影響は？
Q11-13　フェーズドアレイコイル？
　　　　Annex　　磁化が誘導する起電力はコイルの大きさに関係ない？
Q11-14　コンポジットパルスと断熱高速通過パルスの目的は？
Q11-15　パラレルRF送信の利点は？
Q11-16　RFスポイリング，RF遮蔽などについて説明してください．

Q11 RF ― 阿吽の呼吸の舞台照明 ―

Q 11-1　RFとは何のことですか？

A 11-1　radio freqency（無線周波数），あるいはこの周波数帯の電磁波であるRF波（radio frequency wave）の略称です．

電磁波（electromagnetic wave）は変動する電場（電界）と磁場（磁界）が相互に関連しながら空間を伝播するもので，電場の振動方向，磁場の振動方向と電磁波の進行方向の3者は互いに直交しています（図11-1-1）．その波長（λ）あるいは周波数（ν）したがってエネルギーによって図11-1-2のように分類されます［電磁波のエネルギーEは周波数νに比例する：$E = h\nu$（hはプランクの定数）］．電磁波の真空中の伝播速度は光速c（＝30万km/s）と同じで一定なのでλとνは反比例します．

$$\lambda\nu = c \qquad 11\text{-}1\text{-}1$$

電磁波にはγ線[†]，X線[†]，紫外線，可視光線，赤外線などがあり，さらに赤外線より周波数が低い（$\nu <$ 300GHz）［波長が長い（$\lambda >$ 1mm）］電磁波は電波と総称されます．電波はさらにλ（ν）によって細分化されます．表11-1-1の左列が周波数ν，右列が波長λに基づく名称です．例えば最も周波数が低いVLF（very low frequency）は最も波長が長いので超長波とも呼ばれます．中波，短波はラジオ放送，無線通信，超短波はFM放送やテレビ放送，直進性の高いマイクロ波はレーダーやUHFテレビ放送に利用されています．

図11-1-1　電磁波

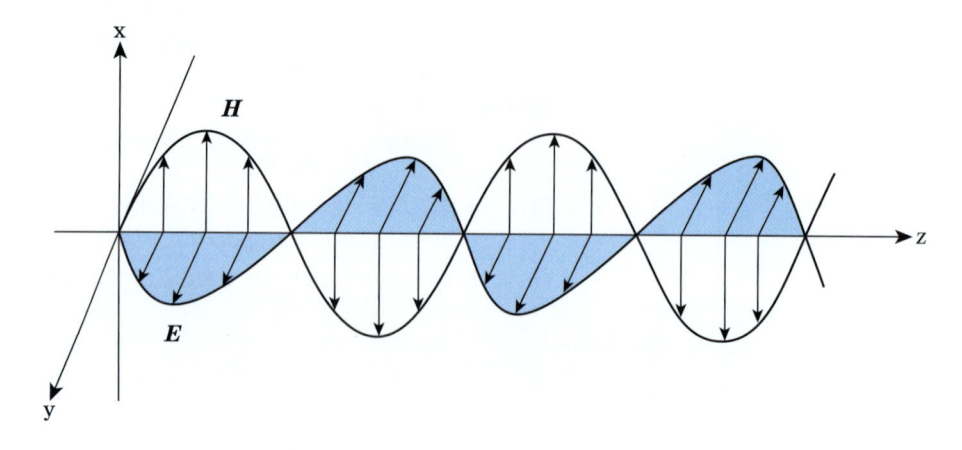

電場（E）の振動方向（ここではy），磁場（H）の振動方向（x）と電磁波の進行方向（z）は互いに直交する．

図11-1-2　電磁波の分類

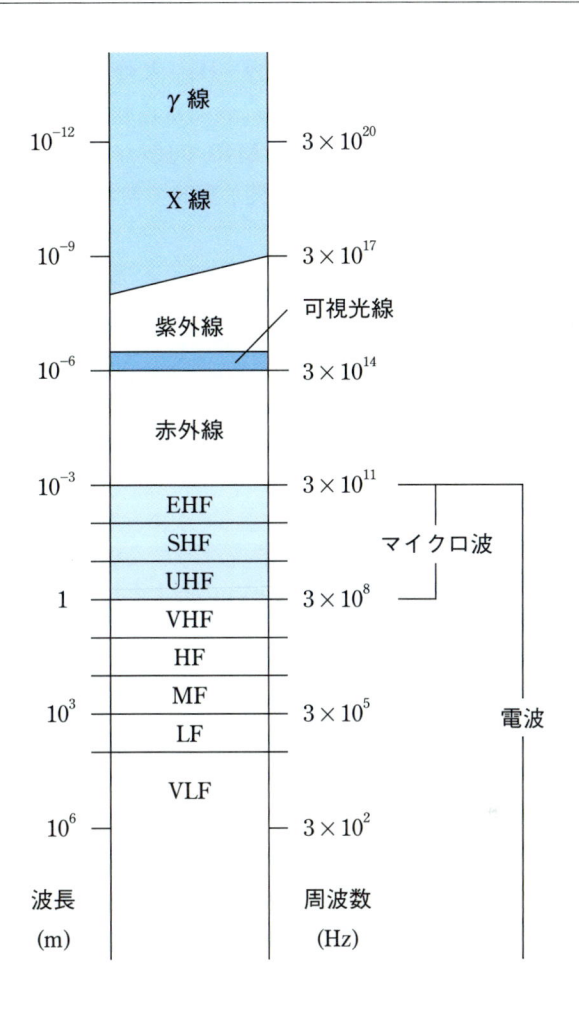

（図：電磁波の波長(m)と周波数(Hz)による分類。γ線、X線、紫外線、可視光線、赤外線、EHF、SHF、UHF、VHF、HF、MF、LF、VLF。EHF〜UHFはマイクロ波、EHF〜VLFは電波。）

表11-1-1　電波の分類

EHF	30〜300GHz	1〜10mm	マイクロ波
SHF	3〜30GHz	1〜10cm	
UHF	0.3〜3GHz	0.1〜1m	
VHF	30〜300MHz	1〜10m	超短波
HF	3〜30MHz	10〜100m	短波
MF	0.3〜3MHz	0.1〜1km	中波
LF	30〜300kHz	1〜10km	長波
VLF	<30kHz	>10km	超長波

$G(giga) = 10^9$, $M(mega) = 10^6$, $k(kilo) = 10^3$

RFはradio freqency（無線周波数），あるいはこの周波数帯の電磁波であるRF波（radio frequency wave）の略称で，名前の通り無線通信（ラジオ，テレビ，携帯電話，citizens bandなど）に使われる周波数帯（3kHz〜300GHz）のことで電波と一致します．したがってRF＝電波としてよいわけです．MRIで使われるRFは，周波数が

Q11 RF ─阿吽の呼吸の舞台照明─

4.26MHz (0.1T) 〜298MHz (7T) なのでHF (high-frequency wave：短波) およびVHF (very high frequency wave：超短波) に属します．また，MRIで使われるRFを高周波 (high frequency：HF) と呼ぶことがあります．狭義には高周波は表11-1-1のHFのことですが，広義には比較的周波数が高い電波 (表11-1-1のHF以上) を指します．したがって，MRIで使われる電磁波の周波数帯とほぼ一致するので，MRIでは**RF**と高周波はほぼ同じ意味で使われます．

ひとくちMEMO

† γ線とX線

原子核から放出されるのがγ線，原子核外から（軌道電子の遷移によって）放出されるのが**X線**です．両者の区別は周波数や波長，すなわちエネルギーによるものではありません．診断用X線 (X線写真，CT) のエネルギーは30〜120keVpなので，セシウム^{137}Csのγ線 (662keV, 1,170keV) より低エネルギーですが，放射線治療で使う高エネルギーX線は3,000〜20,000keVp (3〜20MeVp) とはるかに高く，ラジウム^{226}Raのγ線 (4.78MeV) に拮抗しています．ただし，γ線が核種によって決まったエネルギーを示す単色光なのに対して，X線は連続したエネルギーを持つ白色光なので，eVpと記しました（気が付きました？）．X線の実効エネルギー（eVに換算）はeVpのおよそ1/3です．

eV（電子ボルト）は電子や原子核で使われるエネルギー単位のひとつで，電気素量eを持つ電子が真空中で1Vの電位差で加速されたときに得るエネルギーです．1eV＝1.602×10^{-19}J（ジュール），1MeV＝1×10^{3}keV＝1×10^{6}eVになります．

POINT 11-1

■MRIではRF ≒ 高周波 ≒ 電波 ≒ 電磁波．

Q 11-2　RFはどのように作られるのですか？

A 11-2　コイルに変動電流を流して作ります．

▶▶▶ 1　円電流による磁場

どのようなコイルでもよいのですが，ここでは単純な円形（環状）のコイルで考えます．円形のコイル（半径a）に電流Iを流すとコイルの中心軸（x軸とします）に磁場Hが生まれます（図11-2-1）．電流の回る方向にしたがって右ねじの進む方向がHの向きになり，その大きさは次式で示す通りです（p.485「ここまでこだわらなくても…」）．

$$H = \frac{Ia^2}{2(a^2+x^2)^{\frac{3}{2}}} \tag{11-2-1}$$

図11-2-1　半径aの円電流（**I**）が，コイル面に垂直な中心軸（x軸）上のP点に作る磁場（**H**）

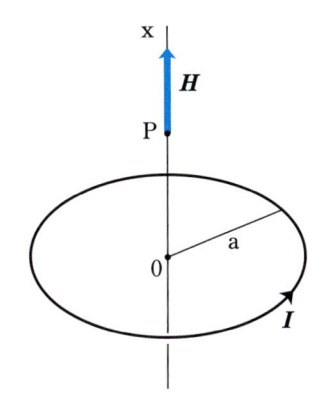

ここでxは原点（ここではコイル面の中心：図11-2-1の0点）からのx軸上の距離です．また **I**，**H** の単位はそれぞれA，A/mです（p.674 付録2）．したがって，コイル面[†1]内の中心（x = 0）では，

$$H = \frac{I}{2a} \qquad 11\text{-}2\text{-}2$$

$$B = \mu \frac{I}{2a} \qquad 11\text{-}2\text{-}2'$$

になります．μはコイル周囲（通常は空気）の透磁率です．つまり，**電流に比例し，コイル径に反比例する磁場がコイル面に垂直な方向（コイル軸[†1]方向）に形成される**わけです．中心軸以外の磁場はやや複雑になりますが，コイル面に垂直方向の磁場が基本になります（図11-2-2）．

図11-2-2　円電流（**I**）が作る磁場（**H**）

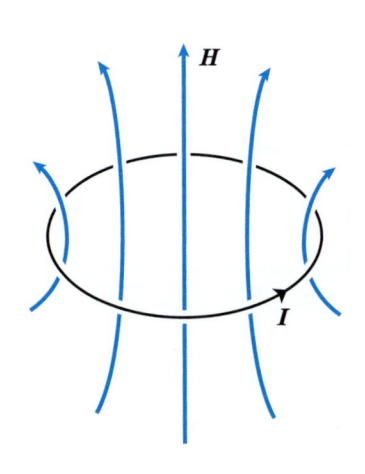

Q11 RF — 阿吽の呼吸の舞台照明 —

▶▶▶1 コイルに交流電流を流す

円形コイルに流す電気を余弦波の交流にすれば，$I = I_0 \cos(\omega t)$ とおいて，

$$H = \frac{I_0}{2a} \cos(\omega t) \qquad 11\text{-}2\text{-}3$$

$$B = \frac{\mu I_0}{2a} \cos(\omega t) \qquad 11\text{-}2\text{-}4$$

コイル軸方向に単振動する磁束密度 **B**，磁場 **H** が得られました（**B** = μ**H**）．図11-2-3なら，上向きの磁場が最大値から磁場が次第に小さくなって0，今度は0から下向きの磁場が次第に大きくなって下向きの最大値，ここから下向きの磁場が次第に減衰して0，次に上向きの磁場が次第に成長して最大値…と上下に振動します．この振幅を時間に対してプロットすれば，もちろん余弦波になります．流す電流が正弦波なら0からスタートして上向きの磁場が次第に大きくなって最大値…となりますが，位相がπ/2異なるだけで同様に上下に単振動します．すなわち，**正余弦波の交流電流をコイルに流すとコイル軸方向に単振動する磁場が生まれる**わけです．磁場 **H** が変動すると電場 **E** が生まれ［ファラデー（Faraday）の法則］，さらに変動する **E** によって **H** が生まれ［アンペール・マックスウェル（Ampére–Maxwell）の法則］，これを繰り返して **E** と **H** が周期的な波としてエネルギーを伝播します[†2]．このように，**真空中あるいは物質（空気も含めて）を伝播する電磁場の振動が電磁波**です（図11-1-1）．変動電流の周波数ωがRFの帯域にあれば，RFになりますね．

図11-2-3 円電流が正（余）弦波の場合はコイル軸方向に単振動する磁場（**B**）が生まれる

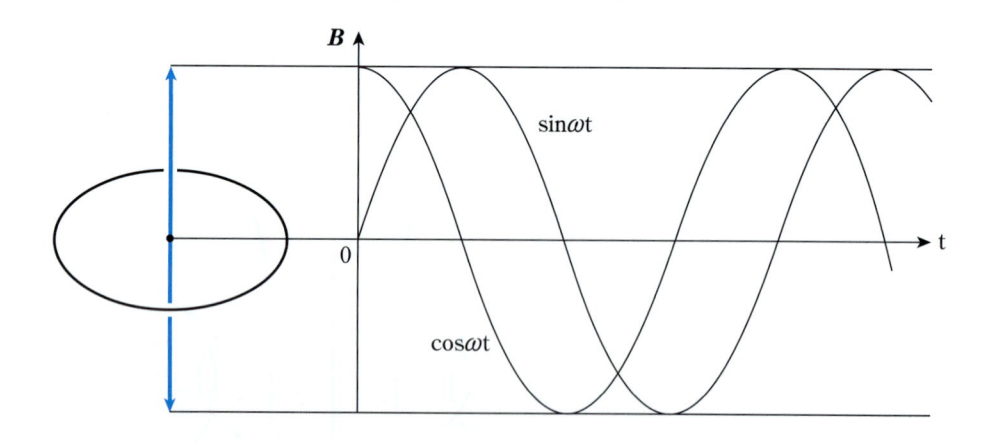

ひとくちMEMO

[†1] コイル面とコイル軸
　円形（環状）コイルであれば，環状面がコイル面，これと垂直な方向（図11-2-1の磁場 ±**H** の方向）がコイル軸です．

†2 RFの磁場Hと電場Eの関係

磁場H（単位はA/m：p.674 付録2），磁束密度B（Wb/m² = V・s/m²），電場E（V/m）の関係は，

$$\partial E_y / \partial z = \partial B_x / \partial t = \mu \partial H_x / \partial t$$

つまり磁場（磁束密度）の，ある方向成分（H_x，B_x）の時間変化率（時間微分）が，これと垂直な電場の成分（E_y）のRF進行方向（z方向）の変化率（距離微分）に比例します．したがって，両者の位相は揃い，大きさの比は常に一定です（図11-1-1）．μは空気の透磁率．なお，Eは電場（単位はV/m）およびエネルギー（単位はJ）を示す記号として使われるので注意してください．

Annex Q11-2　RFを照射する時に，RFコイルにはどのくらいの電流が通っているのでしょうか？

Annex A11-2　計算してみましょう．コイル半径a = 0.3mの円形コイルで180°パルスを1msで照射するとします．式2-4-1から$\theta = \gamma B_1 t$なので，$\theta = 1/2$(cycle)，γ = 42.58(MHz/T)，t = 1msを代入して$B_1 = 12 \times 10^{-6}$T．この磁場を得るには式11-2-2′にa = 0.3，$\mu = 4\pi \times 10^{-7}$H/mを代入して，

$$I = \frac{12 \times 10^{-6}(T) \cdot 0.6(m)}{4\pi \times 10^{-7}(H/m)} = 5.73(Tm^2/H) = 5.73A$$

になります［H(ヘンリー) = Wb/A，T = Wb/m²］．もちろん交流電流の最大値I_0が5.73Aということですね．実際に照射するRFは照射時間，フリップ角，周波数などによって異なってきますが，最大値がおよそ数A～数10Aの交流が流れることになります．

● ここまでこだわらなくてもよいのですが！

▶ 円電流が形成する磁場

式8-9-9′(p.380)を再掲します．

$$dH = Id\ell \frac{\sin\phi}{4\pi r^2} \qquad 8\text{-}9\text{-}9'$$

コイル中心軸上のP点は$\phi = \pi/2$なので（図11-2-4），$\sin\phi = 1$とおいて，

$$dH = \frac{Id\ell}{4\pi r^2} \qquad 11\text{-}2\text{-}5$$

$d\boldsymbol{H}$は$\boldsymbol{r}$と$\boldsymbol{I}d\ell$の両方に垂直なので，$d\boldsymbol{H}$のコイル軸方向成分$dH_{/\!/}$は，

$$dH_{/\!/} = \frac{Id\ell \cos\alpha}{4\pi r^2} = \frac{Id\ell a}{4\pi r^3} \qquad 11\text{-}2\text{-}6$$

円形コイルに沿って積分すると，$dH_{/\!/} \to H_{/\!/}$，$d\ell \to 2\pi a$となるので，

$$H_{/\!/} = \frac{Ia^2}{2r^3} \qquad 11\text{-}2\text{-}7$$

P点のx座標をxとして，$r = (x^2 + a^2)^{1/2}$ を代入すると，

$$H_{/\!/} = \frac{Ia^2}{2(x^2 + a^2)^{\frac{3}{2}}} \qquad 11\text{-}2\text{-}8$$

$dH_{/\!/}$ に垂直な成分 $dH_\perp$ は円の対称性から積分すると0になるので $H_\perp = 0$ です．したがってP点のようなコイルの中心軸上では $H_{/\!/} = H$ なので，式11-2-1になります．

図11-2-4　円電流が作る磁場の説明図

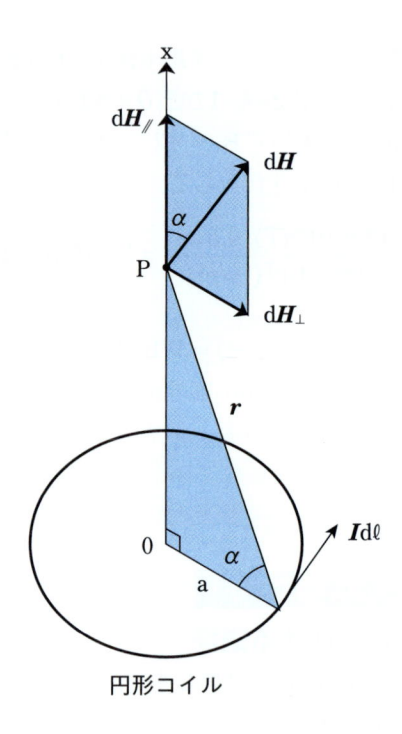

$Id\ell$, r, dH は互いに垂直で，a–x–r面と dH–$dH_{/\!/}$–$dH_\perp$面は同一平面上にある．

POINT 11-2

■円形コイルに電流を流すと，電流に比例し，コイル径に反比例する磁場がコイル軸方向に形成される．
■正余弦波の交流電流をコイルに流すとコイル軸方向に単振動する磁場が生まれる．
■RFはコイルに交流電流を流すと発生する．
■空間を伝播する電磁場の振動が電磁波．

Q 11-3 送信と受信は同じコイルを使うのですか？

A 11-3 同じコイルで送受信することもできますが，MRIでは受信専用コイルで受信することが多くなっています．

　MRI（NMR）の基本メカニズムは，1）RF送信（照射）→2）被写体内の ^{1}H原子核の共鳴（核磁化の回転）→3）共鳴波受信で，1）と3）の過程でRFコイルを使用します．両者は基本的に同じ周波数帯のRFを送受信するので，同じコイルを使って送信系と受信系のシステムを切り替えることで対処できます（図11-3-1）．無線通信のトランシーバー[†]で，送信と受信を切り替えて交互に話すのと同じですね．MRIでもこの方法が広く利用されてきました．

図11-3-1　MRIの送受信システム概略図

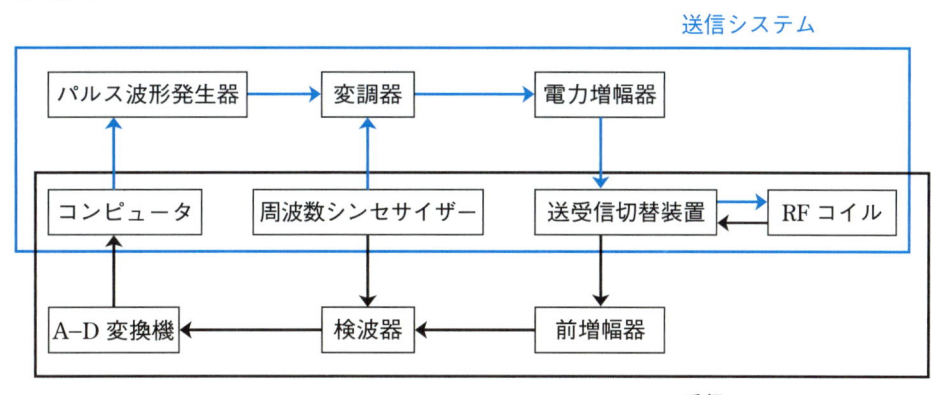

　MRIでは大きな被写体（患者）を均一にRFで励起（照射）する必要があるので，送信コイルは被写体全体を囲む形態になります．このようなコイルは大きな体積を対象としているのでvolume coil（体積コイル）あるいはbody coil（体幹コイル）と呼ばれ，鞍型（saddle-shaped），鳥籠型（birdcage）やソレノイド型（solenoid）などがあります（図11-3-2A〜C）．体積コイルで受信すると体全体の断層面が均一な感度で撮影されるので，体幹部を撮影するのには適していますが，より狭い範囲を高分解能撮影するには適しません．このように体表に比較的近い部分（四肢関節，乳房，側頭骨，脊椎など）を高分解能に撮像するには，表面コイル（図11-3-2D）およびこれを複数個組み合わせたフェーズドアレイコイル（phased-array coil, p.549 Q11-13）のような受信専用コイルが必要になります．撮像部位にコイルを近づけるほど感度がよくなるからです．また，部位によっては小型のソレノイドコイルを受信専用に使うこともできます．指や腕をコイル内部に挿入するような場合ですね．まとめると，MRIでは大きな対象を撮像する場合には1つのvolume coilが送受信を担当し，小さな部位や体表に近い部位を撮像する場合には受信専用コイルで受信することになります．いずれのコイルでも金属が被写体に直接接しないように絶縁体で覆っておかなければなりません．

図11-3-2　RFコイル

A　ソレノイド型

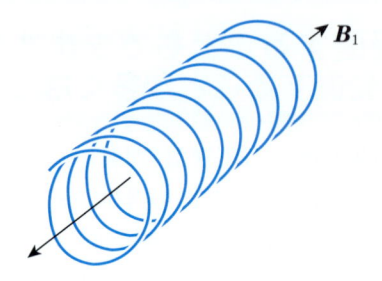

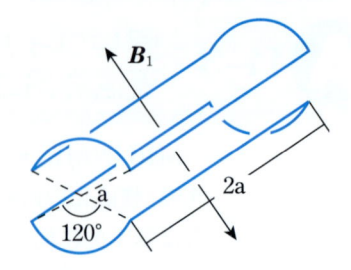

B　鞍型

C　鳥籠型

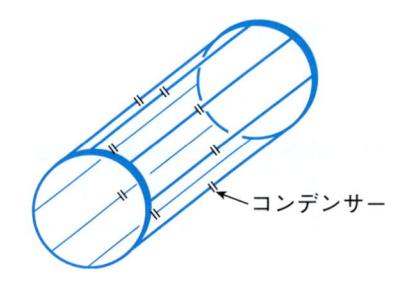

D　表面コイル

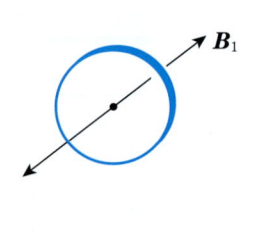

矢印はコイル軸（B_1）方向．鳥籠型では円筒軸に垂直な方向に多数のコイル軸がある（その1つは鞍型のコイル軸と同じ）．

ひとくちMEMO

†トランシーバー

無線通信で使われるトランシーバーは送信機と受信機を合体したもので送受信を切り替えて交互に話します．だから，この呼称ももともとはtransmitter（送信機）とreceiver（受信機）を合体した造語（transceiver）なのです．

Annex Q11-3
RFコイルの向きには何か制限がありますか？

Annex A11-3
コイル軸が静磁場方向に垂直でなければなりません．

1）RFコイル軸は静磁場に垂直

送信コイルから照射されるRFは静磁場（z）方向に垂直なx-y平面を回転する磁場B_1として働かなければ，核磁化Mを熱平衡状態（z方向）から倒すことができません．z方向から傾いてM_{xy}成分が生じない限り，Mを検出することはできません．したがって，送信コイルの軸はx-y平面（コイル面がz軸に平行）になければなりません．コイルから照射される磁場はコイルの軸方向だからですね（p.50 図2-2-1, p.55 図2-4-2）．

一方，受信コイルにはM_{xy}の回転によって起電力が誘導され，これがNMR（MRI）信号になります．したがって，受信コイルの軸もx-y平面になければなりません（p.65 図2-7-1）．このように，送受信両方のコイル軸が静磁場に垂直に設置されることが必要条件になります．だからこそ，1つのコイルが送受信兼用にもなれるわけですね．

2）体積コイルは被写体を囲む

前述の通り，被写体を均一にRFで励起（照射）するために，体積コイルは被写体全体を囲む形態になります．したがって，被写体が人間であるMRIでは，1）人間が入れる隙間があり（筒状の空間があり），2）コイル軸が静磁場に垂直であり，3）内部に形成されるRF磁場が均一である，という3つの条件を満たすことが体積コイルには求められます．一般にソレノイド型が最も均一なRF磁場を提供し，しかも受信用としても最も感度が高い（S/Nは鞍型コイルの3倍）コイルです．永久磁石を使ったMRI装置のように静磁場B_0が鉛直方向の場合には水平方向にソレノイドコイルを設置すれば，被写体がコイル内に寝られ，かつコイル軸（B_1方向）が静磁場に垂直になるので問題はありません（図11-3-3A）．

では最も普及している超伝導電磁石を使った静磁場が水平方向の装置の場合はどうでしょう？被写体が入れる筒状空間の長軸（したがって被写体の長軸）が静磁場（B_0，z）方向になります．つまり，体積コイルには，1）z方向を長軸とする筒状空間を持ち，2）コイル軸がz軸に垂直で，3）内部RF磁場が均一，という厳しい条件が課せられます．ソレノイドコイルは1）と3）は満たしますが，コイル軸がz軸に平行なので失格です（図11-3-3）．そこで，この3つの条件に合う，静磁場が水平方向のMRI用体積コイルとして，鞍型，鳥籠型，スロットレゾネータ型などが使われています．

図11-3-3　静磁場（B_0）方向とソレノイド体積RFコイル

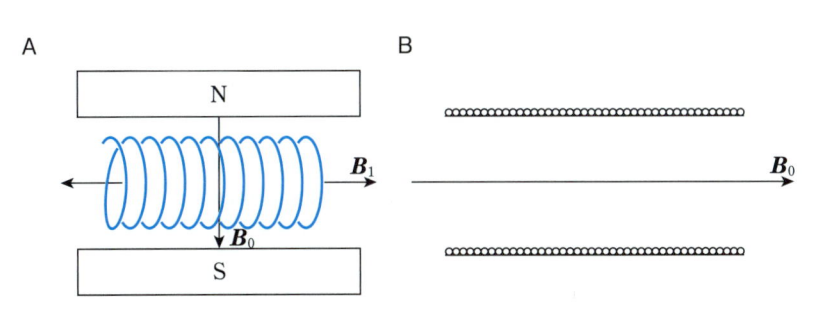

A：B_0が鉛直な装置ではソレノイドのコイル軸（B_1）がB_0と垂直になるのでよい．
B：B_0が水平方向の装置ではコイル軸（B_1）がB_0と平行になるためソレノイドは体積RFコイルとしては使えない．

3）表面コイルは軸が静磁場に垂直であればよい

表面コイルは関心領域表面に接して置かれるので2）の条件がクリアーされればOKで，比較的自由度高く配置可能です．

●ここまでこだわらなくてもよいのですが！

▶鞍型コイルと鳥籠型コイルの均一性

　鞍型コイル（図11-3-2B）は鞍型の2個のコイルが円筒表面に張り付いたように配置されます．円筒両端におけるコイルの開角が120°（2つのコイルがそれぞれ円周の1/3を占める）で，円筒長が円筒直径の2倍の時，内部に発生するRF磁場が最も均一になることが知られています[1]．通常2対を上下と左右に配置して**直角位相コイル**（p.521 Q11-5）として送受信します．

　鳥籠型コイル（図11-3-2C）は2個の円形コイルをn個（n＝8〜16）の直線（エレメントと呼ぶ）で結んで円筒状に配置したものです．各エレメントの円周上の角度をθとします．各エレメントの電流が$\sin\theta$に比例する時，円筒軸に垂直な方向に均一な磁場ができます．そこで各エレメントあるいは環状コイルにコンデンサーを配置して，両側の円形コイルの端から電流を流した場合に各エレメントの電流の位相が$2\pi/n$ずつずれる（全部で2π）ようにしてこの条件をクリアーしたものです[2]．$\theta=0$とπのエレメントの電流が0になるのでn＝6の場合には鞍型コイルと同じですが，n≧8なら鞍型より均一なRF磁場が内部に形成されます．また形状からもわかる通り，直角2方向から送受信可能な直角位相コイルとして使用できます．

POINT 11-3

■同じRFコイルで送受信することもできるが，MRIでは受信専用のコイルを使うことが多くなっている．
■RFコイル軸は静磁場に垂直．

■参考文献

1) Ginsberg DM, et al: Optimum geometry of saddle shaped coils for generating a uniform magnetic field. Rev Sci Instrum 41: 122–123, 1970.
2) Hayes CE, et al: An efficient, highly homogeneous radiofrequency coil for whole-body NMR imaging at 1.5T. J Magn Reson 63: 622–628, 1985.

Q11-4 RFコイルから生まれる磁場はコイル軸方向でした．それなのにx-y平面を回転する磁場（B_1）になるのはなぜですか？

A11-4 直線上を単振動する磁場は，反対方向に回転する2つの回転磁場のベクトル和になっているからです．

正余弦波の交流電流をコイルに流すとコイル軸方向に単振動する磁場が生まれます（p.510 Q11-2）．しかし，静磁場にさらされた核磁気モーメントμを共鳴させ，結果として巨視的磁化Mを回転させx-y平面に倒すのはx-y平面を共鳴周波数ω_0で回転する磁場でした（p.15 Q1, p.47 Q2）．RFがこの回転磁場B_1にならなければ，μを共鳴させるというNMR（MRI）で最も基本的な役割を果たせません．単振動磁場が回転磁場に変身してくれないと困ります．

▶▶▶ 1 単振動磁場は反対方向に回転する2つの回転磁場の和

図11-4-1を見てください．左図（A）は左右に単振動する磁場Bで最大振幅を2とします．右図（B）は大きさ1の磁場が横軸をはさんで対称的に（反対方向に）回転しています．単振動の周期と回転の周期が同じなら，単振動磁場が2つの回転磁場のベクトル和になっていることがわかると思います．磁気共鳴に関しては単振動磁場 = 2×回転磁場ということになります．両者の周期[†]（したがって周波数）は同じで，回転磁場の振幅は単振動の1/2です．

図11-4-1　単振動磁場は反対方向に回転する2つの回転磁場の和

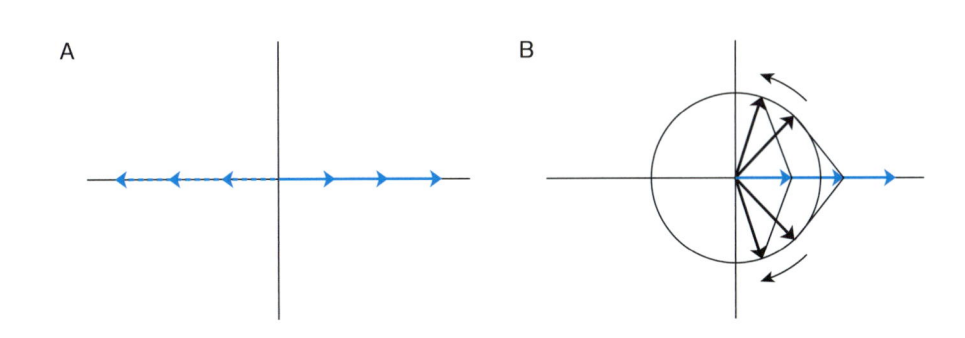

ひとくちMEMO

[†] 周期と周波数

一定の時間間隔で同じことを繰り返す運動を周期運動と呼び，1回の繰り返しに要する時間が周期（T）です．単振動や円運動が典型的な周期運動で，それぞれ1往復，1回転に要する時間が周期です．電磁波のような正余弦波も同じパターンを繰り返す周期運動で，次の同じ位相が来るまでの時間（例えば山から山）が周期になります．単位時間内に周期がいくつ回ってくるかが周波数（振動数ν）なので，$T = 1/\nu$という関係になります．

▶▶▶ 2 μ は反対に回転する磁場を無視する

μ は自己のスピン角運動量によって決まる回転方向（本書では時計方向にしています）を持つ回転磁場にしか共鳴しません．もちろん回転速度（= 角周波数）は静磁場 B_0 と核種に特有な磁気回転比 γ で決まる共鳴角周波数 ω_0 です（$\omega_0 = \gamma B_0$）．（　）内の式 **1–11–2** は核磁気共鳴において最も基本となる数式です（覚えていますよね）． μ は同じ ω_0 でも回転方向が反対のもう一方の磁場にはまったく反応しないのです．このように単振動磁場を構成する2つの回転磁場の片方だけが共鳴に関与している，つまり単振動するRF磁場強度の半分だけがNMRに参加しているわけです．

● **ここまでこだわらなくてもよいのですが！**

▼単振動磁場と回転磁場の関係を数学的に

横軸が x，縦軸が iy の複素平面を使います（i は虚数単位）．角周波数 ω，大きさ 1/2 の順回転磁場 $\boldsymbol{B}(+)$ と逆回転磁場 $\boldsymbol{B}(-)$ は次式で表されます．

$$\boldsymbol{B}(+) = \cos(\omega t) + i\sin(\omega t) \qquad \text{11-4-1}$$

$$\boldsymbol{B}(-) = \cos(-\omega t) + i\sin(-\omega t) = \cos(\omega t) - i\sin(\omega t) \qquad \text{11-4-2}$$

両者の和は，

$$\boldsymbol{B}(+) + \boldsymbol{B}(-) = 2\cos(\omega t) \qquad \text{11-4-3}$$

これは実数成分（x 成分）だけで虚数成分（iy 成分）がないので，x 軸上を単振動するという意味です．

図 11-4-2　単振動磁場が反対方向に回転する2つの回転磁場の和 $\boldsymbol{B}(+) + \boldsymbol{B}(-)$ となることの複素平面での説明図

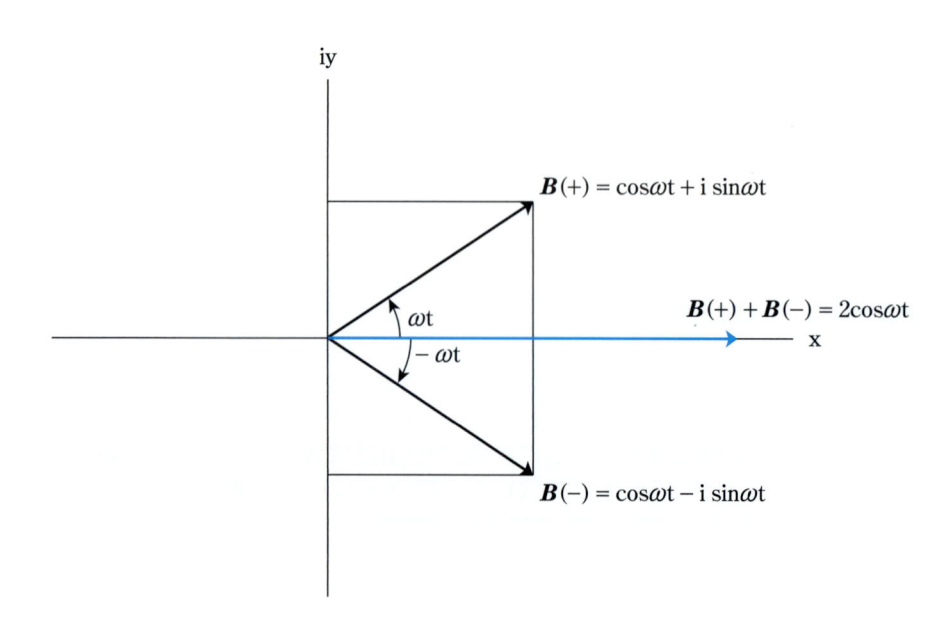

POINT 11-4

- 単振動磁場は反対方向に回転する2つの回転磁場の和.
- 2つの回転磁場の片方だけが共鳴に関与している.

Q 11-5 直角位相コイルってなんですか？

A 11-5 直交する2つのコイルの組み合わせです．

　直角位相コイル (quadrature coil) は，静磁場 (z) 方向に垂直な面内に互いにコイル軸が直角になるように（通常はx, y方向に）配置した一組のRFコイル（**図11-5-1**）で，送信用としても受信用としても使われます．以下に述べるように，効率よく送受信できるので，最近のMRI装置に装備されている体積コイル (volume coil) は直角位相コイルになっています．

図11-5-1　直角位相コイルの配置

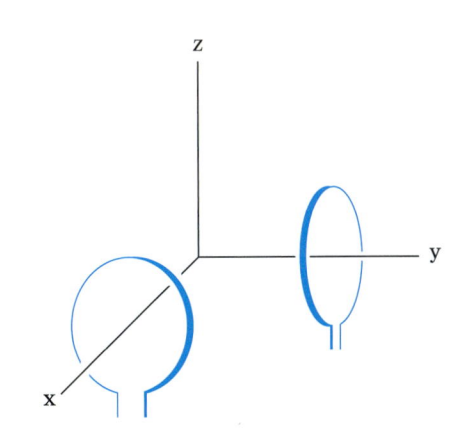

▶▶▶1　直角位相送信コイル

　余弦波の交流電流をコイルに流すとコイル軸方向に単振動する磁場が生まれます (p.510 Q11-2)．これと直交する位置にもう1つのRFコイルを設置して，同じ強さの余弦波交流電流を流すと同様に単振動磁場が生まれます．この時，後者の余弦波電流の位相を90°遅らせます．第1のコイル軸をx軸方向に，第2のコイル軸をy方向にしておきましょう．第1のコイル，第2のコイルから照射される磁場は振幅を1とすればそれぞれx軸，y軸方向に単振動します（**図11-5-2A**）．

Q11 RF — 阿吽の呼吸の舞台照明 —

図11-5-2 x軸上の単振動とπ/2位相の遅れたy(iy)軸上の単振動(A)の和はx-y平面上の回転になる(B)

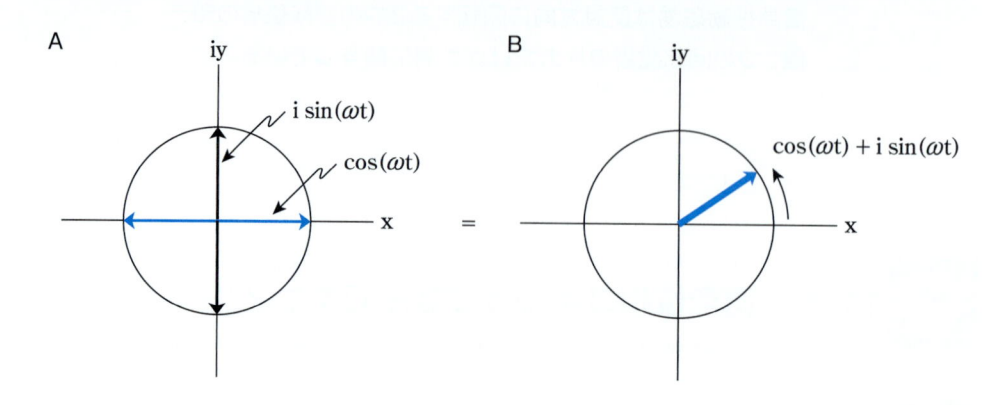

$$B_x = \cos(\omega t) \qquad 11\text{-}5\text{-}1$$

$$B_y = i\cos\left(\omega t - \frac{\pi}{2}\right) = i\sin(\omega t) \qquad 11\text{-}5\text{-}2$$

したがって両者の和 B_{xy} は，

$$B_{xy} = \cos(\omega t) + i\sin(\omega t) \qquad 11\text{-}5\text{-}3$$

これはx-y平面を角速度ωで回転する磁場に他なりません(図11-5-2B)．

本書では時計回りを順回転にしているので B_y の正負を逆にする(＝位相を180°進めるか遅らせる)と，

$$B_x = \cos(\omega t) \qquad 11\text{-}5\text{-}1$$

$$B_y = -i\sin(\omega t) \qquad 11\text{-}5\text{-}2'$$

したがって両者の和 B_{xy} は，

$$B_{xy} = \cos(\omega t) - i\sin(\omega t) \qquad 11\text{-}5\text{-}3'$$

と時計回りになりますが本質は変わりません．つまり直角位相コイルを使うと平面上を回転する磁場が得られます．もちろん，これと垂直な面には電場が回転しています．このような電磁波を**円偏波**†と呼ぶので，直角位相コイルは円偏波コイルとも呼ばれます．これに対してQ11-4(p.519)のような直線上を振動する電磁波を**直線偏波**†と呼びます．直線偏波の場合には，単振動するRF磁場強度の半分だけが共鳴に関与していましたが，直角位相(円偏波)コイルを使ってRFを照射すると，回転磁場が形成されてそのまま(直線偏波の2倍の強さが)核磁気共鳴に関与します．もちろん，直線偏波の場合には1個，円偏波の場合には2個のコイルに同じ強さの電流を流しているわけですから，後者の回転磁場強度が2倍になるのは当たり前と言えばその通りなのです．が，1個の直線偏波コイルで同じ強さの回転磁場を作るには2倍の電流を流

さなければならないわけで，コイルにかかる負荷が大きくなるわけです．つまり，**円偏波コイルによってコイル負荷が軽減される**わけです．同じ仕事を1人（コイル1個）でするか，2人（コイル2個）でするかということなので，2人でやれば1人あたりの負荷は軽減され，1人でやれば負荷は大きくなるわけですね．

もう1つの重要な点は**円偏波（直角位相）コイルは，直線偏波型に比べてより低い比吸収率（SAR）で効率よくRFを送信できる**ことです（p.540 Q11-10-4, p.543 Q11-11-2）．

ひとくちMEMO

† 直線偏波と円偏波

サングラスなどに使われる偏光レンズはご存知ですね．光は進行方向（zとする）に垂直な面内（x-y面）を振動する磁場**H**と電場**E**で構成され，この**H**と**E**も互いに直交しています（p.508 図11-1-1）．この**H**（あるいは**E**）（ベクトルです）と光の進行軸（z軸）を含む面を磁場（電場）の振動面と呼びます．図11-1-1ではx-z面が**H**，y-z面が**E**の振動面になっていますが，この振動面は，z軸に平行であればよいので無数に存在します．大根を長軸に沿って2分割する場合に，放射状に無数の割面が考えられるのと同じです．偏光板などを通して，**H**あるいは**E**を1つの振動面だけに限定すること，あるいは限定された光が直線偏光（linear polarization, linearly polarized light）です．磁場（あるいは電場）ベクトルの先端のx-y面への投影軌跡が直線になるからです．したがって，1つの円形コイルから照射されるRFも直線偏光（偏波）です．直角位相コイルによる磁場のように振動面が直角な（位相が90°ずれた）2つの直線偏光を組み合わせると，磁場（あるいは電場）ベクトル和の先端の投影軌跡が円形になるので円偏光（circular polarization）と呼ばれます．これらは光に限らず電磁波すべてに共通のことです．電磁波の場合は偏光を偏波ということになりますが，英語では同じpolarizationです．

Annex Q11-5

直角位相コイルの2個のコイルからの磁場がそれぞれ単振動しているということは，Q11-4（p.519）のようにそれぞれが2個の逆方向に回転する磁場から成り立っているということにならないのでしょうか？

Annex A11-5

そう考えてもよいのですが，結局1つの回転磁場（式11-5-3）になります．式11-4-1, 11-4-2と同様に，

$$2\boldsymbol{B}_x(+) = \cos(\omega t) + i\sin(\omega t) \qquad 11\text{-}5\text{-}4$$

$$2\boldsymbol{B}_x(-) = \cos(\omega t) - i\sin(\omega t) \qquad 11\text{-}5\text{-}5$$

$$2\boldsymbol{B}_y(+) = \sin\left(\omega t - \frac{\pi}{2}\right) + i\cos\left(\omega t - \frac{\pi}{2}\right) = -\cos(\omega t) + i\sin(\omega t) \qquad 11\text{-}5\text{-}6$$

$$2\boldsymbol{B}_y(-) = \sin\left[-\left(\omega t - \frac{\pi}{2}\right)\right] + i\cos\left[-\left(\omega t - \frac{\pi}{2}\right)\right] = \cos(\omega t) + i\sin(\omega t) \qquad 11\text{-}5\text{-}7$$

ここで下付きのx, yはコイル軸方向，(+), (-)は順回転と逆回転です．

式11–5–4〜7を加えて2で割ると式11–5–3になります．

$$\boldsymbol{B}_{xy} = \cos(\omega t) + i\sin(\omega t) \qquad 11\text{–}5\text{–}3$$

結局，$\boldsymbol{B}_x$の半分（式11–5–4）と$\boldsymbol{B}_y$の半分（式11–5–7）が働いて，残りの半分ずつは相殺されていることになります．

▶▶▶ 2　直角位相受信コイル

Q4–1 (p.108) で，z軸（静磁場$\boldsymbol{B}_0$方向）に垂直な1方向（ここではx軸方向）から得た信号から基準角周波数ω_0，および位相が90°ずれたω_0を差し引いて次の2つの信号（実信号と虚信号）を作成しました．そう，直角位相感受性検波でしたね．

$$S_x \propto M_0 \cdot \omega \cos(\omega - \omega_0)t \qquad 4\text{–}1\text{–}3$$

$$S_y \propto M_0 \cdot \omega \sin(\omega - \omega_0)t \qquad 4\text{–}1\text{–}4$$

また，Q2–7–2 (p.67) では，直角な2方向（例えばx，y方向）に2つのコイルを設置すると位相が90°ずれた誘導起電力（V_x，V_y）が得られ，これらが検波前のNMR信号でした．式2–7–6，7では角周波数がω_0になっていますが，これまで述べてきたようにさまざまな原因で検出される信号の角周波数はω_0からずれてきますから，ここでは一般的なωに変更します．

$$V_x = A \cdot M_0 \cdot \omega \cos(\omega t) \qquad 2\text{–}7\text{–}9''$$

$$V_y = A \cdot M_0 \cdot \omega \sin(\omega t) \qquad 2\text{–}7\text{–}10''$$

そうすると，両者から基準角周波数ω_0を差し引く（検波する）だけで式4–1–3，4–1–4が得られます．しかし，これでは1つのコイルで受信したものを直角位相検波したのと同じですから，せっかく2つのコイルを設置した意味がありません．そこで2つのうちの1つで受信したV_yの位相を90°（$=\pi/2$）ずらします．そうすると，

$$A \cdot M_0 \cdot \omega \sin\left(\omega t + \frac{\pi}{2}\right) = A \cdot M_0 \cdot \omega \cos(\omega t) = V_x$$

となって，もう1つのコイルで受信したV_xに加算すると，V_x（の振幅）が2倍になります．あとは，通常通りに直角位相感受性検波器を通して2つの信号を得るわけです．つまり，x方向とy方向（一般化すれば直交する2方向）の2つのコイルで別々に受信することにより信号が2倍になり，信号雑音比（S/N）が$\sqrt{2}$倍に上昇します．このようにz軸に垂直かつ互いに直交するように設置したコイル対を**直角位相コイル**（quadrature coil）あるいは**円偏波型コイル**（circularly polarized coil），これに対して一方向だけから受信するコイルを**直線偏波型コイル**（linearly polarized coil）と呼ぶのは送信コイルの時と同じです．

Annex II
Q11-5 直角位相コイルを使うと，S/Nが2倍にならず，$\sqrt{2}$倍なのはなぜですか？

Annex II
A11-5 信号(S)は2倍になりますが，各コイルの受信が独立しているので雑音(N)は$\sqrt{2}$倍になります．したがってS/Nは$2/\sqrt{2}=\sqrt{2}$で，$\sqrt{2}$倍になります．

POINT 11-5

- 円偏波（直角位相）送信コイルによってコイル負荷が軽減される．
- 円偏波コイルは直線偏波型に比べてより低いSAR（比吸収率）で効率よくRFを送信できる．
- 直角位相受信コイルを使うとS/Nが$\sqrt{2}$倍に上昇する．

Q 11-6　RF送信機は何をしているのですか？

A 11-6　送信コイルに送るRFの中心周波数，パルス波形，強さ，照射時間を決めています．

　RF送信系の役割は，被写体（の撮像部位）を均一に励起するRFをいかに効率よく照射するかということです．このためにさまざまな工夫がなされ，さまざまな機器回路が組み合わされていますが，**主な構成要素は，1)周波数シンセサイザー，2)RFパルス発生器，3)変調器，4)電力増幅器，5)送信コイルの5つ**で，このうち1)〜4)を送信機が受け持ち，5)送信コイルにはインピーダンス整合・共振回路（p.535 Q11-9）が組み込まれています（p.515 図11-3-1）．RFの照射時間は数マイクロ秒（μs）〜数ミリ秒（ms）という短時間なので，一般にRFパルスと呼ばれます．

▶▶▶1　周波数シンセサイザー

　コイルから照射されるRFパルスの**中心周波数**（central frequency）になる余弦波を作ります．これは励起する部分（例えば断層厚）の中心にある磁気モーメントμの共鳴周波数になります．例えば磁場勾配の中央（p.474 図10-1-1の0）が断層面の中央なら，$\omega_0 = \gamma B_0$が中心周波数になります．したがって，この周波数は1.5Tで63MHzくらいになるわけですが，受信時に受信信号から差し引かれるので，**搬送波（carrier）**とも呼ばれます（p.108 Q4-1）．この搬送波の周波数はもちろん，振幅，位相が安定していなければならないので，一般に水晶振動子を基準とした周波数シンセサイザーが使われ，数百kHz〜数百MHzの周波数を位相1°の正確度で作り出しま

す．この搬送波は送信だけでなく受信時の検波にも使われます．直角位相感受性検波（Q4-1）や直角位相送受信コイル使用時（p.521 Q11-5）などに，搬送波の位相を正確に90°ずらす必要があります．また，RFスポイリング（p.549 Q11-13）では照射ごとに細かく位相をずらす必要があり，搬送波の位相を正確に制御することは重要な技術です．

▶▶▶ 2　パルス波形発生器

送信バンド幅（BW）を決定するパルス波形（多くはシンク波：p.527 Q11-7）を発生する装置で，波形はコンピュータにデジタル化されて記憶されています．このパルス波形は**変調波**とも呼ばれます．搬送波をこの波形に合わせて変調するからです．また，励起する断層厚（BWに比例：p.493 図10-8-1）を限定する情報を持っているために**信号波**とも呼ばれます（この「信号」は必要な情報を有しているという意味で，MR信号ではありません）．

▶▶▶ 3　変調器

搬送波を信号波の波形（パルス波形）に変えます（p.533 Q11-8）．一般に振幅を変える方法（**振幅変調**†amplitude modulation：AM）が使われます（図11-6-1）．AMラジオ放送と同じですね．搬送波の周波数を保ったまま各山の高さを変えて（振幅変調して）必要な波形（信号波形）に成形するわけです．この波形は振幅変調された搬送波の包絡線になるので，そのまま**envelope**（包絡線，封筒）とも呼ばれています．搬送波を好みの金型（かながた）にはめて成形するということですね．搬送波はQ11-6-1で述べたように数十MHzの周波数の余弦波ですが，信号波の周波数は1kHz～数10kHzのオーダーで一般にシンク波（p.527 Q11-7）が使われます．

図11-6-1　振幅変調

搬送波

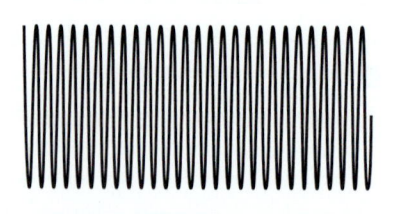

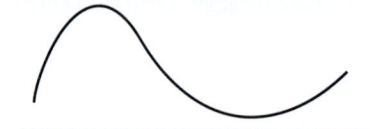

変調されたRF

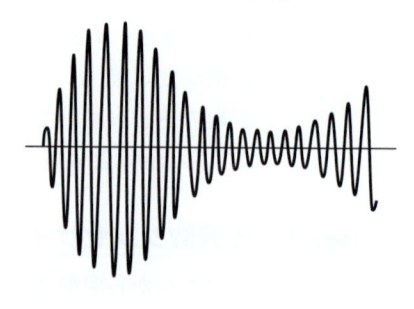

信号波

▶▶▶ 4　電力増幅器

　　コイルから照射されるRFパルスの強さは，フリップ角，照射時間，コイル性能，送信機性能，静磁場強度，被写体体積などによって異なりますが，通常は数～数10kWが必要です．これに対して変調器から出力されるRFは数100ミリボルト（mV）なので，高性能の電力増幅器（high power amplifier）が必要です．増幅したRFパルスは送信コイルの共振回路に送られます．

ひとくちMEMO

†変調（modulation）
　一定の周波数と振幅のRF（**搬送波**）に，必要な情報（信号）を持つRF（信号波，envelope）の信号を付加することを変調と言います．一般に信号波は周波数が低く（したがってエネルギーが低く）雑音に弱いため，周波数が高く雑音に強く遠くまで伝わる搬送波に，自分の持つ情報を託して送信するわけです．放送局は音声や音楽（信号波）を92.6KHz（AM放送）とか83MHz（FM放送）などの搬送波に乗せて送信しています．受信機は，受信波（変調されたRF）から搬送波を差し引いて信号波（音声，音楽）を取り出します．これが**復調**（demodulation）あるいは**検波**（detection）と呼ばれる過程です．MRIでも受信信号を検波してMR信号を取り出します（p.108 Q4-1，p.515 図11-3-1）．搬送波の変調には，振幅，周波数，位相を変える方法があり，それぞれ振幅変調（amplitude modulation：AM），周波数変調（frequency modulation：FM），位相変調（phase modulation：PM）と呼ばれ，AM，FMは放送に使われています．

POINT 11-6

■送信システムの主な構成要素は，1) 周波数シンセサイザー，2) パルス波発生器，3) 変調器，4) 電力増幅器，5) 送信コイル．

Q 11-7　シンク波がRFパルスとして使われるのはなぜですか？

A 11-7　特定の周波数帯を均一に照射できるからです．

▶▶▶ 1　RFに求められるのは？

　　NMRの根本である核磁気モーメント μ はRFに共鳴し，RFが巨視的磁化 M をx-y平面に倒してMRI信号が取得されます．ところで，フーリエ法の大原則は，「k空間を構成する各行のMRI信号は位相エンコード磁場勾配の強さだけに影響される」で，これが守られないと暗号を正確に解読できません（p.165 Q5-8）．RFが不均一に照射されて，部位によって共鳴する μ の割合が異なったり，M の倒れる角度（フリップ角）が異なったら，大原則が崩れてしまいます．また，RFは磁場勾配と組んで，特定

の領域（2次元撮像なら断層面），すなわち，特定の周波数帯（にあるμ）だけを励起する（共鳴させる）役割を担っています．つまり，**RF**には特定の周波数帯だけを均一に励起することが求められます．これに適したRFの波形が**シンク波**[†1]なのです．

▶▶▶ 2 シンク波と矩形波はフーリエ変換で結ばれている

特定の周波数帯だけが均一に励起されるということは，周波数スペクトルが図11-7-1Aのように矩形になっているということです．中心周波数（ここでは0）を挟んで$-\Delta\omega/2 \sim \Delta\omega/2$が励起するべき周波数帯で，周波数幅（バンド幅[BW]）は$\Delta\omega$です（ここでは角周波数ωになっています）．スペクトルは周波数領域の関数$F(\omega)$で，RFの波形はもちろん時間領域の関数$f(t)$です．フーリエ変換（FT）するとこのような矩形のスペクトル$F(\omega)$になる関数$f(t)$を求めなさいという問題ですね．

$$f(t) \to FT \to F(\omega)$$

したがって，$f(t) \leftarrow 逆FT \leftarrow F(\omega)$

$$F(\omega) = \begin{cases} 1, & |\omega| \leq \dfrac{\Delta\omega}{2} \\ 0, & |\omega| > \dfrac{\Delta\omega}{2} \end{cases} \quad 11\text{-}7\text{-}1$$

$$\begin{aligned} f(t) &= \frac{1}{2\pi}\int_{-\infty}^{\infty} F(\omega)\exp(i\omega t)d\omega = \frac{1}{2\pi}\int_{-\frac{\Delta\omega}{2}}^{\frac{\Delta\omega}{2}} \exp(i\omega t)d\omega \\ &= \frac{1}{2\pi}\frac{\exp(i\Delta\omega t/2) - \exp(-i\Delta\omega t/2)}{it} = \frac{\sin(\Delta\omega t/2)}{\pi t} \\ &= \frac{\Delta\omega}{2\pi}\cdot\frac{\sin(\Delta\omega t/2)}{\Delta\omega t/2} \end{aligned} \quad 11\text{-}7\text{-}2$$

と$f(t)$がシンク関数になりました．この波形のRFを照射すると，$-\Delta\omega/2 \sim \Delta\omega/2$の周波数帯が均等に励起されることになります．次にRFに求められるのは周波数帯を自由に設定することです．

図11-7-1　矩形波とシンク波は互いにフーリエ変換の関係にある

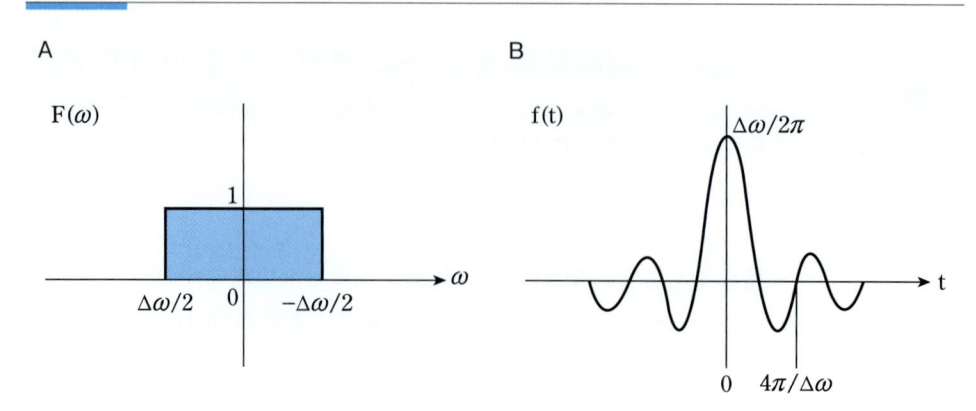

A

B

▶▶▶ 3　BWはシンク波の周期Tに反比例する

　図11-7-1Bを見てください．t＞0で基線と交わる点は，式11-7-2が0，すなわち$\sin(\Delta\omega t/2) = 0$なので，まず$\Delta\omega t/2 = \pi$，次が$\Delta\omega t/2 = 2\pi$，すなわち$t = 2\pi/\Delta\omega$，$4\pi/\Delta\omega$です．2つ目が$2\pi$の点なので，0からこの点までがシンク波の周期Tになります（中央の大きなピークが基線と交わる幅と同じ[†1]．したがって，

$$T = \frac{4\pi}{\Delta\omega} \qquad\qquad 11\text{-}7\text{-}3$$

$$\Delta\omega = \frac{4\pi}{T} \qquad\qquad 11\text{-}7\text{-}3'$$

　このようにシンク波の周期TとバンドBW（BW）（＝$\Delta\omega$）は反比例します．シンク波のTを短くすればBWは広く，Tが長ければBWは狭くなり（図11-7-2），Tを決めればBWが決まります．などと講釈するまでもなく，図11-7-2Aの波形を作るのに比べて，図11-7-2Bの波形を作るには大きい周波数の余弦波が必要になる（＝BWが大きい）のは自明ですよね．これで一件落着．と思われるのですが，これはシンク波が左右に無限に続いている場合です．

図11-7-2　シンク波の周期TとBWは反比例する

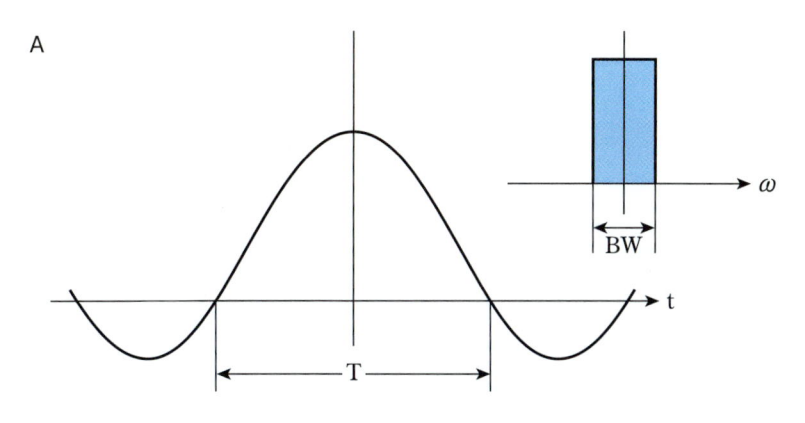

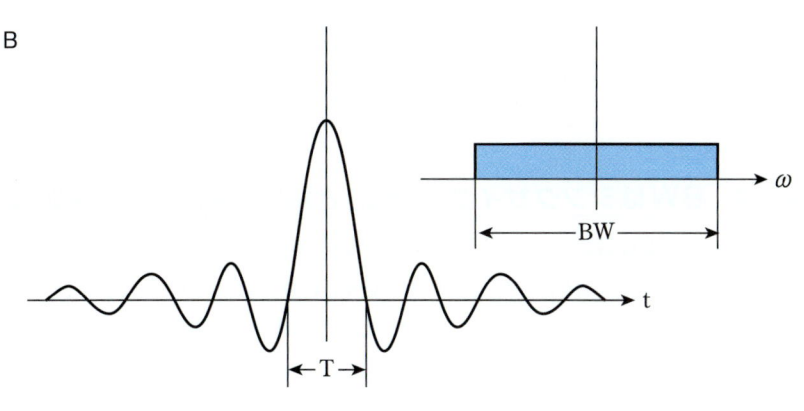

ひとくちMEMO

†1 シンク波（sinc wave, sinc function）

$f(x) = \sin x/x$という関数のことで，左右対称の偶関数です（分母子ともに奇関数なので）．特徴はフーリエ変換すると矩形波になる，つまり同じ振幅のさまざまな周波数の余弦波で構成されているということです．試しに周波数1〜4の余弦波，$\cos t$, $\cos 2t$, $\cos 3t$, $\cos 4t$ を加算しただけで，シンク関数にきわめて近似した波形が得られます（図11-7-3）．逆に矩形波をフーリエ変換するとシンク波になります．MRIで照射するRFのほとんどがシンク波です．分子が$\sin x$なので，$x = \pi, 2\pi, \cdots n\pi$（180°）ごとに0になり，基線を横断します．ただし$x \to 0$で$f(x) \to 1$になり中央に大きなピークを作ります．$x = 2\pi$となる時間（時間領域の関数の場合）が周期Tで（空間領域の場合には波長），式11-7-2ではxが$\Delta\omega t/2$にあたるので$\Delta\omega t/2 = 2\pi$，$T = t = 4\pi/\Delta\omega$となるわけです．Tを$-\pi \sim \pi$と捉えれば，中央の大きなピークが基線と交差する幅（図11-7-2）になるので，こちらの方がわかりやすいでしょう．Tの逆数がシンク波の周波数（波数）になるのは通常の波（例えば余弦波）と同じです．またシンク波の照射時間Δt内にある周期数をシンクサイクルScと呼びます．空間領域では，シンク波の左右の長さを波長で割るとScになります．

図11-7-3 同じ振幅の余弦波（黒線）の和がシンク波（青線）になる．
1，2，3，4はそれぞれ$\cos t$, $\cos 2t$, $\cos 3t$, $\cos 4t$．

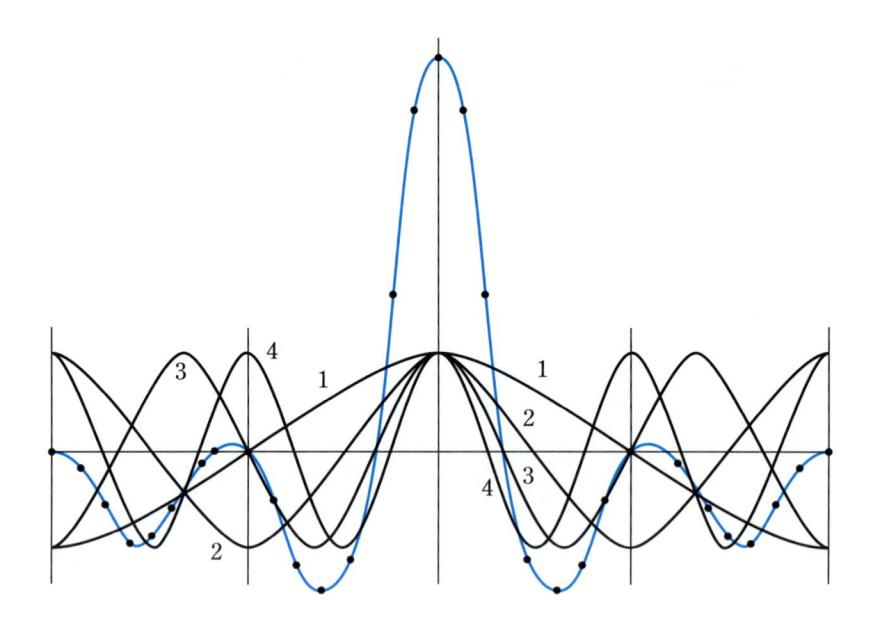

▶▶▶4 BWはシンクサイクル（Sc）と照射時間（Δt）で決まる

実際にはシンク波を無限に照射し続けるなんてありえないわけで，シンク波の照射時間Δtは有限です．しかも，Q4-4（p.119 式4-4-9）でも示したようにBWとΔtは反比例するはずです．ここで，ΔtとTとの関係を示すものとしてシンクサイクル（sinc cycle：Sc）を導入します．

$$Sc = \frac{\Delta t}{T} \qquad 11\text{-}7\text{-}4$$

Scは有限のシンク波が何個の周期Tで構成されているかということです．式11-7-3を代入して，

$$Sc = \frac{\Delta\omega\Delta t}{4\pi} \qquad 11\text{-}7\text{-}5$$

$$\Delta\omega = \frac{4\pi Sc}{\Delta t} \qquad 11\text{-}7\text{-}6$$

角周波数ωを周波数νになおして，

$$\Delta\nu = \frac{2Sc}{\Delta t} \qquad 11\text{-}7\text{-}7$$

つまりシンクサイクル**Sc**と照射時間Δ**t**を調節することにより，**BW**を自由に設定できるのです．式11-7-7に11-7-4を代入すれば式11-7-3になるので，Δtが有限であっても式11-7-3（図11-7-2）の関係はそのまま成り立ち，周期Tを大きくすればBWが狭く，Tを小さくすればBWを大きくすることができます．しかし落とし穴が！

▶▶▶ 5 実際には，シンク波のフーリエ変換は矩形ではない

シンク波の裾が左右に無限に延びていれば，フーリエ変換は矩形になります（図11-7-4最下段）．しかし，Q11-7-4で「Δtが有限であっても」としたばかりだし，実際使用されるRFパルスの照射時間Δtも（高速撮像では特に数～十数μ秒と）短いのでフーリエ変換は矩形からずれてきます．図11-7-4はシンク波のΔtとそのフーリエ変換を比較したものです．いずれもSc/Δtは同じなので，理論的な送信バンド幅（BW=$\Delta\omega$）は同じですが，Δtが短いと矩形から程遠くなる，すなわち関心領域が均一には励起されないことがわかります．BWの中心部ほど強く励起され，周辺部分の励起は弱くなり，関心領域（スライス）外も励起されることになります．

あるスライス（BWと中心周波数で規定される）に90°パルスを照射します．そのΔtが短くてフーリエ変換が矩形でないと（図11-7-5），スライス内の位置によってフリップ角θが変わってしまいます．スライスの中央（中心周波数）では90°を超えて110°なのに，端に行くと60°や45°になってしまいます．信号強度は$M_z \cdot \sin\theta$（=M_y）に比例するので，これでは正確なMR画像は得られません．さらに，スライス外の核磁気モーメントも励起され，その信号がスライス内の信号に混ざってきます．これが**クロストーク**[†2]（crosstalk）と言われる現象です．スライス外からの信号は雑音になるので，S/Nの低下した画像になってしまいます．

シンク波のフーリエ変換を矩形に近づける（RF磁場分布を均等にする）には，左右の裾の細かい波まで含めて照射する必要があります（図11-7-4）．広いBWの場合は周期Tが小さいのでΔtが短く済みます．しかし，狭いBWを励起する（空間分解能を

高める）には長いTが必要になるので，フーリエ変換を矩形に近づけようと同数の細かい波まで含ませるとΔtが長くなってしまいます．「Δtは有限でもΔtとシンクサイクルSを調整すればBWを自由に設定できる」は結局ぬか喜びで，**RFの均一性を担保**すると，「**BWはΔtに反比例する**」に戻ってしまうのです．

もうひとつの問題点は，高速撮像にともない**短いΔtで励起するにはB_1を大きく**しなければならないことです．同じFA（フリップ角）を与えるためには，式2-4-1から短いΔt（式2-4-1ではt）だとB_1が大きくなるからです．そしてSARがB_1の2乗に比例するため，3T以上の高磁場では大問題になるのです（p.543）．

ここでRF照射にともない，①**RF磁場の空間的不均一**と②**SAR上昇**という**2つの問題**が浮かび上がってきたわけです．これらを解決するには，パラレル送信（p.558 Q11-15）やコンポジットパルス，断熱パルス（p.522 Q11-14）などが必要になります．

図11-7-4　シンク波の照射時間とそのフーリエ変換

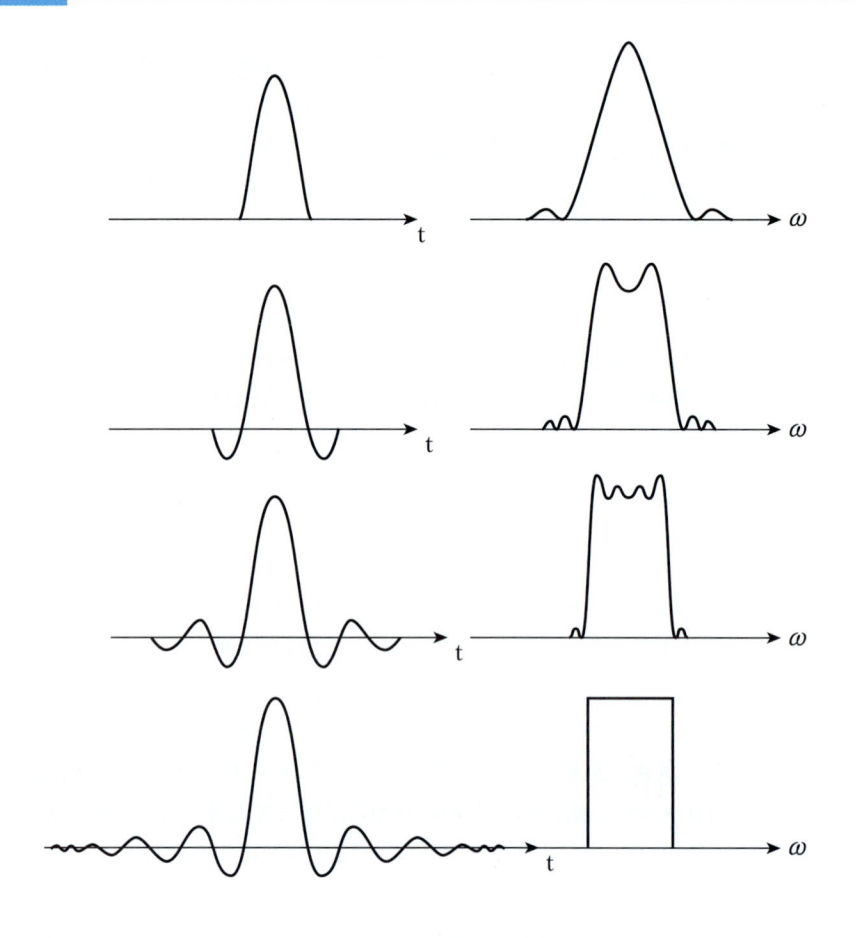

図11-7-5 シンク波のフーリエ変換（——）が矩形でないとスライス（BW）内のフリップ角が不均一になり，スライス外からのクロストークが生じる．

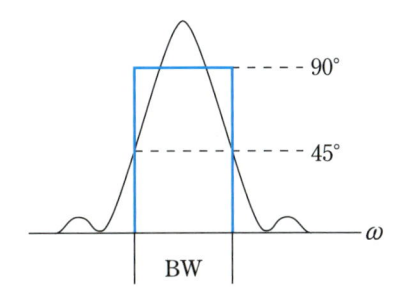

> † 2 **クロストーク（crosstalk）**
> ラジオや通信における混線，妨害音，雑音，会議や講義中の無駄話，私語のことです．

POINT 11-7

- 無限に続くシンク波（RF）のフーリエ変換は矩形で，特定の周波数帯だけを均一に励起する．
- 実際にはシンク波の照射時間 Δt は有限で短い．
- BWを狭くする（空間分解能を上げる）には長い Δt が必要になる．
- RFの照射時間 Δt を短縮するとRF磁場が不均一になり，B_1 とSARが大きくなる．

Q 11-8 実際に送信されるRFはどのような波ですか？

A 11-8 包絡線が信号波になるように搬送波を振幅変調したRFです．

この搬送波は余弦波で，その角周波数（ω_c）が励起する部位の中心周波数になります（図11-8-1A）．中心周波数はその部位の中心にある核磁気モーメントの共鳴周波数なので，1.5Tの装置で63.58MHz近辺になりますね．信号波はQ11-7（p.527）で説明したように，均一にその部位を励起する（フーリエ変換が矩形でBW＝Δω）シンク波が一般に使われます（図11-8-1B，B′）．このため実際に照射されるRFは信号波と搬送波を掛け合わせたもの，すなわち**周波数 ω_c の正余弦波を振幅変調した波で，包絡線が信号波（シンク波）**（とその上下反転した波形，p.185 図5-12-3参照）になっ

ています（図11-8-1C）．この照射されるRFをフーリエ変換すると，中心角周波数がω_c，BW＝$\Delta\omega$の矩形になる（図11-8-1C′）ので，目的が達成されるわけです．

図11-8-1 搬送波［A：$f_c(t)$］，信号波［B：$f(t)$，ここではシンク波］，両者の積［C：$f(t)\cdot f_c(t)$＝照射されるRFパルス］とそれぞれのフーリエ変換｛A′：$F_c(\omega)$, B′：$F(\omega)$, C′：$[F(\omega-\omega_c)]$｝

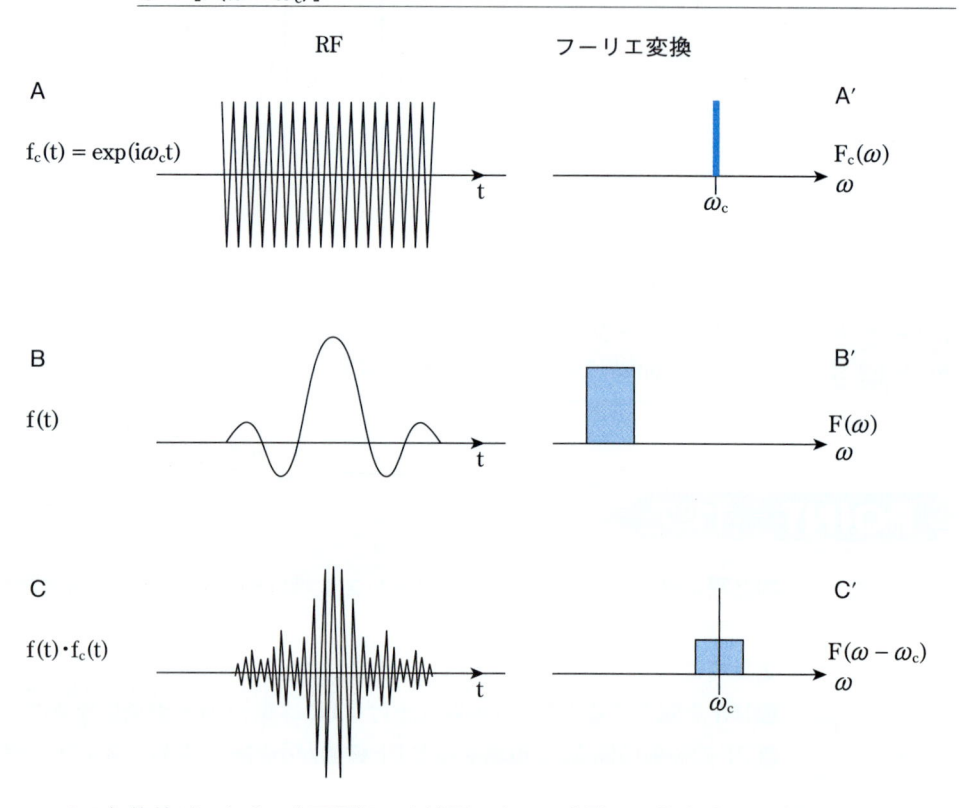

| RF | フーリエ変換 |

A　$f_c(t)=\exp(i\omega_c t)$ — $F_c(\omega)$（ω_cにδ関数）

B　$f(t)$ — $F(\omega)$（矩形）

C　$f(t)\cdot f_c(t)$ — $F(\omega-\omega_c)$（ω_c中心の矩形）

Cの包絡線がBとその上下反転した波形になる．実際には搬送波の周波数は信号波の周波数の1,000倍以上なので，正確に図示することはできない．

● ここまでこだわらなくてもよいのですが！

▼図11-8-1の一般的な説明

搬送波を一般的な正余弦波$f_c(t)=\exp(i\omega_c t)$とすると（p.679 付録5-5），そのフーリエ変換$F_c(\omega)$は次のようなδ関数になります（図11-8-1A, A′）．

$$F_c(\omega)=\sqrt{2\pi}\,\delta(\omega-\omega_c) \qquad 11\text{-}8\text{-}1$$

信号波$f(t)$のフーリエ変換を$F(\omega)$とすると（図11-8-1B, B′），$f(t)$と搬送波$f_c(t)$の積のフーリエ変換$\mathscr{F}(f\cdot f_c)$は，

$$\mathcal{F}(f \cdot f_c) = \sqrt{\frac{\pi}{2}} \int_{-\infty}^{\infty} f(t) \exp(i\omega_c t) \exp(-i\omega t) dt$$

$$= \sqrt{\frac{\pi}{2}} \int_{-\infty}^{\infty} f(t) \exp[-i(\omega - \omega_c)t] dt \qquad 11\text{-}8\text{-}2$$

ここで，$\omega - \omega_c = \omega'$ とおけば，

$$\mathcal{F}(f \cdot f_c) = \sqrt{\frac{\pi}{2}} \int_{-\infty}^{\infty} f(t) \exp[-i\omega' t] dt = F(\omega') = F(\omega - \omega_c) \qquad 11\text{-}8\text{-}3$$

となり，搬送波の（角）周波数ω_cを中心に信号波のフーリエ変換$F(\omega)$が左右に広がった（あるいは巻きついた）形になります（図11-8-1C'）．

POINT 11-8

■照射されるRFは，中心周波数の余弦波を振幅変調した波で，その包絡線が信号波（シンク波）になる．

Q 11-9 共振回路とインピーダンス整合は何のためにあるのですか？

A 11-9 RFの送信とNMR（MRI）信号の受信を効率よく，正確にするためです．

式11-2-1，11-2-2（p.510，511）に示すように，同じコイルなら電流Iが大きいほどコイルから発生する磁場H，したがって電磁波（MRIではRF）は強くなります．直流の場合には電圧V，電流I，抵抗Rの関係は，

$$V = IR \qquad 11\text{-}9\text{-}1$$

なので，同じVならRが小さいほど大きな電流Iを流すことができます．しかし直流では電磁波にはならないので，式11-2-3（p.512）に示すように交流電流を使います．ところが，交流では式11-9-1のような単純な関係は成り立ちません．

▶▶▶1 交流は周波数が大きくなると伝わりにくく，位相が遅れる

直流回路における電気抵抗Rに相当する，電流を妨げる（impede）要素が交流回路のインピーダンス†Zです．これは，R以外にコイルの自己インダクタンスL，コンデンサーの電気容量Cおよび交流の角周波数ωが関わり複雑ですが，重要な点は「交流ではωによってインピーダンスが変化する」，つまり電流が左右されるということで

す．例えば，図11-9-1のようなコイル（インダクタンスL，抵抗R）に交流電圧 $V = V_0 \sin(\omega t)$ を与えます．この時の電流Iはどの電磁気学の教科書にも載っている通り，

$$I = \frac{V_0 \sin(\omega t - \phi)}{\sqrt{R^2 + L^2 \omega^2}} \qquad 11\text{-}9\text{-}2$$

$$\cos \phi = \frac{R}{\sqrt{R^2 + L^2 \omega^2}} \qquad 11\text{-}9\text{-}3$$

になります．ここでは $\sqrt{R^2 + L^2 \omega^2}$ がインピーダンスZで，$L\omega$ がリアクタンス[†] (Re) になります．ω が大きくなるほどRe，したがってZが大きくなって交流電流は流れにくくなることを示しています．また $\cos \phi$ は力率（power factor），ϕ は遅角（angle of lag）と呼ばれ，ω が大きくなるほど電圧に対して電流の位相が遅れることを示しています．これでは，送信機で形成したRFが効率よく伝わらないだけでなく不正確（位相が異なる）になるし，コイルに誘導された起電力（信号）も同様にS/Nが低く不正確な形で受信機に伝わることになります．これを是正するために必要なのが共振回路で，コンデンサー（電気容量）を組み入れてリアクタンスを0，つまり $\phi = 0$ にするわけです．そうすれば位相の遅れがなくなり，Iも最大になります．共振回路には直列と並列がありますが，RFコイルではコイルに並列に共振コンデンサー C_t を配置する並列共振回路を使います（図11-9-2）．

図11-9-1　LとRの回路

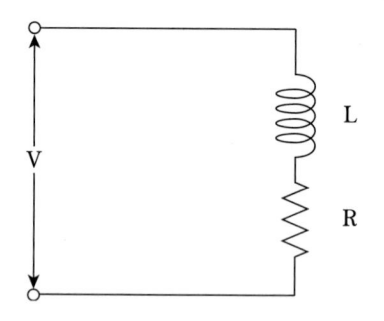

図11-9-2　RFコイルに組み込まれる回路

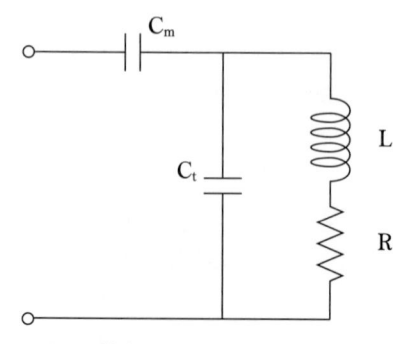

C_t：共振コンデンサー，C_m：整合コンデンサー

▶▶▶ 2　インピーダンス整合

一般に送電線などで交流電力を送る時に**接続部で双方のインピーダンスZが同じに**なっていないと，接続部で反射が起こって大きな電力損失が生じます．RFコイルではコイル側と送受信機側のケーブルのZが同じになっていないと電磁波が効率よく伝わらないわけです．電磁波はエネルギーの伝播で，単位時間あたりのエネルギーが電力(単位はワットW)ですからね．MRIでは整合コンデンサーC_mを直列にして通常インピーダンス$Z = 50\Omega$に合わせます．

▶▶▶ 3　RFコイルに組み込まれる2個の可変コンデンサー

RFコイルには図11-9-2のように2個の可変コンデンサー(variable capacitor)を挿入した交流回路が組み込まれています．LはRFコイル自身の自己インダクタンス，Rはコイルを含めた回路の抵抗です．Lはコイル特有な値ですが，Rは回路特有な値だけでなくコイルに対する負荷(被写体など)によっても変化します．したがって，この2つは外部から調整できません．このLRに並列されているC_tが共振コンデンサー(resonance capacitor)，直列されているC_mが整合コンデンサー(matching capacitor)で，この2個を調整して，最も効率よくRF波を送信してNMR(MRI)信号を受信しようというわけです．ラジオで選局ダイアルを回してよく聞こえるように調整する(S/Nの高い電波を受信する)のと同じですね．ラジオの選局ダイアルは可変コンデンサーに直結しています．

ひとくちMEMO

†インピーダンスとリアクタンス

インピーダンス(impedance：Z)のうち抵抗R以外のコイルとコンデンサーによる部分がリアクタンス(reactance：Re，誘導抵抗)です．交流理論ではコイルとコンデンサーのリアクタンスはそれぞれ$j\omega L$, $1/(j\omega C) = -j/(\omega C)$で，複素数で表示されるZの虚部がリアクタンスになり，コイル，コンデンサーを「抵抗」と同様に扱うことができます(図11-9-3)．例えばR, L, Cを直列した時には，$Z = R + j(\omega L - 1/\omega C)$，したがって$Z = \sqrt{R^2 + (\omega L - 1/\omega C)^2}$になります．ここでjは虚数単位($\sqrt{-1}$)でiのことですが，電磁気学ではjを使うことになっています(電流をiで示すことが多く紛らわしいからです)．回路にR, L, Cのどれかが存在しない場合には，それぞれ$R = 0$, $L = 0$, $C = \infty$とおきます．Cが存在しないでR, Lだけを直列した時には，$Z = R + j\omega L$，したがって$Z = \sqrt{R^2 + \omega^2 L^2}$になりますね．R, L, Cを並列すると$1/Z = 1/R + j(1/\omega L + \omega C)$になります．

図11-9-3　インピーダンスZの複素数表示

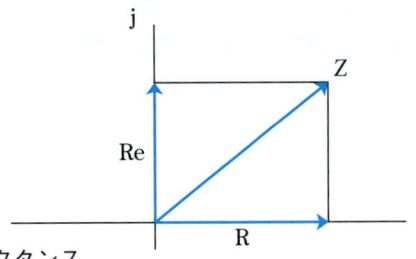

R：抵抗，Re：リアクタンス

Q11 RF —阿吽の呼吸の舞台照明—

ここまでこだわらなくてもよいのですが！

▶コンデンサーの電気容量を算出する

図11-9-2の回路の中で並列共振回路のZ_pは次式で表されます．

$$Z_p = \frac{1}{j\omega C_t} \frac{R+j\omega L}{\frac{1}{j\omega C_t}+R+j\omega L} = \frac{R+j[\omega L(1-\omega^2 LC_t)-\omega CR^2]}{(1-\omega^2 LC_t)+\omega^2 C_t^2 R^2} \qquad 11\text{-}9\text{-}4$$

したがって回路全体のZ＝50Ωであればよいわけです．すなわち，

$$Z = Z_p - \frac{j}{\omega C_m} = \frac{R}{(1-\omega^2 LC_t)+\omega^2 C_t^2 R^2}$$
$$+ \frac{j[\omega L(1-\omega^2 LC_t)-\omega C_t R^2]}{(1-\omega^2 LC_t)+\omega^2 C_t^2 R^2} - \frac{j}{\omega C_m} = 50 \qquad 11\text{-}9\text{-}5$$

実部＝50，虚部＝0なので，

$$\frac{R}{(1-\omega^2 LC_t)+\omega^2 C_t^2 R^2} = 50 \qquad 11\text{-}9\text{-}6$$

$$\frac{\omega L(1-\omega^2 LC_t)-\omega C_t R^2}{(1-\omega^2 LC_t)+\omega^2 C_t^2 R^2} = \frac{1}{\omega C_m} \qquad 11\text{-}9\text{-}7$$

式11-9-6の2次方程式からC_tが算出されます．2個の解のうち，式11-9-7に代入して算出されたC_mが負でない方が正解です．ただしこれはRを一定（既知）としています．実際にはコイル負荷によって（つまり撮像ごとに）Rは変化するので，この算出値でOKというわけではなく，C_t，C_mを調整して（自動化されていますが）最適化しています．

POINT 11-9

- ■交流は周波数が大きくなると伝わりにくく位相が遅れるので，共振回路が必要になる．
- ■接続部でインピーダンスZが同じになっていないと，反射が起こって大きな電力損失が生じるのでインピーダンス整合が必要になる．
- ■2個の可変コンデンサーを調節して，最も効率よく正確に信号（RF）を伝える．

Q 11-10 RFの「強さ」の単位としてはJ, WやTが使われています. どれが正しいのですか?

A 11-10 これは「強さ」をどのように定義するかによります.

▶▶▶ 1 RFの「強さ」

① 電磁波のエネルギー → J

RFは電磁波で,電磁波はエネルギーの伝播なので,RFの強さを電磁波のエネルギーEと考えれば,その単位はエネルギーの単位であるJ(ジュール)[†1]になります. これが周波数νに比例することはよく知られていますね($E = h\nu$, h:プランクの定数). 周波数したがってエネルギーによって,電磁波はさまざまな種類に分類されています(p.508 図11-1-1). なお,電場もEで表されるので注意して下さい.

② 単位時間あたりのエネルギー → W

電磁波(RF)のエネルギー(熱量)が単位時間あたりどのくらい放出されるのか,あるいは体内に吸収されるのか,また必要なRF磁場を得るのにどのくらいの電力が費やされるか,というような時間効率を考慮する場合には,電力P[単位はW(ワット)[†1]]がRFの強さということになります. これはRFのSAR[†2](比吸収率)でも使われます. 単位はW = J/sという関係になります.

③ RF磁場の強さ → T

NMR(MRI)でRFが核磁気モーメントを共鳴させるための回転磁場として使われる場合には,対象となるのはRFの磁場成分だけです. したがって,このような場合にはRFの「強さ」= RF磁場の強さということになります. 磁場といっても実際に問題になるのは磁束密度なので,RF磁場の単位として磁束密度の単位T(テスラ)が使われます. 90°RFパルス,180°RFパルスなどのフリップ角θを決める式2-4-1を再掲します.

$$\theta = \gamma B_1 t \qquad 2\text{-}4\text{-}1$$

B_1がRF磁場でその単位はT, tはRF照射時間(単位は秒s), γは磁気回転比です. $\gamma[\text{rad}/(\text{T}\cdot\text{s})] \cdot B_1(\text{T}) \cdot t(\text{s}) = \theta(\text{rad})$と単位も一致していますね.

▶▶▶ 2 RF増幅器出力とB_1

RF磁場をB_1にするには,どれだけの電力Pをコイルに与えればよいかという問題で,次式で示されます.

$$B_1 = 3 \times 10^{-4} \sqrt{\frac{PQ}{\nu_0 V}} \qquad 11\text{-}10\text{-}1$$

$$P = \frac{B_1^2 \nu_0 V}{9 \times 10^{-8} Q} \qquad 11\text{-}10\text{-}1'$$

Q, ν_0, VはそれぞれコイルのQ値[†3], 共鳴周波数, コイル体積です. 同じB_1を照射

するのに必要な電力は，B_1の2乗に比例し，ν_0とVに比例して，Qに反比例することを示しています．つまり静磁場が高いほど，そして送信コイルが大きいほど同じB_1を得るのに大きな電力を必要とすることになります．したがって，頭部の撮影では，頭部専用のボリュームコイルで送受信した方が，全身用コイルで送信するよりもエネルギー効率が高いことがわかります．

▶▶▶ 3　電磁場のエネルギー分布

単位体積あたりの電磁場のエネルギー（エネルギー密度E_ρ）分布は次式で示されます．

$$E_\rho = \frac{\varepsilon E^2 + \mu H^2}{2} = \frac{\varepsilon E^2}{2} + \frac{B^2}{2\mu} \qquad 11\text{-}10\text{-}2$$

ε，μはそれぞれ被写体の誘電率と透磁率です．電磁波の場合には電場Eと磁場Hは比例関係にあります（p.513 Q11-2 ひとくちMEMO[†2]）．したがって，**単位体積あたりの電磁波のエネルギーはRF磁場の2乗に比例する**ことになります．被写体の比重をほぼ均一とみなせば，このエネルギー密度分布は単位重量あたりのエネルギー分布に比例し，したがってSARに比例することになります．

▶▶▶ 4　直角位相コイルとSAR

ここで直線偏波コイルと円偏波（直角位相）コイル（p.521 Q11-5）を使用した時のSARを比較してみましょう．同じ強さのRF磁場を直線偏波コイルで得るには，円偏波コイルを構成する個々のコイルのRF磁場の2倍にする必要があります．したがって，円偏波コイルによるRFエネルギー密度：直線偏波コイルによるRFエネルギー密度 $= (1^2 + 1^2) : 2^2 = 1 : 2$となります．SARはエネルギー密度分布に当然比例するので，SARも1：2になるわけです．すなわち，**円偏波（直角位相）送信コイルを使えばSARは直線偏波コイルの1/2になる**わけです．また式2-4-1（p.54）と式11-10-2からフリップ角がRF磁場に比例するので，**SARがフリップ角の2乗に比例する**こともわかりますね．

ひとくちMEMO

[†1] **ジュールとワット**

J（ジュール）はエネルギーおよび仕事の単位でJ = N・m = kg・m²/s²，Wは仕事率（電力）の単位でW = J/sです．また，Jと磁束密度の単位TはJ = T・A・m²という関係になります．

[†2] **SAR**

（電力）比吸収率（specific absorption rate）．被写体が単位質量あたり，単位時間に吸収する電磁波のエネルギー（熱量）のことで，単位は（J/s）/kg = W/kgになります．詳しくはQ11-11参照（p.541）．

[†3] **Q値**

Q value（quality value）のことで共振回路の共振の尖鋭度を示す値．自己インダクタンスL，直列抵抗R，電気容量Cの直列共振回路では，$Q = \omega_0 L/R$となるので，Rをコイル（自己インダクタンスL）の内部抵抗とみなせば，Qはコイルの品質（quality）を示す指標と言えます．

POINT 11-10

- RFの「強さ」の単位としてはJ，WやTが使われる．
- RF磁場ではT，比吸収率SARではWが使われる．
- 静磁場が高いほど，そして送信コイルが大きいほど，同じB_1を得るのに大きな電力を必要とする．
- 単位体積あたりの電磁波のエネルギーはRF磁場の2乗に比例する．
- SARはフリップ角の2乗に比例する．
- 円偏波（直角位相）送信コイルを使えばSARは直線偏波コイルの1/2になる．

Q 11-11　RF加熱とSARの関係は？

A 11-11　実はかなり複雑です．

▶▶▶ 1　RF加熱

RFの電磁エネルギーが熱に変換されることをRF加熱（RF heating）と言います．これには**誘導加熱，誘電加熱，ヒステリシス損失**などがあります．MRIで問題にされることが多いのは誘導加熱ですが，他も重要です．

表11-11-1　RF加熱

加熱の種類	対象	調理器具	MRI
誘導加熱（渦電流損失）	導電体	IH調理器	体表近くで強い
誘電加熱（誘電損失）	誘電体	電子レンジ	超高磁場（≧3T）
ヒステリシス損失	強磁性体	IH調理器	強磁性異物

＊渦電流損失＋ヒステリシス損失＝鉄損

① 誘導加熱（induced heating）

RFの振動磁場により導電体内に渦電流が発生します（電磁誘導）．この渦電流によるジュール熱[†1]が誘導加熱で，渦電流によってRFのエネルギーが失われる（といってももちろん熱に変換されるだけですが）ことから**渦電流損失**とも呼ばれます．IH調理器はこの誘導加熱を利用した加熱装置です．IHは誘導加熱（induced heating）のことですからね．IH調理器をお使いならわかる通り，これは金属のような導電体に誘導される熱です．絶縁体の土鍋は加熱されません（最近は土鍋の底に鉄を埋め込んだIH用土鍋も市販されています）．

生体は導電体と誘電体（絶縁体）の両方の性質を持っており，交流（電磁波もそのひとつ）に対しては，周波数が小さいほど導電体として，周波数が大きくなると誘電体

として反応します．MRIで使われる周波数ではほぼ導電体になるので，誘導加熱が最も重要ですが，周波数が100MHzを超えると誘電体としての性質が現れます．したがって，3T（128MHz）以上では次の誘電加熱も考慮する必要があります．

ひとくちMEMO

†1 ジュール熱
　導電体に電流Iを通した時に抵抗Rによって発生する熱で，単位時間（秒）あたりの熱量はRI^2，単位はW（ワット）．

---

② 誘電加熱（dielectric heating）

　誘電体（絶縁体）に加えた変化する電場のエネルギーの一部が熱に変換することで，**誘電損失**（dielectric loss）とも呼ばれます．電子レンジはこの誘電加熱を利用した調理器です．一般にRFの生体における誘電損失は周波数が10～30GHzで最大になりますが，電子レンジのRF周波数は2.45GHzです．あまり強い加熱が起こると一瞬にして黒焦げになってしまうので，焼き具合を調整しやすいこのあたりの周波数を使っているわけです．3TのMRI装置の共鳴周波数は128MHz = 0.128GHzで，電子レンジと1桁の差ですから注意する必要がありますね．

　誘電体では，電場Eが変化した時に電束密度Dがこの変化についていけず，変化が遅れます（**誘電余効**と言う）．すなわち，電場を$E = E_0 \sin(\omega t)$とすると，$D = D_0 \sin(\omega t - \delta)$と電束密度の位相が遅れ，電場のエネルギーのうち毎秒，

$$W_d = \frac{\omega E_0 D_0 \sin\delta}{2} \qquad \text{11-11-1}$$

が熱に変換されます．このW_dが誘電損失で電磁波の角周波数ω（したがって周波数ν）に比例しています．δは**損失角**と呼ばれ，誘電率と並んで誘電体を特徴付ける定数ですが，電磁波の周波数によって変わります（一般に周波数が大きいと誘電角も大きくなる）．つまり一般に同じ物質でも，電磁波の周波数が大きくなると誘電体（絶縁体）としての特徴が強くなるということですね．周波数増加に伴いδも大きくなるので，単純な周波数との比例関係以上に誘電損失が大きくなります．

③ ヒステリシス損失（hysterisis loss）

　強磁性体に特有の磁気ヒステリシス現象に基づく加熱です．図8-4-1（p.363）のH-B曲線を見てください．磁石のエネルギーはBH積で表される（p.362 Q8-4）ので，RF磁場（H）が切り替わるとBのH積分，つまり閉鎖曲線（ヒステリシスループという）内部の面積（水色部分）が余分なエネルギーとして熱に変換されるわけです．これがヒステリシス損失です．鉄のような強磁性体の電気機器に交流電流を流すと，渦電流損失とこのヒステリシス損失により機器の効率が低下するので，合わせて**鉄損**（iron loss）と呼ばれています．しかしIH調理器に鉄鍋を使用した時には鉄損（渦電流損失 + ヒステリシス損失）が熱として貢献しているわけです．交流（電磁波）の最大磁束密度をBとすると，単位質量あたりのヒステリシス損失W_h（単位はW/kg）は次式で表されます［kは定数（鉄芯で2.85×10^{-2}）］．

$$W_h = kB^{1.6}\nu \quad (B < 1T) \qquad 11\text{-}11\text{-}2$$

$$W_h = kB^2\nu \quad (B > 1T) \qquad 11\text{-}11\text{-}3$$

MRI検査中に体内の強磁性体［特に体表のアイシャドウ，刺青，カラーコンタクトレンズなどに含まれる強磁性体色素（酸化鉄）］が高熱になることがあり，注意が必要です．IH調理器＋鉄鍋の組み合わせと同じで，鉄損（渦電流損失＋ヒステリシス損失）による加熱ですね．

▶▶▶ 2 SAR

（電力）比吸収率（SAR：specific absorption rate）は被写体が単位質量あたり，単位時間に吸収する電磁波のエネルギー（熱量）のことで，単位は**(J/s)/kg = W/kg**です．生体には体温維持システムが機能しているので吸収されたエネルギーがすべて熱として蓄積されるわけではなく，蓄積量には個人差もありますが，MRIのRF照射によって体内に蓄積される熱量の指標としてSARが使われます．Q11-10 (p.539)で見たようにRFのエネルギーは周波数に比例し，SARはRF磁場（B_1）の2乗，したがってフリップ角の2乗に比例するので，高磁場装置で180°パルスを短時間に連続して照射するような場合（例えば高速スピンエコー法）には一般にSARの基準を超え，MRI検査が制限を受けます．生体におけるRF加熱の大半は誘導加熱によるものなので，これとSARとの関係を考えましょう．

① 平均SAR

人体は複雑な外形を持ち，さらに内部構造も均一ではないので，そのSARを正確に求めることは困難です．ここでは単純化して被写体を内部が均一な球体とします．RFを照射した時に半径Rの球に毎秒蓄積される熱量Pは次式で表されます[1]．

$$P = \frac{4\pi^3 \sigma(\nu B_1)^2 R^5}{15} \qquad 11\text{-}11\text{-}4$$

ν，B_1はRFの周波数（Hz）と磁束密度（T），σは球体の電気伝導度です．Pをこの球の（体積×密度ρ）で割ると，単位質量あたり毎秒蓄積される熱量（W/kg），すなわち平均SAR（SAR_{AV}）になります．SAR_{AV}は体温上昇の指標ですね．

$$SAR_{AV} = \frac{\pi^2 \sigma(\nu B_1 R)^2}{5\rho} \qquad 11\text{-}11\text{-}5$$

νは静磁場（磁束密度B_0）に，B_1は照射時間が同じならフリップ角θに比例します．またMRIではRFは常に照射されているわけではありません．そこでRF照射時間の撮像時間に対する割合（1TRでのRF照射時間をτとすればτ/TR）をduty cycle（D）[†2]とします．すると式11-11-5は次式に変わります．

$$SAR_{AV} \propto \frac{\sigma D(B_0 \theta R)^2}{\rho} \qquad 11\text{-}11\text{-}5'$$

すなわち，**SAR**が高くなるのは，**D**が大きく（**RF**を短間隔で照射し），かつθが大

きいパルスシーケンス（高速スピンエコーなど）と高磁場，そして大きな患者（Rが大）の組み合わせですね．3T装置を使って高速スピンエコーで妊婦を撮像するといった場合です．注意しましょう．ただし，現在市販されているMRI装置はSARの基準を超えるパルスシーケンスは自動的に使用不可能になるように設定されています．σ, ρにはそれほどの個人差はないと思われます．

ひとくちMEMO

†2 duty cycle
単位時間あたりの出力時間の割合．MRIではTRに対するRF照射時間の割合や，TRに対する傾斜磁場印加時間の割合を示します．ここで出力時間は100%出力に換算した時間になります．同じ1時間働いたといっても，全力で働く人もいれば，どこかの特殊法人のように10%程度働いて後はお茶している人もいるので，特殊法人の労働時間は1/10とみなされるわけです．duty cycleは素晴らしいシステムですね．

---

② SARは被写体表面近くで高い

均一な球であっても誘導加熱の原因になる渦電流は表面近くにより多く発生するので，SARは均一ではありません．球体の場合，最大のSAR（SAR_{PEAK}）はSAR_{AV}の2.5倍とされています．

$$SAR_{PEAK} = \frac{\pi^2 \sigma (\nu B_1 R)^2}{2\rho} \qquad 11\text{--}11\text{--}6$$

また，円柱状の均一な被写体ではSAR_{PEAK}はSAR_{AV}の2倍とされています．

内部が均一な半径Rの円柱を考えましょう（円柱の方が人体により近いですからね：図11-11-1）．この円柱全体に蓄積される熱量をP(R)，この内部に半径r(r < R)の円柱を想定し，この中に蓄積される熱量をP(r)とします．そうすると次式が成り立ちます[1]．

図11-11-1　誘導加熱（渦電流損失）で蓄積される熱量は円柱の周辺部に多い

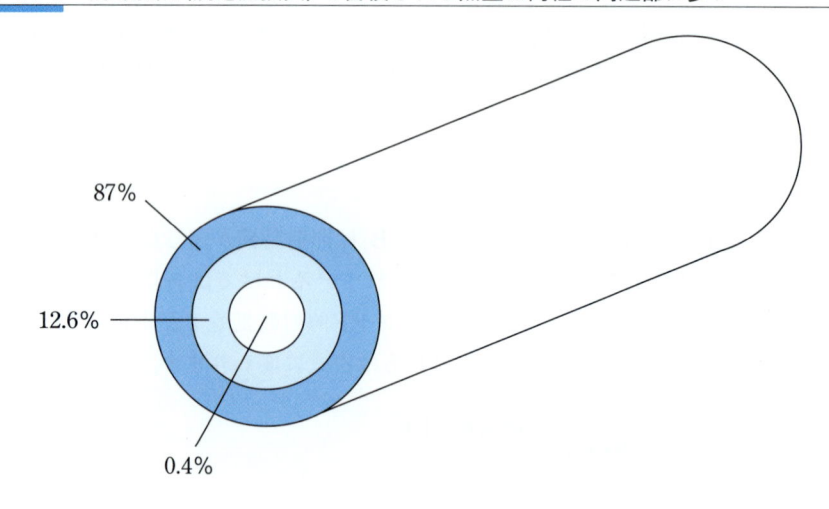

87%
12.6%
0.4%

$$\frac{P(r)}{P(R)} = \left(\frac{r}{R}\right)^5 \qquad 11\text{-}11\text{-}7$$

これにr = R/3，2R/3を代入すると，それぞれP(r)/P(R) = 0.004，0.13なので，r = R/3の中心部には全体の0.4％の熱量しか蓄積しないのに対して，r = 2R/3～Rの周辺部に87％が，中間部分に12.6％が蓄積することになります．

③ 表面近くで電気伝導度が不均一な部位にhot spot

人体内部は電気的にも均一ではありません．基本的に水分量の多い組織（皮膚，筋肉，内臓臓器）は電気伝導度が高く（0.5～0.7 Siemens/m），脂肪や骨髄（脂肪髄）は低く（0.02～0.08）なっています．ジュール熱はRI^2[†1]なので，渦電流（I）が発生しやすい組織（体表近くで電気伝導度が高い部位：例えば筋肉，皮膚）のすぐ近くにある電気抵抗（R）が高い部位（脂肪組織）が局所的に高い熱量蓄積を生じる部位（hot spot）になりやすいわけです．また体表が接近している部位（両大腿，両膝，肘と側腹壁など）もこの条件に当てはまり，火傷が報告されています[2]（p.662 図14-3-1）．また3T以上の高磁場ではRF分布が不均一になるためhot spotを生じやすくなります（p.406 Q8-19）が，パラレル送信（p.558 Q11-15）で対処します．

④ 直角位相コイルとSAR

円偏波（直角位相）送信コイルを使えばSARが直線偏波コイルの1/2になることはQ11-10-4）で説明した通りです．

POINT 11-11

- RF加熱には誘導加熱，誘電加熱，ヒステリシス損失がある．
- MRIにおけるRF加熱は誘導加熱が主．
- SARは被写体が単位質量あたり，単位時間に吸収する電磁波のエネルギー（熱量）で単位はW/kg．
- 平均SARが高くなるのはDが大きくθが大きいパルスシーケンス，高磁場，大きな患者の組み合わせ．
- 体表近くで電気抵抗が急に高くなる部位，体表が接近している部位がhot spotになりやすい．

■参考文献

1) Schaefer DJ: Safety aspects of magnetic resonance imaging. *In* Wehrli FW, Shaw D, Kneeland BJ(eds); Biomedical magnetic resonance imaging: principles, methodology, and applications. p.553-578, VCH, New York, 1988.
2) Knopp MV, et al: Unusual burns of the lower extremities caused by a closed conducting loop in a patient at MR imaging. Radiology 200: 572-575, 1996.

Q11 RF ― 阿吽の呼吸の舞台照明 ―

Q 11-12 周波数が高いRF磁場のdB/dtはかなり高くなると思いますが，傾斜磁場のようにdB/dtによる人体への影響を考えなくてよいのですか？

A 11-12 無視できる程度です．

Q10–11（p.498）でも説明しましたが，細胞の興奮をもたらす刺激電流の効果は，1)強さI（単位はAm^{-2}），2)持続（通電）時間t(s)，3)時間変化dI/dt(Am^{-2}s^{-1}) すなわち交流の周波数の3要素で決まります．

▶▶▶ 1　RF磁場のdB/dt

RF磁場の強さはどのくらいでしょう？　式2–4–1から算出してみましょう．

$$\theta = \gamma B_1 t \qquad 2\text{--}4\text{--}1$$

静磁場1.5Tで180°パルスを1msで照射するとして，

$$B_1 = \frac{0.5(\text{cycle})}{42.6(\text{MHz/T}) \times 1.5\text{T} \times 1 \times 10^{-3}(\text{s})} = 8 \times 10^{-6}\,\text{T} = 8\mu\text{T}$$

このように一般的にRF磁場はμ〜数10μTのオーダーです．

次はdB/dtです．この時のRFの周波数は63.87MHzなので，この2倍の周波数で正負が切り替わります．つまり立ち上がり時間は$1/(2 \times 63.87\text{MHz}) = 7.8 \times 10^{-9}$s になります．したがってdB/dtは，

$$\frac{dB}{dt} = \frac{8 \times 10^{-6}\,\text{T}}{7.8 \times 10^{-9}\,\text{s}} \fallingdotseq 1000\,\text{T/s}$$

dB/dtの許容限度をはるかに超えています（p.668 Q14–6–3）．磁場は低くても立ち上がり時間が極端に短いのでdB/dtは大きくなるわけです．誘導電流はdB/dtに比例するので，刺激電流が基電流（p.498 Q10–11）を超えていることは確実です．持続時間は1msと結構長いので，2)持続（通電）時間による影響はほとんどありません．しかしRFによる誘導電流が細胞刺激の閾値電流を超えることはありません．そのKEYは3)時間変化にあります．

▶▶▶ 2　交流の弱み

細胞膜は電気容量Cと抵抗Rを並列に配置した回路（等価回路）で電気的に表されます．実際にはもっと複雑に組み合わされた回路ですが，ここでは簡単に図11-12-1のような回路とします．この回路に交流電圧（角周波数ω） $V = V_0 \cos \omega t$をかけた時のインピーダンスZ（直流の電気抵抗に相当する）は次式になります（p.535 Q11–9 ひとくちMEMO）．

$$\frac{1}{Z} = \frac{1}{R} + j\omega C \qquad 11\text{-}12\text{-}1$$

$$Z = \frac{R}{1 + j\omega CR} \qquad 11\text{-}12\text{-}1'$$

図11-12-1　簡略化した細胞膜の等価回路

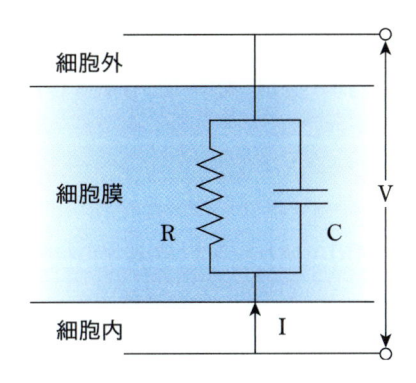

ここでjは虚数単位でiと同じです（電磁気学では電流と区別するためにiの代わりにjを使います）．つまり$1/R$とωCは直交するベクトルで複素平面における和が$1/Z$になっています（図11-12-2）．これは交流ではVとIの位相がずれてしまうためです．ここで角周波数ωの交流の刺激電流Iを流した場合を考えます．膜電位の上昇分はV = IZです．ところが，図11-12-2，式11-12-1を見てわかる通り交流の角周波数ωが大きくなると$1/Z$はどんどん増加します．つまり，Zが低下していきます．膜電位を閾膜電位まで上昇させるにはそれに応じて刺激電流I（交流なのでその最大値）を強くしていかなければなりません．つまり，ωが大きくなると刺激電流を強くしないと閾膜電位に達しない（細胞が興奮しない）わけです．このようにして，刺激電流が交流の場合には周波数$\nu = \omega/2\pi > 100\text{kHz}$になるとIをどんなに強くしても細胞は実際に興奮しません．

図11-12-2　図11-12-1の回路のインピーダンスの逆数1/Z

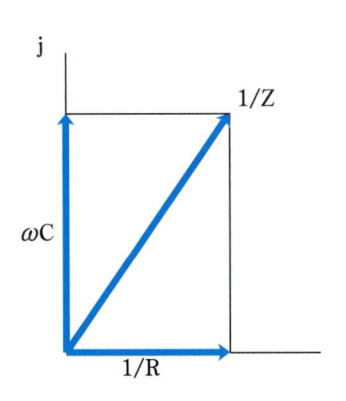

Q11 RF — 阿吽の呼吸の舞台照明 —

Annex Q11-12

MRIでは静磁場, 傾斜磁場, RF磁場が使われますが, これらの特徴と人体への影響をまとめてほしいのですが?

Annex A11-12

表11-12-1にまとめました.

磁場(磁束密度)の強さは静磁場 > 傾斜磁場 > RF磁場, その周波数は静磁場 < 傾斜磁場 < RFとなっています. この違いが人体へ異なったメカニズムで異なった影響を与えることになります. 傾斜磁場の「周波数」は1秒間にonになる頻度と考えてください. 詳細は各項(p.387 Q8-13, p.498 Q10-11, p.541 Q11-11, p.546 Q11-12)を参考にしてください.

表11-12-1 MRIで使われる3つの磁場の特徴

	静磁場	傾斜磁場	RF磁場
磁束密度	0.1〜7T	〜100mT	〜100μT
周波数	0	〜3kHz	〜300MHz
持続時間	∞	〜100ms	〜10ms
コイル電流	〜5 kA/mm^2	〜10kA	〜20A
人体への影響	力学的作用 (細胞刺激興奮*)	細胞刺激興奮	加熱

＊被写体が動く場合.

POINT 11-12

■ RFによる誘導電流が細胞刺激の閾値電流を超えることはない.
■ MRIでは静磁場, 傾斜磁場, RF磁場の3つの磁場が使われ, それぞれに特徴がある.

Q 11-13 「フェーズドアレイコイル」って何ですか？

A 11-13 「位相調整複数配列コイル」のことです．

「フェーズドアレイ（phased array）」はもともと無線通信やレーダーで使われている技術です．例えば送受信アンテナの素子（個々のアンテナ，例えば直線のロッドやループ）を複数前後に配列します（屋根の上のテレビアンテナを思い出してください）．この素子間隔を適切に調整すると素子間の干渉を利用して，正面方向（配列軸方向）へは同位相となって送信電力を増加させ，背面への出力は位相が分散して低下するようにできます．また受信においては同様の原理で，ある方向からの必要とする信号だけを効率よく受信し，他方向からの妨害電波を排除することができます．すなわち，指向性と効率（利得）の高いアンテナになるわけです．phasedは「位相を合わせた」，あるいは「位相を調整した」，arrayは「配置，配列」という意味ですね．MRIで使われるフェーズドアレイコイル（phased-array coil）は**複数のコイルを配置して，これらで同時に信号を受信して，位相を合わせることにより広い範囲を高い信号雑音比（S/N）で撮像することのできる受信専用のコイル**です（図11-13-1）．

図11-13-1 表面コイルの相対的S/N

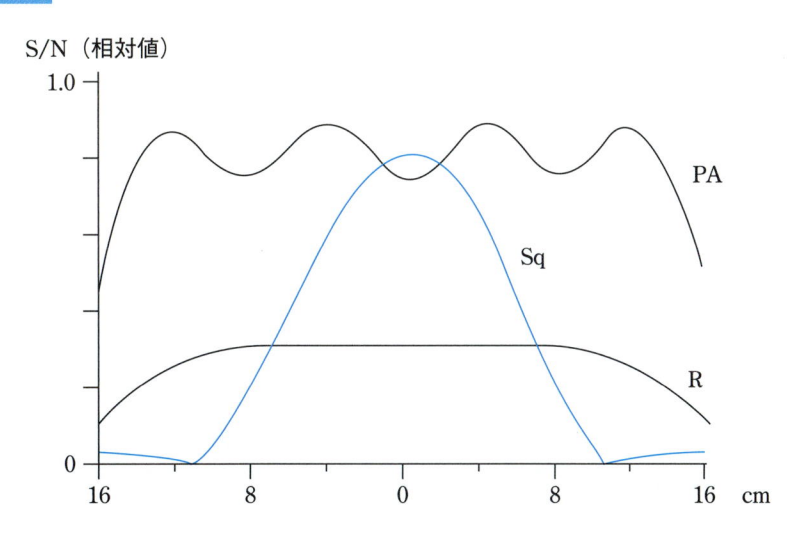

Sq：一辺8cmの正方形コイル，R：15×30cmの長方形コイル，PA：8cmの正方形コイル4個のフェーズドアレイコイル．

▶▶▶1 表面コイル

小さな表面コイル（surface coil）は関心領域に接近して配置することができるので核磁化の回転を近くで感じることができ（Sが高い），関心領域外の感度が強く制限されるため関心領域外からの雑音がきわめて低くなる（Nが低い），すなわち**S/N**の

高い画像を得るのに適しています．S/Nが高ければボクセルを小さくする，すなわち空間分解能を高めることが可能になります．しかし同時に関心領域外の信号も強く制限されるため，**撮像領域が狭いという弱点があります**（図11-13-1）．また，コイルに近いところと遠いところの感度差が大きい，すなわち**感度むらが大きい**という欠点があります．例えば半径Rの環状表面コイルの場合，撮像に適した領域は，コイル円を底辺とし高さを2Rとする釣鐘状の領域に限られます．高いS/Nの画像はこの領域に限られるわけです．

▶▶▶2　大口径表面コイル

それでは表面コイルの面積を大きくすれば，広い範囲を高いS/Nで撮像できるのでしょうか？　表面コイル（巻き数が同じ場合）の感度はその表面積Aの平方根に反比例します．環状コイルなら半径Rに反比例するということですね．

Annex Q11-13

ちょっと待って．Q2-7（p.65）では回転する核磁化Mに誘導される起電力EはMの変化（時間微分）に比例していたのではないですか？　各ボクセルの回転する磁化が誘導する起電力はコイルの大きさに関係なく同じはずでは？

Annex A11-13

確かに，次式が成り立ちました．

$$V = \frac{d\Phi}{dt} = A\frac{dM}{dt} \qquad \text{2-7-1', 2-7-2}$$

関心領域内にある1ボクセルの磁化Mをどのようにコイルが感知するかを考えると，この磁化Mからのコイルを貫く磁束Φはコイルの大小にかかわらず一定です．したがって誘導起電力Vは一定です．しかし実際にコイルを流れる誘導電流（これが信号になる）はどうでしょうか？　コイル抵抗はコイルの長さに比例するので，コイル面積の平方根（環状コイルならR）に比例します．したがって，信号はコイル面積の平方根（環状コイルならR）に反比例することになります．

「2　大口径表面コイル」に戻ります．**表面コイルの面積を大きくすると，撮像領域は大きくなってもS/Nがずるずると低下してしまう**わけですね（図11-13-1のRとSq）．

▶▶▶3　小口径表面コイルを並べる

それでは小さい表面コイルを並べて回路とつないだらどうでしょう．2つの問題が生じます．各コイルの1)**相互誘導**†と2)信号の**位相ずれ**です．1)のためコイル間で干渉が生じて各コイルの受信が不正確になり，2)位相がずれた信号をそのまま重ね合わせても正しいMRI信号は得られません．

▶▶▶ 4　フェーズドアレイコイル

　　複数のコイルから同時に信号を取得し，小さい表面コイルの分解能，S/Nを維持しながら広い範囲の撮像を可能にしたのがフェーズドアレイコイル（phased-array coil）です（図11-13-1）．相互誘導によるコイル間の干渉を，1）隣のコイル同士を一部重ねることと，2）各コイルを個別の低入力インピーダンス前増幅器（low input impedance preamplifier）に繋ぐことにより回避しています．矩形コイルでは一辺の10%，環状コイルでは直径の25%の重複が原則です（図11-13-2）が，実際には試行錯誤が必要とされます[1]．また，すべてのコイルに個別の受信システム［前増幅器，直角位相検波器，低周波通過装置（low pass filter），AD変換機，記憶装置］を付加して，デジタル化した各コイルからの信号を主コンピュータに集めて，位相調整を加えてから重ね合わせるという複雑な過程を経てMRI信号を作っています．このため単独コイルに比べてフェーズドアレイコイルでは10～100倍以上の信号処理能力（コンピュータ負荷）が必要です．

図11-13-2　フェーズドアレイコイルにおける個々のエレメントの重なり

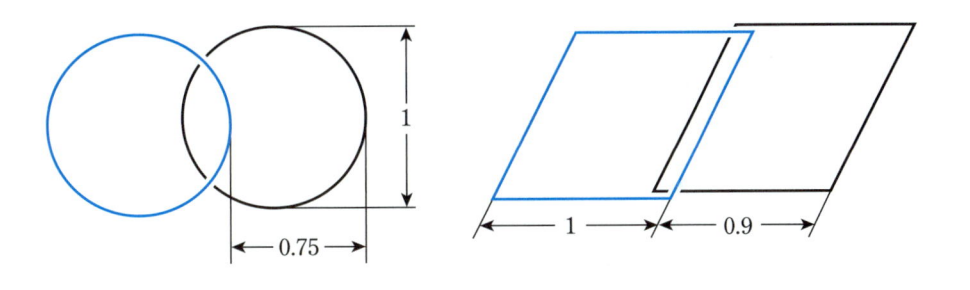

ひとくちMEMO

†相互誘導（mutual induction）

　2つの回路（例えばコイルA, B）があります．Aに電流の変化がある時Bに電磁誘導により起電力が生じることを相互誘導と言います．すなわち，Aに電流I_Aが流れるとA周囲に磁束の変化を生じ，Bを貫く磁束Φ_Bが変化してBに誘導起電力をもたらすわけです．Φ_BとI_Aの比L_{AB}をABの相互インダクタンス（相互誘導係数）と呼びます．すなわち，$\Phi_B = L_{AB}I_A$．逆の誘導も生じ（$\Phi_B = L_{BA}I_B$），$L_{AB} = L_{BA}$になります．MRIでは核磁化の回転→Aに誘導電流（Aの受信信号）→A周囲の磁束の変化→Bを貫く磁束の変化→Bの起電力となります．これがBの信号［核磁化の回転→Bに誘導電流（Bの受信信号）］に干渉することになります．同様にB→Aの干渉も生じます．

▶▶▶ 5　配置

　　開発当初は，矩形表面コイルを直線状に並べて全脊椎同時撮像などに利用されましたが，各コイルの配置は直線状，平面状だけでなく，被写体の腹側と背側，被写体を円周状に囲むなどきわめて自由度が高くなっています．また，表面コイルと他のコイルとのフェーズドアレイも可能です．

POINT 11-13

- 小さい表面コイルはS/Nの高い画像を得るのに適しているが，撮像範囲が狭い．
- 大きな表面コイルは撮像領域は大きいが，S/Nが低い．
- 小さい表面コイルを並べただけでは，相互誘導と各コイルからの信号の位相ずれが生じる．
- フェーズドアレイコイルは相互誘導を排除し，複数のコイルから同時に受信した信号の位相を調整することにより広い範囲を高いS/Nで撮像することのできる受信専用コイル．

■参考文献
1) Roemer PB, et al: The NMR phased array. Magn Reson Med 16: 192–225, 1990.

Q 11-14 コンポジットパルスや断熱高速通過パルスは何に使われるのですか？

A 11-14 単一RFパルスを補う目的で使われます．

▶▶▶ 1 コンポジットパルス

ある目的のために組み合わせた複数のRFパルスをコンポジットパルス (composite pulse：複合パルス) と呼びます．すでに紹介したT_2強調予備パルスとして使われるDEパルス (p.294 Q6-16) や脂肪抑制に使われる二項励起パルス (p.312 Q7-3-1) は代表的なコンポジットパルスです．

① コンポジットパルスの目的

（i）コントラストを付加するための予備パルス（前述のT_2強調や脂肪抑制）としてコンポジットパルスが使われます．

（ii）単一RFパルスの弱点を克服するために使われます．すなわち，①RF磁場の空間的不均一性（不正確なフリップ角）と②SAR上昇に対処することです．ただしRF磁場の不均一は，照射時間Δtの短縮だけでなく送信機ならびに送信コイルの特性，オフレゾナンス効果 (p.61)，誘電効果 (p.407) や渦電流によるRF遮蔽効果 (p.408) などによってもたらされます．またSAR上昇にもさまざまな原因があります (p.543)．

② フリップ角の正確性を担保する

180°(π) 反転パルスで説明します．単独180°(π) 反転パルスの代わりに3個のパルスで構成される反転コンポジットパルス

$$\left(\frac{\pi}{2}\right)_{x'} - (\pi)_{y'} - \left(\frac{\pi}{2}\right)_{x'} \qquad 11\text{-}14\text{-}1$$

を照射します．ここでsuffixはRF磁場方向（Mの回転軸）を示し，$(\pi/2)_{x'}$はx'方向に90°（$\pi/2$）パルスを照射するという意味です．熱平衡状態のMはz方向を向いています（図11-14-1A）．RF磁場が不均一のために$\pi/2$パルスが実は90°に少し足りなかったとすると，最初の$(\pi/2)_{x'}$パルスでMはy'軸に届かずややその上に浮いた状態で止まります（図11-14-1B）．ここで$(\pi)_{y'}$パルスを照射するとMは，y'軸の下方に回りこみます（図11-14-1C）．最初に足りなかった分だけ下方にあるので，最後にもう一度$(\pi/2)_{x'}$パルスを照射するとぴったり−z軸に重なることになります（図11-14-1D）．このようにRFパルスの不完全性を複数のパルスで相殺できるのがコンポジットパルスの長所なのです．さらに**オフレゾナンス効果**を代償するには複雑な計算が必要ですが，次のようなコンポジットパルスで正確な反転パルスになります[1]．

$$\left(\frac{\pi}{2}\right)_{x'} - (1.12\pi)_{y'} - (0.44\pi)_{-y'} - (1.12\pi)_{y'} - \left(\frac{\pi}{2}\right)_{x'} \qquad 11\text{-}14\text{-}2$$

図11-14-1　反転コンポジットパルス$(\pi/2)_{x'} - (\pi)_{y'} - (\pi/2)_{x'}$照射時の$M$の動き

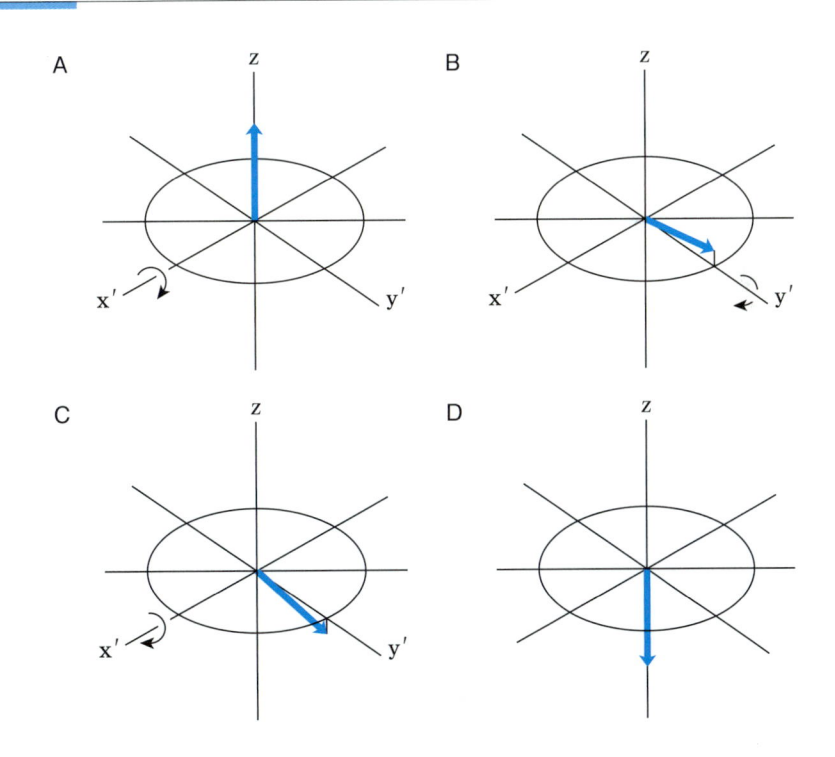

③ B_1 を上げない

広い範囲（広いBW）を単一のRFパルスで励起するためには，きわめて短時間・高出力の強いB_1照射しか許されません（p.530 Q11-7-4）．そこで目的とするフリップ角（FA：θ）を多数（N）の小さい角度に分割して，短時間のRFの組み合わせにします．個々のRFのFAはθ/Nなのできわめて短い照射時間t_pで，B_1（SAR）を上げることなく励起できます．このRFを間隔δtでN回繰り返します（図11-14-2）．これは，その形から**櫛形パルス**（comb pulse）と呼ばれています．$T_2 < \delta t < T_1$で繰り返すと，

Q11 RF ― 阿吽の呼吸の舞台照明 ―

　各RF毎に横磁化は消失し，縦磁化の減少が積算され，やがて縦磁化も横磁化もない飽和状態，さらに縦磁化が$-M_0$となる反転状態が得られます．

　$\delta t < T_2, T_1$でN回繰り返すと，今度は横磁化が保たれて縦磁化の減少が積算されるので，式2-4-1から次式のように櫛形パルスによって目的とするFAに磁化を倒すことができます．

$$\theta = \gamma B_1 N t_p \qquad \qquad 11\text{-}14\text{-}3$$

　このような広いBWにわたって，SARを上げることなく目的とするFAを達成することができる櫛形パルスは**DANTE**（delays alternating with nutation for tailored excitation）パルスと呼ばれます．DANTEパルスは灌流画像におけるタギング（p.639 Q12-21）に使われることがあります．バーストイメージング（burst imaging）と**DUFIS**（DANTE ultrafast imaging sequence）[2] はDANTEパルスを使った独特のパルスシーケンスですが，S/Nが低いため残念ながら臨床的にはほとんど使われていません．

図11-14-2　櫛形パルス

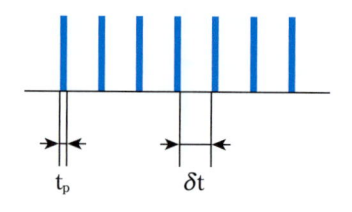

▶▶▶ 2　断熱通過パルス

　不均一なRF分布であっても正確なFA（$\pi/2, \pi$など）をSAR増加なしで実現するためのRFパルスで，その意図するところはコンポジットパルスの目的（ii）で触れた単一RFパルスの欠点を補うことです．ただし，単一RFパルスと比べると，櫛形パルスと同様に時間がかかる（msのオーダー）ので，現時点ではSPAIR（p.317）やスピンラベリング（p.641 Q12-21-2）などで使われているにすぎませんが，静磁場が高くなり，表面コイルの使用が増加している（いずれもRF分布が不均一になる）MRIの現状を見ると，断熱通過パルスの使用が増えることが予想されます．

① 連続波スペクトロスコピー

　現在一般に施行されているNMRスペクトロスコピーは単一RFパルスを使うパルス波スペクトロスコピー（pulsed spectroscopy）ですが，その前は連続波法［continuous wave（CW）spectroscopy］でした．CW法では，RF周波数を一定にした状態で磁場を低磁場から次第に上げていく（掃引する），あるいは逆に磁場を一定に保ってRF周波数を掃引して連続的な各周波数に対する共鳴スペクトルを観察していました（結果としてどちらも同じですが，後者の方が手技的に容易なのでより一般的）．こうすれば，より広いBWの磁化**M**がRF（広いBWを掃引する）に共鳴しますね．このようなRF照射を断熱通過（adiabatic passage：AP）と呼びます．ここで断熱とは周囲と熱のやり取りがないという意味です．単一パルス波のように瞬時（μs

のオーダー)に磁化がx-y面や-z方向に倒れると何かと周囲に波風を立ててしまうのですが,これに比べてAPは緩徐な反応なので周囲も静観している(熱のやり取りがない)わけです.

② 断熱高速通過

MRIの初期にもこのようなAPが励起RFや反転RFとして使われていました.ただし,あまりにMの反応が遅いと緩和に影響されて励起や反転が進まないので,APが成立する範囲で,照射時間をT_2より短くする必要があります.これが断熱高速通過[adiabatic fast(rapid) passage]です.

③ 断熱高速通過に対するMの反応

断熱高速通過では,あるMにとっては自己の共鳴周波数ω_0よりかなり低い角周波数→ω_0→高い周波数と連続的に異なった周波数のRFを受けることになります.このような共鳴周波数からずれた(オフレゾナンス)RFパルスに対するMの反応は図2-4-4(p.58)で説明しました.ただし,断熱高速通過ではこれとは異なった行動をMはとります.すなわち,B_{eff}に垂直なMの成分はB_{eff}を軸に回転するのですが,B_{eff}に平行なMの成分はB_{eff}に追随します.B_1の周波数ω_{RF}が0だと$B_{\mathrm{eff}}=B_0$なのでMとB_{eff}は平行で,垂直成分はありません.したがって$\omega_{\mathrm{RF}}=0$から掃引を開始すれば,MはB_{eff}を追随することになります(図11-14-3).これが断熱高速通過の特徴です.瞬間的なRFパルスと違って,AFPは高速とはいえ緩徐なので,M(の平行成分)がB_{eff}についていくわけです.

B_{eff}は図2-4-4(p.58)ではx'-z面にありますが,これはω_{RF}の回転座標で見ているからで,実際(実験室系)ではz軸を中心に回転しています.式2-4-3(p.56)の各項にγをかけて角周波数ベクトルに直して,

$$\omega_{\mathrm{eff}} = \omega_z + \omega_1 \qquad 11\text{-}14\text{-}4$$

図11-14-3 断熱RFパルスによる磁化の回転

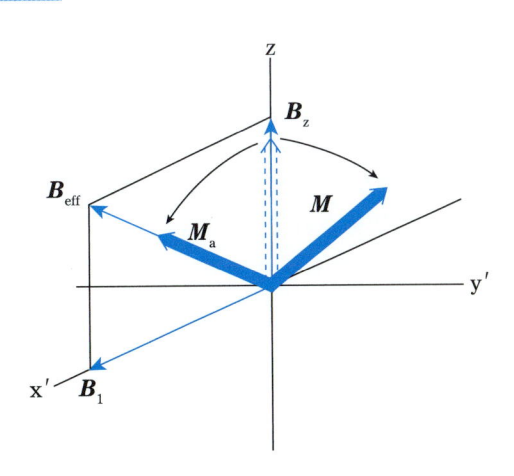

通常の(シンク波など)のRFパルス照射では磁化MはB_{eff}を軸にy'-z面を回転する.これに対して断熱RFパルスを照射すると,磁化M_aが断熱RFパルス($=B_{\mathrm{eff}}$)を追随してともにx'-z面を回転する.

そしてAFPが成立する条件は次式になります[3].

$$|\omega_{\text{eff}}(t)| \gg \left|\frac{d\alpha}{dt}\right| \qquad 11\text{-}14\text{-}5$$

ここでαは$\boldsymbol{B}_{\text{eff}}$とz軸との角度(図2-4-4)です. $\boldsymbol{M}$は$\boldsymbol{B}_{\text{eff}}$に追随するので$|d\alpha/dt|$はフリップ角(FA)の変化する速さ($\boldsymbol{M}$が倒れる速度)とみなせます. つまり, $\boldsymbol{M}$が倒れる速度が実効磁場の角周波数(回転する速度)より遅ければ断熱通過が成立するわけです.

④ hyperbolic secant

FAを90°, 180°に特化した断熱通過をそれぞれ**AHP**(adiabatic half passage), **AFP**[†1](adiabatic full passage)と呼びます. コンポジットパルスでも断熱パルスになりますが, MRI(NMR)で最も使われている代表例がhyperbolic secant(双曲線正割)[†2]波によるAFPです(p.643 Q12-21-3-②). これは(角)周波数と振幅が時間とともに次第に大きくなってピークを迎え対称的に減少するRF波です(図11-14-4上). 一般に断熱パルスを作るには, このようにFM(周波数変調)とAM(振幅変調)両方で搬送波を変調します. $\boldsymbol{B}_1$が照射されていない状態では, ω_{RF}の回転座標において$\omega_{\text{RF}}/\gamma$は0なので$\boldsymbol{B}_{\text{eff}}$は$\boldsymbol{B}_0$です. $\boldsymbol{B}_1$の角周波数(ω_{RF})が少し増えてくると$\boldsymbol{B}_{\text{eff}}$は$-\text{y}'$軸を中心に回転して少しずつz軸から離れて図2-4-4になります($B_z = B_0 - \omega_{\text{RF}}/\gamma > 0$). $\omega_{\text{RF}} = \omega_0$で$\boldsymbol{B}_{\text{eff}}$はx'軸に重なり, この$\boldsymbol{B}_{\text{eff}}$に$\boldsymbol{M}$がついていき, 結果として$\boldsymbol{M}$は90°パルスや180°パルスを受けたのと同じ状態になります. AFP用のhyperbolic secant波の場合には, その共鳴周波数によって各$\boldsymbol{M}$がx-y平面に倒れる時間は異なりますが, 最終的にすべての$\boldsymbol{M}$がきちんと$-$z方向に反転されます(図11-14-4下). 図11-14-4で, hyperbolic secant波の角周波数と振幅と照射時間を変化させれば, 特定の共鳴周波数領域の磁化だけを90°あるいは180°倒せることがおわかりでしょう. しかもRF磁場の不均一性やオフレゾナント効果に対しては, 単一RFパルスはもちろん, コンポジットパルスよりも強く, 同じ効果ならより小出力で済みます[3].

▶▶▶ 3　照射時間Δtは短縮していない

コンポジットパルスや断熱パルスを利用して, 単一RFパルスの弱点である①RF磁場の空間的不均一性(不正確なフリップ角)と②SAR上昇に対処することはできました. しかし, 照射時間Δtは短縮されていないので, これらでは高速撮像に対応できません. そこで登場するのが, パラレル送信です.

図11-14-4　hyperbolic secant 波の角周波数（ω_{RF}：上）と縦磁化 M_z（下）

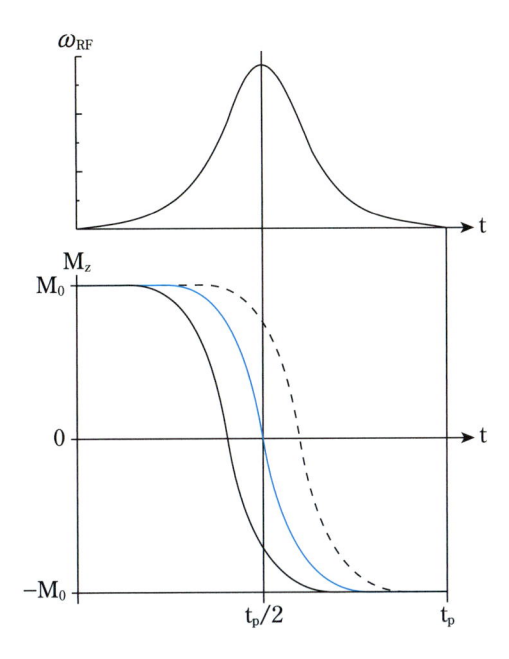

実線，青線，破線は，それぞれω_0より高い，ω_0と同じ，そしてω_0より低い共鳴周波数を持つMの縦磁化を示す．t_p：照射時間．

ひとくちMEMO

†1 AFP

もちろんここではα-fetoproteinの略称ではありません．adiabatic fast passage（断熱高速通過）およびadiabatic full passageの略称として使われることがあり，文献によって異なるので注意してください．前者はadiabatic rapid passageとも呼ばれます．

†2 双曲線正割（hyperbolic secant）

正割（secant, sec）は三角関数の1つで余弦（cosine, cos）の逆数です［$\cos(x) = 1/\sec(x)$］．双曲線余弦（hyperbolic cosine）と双曲線正割はともに双曲線関数でそれぞれcosh, sechと記され，やはり$\cosh(x) = 1/\mathrm{sech}(x)$の関係にあります．$\cosh(x) = [\exp(x) + \exp(-x)]/2$なので，$\mathrm{sech}(x) = 2/[\exp(x) + \exp(-x)]$となって，それぞれ図11-14-5A, Bに示す曲線になります．図11-14-4上が双曲線正割になっていることがわかりますね．

図11-14-5　$\cosh(x)$（A）と$\mathrm{sech}(x)$（B）

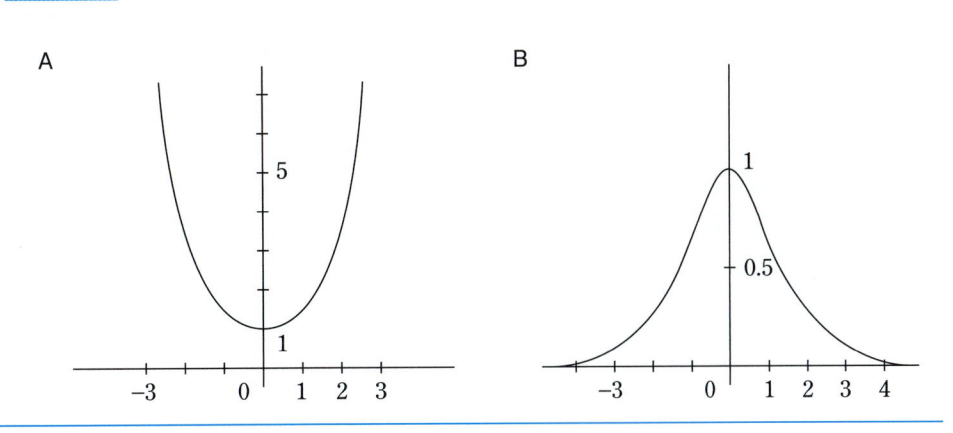

POINT 11-14

■コンポジットパルスや断熱パルスにより，広い BW の磁化を低出力で正確に $\pi/2$, π 倒すことができる．

■参考文献
1) Freeman R, et al: Radiofrequency pulse sequence which compensate their own imperfections. J Magn Reson 38: 453–479, 1980.
2) Lowe IJ, Wysong RE: DANTE ultrafast imaging sequence (DUFIS). J Magn Reson B 101: 106–109, 1993.
3) Garwood M, DelaBarre L: The return of the frequency sweep: designing adiabatic pulses for contemporary NMR. J Magn Reson 153: 155–177, 2001.

Q 11-15　パラレル RF 送信の利点は何ですか？

A 11-15　短い照射時間で RF 磁場の均一性を保ち，SAR を低くできることです．

静磁場が 1.5T から 3T に上がると，さまざまな違いが生じます（p.398 Q8-18）が，なかでも最も問題になるのが，RF の空間分布が不均一になること（p.406 Q8-19）と **SAR** が大きくなることです（p.404）．前者は誘電効果と誘導電流による RF 遮蔽効果によるもので，後者は SAR が共鳴周波数の 2 乗，したがって静磁場（磁束密度）の 2 乗に比例するからです．この 2 つを照射時間の延長なく，同時に解決する技術としてパラレル（RF）送信が開発されました．

▶▶▶1　パラレル送信

パラレル送信（parallel transmission）は複数のコイルを使って，空間的に均一な RF 分布を得る技術で，パラレルイメージング（p.203 Q5-16）の原理を RF 送信に応用したものです．したがって，パラレルイメージングと同様に SENSE 系（transmit SENSE[1,2]など）と SMASH 系（transmit GRAPPA など）があります[3]．パラレルイメージングが「k 空間の一部をスキャンして，感度特性の異なる複数のコイルで受信したデータから，いかにして k 空間全体をスキャンしたのと同じ画像を作成するか」なのに対し，パラレル送信は「感度特性の異なる複数のコイルひとつひとつに，どのような RF 空間分布を与えれば，全体として均一な RF 空間分布になるのか」ということになります．

$$P_{des}(x) = \sum_{i=1}^{N} S_i(x) \times P_i(x) \qquad 11\text{-}15\text{-}1$$

Nは送信コイル数，iはコイル番号です．$S_i(x)$は各コイルの感度特性，$P_i(x)$は各コイルのRF空間分布関数で，各コイルが実際に示すRF空間分布は両者の積になります．そしてN個の空間分布の和が，目的とする均一なRF空間分布$P_{des}(x)$になることを示した式なのです．(x)は空間座標で，2次元なら(x, y)，3次元なら(x, y, z)になります．$S_i(x)$は，例えば各コイルを受信コイルとして使うことによって求められます．また，$P_{des}(x)$は既知（理想的な目的とする空間的均一RF分布）ですから，要は$P_i(x)$を算出すればよいことになります（実際には複雑な数学的操作が必要です）．$P_i(x)$により各コイルのRF空間分布を特注品(tailor-made)にするわけです．すべてのコイルが同一の既製品P(x)を使用したのでは均一なRF空間分布$P_{des}(x)$は得られません（図11-15-1）．

図11-15-1 2個のコイルによる式11-5-1，11-5-2の説明図

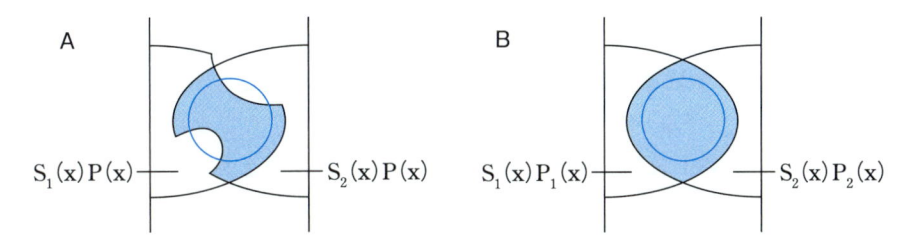

A：式11-15-2．既成のP(x)では励起対象空間（青い円）に，2つのコイルからのRF分布の重なり部分（アミ部分＝均一分布部）の欠損が生まれる．
B：式11-15-1．T特注の$P_1(x)$，$P_2(x)$により励起対象空間（青い円）がすべて均一分布部に含まれる．

$$P_{des}(x) \neq \sum_{i=1}^{N} S_i(x) \times P_i(x) \qquad 11\text{-}15\text{-}2$$

次のステップは，算出された$P_i(x)$を実際に成り立たせるには，各コイルからのRF送信をどうすればよいのかということになります．RFが撮像部位（実空間）のすべてのボクセルを均一に照射できるように，(受信と同様に)k空間で考えます（実空間とk空間は互いにフーリエ変換で結ばれた等価空間です）．式11-15-1の各項をフーリエ変換して次式を得ます．

$$p_{des}(k) = \sum_{i=1}^{N} s_i(k) \otimes p_i(k) \qquad 11\text{-}15\text{-}3$$

ここで，$p_{des}(k)$，$s_i(k)$，$p_i(k)$ はそれぞれP(x)，$S_i(x)$，$P_i(x)$のフーリエ変換で，$\otimes$はたたみこみ積分を表す記号です（p.684 付録10）．実空間の各ボクセルを照射する代わりに，k空間の各座標$k_x(t)$[2次元なら$k_x(t)$, $k_y(t)$]をRFでスキャンすればよいのです[4]．(t)になっているのはk空間座標が時間tの関数になるからです（スキャンは時間領域の仕事ですから）．k空間をスキャンするために，RFとともに磁場勾配（2次元ではG_x, G_y）を印加します（p.165 式5-8-2，p.166 式5-8-3）．実際のRFは波形，振幅，位相ならびにパルスタイミングを調整した**コンポジットパルス**

(p.552 Q11–14)が一般に使われます．広い範囲に正確なフリップ角を低出力で与えられるからです．

▶▶▶ 2 reduction factor

とはいっても，k空間全体（各座標）をRFでスキャンするのでは，複数のコイルから送信するという利点を利用していないことになります．そこで，パラレルイメージングと同様の手口でk空間を間引いてスキャンし，各コイルの感度特性$S_i(x)$の差を利用して間引いたデータを補うわけです．半分間引くとRFパルス幅（照射時間t）が1/2になります．この送信RFパルス幅の短縮率の逆数をパラレル送信の**reduction factor（R）**と呼びます．RFパルス幅を1/2にする（k空間の1/2をスキャンする）とR＝2です．Rが同じなら，コイル数（N）を増やせばRFの正確性（例えば正確に180°パルスになるボクセル数）が上昇しますが，Rを増やすと正確性は低下し，R＞Nでは特に低下してしまいます．

▶▶▶ 3 なぜRF照射時間Δtを短縮する必要があるのか？

小空間を選択励起する（薄い断層厚，3次元なら小さい撮像体積，つまり空間分解能を上げる）には送信バンド幅（BW）を狭くするか磁場勾配Gを上げる必要があり（p.494 式10-8-6），BWを狭くするにはΔtを長くしなければなりません（p.531 式11-7-7）．さらに重要なのは，空間選択の正確性を追求するほどΔtを延長しなければならないということです．これは，シンク波のΔtが短いほど，そのフーリエ変換は矩形からほど遠くなる（つまり選択した空間が均一に励起されない）からです（p.532 図11-7-4）．パラレル送信を使わないと小空間を正確に励起するのに30ms以上を要することもあります．これではT_2^*減衰により，RF照射中に多くの横磁化が消失してしまう（信号を収集できない）ことになります．つまり，**空間分解能を維持しながらΔtを短縮する技術が必須**なのです．高磁場になると磁化率効果による静磁場の不均一が大きくなり，T_2^*減衰が大きくなるので，この技術が特に重要になります．そして，その技術を内在しているのがパラレル送信であり，空間分解能を維持しながら1/RにRF照射時間Δtを短縮できるのです．

ところで，Rはパラレルイメージングにも登場したことを覚えていますか？そこでは撮像時間が1/Rに短縮される代わりに，S/Nは$1/\sqrt{R}$に低下していました（p.205）．

▶▶▶ 4 パラレル送信の特徴

① 均一なRF磁場空間分布

上記のとおり，パラレル送信により均一な**RF磁場**の空間分布が得られます．RF磁場が不均一だと，正確に断層面を決定できないし（p.494 式10-8-6），フリップ角も不正確になり（p.61），空間選択性パルス（空間抑制パルスなど）も正確にかかりません．何といってもRF磁場は静磁場，傾斜磁場と並ぶMRIの三大要素ですから，これが不均一では話になりません．

② 低いSAR

例えば180°（2π）RFパルスを例にとると，これを複数のコイルで担当することになり，さらに各コイルからのRFもコンポジットパルスなので，1つの大きな180°パ

ルスを多数のRFで分担することになります．フリップ角（θ）はRF磁場強度（B_1）と照射時間（Δt）の双方に比例する（$\theta = \gamma B_1 \Delta t$, p.54 式2-4-1のt がここでは$\Delta t$）ので，個々のRFパルスの$B_1$および/あるいは$\Delta t$を小さくすることができます．

まずB_1を小さくする場合です．SARはB_1の2乗に比例する（p.543 式11-11-5）ので，2つのコイルで分担して（コンポジットパルスを考慮しないで）個々のRF磁場（振幅）を1/2にするだけでも，$(1/2)^2 + (1/2)^2 = 1/2$とSARが半分になり，N個で1/Nずつ分担すれば1/Nになりますと言いたいところですが，実際には各コイルの位置関係（角度）が影響するので，このように単純ではありませんが，とにかくSARを下げることができます．ちなみに2個のコイルの場合，180°の位置（被写体の左右に正対して配置）が最もSARは低くなります．

Δtを短縮すれば，TR（繰り返し時間）が同じならばD（duty cycle）が減るので，Δtに比例してSARが低下します（p.543 式11-11-5'）．というわけで**パラレル送信によりSARが低下します**．

③ 短いパルス幅

個々のRFパルスの照射時間Δt（＝パルス幅）を1/Rに短縮する場合です．これにより，Q11-15-3で述べたように短時間で狭い空間（薄い断層面）を選択することができます．あるいはΔtを短縮しない（Rを大きくしない）でRFの正確性を上げることも可能です．このようにパラレル送信により，**均一なRF空間分布とパルス幅の自由度が増したことによる正確な空間選択が可能**となり，曲線状の空間でも均一に照射することが可能になります．これはMRS（MRスペクトロスコピー）や空間抑制パルスの正確度が増し，曲線状断層面の画像化や動きのモニター（navigation）に利用できます．

POINT 11-15

■パラレルRF送信により，高磁場でもRF磁場の均一性を保ち，SARを低くできる．

■参考文献

1) Katscher U, et al: Transmit SENSE. Magn Reson Med 49: 144-150, 2003.
2) Zhang Z, et al: Reduction of transmitter B1 inhomogeneity with transmit SENSE slice-select pulses. Magn Reson Med 57: 842-847, 2007.
3) Katscher U, Börnert P: Parallel RF transmission in MRI. NMR Biomed 19: 393-400, 2006.
4) Pauly J, et al: A k-space analysis of small-tip-angle excitation. J Magn Reson 81: 43-56, 1989.

Q11 RF ― 阿吽の呼吸の舞台照明 ―

Q 11-16 RF スポイリング，RFの遮蔽，スライス選択，90°パルス・180°パルスを説明してください．

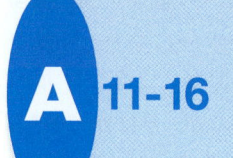

A 11-16 いずれもRFに関連した事項ですが，RF スポイリングはQ6-8-2（p.256），RFの遮蔽はQ8-15（p.392），スライス選択はQ10-8（p.492），90°パルス・180°パルスはQ2-5（p.60）にまとめてあるので参照してください．

Q12

流れのMRI
― 役者の動きを舞台に生かす ―

Q12-1 「流れ」によって信号強度はどのように変化するのか？
Q12-2 血管内は栓流，層流，乱流あるいは渦流のどれ？
　　Annex　　直径1cmの血管で層流が保たれる速度は？
Q12-3 飛行時間（time of flight）効果とは何か？
　　Annex　　high velocity signal lossとflow voidは同じ？
　　Annex II　GREで血管内が高信号になるのはなぜ？
Q12-4 血管の中心部分だけ低信号になるのはなぜ？
Q12-5 TOF血管造影はTOF効果を利用している？
　　Annex　　G_{PE}にFCを使わないのはなぜ？
Q12-6 3D TOF-MRAは2Dとどこが違う？
Q12-7 ^1H原子核が流れていると位相がシフトする？
　　Annex　　$2G_x$を時間T受けた時と，G_xを2T受けた時の位相シフトは同じ？
　　Annex II　G_xを時間2T受けた時，前半のTと後半のTに受ける位相シフトは同じ？
Q12-8 流れによる位相分散とは？
　　Annex　　位相シフトと位相分散は違うのでは？
Q12-9 流速補正はどのようにするのか？
　　Annex　　偶数番エコー再収束とは？
Q12-10 PC-MRA？
　　Annex　　BPGの正負のローブが離れていても位相シフトは同じ？
Q12-11 bright blood MRAの血管内腔径は正確か？
Q12-12 空間飽和・反転パルスをMRAではどう使う？
Q12-13 black blood MRAもTOF効果を利用している？
　　Annex　　GREではblack blood MRAにはならないのか？
Q12-14 流速によるゴーストはなぜ位相エンコード方向に現れるのか？
　　Annex　　高信号と低信号のゴーストがあるのはなぜ？
Q12-15 拡張期偽同期とは？
Q12-16 FBIはbright blood MRAなの？
　　Annex　　Time-SLIPも非造影MRA？
Q12-17 造影MRA？
　　Annex　　造影MRAの撮像タイミングは？
　　Annex II　MR-DSAは造影MRA？
　　Annex III　4D造影MRAとは？
Q12-18 DSC灌流画像における信号低下と造影剤濃度は比例するか？
　　Annex　　DSCで造影剤によるT_1短縮は関係ない？
　　Annex II　DSC-PWIのパルスシーケンスは？
Q12-19 転送関数h(t)，蓄積関数H(t)，残余関数R(t)の関係は？
　　Annex　　平均通過時間（MTT）の意義は？
Q12-20 DSC灌流画像で組織の血流量を測定できる？
　　Annex　　$C_{VOI}(t)$曲線からFとMTTが求まるか？
　　Annex II　要約パラメータは何？
　　Annex III　脳以外のDSCは？
Q12-21 CASLとPASLは何ですか？
　　Annex　　EPISTARで最初に飽和パルスを照射するのは何のため？
　　Annex II　pCASL，tASLは何？
Q12-22 MRIで水の拡散や生体の硬さがわかる？

Q12 流れのMRI ― 役者の動きを舞台に生かす ―

Q 12-1 「流れ」によって信号強度はどのように変化するのですか？

A 12-1 さまざまな原因により高信号になる場合と低信号になる場合があります．

　これまで（Q1〜11）は，^{1}H原子核磁気モーメントが撮像中，同じ位置を維持していると仮定していました．もちろん高速で歳差運動をしているわけですが，その中心軸は移動しないという意味です．しかし，生体内には血液や脳脊髄液（CSF）のように時間的に位置を変える（移動する，流れる）磁気モーメントが存在します．このように流れる磁気モーメントは，流速，流れの形態（層流，乱流など），パルスシーケンス（特に磁場勾配の強さと印加時間），スライス厚，スライス間隔，スライス励起順，2Dか3D撮像かなどによって，静止している場合とは異なった信号強度［高信号（図12-1-1）あるいは低信号（図12-1-2）］を示します．

図12-1-1　流れによる高信号

SE-T$_1$強調像（TR/TE 500/20ms）

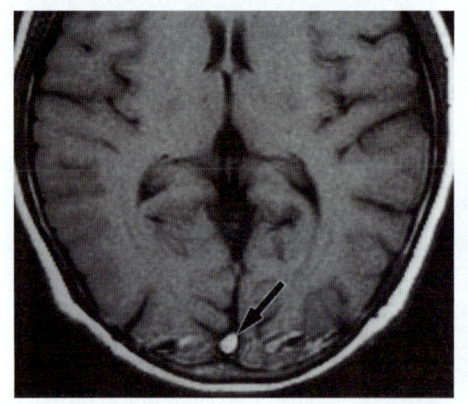

上矢状静脈洞内が流入効果により高信号を示す（→）．

図12-1-2　流れによる低信号

SE-T$_2$強調矢状断像（TR/TE 2,000/80ms）

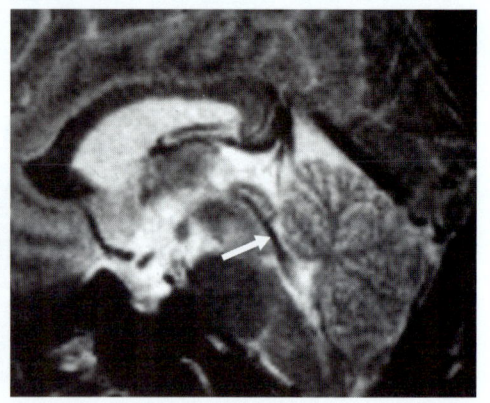

中脳水道から第4脳室に流れるCSFが位相分散により低信号を示す（→）．

　流れによる高信号は1）流入効果（inflow effect, flow related enhancement, p.569 Q12-3），2）拡張期偽心拍同期（diastolic pseudogating, p.611 Q12-15），3）心拍同期（cardiac gating, p.611 Q12-15），4）偶数番エコー再収束（even echo rephasing, p.592 Q12-9 Annex），5）流速補正法（flow compensation, p.589 Q12-9）で，低信号は6）高速度信号損失（high velocity signal loss, p.569 Q12-3），7）スピン位相効果（spin phase effect, p.583 Q12-7），8）奇数番エコー位相分散（odd echo dephasing, p.592 Q12-9 Annex），9）乱流・渦流（turbulent flow, vortex flow, p.565 Q12-2）があります．また，10）空間飽和・反転パルス（spatial saturation/inversion pulse, p.600 Q12-12）と11）飽和効果（saturation effect）は静止組織でも見られますが，流れている^{1}H原子核磁気モーメントの信号低下に大きく影響します（表12-1-1）．

表12-1-1 流れによる信号変化

高信号
1) 流入効果（inflow effect, flow related enhancement）
2) 拡張期偽心拍同期（diastolic pseudogating）
3) 心拍同期（cardiac gating）
4) 偶数番エコー再収束（even echo rephasing）
5) 流速補正法（flow compensation）

低信号
6) 高速度信号損失（high velocity signal loss）
7) スピン位相効果（spin phase effect）
8) 奇数番エコー位相分散（odd echo dephasing）
9) 乱流・渦流（turbulent flow, vortex flow）
10) 空間飽和・反転パルス（spatial saturation／inversion pulse）
11) 飽和効果（saturation effect）

これらの流れによる信号変化は原理的には，飛行時間（**TOF**）効果［表12-1-1の1），2），3），6）：Q12-3］と位相の収束分散（スピン位相効果）［4），5），7），8），9）：Q12-7，Q12-8］および飽和効果［10），11）］の**3**つにまとめられます．

POINT 12-1

■流れによる信号変化は飛行時間（TOF）効果，スピン位相効果，飽和効果の3つにまとめられる．

Q 12-2 血管内は栓流，層流，乱流あるいは渦流のどれですか？

A 12-2 実際の流れは複雑で層流，乱流，渦流さらに拍動流が入り混じっています．

▶▶▶1 栓流（plug flow）

コルク栓が流れるように断面内のどの位置でも同じ流速を持っている場合です（図12-2-1A）．最大流速（v_{max}）と平均流速（v_{av}）は同じです．

$$v_{max} = v_{av} \qquad 12\text{-}2\text{-}1$$

実際にはこのような流れは存在しませんが，単純で理解しやすいので説明概念として使われます．

図12-2-1　栓流（A），層流（B），乱流（C），渦流（D）

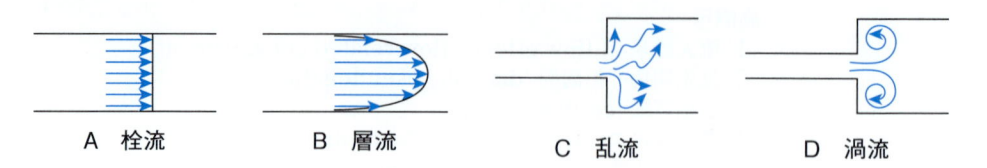

A　栓流　　　B　層流　　　C　乱流　　　D　渦流

▶▶▶ 2　層流（laminar flow）

理想的な流れで，横断面の中心で最も速く，辺縁ほど遅くなり，流速プロファイルは放物線になります（図12-2-1B）．すなわち，血管内径をR，流れに垂直な断面における中心からの距離をrとすれば，流速は次のようにrの関数v(r)になります．

$$v(r) = v_{max}\left(1 - \frac{r^2}{R^2}\right) \qquad 12\text{-}2\text{-}2$$

r = 0，すなわち断面の中央の流速がv_{max}になりますね．また，

$$v_{av} = \frac{v_{max}}{2} \qquad 12\text{-}2\text{-}3$$

式12-2-2から，r = Rならv(R) = 0，すなわち壁面に接した部分の流速は0なので平均流速$v_{av} = v_{max}/2$が大きいほど，内部の流速差が大きく，先端が突出した流速プロファイルになります（図12-2-2）．

図12-2-2　平均流速が小さい層流（A）と大きい層流（B）の流速プロファイル

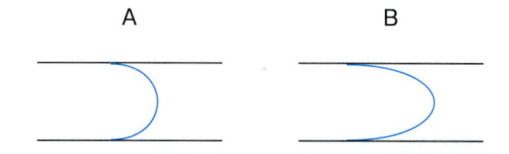

A　　　　　　　B

理論的には分枝のない血管内を拍動のない血液がレイノルズ数[1] 2,100未満で流れる場合にのみ層流は認められ，人体内でこれに近い状態なのは分枝の少ない小血管のみです．が，明らかな乱流，渦流，逆流や拍動流がない場合には，血管内が層流であるとみなして血管内の信号強度を考察するのが普通です．

▶▶▶ 3　乱流（turbulent flow）

流速（速さと方向）が常に変動する流れです（図12-2-1C）．レイノルズ数が2,100を超えて層流が保てなくなった場合，分岐部（流入流出部位），拍動流，血管壁広狭不整，狭窄部の遠位などに生じます．

▶▶▶ 4　渦流（vortex flow）

渦巻状の流れで（図12-2-1D），本流から離れた比較的流速の遅い部位（狭窄部遠位，

動脈瘤辺縁部など）に見られます．

乱流と渦流はボクセル内にある **isochromat** の流速（速さと方向）が不揃いになるため，基本的に位相分散により低信号になります（p.586 Q12-8）．

▶▶▶ 5 拍動流（pulsatile flow）

周期的に流速が変化します．血管では左心室に近い動脈ほど流速の変化が大きくなります．例えば，上行大動脈では最大速度（収縮期）が500cm/s近くに達するのに対して，最小速度（拡張期）は0ないし負（逆流）になります．

ひとくちMEMO

†1 レイノルズ数（Reynold's number：Re）

$$Re = \frac{\rho v d}{\eta} \qquad 12\text{-}2\text{-}4$$

ρ：流体の密度（g/cm³），d：血管直径（cm），v：流速（cm/s），η：流体の粘性率[†2][P＝ポアズ＝g/(cm·s)]．したがって，式12-2-4の分子分母は同じ単位になるので，Re は無次元です．一般に $Re < 2{,}100$ なら層流，$Re > 2{,}100$ なら乱流とされます．**血管が細くて流速が遅いほど Re が小さくなるので層流を保ちやすいことがわかります．**

†2 粘性率（viscosity）

粘度，粘稠度，粘性係数とも呼ばれます．CGS単位はP（poiseポアズ）で，SI単位はPa·s＝N·s/m²＝kg/(m·s)，両者の関係はP＝0.1Pa·s．Pa·sはPasとも表記され，パスと読みます．ηにPasを使えばρ（kg/m³），v（m/s），d（m）で，式12-2-4がそのままSI単位のレイノルズ数になります．

Annex Q12-2 直径1cmの分岐のない血管で，層流が保たれる流速はどの程度でしょうか？

Annex A12-2

式12-2-4から，

$$v d = Re \cdot \eta / \rho < 2{,}100 \eta / \rho \qquad 12\text{-}2\text{-}5$$

正常者の血液の比重は1.055～1.066なので，$\rho = 1.06$ g/cm³ とします．また血液の正常粘性率（20℃）は，男性4.34～5.35cP，女性3.94～4.95cPなので $\eta = 4.65$ cP として式12-2-5に代入すると，

$$v d < 92.1 \text{ cm}^2/\text{s} \qquad 12\text{-}2\text{-}6$$

d＝1cmなら v＜92.1cm/sになります．粘性率[†2]は温度が高くなると低下するので，実際には式12-2-6の値はもう少し低下します．そこで dv＜80cm²/s と簡略化して血管径と層流が保たれる最高流速を算出すると**表12-2-1**になります．これと**表12-2-2**を比較すると，大動脈およびその第1分枝では層流は保たれないが，これより細い血管では保たれる条件が揃っていることがわかりますね．もちろん大動脈とその第1分枝では拍動流が強いのでその影響からも層流にはなりません．

表12-2-1 血管径と層流の保たれる最大流速

血管径 (cm)	最大流速 (cm/s)
2	40
1.5	53
1.0	80
0.5	160

表12-2-2 主な血管内径と内腔の流速

	内径 (cm)	流速 (cm/s)
下行大動脈	1.6〜2.2	150〜175
総腸骨動脈	0.9〜1.1	100〜150
浅大腿動脈	0.7〜0.9	80〜120
総頸動脈・腕頭動脈	1.0〜1.4	80〜120
中・前大脳動脈	0.3	40〜70
椎骨動脈	0.2〜0.3	30〜50
静脈		<20
上行大動脈	2.3〜2.7	〜500
動静脈瘻		〜400

● ここまでこだわらなくてもよいのですが！

▼層流の v_{av}

半径 r の円周上の速度成分 $2\pi r v(r)$ を，$r=0$ から R まで積分して断面積で割れば v_{av} になります．

$$v_{av} = \int_0^R \frac{2\pi r v(r) dr}{(\pi R^2)} = \frac{2v_{max}}{R^2} \int_0^R r\left(1 - \frac{r^2}{R^2}\right) dr$$

$$= \frac{2v_{max}}{R^2} \left[\frac{r^2}{2} - \frac{r^4}{4R^2}\right]_0^R = \frac{v_{max}}{2} \qquad 12\text{-}2\text{-}7$$

POINT 12-2

■ 実際の血流は層流，乱流，渦流，拍動流が入り混じっている．
■ 乱流と渦流は位相分散により低信号．
■ 血管が細くて流速が遅いほど層流を保ちやすい．

Q 12-3 飛行時間（time of flight）効果とは何ですか？

A 12-3 断層面に垂直な流速（成分）によって信号強度が変化することで，**流入効果**と**高速度信号損失**に大別されます．

▶▶▶ 1 飛行時間（time of flight：TOF）

「東京からN.Y.までの飛行時間は12時間を予定しています」という，あの飛行時間のことです．東京とN.Y.との距離は既知なので，飛行時間から（平均）速度が算出されます．「小学生の算数か？」とお怒りにならないでください．これは原子物理学などで原子やイオンなどの質量（m）や運動エネルギー（E）測定に利用されている飛行時間法（TOF method）の基本原理です．距離（d）が既知の2点間を原子が通過する時間（t）を測定すると，速度（v）は v = d/t と求められます．また別の方法で運動量（p = mv）を測定した結果と合わせると，質量m，さらに $E = mv^2/2$ から運動エネルギーが求められます．MRIでは既知の距離（断層厚）を原子核磁気モーメントあるいはICが通過する時間，つまり流速によって信号強度が変化する現象を飛行時間効果（TOF effect）と総称しています．

▶▶▶ 2 3種類のisochromat

TOFを理解するには，isochromat（IC, p.122 Q4-6）を3種類（IC_a, IC_b, IC_c）に分けて考える必要があります（図12-3-1）．

図12-3-1　3種類のIC

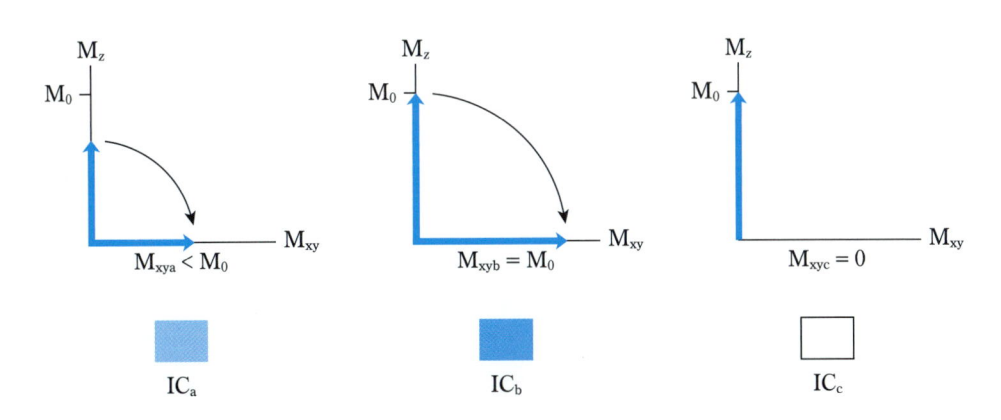

$M_{xya} < M_0$　　　$M_{xyb} = M_0$　　　$M_{xyc} = 0$

IC_a　　　IC_b　　　IC_c

① 縦磁化（M_z）が部分的に回復しているIC（IC_a）

これまでに励起パルスを既に受けていて，TRの間にM_zが十分には回復していない（飽和効果[†1]を受けた）ICです．$M_z < M_0$なので，横磁化M_{xya}（したがって信号強度S_a）は次に述べる新しく流入するIC_bの信号強度S_bより小さくなります（$S_a < S_b$）．静止組織あるいは流速が遅くTR後にも断層面内に残ってしまう，きわめて「のろま」なICがこれに相当します．

② 縦磁化（M_z）が100%回復しているIC（IC_b）

初めて励起パルスを受けるICあるいはT_1に対して十分に長いTR後のICです．断層面に新しく流入してくるICがこれに相当します．それまでは断層面外にあって励起パルスを受けていないからですね．$M_z = M_0$なので，励起パルスによって最も大きな横磁化M_{xyb}（したがって信号強度S_b）が得られます．このIC_bによる信号強度は$S_b = kM_0$になります（kは単なる比例係数です）．

③ 受信されないIC（IC_c）

これはスピンエコー（SE）で信号を取得する場合のみに見られるICで，グラディエントエコー（GRE）信号の場合には存在しません．SEで受信されるのは励起パルスと再収束パルスの両方を受けたICに限られます．したがって，励起パルスを受けても再収束パルスが照射されるまで（TE/2）に断層面を去ってしまうと信号は0になってしまい，逆に励起パルス照射後に断層面に流入して再収束パルスだけを受けても信号には寄与しません．したがって，$v > d/(TE/2) = 2d/TE$を満たす流速が速いICがIC_cに相当し，その信号強度は0です（$S_c = 0$）．ここでdは断層厚です．このように流速が速いために信号が低下する現象を**高速度信号損失（high velocity signal loss）**と呼びます．もう一度強調しておきますが，これは**SEのみに見られる現象**です．

▶▶▶3 流速と信号強度

図12-3-2をご覧ください．血管は断層面に垂直に走行するとして，流速と血管内の信号強度を見てみましょう．A→Eと流速は上昇していき，単純化するために栓流（Q12-2-1）で流れていると仮定します．

A：静止している場合（$v = 0$）．断層面にある血管内はすべて上記のIC_aで満たされ，信号強度はS_aになります．

B：緩やかな流れ（$0 < v < d/TR$）．次第にIC_bが断層面内に流入してくるので，血管内の信号はIC_aとIC_bの容積加重平均になり，流速とともにIC_bの割合が増えるので信号は上昇します．このように，図12-3-2のC点を越えた右肩下がりの最初の部分も含めて，流入してくるICによって信号が静止状態より上昇することを，**流入効果（inflow effect）**，**流速関連増強（flow-related enhancement：FRE）**あるいは**逆説的増強（paradoxical enhancement）**と呼びます（図12-1-1）．

C：$v = d/TR$．この流速の時に断層面にある血管内のICはすべてIC_bに入れ替わり，最も強い信号を呈します．GREではこれ以上流速が上昇してもIC_cは存在しないので，常にIC_bで満たされることになり，高信号を示します．ただし，実際には流速が極端に高くなると栓流はもちろん層流も失われて信号強度は複雑化します（Q12-2）．

D：速い流れ（$d/TR < v < 2d/TE$）．$d/TR < v$になると，断層面内の下流にあったICは再収束パルスを受ける前に断層面を去ることになり，再収束パルス照射時には上流に存在したIC_bが下流側に移動し，上流側は励起パルスを受けていないIC_cに満たされます．今度はIC_bとIC_cの容積加算平均になり，流速とともにIC_cの割合が増えるので信号は低下します．

E：高速度信号損失（$v > 2d/TE$）．血管内はすべてIC_cになり，信号は0になります．TOF効果をまとめると，「流速とともに流入効果により$v = d/TR$まで次第に高信号

になり，GREではさらに流速が増しても高信号が維持される．SEでは$v = d/TR$を超えると高速度信号損失により信号は低下し，$v = 2d/TE$で0になる」となります．

図12-3-2　流速（v）と3種類のIC

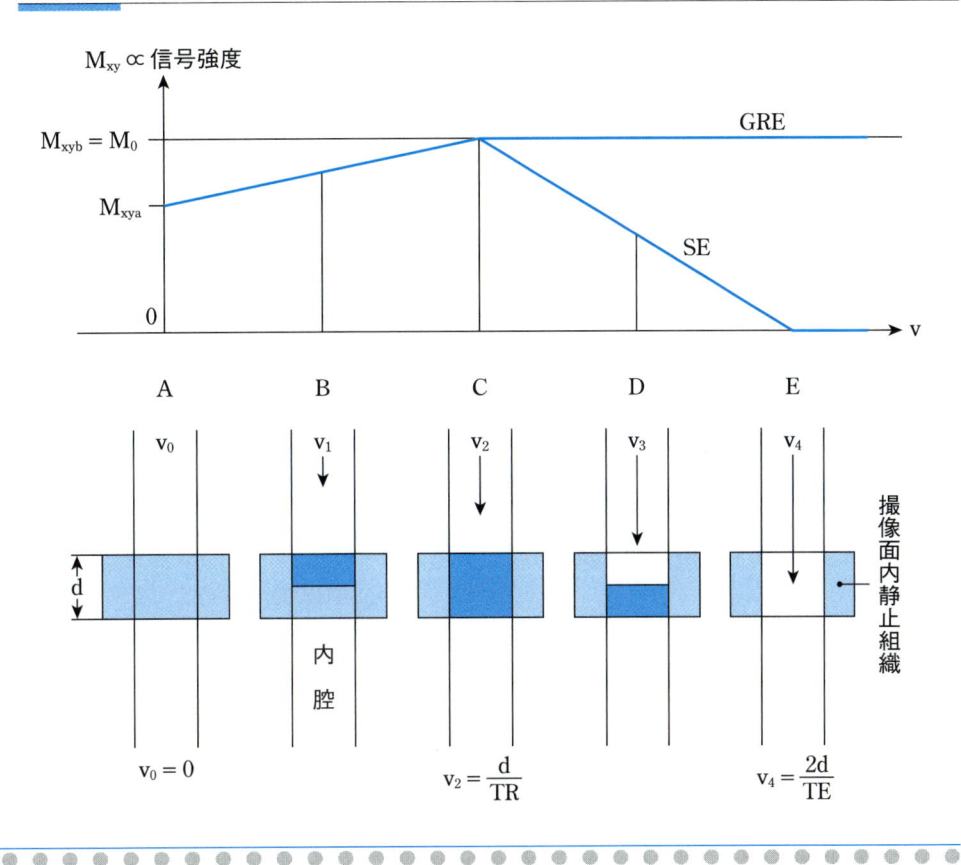

ひとくちMEMO

†1 飽和効果（saturation effect）
　磁化が励起された後に熱平衡状態まで戻れない状態にする，すなわち縦磁化がM_0まで回復できない状態にすることを飽和効果と言います．高速度信号損失，位相分散（p.583 Q12-7, 8）と並んで流れによる信号低下の主原因です（p.564 Q12-1）が，静止組織でも見られる現象です．

▶▶▶ 4　実際のパルスシーケンスに適応すると

　もちろん実際の血管内の流れは栓流ではないので，前述の関係がそのまま信号強度になるわけではありませんが，おおよその関係を把握するためにいくつかの代表的なパルスシーケンスに適応してみましょう．断層厚$d = 10$ mm，血液の$T_1 = 2$ sとして，T_1強調像-SE（TR/TE 300/15 ms），T_2強調像-SE（2,000/80 ms），T_2強調像-FSE（5,000/80 ms），およびGRE（150/4.5 ms/30°），GRE（6/2.2 ms/10°）におけるd/TRと$2d/TE$を表12-3-1に，信号強度を図12-3-3に示します．GREではフリップ角を小さくすることが多いので，この場合には縦磁化の回復が速まってS_aがS_bとほぼ同じになり，低速から高信号を示します．

Q12 流れのMRI ― 役者の動きを舞台に生かす ―

表12-3-1 パルスシーケンスと S_a/S_b, d/TR, 2d/TE (d = 1cm)

	S_a/S_b	d/TR (cm/s)	2d/TE (cm/s)
T_1WI–SE (TR/TE 300/15ms)	0.14	3.3	133
T_2WI–SE (TR/TE 2,000/80ms)	0.63	0.5	25
T_2WI–FSE (5,000/80ms)	0.92	0.2	40
GRE (150/4.5ms/30°)	0.99	6.7	/
GRE (6/2.2ms/10°)	0.98	167	/

図12-3-3 パルスシーケンスと血管内信号強度

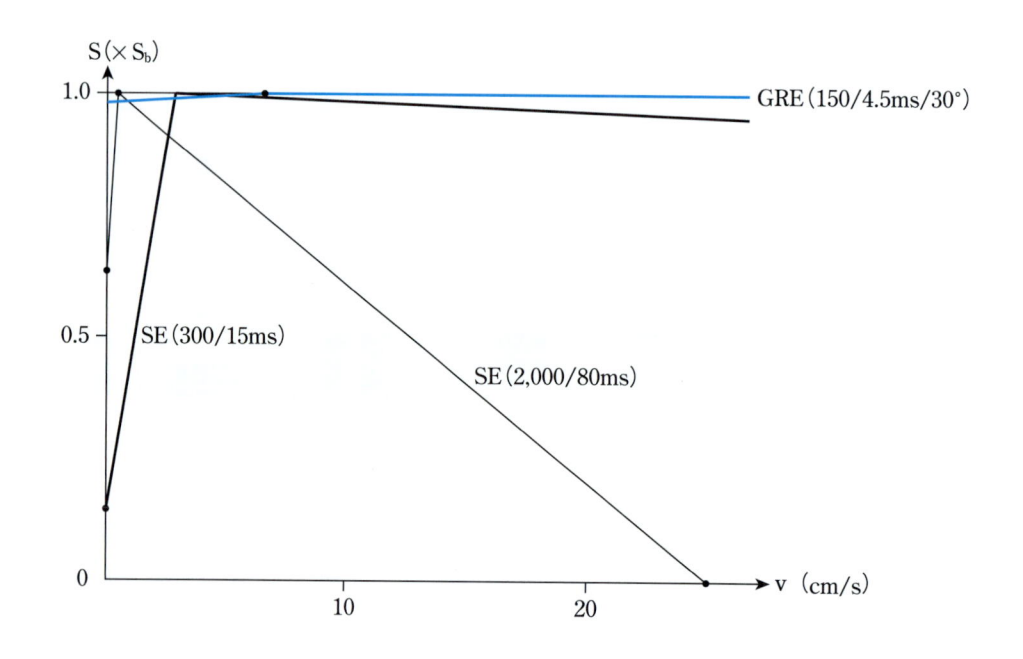

Annex Q12-3
high velocity signal lossとflow voidは同じですか？

Annex A12-3
flow void[†2]はどんな理由であれ，流れていることにより信号が低下することを指します．したがって，高速度信号損失（high velocity signal loss）はflow voidに含まれます．しかしflow voidは，これ以外の流れによる信号低下（例えば乱流，渦流など位相分散による信号低下）を含む広い概念です．

ひとくちMEMO

†2 void
名詞，形容詞あるいは動詞で，空（の，にする），無効（な，にする）という意味です．したがって，flow voidは流れにより信号が無になるという意味ですね．転じて排泄するという意味もあります．voiding cystourethrography（排尿時膀胱尿道撮影）はご存知ですね．

Annex II
Q12-3 GREで血管内が高信号になるのはなぜですか？

Annex II
A12-3 1）高速度信号損失（high velocity signal loss）がないことと，2）一般にフリップ角を小さく設定するので$M_{xya} / M_{xyb} = S_a/S_b$が大きくなるからです（図12-3-3）．もう1つ，TOF効果ではありませんが，3）TEが短いので位相分散による信号低下（p.575 Q12-5）が少ないことも大きな理由です．

> **POINT 12-3**
> ■飛行時間（time of flight）効果には流入効果（inflow effect：FRE）と高速度信号損失（high velocity signal loss）がある．
> ■流速とともに流入効果により$v = d/TR$まで次第に高信号になり，GREではそのまま高信号が維持されるが，SEでは$v = d/TR$を超えると高速度信号損失により信号は低下し，$v = 2d/TE$で0になる．

Q12-4 図12-4-1のように断層面に垂直な血管の中心部分だけ低信号になるのはなぜですか？

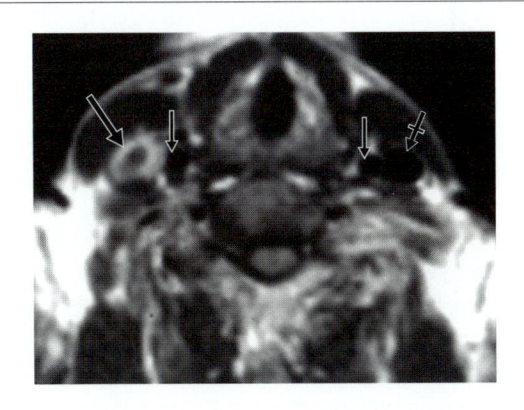

A12-4 層流になっていて，中心部分の血流速度が辺縁部より大きいためです．

図12-4-1　頸部の断層厚5mmの横断像（SE 500/30ms）

図12-4-1は両側の内頸動脈（→）と左内頸静脈（↦）は低（無）信号です．これが高速度信号損失によることはおわかりでしょう．これらに対して右内頸静脈（➡）は辺縁部が高信号で中心部が低信号のbull's eye†になっています．これは層流（図12-2-

1B）になっていて，中心部は流速が大きいために高速度信号損失で低信号，辺縁部は流速が小さいために流入効果で高信号になっているわけです（図12-4-2）．このパルスシーケンスでは，静止した血液は低信号で（T_1強調像なので），最も高信号になる流速はd/TR = 0.5cm/0.5s = 1cm/s，この前後で信号は低下して2d/TE = 1cm/0.03s = 33cm/sで無信号になります（図12-4-3）．右内頸静脈の辺縁部分は数cm/s程度の緩流で高信号，中心部は20cm/s近くのやや速い流れになっていると考えられます．

このようにSE像では，TR/TEにもよりますが，正常者の静脈がbull's eye（図12-4-1），血管内腔全体が無（低）信号，あるいは全体が高信号（図12-1-1）に描出されることがよくあります．ちょうど高信号↔低信号の移行部の速度で流れているからですね．これに対して流速の大きい正常動脈はSE像では低（無）信号になります．

図12-4-2 層流と信号強度の関係図

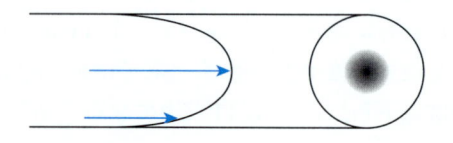

図12-4-3 断層厚5mmの横断像（SE 500/30ms）における流速（v）と信号強度（S）

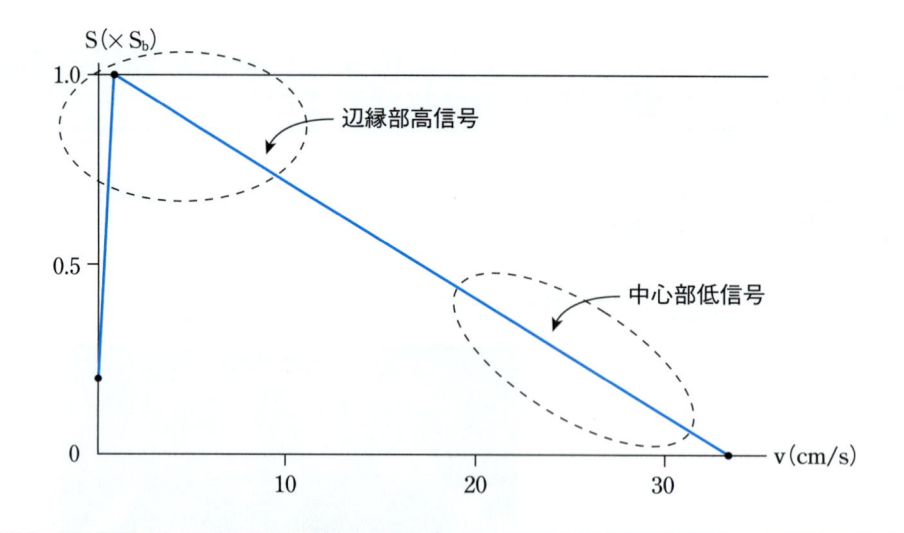

ひとくちMEMO

† bull's eye
　アーチェリーなどの標的（target）の中央にある黒丸．bull（去勢されてない雄牛）のeye（目）が文字通りの意味ですが，この意味で使われることはまずありません．ちなみに去勢された雄牛はox，雌牛はcowです．Chicago Bulls（NBAのチーム）は強そうですが，Chicago OxenやCowsでは勝てそうもありませんね．

POINT 12-4

■ SE像では，動脈は低信号だが静脈の信号強度は多様．

Q 12-5　TOF血管撮影はTOF効果を利用しているのですか？

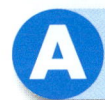

A 12-5　TOF効果に含まれる流入効果を利用しています．

▶▶▶1　TOF-MRA

　TOF効果には，高信号になる流入効果（inflow effect：FRE）と低信号になる高速度信号損失（high velocity signal loss）があります（p.569 Q12-3）．したがって，TOF効果を利用した血管撮影にも両方を利用する方法があるわけですが，一般に**TOF血管撮影（TOF-MRA）**は流入効果を利用して血管内が高信号に描出される方法を指します．もう1つの高速度信号損失はblack blood MRA（p.603 Q12-13）に利用されています．TOF-MRAは流入効果を基本原理としているので，断層面に垂直な血管の描出に優れていますが，これと平行に断層面内を走行する血管の描出が不良になるという特徴があります．

　MRAは血管内腔だけを強調して描出する方法です．したがってTOF-MRAでは血管内の信号を高く，血管外組織（バックグラウンド）を低信号にして，両者のコントラストをできる限り高くする必要があります．また，TOF-MRAには2次元フーリエ法による撮像（2D TOF-MRA）と3次元フーリエ法による撮像（3D TOF-MRA）があり，頭部のMRAとしては3D TOF-MRAが最も利用されています（図12-5-1）．

図12-5-1　3D TOF-MRAのMIP像

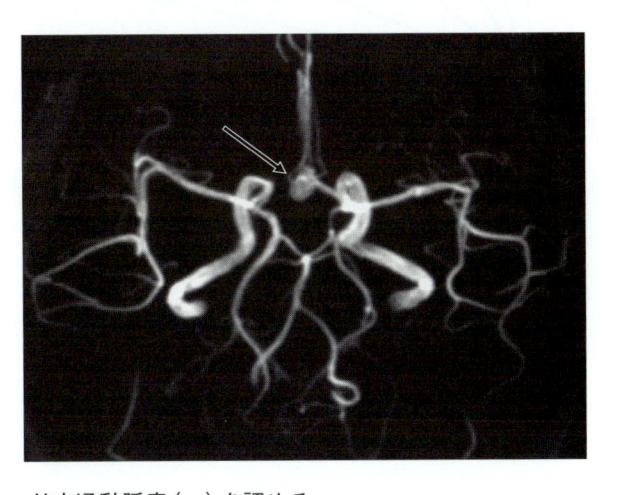

前交通動脈瘤（→）を認める．

▶▶▶ 2 血管内腔の高信号化

① GRE
図12-3-3（p.572）を見るまでもなくおわかりですね．SEに付随する高速度信号損失を避けるわけです．

② TE短縮
位相分散による信号低下（p.583 Q12-7）を少なくするためです．

③ 流速補正法（flow compensation：FC，p.589 Q12-9）
同じく位相分散による信号低下を少なくするためです．2D TOF-MRAではスライス選択方向と信号読み取り方向の磁場勾配（G_{SS}, G_{RO}）に，3D TOF-MRAではG_{RO}だけにFCを適用するのが一般的です（p.578 Q12-5 Annex）．

▶▶▶ 3 血管外組織の低信号化

① TR短縮とFA（フリップ角）増加
いずれもTR内（次の励起パルスまで）の縦磁化の回復を遅らせる（飽和効果，p.569 Q12-3）ので，何度も励起パルスを受ける血管外組織の信号（p.569 図12-3-1のIC_aの信号S_a）を低下させます．流入してくるIC_bで血管内が常に満たされていれば（p.571 図12-3-2Cより右），この影響は受けません．ただし極端にTR短縮とFA増加を進めると，流速の低い血管内の信号が低下してしまいます（図12-5-2, 3）．図12-3-2A〜Cの間にはIC_aが含まれているからですね．というわけでFAは30〜60°が一般的です．また，3D撮像（3D TOF-MRA）の場合には血管内に飽和効果が出やすい（p.579 Q12-6）ので，2D TOF-MRAよりTRを長くFAを小さめ（20〜30°）に設定して飽和効果を軽減するのが普通です．例えば，2D TOF-MRAでTR/TE/FA 17/4.2ms/45°，3Dで22/6.3ms/30°などです．

図12-5-2 流速（v）とTRの信号強度（S）への影響（断層厚1.2mmの2D-GRE）

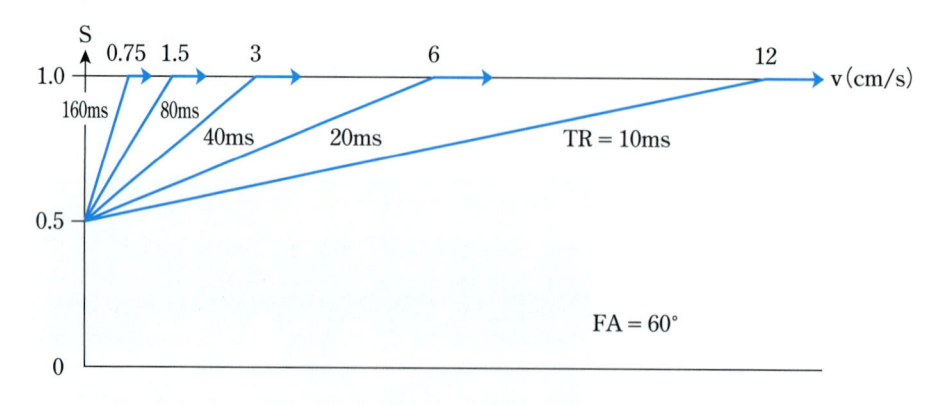

TRを短縮すると，低速流の信号がより広い範囲で低下する．

図12-5-3　流速（v）とFAの信号強度（S）への影響（断層厚1.2mmの2D-GRE）

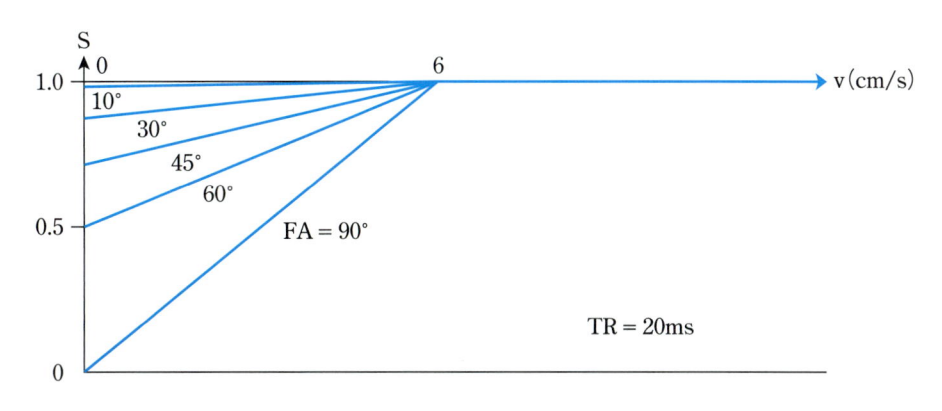

FAを大きくすると低速流の信号が低下する．

② 脂肪抑制とMTパルス

　頭部のMRAではMTパルス（p.341 Q7-11）を併用して脳実質の信号を低下させ，それ以外の部分（腹部，四肢など）では脂肪抑制法（p.311 Q7-3）を併用して，血管内と脂肪が多い血管外のコントラストを高めます．

▶▶▶ 4　血管外の高信号

　TOF-MRAのパルスシーケンスは前述のようにTR, TEが短くFAが比較的大きいGREなので，静止組織にとってはT$_1$強調像（T$_1$WI）になります．したがって，**T$_1$強調像で高信号になるもの**（T$_1$が短い組織，p.238 Q6-4 Annex）は**TOF-MRAでも高信号**になります．脂肪，粘稠な液体，比較的軽度の石灰巣，血腫などですね．脂肪信号抑制を併用している場合には脂肪は問題になりませんが，その他は血管や血管病変（動脈瘤など）と紛らわしいこともあります．特にMIP像を見る時には注意が必要です．

▶▶▶ 5　MIP

　さらに血管内外のコントラストを高め，3Dデータ（3D撮影データや多断面の2D撮影データ）を2次元表示するためにMIP†（maximum intensity projection：最大値投影法）による画像処理が行われます．これは投影方向に重なった多数のボクセルの中で最も信号強度が高いボクセルの信号強度を投影画像（2次元）のピクセルの信号強度にする方法（図12-5-1, 12-5-4）で，MRAの表示法としては最も一般的で，MRCPなどでも使われます．さまざまな角度からの投影像（MIP像）を観察することにより，血管の重なりや前後関係を判断します．これとは逆に最も信号が低いボクセルの信号を投影画像のピクセル信号とする方法が最小値投影法（minimum intensity projection, minIPあるいはmIP）で，black blood MRA（p.603 Q12-13）などで使われます．

図12-5-4　MIP

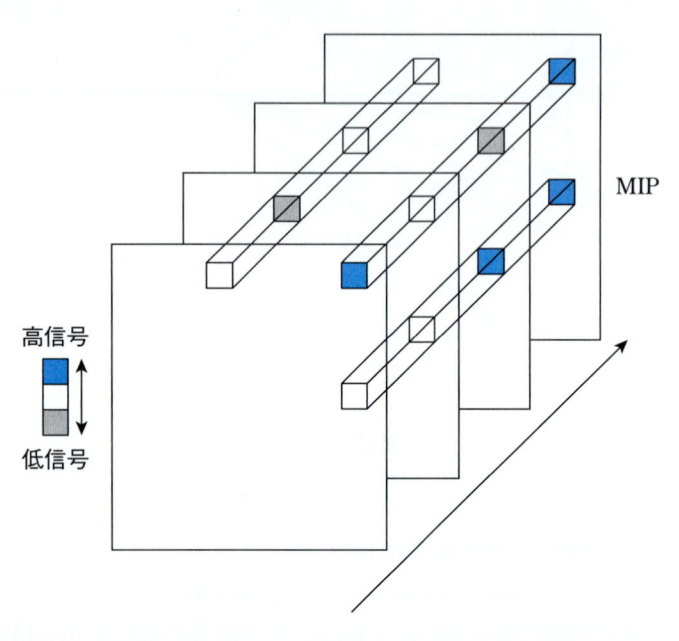

投影方向に重なるボクセル（ここでは3個）のうち最も高い信号がMIP画像の信号になる．

ひとくちMEMO

†**MIP**
本文中に記したように頭文字語ですが広く認知され，名詞としてのみならず，動詞や形容詞としても使われています（The 3D data were mippped）．

Annex Q12-5 なぜG_{PE}にFCを使わないのですか？

Annex A12-5 位相エンコードが成り立たないからです．G_{PE}をFCの磁場勾配（p.589 Q12-9）で置き換えると，信号取得前に血管内だけでなく断層内のすべてのICのG_{PE}による位相変化が0になってしまいます．つまり，すべてが$G_{PE}=0$の信号になって位相エンコードが成立しません．3Dの場合にはスライス選択方向も位相エンコードされるので，FCを使えるのはG_{RO}だけになります．

POINT 12-5

- TOF-MRAは流入効果を利用して血管内を高信号に描出する方法.
- TOF-MRAは断層面に垂直な血管の描出に優れているが,平行に走行する血管の描出が不良.
- T_1が短い組織はTOF-MRAでも高信号.

Q 12-6　3Dと2D TOF-MRAはどこが違うのですか？

A 12-6　3Dでは流入効果がスラブの下流で減弱します.

▶▶▶ 1　2D vs 3D

　もちろん撮像方法が異なるわけですから,それに伴う違いがあります(表12-6-1).3DでS/Nが高いのは,励起ごとに撮像体積(スラブ†)全体からの信号を取得しているためです.厚さ方向のボクセル径(2Dの断層厚に相当)を小さく,したがって空間分解能を高くできるのもS/Nが高いからです.2D撮像では信号は薄いスライス(断層面)内からだけなので,スライスを薄くすればするほどS/Nは低下します.十分なコントラストを2D TOF-MRAで得るにはスライス厚2mm以上が必要とされています[1].したがって,滑らかなMRAを得るには3D撮像が必須になります.3Dは撮像時間が長くなりますが,体動がない部位では問題ないでしょう.問題は,スラブの下流の部位で流入効果が弱くなり,特に低速流の血管内腔描出が不良になることです.動脈は下流ほど細く流速も遅いので,末梢動脈の描出がより低下することになります.

表12-6-1　2D vs 3D　TOF-MRA

	2D TOF-MRA	3D TOF-MRA
撮像時間	短い	長い
空間分解能	低い	高い
低速流描出	良い	やや不良
信号雑音比	低い	高い

▶▶▶ 2　下流における流入効果減弱

　2D撮像では薄い断層面を血流が通過するので,常に新しいIC(p.569 図12-3-1のIC$_b$)が断層面内に流入してきます.これに対して,3D撮像では常に大きなスラブ全体に励起パルスが照射されるので,スラブ内に流入してくるICも厚いスラブを通過する間に何度も照射パルスを受け,下流ほどIC$_a$の比率が多く飽和効果が強くなります(図12-6-1).下流(スラブの奥)ほど流入効果が弱くなってしまうわけですね.特

に低速流の場合は，撮像体積内に長い時間もたもたしている間にどんどん励起パルスを照射されて疲れてしまう（縦磁化が十分回復できない）ので，高信号にならず周囲組織とのコントラストも大幅に低下してしまいます（図12-6-4A）．この下流における飽和効果増幅（流入効果減少）を緩和する方法が次の2つです．

図12-6-1　スラブの下流ほどIC_aの比率が多く血管内の信号が低下する

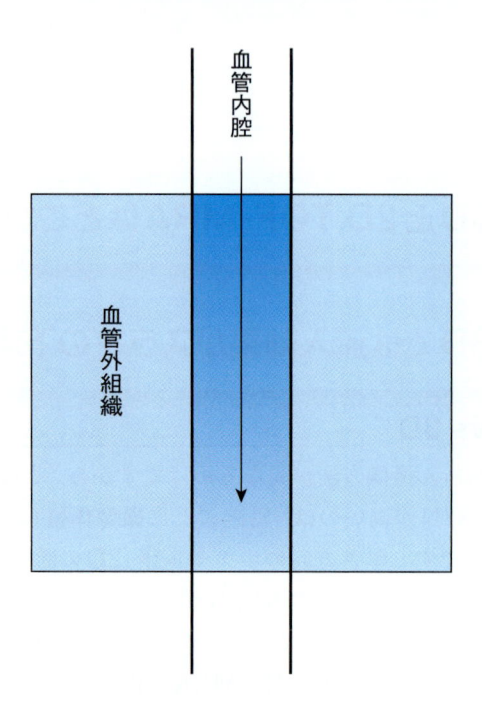

▶▶▶ 3　MOTSA

multiple overlapping thin slab acquisition[2)]のことです．撮像体積を複数の比較的薄い重なり合うスラブに分割して，個々のスラブ（分割スラブ）を3D撮像します（図12-6-2）．各分割スラブには複数のスライス（例えば8スライス）が含まれており，各スラブの両端の数スライス分（例えば2スライス）を捨てて，中央の部分だけで撮像体積全体の画像を構成します．両端は血流方向によって下流になり，血管が描出不良になっている可能性が高いからですね．したがって，血流方向が決まっている部位なら下流側の端だけ捨てればよいことになります．いずれにしても，捨てる分を少なくする（重なりを少なくする）と継ぎ目に信号強度差が生じて**板すだれ（Venetian blind）**状のアーチファクトが生じます．これを解消するには50％の重なりが必要で，撮像時間が2倍になってしまいます．

図12-6-2 MOTSA

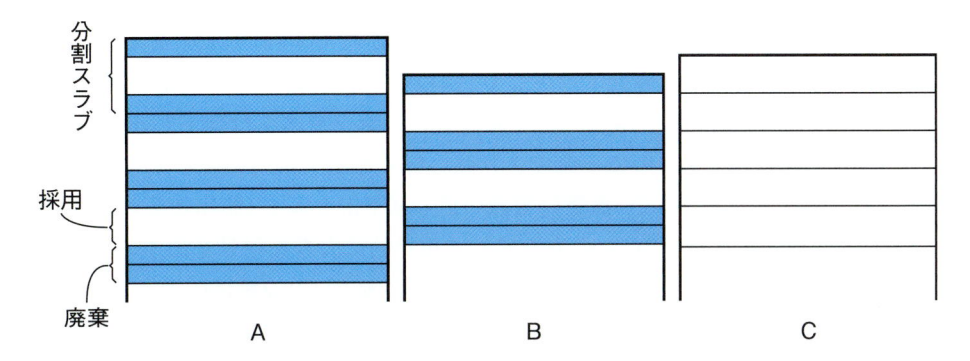

重なり合う分割スラブ（AとB）の中心部だけで画像（C）を構成する．

▶▶▶ 4 可変フリップ角法（variable flip angle technique）

TONE（tilted optimized nonsaturating excitation）[3] あるいは **ramped RF** などと呼ばれます（p.685 付録11）．通常の3D撮像では撮像体積（スラブ†）全体に一様なフリップ角（FA，例えば20°）の励起パルスが照射されます．これに対して可変フリップ角法では上流側から下流方向にFAが増加するようにRF出力を調整します．例えば上流端のFAが10°，中央部が20°で下流端が30°というように励起パルスのFA分布を設定し，空間的に傾斜したFAの励起パルスを照射します（図12-6-3）．

図12-6-3 可変フリップ角法（———）と通常の励起RFの空間FA分布

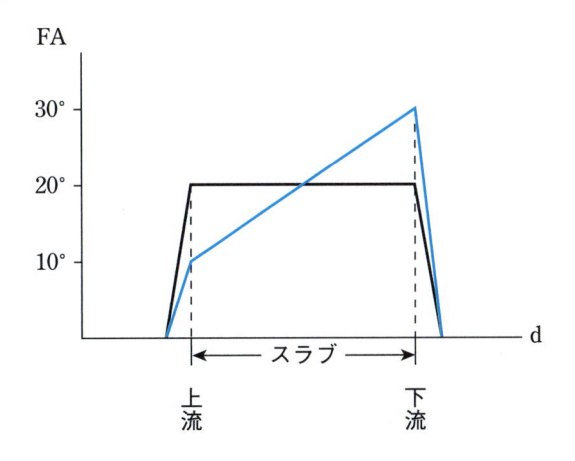

可変フリップ角法では上流側で小さく下流側で大きなFA分布を持つ励起RFパルスを照射する．

ひとくちMEMO

†スラブ（slab）
　厚い板状の木，石，コンクリートのことですが，ここでは3D撮像の対象となる体積（直方体）のことです．

ここで血管外組織はFAが大きいほど飽和効果が大きく信号が低下するのに対して，血管内の流入してきたIC_bはFAが大きいほど強い信号を出すことを思い出してください（もちろん横磁化が大きくなるからですね）．上流側ではFAが小さいので，血管外組織の信号低下は少なく（飽和効果が少ないから），血管内に流入してきたIC_bからの信号も少し低下し，血管内外のコントラストは低下します．しかし，IC_bの飽和効果も少ないので下流でより強い信号を出す余力を残しています．一方，下流ではFAが大きいので，血管外組織の信号低下が大きく（飽和効果が大きいから），血管内に流入してきたICも余力を残して相対的に大きな信号を出すので血管内外のコントラストが維持されます．というわけで可変フリップ角法によって撮像時間を延長することなく，上流と下流のコントラストが平均化されるとともに，下流の，したがってより細い末梢動脈の描出がよくなります（図12-6-4B）．

図12-6-4 可変フリップ角法（B）の効果

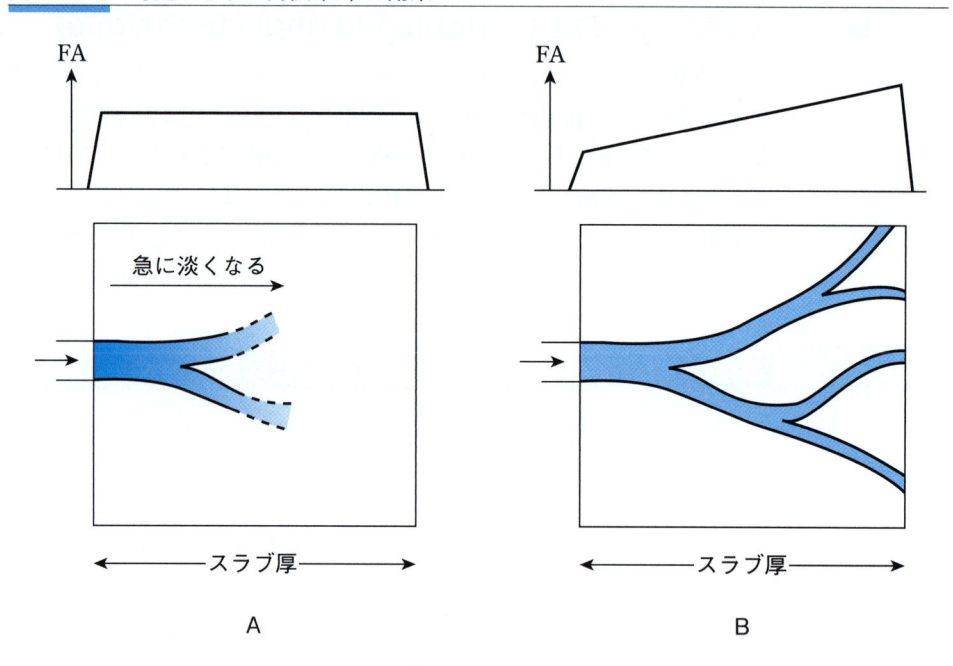

深さ方向に一定のFA（A）だと飽和効果により深い部分の血管の描出が悪いが，Bでは均一のコントラストで奥まで描出される．

POINT 12-6

■3D TOF-MRAはスラブ下流で流入効果が弱くなり，血管内腔描出が不良になる．
■可変フリップ角法によって撮像時間を延長することなく，上流と下流のコントラストが平均化されるとともに，下流の細い末梢動脈の描出がよくなる．

■参考文献
1) Keller PJ, et al: MR angiography with two-dimensional acquisition and three-dimensional display. Work in progress. Radiology 173: 527-532, 1989.
2) Blatter DD, et al: Cerebral MR angiography with multiple overlapping thin slab acquisition. Part I. Quantitative analysis of vessel visibility. Radiology 179: 805-811, 1991.
3) Atkinson D, et al: Improved MR angiography: Magnetization transfer suppression with variable flip angle excitation and increased resolution. Radiology 190: 890-894, 1994.

Q 12-7 ¹H原子核が流れていると位相がシフト（変化）するのですか？

A 12-7 ¹H原子核が流れているだけでは位相は変わりません．磁場勾配（G）が存在する時にG方向に流れると位相がシフトします．

これはスピン位相効果（**spin phase effect**）と呼ばれていますが，本質を表す磁場勾配（gradient）もスピン（原子核）の流れ（移動motion）も含まれていない用語なのでわかりにくいですね．

▶▶▶1 角周波数ωと位相φ

復習です（p.142 Q4-11）．

$$\phi = \int \omega(t)dt \qquad 4\text{-}11\text{-}10$$

ωが一定（定数）なら，

$$\phi = \omega t \qquad 4\text{-}11\text{-}12$$

▶▶▶2 磁場勾配Gと角周波数ω

ここからはx座標で説明します（y, z方向でも同じです）．同じく復習です（p.142 Q4-11）．

$$\Delta\omega_x = \gamma G_x x \qquad 4\text{-}11\text{-}2'$$

▶▶▶3 流速vと位置座標x

ICがx軸に沿って流れている場合，時間tにおけるx座標は次式で表されます．

$$x = x_0 + vt + at^2 + bt^3 + ct^4 \cdots \qquad 12\text{-}7\text{-}1$$

x_0はt＝0でのICのx座標（＝静止しているICの座標，0次項），vは速度（1次項），aは加速度（vの変化率＝微分，2次項），bはaの変化率（微分），cはbの変化率…です．血流や川の流れはさまざまに変化するので，これらを正確に関数で表すと式

12-7-1になりますが，血管内の信号強度を検討するには1次項（速度項）までで十分です（2次項以降はほぼ誤差範囲になるのですが，拍動や乱流を表す項なので低信号の原因になることがあります）．

$$x = x_0 + vt \qquad 12\text{-}7\text{-}1'$$

▶▶▶ 4 流速vと位相φ

式12-7-1'を式4-11-2'に代入して，$\Delta\omega_x(t) = \gamma G_x(x_0 + vt)$

式4-11-10の$\omega(t)$を$\Delta\omega_x(t)$と置けば時間Tにおける位相は，

$$\phi_x = \int_0^T \gamma G_x(x_0 + vt)dt \qquad 12\text{-}7\text{-}2$$

ところで静止しているIC（$x = x_0$）の位相$\phi_{x(S)}$は，

$$\phi_{x(S)} = \int_0^T \gamma G_x x_0 \, dt \qquad 12\text{-}7\text{-}3$$

したがって，流速vで流れていることによる位相増加分（位相シフト）$\Delta\phi$は，

$$\Delta\phi = \int_0^T \gamma G_x vt \, dt = \frac{\gamma G_x v T^2}{2} \qquad 12\text{-}7\text{-}4$$

つまり，G_x方向に流速vで時間T流れたICは，vに比例しTの2乗に比例する位相シフトを受けるわけです．$\gamma G_x v / 2 = K$とおいて，

$$\Delta\phi = KT^2 \qquad 12\text{-}7\text{-}4'$$

Annex Q12-7

速度vでx方向に流れている原子核磁気モーメントあるいはICが，(A) $2G_x$を時間T受けた時と，(B) G_xを2T受けた時のGM（グラディエントモーメント，p.487）は同じ$2G_xT$ですが，位相シフトは同じですか？

Annex A12-7

違います（図12-7-1）．式12-7-4から，

$$(A): \Delta\phi_{(A)} = \frac{\gamma(2G_x)vT^2}{2} = \gamma G_x v T^2 = 2KT^2$$

$$(B): \Delta\phi_{(B)} = \frac{\gamma G_x v(2T)^2}{2} = 2\gamma G_x v T^2 = 4KT^2$$

磁場勾配方向に移動するICの**位相シフトは磁場勾配の強度に比例し，印加時間の2乗に比例する**からですね．GMは磁場勾配の位相シフト能力の指標（p.488）なので，GMが同じ（p.488 図10-5-1A〜Eの面積が同じ）なら，静止スピン（原子核磁気モーメント）の位相シフトは同じです．しかし，流れている移動スピンの位相シフトは必ずしも同じにならないので，磁場勾配の強さ（G_x）と印加時間Tを別々の要素として考えなければなりません．

図12-7-1　$2G_x$を時間T受けた時（A）と，G_xを2Tおよび3T受けた時（B）の位相シフト

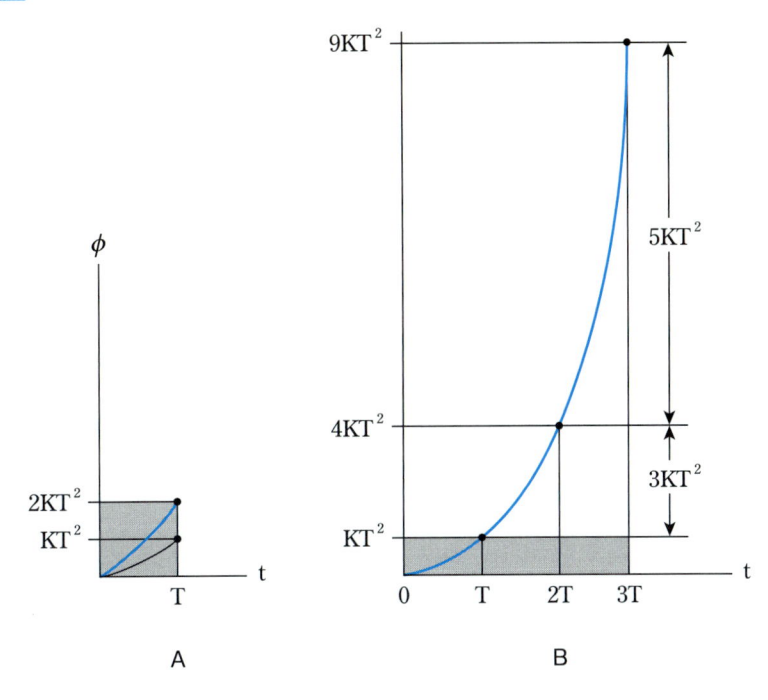

Aの黒曲線はG_xを時間T受けた時．

Annex II
Q12-7　同様に流れているICがG_xを時間2T受けた時，(C)前半のTに受ける位相シフトと，(D)後半のTに受ける位相シフトは同じですか？

Annex II
A12-7　違います（図12-7-1B）．

(C)：式12-7-4から，$\Delta\phi_{(C)} = \dfrac{\gamma G_x v T^2}{2} = KT^2$

(D)：$\Delta\phi_{(D)} = \int_T^{2T} \gamma G_x v t\, dt = \gamma G_x v[(2T)^2 - T^2]2 = \dfrac{3\gamma G_x v T^2}{2} = 3KT^2$

位相シフトは時間的に積算されていくからですね．さらに3TまでG_xを受けると2T〜3Tの間に$5KT^2$，全体（0〜3T）で$9KT^2$になります．一般化すれば，0〜nTの間にn^2KT^2の位相シフトを受け，(n−1)T〜nT間の位相シフトは$n^2KT^2 - (n-1)^2KT^2 = (2n-1)KT^2$になります．

Q12 流れのMRI ― 役者の動きを舞台に生かす ―

POINT 12-7

- G_x方向に流速vで時間T流れたICは，vに比例しTの2乗に比例する位相シフトを受ける．
- 位相シフトは磁場勾配Gに比例し，時間的に積算される．

Q 12-8 流れによる位相分散とは何ですか？

A 12-8 流れることによってボクセル内のICが異なる磁場を受けて位相が分散することです．

【GMD】位相が分散すると信号強度が低下します (p.180 Q5-12)．とはいっても，単に ^{1}H原子核磁気モーメント（あるいはIC）が移動するだけで位相が分散するわけではありません．**磁場勾配 (G) が存在する時に移動すると，ボクセル内の位相分散が生じて信号が低下します** (図12-1-2)．つまり，この位相分散はGと ^{1}H原子核磁気モーメントの移動 (motion) によるものです．したがって **gradient-motion dephasing (GMD)** と呼ぶのが適切です．

Annex Q12-8

Q12-7で流速によってICの位相がシフトすること（スピン位相効果）は理解できました．しかし，同じボクセル内のICが同じ位相シフトを受ければボクセル内の位相は分散しないはずです．位相シフトと位相分散とは別物だと思うのですが？

Annex A12-8

すばらしい質問です．私の知る範囲では，このような質問は聞いたことがないし，もちろん回答も見たことがありません．

1) 位相シフトと位相分散

位相シフト (phase shift) と位相分散 (dephasing) とは確かに別物です．まず位相シフトが流速に比例することを思い出して（式12-7-4）から，図12-8-1を見てください．G_x印加直前に各ボクセル内に3個のICがあり，各ICのx座標 (x_0) は同じとします．もちろん，実際には同じボクセル内に数え切れないほど多くのICがあり，x座標が同じとは限りません．G_xが印加されると，このx座標の差によって（たとえICが移動しなくても）位相分散が生じます（これがないと位置情報を付加できません）．しかし，ここでは流れによる位相シフトを考えているので，G_x印加直前にICが同じx座標にあるとして，x_0の違いによる位相差を排除するわけです．

Aのように各ICが異なった速度で流れていれば，時間T後にはそれぞれ異なった位相シフトを受けるので，ボクセル内の位相は分散します．Bのように反対方向に流れ

たり（負の速度），流れの角度が異なっていても同様にボクセル内の位相は分散しますね．それではCの場合はどうでしょう．3個のICはそれぞれ大きな位相シフトを受けていますが，速度が同じなので位相シフトも同じ大きさです．したがって位相シフトを受けているが，ボクセル内の位相は分散しません．したがって，このボクセルの信号は低下しません．これは栓流（p.565 Q12-2）の場合ですが，実際の血流に栓流は存在しません．

図12-8-1　ボクセル内のICの速度，位相シフトと位相分散

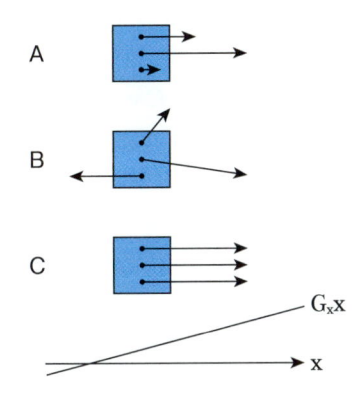

A，Bでは位相シフトと位相分散があり，Cでは位相シフトはあるが位相分散はない．

2）乱流，渦流，逆流の場合

これは**図12-8-1B**に相当しますね．定量化するのは困難です［式12-7-1の第3項（2次項）以降を考慮する必要があるので］が，図から乱流，渦流，逆流が生じると信号が低下することはおわかりでしょう．

3）層流の場合

平均流速v_{av}が大きいほど血管内腔の部位による流速差が大きくなります（**図12-2-2**）．したがってv_{av}が大きいほどボクセル内にあるICの流速差，したがって位相差，すなわち位相分散が大きくなり，**位相分散の程度は平均速度のICの位相シフトに比例**します．したがって一般的には，**流速による位相シフト（スピン位相効果）を位相分散（GMD）とみなしてよい**ことになります．

● ここまでこだわらなくてもよいのですが！

▼位相分散の程度は磁場勾配方向の平均速度に比例する

層流の血管内の任意の部位にボクセル（1辺aの立方体）を想定します（**図12-8-2**）．血管の中心線からボクセルの内側縁の距離をr_1とすれば外側縁は$r_1 + a$になります．式12-2-2から，このボクセル内の平均速度v_{av}は，

$$v_{av} = \left[\int_{r_1}^{r_1+a} v_{max}\left(1 - \frac{r^2}{R^2}\right)dr\right]/a$$

$$= v_{max}\left\{\frac{(r_1+a)^3 - r_1^3}{3R^2} - a\right\} = Cv_{max} \qquad 12\text{-}8\text{-}1$$

Cは定数．すなわち血管内の任意のボクセルの平均速度v_{av}は血管内の最高速度に比例するわけです．ボクセル内の速度差Δvは，

$$\Delta v = v_{max}\left(1 - \frac{r_1^2}{R^2}\right) - v_{max}\left[1 - \frac{(r_1+a)^2}{R^2}\right] = \frac{v_{max}(2r_1a + a^2)}{R^2}$$

$$= \frac{v_{av}(2r_1a + a^2)}{CR^2} = C'v_{av} \qquad 12\text{-}8\text{-}2$$

ボクセル内の速度差Δv，したがって位相差（速度と位相は比例するので），すなわち位相分散の程度がボクセルの最大速度v_{max}ならびに平均速度v_{av}に比例することになります．

図12-8-2　層流内の任意の位置のボクセル

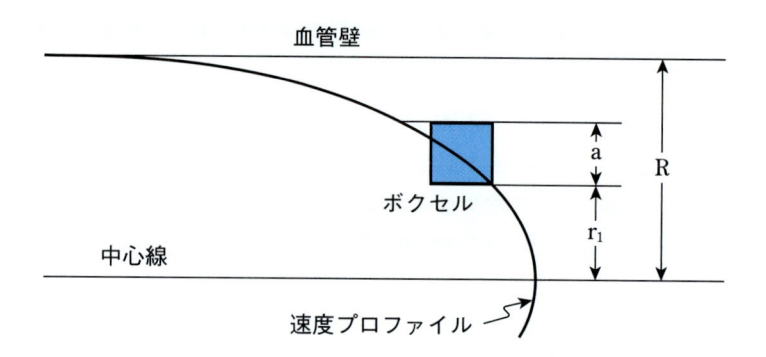

POINT 12-8

- 流れによる位相分散はGと^{1}H原子核磁気モーメントG方向への移動による [gradient-motion dephasing (GMD)]．
- 位相シフトと位相分散は別．
- 層流においては，流速による位相分散の程度は平均速度のICの位相シフトに比例するので，位相シフトを位相分散とみなしてよい．

Q 12-9 流速補正はどのようにするのでしょうか？

A 12-9 磁場勾配を追加して位相シフトを0にします．

▶▶▶ 1 静止組織の位相を相殺する

時間的に変動しないG_xを印加した時の静止ICの角周波数変化（ω_0との差）は$\gamma G_x x$なので（式4-11-2'），G_xを時間t印加した時の位相ϕは式4-11-2''のϕ_x, t_xをϕ, tに代えて，

$$\phi = \gamma G_x x t \qquad 12\text{-}9\text{-}1$$

G_xが時間的に変動する，つまり$G_x(t)$の場合には

$$\phi = \int \omega(t)\,dt \qquad 4\text{-}11\text{-}10$$

だから，

$$\phi = \gamma \int G_x(t) x \, dt \qquad 12\text{-}9\text{-}1'$$

ですが，ここでは単純にするため式12-9-1（時間的に変動しないG_x）を採用します．

図12-9-1 G_xと$-G_x$をそれぞれT印加した時の，静止IC（黒）と速度vで流れるICの位相シフトϕ（青）

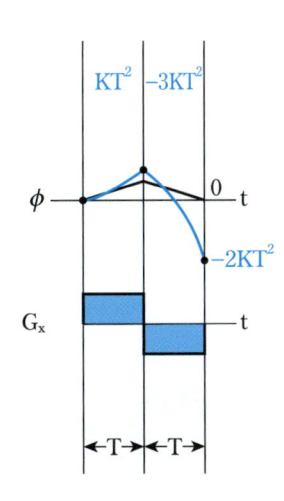

静止しているということは，xが一定なので式12-9-1からϕは$G_x(t)$の印加時間tに比例します．t = Tとして$\phi = \gamma G_x x T$ですね．これを0にするには，さらに$-G_x$をT印加すればよいことは自明です（図12-9-1）．$\phi = \gamma G_x x T + \gamma (-G_x) x T = 0$ですからね．実際に周波数エンコードのための$G_x$が図5-5-1C（p.158）のように印加されるのは，直前に付加されている負のローブが実際の周波数エンコード磁場勾配（正のローブ）を相殺して，後者の中央で位相差を0にするためでした．

▶▶▶ 2 流れによる位相シフトを相殺する

速度vで流れている場合にはG_xに続いて$-G_x$をそれぞれT印加しても位相シフトは相殺されません（図12-9-1）．$\Delta\phi = KT^2 - 3KT^2 = -2KT^2$になってしまうからです（p.583 Q12-7）．そこで$G_x(t)$の後に，$-2G_x(t)$と$G_x(t)$を加え，それぞれの印加時間をTにします．そうすると，次のように流れによる位相シフトは完全に相殺されます（図12-9-2）．

$$\Delta\phi = KT^2 - 2(3KT^2) + 5KT^2 = 0$$

つまり，G_xを**1：(−2)：1**の割合でそれぞれ同じ時間印加するとv（速度）による位相シフトは**0**になるのです．このように流れによる位相シフト（したがって信号低下）を相殺することを**FC，GMN，GMR，MAST**†などと呼びます．これらのすばらしいところは，流れているICと静止しているIC両方の位相シフトを0に戻すことができることです．磁場傾斜の正負のローブの面積が同じなら静止ICの位相シフトは0です．図12-9-2の正負のローブは確かに同じ面積ですね．

図12-9-2 G_x，$-2G_x$，$-G_x$をそれぞれT印加すると，速度vで流れるICの位相ϕ（青）は0に戻る．

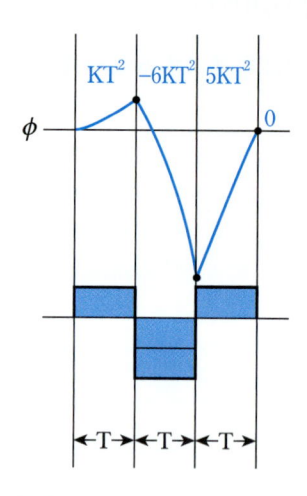

ひとくち MEMO

† FC，GMN，GMR，MAST

FC（flow compensation：流速補償）は「流れによる信号低下を補償して，元の高信号に戻す」という意味ですね．**GMN**（gradient moment nulling）は文字通り，GM（p.487 Q10-5）をnull（無）にするという意味です．なおnullの英語発音はナルで，ヌルではありません．**GMR**（gradient motion rephasing）は磁場勾配と動きによる位相分散（GMD）を再収束するという意味です．**MAST**（motion artifact suppression technique）は動きによるアーチファクトを抑制する技術という意味ですが，これは動き（流れ）による位相シフトをきちんと戻すと，動きによるゴースト像がなくなるからです（p.607 Q12-14）．本邦では一般に流速補正と呼ばれますが，決して流速を補正しているわけではなく，流速による位相シフトおよびこれに伴う信号低下を補正しているのです．

> ここまでこだわらなくてもよいのですが！

▼ v以外の要素を相殺するには

$$x = x_0 + vt + at^2 + bt^3 + ct^4 \cdots \quad \text{12-7-1}$$

のように実際の流れにはv（速度）以外の要素が関係しています．これらを考慮すると式12-7-2は次式に変わります．

$$\phi = \int \gamma G_x (x_0 + vt + at^2 + bt^3 + ct^4 \cdots) dt \quad \text{12-9-2}$$

tの2次項（at^2）による位相シフトϕ_aは，

$$\phi_a = \int_0^T \gamma G_x at^2 \, dt = \frac{\gamma G_x a T^3}{3} \quad \text{12-9-3}$$

$\gamma G_x a / 3 = J$とおいて，

$$\phi_a = JT^3 \quad \text{12-9-4}$$

つまり，G_x方向に加速度aで時間T流れたICは，aに比例しTの3乗に比例する位相シフトを受けるわけです（式12-7-4に続く文章のv→a，2乗→3乗と代えただけです）．Q12-7 Annex II（p.585）と同様に（2乗→3乗）考えて，G_xの後に$-3G_x$, $3G_x$, $-G_x$と付加すれば，$\phi = JT^3 - 3(7JT^3) + 3(19JT^3) - 37JT^3 = 0$となって，最初の$G_x$とa（加速度）による位相シフトは完全に相殺されて0になります．

というわけで，3次項による位相シフトはTの4乗，…，n次項による位相シフトはTの(n + 1)乗に比例します．これらを相殺するには，2次項，3次項と同様に考えればよいわけで，結局は二項係数に比例した強さのG_xをおのおの時間T印加すればよいことになります．つまり，

0次項（x_0：静止）	1：（−1）
1次項（v：速度）	1：（−2）：1
2次項（a：加速度）	1：（−3）：3：（−1）
3次項	1：（−4）：6：（−4）：1
4次項	1：（−5）：10：（−10）：5：（−1）
	⋮

このように理論的には，整数倍のG_xを組み合わせて，複雑な流れによる位相シフト（による信号低下）を補償できるのですが，実際にこれだけの磁場勾配を印加するとなると，撮像時間が延びるだけでなくTE延長に伴う弊害（例えば信号がT_2減衰する）が生じる割には効果が少ないということになります．というわけで，**現実にはv（1次項）の補正だけが実施されています**．

Q12-9 偶数番エコー再収束とは？

A12-9

　1つの励起パルスの後で複数のスピンエコー（SE）信号を取得することがあります．例えば，TR = 2,000msでTE = 40msのPDWI（プロトン密度強調像）とTE = 80msのT_2強調像を取得する場合です（図12-9-3）．この場合にはPDWI信号が1番目なので奇数番エコー（odd echo），T_2強調像信号が2番目なので偶数番エコー（even echo）になり，信号読み取り磁場勾配G_xは図12-9-3のように印加されます．第1エコーの中心までは$-G_x$とG_xを経験して，$\Delta\phi = -KT^2 + 3KT^2 = 2KT^2$となって流れているICの位相がシフト（したがって分散）するので，第1エコー信号は低下します．ところが，第2エコーの中心までは，さらに第1エコーの周波数エンコード磁場勾配（の正のローブ）の後半分であるG_xと第2エコーの周波数エンコード磁場勾配（の正のローブ）の前半分のG_xを経験するのですが，途中の180° RFパルスで位相が反転します．すなわち，180°パルスまでは$-KT^2 + 3KT^2 + 5KT^2 = 7KT^2$，ここで反転して$-7KT^2$，これに最後の前半分$7KT^2$が加算されて$\phi = 0$に戻ります．流速（v）による位相シフトは完全に相殺（再収束）され，vによる信号低下はありません．

図12-9-3　奇数エコー位相分散と偶数エコー再収束

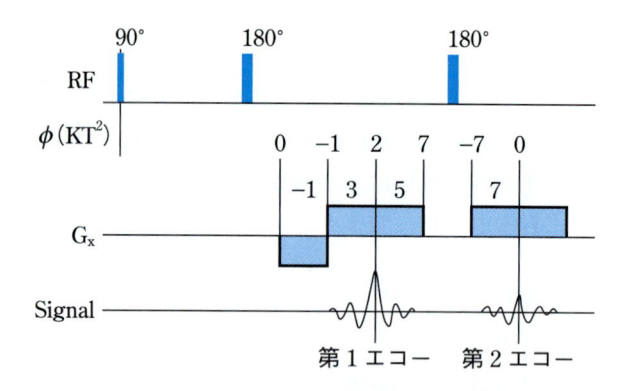

　180°パルスと周波数エンコード磁場勾配を続けて次々とエコー信号を取得しても同じことが生じ，血管内が奇数番エコーでは位相分散による低信号（**奇数番エコー位相分散：odd echo dephasing**），偶数番エコーでは再収束による高信号（**偶数番エコー再収束：even echo rephasing**）になります．ただしこれは，180°再収束パルスを使ったパルスシーケンス（SE）で，180°パルスを中心にG_xが左右対称に印加されている場合に起こります．それはG_xがかかっていない間隔も位相シフトに関係があるからです（p.598 Q12-10 Annex）．

　えっ，「なぜ第2番目以降は周波数エンコード磁場勾配に負のローブがないのか？」という質問ですね．FSE（p.226 Q6-3）と同じで，1つ前の周波数エンコード磁場勾配の後半分が負のローブとして働くからです（180°パルスが介在するから）．これですべての周波数エンコード磁場勾配の中央で静止ICの位相が0になっています．2番目以降にも負のローブを入れると静止ICの位相が0になりません．

POINT 12-9

- G_xを1：(−1)の割合でそれぞれT印加すると静止ICの位相シフトは0になる．
- G_xを1：(−2)：1の割合でそれぞれT印加すると定速で流れるICとともに静止ICの位相シフトが0になる．
- 理論的には複雑な流れによる位相シフトの補正も可能だが，現実に実施されるのはv（1次項）の補正だけ．

Q 12-10 PC-MRAは流れによる位相シフトを利用しているのですか？

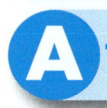

A 12-10 その通りですが，かなり複雑な操作が必要です．

▶▶▶1 差分画像

　流れによる位相シフト（スピン位相効果）は流速に比例した血管内の信号低下をもたらします．したがって，これだけではbright blood MRAにはならないし，血管内の信号強度も不均一で周囲組織とのコントラストも不十分です．そこで差分画像（subtraction image）を使います．DSA（digital subtraction angiography）で使われる手法ですね．造影剤で血管内が高濃度になった画像から，造影前の画像を差し引いて血管内だけを高濃度に描出する手法です．例えばFCを使って撮像したデータ（血管内の信号が高い）から使わないデータ（血管内の信号が低下）を差し引くなどさまざまな方法が考えられますが，なかでも双極磁場勾配による位相シフトを巧妙に利用するのが一般的なPC（phase contrast：位相コントラスト）法です．

▶▶▶2 双極磁場勾配

　図12-10-1AやBのように正負のローブが同じ一対の磁場勾配を双極磁場勾配（bipolar gradient：BPG）と呼びます．各ローブの印加時間をTとすれば，BPG（A）をx方向に印加した時にx方向に速度vで流れるICの位相シフトは式12-7-4から，

$$\Delta\phi_A = \int_0^T \gamma(-G_x vt)dt + \int_T^{2T} \gamma(G_x vt)dt = \gamma G_x vT^2 = 2KT^2 \qquad 12\text{-}10\text{-}1$$

正負のローブを入れ替えたBPG（B）を印加すると同様にして，

$$\Delta\phi_B = -2KT^2 = -\Delta\phi_A \qquad 12\text{-}10\text{-}2$$

と流れるICの位相は正負逆転します．

　一方，静止ICの位相シフトはいずれの場合にも正負のローブの面積が同じなので0です．

図12-10-1　BPG

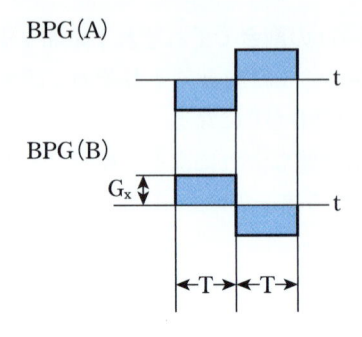

▶▶▶ 3 PC-MRA

一般に位相ϕ_sの磁化（IC）の信号S_s（大きさと位相を表しているのでベクトルになる）は式4-2-1（p.112）ならびに式4-11-1（p.143）を$\omega't = \phi_s$で置き換えて，

$$S_s = KM_0(\cos\phi_s + i\sin\phi_s) = KM_0\exp(i\phi_s) \qquad 12\text{-}10\text{-}3$$

実際に取得されるMR信号はこれがフーリエ変換されたものですが，さらに逆変換されMR画像になるのでこれでよいわけです．ϕ_sは静止ICの位相で共鳴オフセット角β（p.251 式6-7-1）に相当します．静止ICなので$\Phi_v = 0$で，Φ_GとΦ_{rf}も通常は0です．ここでΔBを0あるいは流れる（移動）ICのΦ_vに比べて無視できるとして，$\phi_s = 0$とします（原理の説明ですからご了承ください）．

　BPG（A）を印加した信号とBPG（B）を印加した信号を別々に取得します．速度vでx方向に流れているICの位相はそれぞれ$\Delta\phi_A$，$-\Delta\phi_A$，静止ICはどちらでも0です．したがって流れているICあるいはボクセルの信号（磁化）ベクトルはそれぞれ，

$$S_A = KM_0\exp(i\Delta\phi_A) \qquad 12\text{-}10\text{-}4$$

$$S_B = KM_0\exp(-i\Delta\phi_A) \qquad 12\text{-}10\text{-}5$$

cos, sinになおして差し引くと，

$$S_A - S_B = 2KM_0 \cdot i \cdot \sin(\Delta\phi_A) = 2KM_0 \cdot i \cdot \sin(\gamma G_x v T^2) \qquad 12\text{-}10\text{-}6$$

つまり，$S_A - S_B$という信号ベクトルは，余弦（cos）成分を欠くので角度θは$\pm 90°$（arctan = 0から），大きさ（強度）が$2KM_0 \cdot \sin(\Delta\phi_A)$になります（図12-10-2）．一方の静止ICの信号はA，BどちらのBPGでも同じなので差し引いた画像では0となり，血管内外のコントラストが得られます．これがPC-MRAです．このように信号強度が$\sin(\Delta\phi_A)$に比例し，$\Delta\phi_A$が流速vに比例する**PC-MRAは流速に対して定量性が高いMRA**と言えます．

　以上x方向について説明しましたが，y，z方向でも同じです．実際には血流方向は多様なので3方向にBPG（A）を印加したデータからBPG（B）を印加したデータを差し引いてPC-MRAにします．なお，最初に0とみなしたϕ_sが0でない場合には，図12-10-2のS_AとS_Bが反時計回りにϕ_s回転することになり，$S_A - S_B$は90°方向（複素平面ではiy軸）からずれてきます．

図12-10-2　S_A, S_Bと$S_A - S_B$の関係

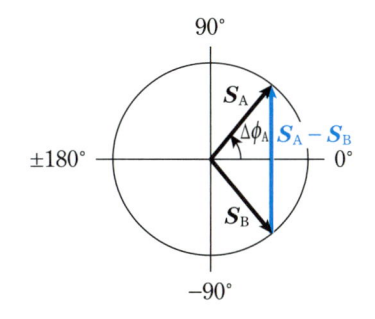

▶▶▶ 4　速度エンコード

PC-MRAの信号強度は$2KM_0 \cdot \sin(\Delta\phi_A)$なので，$\Delta\phi_A$が±90°の奇数倍で絶対値が最大になり，0°と偶数倍で最低（= 0 =血管外の信号強度）になります．$\Delta\phi_A$は流速に比例する（p.583 Q12-7）ので，このままではvが大きくなるとともに信号が周期的に上下することになってしまいます．そこでBPGの強度（G_x）と印加時間（T）を加減して流速vを0～±180°（0～±πrad）に割り当てます（0～+180°がx方向，0～-180°が-x方向の流速）．

式12-10-6から$\Delta\phi_A = \gamma G_x v T^2$なので，

$$v = \frac{\Delta\phi_A}{\gamma G_x T^2} \qquad 12\text{-}10\text{-}7$$

$\Delta\phi_A = 0$と$\pm\pi$の時は信号が0，$\Delta\phi_A = \pm\pi/2$の時は信号が最大になります．この$\Delta\phi_A = \pi$になる時のvを**VENC**（velocity encoding：速度エンコード）値あるいは単にVENCと呼びます．VENCは撮影者が自由に設定できる数値です．PC-MRAの信号はVENCの半分の流速で最大になり，両端の25％は信号が低いので，VENCの25％～75％の流速［VENC = 100cm/sに設定すると25cm/s～75cm/s］がコントラストよく描出されると考えるべきです（図12-10-3）］．ということは推定される最大流速の4/3倍にVENCを設定すればよいことになりますね．つまり**PC-MRAを使いこなすにはあらかじめ目的とする血管の流速を推定し，これに合わせてBPGの強度（G_x）と印加時間（T）を調節してVENCを設定することが必要なのです．**

図12-10-3　速度エンコード（VENC＝100cm/s）における$\Delta\phi_A$とvの関係

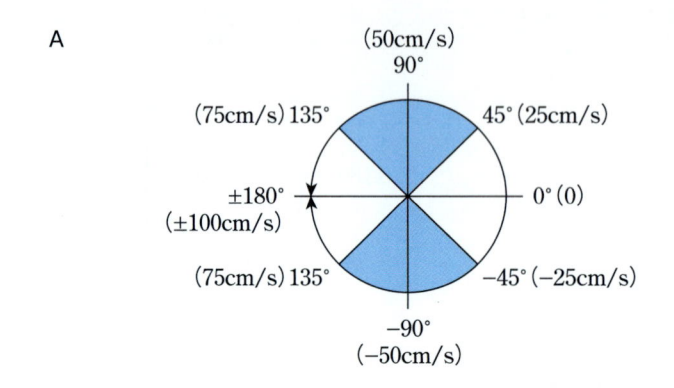

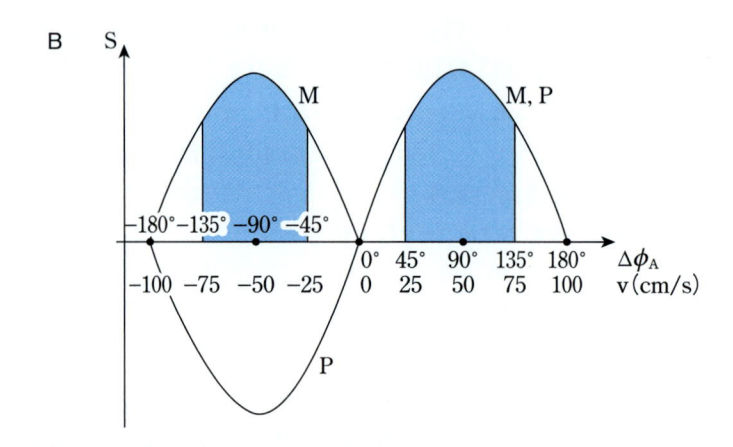

信号強度が正しく表示される範囲（−100cm/s～100cm/s，−180°～180°）とコントラスト高く描出される範囲（青）．BのMは絶対値表示，Pは逆方向の流れを負信号とした表示．

例えば，$G_x = 5$mT/m，T＝2msに設定すると，

$$v = \pi(\text{rad})/[42.6\times10^6\times2\pi(\text{radT}^{-1}\text{s}^{-1})\times0.005(\text{T/m})\times(0.002\text{s})^2]$$
$$= 0.59\text{m/s} = 59\text{cm/s}$$

で信号が0，この半分のv＝29.5cm/sで信号は最大になります．$G_x = 10$mT/mなら半分の14.7cm/sで最大信号が得られ，29.5cm/sで0になります．もちろん，実際にはVENCを設定すれば自動的にBPGの強度（G_x）と印加時間（T）をコンピュータが決めてくれます．

▶▶▶5　逆方向の扱い

正弦（sin）は奇関数なのでvが負（−x方向）なら$S_A - S_B$は負になります（式12-10-6）．そこで静止組織より低い負の信号強度を設定することができます．つまりx方向，−x方向の流れを（その速度に応じて）それぞれ高信号，低信号に表示するわけです（図12-10-3BのP）．動脈と静脈の流れの方向が反対の頸部などでは両者を区

別するのに便利です．あるいは $S_A - S_B$ の絶対値を採用して両方向の流れを高信号に描出することも可能で（図12-10-3BのM），こちらの方がコントラスト高く表示できます．

▶▶▶ 6 速度エイリアシング

流速vがVENCを超えると逆向きの低い速度とみなされてしまいます．VENC = 100cm/sなら120cm/sは216°に相当しますが，これは−36°すなわち−20cm/sと認識されます（図12-10-4）．一般化すれば，v > VENCの場合にはVENC − vの速度とみなされます．これを速度エイリアシング（velocity aliasing）あるいは**速度折り返し現象**と呼びます．もちろん位相エイリアシング（p.168 Q5-8 Annex）と同じメカニズムだからですね．

図12-10-4　速度エイリアシング

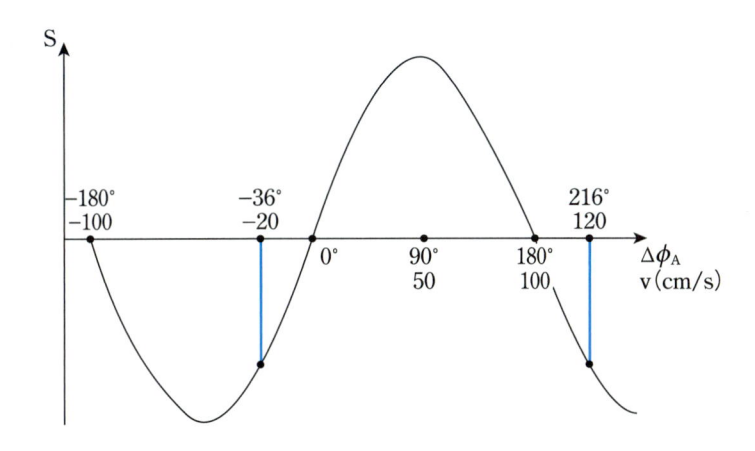

VENC = 100cm/sの時，120cm/sは−20cm/sとみなされる．

▶▶▶ 7 位相（シフト）画像

$$S_A + S_B = 2KM_0 \cdot \cos(\Delta\phi_A) = 2KM_0 \cdot \cos(\gamma G_x v T^2) \qquad 12\text{-}10\text{-}8$$

これと式12-10-6から，

$$\Delta\phi_A = \arctan\left[\frac{(S_A - S_B)}{i(S_A + S_B)}\right] \qquad 12\text{-}10\text{-}9$$

このように流速vによる位相シフト$\Delta\phi_A$が算出されるので，これを画像化する，すなわち**位相（シフト）画像**を作成することもできます．これによって血管内の流速（位相シフトに比例する）が画像化されることになります．また，負の位相シフトを示す血管内はx方向に対して逆（−x）方向に流れていることもわかります．

▶▶▶ 8 PC-MRAの特徴

① 定量性が高い
定量性があるので，血流速度（速さと方向）に関する情報が得られます．また，同じ情報を有している位相シフト画像を作成することが可能です．

② 前もって流速を推定する必要がある
VENCを適切に設定しなければ良好なMRAは得られません．逆にこれを利用して，(vが小さい)静脈あるいは(vが大きい)動脈だけを描出することが可能です．

③ 引き算が必要
対（ペア）の撮像データが必要なので，(a) 撮像時間が長くなり，(b) 体動に弱いという欠点が生まれます．

Annex Q12-10

BPGの正負のローブが連続している時(A)と，間隔がある場合(B)の位相シフトは同じですか？

Annex A12-10

静止ICでは同じですが，流れているICでは異なります．これまでは混乱を避けるために正負のローブがすべて連続しているとしてきました（図12-9-1～3, 12-10-1）．しかし実際には両者が時間的に連続しているとは限らないし，間に180°パルスが介在することもあります．連続している場合の位相シフトは式12–10–1の通り $\Delta\phi_A = \gamma G_x v T^2 = 2KT^2$ です．それでは負のローブ開始から正のローブ開始までの時間をτ，したがって正負のローブの間隔を$\tau - T$として（図12-10-5），流速vのICの位相シフトを算出しましょう．

図12-10-5　正負のローブが離れたBPG

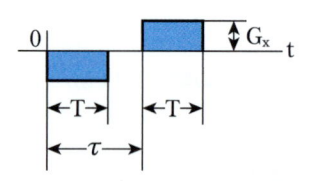

$$\Delta\phi_B = \int_0^T \gamma(-G_x)vt\,dt + \int_\tau^{\tau+T} \gamma G_x vt\,dt = \gamma G_x v\tau T = 2K\tau T \qquad 12\text{–}10\text{–}10$$

G_xが印加されていない正負のローブの間でもICはx方向に流れているから，正のローブを受ける時には間隔のない場合(A)よりx座標が大きくなり，より強い磁場を受けるからですね．とはいえ，**流速vによる位相シフトがvに比例する**という事実は変わりません．水分子の小さな変位を強調する拡散MRIでは，間隔の大きい($\tau \gg T$) BPGを使用します（p.650 Q12-22）．

POINT 12-10

- PC-MRAは流速の定量性が高い.
- PC-MRAを使いこなすには,前もって目的とする血管の流速を推定することが必要.
- 流速vがVENCを超えると逆向きの低い速度(VENC−v)の信号強度として表示される.
- PC-MRAでは位相(シフト)画像も作成でき,流速方向を表示できる.

Q 12-11 TOF-MRAとPC-MRAの血管内腔径は正確でしょうか？

A 12-11 正確ではありません.

　TOF-MRAやPC-MRAのように血管内腔が周囲組織に対して高信号に描出されるMRAを **bright blood MRA** と呼びます. bright blood MRAは血管内の血液中の水分子の ^1H 原子核からの信号によって描出されますが,その信号は流速と流れの形態によって修飾されています.そのためにbright blood MRAにおける血管内腔は実寸より小さくなります.

▶▶▶ 1 乱流,渦流,逆流,拍動流

　これらによりボクセル内のICの位相が分散して信号が低下します.このために,分岐部(例えば内外頸動脈分岐部)や狭窄部ならびに狭窄部のすぐ下流が実寸より細く描出されることがよくあります.

▶▶▶ 2 層流

　「層流が保たれていれば内腔は正しく描出される」と思いますか？ 残念ながらMRAの内腔やはり小さくなります.層流になっているということは,血管壁に接する血液の流速はほぼ0ということです(p.565 Q12-2, 図12-2-2).TOF-MRAで新しいICが流入しないということですから,TOF-MRAの基本原理である流入効果(p.569 Q12-3)が働かず,周囲組織と同様に低信号になります.PC-MRAでも遅い血流は高信号になれません(図12-10-3B).VENC(値)をきわめて小さく設定すれば遅い血流を高信号にはできますが,それでは通常の血流が高信号にならないのでMRAにはなりませんね.いずれの場合にもbright blood MRAの血管内腔は実寸より細いことになります.これは,細い血管や屈曲部で強調されます.きわめて遅い血流の割合が高いからですね.また,屈曲部には乱流,渦流が生じるのも大きな原因です.

このように**bright blood MRA**では血管内腔が原理的に細く描出されることを心得ておく必要があります．中大脳動脈水平部（M1）の遠位部分が狭窄したように見えるのは日常的に経験することです．屈曲しかつ分岐する部分ですからね．屈曲・分岐部は実際に狭窄を生じやすい部位なので診断には注意が必要です．

POINT 12-11

■bright blood MRAにおける血管内腔は実寸より小さい．

Q 12-12 空間飽和あるいは反転パルスをMRAでどのように使うのですか？

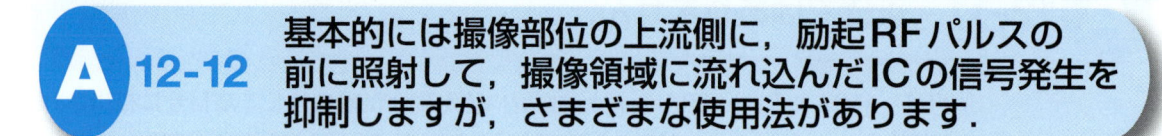

A 12-12 基本的には撮像部位の上流側に，励起RFパルスの前に照射して，撮像領域に流れ込んだICの信号発生を抑制しますが，さまざまな使用法があります．

空間飽和パルスならびに空間反転パルスをまとめて**空間抑制パルス**（spatial suppression pulse）と呼びます．

▶▶▶1 空間飽和パルス

飽和パルスは脂肪抑制にも使われました（p.313 図7-3-1）．あれは脂肪の共鳴周波数に一致した周波数選択性90°RFパルスでした．空間飽和パルス（spatial saturation pulse）は傾斜磁場と併用して特定の空間の磁化だけを飽和させて信号を抑制する**空間選択性**（**spatially selective**）**90°RFパルス**です．RFが照射される空間を選択する方法は撮像断面の選択と同じです（p.492 Q10-8）．励起パルスの前に付加される予備パルス（p.219 表6-1-1）なので**前飽和パルス**（**presaturation pulse**）とも呼ばれます．空間飽和パルス直後にスポイラー傾斜磁場を印加して横磁化の位相を分散して消失させます．横磁化が残っていると励起パルスに反応するからです．したがって，空間飽和パルスを受けると，その領域のICは励起パルスに反応できなく（信号を出せなく）なるわけです．励起パルス照射までに縦磁化が回復するのを見越して，90°より少し大きいフリップ角にすることもあります．

▶▶▶2 空間反転パルス

空間前飽和パルスを180°の反転パルス（inversion pulse）（p.279 Q6-14）にしたもので，**前反転パルス**（**preinversion pulse**）とも呼ばれます．飽和パルスと異なり，反転パルスから組織の信号が抑制されるまでに時間があるのが特徴です（null pointに達するまでの時間ですね）．つまり飽和パルスが照射直後の信号放出を抑制

するのに対して，空間反転パルスは特定の空間の磁化だけを反転させ，特定時間後（**null point**）に信号を抑制する**RF**パルスです．これを上手に利用した非造影MRAがTime-SLIP（p.615 Q12-16 Annex）です．

▶▶▶ 3　MRAでの使い方

① 不要な血管を消す

　bright blood MRAから削除したい血管の上流に照射します．例えば頸部の動脈をTOF-MRAで描出したい時に，描出したくない静脈の上流（頭側）に空間飽和パルスを照射し，撮像面に流入してきても励起パルスに反応できない（流入効果が働かない）状態にしておくことです．撮像面のすぐ近くに設定するので通常は飽和パルスを使用します．

② 目的とする血管内を黒くする

　black blood MRA（p.603 Q12-13）で使います．描出したい血管の上流に設定して，血管内をより黒く（低信号）にするわけです．撮像領域の隣に設定する場合は飽和パルスを使います（図12-12-1A）．離れた部位の場合には反転パルスを使います（図12-12-1B）が，設定位置と撮像位置の距離および流速から反転パルスのTIを適切に選ぶ必要があり，特に流速の低い血液からの信号が抑制されないことがあります．

図12-12-1　予備パルス（飽和，反転）照射時（左）と励起パルス照射直前の縦磁化の状態

A　空間飽和パルス照射時

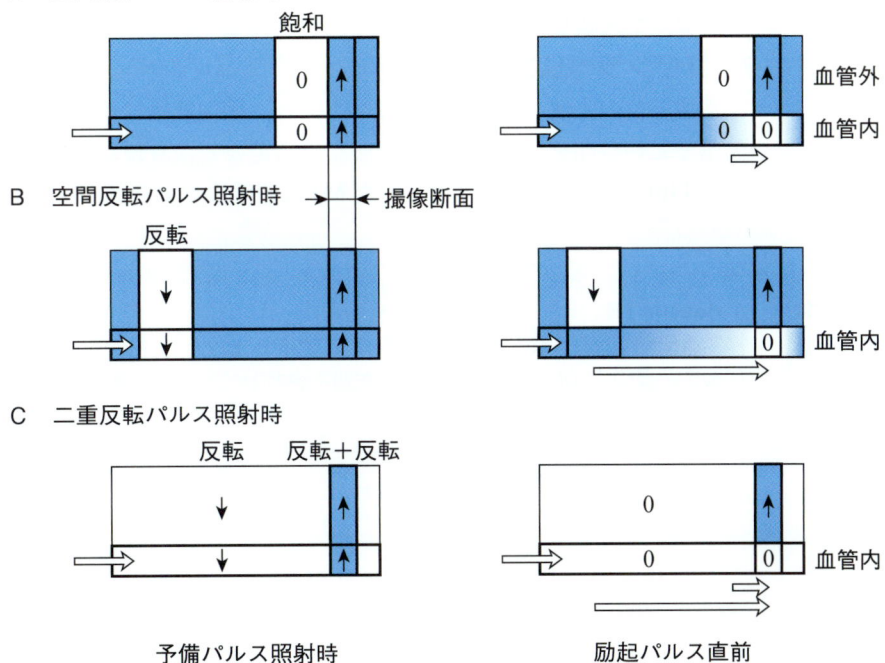

B　空間反転パルス照射時

C　二重反転パルス照射時

予備パルス照射時　　　励起パルス直前

青い部分では十分に縦磁化が回復しているが，白い部分では縦磁化が0か反転している．ここでは血管内と血管外のT$_1$を同じにしている．実際には総じて血管内のT$_1$の方が長いので，撮像断面内のコントラストが低下することはない．

③ 二重反転回復法

まず全体（撮像断面以外にも）に非選択性反転パルスを照射し，直後に撮像断面だけに選択性反転パルスを照射します（図12-12-1C左）．つまり撮像断面外の磁化は反転したままで−z方向を向いているのに，撮像断面内の磁化はz方向に戻っています．ここからTI後に励起パルスを照射して撮像を始めます（図12-12-1C右）．撮像断面内で血管外の縦磁化はこれに反応して強い信号を出します．しかし，撮像断面内の血管内の血液は撮像断面外から流入した血液に入れ替わり，その縦磁化は−zから0付近になっているので信号はほとんど発生されません．つまり，非選択性ならびに選択性反転パルスにより，血管内がほぼ無信号で血管外が高信号という強いコントラストが得られます．これは **double IR**[†] **black blood MRA** として知られている方法です．上流に空間（選択性）反転パルスを照射する方法に比べ，撮像断面外の血液全体の磁化が反転しているので，流速および方向に関係なく撮像断面内に流入した血液の信号がすべて抑制されることになります（図12-12-1C）．また，選択性反転パルスを撮像断面の反対側（無信号に描出したい動脈の下流側）に広げることにより，反対方向に流れる遅い流れの静脈を高信号にして区別することもできます（図12-12-2）．選択性反転パルスを受けた静脈血の磁化は血管外と同様にz方向を向いているので，撮像断面に流入した時には強い信号を出せるわけですね．

ただしdouble IR black blood MRAは，断層面内へ流入/流出するICを対象としているため，撮像断面および撮像範囲が限定され撮像面内の血管描出や厚いスラブ（3D）撮影が苦手，血管内の低信号が反転時間に依存する，そして撮像時間が長いという弱点を内蔵しています．

④ スピンラベリング

撮像部位の上流に反転パルスを印加して，撮像範囲に流入してくるスピン（IC）に無信号という印をつける方法で，血流量測定などにも使われます（p.639 Q12-21）．またTime-SLIPはこれを利用したMRAの手法です（p.615 Q12-16 Annex）．

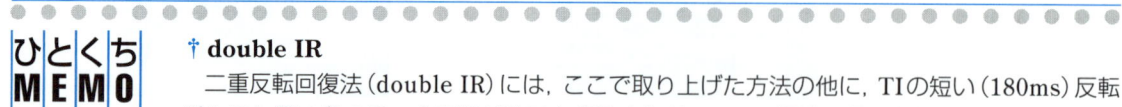

ひとくちMEMO

† double IR
　二重反転回復法（double IR）には，ここで取り上げた方法の他に，TIの短い（180ms）反転パルスと長い（2,000ms）反転パルスを組み合わせて2つの組織の信号を抑制するシーケンスがあります（p.287 Q6-15-3）．

図12-12-2　空間選択性反転パルスを動脈の下流側に広げると，反対方向に流れる遅い静脈はblack bloodにならないので動脈と区別される．

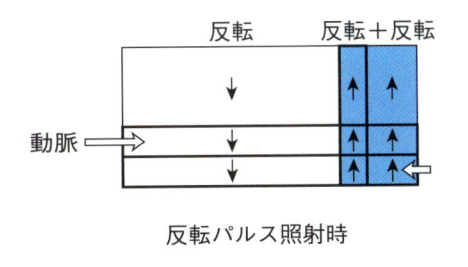

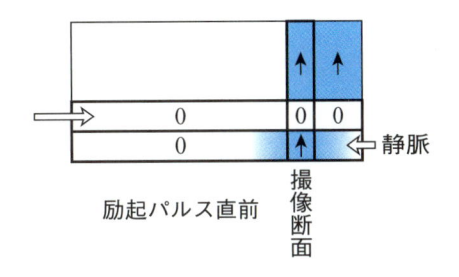

POINT 12-12

■空間飽和パルスは特定の空間の磁化だけを飽和させる．
■空間反転パルスは特定の空間の磁化だけを反転させ，特定時間後に信号を抑制する．

Q 12-13　black blood MRAもTOF効果を利用しているのですか？

A 12-13　TOF効果の高速度信号損失および空間抑制パルスを利用する方法と流れによる位相分散を利用する方法があります．

▶▶▶ 1　高速度信号損失/空間抑制パルスを使うblack blood MRA

TOF効果には，高信号になる流入効果（inflow effect：FRE）と低信号になる高速度信号損失（high velocity signal loss）があり（p.569 Q12-3），前者を利用したMRAをTOF-MRAと一般的に呼んでいました（p.575 Q12-5）．**black blood MRA**[†]のひとつは後者の高速度信号損失を基本原理としています．したがって，bright blood MRI[†]とは異なりSEシーケンスが基本になります．

高速度信号消失は$v > 2d/TE$の条件で得られるので（p.569 Q12-3），スライス厚dが小さいほど，エコー時間TEが大きいほど遅い血流も低信号として描出されるわけです．ただしTEが長くなると周囲組織の信号が低下して血管内腔とのコントラストが低下し，体動によるアーチファクトも大きくなるので好ましくありません．したがって，$d = 1〜2mm$，$TE = 20ms$程度の2D-SEシーケンスが一般的です．$d = 1〜2mm$なら$v > 0.2〜0.4cm/20ms = 10〜20cm/s$以上の流速がある血管なら十分に対象になりますね．表12-2-2からほとんどの主動脈はこの対象になります．また，遅い血流のflow voidをより確実にするために上流に空間飽和あるいは反転パルスを

照射してから信号を取得します．さらに血管内を無信号にするために二重反転パルスを使い，2D-FSEと組み合わせて1スライスを17〜20秒程度で撮影できるdouble IR black blood MRA (DIR black blood MRA, p.601) として使われています．

ひとくちMEMO

† **bright blood / black blood MRA**

血管内腔が周囲組織に対して高信号になるのがbright blood MRA，低信号になるのがblack blood MRA[1]ですが，両者は根本的な撮像原理が異なり，アーチファクトや画像も異なります．画像上の白黒は簡単に反転されるので，表示された画像の血管が白くバックグラウンドが黒くても必ずしもbright blood MRAとは限りません．ご注意を！

Annex Q12-13 GREではblack blood MRAにはならないのですか？

Annex A12-13 GREによるblack blood MRAも可能です．空間抑制パルスを使って，流入してくる血液を前もって信号を出せない状態にしておけば，流入効果は働きませんからね．GREによるblack blood MRAはbright blood MRAの弱点（血管内腔が実寸より小さく描出されやすい）とSEによるblack blood MRAの弱点（撮像時間が長いので体動に弱い）を克服する目的で開発されました．Edelmanらは二重反転回復（DIR）法（Q12-12-3-③）と高速segmented FISP (TR/TE/TI：8/5/475ms, FA：2〜68°漸増）を組み合わせて撮像時間15秒/スライスで良好な画像を得ています[2]．また次に述べるMSDE法でもGREが使われます．

▶▶▶ 2 流れによる位相分散を使うblack blood MRA

① MSDE

DIR black blood MRAが内蔵する弱点（p.602）を克服するべく開発されたのがMSDE (motion-sensitized driven-equilibrium) です[3]．MSDEは血管内の血液の流れによる位相分散（GMD）(p.586 Q12-8) を基本原理とし，血管内外の差を際立たせるためにBPG (p.593 Q12-10-2) を使います．これで静止組織のICの位相を戻し，血管内ICの位相を分散させてblack bloodにするわけです．BPGはPC-MRAや拡散MRIで使用するものと基本的には同じですが，VENCを低く［PC-MRAとしてはGM (p.487 Q10-5) を大きく，拡散MRIとしてはb値＝3〜10s/mm^{2}と小さく］設定します．BPGの方向は自由に選択可能ですが，3方向(x, y, z)に印加するのが一般的です．MSDEの特徴は，BPGを予備パルスに組み込んでいることです（図12-13-1A）．

90°(x)-180°(y)-90°(-x)のRF連鎖の間にBPGを印加します．BPGのローブが2つとも上向きなのは180°パルスが介在しているからです．90°(x)パルスによって静止組織の磁化はy'軸上に倒され，分散したICの位相は180°(y)パルスによってy'軸上に戻され，さらに90°(-x)パルスで磁化はz軸に強制的に戻されます［ここがDE (p.295 ひとくちMEMO) なのです］．そして最後のスポイラー傾斜磁場によって横磁化を0にして，熱平衡状態に戻った縦磁化が次の励起パルスに備えて信号を出そうと待ち構えています．

このように静止組織のICの位相はBPGによって元に戻りますが，流れているICはBPGによる位相分散でバラバラになり，励起パルスに反応できません(p.589 Q12-9)．このあとは3D-FGRE(TFE)，3D-FSE(TSE)，3D-balanced SSFP(BFFE)などの高速信号取得モジュールが続いて1スライスあたり9秒程度とDIR black blood MRAの約1/2の時間で撮像できます．またMSDEは，撮像面内へ流入/流出するICを対象とするTOF効果や空間抑制パルスに無関係で，流れによる位相分散を基本原理としているので，撮像面内の血管や厚いスラブ方向に流れる血管の描出も明瞭に描出され，造影**T1強調像**でも血管内が低信号になり，病変と区別しやすいという特徴があります[4]（図12-13-2）．

② iMSDE

iはimprovedでMSDEの改良バージョンです[5]．180°(y)のあとに180°(-y)を加えて，RF磁場や静磁場の不均一性に対処しています（図12-13-1B）．180°パルスが正確に180°でなくても問題ないようにしているわけです(p.141 図4-9-3参照)．また，BPGの方向（図では上下）を交互にし，さらに90°(x)パルスの前にも加えているのは渦電流(p.484 Q10-4)を相殺して，その影響を抑制するためです．

図12-13-1　MSDE(A)とiMSDE(B)の予備パルス

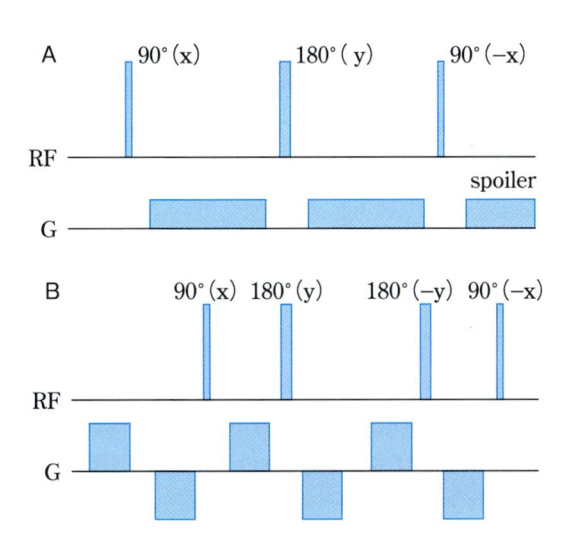

Q12 流れのMRI ── 役者の動きを舞台に生かす ──

図12-13-2　MSDEによる右総頸動脈のblack blood MRA

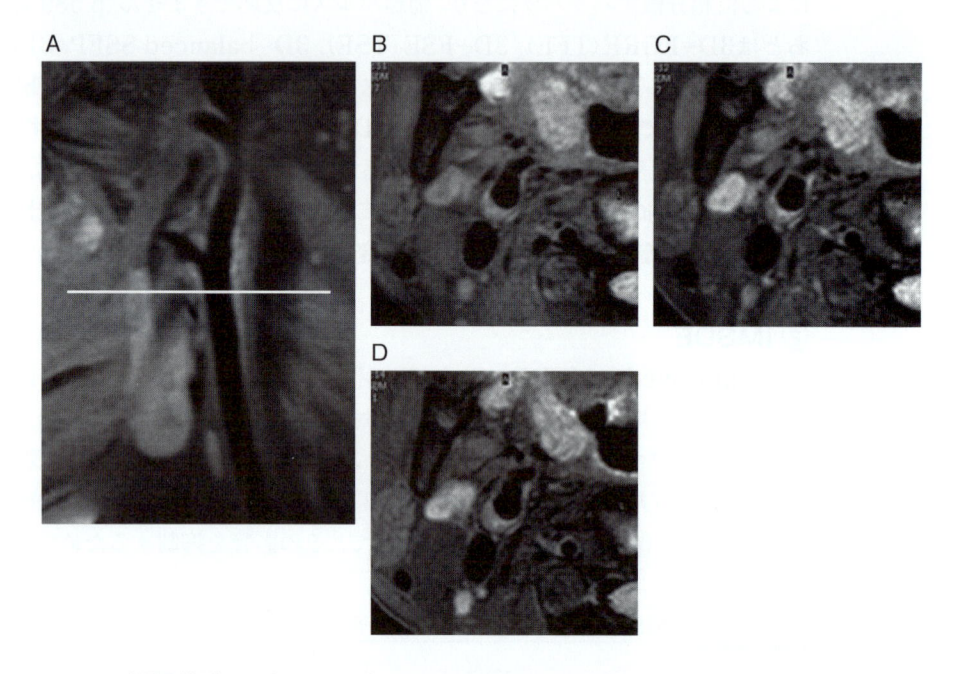

A：総頸動脈に平行なin-plane 2D-MSDE-TSE像．白線はB〜Dに示す横断像レベル．
B〜D：3D-MSDE-TFE．B：T_1強調横断像，C：T_2強調横断像，D：造影T_1強調横断像．
（画像提供：東北大学病院放射線診断科 大田英揮先生）

▶▶▶3　black blood MRAの特徴

　流速や流れの形態（乱流や渦流など）による位相分散，空間信号抑制，高速度信号損失などのflow voidがすべて血管内腔の信号低下に役立つので，**bright blood MRA**と比べて**black blood MRA**は血管内径をより正確に描出します．ただしblack blood MRAでは「流れ」以外の低信号（石灰化，骨皮質，気体）が血管内腔と紛らわしいことがあるので注意が必要です．

POINT 12-13

- ■black blood MRAは高速度信号消失／空間抑制パルスや流れによる位相分散で血管内を無信号にする．
- ■bright blood MRAと比べてblack blood MRAは血管内径をより正確に描出する．
- ■black blood MRAでは，石灰化，骨皮質，気体が血管内腔と紛らわしいことがある．

■参考文献
1) Edelman RR, et al: Extracranial carotid arteries: Evaluation with "black blood" MR angiography. Radiology 177: 45–50, 1990.
2) Edelman RR, et al: Fast selective black blood MR imaging. Radiology 181: 655–660, 1991.
3) Wang J, et al: Improved suppression of plaque-mimicking artifacts in black-blood carotid atherosclerosis imaging using a multislice motion-sensitized driven-equilibrium (MSDE) turbo spin-echo (TSE) sequence. Magn Reson Med 58: 973–981, 2007.
4) Nagao E, et al: 3D turbo spin-echo sequence with motion-sensitized driven-equilibrium preparation for detection of brain metastases on 3T MR imaging. AJNR 32: 664–670, 2011.
5) Wang J, et al: Enhanced image quality in black-blood MRI using the improved motion-sensitized driven-equilibrium (iMSDE) sequence. J Magn Reson Imaging 31: 1256–1263, 2010.

Q12-14 流速によるゴーストはなぜ位相エンコード方向に現れるのですか？

A12-14 どの方向に流れても位相シフトが生じるのと，位相エンコードに要する時間が長いためです．

このようなアーチファクト（図12-14-1）は血管内のみならず，動いているICすべてから生じるので，一般に動きのアーチファクト（**motion artifact**）と呼ばれています．

図12-14-1　血流によるゴースト（→）

A　大動脈 [造影GRE-T_1強調像（TR/TE/FA 170/4.2ms/90°, ダイナミックMRI動脈相）]

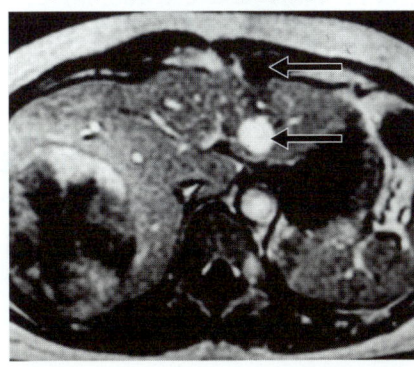

B　横静脈洞 [SE-T_1強調冠状断像（TR/TE 500/20ms）]

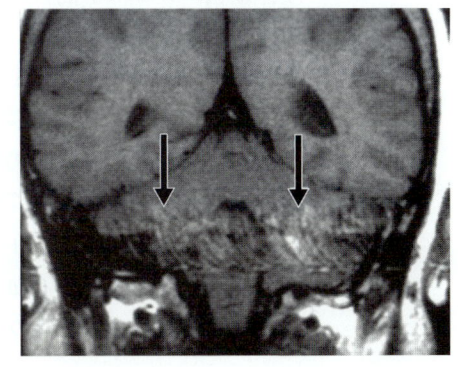

▶▶▶1　位相シフト

式12-7-2, 12-9-2の通り，流れによる位相シフト$\Delta\phi$は流れの方向の磁場勾配（強度）Gに比例します．さらに定速流ならvとGの印加時間Tの2乗に比例し，2次

（加速度）項以降が存在するときわめて複雑化します．いずれにしても，3方向のGが不可欠なMRIではどの方向に移動しても位相シフトを受け，異なった位相としてエンコードされます．つまり位相シフト分だけ本来の位置から位相エンコード方向に位置（y座標：2Dの場合）がシフトして表示されるわけです．

▶▶▶ 2　周波数エンコードの時間

周波数エンコードに要する時間（k空間の1行のデータを収集する時間）は信号収集（サンプリング）時間T_s，つまり信号読み取り磁場勾配（G_{RO}）の正のローブが印加されている時間で，ミリ秒のオーダーです．これはきわめて短時間なので，この間の動きは実質的にフリーズされているといえます．例えば$T_s = 4ms$で周波数エンコード方向のサンプリング数を256とすれば，サンプリング間隔$\Delta T_s = 4/256$（ms）ですね．隣の信号を収集するまで（ΔT_s）にボクセル1つ分（ここでは1mmとします）動くと隣のボクセルと誤認されます．そのための速度は$1mm/(4ms/256) = 64mm/ms = 64m/s$．こんなに速く流れる血液はもちろん，体動もありません．

▶▶▶ 3　位相エンコードの時間

位相エンコードに要する時間（k空間の1列のデータを収集する時間）はすべてのデータの撮像時間（acquisition time：AT）になります．1列のデータはすべての行のデータを収集しないと完成しないからですね（p.159 Q5–6）．

$$AT = N_y \cdot TR \cdot NSA \qquad 12\text{--}14\text{--}1$$

NSAは加算回数（NEXと誤って呼ばれることもある），N_yは位相エンコードステップ数（k空間の行数）です．加算する時は同じ強さのG_{PE}で加算回数分の信号を取得する（k空間の同じ行を繰り返す）ので，次の行に移るまでの時間が$TR \cdot NSA$になり，すべての位相エンコードにはそのN_y倍の時間が必要になるわけです．したがって，周波数エンコードに要する時間と比較して桁違いに長いわけです．例えば$TR = 400ms$，$N_y = 256$，$NSA = 1$のSE–T_1強調像を撮像する場合，AT=102秒になります．位相エンコード間の時間差は$TR \cdot NSA$（ここでは400ms）で，この間に隣のボクセルとの位相差だけ流れによって位相シフトが生まれると，位相エンコード方向に1ボクセルずれて認識されます．ボクセル間の位相差はG_{PE}の強度によって異なります（G_{PE}が毎回異ならないと位相エンコードになりません）が，例えば，$G_{PE} = 10mT/m$，G_{PE}の印加時間$T = 2ms$の場合にG_{PE}方向に速度1cm/sで流れると式12–7–4から，$\Delta\phi = \gamma G_{PE} v T^2/2 = 0.017\pi$（rad）$≒ 3°$となり，こんなに遅い動きでも十分位相エンコード方向の位置ずれが生じることがわかります．$TR \cdot NSA$の間にはさらに$\Delta\phi$は大きくなります．実際に動く方向にかかわらず，2D，3Dのフーリエ変換法は位相シフトにはきわめて敏感なのです．

▶▶▶ 4　不規則な動き

とはいっても，N_y個の位相エンコードデータのうちどれか1個の収集時に動きによる位相シフトが生じたというくらいでは，はっきりした画像上のゴースト像にはならず，ボケや打ち切りアーチファクトに似た縞状のアーチファクトになるだけです．

▶▶▶ 5 周期的な動き

心拍（による流速の変化）や呼吸のように周期的な動きの場合に図12-14-1のようなゴーストを生じます．このゴーストの間隔D（単位はボクセル数）は撮像時間（AT=位相エンコードに必要な時間）に比例し，動きの周期T_Pに反比例します（図12-14-2）．

$$D = \frac{AT}{T_P} = N_y \cdot TR \cdot \frac{NSA}{T_P} \qquad 12\text{-}14\text{-}2$$

周期T_Pが長いということは同じ距離を移動する時間が長いということ，つまり速度が低い→位相シフトが少ない→Dが小さいとなるわけです．拍動性のほとんどない静脈では周期がきわめて長いことになるので，Dはきわめて小さくなりほぼ連続的なゴーストになります（図12-14-1B）．大動脈の血流周期は心拍と同じなので1秒として，図12-14-1AのDを算出すると，D = 128 × 0.17 × 1/1 = 22ボクセルとなり，FOV_y = 200mmなのでy方向のボクセル径は200/128 = 1.56mm，したがってD = 22 × 1.56 = 34.3mmになります．

図12-14-2　ゴースト間距離Dは動きの周期に反比例する

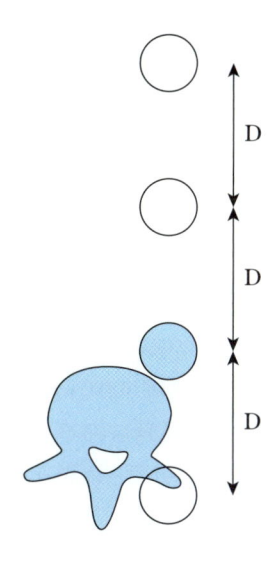

▶▶▶ 6 動きによるアーチファクトを軽減するには

① 動きを抑える

呼吸停止下に撮像する，患者に動かないよう指示するなどですが，もちろん血流を止めるわけにはいきません．また撮像時間を短くすると体動にはきわめて有効ですが，血流ゴーストが多数出現して目立ちます（Dが短くなるから）．

② 空間抑制RFパルス

血管の上流に照射して血管内を無信号にします（p.600 Q12-12）．

③ 撮像時間（AT）を長くする

DをFOVより長くして血流ゴーストを画像外に押し出します．ただし，体動によるアーチファクトは増えます．

④ 流速補正

これによって流速による位相シフトをなくします（p.589 Q12-9）．

⑤ 心拍同期法と呼吸同期法

これにより実質的に心臓の動き，動脈血流や呼吸運動をフリーズします（p.611 Q12-15）．

⑥ encode swapping

ゴーストをなくすわけではありませんが，周波数と位相エンコード方向を交換して（p.156 Q5-4-3），ゴーストの出る部位を関心領域から外します．

⑦ 血流方向に位相エンコード方向を合わせる

一般に位相エンコード（G_{PE}）方向の動きは，周波数（G_{RO}）ならびにスライス選択（G_{SS}）方向の動きに比較して目立ちません．これは，G_{RO}とG_{SS}はすべての信号取得において強度と印加時間が同じなのに対して，k空間の行によってG_{PE}の強度が変化することに起因します．低波数成分（k空間の中央付近の行）の信号を取得する時のG_{PE}は0，あるいはきわめて小さい（というよりG_{PE}＝0だから中央の行になる）ので，この時の（G_{PE}）方向への流れ（動き）による位相シフト，したがって位相分散（信号低下）もミニマムになるわけです．この中央行付近の信号が画像全体の信号強度を実質的に決めるので，G_{PE}方向の動きは大きなアーチファクトになりません．これはFBI（p.613 Q12-16）や造影MRI（p.619 Q12-17）でも利用されています．

Annex Q12-14

図12-10-1Aで大動脈ゴーストが高信号のものと低信号のものがあるのはなぜですか？

Annex A12-14

大動脈の流れによりシフトした位相とゴーストが現れる部位の本来の画像の信号の位相が同位相であれば高信号，逆位相であれば低信号になります．また動いている構造（例えば大動脈内）の信号が高いほどゴーストも目立ちます．例えばSEでは大動脈内はflow voidにより低信号なのでゴーストは目立ちませんが，GREでは大動脈内が流入効果により高信号なので，造影するとさらに高信号になるのでゴーストもより目立ちます（図12-14-1A）．

POINT 12-14

- どの方向に動いても位相シフトを受け，位相エンコード方向にずれて表示される．
- ゴーストの間隔Dは撮像時間に比例し，動きの周期T_Pに反比例する．
- 位相エンコード（G_{PE}）方向の動きは大きなアーチファクトにはならない．

Q 12-15 拡張期偽同期とは何ですか？

A 12-15 信号収集期が心拡張期に一致してSEでも大動脈内腔が高信号になることです．

▶▶▶ 1 拡張期偽同期

心収縮期には大動脈内は高速の拍動流で，SEでは高速度信号損失と乱流・渦流，加速度による位相分散で低信号になります．また，GREでもこれらの位相分散で部分的に低信号になりやすい傾向があります．これに対して拡張期には大動脈内の流速はほぼ0になります．通常の撮像では信号が心周期に関係なく収集されるので，さまざまな流速の信号が混ざっています．ところがTRが心拍周期の倍数に偶然一致すると，各信号の収集時間が拡張期に一致することがあります．心周期は一般に1秒程度なのでTRが2秒程度のT_2強調像で見られます（TR = 1sでもよいわけですが，あまり使われないTRですね）．そうすると停止している血液のT_2強調像を撮像することになり大動脈内が高信号になります．これは心拍同期と同じことになるので**拡張期偽同期（diastolic pseudogating）**と呼ばれているわけです．

▶▶▶ 2 心拍同期法

心電図や脈圧測定器を使って特定の心拍期（収縮期や拡張末期などの心拍時相）のみに信号を収集する方法を**心拍同期法（cardiac gating[†]）**と呼びます．通常はR波からの時間（ミリ秒）で心拍時相を決めます．連続した各心拍時相の画像を経時的に表示すれば動画（**シネMRI**）になり，心機能を評価することができます．撮像時間が短いほど細かい間隔（多くの時相）で撮像でき，滑らかな動画になります．例えば100msで撮像できれば心周期1秒なら10時相/1周期になり十分なシネになります．しかし，TR = 3msのbalanced SSFP（p.264 Q6-11）で位相エンコード数（k空間の行数）128で撮像しても，1時相あたり3ms×128 = 384msを要します．

このような場合には，k空間をいくつかのセグメントに分割して信号収集します（**k空間分割法 k-space segmentation**という）．例えば4セグメントに分割して各セグメントで32行の信号を取得します（図12-15-1）．そうすると，各セグメントの収集に必要な時間は3ms×32 = 96msになりますね．1拍目のR波から0ms〜100msの間（時相1）にk空間の1〜32行，2拍目の同じ時相に33〜64行，3拍目に65〜96行，4拍目97〜128行の信号を取得します．これで時相1の画像のk空間がすべて埋まりました．続いて100〜200msに時相2の画像のk空間を同様に埋めます．このようにして1心拍中に100ms間隔で時相1〜10の32行ずつを次々に取得すると，撮像に必要な時間は4心拍になりますが，10時相/1周期の高時間分解能シネMRIが得られます．

Q12 流れのMRI ― 役者の動きを舞台に生かす ―

図12-15-1　k空間分割法（segmented k-space）

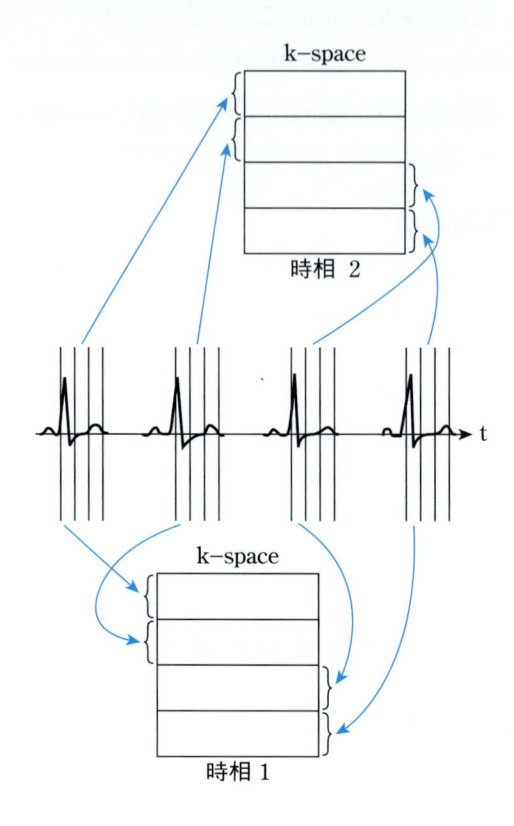

ひとくちMEMO

† gating

　名詞形はもちろんgate（門）です．これから動詞としては，多数の群れ（群集）から特定のgate（門）に入る馬（人）を選択する，連続した周波数から特定の周波数帯（バンド幅）を選択する，あるいは連続する信号から特定の時間間隔の部分を選び出すという意味になります．その動名詞がgatingですね．

POINT 12-15

■ 心収縮期には大動脈内はSEで低信号，拡張期には高信号．

Q 12-16　FBIはbright blood MRAのひとつですか？

A 12-16　FBI[†1]（fresh blood imaging）は収縮期と拡張期の信号強度差を利用した非造影bright blood MRAです．

　心拍同期部分フーリエFSE信号の拡張期（diastole）[†2]と収縮期（systole）[†2]の3Dデータを冠状断（FOV 38×38cm）ベースで取得し，拡張期像，収縮期像および両者の差分画像を得る方法[1)]で，胸腹部や四肢のbright blood MRAとして有用です．

　つまり，拡張期には動静脈ともに血流が遅いため高信号に（図12-16-1, 2A），収縮期には大きな流速，拍動流，乱流などにより動脈のみ信号が低下する（図12-16-1, 2B）ので，両者の差分画像が動脈だけを高信号に描出します（図12-16-1, 2C）．

図12-16-1　FBIの原理

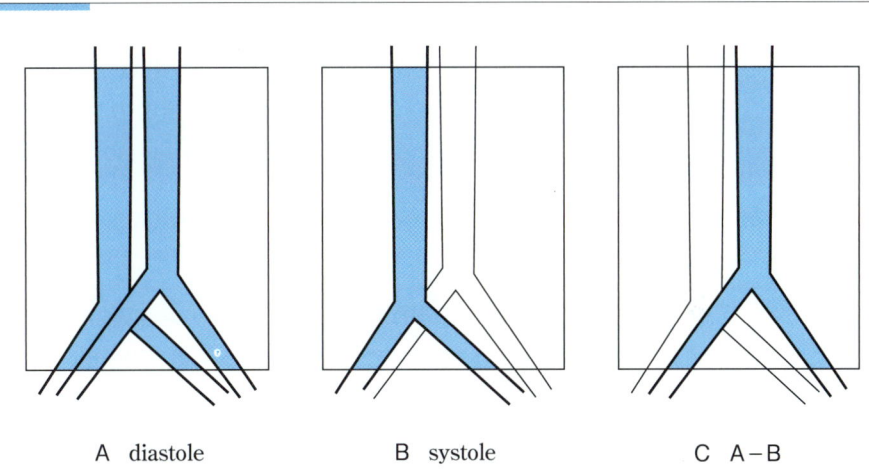

A　diastole　　B　systole　　C　A−B

A：拡張期には動静脈ともに血流が遅いため高信号（青），B：収縮期には動脈のみ低信号，C：両者の差分画像（A−B）が動脈だけを高信号（青）に描出．

図12-16-2　FBIの例

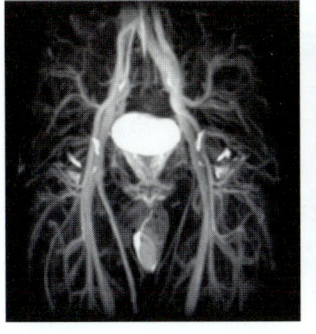

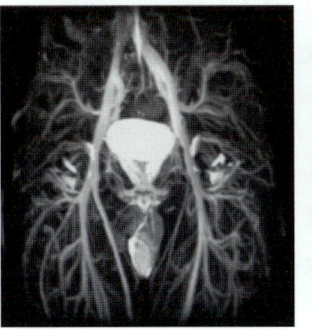

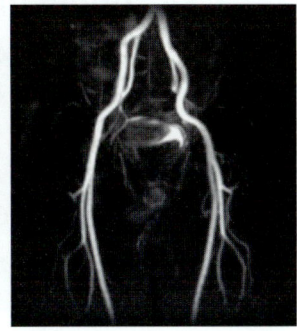

A　拡張期MRA　　B　収縮期MRA　　C　差分MRA

Q12 流れのMRI ― 役者の動きを舞台に生かす ―

ひとくちMEMO

†1 **FBI**
一般には米国の連邦捜査局（Federal Bureau of Investigation）として知られていますね．

†2 **systole & diastole**
心臓の収縮（期）と拡張（期）という意味ですが，きちんと発音できる人が案外少ない用語です．シストウリ，ダイアストウリといずれも最後のeを発音し，syとaにアクセントがあります．シストール，ディアストールではありません．

▶▶▶ 1 部分フーリエFSE

SEで最も信号収集が速い部分フーリエFSE（p.195 Q5-14 Annex, p.229 Q6-3-4）を使い，centric orderでk空間の低波数成分から信号を取得します．位相エンコード方向のマトリクス256で，k空間の半分（128行）と残り半分のうち低波数成分12行（補正のため），計140行の信号を取得します．実効TE（k空間の中心行取得時のTE）60ms（胸部大動脈では30ms）から128行をESp（エコー間隔）5msで取得するので，5ms×128＝640ms，これと60msを加えて700msで1スライス分のk空間が埋まります．これが心拍同期のゲートになります（補正の12行を実効TEの前に取得すれば取得時間は延びません）．k空間を2分割すればゲートは半分になりますね．それでもゲートとしては長いように感じますが，画像のコントラストは低波数成分（特にk空間の中心行）で決まるので，実質的には中心行の信号を取得する時間が心拍同期の時相（心拍期）になります．

▶▶▶ 2 ECG-Prep Scan

適切な拡張期と収縮期信号の取得時相（ゲート）を決めるために，心電図同期で2Dのプレスキャンを施行します．ここではR波から0, 100ms, 200ms … と100msずつずらして1スライスずつ撮像します．各スライスの撮像パラメータは本スキャンと基本的に同じです．これらから最適の拡張期（動静脈が最も高信号に描出されている時相）と収縮期（動脈が低信号の時相）が決定され，本スキャンの心拍同期の時相（ゲート）になります．

▶▶▶ 3 脂肪抑制

バックグラウンド信号抑制のためにSTIR（1.5TでTI＝190ms）を使います．

▶▶▶ 4 bright blood

① 冠状断と部分フーリエFSEによる高速度信号損失軽減

FBIでは基本的にone shotの部分フーリエFSE（FACE）を使用し，TRは実質的に次のスライスを撮像するまでの4心拍（約4s）です．励起パルスは1スライスの撮像に1回しか使われないので，撮像断面内の血液は常にfreshな状態（p.569 図12-3-1のIC$_b$）にあり，また，体幹部を冠状断（基本的に血流方向に平行）で撮像するので，図12-3-2（p.571）のdはFOV$_y$となって実質的な2d/TE＞1,000cm/sになり，高速度信号損失は軽度です．

② 短いESp

　流れによる位相分散（低信号）を防ぐ必要があります．そのために，SEでは最も撮像時間の短い部分フーリエFSEを使い，ESpを5msときわめて短くし（式12-10-10のτとTが小さくなる），さらに心拍同期しています．

③ 血流と位相エンコード方向の一致

　冠状断で上下（頭尾）方向に位相エンコードする（患者の左右に周波数エンコード）ことで2つの利点が生まれます．まず，これによって基本的に血流方向と位相エンコード方向が同じになり，流れによる位相分散のほとんどが位相エンコード磁場勾配G_{PE}方向の血流によることになります．ところが，コントラストを決める低波数成分はG_{PE}が小さい（中心行は$G_{PE}=0$）状態で取得されるので，位相シフト（したがって分散，信号低下）は最小になります（p.610 Q12-14-6-⑦）．位相シフトはGに比例するからです（p.583 Q12-7）．逆に言えば左右，腹背方向の血管の描出がやや苦手ということになります．

　次に，FSEでは位相エンコード方向にボケ（blurring）が生じます（p.231 Q6-3 Annex）．つまり，各ボクセル内にとどまるべき信号の一部が位相エンコード方向に流れ出しているわけです．FBIではこの欠点を逆に利点に転換します．つまり，冠状断で撮像することによって，基本的に血管の長軸が位相エンコード方向になるためこの「流れ出した」信号が血管内の信号増強に寄与しているのです．

▶▶▶ 5　収縮期の信号低下

　収縮期には大きな流速，拍動流，乱流などにより大動脈や腸骨動脈の信号低下が顕著で，信号低下の少ない静脈とのコントラストが生まれます．しかし，末梢動脈（例えば四肢動脈）では拍動は弱く層流に近くなるので収縮期でも静脈とのコントラストがつき難くなります．そこで末梢血管のFBIでは，読み取り磁場勾配（G_{RO}）を前後に延長して[2]，動静脈の流速差による位相シフト差，したがって信号強度コントラストを強調します．これをflow spoiled FBI（FS-FBI）と呼んで従来のFBIと区別することもあります．

▶▶▶ 6　重みづけ差分画像

　これで拡張期画像A（動脈と静脈が高信号；図12-16-1A, 2A）と収縮期画像B（基本的に静脈が高信号で動脈は低信号；図12-16-1B, 2B）とが得られるわけですが，動脈だけの画像（MR arteriography）を得るために，差分画像（subtraction image，図12-16-1C, 2C）を作成します．ここでA，Bに重みづけをして差し引き（weighted subtraction）します（例えばA－1.5B）．これは一般に収縮期には拡張期に比べて静脈の信号も低下するので，そのまま差し引くと（A－B），静脈の信号が残るからです．

Annex Q12-16　Time-SLIPも非造影MRAなのですか？

Annex A12-16

　FBIとともに本邦（東芝メディカルシステムズ）で開発された非造影bright blood MRAです．

Time-SLIPは，空間選択性反転パルス（p.600 Q12-12-2）によるラベリング（p.639 Q12-21）を利用して目的とする血管だけを高信号に描出する方法で，部分フーリエFSE（FASE）との併用も可能ですが，通常はbalanced SSFP（TrueSSFP）と組み合わされています．

1）撮像野に反転パルス照射

撮像野（例えば中腹部）に反転パルスを照射して（図12-16-3A）から，ある時間後にTrueSSFPを撮像します（図12-16-3B）．この時間に撮像野にあるICの磁化はnull point付近まで回復して信号収集時には低信号になりますが，撮像野の血管は上流からのICに置換されて高信号を示し，bright blood MRAになります（図12-16-3B，12-16-4）．

図12-16-3　Time-SLIP（撮像野に反転パルス）の原理

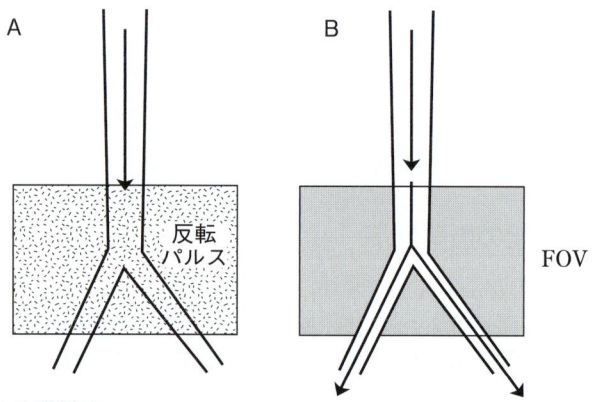

A：反転パルス照射時
B：信号収集時はFOVの流入血液以外が低信号（■）で流入血液が高信号（□）．

図12-16-4　Time-SLIP（撮像野に反転パルス）の例（3D-TrueSSFP）

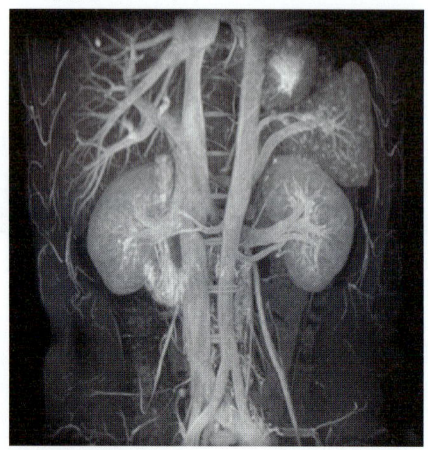

A　反転パルス（−）　　　B　撮像野に反転パルス（＋）

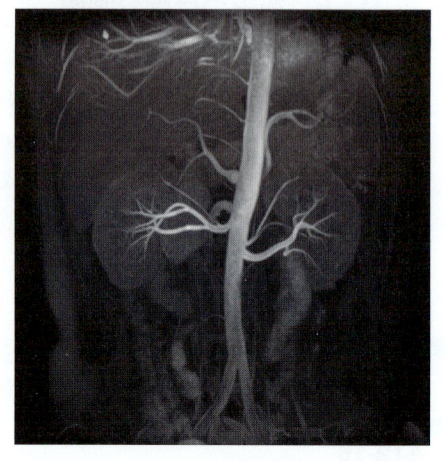

Bでは流速の大きい動脈系だけが，新しいスピンに入れ替わって高信号になっている．

2）撮像野の上流に反転パルス照射

まず，撮像野のTrueSSFPを撮像します（画像A, 図12-16-5A）．続いて，撮像野の上流に反転パルスを照射して血管内のICに印（タグ，ラベル）をつけてから，ある時間後にTrueSSFPを撮像します（画像B, 図12-16-5B）．この間にタグのついたICの磁化はnull point付近まで回復して，撮像野内に流れ込んで信号収集時には低信号を呈します．一方，撮像野の血管外組織とタグされたICが流れ込まなかった（あるいは別の部位から流れ込んだ）血管内は**画像Aと同じ信号強度**です．そこで，差分画像（A－B, 図12-16-5C）を作ります．撮像野の血管外組織とタグされたICが流れ込まなかった血管内は等信号の差分で信号強度0，タグされたICが流れ込んだ血管内だけが，高信号－（低信号）＝強い高信号となります．これによって，撮像野の血管が強い高信号になるだけでなく，その血管にどこから流入しているのかがわかります．例えば，上腸間膜静脈領域を反転パルスでタグした肝の画像と脾静脈領域をタグした肝の画像を比べると，両者の門脈灌流域の違いがわかります（図12-16-6）．

図12-16-5　Time－SLIP（撮像野上流に反転パルス）の原理

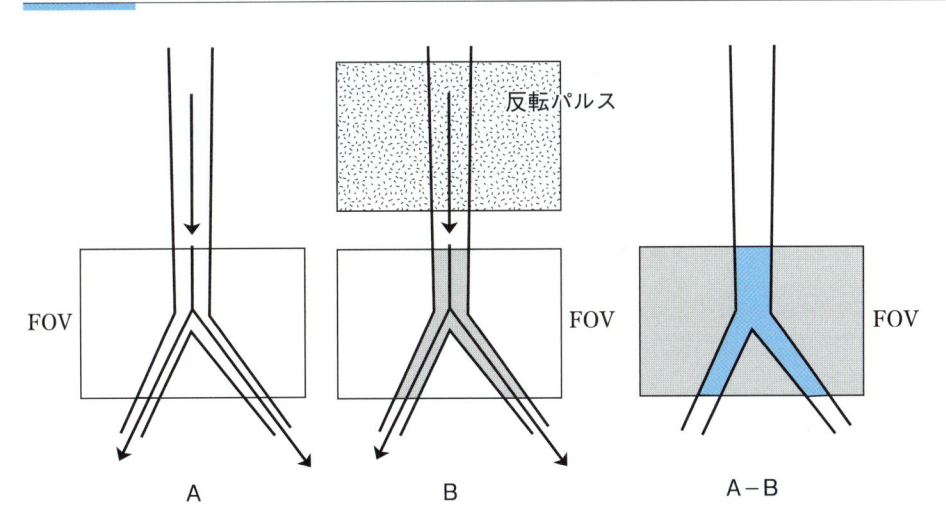

A：反転パルス（－）の画像で流入血液が高信号（□）
B：FOVの上流に反転パルス照射とその後の信号収集時のFOV［流入血液が低信号（▧）］
C：A－B［流入血液が強く高信号（■）で，これ以外は無信号］

図12-16-6　Time-SLIP（撮像野上流に反転パルス）の例（3D-TrueSSFP）

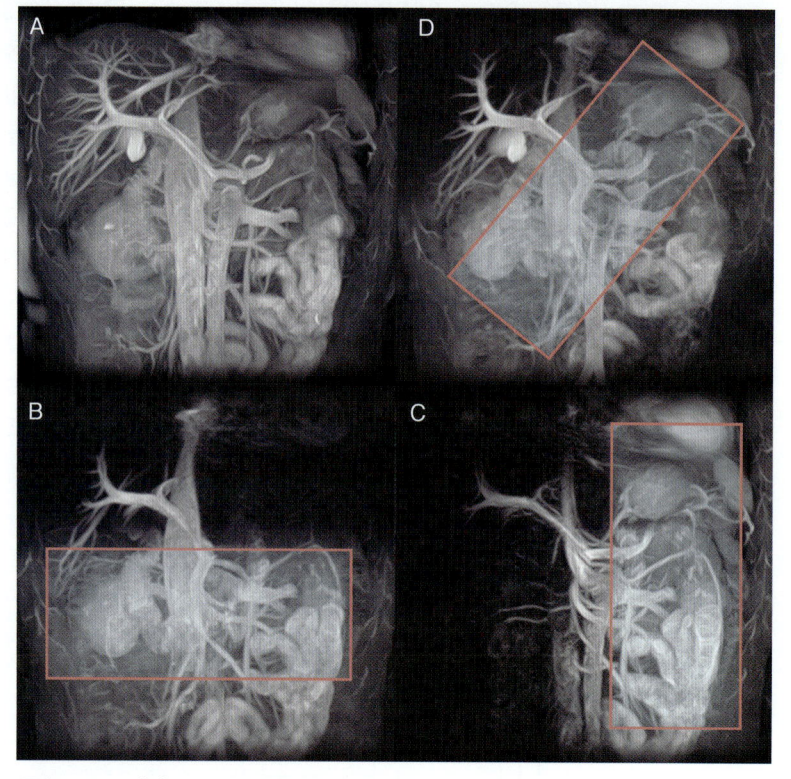

A：反転パルス（−）
B：Aから上腸間膜静脈領域に反転パルス（＋）を差し引いた画像
C：Aから脾静脈領域に反転パルス（＋）を差し引いた画像
D：Aから上腸間膜静脈と脾静脈領域に反転パルス（＋）を差し引いた画像
赤い長方形が反転パルス（＋）領域．

POINT 12-16

- FBIは収縮期と拡張期の信号強度差を利用した非造影冠状断 bright blood MRA．
- Time-SLIPは空間選択性反転パルスによるラベリングを利用して目的とする血管だけを高信号に描出する．

■参考文献
1) Miyazaki M, et al: Non-contrast-enhanced MR angiography using 3D ECG-synchronized half-Fourier fast spin echo. J Magn Reson Imaging 12: 776-783, 2000.
2) Miyazaki M, et al: Peripheral MR angiography: separation of arteries from veins with flow-spoiled gradient pulses in electrocardiography-triggered three-dimensional half-Fourier fast spin-echo imaging. Radiology 227: 890-896, 2003.

Q 12-17 造影MRAでは流れによる位相分散や飽和効果はないのですか？

A 12-17 これらを最低限に抑えてあります．

　造影MRA（contrast enhanced MRA：CE-MRA）はGd^{3+}キレート造影剤を血管内に投与してT_1強調高速GREで撮像するMRAで，通常3Dで撮像されます．実質的に流速による信号低下を無視できるため，体幹部ではFBIとともに主力のMRAになっています（図12-17-1）．その基本メカニズムは造影剤による**T_1短縮効果（飽和効果削減）**と高性能傾斜磁場による位相シフト削減にあります．血管内が流れによって低信号になる3大原因（p.571 Q12-3 ひとくちMEMO）のうち高速度信号損失はSE特有の現象なので無視でき，残りの2つを最小化するわけです．

図12-17-1　CE-MRA（3D-spoiled FGRE）

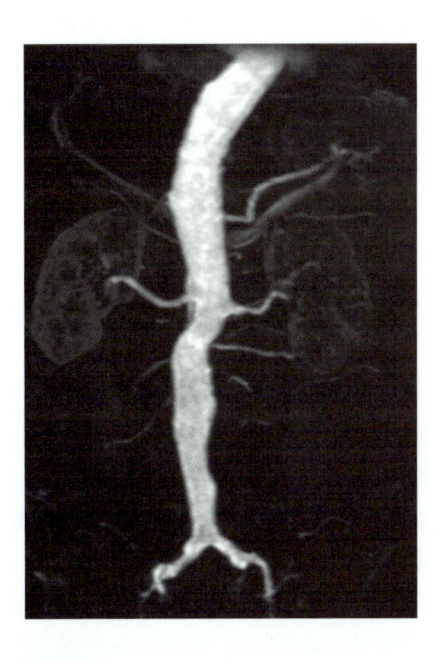

▶▶▶1 造影剤による飽和効果削減

　T_1が長い組織では，TRを短縮したりFAを大きくすると縦磁化が十分回復できないため飽和効果が生じてしまいます［p.576 Q12-5-3］．これは静止組織でも流れている血管内でも生じます．造影剤によって血液のT_1を短縮すると短時間に縦磁化が回復する（飽和効果が削減される）ので，TRを短縮し（撮像時間が短縮される）かつFAを大きくする（横磁化すなわち信号が大きくなる）ことが可能になり，縦磁化が回復できない血管外組織とのコントラストが高くなります．例えば，TR/TE/FA 5.1/1.2ms/30°といった3D spoiled FGREで撮像されます．これに対してVIBE，LAVAといった3D spoiled FGREではFAを小さく（10～15°）します（p.249）．これは血管外組織が描出される（縦磁化が回復する）ように配慮しているからです．造

影MRAと高速T_1強調像の違いですね．

▶▶▶ 2　高性能傾斜磁場による位相シフト削減

　　静止組織のICの位相シフトは磁場勾配ローブの面積に比例するので，高性能傾斜磁場（p.491 Q10-7）によって，Gの強度を高くすれば印加時間Tが短くなります．これによってTR，TEが短縮されて撮像時間が短くなるとともに，流れているICの位相シフト（したがって位相分散と信号低下）を大幅に削減します．流れているICの位相シフトはTの2乗に比例するからですね（p.583 Q12-7）．強度Gが3倍で，Tを1/3にすれば位相分散は1/3で済みます．

▶▶▶ 3　その他の要因

　　CE-MRAは一般に冠状断を基本とする3D（前後方向のFOVが小さくマトリクスが少ない）で撮像され，位相エンコード方向が血流方向に一致するので，流れによる位相シフトが削減されます（FBIと同じですね；p.614 Q12-16-4-③）．また造影剤を使うと少しですが層流により近づくことも位相分散削減に役立っています．式12-2-4（p.567）からηが大きくなるとReが小さくなるからですね．

　　このようにCE-MRAは流速による信号低下を無視できる程度まで削減しているので，**血管内径を正確に示している**と言えます（他のbright blood MRAでは正確ではありませんでした；p.599 Q12-11）．

Annex Q12-17　造影MRAで撮像のタイミングはどうして決めるのですか？

Annex A12-17　静注した造影剤は心肺を経て各臓器に達するので，その間に希釈されますが，できるだけ造影剤のT_1短縮効果を高めるために，MRAでは最初に通過する（first pass）造影剤の血管内濃度が最も高いところで撮像することが必須です．この撮像タイミングを決定するために利用されるのが**自動造影剤濃度監視システムで，SmartPrep，Carebolus，BolusTrack**などと呼ばれています（p.685 付録11）．目的臓器の支配動脈（上腹部では近位腹部大動脈）にROIを設定し，造影剤静注後から経時的にROIを1次元フーリエ変換して，あるいは高速シーケンスで透視して信号変化をモニターします．そして，このROIの信号上昇が見られてから一定時間（例えば5秒）後に自動的に撮像を始めるプログラムです．もちろん最適タイミングにk空間の中央行を合わせることは言うまでもありません．もうひとつは，時間分解能の高い**keyhole imaging**（p.181 Q5-12 Annex）を使って，とにかく連続的に撮像すれば，「どこかに最適タイミングの画像があるはず」という方法です（p.685 付録11）．さらにこれを時間分解能の高い3D造影MRAとして洗練化したのが4D造影MRA（p.624 Q12-17 Annex Ⅲ）です．

Annex Ⅱ Q12-17　MR-DSAは造影MRAなのですか？

Annex II
A12-17

DSA類似の造影MRAです．

MR-DSAは造影MRAから造影前の画像を差し引いた画像で，DSAと同様にバックグラウンドが消え，時間分解能の高いMRAです．

1）DSA

digital subtraction angiography（デジタル差分血管撮影）のことです．デジタル血管撮影で造影後から造影前の画像を差し引いたデータから構成した血管撮影像で，バックグラウンドの信号が0になり，造影剤分布（血管内腔など）だけが明瞭に描出されます．

2）MR-DSA

造影MRAから造影前の画像を差し引いたデータで画像を作成し，バックグラウンドを消します．ただし，DSAと呼ぶには経時的変化を描出する必要があり，1フレーム/1s以上の時間分解能が必要になります．このため，厚いスライス厚（4～10cm）で2D撮影して大きな空間を高速撮像します．例えばTR/TE/FA 5.1/1.2ms/30°（matrix：512×192）のspoiled FGREで撮像すると，1フレーム/980msで頭部の左（右）半分を撮像できます（図12-17-2）．なお位相エンコード数（N_y）が中途半端な192なのは，256にすると撮像時間が1.3sになってしまうからで，0充填法で補間します（ZIP；p.191 Q5-13 Annex）．

さらに時間分解能の高い技術（keyhole imaging, parallel imaging, half-Fourierなど）を併用した3DのMR-DSAも可能で，4D造影MRAと呼ばれています．

図12-17-2　MR-DSA（3D-spoiled FGRE）

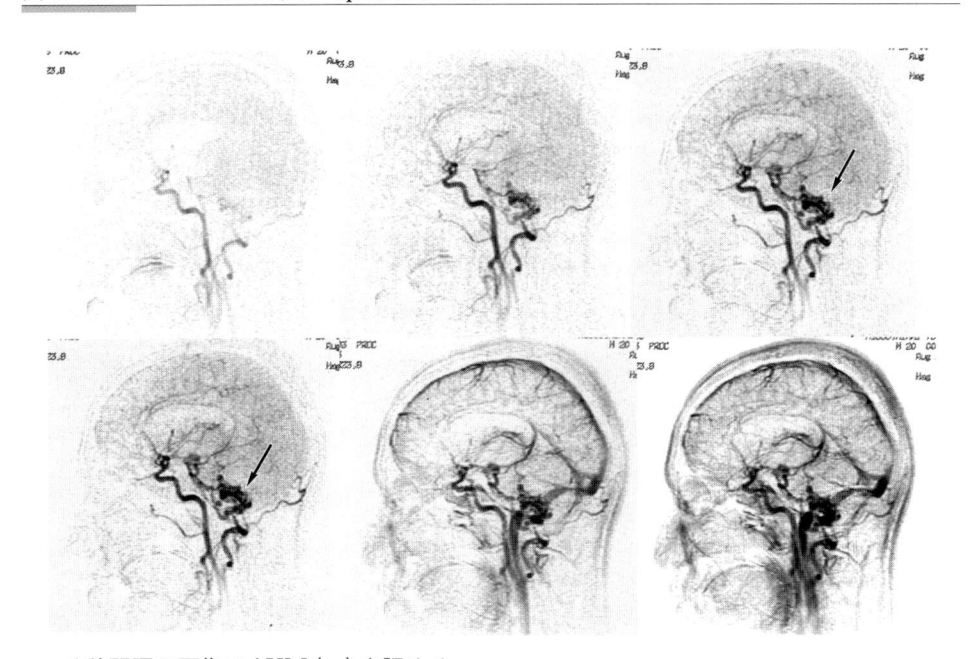

1秒間隔の画像でAVM（→）を認める．

Q12-17
4D造影MRAを説明してください．

A12-17

時間分解能の高い3D造影MRAです．

3D（x, y, zの空間3次元）に時間（t）という第4の次元を加えた，すなわち時間分解能の高い3D造影MRAを**4D 造影MRA（4D CE-MRA）**あるいは**ダイナミック造影MRA（DCE-MRA）**と呼びます（図12-17-3）．具体的には，spoiled FGREによる3D造影MRA（FAを大きくした3D-FGRE）とkeyhole imagingの組み合わせ[1)2)]で，**TRICKS**（time-resolved imaging with contrast kinetics），**TWIST**（time-resolved imaging with stochastic trajectories），4D **TRAK**（time-resolved angiography with keyhole imaging）などと呼ばれています（p.685 付録11）．共通するtime-resolvedは時間分解能が高いという意味です．いずれも3Dのk空間を中心部と辺縁部に分け，高い時間分解能（短い間隔）で中心部だけの信号を取得し，その前後に長い間隔で取得した辺縁部の信号と合わせて画像を構成します（図12-17-4）．MRAでは時間的な画像の差は造影剤の灌流している部分だけです．したがって極端に言えば，造影前にk空間のすべての行の信号を取得しておいて，造影剤注入後はk空間の中心部10％だけの信号を高時間分解能で取得し，残りの90％（k空間辺縁部）は造影前のものを流用すればよいわけです（時間分解能10倍）．しかし，このままでは体動などによる誤差が生じるので，時々辺縁部のデータを取得して修正するわけです．

例えばTRICKSではk空間（3D）を中心行（$k_y = k_z = 0$）からの距離によってA，B，C，Dの4区域に分割し，信号取得はABCD-（ABACAD）-以下（ ）内を繰り返します．A3回に対してB，C，D各1回の信号取得になります．各Aに取得時が最も近いB，C，Dを加えて，各A信号取得時の画像を構成し，最初のABCD（造影前）で構成した画像をマスクとして差分画像（subtraction image）を作って，血管内外のコントラストをさらに高めます．TWISTやTRAKでは中心部（例えば10％）と辺縁部（90％，さらにこれを複数に分ける）に分割し，最初に全部の信号を取得（マスク画像になる）した後，中心部と辺縁部の一部，次は中心部と辺縁部の別の一部という具合に信号を取得します（つまり辺縁部の区分けがTRICKSと違う）．通常は，さらに時間分解能を上げるためにパラレルイメージングと組み合わせて，時間分解能2〜6秒（1分間に30〜10個の3D画像）の3D-MRAになります．また動脈造影だけでなく静脈造影としても有用です[3)]．

4D造影MRAではTRが5ms程度と短く，基本となるシーケンスはMP-GRE（p.258）の範疇に入りますが，コントラストの高い血管内（造影剤）を対象とし，大きいFA（25〜45°）ですでにT_1強調になっているので，T_1強調用のMP（予備）パルスは必要ありません（使うと時間分解能が低下する）．

図12-17-3　4D造影MRA（TRICKS：TR/TE/FA 3.58/1.34ms/25° 0.5NEX）による大動脈炎症候群の胸部画像

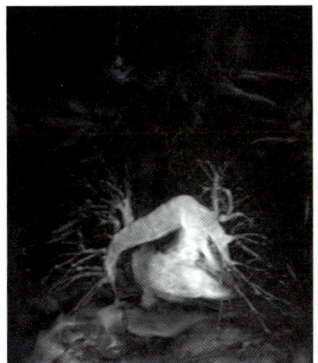

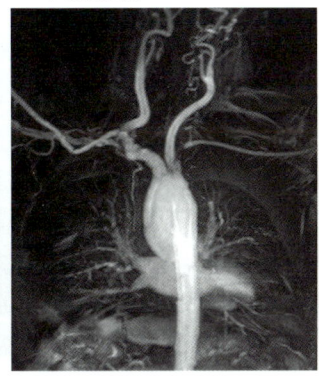

A　肺動脈相　　　　B　大動脈相　　　　C　静脈相

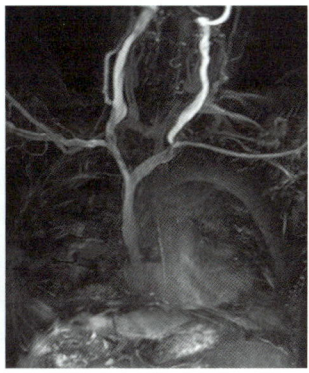

（画像提供：山梨大学医学部放射線科 佐野勝廣先生）

図12-17-4　TRICKSの3次元k空間分割

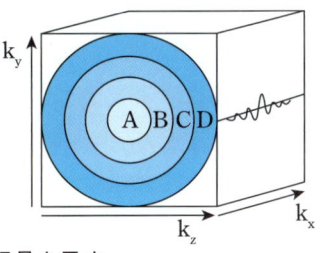

G_y が0，G_z が最大の行の信号を示す．

POINT 12-17

- ■造影MRAでは実質的に流速による信号低下を無視できる．
- ■造影MRAの基本メカニズムは，造影剤によるT_1短縮効果（飽和効果削減）と高性能傾斜磁場による位相シフト削減．
- ■造影MRAは血管内径を正確に示している．
- ■MR-DSAと4D造影MRAは時間分解能が高い．

■参考文献

1) Korosec FR, et al: Time-resolved contrast-enhanced 3D MR angiography. Magn Reson Med 36: 345-351, 1996.
2) Madhuranthakam AJ, et al: Undersampled elliptical centric view-order for improved spatial resolution in contrast-enhanced MR angiography. Magn Reson Med 55: 50-58, 2006.
3) Dick EA, et al: Time-resolved imaging of contrast kinetics three-dimensional (3D) magnetic resonance venography in patients with pelvic congestion syndrome. Br J Radiol 83: 882-887, 2010.

Q 12-18 DSCを利用した灌流画像における信号低下とGd造影剤濃度は比例するのですか？

A 12-18 信号強度比の対数が造影剤濃度に比例します．

▶▶▶ 1 DSC

　組織の灌流（perfusion）を評価する方法は色素や核医学的方法により発展してきました．**MR灌流（強調）画像（perfusion weighted imaging：PWI）** にもさまざまな方法がありますが，造影剤を使う方法と血流（中のスピン）をラベルする方法（p.639 Q12-21）に大別されます．最も広く施行されているのがGd造影剤血管内投与後のT$_2$*強調像（通常はEPI）における組織の信号強度低下から，組織の血液灌流を評価する方法で，DSC（dynamic susceptibility contrast）-PWIと呼ばれています．これは造影剤分布により血管内外に磁化率（magnetic susceptibility）の差が生まれ，磁化率効果によってT$_2$*強調像で組織の信号が低下することを利用しているわけですが，色素や核医学的手法と同様，**希釈理論**によって定量的に分析されます（p.627 Q12-19）．つまりトレーサー濃度が基本となるわけですが，DSC-PWIでは組織のトレーサー濃度（ここではGd造影剤濃度）を直接測定できないので，代わりに信号強度を測定します．したがって，信号強度とGd造影剤濃度との間に一定の関係がないと希釈理論は使えないことになります．

▶▶▶ 2 造影剤濃度とΔR$_2$*

　造影剤投与前と投与後時間tにおけるT$_1$, T$_2$*をそれぞれT$_{1_0}$, T$_{1_t}$およびT$_2$*$_0$, T$_2$*$_t$とすれば，おのおのの信号強度は次式になります（p.269 Q6-12-2）．

$$S(0) = K \cdot f(v)\rho \cdot \left[1 - \exp\left(-\frac{TR}{T_{1_0}}\right)\right]\exp\left(\frac{-TE}{T_2{*}_0}\right) \qquad 12\text{-}18\text{-}1$$

$$S(t) = K \cdot f(v)\rho \cdot \left[1 - \exp\left(\frac{-TR}{T_{1_t}}\right)\right]\exp\left(\frac{-TE}{T_2{*}_t}\right) \qquad 12\text{-}18\text{-}2$$

ここでT$_{1_0}$ = T$_{1_t}$とすれば，

$$\frac{S(t)}{S(0)} = \exp\left[-TE\left(\frac{1}{T_2{*}_t} - \frac{1}{T_2{*}_0}\right)\right] = \exp[-TE(R_2{*}_t - R_2{*}_0)] \qquad 12\text{-}18\text{-}3$$

もちろんR*は緩和速度でR$_2$* = 1/T$_2$*です．ここでR$_2$*$_t$ - R$_2$*$_0$ = ΔR$_2$*とおいて，

$$\frac{S(t)}{S(0)} = \exp(-TE\Delta R_2{*}) \qquad 12\text{-}18\text{-}4$$

$$-\ln\left[\frac{S(t)}{S(0)}\right]/TE = \ln\left[\frac{S(0)}{S(t)}\right]/TE = \Delta R_2{*} \qquad 12\text{-}18\text{-}5$$

造影前後のR_2^*緩和速度差が信号強度比の自然対数に比例するわけです．

▶▶▶ 3　信号強度と造影剤濃度

式3-13-2 (p.99) の $R_{2p} \to R_2^*{}_t$, $R_{20} \to R_2^*{}_0$, $r_2 \to r_2^*$ と置き換えて，

$$R_2^*{}_t = r_2^* c + R_2^*{}_0 \tag{12-18-6}$$

cは造影剤濃度でしたね．したがって，

$$\Delta R_2^* = r_2^* c \tag{12-18-7}$$

式12-18-5と12-18-7から，

$$-\ln\left[\frac{S(t)}{S(0)}\right]/TE = \ln\left[\frac{S(0)}{S(t)}\right]/TE = r_2^* c \tag{12-18-8}$$

造影剤投与前後の信号強度比の対数が造影剤（トレーサー[†]：追跡子）濃度に比例することが証明されました．式12-18-5, 8の負符号は造影剤濃度が上がると信号が低下することを示しています．DSCでは流入動脈や関心容積（VOI）の信号強度変化を測定し，式12-18-8の関係から時間－濃度曲線に変換します（図12-18-1）．これで安心してトレーサー理論でDSCを扱うことができます．

ひとくちMEMO

[†] **トレーサー（tracer）**
色素，放射性同位元素，造影剤などのことで，これらを血液中に注入して，希釈されながら組織へ分布する様子を追跡することからトレーサー（追跡子）と呼ばれます．

図12-18-1　DSCでは信号強度の経時変化（黒）を時間－濃度曲線（青）に変換する

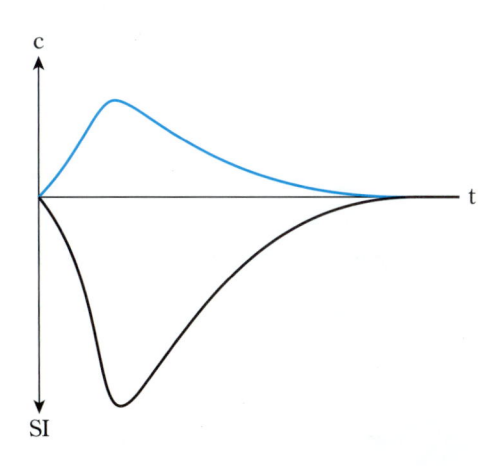

SI：信号強度，c：造影剤濃度

Q12 流れのMRI ― 役者の動きを舞台に生かす ―

Annex Q12-18 ちょっと待った！ DSCでは造影剤によるT₁短縮は関係ないのですか？

Annex A12-18

Q12-18-2で「$T_{10} = T_{1t}$とすれば」という仮定が入っていましたから，このような疑問は当然です．Gd造影剤は本来T₁短縮造影剤だし，造影剤に限らずすべての常磁性体にはT₁ならびにT₂（T₂*）短縮作用があります．つまり，**DSCではT₁の影響がない（あるいは無視できる）パルスシーケンス**（例えばsingle-shot EPI）**を使わないと信頼性が低い**ということになります．また，中枢神経系ではBBB（blood-brain barrier：血液脳関門）があるためにGd造影剤は血管内に留まり，血管内外の磁化率差によるT₂*短縮作用が強く，T₁短縮作用が小さいのですが，BBBが破壊されて血管外組織に漏れると，造影剤と組織水分子の相互作用が強くなるためT₁短縮作用が強くなり，式12-18-8の関係が大きく崩れます．これは肝などの中枢神経以外の正常組織でも同様です．中枢神経系以外では造影剤が血管外（間質腔）に容易に漏出するからですね．

Dy（dysprosium）イオンを使った造影剤（Dy-DTPA-BMA；日本では市販されていない）はGd造影剤と比べてT₁緩和能が低く，その磁気モーメントが大きい（p.443 図9-9-1）ためにT₂*短縮効果が大きく，DSCにより適した造影剤と言えます．

Annex Ⅱ Q12-18 DSC-PWIはどのようなパルスシーケンスで撮像されるのですか？

Annex Ⅱ A12-18

基本的にEPIが使われます．DSC-PWIでは磁化率効果と時間分解能が高く，T₁の影響が小さいことが必須で，これに適したシーケンスがEPI，特にsingle-shot EPIだからです．single-shot EPIでは1スライスを50ms以下で撮像できるので（p.268 Q6-12），10スライス撮像する（脳のPWIでは十分）としても，0.5sの時間分解能が得られます．EPIにはFID-EPIとSE-EPIがあります．FID-EPIは磁化率効果により敏感なのでDSCのS/Nがより高くなりますが，組織内の毛細血管だけでなく比較的大きな血管の灌流も拾い上げてしまうことになります．もちろんこれで灌流を定義することも可能ですが，組織の毛細血管の灌流を対象にする場合はSE-FIDが適しています．磁化率効果がFID-EPIと比べて低いため大きな血管の影響を受けにくいから[1]ですが，それだけS/Nは低下するので，造影剤量を増やす必要があります．例えばGd造影剤の場合，FID-EPIで0.1mmol/kgに対してSE-EPIでは倍量の0.2mmol/kg必要です．

POINT 12-18

■ 造影剤投与前後の信号強度比の対数が造影剤（追跡子）濃度に比例する．
■ DSCではT₁の影響を無視できるパルスシーケンスを使わないと信頼性が低い．

■参考文献

1) Weisskoff RM, et al: Microscopic susceptibility variation and transverse relaxation : theory and experiment. Magn Reson Med 31: 601–610, 1994.

Q 12-19 転送関数h(t)，蓄積関数H(t)，残余関数R(t)はどういう関係にあるのですか？

A 12-19 $H(t) = \int_0^t h(\tau)d\tau$, $R(t) = 1 - H(t)$ です．

と，いきなり数式を並べて答えられても困ってしまいますね．しかし，実はこれらがDSCに限らず，核医学，CTなどさまざまな手法で灌流を評価するのに不可欠な関数なのです．ただし，これらは特殊な状況を除けば実測できない理論的な関数です．

▶▶▶ 1 転送関数h(t)

ある動態系を考えます．そこではP点から血液が流れ込み，組織（の関心容積VOI）を灌流して，Q点から流出します（図12-19-1）．時点0に**瞬間的に**N個（すごく大きな個数です）の追跡子をP点に注入します．組織内で血管は複雑に分岐し合流して網の目のような構造をしているのでQ点に到達するまでに，遠回りをする追跡子も近道を通る追跡子もあります．しかし，どのような道筋を通ったかを問わず，各追跡子がQ点を通過する時間（通過時間t）を測定し，横軸にt，縦軸に各tにおける追跡子数をプロットします．各通過時間の追跡子数が表示されたわけです．追跡子は一斉にP点をスタートしたのでQ点を通過する時間（通過時間t）が個々の追跡子が組織を灌流した時間なりますね．

図12-19-1　組織灌流の単純モデル

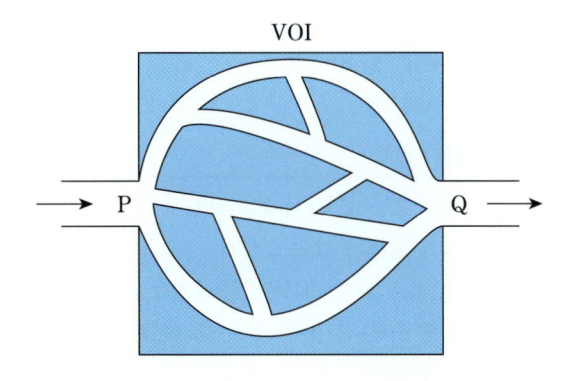

図12-19-2　A：転送関数h(t), B：蓄積関数H(t), C：残余関数R(t). PD：確率密度

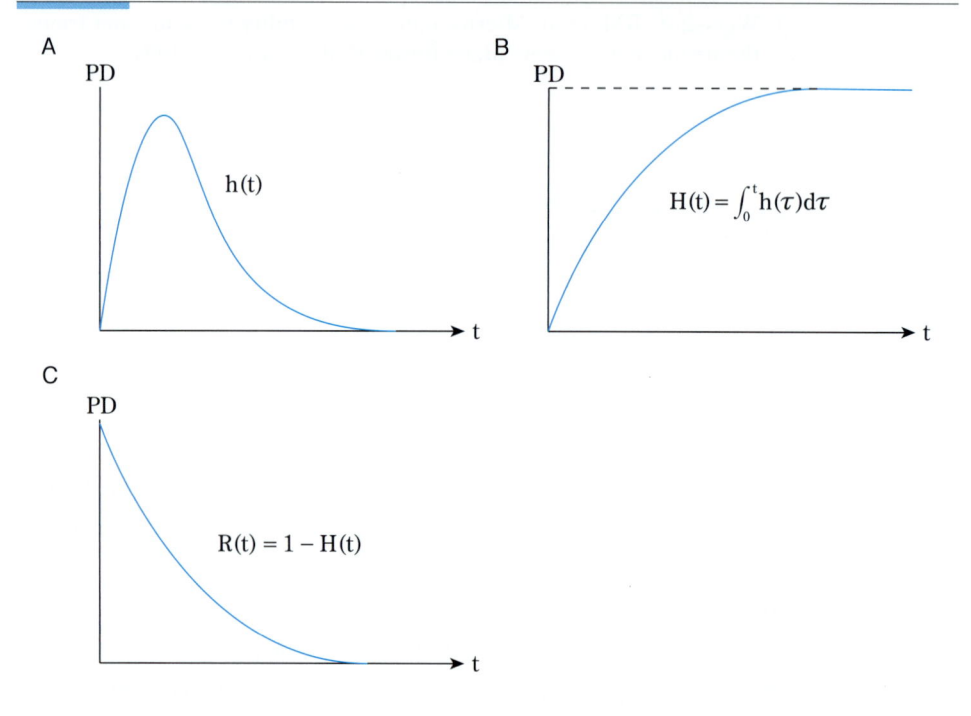

ここで縦軸を全体の追跡子数Nに対する割合に規格化します．Nが100でt＝1sの追跡子数が10だったら，この縦軸を10/100＝0.1にして，N＝1とみなすわけです．つまり通過時間（横軸）の確率密度分布（縦軸）になります．追跡子数がすごく多ければこの分布は連続関数，つまり**確率密度関数（probability density function：PDF）**になります．この通過時間のPDFを**転送関数（transport function）**と呼び，h(t)で表します（**図12-19-2A**）．定義から，

$$\int_0^\infty h(t)dt = 1 \qquad 12\text{-}19\text{-}1$$

平均通過時間（mean transit time：MTT）は各通過時間tとその確率密度の積をすべてのtで足し合わせてから全確率密度（＝1）で割ればよいので，

$$MTT = \int_0^\infty t \cdot h(t)dt \qquad 12\text{-}19\text{-}2$$

▶▶▶ 2　蓄積関数H(t)

h(t)は血流に乗ってVOIを灌流してQ点を通過する追跡子の確率密度でしたが，Q点に網があって追跡子はここですべてトラップされて，時間とともに蓄積されていくという場合を考えます（血流状態はh(t)の場合と同じで）．この時のQ点における時間ごとの追跡子の存在確率が蓄積関数[cumulative function, H(t)]です（**図12-19-2B**）．P点がスタート地点で，h(t)におけるQ点はマラソンにおける10km地点に相当しますが，H(t)におけるQ点は10km競走のゴールになり，Q点ですべての選手が最後の選手の到着を待っているという状況になります．これはh(t)が時間とともに積算される状態なのでh(t)の積分になって，

$$H(t) = \int_0^t h(\tau)d\tau \qquad 12\text{-}19\text{-}3$$

　追跡子が組織において毛細血管から間質組織に拡散していく過程，SPIOが網内系に取り込まれていく過程，あるいはEOB-DTPAが肝細胞に取り込まれていく過程が蓄積関数になりますね．

▶▶▶ 3　残余関数 R(t)

　今度はすべての追跡子が組織内にあって，Q点から血流に乗って流出していく場合を考えます．つまり，時間0における組織（VOI）内の追跡子存在確率が1で，時間とともに流れ出した後に組織内に残っている追跡子の存在確率を示すのが残余関数〔residue function, R(t)〕です（図12-19-2C）．間質に分布して平衡濃度に達した造影剤が今度は毛細血管に流入して排泄されてゆく過程や，VOI内で平衡濃度に達した追跡子が静脈に流出する過程がこれに当たりますね．ちょうど蓄積関数の逆の状態なので，

$$R(t) = 1 - H(t) = 1 - \int_0^t h(\tau)d\tau \qquad 12\text{-}19\text{-}4$$

▶▶▶ 4　R(t)とMTT

　各追跡子が組織から流出する時間の総和がR(t)曲線下の面積，すなわちR(t)のt = 0から∞までの積分になります．ということはすべての追跡子の通過時間がMTTであるとしても流出時間の総和は同じになります．MTTまではR(t) = R(0) = 1，RTT後はですべてが流れ出てR(t) = 0ということですね（図12-19-3）．したがって，

$$\int_0^\infty R(t)dt = R(0) \cdot MTT = MTT \qquad 12\text{-}19\text{-}5$$

式12-19-1〜5から h(t)，H(t)，R(t) のどれか1つが明らかになれば組織灌流の**MTT**が算出できるわけです．

図12-19-3　R(t)下面積がMTT

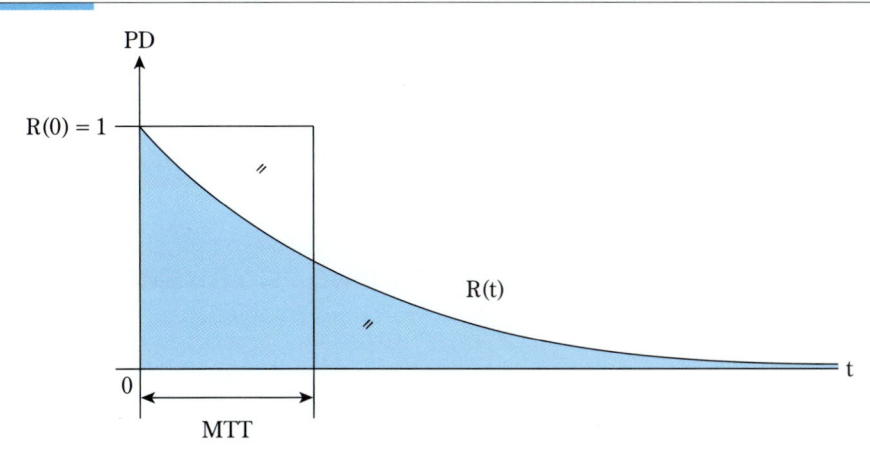

MTTを底辺とする矩形とR(t)下面積は同じ．

Annex Q12-19 なぜMTTがそんなに必要とされるのですか？

Annex A12-19 2つあります．まずMTT自体が平均通過時間なので，組織灌流状態を示すパラメータになっています．MTTが短ければ組織内を血液（あるいは追跡子）が速く通過しているということですからね．第2はMTTが組織灌流を表す重要な2個のパラメータである組織血液量（あるいは追跡子希釈容積[†1]）Vと血流量F[†2]とを結び付けているからです．

$$\mathrm{MTT} = \frac{V}{F} \quad\quad 12\text{-}19\text{-}6$$

単位時間に組織の希釈容積（追跡子が血管内に留まる場合は血管容積＝血液量と同じ）に流れ込む血液量がFです．時点0でP点から新しい血液が組織の希釈容積に入り始めます．実際には速く流れる部分も遅い部分もありますが，平均すると（あるいは栓流だと仮定すれば）最初に流入した新しい血液がMTT後にVOIの出口（Q点）に達します．つまり時点MTTで，この容積の血液がすべて新しく流入した血液になります．したがって，F・MTT＝Vになります．

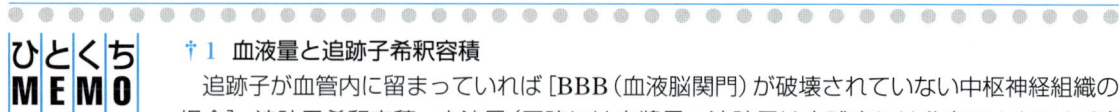

ひとくちMEMO

[†1] 血液量と追跡子希釈容積
追跡子が血管内に留まっていれば［BBB（血液脳関門）が破壊されていない中枢神経組織の場合］，追跡子希釈容積＝血液量（正確には血漿量：追跡子は血球内には分布できないから）です．しかし，BBB破壊部や中枢神経組織以外におけるGd造影剤のように毛細血管から間質に拡散する追跡子の場合には，追跡子希釈容積＞血液量になります．追跡子の種類と組織によって追跡子希釈容積は変わります．

[†2] V，Fの単位
一般にVは単位組織重量あたりの容積，Fは単位重量・単位時間あたりの容積で示されるので単位はそれぞれL/kg，L/(kg·s)ですが，組織灌流では実態に即してmL/100g，mL/(100g·min)が使われます．脳血液量は100gの脳組織にある血液量，脳血流量は100gの脳組織を1分間に流れる血液量ということになります．MTTは秒(s)で示すのが普通です．

POINT 12-19

■ h(t)，H(t)，R(t)のどれか1つが明らかになれば組織灌流のMTTが算出できる．
■ MTT＝V/F．

Q 12-20 灌流画像で組織の血流量を測定できますか？

A 12-20 正確な絶対量でなければ可能です．

▶▶▶ 1 h(t)を直接測定できない

灌流状態を示すパラメータで重要なのが，組織の血液量V（追跡子と組織によっては追跡子希釈容積），血流量Fと平均通過時間MTTで，3者は式12-19-6で結ばれています．したがって，これらのうち2つを明らかにすれば灌流状態が解明されることになります．ここで追跡子濃度Cを導入します．DSCでは式12-18-8によって造影前後に測定した信号強度比をCに変換することになります．なお式12-18-8まではcは小文字でしたが，ここから大文字にします（別に他意はありません）．

h(t)は時点tにおけるQ点での追跡子の存在確率密度なので，総追跡子数をNとすれば，時点tにQ点にある追跡子数はNh(t)，その部位の小さな追跡子希釈容積をdVとすればQ点における濃度$C_Q(t)$は，

$$C_Q(t) = \left(\frac{N}{dv}\right)h(t) = kh(t) \qquad 12\text{-}20\text{-}1$$

と簡単な比例関係（kは単なる比例定数）になるので，Q点の追跡子濃度（したがって信号強度）を細かい時間間隔で測定して$C_Q(t)$をプロットすれば，h(t)が求まりそうです．

ところが，ここで厄介なことがあります．第1は，実際にはVOI（例えば脳実質の一部分）の流出静脈すなわちQ点を特定し難いことです．第2は転送関数（p.627 Q12-19-1）のところで，「時点0に**瞬間的に**N個の追跡子をP点に注入します」としたことです．h(t)を求めるための理論手法ですが，実際には瞬間的に注入するのは不可能なので，**h(t)を直接求めることはできません**．h(t)が求まらないのでH(t)，R(t)，MTTも直接は求まりません（Q12-19）．

▶▶▶ 2 動脈入力関数AIF

通常は静脈に追跡子をボーラス注入して最初の灌流（first pass）によって組織灌流を評価します（再循環は除外します）．静注された追跡子は肺，心臓を通って希釈されボーラス性も低下してから関心容積（VOI）に到達します．つまり，追跡子全体は瞬間的にVOIに流入するわけではなく，ある時間濃度曲線を持っているということです．これを動脈入力関数（arterial input function：AIF）と呼びます．たとえカテーテルでVOI近くの流入動脈に追跡子を注入したとしてもAIFは必要になります．AIFはVOIにできるだけ近い流入動脈の追跡子濃度（信号強度）測定で得られます．**AIF測定点とVOIが離れるほど**，実際のAIFと測定したAIFの差が大きくなるので，**AIFが不可欠な灌流パラメータ（V，F，MTT）の信頼性は低下します**．

▶▶▶ 3 血液量（追跡子希釈容積）V

VOIの組織にある血液量は$C_A(t)$と$C_{VOI}(t)$を測定することによって求められます[1]（図12-20-1）.

図12-20-1　DSC灌流画像

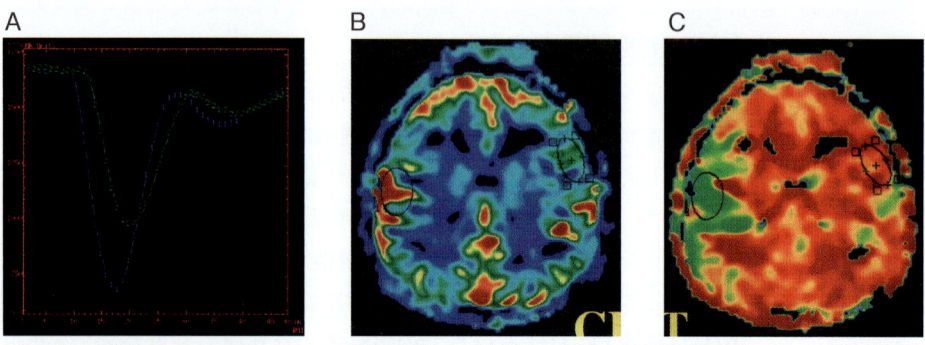

A：紫，緑はそれぞれB，Cの楕円で囲んだVOIの時間−信号強度曲線，B：局所血液量マップ，C：MTTマップ.

$$f = \frac{\int_0^\infty C_{VOI}(t)dt}{\int_0^\infty C_A(t)dt} \qquad 12\text{-}20\text{-}2$$

fはVOIに占める血液量（血管腔容積）Vの割合です（f = V/VOI）. $C_A(t)$, $C_{VOI}(t)$は時間tにおける，それぞれ流入動脈とVOIの追跡子濃度です．式12-20-2がなぜ成立するのかを説明します．

血流量をFとすると，短時間Δtの間にVOIに流入する血液量が$F \cdot \Delta t$で，その追跡子濃度が$C_A(t)$なので，VOIに流入する追跡子数は$F \cdot C_A(t)\Delta t$になります．したがって，$F \cdot C_A(t)$を時間0から無限大まで積分すると，VOIに流入した全追跡子数Nになります．

$$N = \int_0^\infty F \cdot C_A(t)dt = F\int_0^\infty C_A(t)dt \qquad 12\text{-}20\text{-}3$$

ところでVOI内にある血液中の追跡子濃度は$C_{VOI}(t)$ではなく，$C_{VOI}(t)/f$になります．実際に測定できる$C_{VOI}(t)$は組織体積（血管腔＋間質腔＋細胞容積）に対する追跡子数であって，血管腔（血液量）の濃度ではないからです．したがって，短時間Δtの間にVOIから流出する血液量は$F \cdot \Delta t$で，その追跡子濃度が$C_{VOI}(t)/f$なので，VOIから流出する追跡子数は$(F/f)C_{VOI}(t)\Delta t$になります．したがって，$(F/f)C_{VOI}(t)$を時間0から無限大まで積分すると，VOIから流出する全追跡子数Nになります．

$$N = \int_0^\infty \frac{F}{f}C_{VOI}(t)dt = \frac{F}{f}\int_0^\infty C_{VOI}(t)dt \qquad 12\text{-}20\text{-}4$$

式12-20-3と4から式12-20-2が得られます．

ここで，VOIの血液量（血管腔容積）Vの単位を容積（mL）から，一般に使われている単位質量あたりの容積（mL/g）に変更します．VOI（mL）に組織の密度ρ（g/mL）を掛ければVOIの質量なので，mLあたりのVをV（mL），mL/g単位のVをV（mL/g）

と記せば，次式のように変換されます．

$$V(mL/g) = \frac{V(mL)}{VOI \cdot \rho} = \frac{f}{\rho} = \frac{1}{\rho} \cdot \frac{\int_0^\infty C_{VOI}(t)dt}{\int_0^\infty C_A(t)dt} \qquad 12\text{-}20\text{-}5$$

さらにヘマトクリット差で補正（p.634「ここまでこだわらなくても…」）して，

$$V(mL/g) = \frac{k(Hc)}{\rho} \cdot \frac{\int_0^\infty C_{VOI}(t)dt}{\int_0^\infty C_A(t)dt} \qquad 12\text{-}20\text{-}6$$

▶▶▶ 4 血流量F

VOI内の血液量Vがわかったので，後はMTTあるいはFを求めればよいのですが……．問題を整理しておきましょう．測定できるのは$C_A(t)$と$C_{VOI}(t)$で，求めたいのはVOI固有のh(t)あるいはR(t)です．h(t)に対応する$C_V(t)$［VOIの流出静脈（図12-19-1のQ点）の濃度］は流入動脈と流出静脈が明瞭な組織（器官，例えば腎）などでは測定可能ですが，脳の局所灌流を吟味するというような場合には流出静脈を限定できないので用いることはできません．

VOIの血流量をFとすれば，$F \cdot C_A(t)$の（時間）積分は，0～tにVOIに流入した追跡子数になり，R(t)はVOIから流出せずに残る追跡子（ここでは造影剤分子）の割合（確率密度）を示しています．したがって，$F \cdot C_A(t)$とR(t)のたたみこみ積分（p.634「ここまでこだわらなくても…」）が時点tにおいてVOI内に存在する追跡子数になります．一方，$C_{VOI}(t)$はVOI内の追跡子濃度なので$C_{VOI}(t) \cdot VOI$もVOI内に存在する追跡子数になります．$V = f \cdot VOI$なので（VはVOI内の血液量），

$$(V/f)C_{VOI}(t) = \int_0^t F \cdot C_A(\tau) \cdot R(t-\tau)d\tau = F \cdot C_A(t) \otimes R(t) \qquad 12\text{-}20\text{-}7$$

$$C_{VOI}(t) = (f/V)C_A(t) \otimes F \cdot R(t) \qquad 12\text{-}20\text{-}8$$

式12-19-5, 6と式12-20-6からR(t)が判明すれば，V, F, MTT三役揃い踏みとなって大万歳なのです（図12-20-1）が，この一見簡単そうな数式を解くのは容易ではないのです．f, Vは式12-20-2, 12-20-6から既知になりますが，血流量Fと残余関数R(t)が未知なのですから当たり前です（数式が1つで未知数が2つある！）．救いは$F \cdot R(t) = G(t)$を1つの未知数として算出すればよいことです．R(0) = 1なので，

$$G(0) = F \cdot R(0) = F$$

式12-19-5, 12-19-6から，

$$\int_0^\infty F \cdot R(t)dt = F \cdot MTT = V$$

と三役揃い踏みですね（図12-20-2）．

図12-20-2　F·R(t)とF, V, MTT

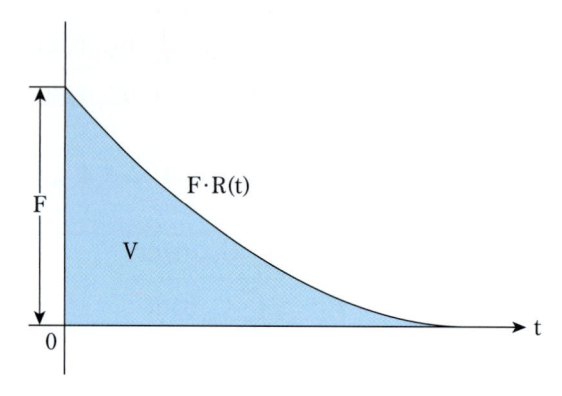

F·R(t)の初期値F·R(0) = F，F·R(t)曲線下面積がVになる．

$\mathcal{F}$ をフーリエ変換，$\mathcal{F}^{-1}$を逆フーリエ変換の演算子として，付録の式10-2 (p.684) から，

$$\mathcal{F}[C_{VOI}(t)] = \left(\frac{f}{V}\right)\mathcal{F}[C_A(t) \otimes F \cdot R(t)]$$
$$= \left(\frac{f}{V}\right)\mathcal{F}[C_A(t)]\,\mathcal{F}[F \cdot R(t)] \qquad 12\text{-}20\text{-}9$$

したがって，

$$F \cdot R(t) = \left(\frac{V}{f}\right)\mathcal{F}^{-1}\left\{\frac{\mathcal{F}[C_{VOI}(t)]}{\mathcal{F}[C_A(t)]}\right\} \qquad 12\text{-}20\text{-}10$$

と，数式の上ではスムーズに到着しましたが，実際にはこれが容易に算出できないのです．

●ここまでこだわらなくてもよいのですが！

1) ヘマトクリット差による補正

動脈や静脈などの比較的太い血管内のヘマトクリットHc(art)と毛細血管内のヘマトクリットHc(cap)には差があり，個人差もあります．追跡子は血球内には入らないので，追跡子希釈容量は血液量（V）と（1－Hc）の積になり，k(Hc) = [1－Hc(art)]/[1－Hc(cap)]で補正する必要があります．これらの代表的な値として，Hc(art) = 0.45，Hc(cap) = 0.25，ρ = 1.04g/mLがあり補正に使われます[3]．

2) たたみこみ積分

各VOIはその灌流に特有な転送関数h(t)や残余関数R(t)を持っています．ここに瞬時にではなく，ある動脈入力関数C_A(t)を持つ追跡子が流入してきます．その時，実際の追跡子濃度時間曲線 [C_V(t), C_{VOI}(t)] はどうなるのかという問題です．h(t)，R(t)は瞬時に血液が流入した場合の関数なので，時間的にばらけたC_A(t)として流入する場合のC_V(t)，C_{VOI}(t)は当然h(t)，R(t)とは異なるわけですね．ここでC_V(t)，C_{VOI}(t)は，それぞれVOIの流出静脈（図12-19-1のQ点）の追跡子濃度曲線，VOIの

追跡子濃度時間曲線になります.

一般的には,$C_A(t)$が入力関数 input function [i(t)],h(t) や R(t) が応答関数 response function [r(t)],そして$C_{VOI}(t)$が出力関数 output function [o(t)]になります.問題はi(t)が瞬時の入力ではなく,時間的に間延びして入力されることなので,i(t)をきわめて短かい間隔$\Delta\tau$に分割して各間隔を入力順に1, 2, … τ …と名付けます(図12-20-3).それぞれが「瞬時に」入力されたとみなすことができるので,すべてr(t)にしたがって応答します.入力の大きさは,i(1),i(2),…,i(τ) …なので,各間隔に対する応答はi(τ)r(t)$\Delta\tau$になります,と言いたいところですが,入力時間がそれぞれ異なります.時点tから振り返ると,まず時点t−1にi(t)の間隔1が,続いてt−2に間隔2,…,t−τに間隔τ …,時点0(今)に間隔tが入力してくるわけです.したがって各入力に対する応答はi(τ)・r(t−τ)$\Delta\tau$になります.したがって,出力関数o(t)は各間隔入力に対する個々の応答の和Σi(τ)・r(t−τ)$\Delta\tau$になり,間隔$\Delta\tau$を限りなく狭くすると積分になって,

$$o(t) = \int_0^t i(\tau)\cdot r(t-\tau)d\tau = i(t)\otimes r(t) \qquad 12\text{-}20\text{-}11$$

この形をi(t)とr(t)の**たたみこみ積分(convolutional integral)**,あるいは単に**たたみこみ(convolution)**と呼びます($\otimes$はたたみこみ積分の記号).

図12-20-3 出力関数o(t)は入力関数i(t)と応答関数r(t)のたたみこみ積分になる

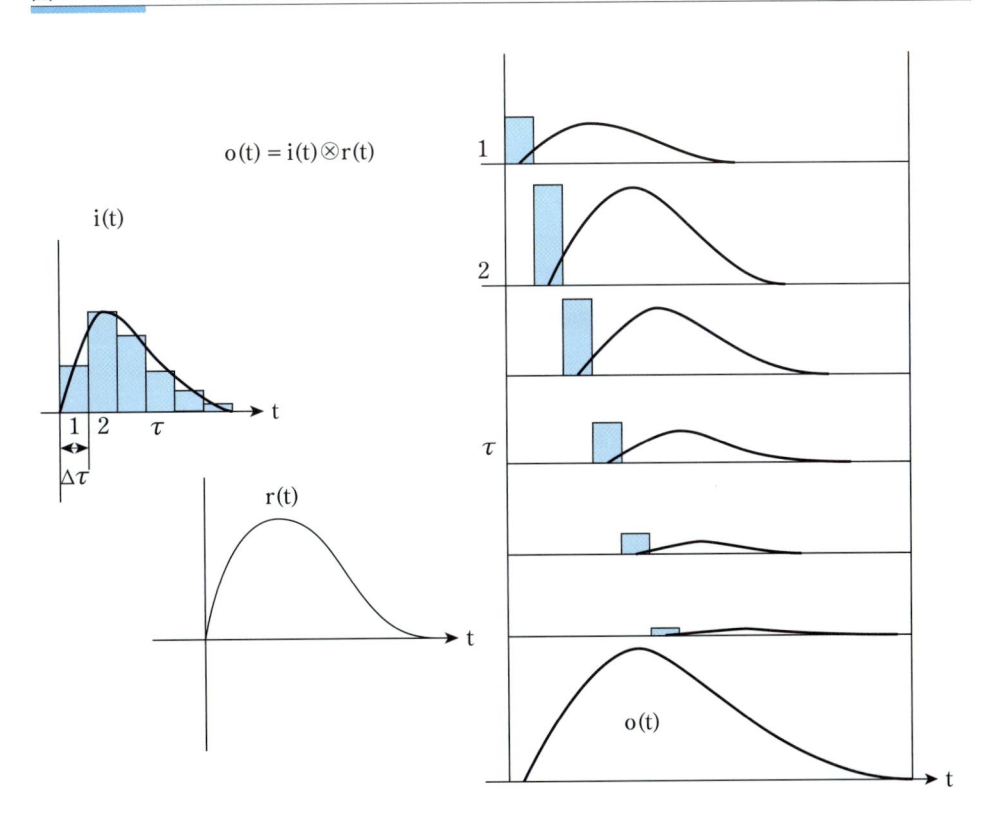

3)たたみこみ積分(式12-20-8)の解法

たたみこみ(convolution)の中にある(たたみこまれた)未知数[ここではr(t)や

R(t)]を求める方法をdeconvolutionと呼びます．一般に式12-20-8のような関数は，$C_{VOI}(t)$の微小誤差（雑音）がR(t)に強い影響を与えるため，慎重な扱いが必要になります．deconvolutionにはモデル化法と非モデル化法があります．

① モデル化法

R(t)を特定の関数としてモデル化する方法（model-dependent technique）です．最も広く利用されるのが，組織内の血管腔全体を追跡子が均一に混ざりあう1つのコンパートメントとみなして，残余関数がMTTを時定数として指数関数的に減衰する，すなわち，

$$R(t) = \exp\left(\frac{-t}{MTT}\right) \qquad 12\text{-}20\text{-}12$$

と仮定する方法です．式12-19-6から未知数がFだけになりますね．

② 非モデル化法

モデルを使わずに式12-20-8を数学的に解く方法（model-independent technique）で，フーリエ変換（式12-20-10）やラプラス変換を使う**変換法（transform approach）**と行列方程式を使う**代数法（algebraic approach）**があり，さらに代数法はregularizationで解く方法と**SVD（singular value decomposition）**を使う方法があります．Ostergaardらは組織の血流量に関して，これらをモンテカルロ法で比較し，モデル法は実際の組織のR(t)が指数関数から外れた場合には大きな誤差を生む（組織の血管構築依存性が高い），変換法は血流量が多くなると過小評価になる，regularization法は血液量依存性があり，また低血流量で過大評価になる，SVDは高血流量で過小評価になる傾向はあるが最も誤差が少ないと報告しています[4]．

Annex Q12-20　$C_{VOI}(t)$曲線下面積とピーク値（C_{max}）（図12-20-4）からFやMTTが求まりませんか？

図12-20-4　$C_{VOI}(t)$曲線下面積とピーク値（C_{max}）

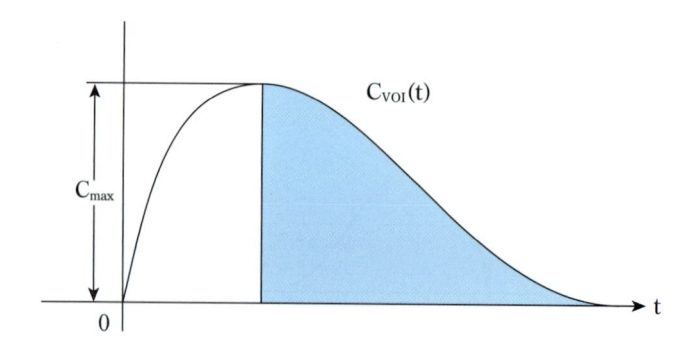

Annex A12-20　相対的近似値（relative F, relative MTT）になります．この方法は$C_{VOI}(t)$のC_{max}以降をF·R(t)とみなして，図12-20-2のF·R(t)曲線下面積とF·R(0) = Fの比を，$C_{VOI}(t)$のC_{max}以降の曲線下面積とピーク値（C_{max}）の比に置き換えたものです．これ

が成り立つためにはC_{max}に達する前にすべての追跡子がVOIに流入し，しかもVOIから流出しないことが必要になります．したがって，実際にはAIFを無視した相対的近似値になるので，同一人同一回の検査で局所や左右差の比較などには有効です．しかし，**個人間比較（Aさんの結果とBさんの結果を比較する）や同一人の異なる検査の比較（フォローアップ）の指標にはなりません**．検査ごとにAIFは異なるからですね．上記のようにDSCデータ[$C_{VOI}(t)$，$C_A(t)$]から組織の血流量Fを正確に算出するのは容易ではないので，さまざまな簡便法が提唱されていますが，$C_A(t)$と$h(t)$，$H(t)$，あるいは$R(t)$からでないとMTTやFの絶対値は算出できません．

Annex Ⅱ Q12-20
要約パラメータを説明して下さい．

Annex Ⅱ A12-20

deconvolutionによる絶対値パラメータが実用的ではないため，$C_{VOI}(t)$曲線を使った簡単なパラメータ（relative F, relative MTTもその1つ）がいくつも提案され**要約パラメータ（summary parameter）**と呼ばれています．TTP（time to peak），VTT（vascular transit time），BAT（bolus arriving time），peak area（PA；曲線下面積）などがあり（図12-20-5），絶対値パラメータの「代用」として使われます．例えば，曲線下面積をrelative V，VTTをMTTとしてrelative Fを算出し，脳虚血の研究に使われます[6]．しかし，いずれの要約パラメータも局所血流量Fと一定の関係にはなく，血液量V，MTT，造影剤のボーラス性（注入法や心拍出量などに依存しAIFに反映される）に左右される数値であることを知っておく必要があります．したがって，同一人同一回の検査で局所や左右差を要約パラメータで比較することは可能ですが，**個人間比較も，同一人の異なる検査を比較（フォローアップ）することもできません**．

図12-20-5　要約パラメータ

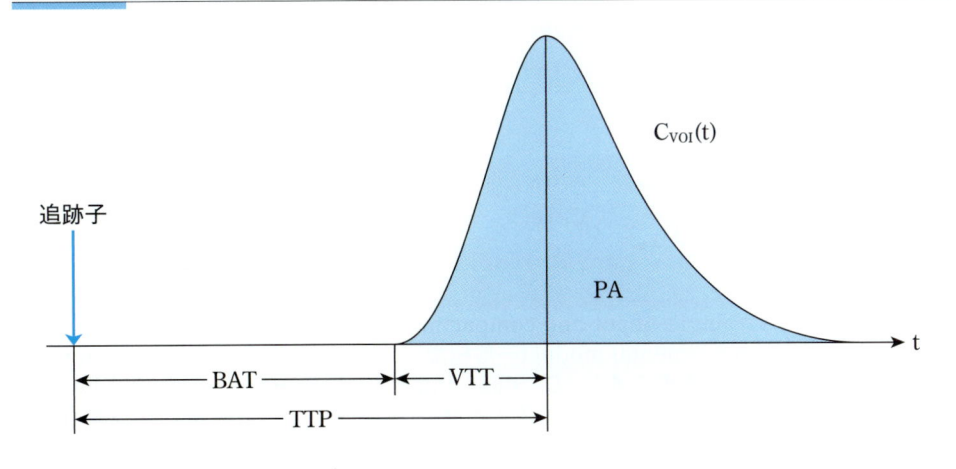

Annex Ⅲ Q12-20
脳（中枢神経系）以外はDSCの対象にはならないのですか？

Annex Ⅲ A12-20

画像診断としては有用な方法で肝などでも使われています（p.458 Q9–11 Annex,

図9-11-3）．しかし中枢神経系以外でDSCによって組織灌流を定量化する（V，F，MTTの絶対値を求める）には，かなり複雑な手続きと「仮定」が必要になります．まずGd造影剤が非特異的に細胞外に分布する造影剤であるという点です．Gd造影剤が間質に分布すると2つの問題が発生します．第1はGd^{3+}が組織の水分子と自由に接触するためにp–p DDI（陽子陽子双極子間相互作用）によるT_1，T_2短縮作用の比重が大きくなって，磁化率効果によるT_2^*短縮作用だけを考えればよいというわけにいかなくなります．つまりDSCの基本となっている式12-18-6〜8が成り立ちにくい状況なのです（大幅な近似は可能ですが）．第2は血管と間質腔との間の造影剤の出入りを考えなければいけないということです[7]．つまり中枢神経系では，流入動脈→組織→流出静脈の関係（図12-20-6A）だけでよかったのが，中枢神経以外では図12-20-6Bのようなsingle–input dual compartmental modelになります．以上の2つは造影剤（追跡子）の血管外漏出が原因なので，血液プール造影剤（p.459 Q9–11 Annex Ⅲ）が使用できれば解決されます．

　さらに肝のように流入血管が2系統（肝動脈と門脈）ある場合には複雑性が増加します[8]（図12-20-6C，D）．これらはCTで研究されていますが，臨床的な信頼性，有用性というところまでは至っていません．また，MRIで腹部の動脈のAIF（動脈入力関数）を正確に測定できるかという問題もあります．肝では肝細胞（p.446 Q9–10）ないしKupffer細胞に取り込まれる造影剤（p.433 Q9–6–3）を使用するという方法も考えられます（基本的に蓄積関数になりますね：p.628 Q12–19–2）が，蓄積が遅いので再循環を考慮しなければなりません．というわけで，中枢神経以外のDSCによる灌流定量化はこれからの研究課題です．

図12-20-6　灌流モデル

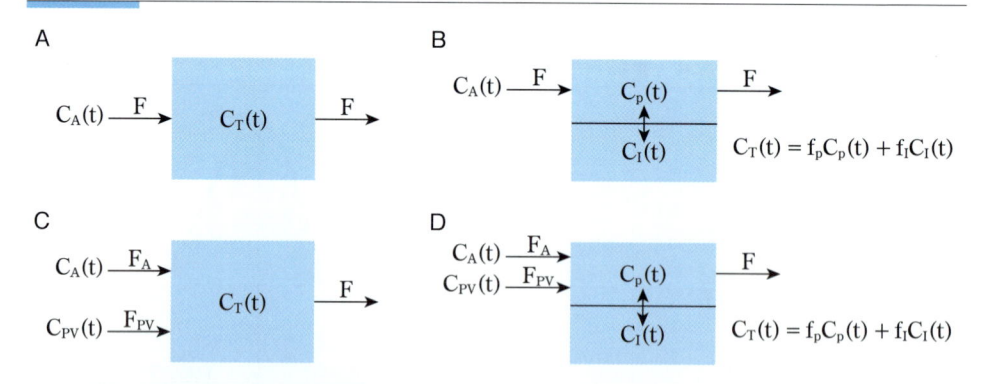

A：single–input one compartmental model（中枢神経組織），B：single–input dual–compartmental model（一般組織），C：dual–input single–compartmental model（肝の簡易化モデル），D：dual–input dual–compartmental model（肝）．$C_A(t)$，$C_T(t)$，$C_{PV}(t)$，$C_P(t)$，$C_I(t)$：流入動脈（A），組織（T），門脈（PV），血漿（P），間質腔（I）の追跡子（造影剤）濃度，$C_T(t) = C_{VOI}(t)$．V：組織の追跡子希釈容積，V_P：血漿体積，V_I：間質腔容積．$V = V_P + V_I$，$f_P = V_P/V$，$f_I = V_I/V$．F：血流量，F_A，F_{PV}：流入動脈と門脈の血流量．実測可能なのは$C_A(t)$，$C_T(t)$，$C_{PV}(t)$だけ．

POINT 12-20

- h(t)，R(t)を直接求めることはできない．
- AIF測定点とVOIが離れるほど灌流パラメータ（V，F，MTT）の信頼性は低下する．
- 組織の血液量Vは$C_A(t)$と$C_{VOI}(t)$を測定することによって求められる．
- 組織の血流量Fは$C_A(t)$と$C_{VOI}(t)$のdeconvolutionで求まるが，実際には容易ではない．
- 要約パラメータやAIFを省略した相対パラメータで個人比較やフォローアップをすることはできない．

■参考文献

1) Axel L: Cerebral blood flow determination by rapid-sequence computed tomography. Radiology 137: 679-686, 1980.
2) Calamante F, et al: Measuring cerebral blood flow using magnetic resonance imaging techniques. J Cereb Blood Flow Metab 19: 701-735, 1999.
3) Rempp KA, et al: Quantification of regional cerebral blood flow and volume with dynamic susceptibility contrast-enhanced MR imaging. Radiology 193: 637-641, 1994.
4) Ostergaard L, et al: High resolution measurement of cerebral blood flow using intravascular tracer bolus passages. Part I: Mathematical approach and statistical analysis. Magn Reson Med 36: 715-725, 1996.
5) Ostergaard L, et al: High resolution measurement of cerebral blood flow using intravascular tracer bolus passages. Part II: Experimental comparison and preliminary result. Magn Reson Med 36: 726-736, 1996.
6) Caramia F, et al: Mismatch between cerebral blood volume and flow index during transient focal ischemia studied with MRI and Gd-BOPTA. Magn Reson Imaging 16: 97-103, 1998.
7) Brix G, et al: Regional blood flow, capillary permeability, and compartmental volumes: measurement with dynamic CT-initial experience. Radiology 210: 269-276, 1999.
8) Materne R, et al: Non-invasive quantification of liver perfusion with dynamic computed tomography and a dual-input one-compartmental model. Clin Sci 99: 517-525, 2000.

Q 12-21 CASLとPASLは何のことですか？

A 12-21 連続動脈スピンラベル法とパルス動脈スピンラベル法のことで，造影剤を使わない灌流MRIです．

▶▶▶ 1 ASL

空間（選択性）飽和パルスあるいは反転パルス（p.600 Q12-12）を用いて特定の位置に存在する^{1}H原子核磁気モーメント（スピン）に印をつけることをスピンラベリング（spin labeling）あるいはスピンタギング（spin tagging）[†1]と呼びます．撮像断

面に流入する動脈血（内の水分子のスピン）を対象にする場合が**動脈スピンラベル法（arterial spin labeling：ASL）**です．通常は効率のよい（タグされないスピンとの差が大きい）反転パルスが使われます．ASLは造影剤を使わないで組織（主に脳）の灌流画像を得る方法です．つまり，タグしたスピンを造影剤の代わりにするわけです．とはいってもタグしたスピンの個数あるいは濃度を特定することはできません．つまり追跡子数（濃度）が不明なのでDSC（p.624 Q12-18～20）のように希釈理論を流用することはできず，**算出できるのは局所血流量（F）**だけです．しかし，DSCとは異なり造影剤を使う必要がないので，何度も繰り返し施行可能で，BOLD法（p.300 Q6-18）と同様に**機能画像（functional imaging）**として有用です．

ASLには後述するようにさまざまな方法がありますが，その基本となるのは，**タグされたスピンが灌流することにより，組織（脳）の縦緩和が「みかけの縦緩和時間T_{1app}」を時定数とし，その程度が組織の血流量に依存する，つまり灌流により組織のT_1がT_{1app}に短縮する**という次式です（p.646「ここまでこだわらなくても…」）．

$$\frac{1}{T_{1app}} = \frac{1}{T_1} + \frac{F}{\lambda} \qquad 12\text{-}21\text{-}1$$

T_{1app}：脳組織のみかけのT_1（単位はs），T_1：タグのない状態の脳組織のT_1，F：局所脳血流量（$mLg^{-1}s^{-1}$），λ：血液脳分画係数（mL/g）[†2]．

縦緩和速度R_1を使って次のように書き直したほうがわかりやすいでしょうか？

$$\frac{1}{T_{1app}} - \frac{1}{T_1} = R_{1app} - R_1 = \Delta R_1 = \frac{F}{\lambda} \qquad 12\text{-}21\text{-}1'$$

それではT_{1app}は実際にどの程度短縮するのでしょうか？ 標準的な脳血流量F = 100mL/100g/min，灰白質のT_1 = 1.2s，水のλ = 0.9mL/gを式12-21-1に代入して，T_{1app} = 1.174s．つまり2.2%の短縮です．つまりほんのわずかなT_1のみかけの短縮が**ASL**の基本だということをまず認識しましょう．

ひとくち MEMO

[†1] **ラベルとタグ**
ラベル（label）もタグ（tag）も名詞あるいは動詞で札，付箋（をつける）という意味です．labelが貼り札，tagが下げ札ですが，spin labeling（tagging）では印をつけるという意味で使われます．なおlabelの発音はレイベルで，ラベルではありません．日本語でも音楽界ではレーベルと言っていますね．

[†2] **血液脳分画係数λ（blood-brain partition efficient）**
次のように定義されます．
λ = [脳実質の追跡子量/脳実質の質量（g）]/[血液の追跡子量/血液量（mL）]
つまり，脳実質単位質量あたりの追跡子量と血液単位体積あたりの追跡子量の比です．追跡子量はどんな単位でも（arbitrary scaleでも）構いません（分子分母で相殺されるから）．ここでは追跡子は水（の^1H原子核）が作る縦磁化なので，水分量と考えてもよいわけです．いずれにしてもλの単位はmL/gになります．式12-21-8，9で$M_v(t)$の単位はM/mL，$M_z(t)$の単位はM/gなので，脳実質を灌流した磁化がそのまま静脈に流出すると，$M_v(t) = M_z(t)/\lambda$と換算されます．

ASLによる灌流画像は基本的にタグなし［タグ（−）］画像とタグあり［タグ（＋）］画像のペアで構成されます．タグされたスピンが組織に拡散すると組織の縦緩和がT_{1app}（Fに依存）を時定数として進行します．したがって，両者の差し引き（差分画像）がFを表す画像になるわけです．ASLはCASLとPASLに大別され，PASLの方がより広く研究され，臨床的にも利用されています．

▶▶▶ 2　CASL

CASLは連続動脈スピンラベル法（continuous ASL）のことで，最初は頸部に空間選択性飽和パルスを連続的に照射して脳に流入する動脈血をタグした[1]のですが，すぐに同じグループが断熱高速通過（p.554 Q11–14–2）を使った反転パルスでタグする方法を発表しました[2]．その脳血流量は次式で算出されます．

$$F = \frac{\lambda}{T_{1app}} \cdot \frac{M_0 - M_{SS(sat)}}{M_0} \qquad 12\text{--}21\text{--}2$$

$$F = \frac{\lambda}{T_{1app}} \cdot \frac{M_0 - M_{SS(inv)}}{2M_0} \qquad 12\text{--}21\text{--}3$$

M_0はタグなしの組織の縦磁化，$M_{SS(sat)}$，$M_{SS(inv)}$はそれぞれ連続飽和，連続反転RFでタグした組織の定常状態の縦磁化です．M_0，$M_{SS(sat)}$，$M_{SS(inv)}$はarbitrary scaleですが，それぞれの画像（タグなしの画像，飽和あるいは反転RFによるタグありの画像）の信号強度に比例するので，各信号強度をM_0，$M_{SS(sat)}$，$M_{SS(inv)}$として代入すればよいことになります．必要なのは磁化の比ですからね．つまりFはタグ（−）とタグ（＋）画像の信号強度とT_{1app}を測定して算出されます．

式12–21–1'の場合と同じ条件でタグ（−）とタグ（＋）画像の信号強度比（M_{SS}/M_0）を算出すると，飽和によるタグで0.978，反転によるタグで0.957になります．信号が低下するといっても，実はそれぞれ1.2％，1.4％にすぎないわけです（画像ではカラーや白黒で強調されますが）．

CASLには2つの弱点があります．1つはタグする部位（頸部）と撮像断面との間が離れているために，そこを通過する間に反転したスピンが回復してしまう（タグがはずれてしまう）という通過時間あるいは遅延時間の問題です．第2はRFを連続して（数秒間）照射するためにoff–resonance照射が生まれて撮像部位のMT効果（p.341 Q7–11）を生み，脳組織の信号を低下させてしまうということです．この弱点はPASLでは小さくなりますが，やはり問題になります．

▶▶▶ 3　PASL

PASLはパルス動脈スピンラベル法（pulsed ASL）のことで，1回の反転RFパルスで流入動脈をタグします．代表的なPASLにEPISTARとFAIRがあり，パルスの照射法が異なりますが，結局は同様の結果になります．

① EPISTAR

Echo–Planar MR Imaging and Signal Targeting with Alternating Radio frequency[3]の略です．タグ（＋）画像は，撮像断面に飽和パルスを照射した直後にす

ぐ上流の動脈側の比較的広い範囲に空間選択性反転パルス（hyperbolic secantパルス；p.554 Q11-14-2）を照射して流入スピンをタグ（図12-21-1B），そのTI後に撮像します（図12-21-1B′）．また飽和パルス後にはcrasher gradientで横磁化も消失させます．タグ（−）画像は，反転パルスなしで同様に撮像します（図12-21-1A, A′）．タグ（＋）画像では，灌流が多い部分（図12-21-1B′右）だけは反転パルスを受けた磁化が流入するため，T_{1app}で回復し，T_1で回復するタグ（−）画像の同一部より高信号になります．タグ（＋）画像からタグ（−）画像を差し引くと灌流の多い部分ほど高信号になります（図12-21-1B′−A′差分画像）．

図12-21-1　EPISTAR（本文参照）

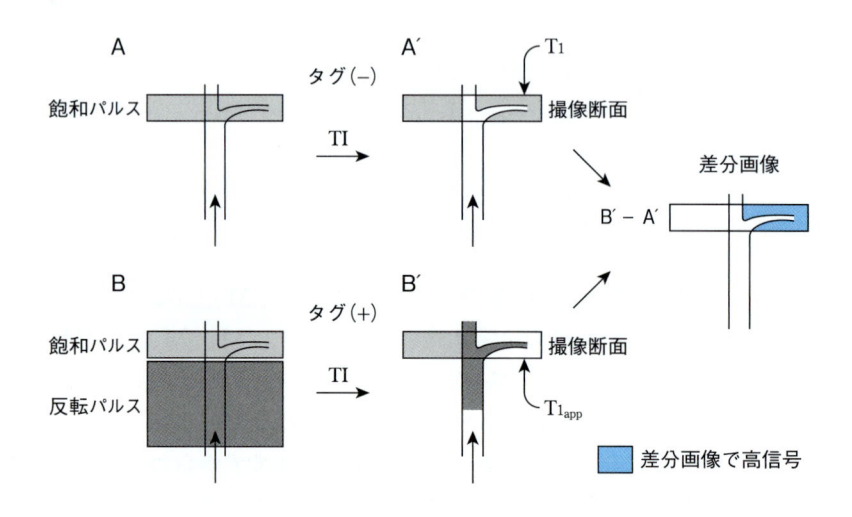

タグ（−）画像の縦磁化M_{t-}とタグ（＋）画像の縦磁化M_{t+}はTIの間に0から，それぞれ緩和時間T_1, T_{1app}で回復するから（p.75 式3-3-3），

$$M_{t-} = M_0 \left[1 - \exp\left(\frac{-TI}{T_1}\right) \right]$$

$$M_{t+} = M_0 \left[1 - \exp\left(\frac{-TI}{T_{1app}}\right) \right]$$

$$\Delta M = M_{t+} - M_{t-} = M_0 \left[\exp\left(\frac{-TI}{T_1}\right) - \exp\left(\frac{-TI}{T_{1app}}\right) \right] \quad 12\text{-}21\text{-}4$$

式12-21-1を代入して，

$$\Delta M = M_0 \exp\left(\frac{-TI}{T_1}\right) \left[1 - \exp\left(-F \cdot \frac{TI}{\lambda}\right) \right] \quad 12\text{-}21\text{-}5$$

通常Fは0.01〜0.02 $mLg^{-1}s^{-1}$，TIは1〜2s，λは0.9 mLg^{-1}程度なので，$F \cdot TI/\lambda \ll 1$になり，[　]内は$F \cdot TI/\lambda$と近似されます（p.33 ひとくちMEMO，p.646 ここまでこだわらなくても…）．したがって，

$$\Delta M = M_0 TI \left(\frac{F}{\lambda}\right) \exp\left(\frac{-TI}{T_1}\right) \qquad 12\text{-}21\text{-}6$$

ここで，タグ（＋）とタグ（−）の脳組織のT_2（T_2^*）が同じだと仮定すると，M_{t-}，M_{t+}はそれぞれの信号強度S_{t-}，S_{t+}に比例するので，Kを比例定数として，

$$\Delta S = K M_0 TI \left(\frac{F}{\lambda}\right) \exp\left(\frac{-TI}{T_1}\right) \qquad 12\text{-}21\text{-}7$$

これは，タグ（−）とタグ（＋）の差分画像の信号強度が組織のFに比例することを示していますが，同時にFだけでなく水分子量（M_0に比例）にも比例し，λに反比例して，さらに$\exp(-TI/T_1)$に比例する（T_1が大きいほど大きくなる）ことを示しています．これは次のFAIRでもまったく同じです．

式12-21-1′の場合と同じ条件で$T_1 = 1.4$sとして，タグ（−）とタグ（＋）画像の信号強度比（S_{t+}/S_{t-}）を算出すると，0.9885になります．信号低下1.2％です．

ところで，両画像で最初に撮像断面に飽和パルスを照射するのは何のためでしょう？（p.648 Q12-21 Annex）

② FAIR

Flow-sensitive Alternating Inversion Recovery[4]の略です．まず，撮像断面（実際にはやや厚い範囲に）に空間選択性反転パルスを照射して（図12-21-2A），TI後に撮像します（画像1，図12-21-2A′）．そうすると撮像断面内の灌流の多い部位（図12-21-2A′右）では，反転されていない水（のIC）が流入して，反転された組織の磁化と混和して，T_{1app}で緩和します．灌流のない部位ではすべてが反転されてるのでT_1緩和のままです．つまり，灌流が多いほど高信号になる画像です．次に非選択性反転パルスを広い範囲に照射して（図12-21-2B），TI後に画像1と同じ断層面を撮像します（画像2，図12-21-2B′）．流入する水と組織にもともと存在する水は同じ反転パルスを受けているので，すべてT_1で緩和します．画像1から2を差し引くことにより，灌流の多い部分ほど高信号になります（図12-21-2A′−B′差分画像）．つまり，FAIRでは実際には反転パルスを受けていない動脈血がタグされた役割を担い（画像1），逆に（非選択性）反転パルスを受けた動脈血がタグされない役割を演じる（画像2）ことになり，EPISTARと逆ですが，画像1から2を差し引くことにより，結局EPISTARと同じ結果になって，灌流の多い部分ほど高信号になるわけです．なおFAIRでは反転パルスとして照射時間8msのhyperbolic secantパルス（p.556 Q11-14-2-④）を使用します．

図12-21-2　FAIR（本文参照）

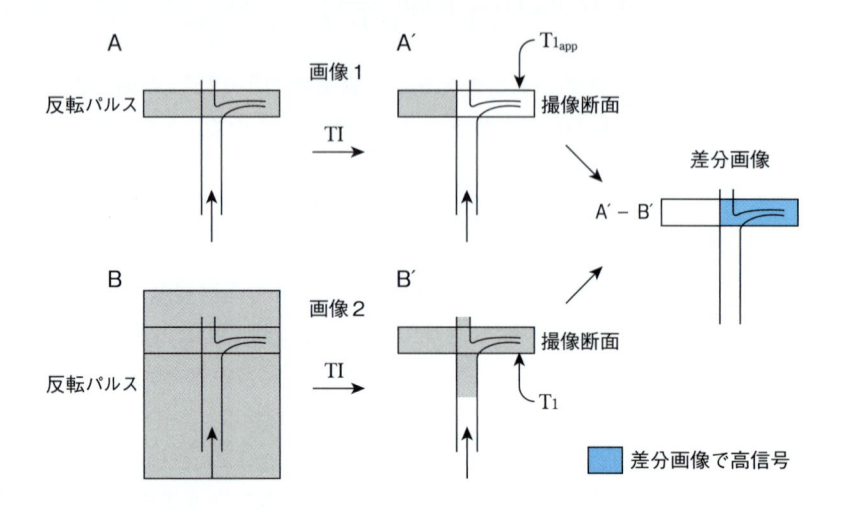

EPISTARと同様ですが，**画像2の縦磁化M_2と画像1の縦磁化M_1はTIの間に$-M_0$から，それぞれ緩和時間T_1, T_{1app}で回復する**から（p.75 式3-3-4），

$$M_2 = M_0 \left[1 - 2\exp\left(\frac{-TI}{T_1}\right)\right]$$

$$M_1 = M_0 \left[1 - 2\exp\left(\frac{-TI}{T_{1app}}\right)\right]$$

$$\Delta M = M_1 - M_2 = 2M_0 \exp\left(\frac{-TI}{T_1}\right)\left[1 - \exp\left(-F \cdot \frac{TI}{\lambda}\right)\right]$$

$$\Delta M = 2M_0 TI\left(\frac{F}{\lambda}\right)\exp\left(\frac{-TI}{T_1}\right) \qquad 12\text{-}21\text{-}8$$

$$\Delta S = 2KM_0 TI\left(\frac{F}{\lambda}\right)\exp\left(\frac{-TI}{T_1}\right) \qquad 12\text{-}21\text{-}9$$

EPISTARと同様に**差分画像の信号強度が組織のFに比例する**ことを示していますが，同時にFだけでなく水分子量（M_0に比例）にも比例し，λに反比例して，さらに$\exp(-TI/T_1)$に比例する（T_1大きいほど大きくなる）ことを示しています．

式12-21-1'の場合と同じ条件で$T_1 = 1.4s$として，画像1, 2の信号強度比（M_1/M_2）を算出すると，0.9593になります．信号低下は4%です．

③ TI

EPISTERでもFAIRでもタグされたスピンが組織内で既存のスピンと十分に混和するという仮定に成り立っています．しかし，実際にはTIが短いとタグされたスピンの大半が動脈内にある（差分画像で動脈内のみ高信号），TIが長すぎると大半が静脈内にある（静脈のみ高信号）ということになりかねません．というわけで，タグの条件にもよりますが一般的にはTI = 1～1.6s程度が使われ，繰り返す場合には組織の縦磁化をM_0まで回復させるために2.5s以上の間隔（TR）が必要です．

▶▶▶ 4 脳血流量F

Fの相対値（relative CBF）ならこれまででよいのですが，絶対値を測定するには式12-21-1なら組織のT_1とT_{1app}，式12-21-2，12-21-3ならT_{1app}，式12-21-7，12-21-9ならT_1とKM_0が必要です．これらを正確に算出するには$TI = \infty$の信号強度測定が必要ですが，これは無理なので$TI = 5T_1$程度が必要になります（p.134 Q4-9）．上記パラメータを正確に定量したとしても，ASLの理論自体にさまざまな仮定が含まれている（次項参照）ので，Fの絶対値を正確に算出するのは容易ではありません．したがって，他の灌流画像法との相関を見ることも大切です[5]（図12-21-3）．

図12-21-3 脳血流量画像（同一患者）

A ^{123}I-IMP-SPECT　　B FAIR（差し引き画像）　　C DSC

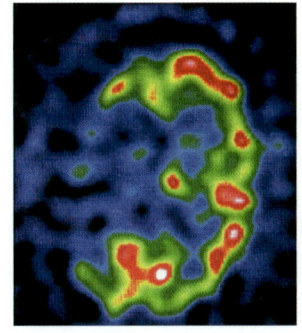

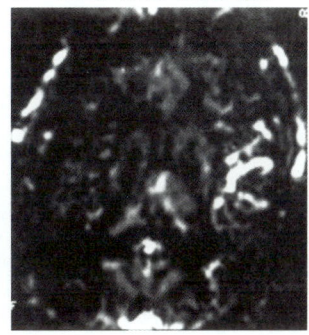

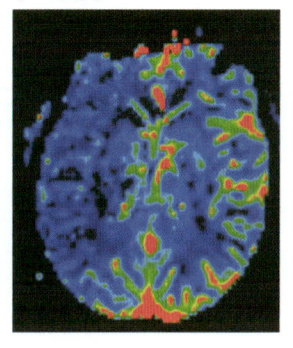

Bでは血管が高信号を示す．

▶▶▶ 5 ASL灌流画像の問題点

これまでの説明以外にも，実はさまざまな問題点があり，多くの改良が加えられています[6)~13)]が，まだ十分とは言えません．なんといっても数％のT_1短縮が基礎になっているので，わずかな条件の違いで誤差が大きくなってしまうわけですね．

① 通過時間

CASLの項（p.641）でも述べましたが，タグする部位と撮像断面が離れていると，その距離を通過する間にタグされた動脈血が緩和してしまうという問題でしたね．また脳の部位によってもこの距離は変わってきます．

② RFパルスプロファイル

空間選択性飽和あるいは反転パルスは目的とする範囲を正確な矩形には励起できません（p.533 図11-7-5）．そのため，十分に撮像面を含むと部分的に目的外の部分に裾が広がっていきます．EPISTARのタグ（−）では飽和した動脈血が流入し，タグ（＋）では撮像面に反転パルスがはみ出すことになり，FAIRの画像1では反転パルスを受けた動脈血が流入してしまうかもしれません．といってタグ範囲を撮像面から離すと通過時間問題が大きくなります．①②はいずれもタグ（−）とタグ（＋）の信号強度差が低下するので，Fを過小評価することになります．

③ 血管内信号

タグされた血液が比較的太い血管内に残ると，差し引き画像で高信号を示すことがあり（図12-21-3B），血管を細かくVOIから排除しない限り脳実質のFが過大評価さ

れます．これを排除するために弱い（b = 5s/mm^2）MPG（拡散強調画像用磁場勾配）を印加して血管内信号を消失させる方法もあります[12]．

④ CSF

脳脊髄液（CSF：差し引き画像では無信号）の部分容積現象により，Fが過小評価されます．皮質の場合には特に注意が必要です．

⑤ 血液脳分画係数λ

通常λは一定（例えば0.9mL/g）としてFが算出されますが，これは事実とは乖離した仮定です．白質と灰白質で異なることも，ヘマトクリットで変わってくることも報告されており，また脳実質の部位，賦活状態によっても変異があると考えられます．病的状態（例えば浮腫）では当然大きく変化するはずです．

⑥ T_1

実は式12-21-7, 12-21-9は動脈血と組織のT_1が同じという仮定に立っています．これも非現実的で（例えば白質のT_1は動脈血の約1/2），訂正する方法[13]も提唱されましたが，動脈血のT_1自体が酸素飽和度，ヘマトクリット，血管径などで変化するという問題もあります．また前述したように組織のT_1とT_{1app}測定の正確度の問題もあります．

⑦ T_2（T_2^*）

組織のT_2（T_2^*）がすべての部位で同じで，かつタグ（−）とタグ（＋）でも同じという前提で信号強度を取り扱ってきました．しかし，これも事実と乖離した仮定です．EPIでは実効TEが比較的長くT_2^*に敏感なのでBOLD効果の影響（T_2^*の変化）も受けやすくなります．TEがきわめて短いパルスシーケンス（高速GRE）を使えば，この問題は解消されますがTRが短いのでT_1の問題⑥が増幅されます．

● **ここまでこだわらなくてもよいのですが！**

▼数式12-21-1の説明

静止組織（ここでは脳組織）の縦磁化$M_Z(t)$の振る舞いは次式で示されます．

$$\frac{dM_Z(t)}{dt} = \frac{M_0 - M_Z(t)}{T_1} \qquad 12\text{-}21\text{-}7$$

磁化M：arbitary scale，$M_Z(t)$：脳の単位重量あたりの時間tにおける縦磁化（M/g），M_0：単位重量あたりの熱平衡状態にある縦磁化（M/g），T_1：組織の縦緩和時間（s）．

式12-21-7はNMRにおける緩和を扱う基本的な数式であるBloch方程式の縦磁化に関する部分です．初期条件$M_Z(0) = 0$を加えて，この微分方程式を解くと90°励起パルス後の振る舞いを示すご存知の式3-3-3（p.75）になります．

タグされたスピンが脳組織を血流量Fで灌流すると，脳組織のスピンとタグされたスピンが混和して，組織の縦磁化（単位体積にあるスピンの磁気モーメントのベクトル和）の振舞いは次式に変わります．

$$\frac{dM_Z(t)}{dt} = \frac{M_0 - M_Z(t)}{T_1} + FM_A(t) - FM_V(t) \qquad 12\text{-}21\text{-}8$$

F：単位質量単位時間あたりの局所脳血流量（mLg^{-1}s^{-1}），M_A：流入動脈の単位体積あたりの磁化（M/mL），$M_V(t)$：流出静脈の単位体積あたりの磁化（M/mL）．$FM_A(t)$と$FM_V(t)$はそれぞれ組織に流入する磁化と流出する磁化を表しています．組織の中で流入する磁化と組織内の磁化が十分混和するとすれば，$M_V(t) = M_Z(t)/\lambda$なので，式12-21-8は次式に変わります．

$$\frac{dM_Z(t)}{dt} = \frac{M_0 - M_Z(t)}{T_1} + FM_A - \left(\frac{F}{\lambda}\right)M_Z(t) \qquad 12\text{-}21\text{-}9$$

λ：血液脳分画係数（単位質量あたりの体積，mL/g）．

式12-21-7と同様に初期条件を加えて，この微分方程式を解きます．飽和パルスでタグする場合と反転パルスの場合では初期条件が異なるので，別々に式12-21-9を解きます．

［飽和でタグする場合］：M_Aを飽和する場合を考えます．初期条件は$M_A(0) = 0$，$M_Z(0) = M_0$です．

$$M_Z(t) = \left(\frac{M_0}{1 + FT_1/\lambda}\right)\left\{1 + \left(\frac{FT_1}{\lambda}\right)\exp\left[-t\left(\frac{1}{T_1} + \frac{F}{\lambda}\right)\right]\right\} \qquad 12\text{-}21\text{-}10$$

これを見ると，$M_Z(t)$が時間tとともにM_0から$1/T_1 + F/\lambda$を「みかけの緩和速度」として減衰することがわかります．タグ（飽和）された水が灌流することによって脳組織の縦緩和が「みかけの$T_1 = T_{1app}$」を時定数として進行するわけです（図12-21-4）．

$$\frac{1}{T_{1app}} = \frac{1}{T_1} + \frac{F}{\lambda} \qquad 12\text{-}21\text{-}1$$

図12-21-4　脳血流量Fと脳のT_{1app}

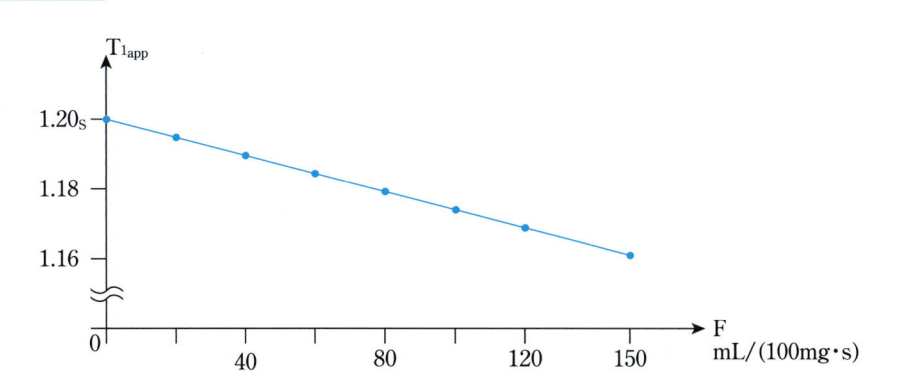

脳の$T_1 = 1.2$sの場合

CASLでは，連続してタグされた水が流入し続けるので，やがて組織の縦磁化が定常状態M_{SS}に達します．M_{SS}は式12-21-10において$t = \infty$とおいて，

$$M_{SS(sat)} = \frac{M_0}{1 + FT_1/\lambda} \qquad 12\text{-}21\text{-}10$$

$$\frac{M_{SS(sat)}}{M_0} = \frac{1}{1 + FT_1/\lambda} \qquad 12\text{-}21\text{-}10'$$

式12-21-1と式12-21-10からT_1を消して，

$$F = \frac{\lambda}{T_{1app}} \cdot \frac{M_0 - M_{SS(sat)}}{M_0} \qquad 12\text{-}21\text{-}2$$

[反転でタグする場合]：M_Aを反転する場合の初期条件は$M_A(0) = -M_0$, $M_Z(0) = M_0$です．

$$M_Z(t) = M_0 \left[\frac{(\lambda - FT_1)}{(\lambda + FT_1)}\right]\left(1 + \frac{2FT_1}{\lambda - FT_1}\right)\exp\left[-t\left(\frac{1}{T_1} + \frac{F}{\lambda}\right)\right] \qquad 12\text{-}21\text{-}11$$

これを見ると，飽和の場合と同様に，タグ（反転）された水が灌流することによって脳組織の縦緩和が「みかけの$T_1 = T_{1app}$」を時定数として進行することがわかります．

$$\frac{1}{T_{1app}} = \frac{1}{T_1} + \frac{F}{\lambda} \qquad 12\text{-}21\text{-}1$$

式12-21-11で$t = \infty$とおくと組織の縦磁化が定常状態M_{SS}に達します．

$$M_{SS(inv)} = M_0 \frac{(\lambda - FT_1)}{(\lambda + FT_1)} \qquad 12\text{-}21\text{-}12$$

$$\frac{M_{SS(inv)}}{M_0} = \frac{(\lambda - FT_1)}{(\lambda + FT_1)} \qquad 12\text{-}21\text{-}12'$$

式12-21-1と12からT_1を消して，

$$F = \frac{\lambda}{T_{1app}} \cdot \frac{M_0 - M_{SS(inv)}}{2M_0} \qquad 12\text{-}21\text{-}3$$

Annex Q12-21

EPISTARでタグ（−）とタグ（＋）の両画像の撮像断面に飽和パルスを前もって照射するのは何のためですか？

Annex A12-21

　2つあります．まず，タグ（＋）による信号変化を見るだけなら，最初の飽和パルスは必要ありませんが，それでは縦磁化が回復する過程がないので，ASLの根幹であるFによる組織の$T_1 \rightarrow T_{1app}$（式12-21-1）が表現できないからですね．飽和パルス後にタグ（−）はT_1，タグ（＋）はT_{1app}でTI時間回復したところで励起パルス・EPI信号取得となるから，$T_1 \rightarrow T_{1app}$が反映されるわけです．2つめは，飽和パルス直後に反転バ

ルスを印加すると，反転パルスが撮像断面内へはみ出しても，その影響を免れるからです．撮像断面内の縦磁化は0ですからね．

Annex II
Q12-21 pCASL，tASLは何ですか？

Annex II
A12-21

　pCASLはCASLとPASLのハイブリッド，tASLは領域ASLです．
① **pCASL**：pulsed (pseudo) CASL[14]のことで，CASLの連続RF照射を，断熱高速通過（AFP）の条件（p.556 式11-14-5）を満たす多数の短時間RFパルスによる分割照射に置き換えたものです．その背景には，3T以上の高磁場では低いS/Nを上げることができるのですが，連続RF照射を使うとSARが規制値を超えてしまうということがあります．また3D-FSE（高速スピンエコー）や3D-SPI（スパイラルイメージング）を使って磁化率の影響を軽減し，広い撮像範囲を確保してS/Nを高めています．
② **tASL**：territorial ASL（領域ASL）[15]のことで，PASLあるいはpCASLを使ってラベルする動脈を右内頸動脈だけというように限定して，各動脈の灌流領域を観察する方法です．これにはRFの3次元的な空間選択の正確性が要求されます．

POINT 12-21

- ASLで算出できるのは局所血流量Fだけ．
- 組織（脳）の縦緩和時間T_1が流入してくるタグされたスピンによって短縮し，その程度が組織の血流量に依存する．
- タグ（−）とタグ（＋）の差分画像の信号強度が組織のFに比例する．
- ASLによるFの定量化にはさまざまな工夫が必要．

■参考文献
1) Detre JA, et al: Perfusion imaging. Magn Reson Med 23: 37–45, 1992.
2) Williams DS, et al: Magnetic resonance imaging of perfusion using spin inversion of arterial water. Proc Natl Acad Sci USA 89: 212–216, 1992.
3) Edelman RR, et al: Qualitative mapping of cerebral blood flow and functional localization with echo-planar MR imaging and signal targeting with alternating radio frequency. Radiology 192: 513–520, 1994.
4) Kwong KK, et al: MR perfusion studies with T1-weighted echo planar imaging. Magn Reson Med 34: 878–887, 1995.
5) Arbab AS, et al: Optimal inversion time for acquiring flow-sensitive alternating inversion recovery images to quantify regional cerebral blood flow. Eur Radiol 12: 2950–2956, 2002.
6) Helpern JA, et al: Perfusion imaging by un-inverted flow-sensitive alternating inversion recovery (UNFAIR). Magn Resin Imaging 15: 135–139, 1997.
7) Wong EC, et al: Quantitative imaging of perfusion using a single subtraction (QUIPSS and QUIPSS II). Magn Reson Med 39: 702–708, 1998.
8) Chen Q, et al: STAR-HASTE: perfusion imaging without magnetic susceptibility

artifact. Magn Reson Med 38: 404–408, 1997.
9) Schwarzbauer C, Heinke W: BASE imaging: a new spin labeling technique for measuring absolute perfusion changes. Magn Reson Med 39: 717–722, 1998.
10) Kao YH, et al: Simultaneous multi slice acquisition with arterial-flow tagging (SMART) using echo planar imaging (EPI). Magn Reson Med 39: 662–665, 1998.
11) Zhou J, et al: FAIR excluding radiation damping (FAIRER). Magn Reson Med 40: 712–719, 1998.
12) Ye FQ, et al: Correction for vascular artifacts in cerebral blood flow values measured by arterial spin tagging techniques. Magn Reson Med 37: 226–235, 1997.
13) Calamante F, et al: A model for quantification of perfusion in pulsed labelling techniques. NMR Biomed 9: 79–83, 1996.
14) Dai W, et al: Continuous flow-driven inversion for arterial spin labeling using pulsed radio frequency and gradient fields. Magn Reson Med 60: 1488–1497, 2008.
15) Helle M, et al: Selective multivessel labeling approach for perfusion territory imaging in pseudo-continuous arterial spin labeling. Magn Reson Med 68: 214–219, 2012.

Q 12-22 MRIでミクロの水の拡散や生体の硬さがわかるのですか？

A 12-22 わかります．

　生体組織における水分子の拡散をMRIで画像化する方法を拡散MRI（diffusion MRI：D-MRI，図12-22-1），生体の硬さをMRIで画像化する方法をMR エラストグラフィ（MR elastography：MRE，図12-22-2）と呼びます．いずれも位相コントラストMRA（PC-MRA，p.593 Q12-10）と基本的には同じ原理を使っています（表12-22-1）．すなわち，BPG（bipolar gradient：双極磁場勾配）を印加して，磁場勾配方向に移動した水分子の変位（距離）を位相シフト$\Delta\phi$に変換する技術です．D-MRI，MREで使用するBPGは，それぞれMPG（motion probing gradient），MSG（motion sensitive gradient）/MEG（motion encoding gradient）と呼ばれますが基本的には同様のものです．ただし，PC-MRAと比べて極端に短い変位を$\Delta\phi$（通常は$0\sim2\pi$）に変換するために，強い双極磁場勾配が必要になります．図12-10-5と式12-10-10（p.598）を見てください．式12-10-10の一部を再掲します．

$$\Delta\phi = \gamma G_x v \tau T \qquad 12\text{-}22\text{-}1$$

　血流に比べて圧倒的にvが小さいD-MRIやMREでは，G_x（ここではMPG）あるいは変位時間（τ，T）を大きくしないと，同様の位相シフト$\Delta\phi$が得られないことがおわかりでしょう（表12-22-1）．変位時間延長は撮像時間やS/Nで制限されるので，結局強いMPGが必要になるわけです．ただし，MPGの強さにも制限があるので，医療で使われているD-MRIはMPG印加時間が長く定量的にはかなり誤差が多くなってしまいます．なお，D-MRIとMREの詳細は参考文献1）～3）をご覧ください．

図12-22-1　拡散MRI

A　tractography

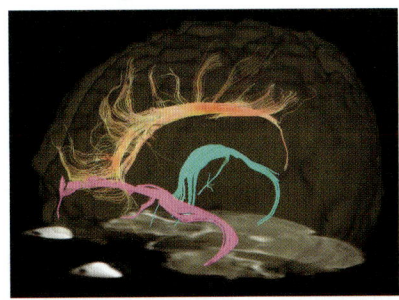

B　脂肪抑制 T₂ 強調像（上），拡散画像（下）

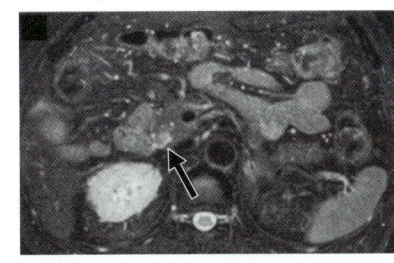

A：オレンジ：帯状回，緑：脳弓，ピンク：鉤状束．（画像提供：順天堂大学大学院医学研究科放射線医学 青木茂樹先生）
B：胆管癌（→）．

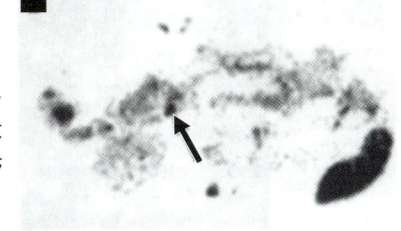

図12-22-2　MRエラストグラフィ

A　慢性肝炎（F1）

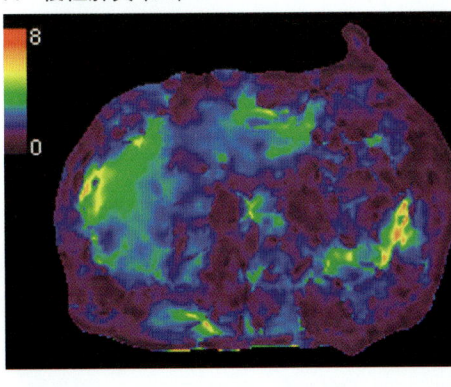

B　肝硬変（F4）

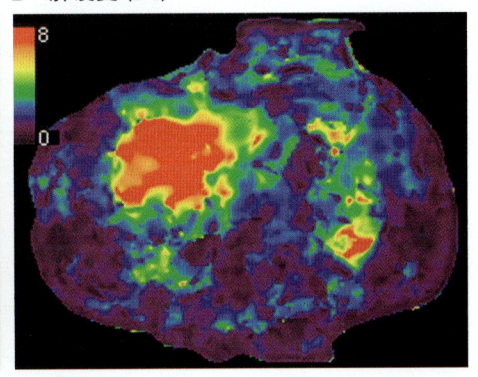

（画像提供：山梨大学医学部放射線科 本杉宇太郎先生）

Q12 流れのMRI ― 役者の動きを舞台に生かす ―

表12-22-1　PC-MRA，拡散MRIとMRエラストグラフィの比較

	PC-MRA	拡散MRI	MRエラストグラフィ
対象	血管内の水分子の流れ 速度v（VENC）（cm/s）	組織における水分子の拡散 拡散係数D（mm²/s）	組織の硬さ ずり弾性率μ（Pa）
測定方法	変位（u）→位相シフト （$\Delta\phi$）	変位（u）→位相シフト （$\Delta\phi$）	変位（u）→位相シフト （$\Delta\phi$）
対象速度	＜60cm/s	＜70μm/s	5mm/s
変位時間	2ms	70ms	10ms
変位	血流による自然の変位 ＜1.2mm	拡散による自然の変位 ＜5μm	加振による強制的変位 50μm
位相シフト	＜2π	＜2π	＜2π
基本法則		フィックの法則 $N=-D\partial c/\partial r$	フックの法則 $P=E\varepsilon=\mu\partial u/\partial r$
支配方程式	距離＝速度・時間 $u=vt$	拡散方程式 $\partial c/\partial t=D\partial^2 c/\partial r^2$	波動方程式 $\partial^2 u/\partial t^2=(\mu/\rho)\partial^2 u/\partial r^2$
磁場勾配	BPG	MPG	MSG，MEG

Pa：パスカル，N：粒子数，t：時間（秒），u：変位，v：速度，c：粒子濃度，r：距離（x, y, z），E：弾性率，ε：歪み，ρ：密度，μ：ずり弾性率，BPG：bipolar gradient，MPG：motion probing gradient，MSG：motion sensitive gradient，MEG：motion encoding gradient．

■参考文献

1) 荒木　力：拡散MRI-ブラウン運動，拡散テンソルからq空間へ．学研メディカル秀潤社，2006．
2) 青木茂樹・他 編著：これでわかる拡散MRI 第3版．学研メディカル秀潤社，2013．
3) 荒木　力：エラストグラフィ徹底解説．生体の硬さを画像化する．学研メディカル秀潤社，2011．

Q13 アーチファクト
— 舞台を損なう迷役者 —

Q13-1 MRIのアーチファクトをまとめると？

Q13 アーチファクト ― 舞台を損なう迷役者 ―

Q 13-1 MRIのアーチファクトにはどのようなものがありますか？

A 13-1 これまで折につけ説明してきましたが，以下にまとめます．

▶▶▶ 1 位置ずれ

本来の位置からずれたところにも画像が形成されるアーチファクトです．

① 折り返しアーチファクト（wraparound artifact）

Q5-6-3（p.161），図5-6-3（p.162）参照．折り返しを積極的に利用するのがパラレルイメージングのSENSE（p.203 Q5-16）でしたね．周波数エイリアシングはLPFで処理できるので通常折り返しアーチファクトにはなりません（p.171 Q5-9-2）．

② N/2アーチファクト

EPIに特有なアーチファクトです．Q6-12（p.268），図6-12-3（p.272）参照．

③ 打ち切りアーチファクト（truncation artifact）

Q5-10（p.173），図5-10-2（p.172）参照．

④ 体動アーチファクト（motion artifact）

Q12-14（p.607）参照．

▶▶▶ 2 特徴あるアーチファクト

一度見たらすぐそれとわかるアーチファクトです．

① 化学シフトアーチファクト（chemical shift artifact）

通常は周波数エンコード方向に現れますが（p.308 Q7-2），EPIでは位相エンコード方向に出現します（p.268 Q6-12）．これも「位置ずれ」によるアーチファクトですが特徴があるので直ちにわかりますね．

② 第2の化学シフトアーチファクト（chemical shift artifact of the 2nd kind）

逆位相画像に特有な黒い縁取りです（p.324 Q7-6）．

③ ジッパーアーチファクト（zipper-like artifact）

画面を水平ないし垂直方向に横切る破線状の直線です（図13-1-1，p.393 Q8-15-2）．

図13-1-1　ジッパーアーチファクト

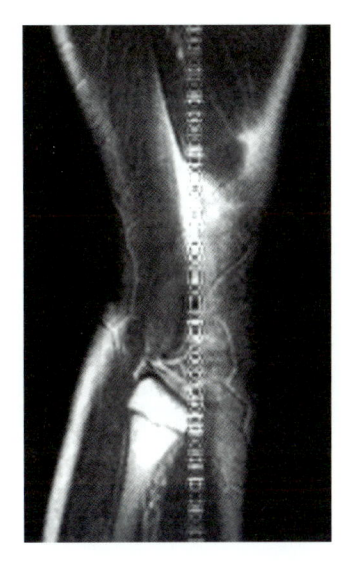

▶▶▶ 3　低（無）信号域を作るアーチファクト

辺縁が不明瞭な低（無）信号域を形成するアーチファクトです．

① 磁化率アーチファクト（susceptibility artifact）
Q9-1 AnnexおよびAnnex II（p.413, 415）参照．

② 位相分散帯（phase dispersion band）
FLASH bandとも呼ばれます（p.250 Q6-7）．

③ 誘電効果とRF遮蔽効果（dielectric & shielding effects）
高磁場（3T以上）にににおいてRF磁場を不均一にします（p.406 Q8-19）．

④ 流れによる低信号（flow void）
高速度信号損失（high velocity signal loss）など流れによる信号低下です（p.565 表12-1-1）．

▶▶▶ 4　高信号になるアーチファクト

① 魔法角アーチファクト（magic angle artifact）
腱の長軸がz軸に対して魔法角（55°）になるとTEの短いシーケンスで高信号を呈します（p.347 Q7-12）．

② 流れによる高信号
流入効果などがあります（p.565 表12-1-1）．

▶▶▶ 5　S/N低下として現れるアーチファクト

特に明瞭な形態としては現れないが，S/Nを低下させるアーチファクトです．したがって画像を見て気づくことはまずありません．

① クロストーク（crosstalk）
Q11-7-5参照（p.531）．

Q14

安全性
― 舞台を護るガードマン ―

Q14-1 静磁場の人体への影響はないのか？
Q14-2 傾斜磁場の安全性に関して考慮すべきことは？
Q14-3 RFの安全性で考慮すべきことは？
Q14-4 MRIのGd造影剤は安全か？
Q14-5 妊婦がMRIを受けても問題ないか？
　　　　Annex　Gd造影剤は胎児に移行する？
Q14-6 IEC規格は何？
　　　　Annex　音圧レベルと等価騒音レベルの違いは何？

Q14 安全性 — 舞台を護るガードマン —

Q 14-1 静磁場の人体への影響はないのでしょうか？

A 14-1 静磁場で問題になるのは力学的作用です．

▶▶▶ 1 静磁場の生物学的作用

現在，臨床機として使われている3.0Tまでの静磁場そのものが生体に悪影響を及ぼすという証拠はありません．問題になるのは静磁場の力学的作用です．

▶▶▶ 2 静磁場の力学的作用

① 安全性の基本

静磁場の力学的作用には牽引力と回転力があります（p.387 Q8-13）．牽引力によって強磁性体（例えば医療用鋏が撮像部位にいる患者を直撃する**ミサイル傷害[missile injury]**）や牽引ならびに回転力による強磁性脳動脈瘤クリップの逸脱，眼球内の鉄片が移動しての硝子体出血と網膜裂創による失明などの事故が報告されています[1]．医療用デバイス（動脈瘤クリップ，体内固定具など）の磁性と形態はさまざまです．これについては「http://MRIsafety.com」を参照してください．ほとんどの医療用デバイスが網羅されています．また，体内異物（金属破片，銃弾）が疑われる場合にはX線写真やCTで確認する必要があります（図14-1-1）．静磁場の力学的作用を考える際の基本は次の3つです．

(ⅰ) 強磁性体（磁石を含む）は危険．
(ⅱ) 強磁性体でもしっかり固定されているものは安全性には問題ないが画像は著しく劣化する（p.431 図9-5-3）．
(ⅲ) 常磁性体，反磁性体は安全．

図14-1-1 眼窩内鉄片のCT

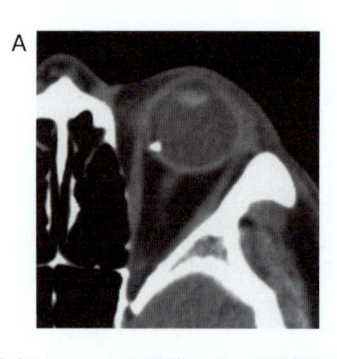

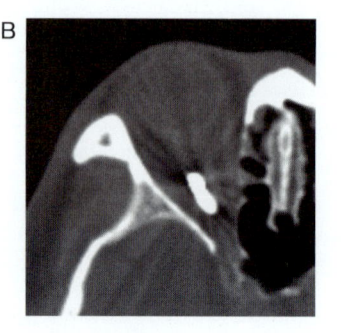

MRI検査時に，Aは網膜，Bは視神経を傷つける可能性が高い．

② 牽引・回転力により危険な医療デバイス，異物

撮影室内に強磁性体（点滴台，モニター装置，鋏など）を置くこと，持ち込むことは厳禁です．必要な器具はMR compatibleな非強磁性体（アルミニウム，チタンなど）製でなければなりません．さらに，体内に埋め込まれているデバイスのうち，以下は危険性が確認されているものです．ただし，これ以外が安全ということではありません．個々に確認してください．

(a) 強磁性脳動脈瘤クリップ（表14-1-1）．
(b) 磁石作動型の脳室シャント装置（Sophy, Codman-Medos）．
(c) 眼窩内強磁性体：眼球内強磁性異物（鉄片など），retinal tackの一部．
(d) 磁石を使った装置：磁石固定義眼，歯科デバイスなど．
(e) 中耳埋め込み装置の一部：McGee platinum（名前とは裏腹にステンレスです）．
(f) 強磁性下大静脈フィルター，血管・胆管などのステント：装着後6〜8週間以内の場合は移動する危険がある．
(g) 強磁性体外固定器具：骨折用など．
(h) 頸動脈クランプの一部（Poppen Blaylock）．
(i) 心臓ペースメーカー：リードスイッチの誤作動．

表14-1-1 危険な脳動脈瘤クリップ

Vari-Angle, Drake, Downs multi-positional, Heifetz, Houspian, Kapp, Mayfield, McFadden, Pivot, Scoville, Sundt-Kees, Yasargil（model FD）

▶▶▶3 静磁場による誘導電流

静磁場だけで磁場が変動しなくても，被写体が動くと誘導電流が生じます（p.505 Q10-11 Annex II）．特に高磁場では心筋内に誘導される電流に注意が必要です．

POINT 14-1

■静磁場に関して注意すべきは力学的作用（牽引・回転力）．
■危険なのは，固定不十分な強磁性体．

■参考文献
1) U.S. Food and Drug Administration: MedWatch: The FDA Safety Information and Adverse Event Reporting Program. www.fda.gov/medwatch/

Q 14-2　傾斜磁場の安全性に関して考慮すべきことは何ですか？

A 14-2　on-offに伴う誘導電流です．

Q10–11（p.498）を参照してください．

▶▶▶ 1　誘導電流

　傾斜磁場のon-offによる誘導電流が体内埋め込み式の電子機器を誤作動させたり，正常細胞を興奮させることです（p.498 Q10–11）．心臓ペースメーカーの作動停止による死亡，埋め込み式インスリン注入装置の機能停止などが報告されています．心臓ペースメーカー装着者のMRIは禁忌とされています．

① 誘導電流により誤作動あるいは機能不全になるおそれのある体内デバイス
　(a)　心臓ペースメーカー，体内自動除細動装置
　(b)　人工内耳
　(c)　神経刺激装置（横隔膜神経刺激装置，後柱刺激装置，視床刺激装置など）
　(d)　その他の電子機器

② 細胞興奮
　最も閾値が低いのが網膜細胞とされています．**磁気閃光を警鐘と考えるべきです．**

▶▶▶ 2　心臓ペースメーカー

　代表的な体内デバイスである植込み型心臓ペースメーカーへのMRIの影響を見てみましょう．心臓ペースメーカーは本体（電気刺激パルス発生装置：ペーサー）とリード（導線：電極）で構成され，本体は皮下に埋め込まれ，ここからリードが静脈・心腔を経て心筋に達しています．リードは心筋の興奮（心拍）を感知して本体に伝え，本体は心拍が適切でないと判断すると，リードを通して適切なリズムで電気刺激信号を心筋に伝えます（ペーシング）．したがって，傾斜磁場のon-offによりリードに誘導電流が惹起されると，①これを本体が心拍と誤感知して間違った指示をする，および②心筋が誘導電流を本体からの心拍刺激と誤認して収縮するという2つの誤作動が生じえます．さらに，静磁場が③リードスイッチ†を閉じてしまうことと，④RFによる加熱作用により心筋火傷をもたらす可能性があり，実際にこれらの事象が報告されています．だから心臓ペースメーカー装着者にとってMRIは禁忌なのです．ただし，最近の心臓ペースメーカーにリードスイッチは採用されていません．また，2012年10月からMRI対応心臓ペースメーカーが本邦でも認可されていますが，これらは条件付き対応（MR conditional）であって，無条件対応（MR compatible）ではないので，種類ごとに規定された条件（静磁場強度，スルーレートなど）を順守しなければなりません．

ひとくち MEMO

†リードスイッチ（reed switch）
2枚のリード（薄片）の先端を互いにずらして，数μmの間隔で重ねた構造．磁場にさらされると，両先端に反対の磁極が誘導されて接触することにより電気回路が閉じる．MRIのリードスイッチは本体のバッテリーや組み込まれたプログラムの確認に使われるのですが，一旦閉じるとペーシングが非同期固定レートに変わってしまいます．なお，導線のリード（lead）とリードスイッチのリード（reed）は日本語にすると同じになってしまうので，混同しないようご用心．

POINT 14-2

■心臓ペースメーカーのMRIは原則禁忌．
■磁気閃光を体内誘導電流の警鐘と考えよ．

Q 14-3　RFの安全性で考慮すべきことは何ですか？

A 14-3　RF加熱です．

▶▶▶1　RF加熱

心電図ケーブルに接していた腰部の火傷，パルスオキシメータのモニターをつけていた指先の火傷，左右の大腿が接していたための火傷などが報告されています．高磁場では**誘導加熱**だけでなく**誘電加熱**，また強磁性体では**ヒステリシス損失**も考慮する必要があります（p.541 Q11-11）．

▶▶▶2　RF加熱による火傷が懸念されるもの

① 体表の金属

金属コード，パッチ（ニコチン，ニトログリセリン），アイシャドウ，刺青などです．特に体表面の導電体（金属コードなど）による火傷には注意が必要ですね．皮膚パッチには金属が使われているものがあります（内容の薬剤には問題ありません）．アイシャドウや刺青には金属粉末が含まれています．これらはすべて撮影室に入る前に除去するべきです．

② 体表が接近している部位（両大腿，両膝，肘と側腹壁など）

体表が接近している部位は大きな電流ループを形成するので要注意です（p.541 Q11-11，図14-3-1）．同じ理由で撮像中に両手をつなぐ，腕を組む，足を組むのも危険です．

図14-3-1 体による電流ループ形成

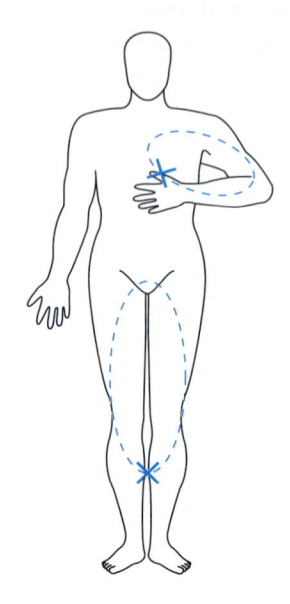

接触部（X）が火傷する危険がある．

POINT 14-3

■ RF加熱では誘導加熱だけでなく誘電加熱，ヒステリシス損失も考慮する．
■ 体表の導電体と四肢のループが危険．

Q 14-4 MRIのGd造影剤は安全ですか？

A 14-4 重篤な腎障害とアレルギーのある患者以外には安全性の高い医薬品です．

▶▶▶ 1 アレルギー反応

　　Gd造影剤による軽度の副作用（悪心・嘔吐，局所熱感・疼痛，頭痛，眩暈など）は0.1〜0.5％に，重度の副作用（気管支痙攣，喉頭痙攣，頻脈，不整脈，蕁麻疹など）は1/5,000（0.02％），そして死亡を含む重篤なアナフィラキシーは1/400,000の頻度で認められます．いずれもCTなどで使われる非イオン性ヨード造影剤より少ない（約1/3）とはいえ，これらを予知する手段はありません．しかし，1）以前にGd造影剤あるいはヨード造影剤による副作用の履歴がある，2）喘息がある，3）アレルギー体質である場合には，副作用を生じる確率が高いことがわかっています．このような高リス

ク患者にGd造影剤を使用する場合には，副腎皮質ステロイド薬や抗ヒスタミン薬を前投与することもありますが，いずれにせよ，副作用に迅速に対処できる態勢を常に整えておく必要があります．

▶▶▶ 2 腎性全身性線維症（NSF）

NSF（nephrogenic systemic fibrosis）はかつてNFD（nephrogenic fibrosing dermopathy：腎性線維性皮膚症）と呼ばれ，亜急性から慢性に皮膚や靱帯（通常四肢から始まる）に膠原線維が増殖し，横隔膜，心臓，肺，筋肉の線維化に進行する疾患です．約5％は劇症型で死に至ることもあります．重症の腎機能障害者のみに発症し，そのほとんどは透析患者です．腎機能正常者や軽度～中程度の腎機能障害者には発生していません．NSF患者の90％以上にGd造影剤を静注されたという明らかな記録があること，Gd造影剤投与後2日～数か月以内に発症していること，Gd投与量と発症頻度に相関があること[1]，投与から3年後にも病変部からGdが検出されていること[2]，最初に発見されたのがGd造影剤発売後の1997年であること，Gd造影剤と腎障害以外にNSF患者間に共通点がないことから，Gd造影剤がNSFに関与していることは明らかです．ただし，重症腎障害でGd造影剤を投与された患者のうちNSFを発症するのは3～5％であり，Gd造影剤が引き金になっているとしても詳細な発症メカニズムは明らかになってはいません．重症腎障害，Gd造影剤に加えて，炎症を起こしやすい状態（術後，感染，血管障害）にある患者にNSFの頻度が高いという報告もあります[3]．2007年1月17日までに，FDAに報告された113例のNSFの内訳は，gadodiamide（＝Gd-DTPA-BMAオムニスキャン）関連が85症例，gadopentetate dimeglumine（Gd-DTPAマグネビスト）関連が21症例，gadoversetamide（Gd-DTPA-BMEA，OptiMARK）関連6症例，gadodiamideとgadobenate dimeglumine（Gd-BOPTA，MultiHance）の両方を投与された1症例で，gadoteridol（＝Gd-HP-DO3Aプロハンス）とgadoterate meglumine（Gd-DOTAマグネスコープ）では見られませんでした[4]．2013年6月までに380症例以上が登録されましたが，各Gd造影剤との関係は新たには発表されていません．これらのGd造影剤（キレート化合物）は式14-4-2のような平衡状態にあり，直鎖構造非イオン性（オムニスキャン：p.451 図9-10-4）はキレートからGdイオンがはずれやすく，マクロ環構造（プロハンス，マグネスコープ，p.450 図9-10-3，p.451 図9-10-4）は安定性（安定度定数†）が高いため（表14-4-3参照）[5]ではないかという意見もあります．重症腎不全患者に遊離Gd^{3+}沈着が多い理由のひとつとして，式14-4-2だけでなく，血中の金属イオン（M^{n+}）が多いためGdキレートのGdと置換しやすくなることが考えられます．

$$Gdキレート + M^{n+} \rightleftharpoons Gd^{3+} + Mキレート \qquad 14\text{-}4\text{-}1$$

日本医学放射線学会と日本腎臓学会の「NSFとガドリニウム造影剤使用に関する合同委員会」が，"腎障害患者におけるガドリニウム造影剤使用に関するガイドライン"（第2版，表14-4-1に要約）を2009年に発表し，Webで公開しています[6]．これに準拠して投与するのが良いと思います．なおGFR（糸球体濾過値）は通常検査しない数値なので，Cr（血清クリアチニン値）からの推算式（表14-4-2）が同時に掲載されています．NSFとGd造影剤についてさらに詳しく知りたい方は参考文献7）をどうぞ．

Q14 安全性 ― 舞台を護るガードマン ―

表14-4-1　腎障害患者におけるガドリニウム造影剤使用に関するガイドライン（第2版：2009年9月2日改訂，NSFとガドリニウム造影剤使用に関する合同委員会）の要約

透析患者，急性腎不全患者，慢性腎不全患者（GFR 0〜29）	原則としてGd造影剤は使用しない（やむをえず使用する場合には，NSF発症報告の多い造影剤の使用を避ける）
慢性腎不全患者（GFR 30〜59）	利益と危険性とを慎重に検討し，最少量を使用する
慢性腎不全患者（GFR ≧ 60）	危険性が高いとする根拠には乏しい

GFR (mL/min/1.73m^2)

表14-4-2　GFRの推算値（eGFR）

日本人男性：eGFR (mL/min/1.73m^2) = $194 \times Cr^{-1.094} \times Age^{-0.287}$
日本人女性：eGFR (mL/min/1.73m^2) = $194 \times Cr^{-1.094} \times Age^{-0.287} \times 0.739$

＊eGFRは18歳未満，妊娠中，急性腎不全には適応されない．Cr：血清クレアチニン値．

ひとくちMEMO

† **安定度定数（stability constant：K）**

平衡状態にある錯体（Gd造影剤はすべて錯体）の安定度を示す数値で，一般の化学結合では**結合定数（coupling constant）**と呼ばれ，いずれも**解離定数（dissociation constant）**の逆数のことです．安定度（結合）定数，解離定数ともにKで示されることが多いので注意してください．ここでは安定度定数をKで示します．Gdキレートで説明すると，

$$\text{Gdキレート} \rightleftharpoons \text{Gd}^{3+} + \text{リガンド}$$
$$(\text{Gd-DTPA} \rightleftharpoons \text{Gd}^{3+} + \text{DTPA})$$

14-4-2

$$K = \frac{[\text{Gdキレート}]}{[\text{Gd}^{3+}][\text{リガンド}]}$$

[ ]はモル濃度を示します．表14-4-3はlogKで示してあり，logK = 23はK = 10^{23}なので，1molのGdキレート（6×10^{23}個）に対して遊離Gd^{3+}が6個ですが，logK = 16なら遊離Gd^{3+}は6×10^{7}個ということになります．logK'をみると血中ではいずれのGdキレートも相当量がGd^{3+}とリガンドに遊離していることがわかりますね．

表14-4-3　Gd造影剤の安定度定数

	分子構造	log K_{therm}	logK' (pH = 7.4)
Gd–DTPA–BMA （オムニスキャン）	非イオン性直鎖	16.9	14.9
Gd–DTPA–BMEA （OptiMATK）	非イオン性直鎖	16.6	15.0
Gd–BOPTA （MultiHance）	イオン性直鎖	22.6	16.9
Gd–DTPA （マグネビスト）	イオン性直鎖	22.1	17.7
Gd–EOB–DTPA （EOBプリモビスト）	イオン性直鎖	23.5	N/A
Gd–BT–DO3A （Gadovist）	非イオン性マクロ環	21.8	N/A
Gd–HP–DO3A （プロハンス）	非イオン性マクロ環	23.8	17.1
Gd–DOTA （マグネスコープ）	イオン性マクロ環	25.8	18.8

熱力学的安定度定数（K_{therm}），条件安定度定数（K'）はそれぞれ *in vitro*, *in vivo* の安定度の指標であるが，後者は測定条件によって変化する．N/A：不明．

（文献5）より転載）

POINT 14-4

- ■Gdあるいはヨード造影剤の副作用の履歴，喘息，アレルギー体質はGd造影剤副作用の高リスク患者．
- ■NSFの危険があるので透析患者，急性腎不全患者とGFR < 30mL/min/1.73m² の慢性腎不全患者へのGd造影剤投与は原則禁忌．

■参考文献

1) Collidge TA, et al: Gadolinium–enhanced MR imaging and nephrogenic systemic fibrosis: retrospective study a renal replacement therapy cohort. Radiology 245: 168–175, 2007.
2) Thakral C, et al: Long term retention of gadolinium in tissues from nephrogenic systemic fibrosis patient after multiple gadolinium–enhanced MRI scans: case report and implications. Contrast Media Mol Imaging 2: 199–205, 2007.
3) Sadowski EA, et al: Nephrogenic systemic fibrosis: risk factors and incidence estimation. Radiology 243: 148–157, 2007.
4) Kanal E, et al: ACR guidance document for safe MR practices: 2007. AJR 188: 1447–1474, 2007.
5) Bongartz G: Imaging in the time of NFD/NSF: do we have to change our routines concerning renal insufficiency？ Magn Reson Mater Phy Biol Med 20: 57–62, 2007.
6) http://www.radiology.jp/uploads/photos/649.pdf
7) Thomsen HS, et al: Nephrogenic systemic fibrosis and gadolinium–based media：updated ESUR contrast medium safety committee guidelines. Eur Radiol 23: 307–318, 2013.

Q 14-5 妊婦がMRIを受けても問題ありませんか？

A 14-5 胎児に影響があるという証拠はありません．

しかし，まったく影響がないとも言い切れません（特に妊娠初期は）．というわけで，他に診断法がない，あるいはMRIの結果によって治療方針が決まるという場合に限って施行するべきです．

Annex Q14-5 Gd造影剤は胎児に移行しますか？

Annex A14-5
胎盤を通過して胎児循環に入ります．そして胎児の腎から羊水中に排泄されます．羊水中に長くとどまるためにキレートからはずれて遊離Gd^{3+}イオンになる可能性があります．これを胎児が飲み込むことになるので胎児への影響が懸念されます．したがって，**妊婦に造影MRIを施行するべきではない**と考えます．

POINT 14-5
- MRIが胎児に影響するという証拠はない．
- 妊婦に造影MRIを施行するべきではない．

Q 14-6 IEC規格とは何ですか？

A 14-6 IEC[†1]（国際電気標準会議）で定めた電気機器に関する基準です．

MRI装置の安全性に関するIEC規格（IEC60601-2-33）は1995年に制定され，これに沿って1999年にJIS Z 4951（磁気共鳴画像診断装置-安全）が制定されました．**静磁場強度，傾斜磁場，高周波（RF）磁場および騒音について3段階の操作モードに分けて規定されています．**さらに2002年に改訂版（IEC60601-2-33：2nd edition）が，これに沿って2004年に改訂JIS Z 4951が制定され，日本の厚生労働省および米国FDA（食品医薬品局）への申請ガイドラインに採用されています．つまり，**IEC規格からはずれたMRI装置は販売できない，使用できない**ということです．さらに，2005

年に超伝導磁石のクエンチに関する安全対策Amendment 1が発表されました．そして2010年にIEC規格第3版（IEC60601-2-33：3rd edition），これに沿ったJIS Z 4951第3版が2012年6月に発表されました．これらには規格，定義，測定法などが詳細に記述されていますが，ここでは第3版の内容を要約します．

> **ひとくちMEMO**
>
> †1 **IEC（International Electrotechnical Commission：国際電気標準会議）**
> 　1906年発足の電気および電子技術分野の標準（規格）化と規格適合性評価のための国際組織で，現在82か国が参加しています．電気電子以外の分野（鉱工業，農業，医薬品など）の標準化を扱う組織が**ISO**（International Organization for Standardation：国際標準化機構）です．IECとISOの双方に，**JIS**（日本工業規格）のための調査審議組織であるJISC（Japanese Industrial Standards Committee：日本工業標準調査会）が日本を代表して参加しています．IEC発足当時（本部は英国のロンドン）は電気機器に関する用語，記号，定格†2および原動機†3の4専門委員会（TC：Technical Committee）が活動し，1930年にはHertz（周波数），Oersted（磁場強度），Gauss（磁束密度），Weber（磁束）などの単位を制定しました．現在（本部はスイスのジュネーブ）は電力用変圧器，蓄電池，半導体デバイス，家庭電気機器など92のTCと73のSC（分科委員会）があり，TC62が医用電気機器委員会で，これらがさらにA：医用電気機器共通事項，B：画像診断機器，C：放射線治療，核医学機器および線量計，D：医用電子機器に分かれています．したがってMRI装置はIECのTC-62Bで扱っているわけです．IEC, ISO, JISCについてはJISCのホームページをご覧ください（http://www.jisc.go.jp）．
>
> †2 **定格（rating）**
> 　電気機器の電圧，負荷，周波数などの使用限度．
>
> †3 **原動機（prime mover）**
> 　水車（水力発電），風車（風力発電），蒸気機関などの自然エネルギーを動力に変換する装置のこと．原動機付自転車（motorbicycle = motorbike）ではありません．なおbikeは自転車（bicycle）の省略形で，エンジンはついていません．

▶▶▶1　操作モード（表14-6-1）

　通常操作モードは患者がストレスを感じることなく検査できる段階です．第一次水準管理操作モードになると，ストレスを感じる可能性がある旨が操作パネルに表示され，これを確認した上で操作に入る手順になります．患者さんに起こりうるリスクを説明したうえで同意を得る必要があります．第二次水準管理操作モードは研究用で，「この操作モードの条件は潜在的に危険であり，通常の臨床にはこの条件を使用してはならない」，「入る前に特定の安全手段を解除しないと第二次水準管理操作モードには入れない設計でなければならない」とされています．また，第二次水準管理操作モードには原則として上限値が設定されていませんが，これは「第二次水準管理操作モードの上限値についての責務は，その使用を許可した施設の倫理委員会にあるものとみなす」とされています．

表14-6-1　操作モードの定義（JIS Z4951第3版より要約して作表）

通常操作モード	いかなる出力も患者に生理学的ストレスを引き起こす可能性のある限界値を超えない．
第一次水準管理操作モード	いくつかの出力が患者に医療管理を必要とする生理学的ストレスを引き起こす可能性のある値に達する．
第二次水準管理操作モード	いくつかの出力が患者に重大なリスクを与える可能性のある値に達する．

▶▶▶ 2　静磁場（表14-6-2）

静磁場強度（磁束密度B_0）の通常操作モードは，第2版では2T以下でしたが，第3版では3T以下に変更されました．実情に規格を合わせた格好ですね．

表14-6-2　静磁場強度

通常操作モード	$B_0 \leq 3T$
第一次水準管理操作モード	$3T < B_0 \leq 4T$
第二次水準管理操作モード	$B_0 > 4T$

▶▶▶ 3　傾斜磁場

傾斜磁場のon-offに伴う誘導電流による細胞興奮を抑えることが目標で，**末梢神経刺激**（peripheral nerve stimulation：**PNS**）と心筋刺激の閾値を基準としており，まず，「すべての操作モードにおいて，耐えられない末梢神経刺激および心臓刺激が起こる範囲まで傾斜磁場を作動させてはならない」と規定されています．ボランティアに直接傾斜磁場を印加して細胞興奮閾値を決定する方法によって，PNS閾値は異常感覚が生じ始めるレベル，心臓刺激閾値は期外収縮または他の心臓不整脈を誘発する最小の傾斜磁場出力がそれぞれの閾値になります．そのうえで，傾斜磁場の上限値は次の2種類のどちらかを選択できます．第二次水準管理操作モードの上限は設定されていませんが，冒頭の規定を順守しなければなりません．

① 直接決定する上限値（表14-16-3）

表14-16-3の通りです．

表14-6-3　傾斜磁場出力上限値（直接決定）

通常操作モード	平均PNS閾値の80％以下
第一次水準管理操作モード	平均PNS閾値の100％以下

② デフォルト値（表14-16-4）

限界値は磁場（磁束密度）の時間変化率（dB/dt，単位はT/s），または誘導電場（E，単位はV/m）で示され，第一次水準管理操作モードと通常操作モードはそれぞれPNS閾値とその80％，第二次水準管理操作モードは心筋刺激閾値に相当します．rb

は式10−11−7のa，すなわち**基電流（rheobase）**です．$t_{s,eff}$は**実効刺激持続時間**と呼ばれ，（傾斜磁場の最大変動）／（その間の最大dB/dt）と定義されますが，要は磁場勾配が単調に増加あるいは減少する（と仮定した）時間で，図10-6-1（p.490）のような磁場勾配では立ち上がり時間τ_rあるいは立ち下がり時間になります．したがって立ち上がり時間$\tau_r(=t_{s,eff})=$1ms，0.1ms（=100μs），0.01ms（=10μs）の傾斜磁場を印加する場合には，通常操作モードでそれぞれ

$t_{s,eff}=$ 1ms： dB/dt(T/s) $= 20(1+0.36/1) = 27.2$T/s　あるいは
$E(V/m) \leqq 2.2(1+0.36/1) = 2.992$(V/m)

$t_{s,eff}=$ 0.1ms： dB/dt(T/s) $= 20(1+0.36/0.1) = 92$T/s　あるいは
$E(V/m) \leqq 2.2(1+0.36/0.1) = 10.12$(V/m)

$t_{s,eff}=$ 0.01ms：dB/dt(T/s) $= 20(1+0.36/0.01) = 740$T/s　あるいは
$E(V/m) \leqq 2.2(1+0.36/0.01) = 81.4$(V/m)

まで許されることになります（図14-6-1）．ただし立ち下がり時間が立ち上がり時間より長い場合には前者で規定されます．図14-6-1は$t_{s,eff}$とdB/dtの上限値の関係（表14-6-4の各数式）をプロットしたものです．$t_{s,eff}$が短くなれば大きなdB/dtまで許されることがわかります（p.498 Q10−11）．

表14-6-4　傾斜磁場出力限界値（デフォルト値）

通常操作モード	dB/dt (T/s) $\leqq 0.8$ rb$(1+0.36/t_{s,eff})$，rb = 20，あるいは $E(V/m) \leqq 0.8$rb$(1+0.36/t_{s,eff})$，rb = 2.2
第一次水準管理操作モード	dB/dt (T/s) $\leqq 1.0$ rb$(1+0.36/t_{s,eff})$，rb=20，あるいは $E(V/m) \leqq 1.0$ rb $(1+0.36/t_{s,eff})$，rb = 2.2

$t_{s,eff}$の単位はms（0.001秒）

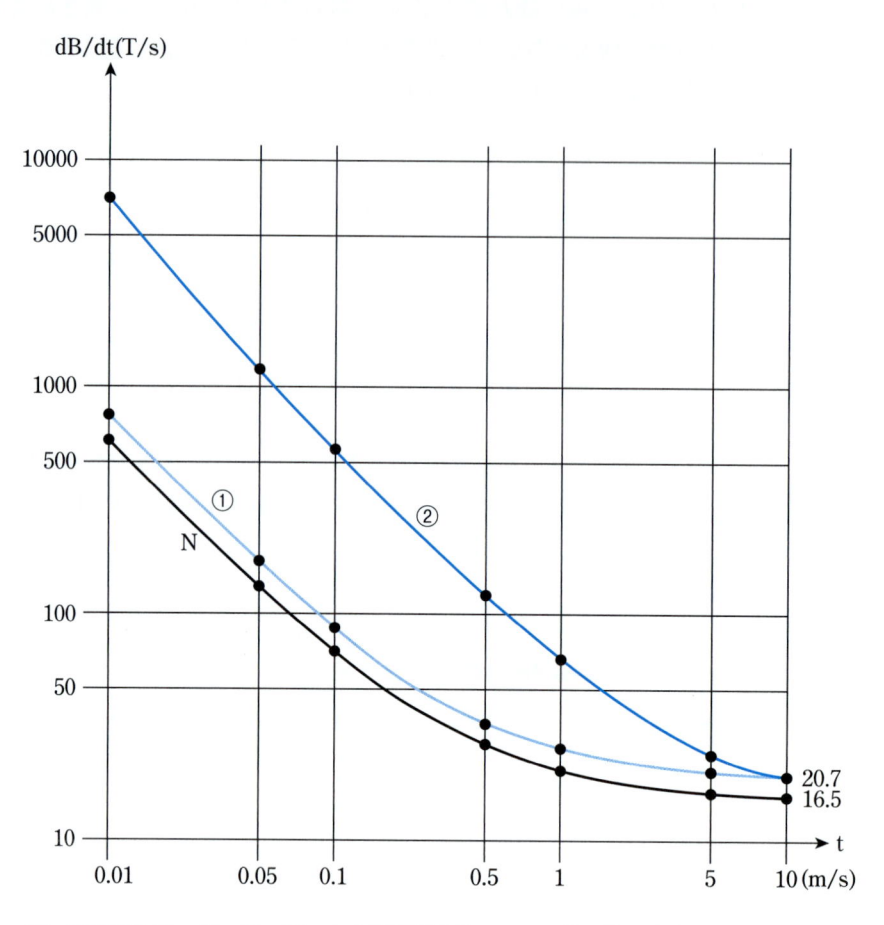

図14-6-1　実効刺激持続時間（$t_{s,eff}$）と限界dB/dtの関係

N：通常操作モード，①：第一次水準管理操作モード，②：第二次水準管理操作モード

▶▶▶ 4　RF

　　RFによる体温上昇の制限が目標になります．実際には**表14-6-5～7**のように被検者の測定体温あるいはSAR（p.539 Q11-10 ひとくちMEMO）で規制しますが，いずれも体幹深部体温が，通常操作で0.5℃，第一次水準管理操作モードで1℃を超えないことが基準になっています．同じSARでも，体温上昇は周囲の温度と湿度で変わりますが，第3版では第2版に記載されていた湿度の影響は削除されました．第一次水準管理操作モードにおける全身SAR上限値（4W/kg）は周囲温度25℃以下に適応され，周囲温度が1℃上昇するごとに全身SAR上限値を0.25W/kg下げることになっています．したがって周囲温度33℃で上限値は2W/kgになります．第一次水準管理操作モードの局所SAR上限値（**表14-6-6**）は第3版で2倍に引き上げられ，短期SAR上限値は規定値の3倍から2倍と厳しくなりました．

表14-6-5　体温の上限値

操作モード	温度上昇（℃）	温度（℃）	
	体幹深部	体幹部	局所
通常操作	0.5	39	39
第一次水準管理	1	40	40
第二次水準管理	>1	>40	>40

表14-6-6　SAR上限値（ボリューム送信コイルの場合，6分間の平均，単位はW/kg）

操作モード	全身	身体部分*	頭部
通常操作	2	2〜10	3.2
第一次水準管理	4	4〜10	3.2
第二次水準管理	>4	>4〜10	>3.2
短期SAR	任意の10秒間のSARは上記規定値の2倍を超えない		

＊身体部分SAR= 10−（a×照射を受ける部分の重さ/患者の体重）
　通常操作ではa=8，第一次水準管理操作ではa=6．

表14-6-7　SAR上限値（局所送信コイルの場合，6分間の平均，単位はW/kg）

操作モード	局所SAR		
	頭部*	体幹部	四肢
通常操作	10	10	20
第一次水準管理	20	20	40
第二次水準管理	>20	>20	>40
短期SAR	任意の10秒間のSARは上記規定値の2倍を超えない		

＊局所SAR頭部：小さな局所送信コイル領域内に眼窩がある場合は，温度上昇を常に1℃以下とする．

▶▶▶5　騒音

「MRI検査を受けたことありますか？」「ああ，あのタタタタタッと騒がしいやつですね」というほど，患者さんにとってMRIを象徴するする存在が傾斜磁場コイルの振動による騒音（p.496 Q10−10）です．この騒音は，MR寝台上の患者の位置で**140dB（デシベル）を超えるピーク音圧レベルの騒音を生じてはならない**と規定されています．また，ピーク音圧レベルが140dB以下であっても，等価騒音レベルが，鉄道のガード下の騒音レベルに近い99dB（A）を超える可能性がある場合には，等価騒音レベルを99dB（A）まで下げるための耳栓，耳当てなどの処置をとる必要があります．

Annex Q14-6　音圧レベルと等価騒音レベルの違いは何ですか？

Annex A14-6　音の大きさを示す物理量と「うるささ」を示す感覚量の違いです．

Q14 安全性 ― 舞台を護るガードマン ―

音は疎密波と呼ばれるように圧縮された空気の伝播です．したがって，音の強さ（大きさ）を示す物理量は圧力（単位はパスカル Pa=N/m² = kg・m⁻¹s⁻²）で，音圧と呼ばれています．人間に聞こえる音圧は $20\mu Pa$〜$200Pa$ と広範囲で，これより強いあるいは弱い音圧の疎密波は聞こえません．音圧が時間的に変動する場合には，測定時間内で最も強い音圧を**ピーク音圧**と呼びます．しかし人間の聴覚が感じる音の強さ（感覚量）は，この音圧には比例せず，音圧の2乗の対数に比例します．そこで可聴最低音圧（$P_0 = 20\mu Pa$）に対する対象音圧（P）の2乗比の常用対数を音の感覚量にします．

$$B = \log_{10}(P^2/P_0^2) = 2\log_{10}(P/P_0) \qquad 14\text{-}6\text{-}1$$

B（ベル）は対象物理量（ここでは P^2）が基準量（P_0^2）の10倍であるということを示す単位（無次元）ですが，これでは大きすぎる（きめが粗い）ので，1/10の単位 **dB（デシベル）** にします（デシは1/10という意味の接頭辞です：dL = L/10）．

$$dB = 10\log_{10}(P^2/P_0^2) = 20\log_{10}(P/P_0) \qquad 14\text{-}6\text{-}2$$

ここまでは音圧レベルで，ピーク音圧も一般的には，このdB単位で示されます．

次に**人間が感じる音の騒がしさ（うるささ）は周波数によって異なる**という事実があります．同じdBでも一般に高い音（高周波数）は低い音（低周波数）よりうるさいと感じられることです．そこで，dBを周波数で重みづけをした値を騒音の指標にします．複数ある重みづけ（等感度曲線）のうち最も「うるささ（騒音）」という感覚を反映しているとされるのが**A特性**（曲線）で，そこでは4,000Hzの15dBと60Hzの60dBが同じうるささになります．このA特性で重みづけしたのが**A特性重みづけ音圧レベル（A-weighted sound pressure level：L_A）** で，一般にこれを**騒音レベル**と呼んでいます．単位はdBですが，dB（A）と記されることもあります．

ところで音は時間的に一定とは限らないので，この変動騒音レベルの時間的な平均値（MRIでは検査時間の平均値）が**等価A特性重みづけ音圧レベル（equivalent continuous A-weighted sound pressure level：L_{Aeq}）** で，これを**等価騒音レベル**と呼んでいます．これで「騒音」が客観的に数値化されるわけですが，実際に「騒音」をどう感じるかは個人と状況によって異なります．L_{Aeq} は低くても嫌いな奴の声は騒音だし，L_{Aeq} は高くても好きな人の声なら不愉快ではないですよね．

POINT 14-6

- MRI装置の安全性に関しては，静磁場強度，傾斜磁場，高周波（RF）磁場および騒音についてのIEC規格がある．
- IEC規格からはずれたMRI装置は販売，使用できない．

付録

▶▶▶ 付録1　主な物理定数

万有引力定数	G	$6.670 \times 10^{-11} \mathrm{N \cdot m^2 kg^{-2}}$
重力加速度	g	$9.8067 \mathrm{m \cdot s^{-2}}$
アボガドロ数	N_A	$6.0225 \times 10^{23} /\mathrm{mol}$
ボルツマン定数	κ	$1.3805 \times 10^{-23} \mathrm{J/deg}$
ガス定数	$R(=N_A \kappa)$	$8.3143 \mathrm{J/(deg \cdot mol)}$
ファラデー定数	$F(=N_A e)$	$9.6487 10^4 (\mathrm{C/mol})$
光速度(真空中)	$c(=1/\sqrt{\varepsilon_0 \mu_0})$	$2.9979 \times 10^8 \mathrm{m/s}$
プランクの定数	h	$6.6255 \times 10^{-34} \mathrm{Js}$
ディラックの定数	$\hbar = h/2\pi$	$1.0545 \times 10^{-34} \mathrm{Js}$
電子の電荷(電気素量)	e	$1.6021 \times 10^{-19} \mathrm{C}$
電子の静止質量	m_e	$9.1090 \times 10^{-31} \mathrm{kg} = 0.511 \mathrm{MeV}$
陽子の静止質量	m_p	$1.6725 \times 10^{-27} \mathrm{kg}$
中性子の静止質量	m_n	$1.6748 \times 10^{-27} \mathrm{kg}$
ボーア磁子	$\mu_B (= e\hbar/2m_e c)$	$9.2733 \times 10^{-24} \mathrm{J/T} (=\mathrm{A \cdot m^2})$
核磁子	$\mu_N (= e\hbar/2m_p c)$	$5.0506 \times 10^{-27} \mathrm{J/T}$
真空の透磁率	μ_0	$4\pi \times 10^{-7} \mathrm{N \cdot A^{-2}}$
真空の誘電率	ε_0	$8.8537 \times 10^{-12} \mathrm{F/m}$

付録2　MKSA(SI)単位と E-H, E-B 対応

	E-B 対応	E-H 対応
磁気の原因	電流素片 $I\mathrm{d}l$	磁荷 q_m
磁化(磁気分極),磁場と磁束密度の関係	$M = \chi H$ $B = \mu H = \mu_0(H+M)$	$P_m = \mu_0 \chi H$ $B = \mu H = \mu_0 H + P_m$
μ と χ の関係	$\mu = \mu_0(1+\chi)$	$\mu = \mu_0(1+\chi)$
磁極の強さ(磁荷 q_m)	(Wb = V·s)	Wb
電流素片($I\mathrm{d}l$)	A·m	(A·m)
磁束(Φ)	Wb	Wb
電気量(電荷 q)	C = A·s	C
磁気双極子モーメント(m)	(μA·m² = Wb·m)	Wb·m
磁気モーメント(μ)	A·m² = J/T	(Wb·m/μ = A·m²)
磁束密度(B)	T = N/(A·m) = Wb/m²	T
磁場強度(H)	N/Wb = A/m = T/μ	N/Wb
磁化(M), 磁気分極(P_m)	N/Wb	T
力(F)	N = kg·m/s²	N
透磁率(μ)	H/m = Wb/(A·m) = kg·m/C²	H/m
磁化率(χ)	無単位	無単位
誘電率(ε)	F/m	F/m
電場(E)	V/m	V/m
電束密度(D)	C/m²	C/m²

A(アンペアー), V(ボルト), Wb(ウェーバー), C(クーロン), J(ジュール), T(テスラ), N(ニュートン), H(ヘンリー), F(ファラド), m(メーター), s(秒), μ_0 [真空の透磁率 = $4\pi \times 10^{-7}$ Wb/(A·m) = $4\pi \times 10^{-7}$ kg·m/C²]. イタリック太字はベクトルを表す.

＊ E-H 対応における磁化(単位はT)は対応する電気分極 P にならって, また E-B 対応の磁化 M(単位はN/Wb)と区別するために磁気分極と呼んで P_m で表すことが多い.

▶▶▶ 付録3　オイラーの公式

$\cos\theta + i\sin\theta = \exp(i\theta)$ をオイラー (Euler) の公式といいます．三角関数↔指数関数の変換が容易にできるので広く利用されています．証明は，

$$f(\theta) = \cos\theta + i\sin\theta \qquad 3\text{-}1$$

とおいて両辺をθで微分すると，

$$f'(\theta) = -\sin\theta + i\cos\theta = i(\cos\theta + i\sin\theta) = if(\theta) \qquad 3\text{-}2$$

$f'(\theta)/f(\theta) = i$，両辺を積分して

$$\ln|f(\theta)| = i\theta + C$$

$$f(\theta) = \pm\exp(i\theta + C) = \pm\exp(i\theta)\cdot\exp(C) = \pm A\cdot\exp(i\theta)$$

式3-1から$f(0)=1$なので，$\pm A\cdot\exp(0) = 1$，したがって$\pm A = 1$となり，

$$f(\theta) = \exp(i\theta) = \cos\theta + i\sin\theta \qquad 3\text{-}3$$

C, Aは積分定数（ここでは$\exp(C)=A$），また公式 $\{\ln[f(x)]\}' = f'(x)/f(x)$ を使いました．ほかに，テイラー（マクローリン）展開による証明もあります．
$\cos\theta = \cos(-\theta)$, $\sin\theta = -\sin(-\theta)$ なので，

$$\cos\theta - i\sin\theta = \exp(-i\theta) \qquad 3\text{-}4$$

付式3-3と付式3-4から，

$$\cos\theta = \frac{\exp(i\theta) + \exp(-i\theta)}{2}, \quad \sin\theta = \frac{\exp(i\theta) - \exp(-i\theta)}{2i} \qquad 3\text{-}5, 6$$

▶▶▶ 付録4　フーリエ級数

1) 正余弦波の和

あらゆる関数$f(t)$は周期関数である余弦波$\cos(n\omega_0 t)$と正弦波$\sin(n\omega_0 t)$の和（重ね合わせ）で表され，これをフーリエ級数と呼びます．

$$\begin{aligned}f(t) = \frac{a_0}{2} &+ [a_1\cos(\omega_0 t) + b_1\sin(\omega_0 t)] \\ &+ [a_2\cos(2\omega_0 t) + \sin b_2(2\omega_0 t)] + \cdots \\ &+ [a_n\cos(n\omega_0 t) + b_n\sin(n\omega_0 t)] + \cdots \end{aligned} \qquad 4\text{-}1$$

ここでω_0は基本角周波数（共鳴角周波数のω_0ではない）で周期T（1cycle = 2πrad進むのに要する時間）とは$\omega_0 = 2\pi/T$の関係にあります．したがって，変数tは時間（秒）になります（p.680 付録6）．周波数ν_0を使えば，$\omega_0 = 2\pi\nu_0$なので$T = 1/\nu_0$ですね．また，nは正の整数で，a_n, b_nはフーリエ (**Fourier**) 係数と呼ばれます．つまり，あらゆる**関数は，さまざまな振幅（a_n, b_n）と周波数（$n\omega_0$）を持つ余弦波と正弦波の和（重ね合わせ）で表される**のです．y軸を挟んで左右対称の偶関数は余弦成分a_n

$\cos(n\omega_0 t)$ だけで,原点を中心に点対称な奇関数は正弦成分 $b_n \sin(n\omega_0 t)$ だけで表されます.

2) 初期位相を加えて

付式4-1は次のように初期位相 ϕ を加えると,さまざまな振幅(係数 A_n)と周波数($n\omega_0$)と初期位相(ϕ_n)を持つ余弦波だけ,あるいは正弦波だけの重ね合わせで表されるとも言えます $[\sin\theta = \cos(\theta - \pi/2)]$.

$$f(t) = \sum_{n=1}^{\infty} A_n \cos(n\omega_0 t + \phi_n) \qquad 4\text{-}2$$

付式4-1と付式4-2の係数と初期位相は次の関係で結ばれています.

$$A_0 = \frac{a_0}{2}, \quad A_n = \sqrt{a_n^2 + b_n^2}, \quad \phi_0 = 0, \quad \tan\phi_n = \frac{b_n}{a_n}$$

3) 複素指数関数を使って

あるいはオイラーの公式を用いて次のように表示することもできます.

$$f(t) = \sum_{n=-\infty}^{\infty} C_n \exp(in\omega_0 t) \qquad 4\text{-}3$$

$$a_0 = 2C_0$$
$$a_n = \frac{C_n + C_n^*}{2} \qquad 4\text{-}4$$

$$b_n = \frac{C_n - C_n^*}{2i} \qquad 4\text{-}5$$

ここで C_n は複素数で C_n^* はその共役です.つまり,$C_n = \alpha + i\beta$ なら $C_n^* = \alpha - i\beta$ になります.

4) フーリエ級数の特徴

nがより大きな項まで使うとより正確な,そして小さいnの項で打ち切ると粗い近似になります.たとえば**付図4-1**に示す矩形,

$$f(t) = 1, \quad \left(\frac{-\pi}{2} \leq \omega_0 t \leq \frac{\pi}{2}\right)$$
$$= 0, \quad \left(\frac{-\pi}{2} \geq \omega_0 t, \quad \omega t \geq \frac{\pi}{2}\right)$$

は,次のような余弦波の和で表されます.

$$f(t) = a_1 \cos(\omega_0 t) + a_3 \cos(3\omega_0 t) + a_5 \cos(5\omega_0 t) + \cdots + a_m \cos(m\omega_0 t)$$
$$= \frac{4}{\pi}\cos(\omega_0 t) - \frac{4}{3\pi}\cos(3\omega_0 t) + \frac{4}{5\pi}\cos(5\omega_0 t) + \cdots + a_m \cos(m\omega_0 t)$$
$$a_{2n+1} = \frac{4(-1)^n}{(2n+1)\pi}, \quad n = 0, 1, 2\cdots$$

付図4-1を見てください．Aはn = 0，つまり$(4/\pi)\cos(\omega_0 t)$だけ，Bはn = 2，つまり$(4/5\pi)\cos(5\omega_0 t)$までの3個の余弦波，Cはn = 4つまり$(4/9\pi)\cos(9\omega_0 t)$までの5個の余弦波の重ね合わせでDの矩形を近似したものです．nが増えるとそれだけ大きな周波数の（細かい）波で補正していくので，近似がより正確になっていくことがわかります．つまり**振幅の大きい低周波数の波で大まかな形（画像でいえば濃淡）を決めて，振幅の小さい高周波数の波で細かく修正して，原型[関数f(t)]に近づけていくわけですね**．

付図4-1　余弦波による矩形の近似

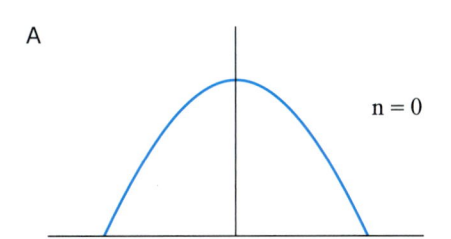

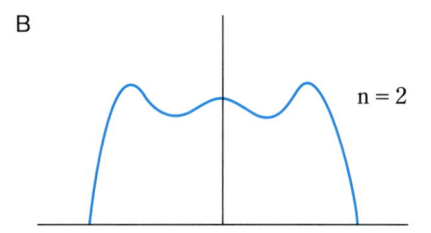

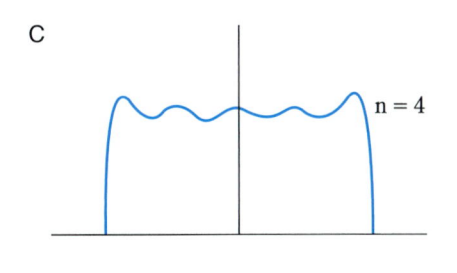

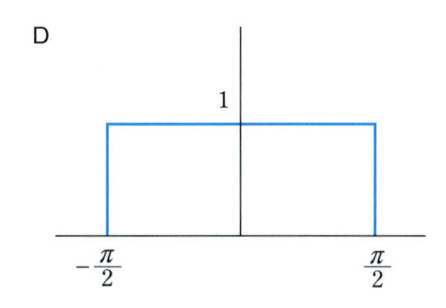

▶▶▶付録5　フーリエ変換

1) フーリエ係数を求める

　関数f(t)を周期関数である余弦波$\cos(n\omega_0 t)$と正弦波$\sin(n\omega_0 t)$の重ね合わせで表すのがフーリエ級数ですが，各波の振幅（フーリエ係数）a_n, b_nがわからないと重ね合わせようがありません．

　ここで，記述を簡略化するために付式4-3の複素指数関数を使います．すると，C_nは次の積分から求まります．

$$C_n = \frac{1}{T}\int_{-\frac{T}{2}}^{\frac{T}{2}} f(t)\exp(-in\omega_0 t)dt \qquad 5-1$$

2) 級数から積分へ

さらに$T\to\infty$にするとω_0が極限に小さくなり，離散値（飛び飛びの値）$n\omega_0$は連続値ωで置き換えられます．$n\omega_0\to\omega$と置き換えたC_nのT倍を$F(\omega)$とします．

$$F(\omega) = TC_n(n\omega_0 \to \omega) = \int_{-\infty}^{\infty} f(t)\exp(-i\omega t)dt \qquad 5-2$$

したがって，

$$f(t) = \frac{\omega_0}{2\pi}\sum_{n=-\infty}^{\infty} F(\omega)\exp(i\omega t) \qquad 5-3$$

$T\to\infty$に伴い$\Sigma\omega_0$が$\int d\omega$で置き換えられ，

$$f(t) = \frac{1}{2\pi}\int F(\omega)\exp(i\omega t)d\omega \qquad 5-4$$

$$F(\omega) = \int f(t)\exp(-i\omega t)dt \qquad 5-5$$

積分はいずれも$-\infty$から∞までです．ここで，$F(\omega)\to\sqrt{2\pi}\,F(\omega)$で置換すると，

$$f(t) = \frac{1}{\sqrt{2\pi}}\int F(\omega)\exp(i\omega t)d\omega \qquad 5-4'$$

$$F(\omega) = \frac{1}{\sqrt{2\pi}}\int f(t)\exp(-i\omega t)dt \qquad 5-5'$$

と対称性のよい形になるので，広く使われています．本書でも係数が問題になる場合は原則としてこの形を使います．いずれにしても，**$F(\omega)$を$f(t)$のフーリエ変換**，**$f(t)$を$F(\omega)$の逆フーリエ変換**，付式5-5右辺の操作を「**関数$f(t)$をフーリエ変換する**」，あるいは$f(t)$と$F(\omega)$は互いにフーリエ変換の関係にあると言います．

3) 正余弦波で表すと

正余弦波でフーリエ変換を表すと，

$$f(t) = \sqrt{\frac{2}{\pi}}\int_0^{\infty}[a(\omega)\cos(\omega t) + ib(\omega)\sin(\omega t)]d\omega \qquad 5-6$$

$$a(\omega) = \frac{1}{\sqrt{2\pi}}\int f(t)\cos(\omega t)dt \qquad 5-7$$

$$b(\omega) = \frac{1}{\sqrt{2\pi}} \int f(t) \sin(\omega t) dt \qquad 5\text{-}8$$

付式5-7，付式5-8の積分は$-\infty$から∞までです．

f(t)は時間tを変数とする時間領域の関数，$F(\omega)$，$a(\omega)$，$b(\omega)$は角周波数ωあるいは周波数νを変数とする周波数領域の関数です（$\omega = 2\pi\nu$なので）．付式5-4，5-6を見ればわかる通り，$F(\omega)$，$a(\omega)$，$b(\omega)$はf(t)をさまざまな周波数の正余弦波の重ね合わせ（積分）で表した時の，各周波数成分の大きさ（振幅）になっています．ただし，フーリエ級数の場合にはnが整数なので（角）周波数$n\omega_0$は飛び飛びの値（離散値）になりますが，付式5-4〜8のωは連続値になります．付式4-3と付式5-5を比較するとω_0が極限に小さくなり，離散値$n\omega_0$が連続値ωで置き換えられていることがおわかりでしょう．磁場勾配を印加して得られるMRI信号はフーリエ変換された連続値（アナログ）ですが，コンピュータ処理のために一定間隔で採集したデジタル信号は離散値になります．

4）演算子 $\mathcal{F}$

$\mathcal{F}$は関数をフーリエ変換しなさいという演算子です．例えば$\mathcal{F}[f(t)]$は関数f(t)のフーリエ変換を表すので，f(t)のフーリエ変換が$F(\omega)$なら，

$$\mathcal{F}[f(t)] = F(\omega) \qquad 5\text{-}9$$

となります．

5）正余弦波のフーリエ変換

$f(t) = \cos(\omega_c t)$のフーリエ変換は周波数がω_cに決まっているから，係数はともかくデルタ関数（p.683付録8）を使って$\sqrt{(\pi/2)}\,\delta(\omega - \omega_c)$の形に決まっていると思いがちですが，実は，

$$\mathcal{F}[\cos(\omega_c t)] = \sqrt{\frac{\pi}{2}}\,[\delta(\omega - \omega_c) + \delta(\omega + \omega_c)] \qquad 5\text{-}10$$

でスペクトルには2つのピークが現れます（**付図5-1A**）．これは$\cos(\omega_c t)$が偶関数（だからフーリエ変換は実部だけ）で原点の左右を区別できないためです．言うまでもなく$\cos(\omega_c t)$は長さ1の動径が角周波数ω_cで回転するときの余弦なので，余弦だけでは順回転と逆回転を区別できないということです．

同様に奇関数である$f(t) = \sin(\omega_c t)$のフーリエ変換は$\sqrt{(\pi/2)}\,i\delta(\omega - \omega_c)$に決まっていると思いがちですが，やはり，

$$\mathcal{F}[\sin(\omega_c t)] = -\sqrt{\frac{\pi}{2}}\,i[\delta(\omega - \omega_c) - i\delta(\omega + \omega_c)] \qquad 5\text{-}11$$

と2つのピークが現れます（**付図5-1B**）．奇関数なので正の動径の順回転と負の動径の逆回転を区別できないわけです．回転方向も含めた周波数を特定するには正弦と余弦の両方が必要です．すなわち，$f(t) = \cos(\omega_c t) + i\sin(\omega_c t)$のフーリエ変換は，

$$\mathcal{F}[\cos(\omega_c t) + \sin(\omega_c t)] = \sqrt{2\pi}\,\delta(\omega - \omega_c) \qquad 5\text{-}12$$

と1つのピークになります（**付図5-1C**）.

ただし，これらは正余弦波が永久に続いている場合で，持続時間（Δt）が短くなると，ピークの幅（バンド幅$\Delta\omega$）がΔtに反比例して広がってきます（p.118 Q4-4 Annex 参照）.

付図5-1 $\cos(\omega_c t)$，$\sin(\omega_c t)$，$\cos(\omega_c t) + \sin(\omega_c t)$ のフーリエ変換スペクトル

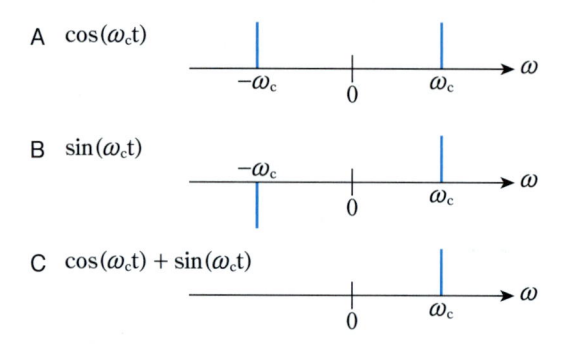

A $\cos(\omega_c t)$

B $\sin(\omega_c t)$

C $\cos(\omega_c t) + \sin(\omega_c t)$

▶▶▶付録6　周波数と波数

1）周波数と波数

　一般に周波数（振動数frequency）νと言えば単位時間あたりの波の数のことで，サイクル毎秒＝Hz＝s^{-1}を単位とする量です（サイクルは無次元）．Hzはもちろん HR Herz（1857–1894）にちなんだ単位です．ラジアン毎秒（rad/s）を単位とする場合には角周波数ωと呼ばれ，$\omega = 2\pi\nu$の関係にあります．これらに対して，単位距離あたりの波の数を波数（wave number）あるいは空間周波数（spatial frequency）と言います（**付図6-1**）．サイクル毎メーター＝m^{-1}は単位として大きすぎるので，代わりにcm^{-1}を使ってkで示すことがあります（k＝cm^{-1}）．kはHGJ Kayser（1853–1940）にちなんだ単位ですが，絶対温度のK（Sir Kelvin of Largs＝William Thomson, 1824–1907にちなむ）と混同しないように小文字を使うことになっています．MRIでは馴染み深いk空間（k-space）もこのkに基づいており，座標軸が波数kになっています．

　フーリエ級数（p.675 付録4）やフーリエ変換（p.677 付録5）における変数tをx（原点からの距離cm，座標）に変え，角周波数ωを波数kに変えれば，各数式はそのまま成り立ちます．ただしこの場合のkはrad/cmになります．例えば付式5–4′，5–5′は次のようになります．

$$f(x) = \frac{1}{\sqrt{2\pi}} \int F(k) \exp(ikx)\,dk \qquad 6\text{-}1$$

$$F(k) = \frac{1}{\sqrt{2\pi}} \int f(x) \exp(-ikx)\,dx \qquad 6\text{-}2$$

なお，kはcm⁻¹やrad/cmに限らず，一般的な波数の記号として使われることもあります．

付図6-1　周波数と波数

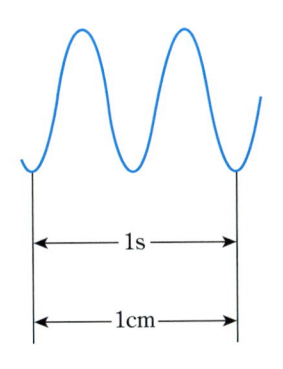

ν ：周波数
ω ：角周波数
k ：波数

$\nu = 2\text{cycles/s} = 2\text{Hz}$
$\omega = 4\pi\text{rad/s}$

$k = 2\text{cycles/cm}$
$= 4\pi\text{rad/cm}$

2) 周期と波長

周波数の逆数が周期 (T, period) で単位は秒 (s)，波数の逆数が波長 (λ, wave length) で単位はmやcmです．

$$T = \frac{1}{\nu} \qquad 6\text{-}3$$

$$\lambda = \frac{1}{k} \qquad 6\text{-}4$$

Tもλも波と波の間隔を示していますが，Tは時間的間隔，λは空間的間隔です．

▶▶▶付録7　三角関数

1) 微分

$$(\sin x)' = \cos x \qquad 7\text{-}1$$

$$(\cos x)' = -\sin x \qquad 7\text{-}2$$

$$(\tan x)' = \frac{1}{\cos^2 x} = 1 + \tan^2 x \qquad 7\text{-}3$$

2) 定積分

$$\int \sin x \, dx = -\cos x + C \qquad 7\text{-}4$$

$$\int \cos x \, dx = \sin x + C \qquad 7\text{-}5$$

$$\int \frac{dx}{\cos^2 x} = \tan x + C \qquad 7\text{-}6$$

3) 公式

$$\sin(\alpha + \beta) = \sin\alpha \cos\beta + \cos\alpha \sin\beta \qquad 7\text{-}7$$

$$\sin(\alpha - \beta) = \sin\alpha \cos\beta - \cos\alpha \sin\beta \qquad 7\text{-}8$$

$$\cos(\alpha + \beta) = \cos\alpha \cos\beta - \sin\alpha \sin\beta \qquad 7\text{-}9$$

$$\cos(\alpha - \beta) = \cos\alpha \cos\beta + \sin\alpha \sin\beta \qquad 7\text{-}10$$

$$\sin\alpha + \sin\beta = 2\sin\left(\frac{\alpha+\beta}{2}\right)\cos\left(\frac{\alpha-\beta}{2}\right) \qquad 7\text{-}11$$

$$\sin\alpha - \sin\beta = 2\cos\left(\frac{\alpha+\beta}{2}\right)\sin\left(\frac{\alpha-\beta}{2}\right) \qquad 7\text{-}12$$

$$\cos\alpha + \cos\beta = 2\cos\left(\frac{\alpha+\beta}{2}\right)\cos\left(\frac{\alpha-\beta}{2}\right) \qquad 7\text{-}13$$

$$\cos\alpha - \cos\beta = -2\sin\left(\frac{\alpha+\beta}{2}\right)\sin\left(\frac{\alpha-\beta}{2}\right) \qquad 7\text{-}14$$

$$\sin 2\alpha = 2\sin\alpha \cos\alpha, \quad \cos 2\alpha = \cos^2\alpha - \sin^2\alpha \qquad 7\text{-}15$$

$$\sin^2\alpha = \frac{1-\cos 2\alpha}{2}, \quad \cos^2\alpha = \frac{1+\cos 2\alpha}{2} \qquad 7\text{-}16$$

▶▶▶付録8　デルタ関数

ディラック（Dirac）が量子力学のために考案した関数です．

$$\int \delta(x-a)dx = 1, \quad \delta(x-a) = 0 \quad (x \neq a) \qquad 8\text{--}1$$

となる$\delta(x)$をデルタ関数といい，$x = a$の時だけ∞の高さのスパイクを持ちます（**付図8-1中段**）．しかし，このような関数は厳密には数学的に存在しないので任意の連続関数$f(x)$に対して，

$$\int \delta(x-a)f(x)dx = f(a) \qquad 8\text{--}2$$

となる$\delta(x)$をデルタ関数と一般に呼んでいます（**付図8-1**）．aは任意の数なので$a = 0$の場合は付式8–1，8–2が付式8–3，8–4になります．

$$\int \delta(x)dx = 1, \quad \delta(x) = 0 \quad (x \neq 0) \qquad 8\text{--}3$$

$$\int \delta(x)f(x)dx = f(0) \qquad 8\text{--}4$$

ディラックは連続スペクトルを離散スペクトルと同様に扱うためにデルタ関数を考案しました．連続（アナログ）データを離散（デジタル）データに変換（A–D変換）する場合などに便利なので量子力学以外の分野でも広く利用されています．例えばMRI信号（アナログ）にデルタ関数を掛け合わせてデジタルサンプリングしています．

付図8-1　アナログ信号（上段）をデジタル信号（下段）に交換するのにデルタ関数（中段）が使われる

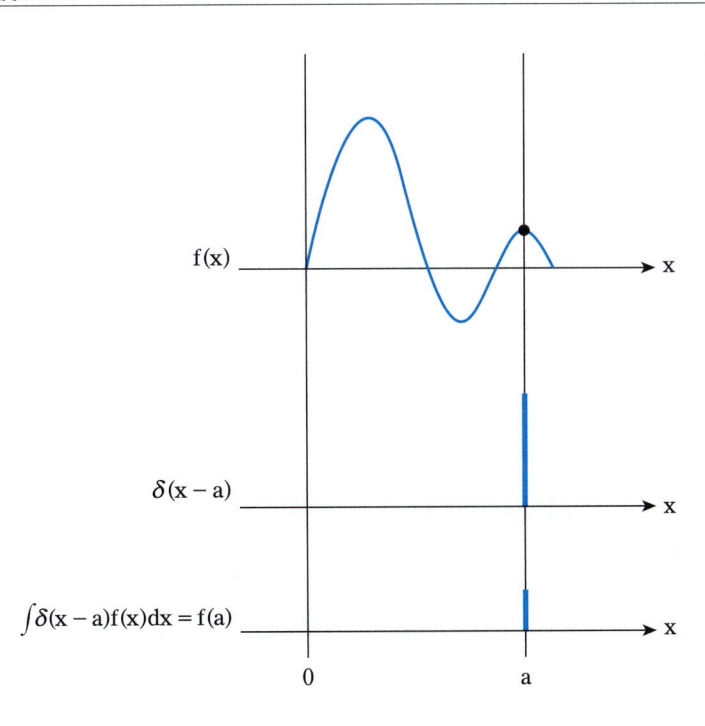

付録

▶▶▶付録9　偶関数と奇関数

$f(x) = f(-x)$となる関数（y軸を挟んで左右対称の関数）が偶関数（even function）で余弦波[$\cos(x)$]が代表例です．偶関数の$-x$からxまでの積分は0からxまでの積分の2倍になります．$\cos(x)$や$\cos(ax)$は偶関数ですが$\cos(x+\alpha)$や$\cos(ax+\alpha)$，$\alpha \neq 0$は偶関数ではありません．これに対して，正弦波[$\sin(x)$]のように$f(x) = -f(-x)$となる関数を奇関数（odd function）と言い，原点を挟んで点対称になります．したがって奇関数の$-x$からxまでの積分は0です．$\sin(x)$や$\sin(ax)$は奇関数ですが$\sin(x+\alpha)$や$\sin(ax+\alpha)$，$\alpha \neq 0$は奇関数ではありません．

偶関数と偶関数の積と商は偶関数，奇関数と奇関数の積と商は偶関数，偶関数と奇関数の積と商は奇関数，偶関数同士の和と差は偶関数で，奇関数同士の和と差は奇関数になります．

▶▶▶付録10　たたみこみ積分（接合積）

2つの関数$f_1(t)$，$f_2(t)$がある時，

$$f_1(t) \otimes f_2(t) = \int_{-\infty}^{\infty} f_1(\tau) f_2(t-\tau) d\tau \qquad 10\text{-}1$$

を，たたみこみ積分（接合積：convolution）と定義します．これは組織の灌流（perfusion）のシミュレーションなどにも使われる関数ですが，その特徴はたたみこみ積分のフーリエ変換が，それぞれのフーリエ変換の積になるということです．$\mathcal{F}$をフーリエ変換の演算子とします．$f(t)$のフーリエ変換を$F(\omega)$とすれば$\mathcal{F}[f(t)] = F(\omega)$です．$f_1(t) \otimes f_2(t)$のフーリエ変換は，

$$\begin{aligned}
\mathcal{F}[f_1(t) \otimes f_2(t)] &= \frac{1}{\sqrt{2\pi}} \int [f_1(t) \otimes f_2(t)] \exp(-i\omega t) dt \\
&= \frac{1}{\sqrt{2\pi}} \int \left[\int f_1(\tau) f_2(t-\tau) d\tau \right] \exp(-i\omega t) dt \\
&= \frac{1}{\sqrt{2\pi}} \int f_1(\tau) \left[\int f_2(t-\tau) \exp(-i\omega t) dt \right] d\tau \\
&= \frac{1}{\sqrt{2\pi}} \int f_1(\tau) \left\{ \int f_2(t-\tau) \exp[-i\omega(t-\tau)] dt \right\} \exp(-i\omega \tau) d\tau \\
&= \int f_1(\tau) \exp(-i\omega \tau) d\tau \cdot F_2(\omega) = \sqrt{2\pi} F_1(\omega) F_2(\omega) \\
&= \sqrt{2\pi} \mathcal{F}[f_1(t)] \mathcal{F}[f_2(t)]
\end{aligned}$$

すなわち，

$$\mathcal{F}[f_1(t) \otimes f_2(t)] = \sqrt{2\pi} F_1(\omega) F_2(\omega) = \sqrt{2\pi} \mathcal{F}[f_1(t)] \mathcal{F}[f_2(t)] \qquad 10\text{-}2$$

同様にして，

$$\mathcal{F}[F_1(\omega) \otimes F_2(\omega)] = \sqrt{2\pi} f_1(t) f_2(t)$$

この関係はラプラス変換を用いても同じです．

▶▶▶ 付録11　MRI用語/acronym比較表

	GE	Siemens	Philips	東芝	日立
撮像時間	AT	AT	AT	AT	Scan Time
加算回数	NEX	ACQ	NSA	NAQ	NSA
位置決めスキャン	Localizer	Localizer/Scout	Plan Scan	Locator	Scanogram
SE					
SE (p.222)	SE	SE	SE	SE	SE
高速SE (p.226)	FSE	TSE	TSE	FSE	FSE
エコー数 (p227)	ETL	Turbo Factor	Turbo Factor	ETL	Shot Factor
エコー間隔 (p.227)	Echo Spacing	Echo Spacing	Echo Spacing	Echo Spacing	Interecho time
強制FSE (p.233)	FRFSE	RESTORE	DRIVE	T2 Puls FSE	DE-FSE
部分フーリエSSFSE (p.229)	SSFSE	HASTE	SSTSE	FASE	SSFSE
3D-FSE (可変FA, p.230)	Cube	SPACE	VISTA	QuickMPV	isoFSE
GRE					
GRE (p.235)	GRE	GRE	FE	FE	GE
Spoiled GRE (p.244)	SPGR	FLASH	T1-FFE	FE	RSSG
MP-GRE (p.258)	Fast SPGR, Fast GRE	TurboFLASH	TFE	Fast FE	RGE
3D-MP-GRE (p.258)	BRAVO, 3D FGRE	MP-RAGE	3D-T1 TFE	3D Fast FE	3D-GEIR
3D-GRE (脂肪抑制, 0補間, p.249)	LAVA (腹部) VIBRANT (乳房)	VIBE (腹部) VIEWS (乳房)	THRIVE BLISS (乳房)	QUICK 3D (腹部) RADIANCE (乳房)	TIGRE
SSFP					
SSFP-FID (p.260)	GRASS	FISP	FFE	FE	SG
SSFP-SE (p.262)	SSFP	PSIF	T2-FFE	SSFP	TRSG
Balanced SSFP (p.265)	FIESTA	TrueFISP	BFFE	True SSFP	BASG
二重エコー SSFP (p.264)		DESS			
二重励起 SSFP (p.265)	FIESTA-C	CISS			PBSG
EPI					
エコー数 (p.273)	ETL	EPI Factor	EPI Factor	ETL	Shot Factor
IR					
実表示IR (p.281)	T1FLAIR	TrueIR	Real IR	Real IR	Real-IR
IR + FSE (p.281)	Fast IR/IR FSE	TurboIR	IR TSE	FastIR	FIR
STIR + FSE (p.284)	Fast STIR	Turbo STIR	STIR TSE	Fast STIR	Fast STIR
FLAIR + FSE (p.287)	Fast FLAIR	Turbo FLAIR	FLAIR TSE	Fast FLAIR	Fast FLAIR
パラレルイメージング					
k空間外 (p.203)	ASSET	mSENSE	SENSE	SPEEDER	RAPID
k空間内 (p.206)	ARC	GRAPPA			
脂肪抑制					
CSS脂肪飽和 (p.312)	Chem Sat/Fat Sat	Fat Sat		MSOFT	Fat Sat
CSS脂肪抑制IR (p.316)	SPECIAL	SPIR	SPIR		
CSS-IR (断熱パルス, p.316)	ASPIR	SPAIR	SPAIR		
水励起 (p.315)	SSRF	Water Excitation	ProSet	PASTA	WE
Dixon法 (p.319)	FLEX / IDEAL	DIXON	mDIXON	WFS	FatSep
磁化率強調画像	SWAN	SWI	SWI Venous BOLD	FSBB	BSI
k空間					
部分フーリエ (p.195)	Partial (1/2) NEX	Half Fourier	Half Scan	AFI	Half Scan
部分エコー (p.196)	Partial Echo	Asymmetric Echo	Partial Echo	Matched BW	Half Echo
ラジアルスキャン (p.199)	PROPELLAR	BLADE	MultiVane	JET	RADAR
折り返し防止					
周波数 (p.162)	Anti-Aliasing	Oversampling	Fr. Oversampling	Fr. Wrap Suppression	Fr. Oversampling
位相 (p.162)	No Phase Wrap	Phase Oversampling	Fold-over Sup.	WPAST	Anti-Wrap

付録

MRA					
PC−MRA (p.594)	PC	Phase Contrast	PCA	PS	PC−MRA
非造影（収縮拡張期, p.613）	Inhance 2D Inflow	NATIVE−SPACE	TRANCE	FBI	VASC
非造影（IRタグ, p.613）	Inhance Inflow IR	NATIVE−TrueFISP	b−TRANCE	Time−SLIP	VASC ASL
可変フリップ角 (p.581)	Ramped RF	TONE	TONE	ISCE	SSP
流速補正 (p.590)	FC/GMN	FC/GMR	FC/FLAG	FC	GR
最適動脈相選択 (p.620)					
MR透視	Smart Prep/iDrive	CARE Bolus	BolusTrak	Visual Prep	FLUTE
Keyhole imaging	Elliptic Centric	Elliptic Scanning	CENTRA	DRKS	PEAKS
4D−造影MRA (p.622)	TRICKS	TREAT/ TWIST	4D TRAK	Freeze Frame	TRAQ

▶▶▶付録12　MRI略語集

略語	用語	和名/説明
AC	Alternating Current	交流　c.f.　DC
ACQ	ACQuisition	加算回数（Siemens）
ADC	Analog−Digital Conversion	アナログーデジタル変換
	Apparent Diffusion Coefficient	みかけの拡散係数
AFI	Asymmetric Fourier Imaging	部分フーリエ法（東芝）
AFP	Adiabatic Fast Passage	断熱高速通過
AIF	Arterial Input Function	動脈流入関数
ARC	Auto−calibrating Reconstruction for Cartesian sampling	パラレルイメージング（GE）
ASPIR	Adiabatic Spectral IR	CSS脂肪抑制（断熱）IR（GE）
ASL	Arterial Spin Labeling	動脈スピンラベリング（標識法）
ASSET	Array Spatial Sensitivity Encoding Technique	パラレルイメージング（GE）
AT	Acquisition Time	撮像時間
B_0		静磁場
B_1		RF磁場
BASG	Balanced SARGE	Balanced SSFP（日立）
bEPI	blipped EPI	ブリップEPI
B_{eff}		有効磁場
BLISS	BiLateral Imaging in Sagittal view with SENSE	3D−GRE（乳房）（Philips）
BOLD	Blood Oxygenation Level Dependent	血液酸素化レベル依存（fMRI）
BRAVO	BRAin VOlume imaging	3D−MP−GRE（GE）
BSI	Blood Sensitive Imaging	磁化率強調画像（日立）
BTFE	Balanced Turbo Field Echo	Balanced SSFP（Philips）
BW	Band Width	バンド（周波数）幅
CAIPIRINHA	Controlled Aliasing In Parallel Imaging Results IN Higher Acceleration	パラレルイメージング（Siemens）
CARE Bolus	Combined Applications to Reduce Exposure	最適動脈相選択（Siemens）
CASL	Continuous Arterial Spin Labeling	連続動脈スピン標識（Philips）
CE	Contast Enhanced	コントラスト強調の/造影した
CE−FAST	Contrast Enhance FAST	SSFP−SE, PSIF
CE−FFE−T_1	Contras Enhanced Fast Field Echo with T_1 weighting	Spoiled GRE

686

CE–FFE–T$_2$	Contrast Enhanced Fast Field Echo with T$_2$ weighting	SSFP–SE
CENTRA	Contrast Enhanced Timing Robust Angiography	Keyhole imaging（Philips）
CEST	Chemical Exchange Saturation Transfer	化学交換飽和移動
CHESS	CHEmical Shift Selective	化学シフト選択制
CSS	Chemical Shift Selective	
CISS	Constructive Interference in the Steady State	二重励起SSFP（Siemens）
CNR, C/N	Contrast Noise Ratio	信号雑音比
CP	Circularly Polarized	円（直角位相）偏波
CPMG	Carr–Purcell–Meiboom–Gill	
CS	Chemical Shift	化学シフト
CSI	Chemical Shift Imaging	化学シフト画像
CW	Continuous Wave	連続波
DANTE	Delay Alternating with Nutation for Tailored Excitation	ダンテRFパルス
DRKS	Differential Rate K–space Sampling	Keyhole imaging（東芝）
DUFIS	DANTE UltraFast Imaging Sequence	ダンテ高速シーケンス
dB/dt		磁束密度の時間変化（微分）
DC	Direct Current	直流
DE	Driven Equilibrium	強制平衡
DE–FSE	Driven Equilibrium FSE	強制回復FSE（日立）
DESS	Double–Echo Steady State	二重エコーSSFP（Siemens）
DIACEST	DIAmagnetic CEST	反磁性化学交換飽和移動
DICOM	Digital Imaging and Communications in Medicine	医学画像通信蓄積法
DIR	Double Inversion Recovery	二重反転回復法
DRIVE	DRIVen Equilibrium	強制回復FSE（Philips）
DSA	Digital Subtraction Angiography	デジタルサブトラクション血管撮影
DSC	Dynamic Susceptibility Contrast	ダイナミック磁化率コントラスト
DTI	Diffusion Tensor Imaging	拡散テンソル画像
DTPA	Diethylenetriamine pentaacetic acid	キレート剤（配位子）
DWI	Diffusion Weighted Imaging	拡散強調画像
DWIBS	Diffusion Weighted whole body Imaging with body Background signal Suppression	全身拡散強調画像（Philips）
EPI	Echo Planar Imaging	エコープラナー画像
EPISTAR	EPI + STAR	PASLのひとつ（Philips）
ESP	Echo SPacng	echo間隔
ETL	Echo Train Length	エコートレイン数
EVI	Echo Volume Imaging	3D–EPI
FADE	FASE Acquisition Double Echo	二重エコーSSFP≒DESS
FAIR	Flow–sensitive Alternating Inversion Recovery	PASLのひとつ（Philips）
FASE	Fast Advanced SE	部分フーリエ単ショットFSE（東芝）
FATE	FAst Turbo Echo	DESS
FatSep	Fat Separation	Dixon法（日立）
FBI	Fresh Blood Imaging	非造影（収縮/拡張期）MRA（東芝）
FC	Flow Compensation	流速補正（補償）
FE	Field Echo	GRE
FFE	Fast Field Echo	SSFP–FID（Philips）
FFT	Fast Fourier Transform	高速フーリエ変換
FID	Free Induction Decay	自由誘導減衰

FIESTA	Fast Imaging Employing STeady state Acquisition	Balanced SSFP (GE)
FIESTA-C	FIESTA with phase Cycling	二重励起SSFP (GE)
FISP	Fast Imaging with Steady-state free Precession	SSFP-FID (Siemens)
FLAG	FLow Adjusted Gradient	流速補正（Philips）
FLAIR	FLuid Attenuated IR	フレアー
FLASH	Fast Low-Angle SHot	スポイルドGRE (Siemens)
FLUTE	FLUoro Triggered Examination	最適動脈相選択（日立）
fMRI	functional MRI	機能MRI
FOV	Field of View	撮像野
FRFSE	Fast Recovery FSE	強制回復FSE (GE)
FS	Fat Saturation/Saturated	脂肪飽和（された）
FSBB	Flow-Sensitive Black Blood	磁化率強調＋MPG（東芝）
FSE	Fast Spin Echo	高速SE
FSPGR	Fast Spoiled GRASS	高速スポイルドGRE (GE)
FT	Fourier Transform	フーリエ変換
FWHM	Full Width at Half Maximum	半値全幅
G	Gradient (strength)	磁場勾配（強度）
	Gauss	ガウス：磁束密度の単位（=0.0001T）
Gd	Gadlinium	ガドリニウム
GE	Gradient Echo	グラディエントエコー
	General Electric	GE社
GEIR	Gradient Echo Inversion Recovery	3D-MP-GRE（日立）
GMN	Gradient Moment Nulling	流速補正（GE）
GMR	Grdient Moment Rephasing	流速補正（Siemens）
GR	Gradient Rephasing	流速補正（日立）
GRAPPA	GeneRalized Autocalibrating Partially Parallel Acquisition	パラレルイメージング (Siemens)
GRASE	GRadient And Spin Echo	FSEとGREのハイブリッド
GRASS	Gradient Recalled Acquisition in the Steady State	SSFP-FID (GE)
GRE	GRadient Echo/Gradient Recalled Echo	グラディエントエコー
HASTE	Half Fourier Acquisition Single-shot Turbo spin Echo	部分フーリエ単ショットFSE (Siemens)
HIFU	High Intensity Focused Ultrasound	集束超音波 (Philips)
IDEAL	Integrated Development Enviroment for AppLications	3 point DIXON (GE)
IEC	International Electrotechnical Commission	国際電気標準会議
iMSDE	improved MSDE	black-blood MRA (Phillips)
iPAT	integrated Parallel Acqisition Techniques	パラレルイメージング選択 (Siemens)
IR	Inversion Recovery	反転回復
ISCE	Inclined Slab for Contrast Enhancement	可変フリップ角（MRA）（東芝）
k	Kaisar	空間周波数（波数）
k-t BLAST	Broad-use Linear Acquisition Speed-up Technique	k空間時間軸パラレルイメージング (Philips)
LAVA	Liver Acquisition with Volume Acceleration	3D-GRE (GE)
M	Magnetization	磁化
	Magnitude	強度
m	modified	mSENSE (Siemens)
		mDIXON (Philips)
μ	magnetic dipole	磁気双極子

μ		透磁率
MAST	Motion Artifact Suppression Technique	流速補正
MB-EPI	MultiBand EPI	同時多スライスEPIのひとつ
MIP	Maximum Intensity Projection	最大強度投影法
mIP, minIP	minimum Intensity Projection	最小強度投影法
MOTSA	Multiple Overlapping Thin Slab Acquisition	3D-TOF MRAの技術
MP	MultiPlanar	多層の
MP	Magnetization Prepared	予備パルス使用
MPGR	MultiPlanar Gradient Recalled	多層GRE (GE)
MP-GRE	Magnetization Prepared GRE	高速GRE (予備IRパルス)
MPR	MultiPlanar Reformat	多断面画像再構成
MP-RAGE	Magnetization Prepared Rapid Gradient Echo Imaging	3D高速GRE (予備IR) (Siemens)
MRA	Magnetic Resonance Angiography	MR血管撮影
MRCP	MR CholangioPancreatography	MR胆管膵管撮影
MRgFUS	MR guided Focused UltraSound	MRガイド下集束超音波 (GE)
MRU	MR Urography	MR尿路撮影
MRM	MR Microscopy	MR顕微鏡
MRS	MR Spectroscopy	MRスペクトロスコピー
MSDE	Motion-Sensitized Driven Equilibrium	black-blood MRA (Phillips)
MSOFT	MultiSlice Off-resonance Fat Suppression	脂肪飽和 (東芝)
MT	Magnetic Transfer	磁化移動
MTT	Mean Transit Time	平均通過時間
MTR	Magnetic Transfer Ratio	磁化移動率
NATIVE	Non-contrast MRA of ArTerIes and VEins	非造影 (収縮/拡張期) MRA (Siemens)
NAQ	Number of AcQuisition	加算回数 (東芝)
NEMA	National Electrical Manufactures Association	米国電機工業会
NEX	Number of Excitation	加算回数 (GE)
NMR	Nuclear Magnetic Resonance	核磁気共鳴
NPW	No Phase Wrap	位相方向折り返し防止 (GE)
NSA	Number of Signals Averaged	加算回数
PARACEST	PARAmagnetic CEST	常磁性化学交換飽和移動
PASL	Pulsed Arterial Spin Labeling	パルス動脈スピンラベル法
PASTA	Polarity Altered Spectral-spatial selecTive Acquisition	水励起 (東芝)
PBSG	Phase Balanced SG	二重励起SSFP (日立) ≒ CISS
PC	Phase Contrast	位相コントラスト
pCASL	pulsed (pseudo) CASL	パルス連続ASL
PD	Proton Density	プロトン密度
PE	Phase Encode	位相エンコード
PEAKS	PEak Arterial K-Space filling	keyhole imaging (日立)
pixel	picture element	画素 (2D)
PNS	Peripheral Nerve Stimulation	末梢神経刺激
ppm	parts per million	百万分の一
PRESS	Point RESolved Spectroscopy	MRSの技術
PROPELLER	Periodically Rotated Overlapping ParallEL Lines with Enhanced Reconstruction	ラジアルスキャン (GE)
ProSet	Principle of Selected Exitation Technique	水励起 (Philips)
PS	Pulse Sequence	パルスシーケンス
PSD	Pulse Sequence Diagram	パルスシーケンス図
PSIF	Mirrored FISP	SSFP-SE (Siemens)

Q	Quality factor	Q値（RFコイル）
R_1, R_2	relaxation Rate	緩和速度（T_1, T_2の逆数）
r_1, r_2	relaxivity	緩和能，緩和度
RADAR	RADial Acquisition Regime	ラジアルスキャン（日立）
RAPID	Rapid Acquisition through Parallel Imaging Design	パラレルイメージング（日立）
RARE	Rapid Acquisition with Refocused Echoes	FSE原法
RF	Radio Frequency	ラジオ波
ROAST	Reonant Offset Averaged STeady state	コヒーレントGRE
ROI	Region Of Interest	関心領域
RSSG	Radio frequency Spoiled SG	スポイルドGRE（日立）
SAR	Specific Absorption Rate	比吸収率
SARGE (SG)	Spoiled steady state Acquisition Rewinded Gradient Echo	SSFP-FID（日立）
SE	Spin Echo	スピンエコー
SENSE	SENSitivity Encoding	パラレルイメージング（Philips）
SER-EPI	Simultaneous Echo Refocused EPI	同時多スライスEPIのひとつ
SI	Systém International d'Unités	国際単位系
SIR-EPI	Simultaneous Image Refocused EPI	SER-EPIと同じ
SLP	Spin Locking Pulse	スピンロックパルス
SMASH	SiMultaneous Acquisition of Spatial Harmonics	パラレルイメージング
SMS-EPI	Simultaneous Multi-Slice-EPI	同時多スライスEPIのひとつ
SNR	Signal to Noise Ratio	信号雑音比
SPACE	SPAtial & Chemical shift encoded Exitation	3D FSE (Siemens)
SPAIR	SPectrally Adiabatic IR	CSS脂肪抑制（断熱）IR (Siemens)
	SPectral Attenuated IR	CSS脂肪抑制（断熱）IR (Philips)
SPECIAL	SPECtral Inversion At Lipid	CSS脂肪抑制IR (GE)
SPEEDER		パラレルイメージング（東芝）
SPGR	SPoiled GRASS	スポイルドGRE (GE)
SPI	SPiral Imaging	スパイラルイメージング
SPIR	SPectral IR	CSS脂肪抑制IR (Siemens, Philips)
SPIO	Super Paramagnetic Iron Oxide	超常磁性酸化鉄
SR	Slew Rate	スルーレート
SSFP	Steady-State Free Precession	定常状態自由歳差運動
SSFSE	Single-Shot FSE	部分フーリエ単ショットFSE (GE)
SSP	Sloped Slab Profile	可変フリップ角（MRA）（日立）
SSRF	Spatial-Spectral Radio Frequency	水励起（GE）
SSTSE	Single-Shot TSE	部分フーリエ単ショットTSE (Philips)
STAR	Signal Targeting with Alternating Radiofrequency	PASL (Philips)
STE	STimulated Echo	誘発エコー
STIR	Short τ (TI) IR	TIを脂肪に合せたIRシーケンス
SWAN	t2-Star Weighted ANgiography	磁化率強調画像（GE）
SWI	Susceptibility Weighted Imaging	磁化率強調画像 (Siemens, Philips)
T	Tesla	磁束密度の単位（=10,000G）
T_1	longitudinal relaxation time	縦（スピン格子）緩和時間
$T_1\rho$	T_1 in the rotating frame	回転座標における縦緩和時間
T_2	transverse relaxation time	横（スピンスピン）緩和時間
tASL	territorial ASL	領域ASL
TE	Echo Time	エコー時間

TFE	Turbo Field Echo	MP-GRE (Philips)
THRIVE	T$_1$w High Resolution Isotropic Volume Examination	3D-GRE (Philips)
TI	Inversion Time	反転時間
TIGRE	3D T1 GRadient Echo	3D-GRE (日立)
Time-SLIP	Time-Spatial Labeling Inversion Pulse	非造影IRタグMRA (東芝)
TMS	TetraMethylSilane	テトラメチルシラン
TOF	Time Of Flight	飛行時間
TONE	Tilted Optimized Nonsaturating Excitation	可変フリップ角 (MRA)
TR	Repetition Time	繰り返し時間
TRAK	Time-Resolved Angiography using Keyhole	4D造影MRA (Philips)
TRAQ	Time-Resolved AcQuisition	4D造影MRA (日立)
TRANCE	Triggered Angiography Non Contrast Enhanced	非造影 (収縮/拡張期) MRA (Philips)
TRICKS	Time-Resolved Imaging of Contrast KineticS	4D造影MRA (GE)
TrueFISP		Balanced SSFP (Siemens)
TrueSSFP		Balanced SSFP (東芝)
TRSG	Time Reversed SG	SSFP-SE (日立)
TSE	Turbo SE	高速SE (=FSE)
TTP	Time To Peak	ピーク到達時間
Turbo		高速 (=Fast)
TurboFLASH		高速スポイルドGRE (Siemens)
TWIST	Time-resolved angiography WIth Stochastic Trajectories	4D造影MRA (Siemens)
USPIO	Ultra small SPIO	細粒超常磁性酸化鉄
VA FSE	Variable flip Angle FSE	可変フリップ角FSE
VASC	Veins & Arteries Sans Contrast	非造影 (収縮/拡張期) MRA (日立)
VASC-ASL		非造影IRタグMRA (日立)
VENC	Verocity ENCoding	速度エンコード (PC-MRA)
VIBE	Volumetric Interpolated Breath hold Examination	3D-GRE (Siemens)
VIBRANT	Volume Imaging for BReast AssessmeNT	3D-GRE (乳房) (GE)
VIEWS	Volumetric Imaging with Enhanced Water Signal	3D-GRE (乳房) (Siemens)
VISTA	Volumetric ISotropic T$_2$w Acquisition	3D-FSE (Philips)
voxel	volume element	画素 (3D)
WE	Water Excitation	水励起 (日立)
WFS	Water-Fat Separation	Dixon法 (東芝)
WPAST	Wrapped Phase Artifact Suppression Technique	折り返し防止 (東芝)
ZIP	Zerofill Interpolation Processing	ゼロ充填補間法

INDEX

ページ数の太字は，その項目の詳述ページを示す．

記号

α群とβ群の差	34
$\hbar$（エイチバー）	26
γ線とX線	510
ΔG_yを決める	166
Δk_xと$1/FOV_x$	189
Δk_yとFOV_y	189
μの運動方程式	40
μのエネルギー	30
μの歳差運動	39
$\tau_c = 1/\omega_0$の場合	95
τ_cがきわめて大きい場合	95
τ_cがきわめて小さい場合	94
τ_cを変化させる	96
−（マイナス）の周波数	172

数字

0° RFパルス	345
0次，1次，2次のGM	488
0充填法	191
0充填補間法（zero fill interpolation processing：ZIP）	191
1D CS-MRI	213
^{1}H以外はMRIの対象外か	16
^{1}Hのγ	27
^{1}H原子核（α群とβ群）	32
^{1}H原子核が磁気モーメント（磁石）になる理由	20
^{1}H原子核からの信号	19
2D TOF-MRA	579
3D-EPI	278
3D-FSE	231
3D TOF-MRA	579
3DスポイルドFGRE	249
^{3}Heと^{129}Xe	34
3PDとMPD	332
3T	398, 404
3個のRFの信号	132
3次元のM（x, y）	175
3次元フーリエ法	168
4D造影MRA	622
5ガウスライン	396
^{23}Naの画像化	17
90°パルス	247
90°パルスと180°パルス	60
90°パルス照射時のμ	63
180°再収束パルス	139, 226
——の影響	224
180°再収束RFパルス	239
180°パルス後の横緩和の減衰	77

欧文索引

A

a	192
acquisition time（AT）	224
active shimming	372
AFP	557
AG-USPIO	453
algebraic approach	636
aliasing	171
amplitude modulation（AM）	526
AP-CEST	348
arterial spin labeling（ASL）	639, 640
ASL灌流画像の問題点	645
ASPIR（adiabatic spectral IR）	317
A特性重みづけ音圧レベル（A-weighted sound pressure level）	672

B

b	193
B_1照射時のMの角周波数	54
balanced SSFP	264, 265, 403
——の信号強度	267
balanced SSFPシーケンスの商標	267
B-H積	363
black blood MRA	603, 604
blip-EPI	271
blood-brain partition efficient	640
BOLD（blood oxygenation level dependent）法	300
BolusTrack	620
BPGの正負のローブ	598
BPP理論	93
bright blood	614
bright blood MRA	599, 604, 606, 613
bull's eye	574
burst imaging	554

C

cardiac gating	611
Carebolus	620
carrier	525
CASL	641
——とPASL	639
central frequency	525
centric order	198
CEST（chemical exchange saturation transfer）	347
CEST agent	347
CEST効果	347
CGS（centimeter-gram-second）系	385
Charles Hermite	195
chemical shift	336
chemical shift artifact	654
chemical shift artifact of the 2nd kind	654
chopper Dixon法	321
chronoxie	503
CISS（constructive interference in steady state）	264, 265
cluster	433
clustering effect	433
coercive force	425
comb pulse	553
compressed sensing（CS）	212
conjugate symmetry	192
convolution	635
convolutional integral	635
cordination sphere（CS）	461
correlation time	88
CP（Carr-Purcell）法	140
CPMG（Carr-Purcell-Meiboom-

Gill）法 ················· 140
CP法とCPMG法········ **139, 140**
crasher gradient ··········· 254
crosstalk ········ **531, 533,** 655
CSS-IRのTI ················· **318**
CS-MRIのk空間軌跡 ········ 215

D

DANTE（delays alternating with nutation for tailored excitation）··········· 554
dB/dt···················· **490**
dB（デシベル）············· **672**
demodulation ············ **109**
dephasing ··············· 586
dephasing lobe ··········· 157
──がない場合 ············ 157
──を付加した場合 ········ **158**
DESS（dual echo in the steady state）················· **264**
detection ················ **109**
DE（driven equilibrium）パルス
·····················**294, 295**
diamagnetism ············ 412
diastolic pseudogating ··· **611**
dielectric constant ········ **407**
dielectric effect ·········· **407**
dielectric heating ········· **542**
dielectric loss ············ **542**
dielectric pad ············ 408
diffusion MRI············· **650**
dipole-dipole interaction （DDI）················ **84**
──以外の緩和メカニズム
······················· **86**
──は分子内でしか生まれない
······················· 85
DIR（二重反復回転法）······ **290**
──を数式化する ·········· **292**
Dixon法 ········ 319, 321, **331**
──のシミュレーション········ **334**
──の利用 ················ 322
double IR················· **602**
double IR black blood MRA
·····················**602**
DRIVE ·················· 294
DSA（digital subtraction angiography）············ **621**
DSC（dynamic susceptibility contrast）················ **624**

──での造影剤によるT₁短縮
······················ 626
──の対象················· 637
──を利用した灌流画像 ···· **624**
DSC-PWIのパルスシーケンス
······················ 626
DUFIS（DANTE ultrafast imaging sequence）··········· 554
duty cycle ·············· **544**
Dy（dysprosium）········· 626

E

ECG-Prep Scan ············· **614**
eddy current ········**484, 486**
effective gradient ········· 483
effective NSA ············ **335**
electric quadrupole moment
······················ 18
electron-proton dipolar-dipolar interaction（e-p DDI）
··················· **96,** 441
encode ················· **161**
encode swapping ········· 156
envelope ··············· 526
EPI···················**269,** 327
──における化学シフトアーチファクト ···········**268, 271**
──の実効TE ············· 273
──の特徴 ················ **272**
──の臨床応用············· **273**
──は最速のパルスシーケンス
······················ 274
EPISTAR（echo-planar MR imaging and signal targeting with alternating radio frequency）···········**641,** 648
equivalent continuous A-weighted sound pressure level ·················· 672
Ernst angle ·············· **245**
even echo rephasing ······ 592
exp（t）の近似 ············· **33**

F

FAIR（flow-sensitive alternating inversion recovery）
·····················**643**
Faraday constant ·········· 499
Fast SEとTurbo-SE ········ **226**
fastとturbo ············· 226

fat saturation ············ 311
fat suppression ··········· 311
FBI（fresh blood imaging）
·····················**613**
FC（flow compensation）··· **590**
Fe²⁺の3d軌道のエネルギー準位
······················ **439**
Fe³⁺溶液 ················· 454
ferritin ················· **435**
ferromagnetism ·········· 412
Feの電子配置 ············· **436**
FFT（fast Fourier transform）
······················ **191**
FID（free induction decay）
·················**122,** 495
──の初期値 ·············· 137
──の包絡線··············· 123
FID-EPIとSE-EPI ·········· **269**
FLAIR··············**283, 287**
FLASH band
············**250, 252, 254, 261**
flip angle（FA）············ 60
flow-related enhancement （FRE）················ 570
flow void ··············· 655
frequency-encoding gradient
····················· **156**
FRFSE ·················· 294
──の画像················ 233
FSE ···············**226,** 227
──のT₂強調像 ·········· 346
──の画像················ 231
full data················ 212
full width at half maximum （FWHM）··············· **117**
functional imaging ········ 640
functional MRI（fMRI）··· 300

G

gagCEST ················ 349
gallium（Ga）············· **370**
gantry vs bore ··········· **365**
gating ·················· 612
Gd ···················· **446**
Gd³⁺溶液 ················· **454**
Gd造影FLAIR············· 288
Gd造影剤················ 451
──と胎児 ················ 666
──による脂肪の造影 ······ **461**
──の安全················· 662

索引

Gibbs現象 …………………… **177**
glycoCEST …………………… **349**
GMN (gradient moment nulling) …………………… **590**
GMR (gradient motion rephasing) …………………… **590**
gradient …………………… **475**
gradient moment (GM) …… **487**
　──の意義 …………………… **488**
　──の分解 …………………… **489**
gradient-motion dephasing (GMD) …………………… **586**
GRAPPA …………………… **209**
GRASE …………………… **231**
GRE …………… **123, 239, 240**
GRE原型 …………………… **239**
GREシーケンス ………… **239, 270**
　──で部分フリップ角を使う
　　 …………………… **244**
G_x, G_y, G_z コイルの配置 …… **482**
G_x, G_y コイル …………………… **481**
gyromagnetic ratio ……… **21**
G_z コイル …………………… **479**
g因子 …………………… **22**

H

harmonic …………………… **207**
Heavily T_2WI …………………… **236**
HE (Hahn echo) …………………… **127**
helium (He) …………………… **371**
Hermitian symmetry …… **192**
high velocity signal loss … **570**
hot spot …………………… **545**
H_rの選択的飽和 …………………… **343**
hydrography …………………… **236**
hyperbolic secant ……**556, 557**
hyperpolarization ………… **33**
hysterisis loss …………………… **542**
*H*と*B* ………………**381, 383**

I

IEC (International Electrotechnical Commission) 規格
　 …………………… **666, 667**
iMSDE …………………… **605**
incoherent artifact ……… **213**
induced heating …………… **541**
inflow effect …………………… **570**
inner coordination sphere
　 …………………… **98**
input function …………………… **635**
inversion pulse …………… **61**
inversion-recovery ……… **135**
IRシーケンスの信号強度 …… **280**
IRパルス …………………… **279**
isochromat (IC)
　 …………… **125, 127, 182, 569**

J

JPEG/MPEG …………………… **215**
Jカップリング (J coupling) … **336**
Jカップリング定数 …………… **340**

K

kaolin …………………… **460**
Kellegren-Lawrence gradin
　 …………………… **106**
K_{ex}上昇効果 (CEST効果) … **350**
keyhole imaging ……**181, 620**
k-t SENSE …………………… **206**
k空間 …………………… **150**
　──からMR画像を作る …… **173**
　──と画像構成 …………… **149**
　──における左右と上下の関係
　　 …………………… **192**
　──の1/4 …………………… **195**
　──の1行 ……………**165, 271**
　──のa+ib …………………… **194**
　──のエルミート対称 …… **192**
　──の大きさ …………………… **188**
　──の座標軸 …………………… **151**
　──のすべての座標 …… **175**
　──の中心部 …………………… **180**
　──を自由にスキャン ……… **200**
k空間軌跡 ……………**197, 201**
k空間分割法 (k-space segmentation) …………………… **611**

L

laminar flow …………………… **566**
LAVA (liver acquisition with volume acceleration)…… **249**
Lorentz force …………………… **419**

M

macromolecular hydration effect …………………… **351**
magic angle …………………… **353**
magic angle artifact ……… **655**
magnetic relaxation ……… **72**
magnetic susceptibility effect
　 …………………… **414**
magnetization transfer … **341**
magnitude image ………… **179**
MAST (motion artifact suppression technique) …… **590**
Maxwellコイル …………**479, 480**
Meissner effect …………… **383**
meter-kilogram-second-ampere …………………… **385**
MHz (メガヘルツ) ………… **373**
MION (monocrystaline iron oxide nanoparticle) …… **434**
MIP (maximum intensity projection) ………**577, 578**
missile injury …………**389, 658**
MKSA (meter-kilogram-second-ampere) (SI) 単位系
　 …………………**385, 674**
Mn-DPDP …………………… **453**
modulation …………………… **527**
module …………………… **267**
moment …………………… **487**
motion artifact ………**607, 654**
MOTSA (multiple overlapping thin slab acquisition) … **580**
MP …………………… **259**
MPD …………………… **334**
MP-GRE (magnetization prepared GRE) …………… **258**
MRCP …………………… **237**
MR-DSA …………………… **621**
MR elastography (MRE)
　 …………………… **650**
MRI信号と傾斜磁場 ………… **142**
MRI信号とフーリエ変換
　 …………………**142, 143**
MRI信号の形 …………………… **186**
MRI信号のデジタルサンプリング
　 …………………… **170**
MRI信号の左端 …………… **163**
MRI造影剤 …………………… **97**
MRIにおける静磁場 ………… **373**
MRI用永久磁石 …………… **363**
MRM [MR顕微鏡 (MR microscopy)] …………………… **168**
MRU …………………… **237**
MRエラストグラフィ (MR elastography : MRE) …………… **650**
MR灌流 (強調) 画像 ………… **624**

MR信号 ……………………… **107**
MSDE (motion-sensitized driven-equilibrium) …… **604**
MTT ……………………**630, 636**
MT効果 ………………**232, 341**
　──とT$_1$ρ短縮 ………… **346**
MTの応用 ……………………… **345**
multiband EPI (MB-EPI)
　………………………**275, 276**
multiplexed EPI ………… **278**
mutual induction ………… **551**
myo-inositol CEST ……… **349**
*M*の回転座標における運動方程式
　………………………………… **58**
*M*の複素数表示 ……………… **67**
M (x, y) の算出 ……………… **174**

N

N/2アーチファクト …………… **654**
natural abundance ……… **18**
Na (金属状態) とNa$^+$ (イオン) の磁性 ……………………………… **423**
neutral fat ………………… **305**
niobium (Nb) ……………… **370**
nitrogen (N) ……………… **371**
NMR信号 …………………… **143**
　──からMRI信号へ …… **145**
　──巨視的磁化の回転…… **65**
　──と横緩和 ……………… **114**
　──のS/N ……………… **133**
　──の種類 ……………… **122**
　──の複雑な波形 ………… **120**
　──は角周波数ω$_0$の正 (余) 弦波か ……………………… **108**
nm (ナノメーター) ………… **433**
NSA ………………………… **163**
NSF (腎性全身性線維症)
　………………………**449, 663**
null point (ナルポイント：TI$_{null}$)
　………………………**284, 601**
Nyquist理論と受信バンド幅
　…………………………………… **171**

O

odd echo dephasing……… **592**
off-resonance effect……… **61**
OP-FS (opposed fat suppression) ……………………… **322**
optical pumping…………… **35**
order ……………………… **198**

outer cordination sphere
　………………………………… **98**
output function …………… **635**

P

PARACEST agent ………… **350**
PARACEST効果…………… **350**
paradoxical enhancement
　………………………………… **570**
parallel ……………………… **203**
parallel imaging…………… **204**
parallel transmission …… **558**
paramagnetism …………… **412**
partial data ……………… **212**
PASL ……………………… **641**
passive shimming………… **372**
Pauli principle …………… **438**
pCASL ……………………… **649**
PC-MRA ……… **593, 594, 598**
perfusion imaging ……… **458**
perfusion weighted imaging (PWI) ……………………… **624**
peripheral nerve stimulation (PNS) ……………………… **668**
perturbation ……………… **72**
phase & angular frequency
　………………………………… **146**
phase dispersion band
　………………………**252, 655**
phase-encoding gradient (G$_{PE}$)
　……………………………**156, 578**
phase image ……………… **179**
phase shift ……………… **586**
pHセンサー ……………… **348**
plug flow ………………… **565**
ppm (parts per million)
　………………………**373, 418**
ppmとHz ………………… **315**
preemphasis ……………… **486**
preinversion puls ………… **600**
presaturation pulse ……… **600**
probability density function (PDF) ……………………… **628**
PROPELLER ……………… **199**
PSD (pulse sequence diagram) ……………………**154, 220**
pseudosteady state ……… **234**
pulsatile flow …………… **567**
pulse sequence (PS) …… **154**

Q

quadrature phase-sensitive detection ………………… **109**
Q値………………………… **540**

R

R$_1$, R$_2$とr$_1$, r$_2$ ………………… **100**
rad (ラジアン) ……………… **54**
RARE ROASTとROAST … **263**
readout gradient (G$_{RO}$) … **156**
reduction factor ………… **560**
redundancy ……………… **212**
reed switch ……………… **661**
relative F ………………… **636**
relative MTT ……………… **636**
relaxation………………… **72**
relaxation rate …………… **73**
relaxation time …………… **73**
relaxivity ………………… **99**
residual magnetization … **425**
response function………… **635**
rewinder ………………… **255**
Reynold's number (*Re*) … **567**
RF (radio frequency)
　………………… **507, 508, 670**
　──の安全性 …………… **661**
　──の信号 ……………… **132**
　──の強さ ……………… **539**
　──の不均一分布 ……… **407**
RF加熱 ……………**541, 661**
　──とSAR……………… **541**
　──による火傷 ………… **661**
RFコイルからの音 ……… **498**
RFコイル軸 ……………… **516**
RFコイルの可変コンデンサー… **537**
RF磁場 …………………… **519**
　──のdB/dt …………… **546**
RF磁場不均一性 ………… **61**
RF遮蔽 …………………… **392**
RF遮蔽効果 (shielding effect)
　……………… **406, 408, 655**
RF照射時間の短縮 ……… **560**
RFスポイリング (RF spoiling)
　………………………………… **256**
　──におけるMR信号検波
　………………………………… **257**
RF送信機 ………………… **525**
RF増幅器出力 …………… **539**

索引

RF波 (radio frequency wave) ……… 508
RF波長 ……… 406
RF分布 ……… 404
rheobase ……… 502, 669
rise time ……… 489
row & column ……… 171

S

sampling time (T_S) ……… 170
SAR (specific absorption rate) ……… 404, 540, 543
saturation effect ……… 571
saturation pulse ……… 61
saturation-recovery ……… 135
SE (spin echo) ……… 124, 125, 223
——での逆位相 ……… 331
——とT_2緩和 ……… 127
——と不均一な静磁場の影響 ……… 225
——の信号強度 ……… 223
SE-EPIのblip version ……… 271
SENSE ……… 203
sequential order ……… 198
SEシーケンス ……… 246, 270
——におけるT_1強調像とT_2強調像 ……… 223
——の撮像時間 ……… 224
SE信号とG_{RO}の反転 ……… 158
shielding ……… 486
shielding effect ……… 408
shim ……… 373
Siemens (S) ……… 499
sinc function ……… 530
sinc wave ……… 530
SIR-EPI ……… 276
slab ……… 581
slew ……… 490
slew rate (SR) ……… 489
slice-selective gradient (G_{SS}) ……… 156, 494, 495
SmartPrep ……… 620
SMASH (simultaneous acquisition of spatial harmonics) ……… 206
SMS-EPI (MB-EPI) ……… 276
S/N (SNR) ……… 398
SPAIR [spectrally adiabatic (or attenuated) IR] ……… 317
sparse ……… 212
sparsity ……… 212
spatial frequency ……… 150
spatially selective ……… 600
SPECIAL (spectral inversion at lipid) ……… 317
spectrum ……… 116
SPI (スパイラルスキャン) ……… 201
spin phase effect ……… 583
spin-spin coupling ……… 336
SPIO ……… 433
SPIR (spectral IR, spectral pre-saturation IR) ……… 317
spoiled FGRE ……… 258
spoiler ……… 254
spontaneous magnetization ……… 426
SSFP (steady-state free precession) ……… 242, 262, 267
SSFP-FID ……… 260
——とSSFP-SEの信号強度 ……… 263
SSFP-SE ……… 262
stability constant ……… 664
standing wave effect ……… 407
stannum (Sn) ……… 370
static magnetic field ……… 361
STE (stimulated echo) ……… 129
STIR ……… 283, 284, 312, 327
——とSPIRの違い ……… 286
summary parameter ……… 637
superconductivity ……… 383
superparamagnetism ……… 432
susceptibility artifact ……… 655
SVD (singular value decomposition) ……… 636
SWI (susceptibility weighted image) ……… 295
——でT_1を短縮するGd造影剤 ……… 299
——とT_2^*強調像 ……… 295
——の信号処理 ……… 298
——の特徴 ……… 299
——のパラメータ ……… 298
systole & diastole ……… 614

T

T_1 (縦緩和時間) ……… 398
——とT_2 ……… 74
——とTI ……… 281
——の間の縦磁化の回復 ……… 78
——の差を利用した脂肪抑制法 ……… 312
——は高磁場ほど長くなるか ……… 91
$T_1 \geq T_2 \geq T_2^*$の理由 ……… 93
$T_1\rho$ dispersion ……… 103
$T_1\rho$ 画像 ……… 104
$T_1\rho$ 強調像 ……… 102
$T_1\rho$ (強調) 像の臨床応用 ……… 105
$T_1\rho$ とT_1, T_2 ……… 104
$T_1\rho$ の意義 ……… 103
$T_1\rho$ の測定 ……… 104
$T_1\rho$ 予備パルス ……… 102
T_1 (画) 像 ……… 236
——とT_1強調 (画) 像 ……… 236
T_1緩和 ……… 93
T_1緩和能 ……… 442
T_1強調FLAIR ……… 289, 290
T_1強調 (画) 像 ……… 236
——の高信号 ……… 238
T_1強調IRシーケンス ……… 281
T_1強調シーケンス ……… 248
T_1強調予備パルス ……… 282
T_1短縮とT_2短縮 ……… 96
T_2延長 ……… 354
T_2 (画) 像とT_2強調 (画) 像 ……… 236
T_2^*緩和 ……… 92, 93
T_2強調予備パス ……… 294
T_2^*減衰 ……… 123
T_2^*短縮効果 (磁化率効果) ……… 448
T_2^*とT_2の違い ……… 91
T_2の間の横磁化の回復 ……… 78
T_2フィルタリング ……… 231
tASL ……… 649
TE (echo time) ……… 221
TE平均化 ……… 231
TI (反転時間) ……… 222, 281, 283
——による特定組織抑制 ……… 283
time constant ……… 73
time of flight (TOF) ……… 569
Time-SLIP ……… 615
titanium (Ti) ……… 370
TMS (tetramethylsilane) ……… 304
TOF-MRA ……… 575
——とPC-MRAの血管内腔径 ……… 599
TOF血管撮影 ……… 575
TOF効果 ……… 575
tracer ……… 625

TRAK (time-resolved angiography with keyhole imaging) ······ 622
transform approach ········ 636
transport function············ 628
TRICKS (time-resolved imaging with contrast kinetics) ······ 622
TR (repetition time) ········ **221**
truncation artifact ···176, **654**
turbulent flow················ **566**
TWIST (time-resolved imaging with stochastic trajectories) ························ 622

U

USPIO (ultrasmall SPIO) ································ 434

V

VA-FSE ······················· **230**
vanadium (V) ················ **370**
variable flip angle technique ································ **581**
vector & scalar ·············· **22**
VENC ···················595, **597**
VERSE (variable rate selective excitation) ··············· **404**
V, Fの単位 ··················· **630**
VIBE (volumetric interpolated breath-hold examination) ································ 249
viscosity ····················· **567**
void ···························· **572**
vortex flow ··················· **566**

W

wave number ················ 150
wraparound artifact ········· 654

Z

zero fill interpolation processing (ZIP) ··············· 191
zipper-like artifact ········ 654

和文索引

あ

アーチファクト ·············· 653

アイソクロマット (isochromat : IC) ························ 125
アクティブシールド (能動遮蔽型) MRI装置 ················· 396
圧縮センシング (compressed sensing : CS) ········**212**, 213
アナログMRI信号 ········· 153
アルカン ······················ 305
アレルギー反応 ············· 662
安全性························ 657
安定度定数 (stability constant) ························ **664**

い

イオン性造影剤 ············· 451
異常磁気モーメント ········ **27**
位相エンコード ·············· 160
──の基本原理············ 475
位相エンコード磁場勾配 (phase-encoding gradient : G_{PE}) ············ 155, **156**, 578
位相エンコード方向の化学シフトアーチファクト ················· 310
位相画像 (phase image) ···················**178**, 179
位相シフト (phase shift) ·············· 584, **585**, 586
──と位相分散 ·············· 586
位相 (シフト) 画像 ········· 597
位相と角周波数 (phase & angular frequency) ········· 146
位相の二面性················ 146
位相分散 (dephasing) ·····················**182**, 586
──の程度は磁場勾配方向の平均速度に比例············ 587
位相分散帯 (phase dispersion band) ···········252, **655**
位置情報 ····················· 142
位置ずれ····················· 654
インコヒーレントアーチファクト (incoherent artifact) ······213, 215
陰性造影剤·················· 458
インピーダンス整合 ·······**535**, 537
インピーダンスとリアクタンス ····· 537

う

動きのアーチファクト (motion artifact) ················· 607
渦電流····················**484**, 545

渦電流対処法················ 486
打ち切りアーチファクト (truncation artifact) ······ 176, **177**, 654

え

永久磁石···············**362**, 364
液体ヘリウム ················ 370
エコー時間 (TE : echo time) ································ **221**
エコー信号 ··················· 264
エタノールのJカップリング ······ 336
エルミート対称 (Hermitian symmetry) ······················ 192
エルンスト角 ················ **244**
エンコード (encode) ·········· 161
円電流························ 20
(ミクロの) ─── 20
──が形成する磁場 ········ 513
──が磁気モーメントと等価になる条件······················· 23
──による磁場 ············· 510
円偏波················**522**, 523
円偏波 (直角位相) 送信コイル ································ 540

お

オイラーの公式 ·············· 675
応答関数 (response function) ································ 635
オーダー (order) ·············· 198
オキシヘモグロビン ········· 436
オフレゾナンス効果 (off-resonance effect) ········ 61, 553
オフレゾナンス法 ············ 343
重みづけ差分画像 ··········· 615
折り返しアーチファクト (wrap-around artifact) ······161, 654
折り返し防止 ················ 162
音圧レベル ··················· 671
オンレゾナンス法 ············ 344

か

外因性CEST················ 349
外的因子···············**218**, 221
回転座標······················ 52
──での巨視的磁化ベクトル ································ 54
──における**M**の動き ······ 54
──における縦緩和時間 ··· 102
──の縦磁化················ 102

索引

回転座標系 …………………… 52
　　——における見かけの磁場と実効磁場 …………………… 55
回転力 …………………… 389
外配位圏（outer cordination sphere） …………………… 98
外部磁場にさらされた^{1}H原子核磁気モーメント …………………… 29
ガウスとテスラ …………………… 374
カオリン（kaolin） …………………… 460
化学交換 …………………… 343
化学交換飽和移動 …………………… 347
化学シフト（chemical shift） …………………… 336, 403
　　——およびT_1の差を利用した脂肪抑制法 …………………… 316
　　——の差を利用した脂肪抑制法 …………………… 313
　　——の表示法 …………………… 306
化学シフトアーチファクト（chemical shift artifact） …………………… 308, 654
角運動量と磁気モーメント …… 21
拡散MRI（diffusion MRI） …………………… 650
核磁化分布のフーリエ変換 … 153
角周波数 …………………… 54
　　——と位相 …………………… 583
拡張期偽同期（diastolic pseudo-gating） …………………… 611
確率密度関数（probability density function：PDF） …………………… 628
加算回数（NSA） …………………… 163
画像圧縮 …………………… 212
画像コントラスト …………………… 273
片流れの信号 …………………… 157, 159
ガドリニウム（Gd） …………………… 446
ガドリニウムイオン …………………… 449
可変フリップ角FSE（VA-FSE） …………………… 230
可変フリップ角法（variable flip angle technique） … 581, 582
ガリウム（gallium, Ga） …… 370
渦流（vortex flow） …………………… 566
肝細胞胆道系造影剤 …… 452, 453
肝細胞特異性造影剤 …………………… 452
環状構造分子 …………………… 305
ガントリーとボア（gantry vs bore） …………………… 365
灌流画像（perfusion imaging） …………………… 458
　　——で組織の血流量を測定 …………………… 631
緩和（relaxation） …………………… 72
緩和のメカニズム …………………… 84
緩和過程の原子核磁気モーメント …………………… 81
緩和時間（relaxation time） …………………… 72, 73
　　——の測定 …………………… 134
　　——を短縮する …………………… 96
緩和速度（relaxation rate） …………………… 72, 73, 99
緩和能（relaxivity） …………………… 99

き

希釈理論 …………………… 624
基準角周波数 …………… 109, 112
基準周波数 …………………… 111
奇数番エコー位相分散（odd echo dephasing） …………………… 592
基電流（rheobase） …… 502, 669
機能MR画像（functional MRI：fMRI） …………………… 300
機能画像（functional imaging） …………………… 640
逆位相画像 …………… 323, 324
　　——のTE …………………… 322
逆位相法 …………………… 326
逆説的増強（paradoxical enhancement） …………………… 570
逆方向の扱い …………………… 596
吸収モードと分散モード（NMR信号） …………………… 116
キュリー温度 …………………… 428
キュリー点 …………… 360, 428
強磁性（ferromagnetism） …………… 412, 425, 429, 432
強磁性合金 …………………… 430
強磁性体 …………………… 360
　　——のMRIでの役割 …… 431
　　——の遮蔽 …………………… 393
共振回路 …………………… 535
強制縦磁化回復状態 …………………… 294
強度画像（magnitude image） …………………… 179
　　——と位相画像 …………………… 178
行と列（row & column） …… 171
共鳴RFの波長 …………………… 409
共鳴オフセット角 …… 250, 253
共鳴周波数 …………………… 492
　　——を持つ電磁波 …………………… 49
局所揺動磁場 …………… 87, 88
巨視的磁化 …………………… 47
巨視的磁化Mの行動 …………………… 48
巨視的磁化ベクトル …………………… 49
キレート化 …………………… 449

く

空間周波数（spatial frequency） …………………… 150
　　——の余弦波と正弦波 …… 146
空間周波数領域の信号 …………………… 142
偶関数と奇関数 …………………… 684
空間選択性90°RFパルス … 600
空間選択性反転パルスによるラベリング …………………… 616
空間反転パルス …………………… 600
空間飽和パルス …………………… 600
空間抑制パルス …………………… 603
偶数番エコー再収束（even echo rephasing） …………………… 592
クエンチ …………………… 368
櫛形パルス（comb pulse） … 553
鞍型コイルと鳥籠型コイルの均一性 …………………… 518
クラスター（cluster） …………………… 433
クラスター効果（clustering effect） …………………… 433
グラッパとカイピリーニャ …… 210
グラディエントエコー（GRE） …………………… 123, 239
グラディエントスポイリング …………………… 254
　　——とRFスポイリング …… 257
グラディエントモーメント（gradient moment：GM） …………………… 487
繰り返し時間（TR：repetition time） …………………… 221
クロストーク（crosstalk） …………………… 531, 533, 655
クロノキシー（chronoxie） … 503

け

経口造影剤 …………………… 460
傾斜磁場（勾配磁場） …………… 142, 473, 474, 478
　　——が生体に誘導する電流 …………………… 498
　　——と渦電流 …………………… 485
　　——による誘導電流 …… 504
　　——の安全性 …………………… 660

――の人体への影響 …… **498**
傾斜磁場コイルが受ける力 … **497**
傾斜磁場コイルの振動 …… **496**
傾斜磁場遮蔽（shielding）… **486**
傾斜磁場出力限界値 …… **669**
傾斜磁場出力上限値 …… **668**
血液脳分画係数（blood-brain partition efficient）…… **640**
血液プール造影剤 …… **434, 459**
血液量（追跡子希釈容積）
　…… **630, 632**
血管外組織の低信号化 …… **576**
血管外の高信号 …… **577**
血管内腔の高信号化 …… **576**
結合軌道と反結合軌道 … **466, 469**
結合水と蛋白質の二相，三相モデル
　…… **342**
血流量 …… **633**
牽引力 …… **387, 388**
原子核磁気モーメント …… **15**
　――の共鳴 …… **42**
減磁曲線 …… **362**
検波（detection）…… **109**

こ

コイル面とコイル軸 …… **512**
高温超伝導体 …… **369**
交換速度 …… **347**
硬磁性材料 …… **363**
高磁場超伝導体 …… **369**
高性能傾斜磁場コイル …… **491**
高性能傾斜磁場による位相シフト削減 …… **620**
高速T_1強調像 …… **248**
高速撮像 …… **240**
高速スピンエコー（FSE）と脂肪のJ
　…… **339**
高速スピンエコー（FSE）法におけるMT効果 …… **346**
高速スポイルドGRE（spoiled FGRE）…… **258**
高速度信号損失（high velocity signal loss）…… **570, 603**
高速フーリエ変換［FFT（fast Fourier transform）…… **191**
高分子水和効果（macromolecular hydration effect）
　…… **238, 351**
交流の弱み …… **546**
ゴーストの間隔 …… **609**

極細多芯材 …… **369**
国際電気標準会議（International Electrotechnical Commission：IEC）…… **667**
コヒーレントGRE …… **244, 260**
孤立電子 …… **420**
コンデンサーの電気容量 …… **538**
コンポジットパルス …… **552**

さ

最大磁場勾配強度 …… **491**
細胞外腔造影剤 …… **452**
細胞興奮 …… **391**
　――のメカニズム …… **500**
細胞刺激の閾値電流 …… **546**
細胞膜透過度 …… **500**
撮像時間（acquisition time：AT）…… **224**
差分画像 …… **593**
　――の信号強度 …… **643**
三角関数 …… **681**
酸素原子 …… **466**
　――の磁気モーメント …… **25**
酸素分子（O_2）…… **466**
　――の磁化率 …… **468**
サンプリング時間（sampling time：T_S）…… **170**
残余関数R(t) …… **629**
　――とMTT …… **629**
残留磁化（residual magnetization）…… **425**
残留磁束密度 …… **362**
残留横磁化 …… **248**
　――の消去 …… **256**

し

磁化 …… **385**
　――が誘導する起電力 …… **550**
　――の回復 …… **279**
　――のベクトル和 …… **164**
磁化移動（magnetization transfer）…… **341**
磁化移動（MT）効果 …… **340**
磁化曲線 …… **425**
　――とH-B曲線 …… **362**
磁化ヒステリシス …… **426**
磁化ベクトルの回転 …… **65**
磁化率 …… **412**
磁化率アーチファクト（susceptibility artifact）… **414, 415, 655**

磁化率強調像（SWI）…… **295**
磁化率効果（magnetic susceptibility effect）
　…… **402, 414, 443**
　――の減少 …… **232**
磁化率差による信号低下 …… **296**
磁化履歴現象 …… **425**
磁気 …… **386**
磁気回転比（gyromagnetic ratio）…… **21**
磁気回転比の単位 …… **44**
磁気緩和（magnetic relaxation）
　…… **71, 72**
磁気遮蔽と脱遮蔽 …… **304**
磁気ヒステリシスループ …… **362**
磁気飽和 …… **425**
磁気モーメント …… **20, 96, 412**
　――と巨視的磁化 …… **48**
　――の原因 …… **20**
　――の単位 …… **23**
　――は回転しているか …… **37**
磁区 …… **426**
刺激閾値 …… **500**
刺激電流 …… **501**
磁性 …… **411, 412**
磁性核と非磁性核 …… **16**
磁性核の感度 …… **16**
磁性原子核 …… **20**
磁性体内の**H**と**B** …… **381**
持続時間因子 …… **503**
磁束密度 …… **378**
　――の連続性 …… **381**
実空間座標軸 …… **155**
実空間周辺部のボクセル …… **181**
実空間とk空間 …… **151, 190**
実験室系 …… **52**
実効TE …… **227**
実効加算回数（effective NSA）
　…… **335**
実効刺激持続時間 …… **669**
実効磁場 …… **56**
実効磁場勾配（effective gradient：G_{eff}）…… **483**
実信号画像と虚信号画像 …… **179**
実信号と虚信号 …… **111, 175**
ジッパーアーチファクト（zipper-like artifact）…… **393, 654**
時定数（time constant）…… **73**
磁鉄鉱 …… **360**
磁鉄鉱粒子 …… **432**

索引

自動造影剤濃度監視システム
　………………………………… 620
シネMRI …………………… 611
磁場 ………………………… 377
　──にさらされた水 ………　25
　──の遮蔽 ………………… 392
　──の特徴 ………………… 548
磁場強度と磁束密度 ……374, 381
　──の線形関係 …………… 382
磁場傾斜（磁場勾配）…143, 474
磁場勾配 ……………… 479, 490
　──と角周波数 …………… 583
　──と断層厚 ……………… 494
　──による位相増加 ……… 143
　──のタイミング ………… 154
　──は電流に比例 ………… 482
磁場勾配強度 ……………… 475
自発磁化（spontaneous magnetization）…………………… 426
脂肪高信号 ………………… 232
脂肪信号の根絶 …………… 322
脂肪特定法 ………………… 312
脂肪と蛋白質 ……………… 303
脂肪のJカップリング ……… 338
脂肪飽和（fat saturation）
　……………………… 311, 313
脂肪飽和法での脂肪の信号 … 318
脂肪抑制（fat suppression）
　………………………………… 311
脂肪抑制像 ………………… 239
縞状のアーチファクト ……… 175
シムコイル ………………… 372
周期と周波数 ……………… 519
収縮期の信号低下 ………… 615
周波数エイリアシング（aliasing）
　………………………………… 171
周波数エンコード ………… 159
　──の基本原理 …………… 475
周波数エンコード磁場勾配（frequency- encoding gradient）
　………………………………… 156
周波数エンコード方向の化学シフト
　アーチファクト ………… 308
周波数シンセサイザー …… 525
周波数スペクトル（spectrum）
　………………………………… 116
周波数と波数 ……………… 680
自由誘導減衰（free induction decay：FID）………122, 495
重力場 ……………………… 375

ジュールとワット ………… 540
ジュール熱 ………………… 542
受信専用コイル …………… 515
受信バンド幅 ……………… 172
出力関数（output function）
　………………………………… 635
受動シミング（passive shimming）
　………………………………… 372
小口径表面コイル ………… 550
常磁性（paramagnetism）
　……………………… 412, 420
常磁性体による緩和時間短縮
　………………………………… 97
常磁性体のMRIでの役割 … 424
常磁性効果 ………… 305, 441
常磁性磁化率 ……………… 448
常磁性中心 ………………… 441
常磁性デオキシヘモグロビン … 296
照射時間 …………………… 556
常伝導 ……………………… 368
常伝導磁石 ………………… 366
初期磁化曲線 ……………… 425
シンク曲線 ………………… 120
シンク関数 ………………… 187
シンク波（sinc wave, sinc function）……… 527, 528, 530
　──と矩形波 ……………… 528
　──のサイクルと照射時間 … 530
　──の周期 ………………… 529
　──のフーリエ変換 ……… 531
シングルショットEPIとマルチショットEPI …………………… 273
シングルショットとマルチショット … 227
信号強度 …………………… 147
信号強度と造影剤濃度 …… 625
信号取得モジュール ……… 273
腎性全身性線維症（NSF）
　……………………… 449, 663
心臓ペースメーカー ……… 660
心拍同期法（cardiac gating）
　………………………………… 611
振幅変調（amplitude modulation：AM）……………… 526
振幅を求める ……………… 174

す

スズ（錫，stannum：Sn）…… 370
スティミュレイテドエコー（STE）
　………………………………… 129
スピン ………………………　26

スピン位相効果（spin phase effect）
　……………………… 583, 587
スピンエコー（SE）
　……………… 124, 125, 223
スピン角運動量 ……………　26
スピンスピン結合（spin-spin coupling）………………… 336
スピン量子数 ………………　26
スペクトルピーク幅はT_2^*に反比例
　………………………………… 117
スポイルドGRE …………… 248
　──でT_1強調像を得る …… 250
　──とコヒーレントGRE … 244
スポイルドとコヒーレント ……… 244
スライス選択磁場勾配（slice-selective gradient：G_{SS}）
　……………… 156, 494, 495
スラブ（slab）……………… 581
スルーレート（slew rate：SR）
　……………………… 489, 491

せ

静止組織の位相を相殺 …… 589
静磁場（static magnetic field）
　………………… 357, 361, 373
　──による誘導電流 …505, 659
　──の形成 ………………… 362
　──の人体への影響 ……… 658
　──の生物学的作用 ……… 658
　──の力学的作用 ……387, 658
静磁場強度 ………………… 668
生体細胞の電気刺激による興奮
　………………………………… 500
生体の硬さ ………………… 650
正余弦波の和 ……………… 675
接触相互作用 ………………　98
摂動（perturbation）………　72
前強調法（preemphasis）… 486
前反転パルス（preinversion pulse）…………………… 600
前飽和パルス（presaturation pulse）…………………… 600
栓流（plug flow）………… 565

そ

造影MRAでの位相分散や飽和効果 ………………………… 619
造影MRAでの撮像のタイミング
　………………………………… 620
造影剤投与後の信号低下 … 326

| 造影剤によるT₁短縮効果 …… 619
| 造影剤による飽和効果削減 … 619
| 造影剤濃縮 ………………… 326
| 造影剤濃度とΔR₂* ………… 624
| 騒音 ………………………… 671
| 相関時間（correlation time）
| ……………………………… 88
| ──と溶液 ………………… 90
| 双極子双極子相互作用（dipole-dipole interaction：DDI）
| ……………………………… 84
| 双極子間相互作用 …………… 84
| 双極磁場勾配 ……………… 593
| 双曲線正割（hyperbolic secant）
| …………………………… 557
| 相互誘導（mutual induction）
| …………………………… 551
| 操作モード ………………… 667
| 走磁性微生物 ……………… 432
| 送信バンド幅 ……………… 494
| 相対的近似値（relative F, relative MTT） …………… 636
| 層流（laminar flow） ……… 566
| ──が保たれる流速 …… 567
| ──のv_{av} ……………… 568
| 速度エイリアシング ……… 597
| 速度エンコード …………… 595

た

第2の化学シフトアーチファクト（chemical shift artifact of the 2nd kind） ……… 325, 654
大口径表面コイル ………… 550
対称3PD …………………… 333
代数法（algebraic approach）
 …………………………… 636
体積コイル ………………… 517
体動アーチファクト（motion artifact） …………………… 654
体動に強い撮像法 ………… 199
大動脈ゴースト …………… 610
体内エネルギー比吸収率 … 404
ダイナミックMRI ………… 249
ダイナミック造影MRA（DCE-MRA）
 …………………………… 622
多因子画像 ………………… 218
タスクによる脳賦活 ……… 300
多層撮像 …………………229, 249
多層スポイルドGRE ……… 249
たたみこみ（convolution）… 635

たたみこみ積分（接合積）
 ……………………………634, 684
たたみこみ積分の解法 …… 635
立ち上がり時間（rise time）
 ……………………………489, 491
脱分極 ……………………… 501
縦緩和（T₁緩和） ………… 74, 81
 ──と横（T₂）緩和の進行… 83
 ──のメカニズム ……… 89
縦緩和時間（T₁）の測定 … 134
縦磁化 ……………………… 49
 ──の回復過程 ………… 74
 ──の定常状態 ………240, 248
縦磁化強制回復状態 ……… 233
単位の変換 ………………… 44
単磁極 ……………………… 386
単振動磁場 ………………… 519
 ──と回転磁場 ………… 520
断層面 ……………………… 492
断熱高速通過 ……………… 555
断熱高速通過パルス ……… 552
断熱通過パルス …………… 554
蛋白質溶液の三相モデル … 342

ち

地球の磁極 ………………… 360
地球の磁場 ………………… 359
蓄積関数H（t） …………… 628
チタン（titanium, Ti） …… 370
窒素（nitrogen, N） ……… 371
窒素分子とフッ素分子 …… 467
中心周波数（central frequency）
 …………………………… 525
中性子の磁気モーメント … 21
中性脂肪（neutral fat） …… 305
 ──の¹Hの化学シフト … 307
超常磁性（superparamagnetism） ………………… 432
超常磁性酸化鉄粒子（SPIO）
 …………………………… 433
超伝導（superconductivity）
 ……………………………368, 383
 ──の完全反磁性 ……… 383
超伝導コイル ……………… 367
超伝導磁石 ………………… 367
超偏極法 …………………… 34
直鎖構造とマクロ環構造 … 451
直線偏波 ……………………522, 523
直角位相感受性（敏感）検波（quadrature phase-sensitive detection） …………… 109
直角位相コイル ……………521, 523
 ──とSAR ……………540, 545
直角位相受信コイル ……… 524
直角位相送信コイル ……… 521
直交座標系 ………………… 202

つ

追跡子 ……………………… 625

て

低磁場装置 ………………… 315
定常状態自由歳差運動（steady-state free precession：SSFP）
 …………………………… 242
定常波効果（standing wave effect） …………………… 407
デオキシヘモグロビン ……300, 436
デジタル差分血管撮影（digital subtraction angiography：DSA） …………………… 621
デジタルサンプリング …… 153
 ──とδ関数 …………… 172
デジタル（離散）MRI信号…… 153
鉄欠乏性貧血 ……………… 435
鉄の磁性 …………………… 440
テトラメチルシラン（tetramethyl silane：TMS） ………… 304
デルタ関数 ………………… 683
電気陰性度 ………………… 305
電気四極子モーメント（electric quadrupole moment）… 18
電子供給体 ………………… 449
電子受容体 ………………… 449
電子による磁気遮蔽の機序 … 306
電子の軌道選択の原則 …… 437
電子の磁気モーメント …… 28
電子陽子双極子間相互作用（electron-proton DDI：e-p DDI）
 ……………………96, 441, 448, 461
電磁石 ……………………… 366
電磁場のエネルギー分布 … 540
電磁誘導による誘導電流 … 484
転送関数（transport function）
 ……………………………627, 628
伝導と電導 ………………… 366
天然存在比（natural abundance）
 …………………………… 18
電場 ………………………… 376
電力増幅器 ………………… 527

と

等価A特性重みづけ音圧レベル（equivalent continuous A-weighted sound pressure level）……… 672
等価騒音レベル ………671, 672
動脈スピンラベル法（arterial spin labeling：ASL）……… 640
動脈入力関数（AIF）……… 631
特定因子強調画像……… 218
トランシーバー ……… 516
トレーサー（tracer）……… 625

な

内因性CEST……… 349
内的因子……… 236
内配位圏（inner coordination sphere）……… 98
流れによる位相シフトの相殺 … 590
流れによる位相分散 ……… 586
流れによる高信号 ……… 655
流れによる低信号 ……… 655
流れのMRI ……… 563
ナノメーター（nm）……… 433
軟磁性材料……… 395

に

ニオブ（niobium：Nb）……… 370
二項励起パルス ……… 316
ニュートン ……… 391
入力関数（input function） 635

ね

ネオジム磁石 ……… 363
熱平衡状態……… 42
粘性率（viscosity）……… 567

の

脳血流量……… 645
能動磁気遮蔽……… 395
能動シミング（active shimming）……… 372
能動遮蔽装置……… 397

は

バーストイメージング（burst imaging）……… 554
ハーモニック（harmonic）……… 207
ハーンエコー（HE） ……… 127

配位結合……… 438, 449
配位子（リガンド） ……… 449
配位数……… 449
パウリ常磁性（弱常磁性）…… 422
パウリの原理（Pauli principle） ……… 438
拍動流（pulsatile flow）…… 567
波数（wave number）……… 150
波動関数……… 470
バナジウム（vanadium, V）… 370
パラレル（parallel）……… 203
パラレルRF送信……… 558
パラレルイメージング ……203, 215
パラレル送信（parallel transmission） ……… 558, 560, 561
パルスシーケンス（pulse sequence：PS）… 154, 217, 218, 222, 300
──の構造……… 218
パルス波形発生器 ……… 526
反磁性（diamagnetism）……… 412, 416
反磁性体のMRIでの役割 …… 418
反磁性体の磁化率……… 417
搬送波（carrier）……… 525
半値全幅［full width at half maximum（FWHM）］… 117
反転回復（inversion-recovery）……… 135
反転回復（IR）パルス……… 279
反転回復法……… 136
反転時間（TI）……… 222, 279
反転パルス（inversion pulse）……… 61

ひ

ピーク音圧 ……… 672
光ポンプ（optical pumping）……… 35
比吸収率（SAR）………540, 543
飛行時間（time of flight）… 569
ヒステリシス（磁化履歴）ループ ……… 425
ヒステリシス損失（hysterisis loss）……… 542
非造影bright blood MRA ……… 615
非対称3PD……… 333
比誘電率……… 406
表面コイル ………517, 549
表面効果………238, 352

ふ

ファラデー（Faraday）の電磁誘導 ……… 65
ファラデー定数（Faraday constant）……… 499
フーリエ画像構成法とk空間 … 152
フーリエ級数 …… 153, 173, 675
フーリエ変換 ………146, 677
フーリエ法の大原則 ……… 169
フェーズドアレイコイル ……… 549
──の配置 ……… 551
フェライト ……… 429
フェリ磁性と反強磁性……… 429
フェリチン（ferritin）……… 435
フェロ磁性 ……… 429
不確定性原理……… 340
不均一磁場 ……… 414
不均一なRFの補正 ……… 408
副腎皮質腺腫……… 328
複素共役対称（conjugate symmetry）……… 192
復調（demodulation）……… 109
物質の磁性……… 24
物理定数……… 673
物理量の記号と単位 ……… 22
負のローブ ………233, 496
部分エコー法 ……… 196
部分フーリエFSE ……… 614
部分フーリエ・シングルショットFSE ……… 229
部分フーリエ法 ………195, 215
部分フリップ角GREの信号強度 ……… 246
フラッシュバンド（FLASH band） ……… 252
プラトー ……… 490
フリップ角（flip angle：FA） ……… 60, 61, 251, 253
──のRF照射後の緩和 … 79
分極 ……… 500
分子相関時間……… 95

へ

平行4線コイル ……… 480
ベクトルとスカラー（vector & scalar）……… 22
ヘマトクリット差による補正 …… 634
ヘモグロビン ……… 437
ヘリウム（helium, He）……… 371

変換法（transform approach）
······························· 636
偏極率·································· 35
変調（modulation） ········· 527
変調器······························ 526
変動電流··························· 510

ほ

芳香環の円電流················ 305
包絡線······························ 533
飽和移動··························· 343
飽和回復（saturation-recovery）
······························· 135
飽和効果（saturation effect）
················ 569, **571**, 576
飽和効果削減····················· 619
飽和磁化··························· 425
飽和パルス（saturation pulse）
······································ 61
ぼけ効果·························· 231
保磁力（coercive force）
·························· 362, 425

ま

マイスナー効果（Meissner effect） ················ 383
末梢神経刺激（peripheral nerve stimulation：PNS）········ 668
魔法角（magic angle） ······ 353
──でのT$_2$強調像 ········ 354
魔法角アーチファクト（magic angle artifact） ··············**354**, 655

み

みかけの磁場····················· 55
みかけの空間分解能 ········· 191
ミサイル傷害（missile injury）
······································ 658
水脂肪分離法···················· 325
水と脂肪の逆位相 ············· 319
水と脂肪のプロトン（^{1}H）の化学シフトの差················ 304
水の^{1}H原子核磁気モーメント
·· 24
水の拡散··························· 650
水は磁石か························ 24
水分子の局所揺動磁場········ 87
密度と比重······················· 371

む

無線周波数（radio freqency）
································ 508

め

メラニン ···················· 463
──のT$_1$短縮作用 ········ 464
メラノーマ（黒色腫） ······ 462

も

モーメント（moment） ········ 487
──は回転しているか ······ 37
モジュール（module） ········· 267

ゆ

誘電加熱（dielectric heating）
································ 542
誘電効果（dielectric effect）
························407, 655
誘電損失（dielectric loss）
································ 542
誘電パッド（dielectric pad）
··································· 408
誘電余効··························· 542
誘電率（dielectric constant）
··································· 407
誘導加熱（induced heating）
································ 541
誘導起電力························ 65
誘導電流··························· 660
──によるRF遮蔽 ········ 408

よ

陽子と中性子···················· 16
陽性造影剤······················· 441
要約パラメータ（summary parameter） ························ 637
抑制と飽和······················· 312
横緩和（T$_2$緩和） ··········· 75, 82
──のメカニズム ············ 86
横緩和時間（T$_2$）の測定 ····· 138
横磁化の減衰過程············· 75
横磁化のスポイリング ······ 254
予備パルス（preparation pulse）
································ 219
読み取り磁場勾配（readout gradient：G$_{RO}$） ········ 156
──の反転····················· 157

ら

ラーモア反磁性 ················ 419
ラジアルスキャン············· 199
ラベルとタグ···················· 640
ランダウ反磁性················· 419
ランタニド元素················· 446
乱流（turbulent flow） ······ 566

り

リードスイッチ（reed switch）
································ 661
離散ウェーヴレット変換（discrete wavelet transform） ······ 212
離散余弦変換（discrete cosine transform） ············· 212
流速関連増強（flow-related enhancement：FRE） ··· 570
流速と位相······················· 584
流速と位置座標················· 583
流速と信号強度················· 570
流速による位相シフト ······ 598
流速によるゴースト ········· 607
流速補償（flow compensation：FC） ···························· 590
流速補正····················299, 589
流入効果（inflow effect） ··· 570
流入効果減弱···················· 579
臨界温度··························· 368
臨界磁場··························· 368
臨界電流··························· 368
リンパ節造影剤················· 434

れ

励起RF ···························· 493
レイノルズ数（Reynold's number：*Re*） ······················ 567
連続G$_{PE}$とblip-G$_{PE}$ ········· 270
連続波スペクトロスコピー ······ 554

ろ

ローレンツ力（Lorentz force）
··············· 379, 419, **497**

決定版　MRI完全解説　第2版

2008年8月1日　第1版第1刷発行
2014年3月30日　第2版第1刷発行
2021年2月25日　第2版第4刷発行

著　者	荒木　力（あらき　つとむ）
発行人	小袋朋子
編集人	小林香織
発行所	株式会社 学研メディカル秀潤社 〒141-8414　東京都品川区西五反田2-11-8
発売元	株式会社 学研プラス 〒141-8415　東京都品川区西五反田2-11-8
印　刷	株式会社 廣済堂
製　本	加藤製本 株式会社

この本に関する各種お問い合わせ
【電話の場合】●編集内容については Tel. 03-6431-1211（編集部）
　　　　　　　●在庫については Tel. 03-6431-1234（営業部）
　　　　　　　●不良品（落丁，乱丁）については Tel. 0570-000577
　　　　　　　　学研業務センター
　　　　　　　　〒354-0045　埼玉県入間郡三芳町上富279-1
　　　　　　　●上記以外のお問い合わせは 学研グループ総合案内 0570-056-710（ナビダイヤル）
【文書の場合】〒141-8418　東京都品川区西五反田2-11-8
　　　　　　　学研お客様センター『決定版 MRI完全解説 第2版』係

©2014 Tsutomu Araki　Printed in Japan.
●ショメイ：ケッテイバン　エムアールアイカンゼンカイセツ　ダイ2ハン

本書の無断転載，複製，頒布，公衆送信，翻訳，翻案等を禁じます．
本書に掲載する著作物の複製権・翻訳権・上映権・譲渡権・公衆送信権（送信可能化権を含む）は株式会社 学研メディカル秀潤社が管理します．
本書を代行業者等の第三者に依頼してスキャンやデジタル化することは，たとえ個人や家庭内の利用であっても，著作権法上，認められておりません．
学研メディカル秀潤社の書籍・雑誌についての新刊情報・詳細情報は，下記をご覧ください．
https://gakken-mesh.jp

本書に記載されている内容は，出版時の最新情報に基づくとともに，臨床例をもとに正確かつ普遍化すべく，著者，編者，監修者，編集委員ならびに出版社それぞれが最善の努力をしております．しかし，本書の記載内容によりトラブルや損害，不測の事故等が生じた場合，著者，編者，監修者，編集委員ならびに出版社は，その責を負いかねます．
また，本書に記載されている医薬品や機器等の使用にあたっては，常に最新の各々の添付文書や取り扱い説明書を参照のうえ，適応や使用方法等をご確認ください．

JCOPY〈出版者著作権管理機構委託出版物〉
本書の無断複写は著作権法上での例外を除き禁じられています．複写される場合は，そのつど事前に，出版者著作権管理機構（電話 03-5244-5088，FAX 03-5244-5089，e-mail: info@jcopy.or.jp）の許諾を得てください．

表紙・本文デザイン	麒麟三隻館　花本浩一
レイアウト/図版作製/DTP	有限会社 ブルーインク
編集協力	都筑律子，大木田俊和，高下紀子，東 百合子